U0233367

奈特胃肠病学

NETTER'S GASTROENTEROLOGY

（第3版）

原　著　MARTIN H. FLOCH　C. S. PITCHUMONI　NEIL R. FLOCH
RAUL J. ROSENTHAL　JAMES S. SCOLAPIO　JOSEPH K. LIM

绘　图　FRANK H. NETTER
Carlos A. G. Machado　John A. Craig　Kip Carter　David Mascaro
Steven Moon　Kristen Wienandt Marzejon　Mike de la Flor

主　译　丁士刚　刘玉兰　付　卫
副主译　田新霞　宋志强　张　静　陈　宁　孙　涛
秘　书　牛占岳　杨丛艺　周　鑫

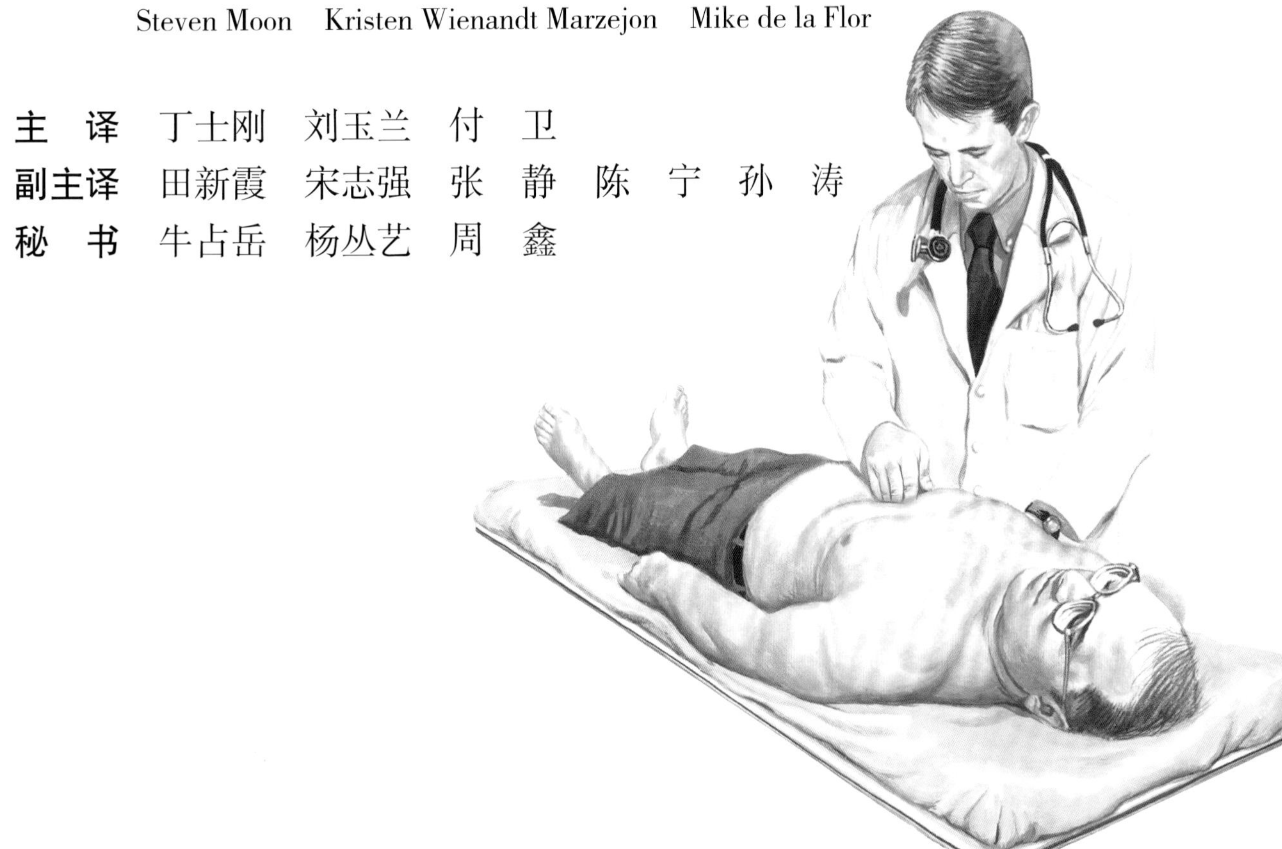

北京大学医学出版社

NAITE WEICHANGBINGXUE (DI 3 BAN)

图书在版编目（CIP）数据

奈特胃肠病学：第 3 版 /（美）马丁·H·弗洛克（MARTIN H. FLOCH）等原著；丁士刚，刘玉兰，付卫主译．—北京：北京大学医学出版社，2022.9
书名原文：NETTER'S GASTROENTEROLOGY, 3rd
ISBN 978-7-5659-2673-0

Ⅰ.①奈… Ⅱ.①马… ②丁… ③刘… ④付… Ⅲ.①胃肠病 － 诊疗 Ⅳ.① R573

中国版本图书馆 CIP 数据核字（2022）第 112681 号

北京市版权局著作权合同登记号：图字：01-2022-4041

ELSEVIER
Elsevier (Singapore) Pte Ltd.
3 Killiney Road, #08-01 Winsland House I, Singapore 239519
Tel: (65) 6349-0200; Fax: (65) 6733-1817

ISBN-13: 978-0-323-59624-4

This translation of NETTER'S GASTROENTEROLOGY, 3rd edition by MARTIN H. FLOCH was undertaken by Peking University Medical Press and is published by arrangement with Elsevier (Singapore) Pte Ltd.
NETTER'S GASTROENTEROLOGY, 3rd edition by MARTIN H. FLOCH 由北京大学医学出版社进行翻译，并根据北京大学医学出版社与爱思唯尔（新加坡）私人有限公司的协议约定出版。

奈特胃肠病学（第 3 版）（丁士刚　刘玉兰　付　卫　主译）
ISBN: 978-7-5659-2673-0

奈特胃肠病学（第 3 版）

主　　译：丁士刚　刘玉兰　付　卫
出版发行：北京大学医学出版社
地　　址：（100191）北京市海淀区学院路 38 号　北京大学医学部院内
电　　话：发行部　010-82802230；图书邮购　010-82802495
网　　址：http: //www.pumpress.com.cn
E-mail：booksale@bjmu.edu.cn
印　　刷：北京信彩瑞禾印刷厂
经　　销：新华书店
责任编辑：冯智勇　　**责任校对**：靳新强　　**责任印制**：李　啸
开　　本：889 mm × 1194 mm　1/16　　**印张**：41.5　　**字数**：1280 千字
版　　次：2022 年 9 月第 1 版　2022 年 9 月第 1 次印刷
书　　号：ISBN 978-7-5659-2673-0
定　　价：398.00 元

译者名单

（按姓名汉语拼音排序）

北京大学第三医院消化科

顾　芳　关　馨　郭燕磊　何天宇　胡　南　李　军　李　柯　李　渊　刘文正　刘　鑫　刘　珣
刘作静　卢思琪　陆浩平　陆京京　孟灵梅　宋志强　孙清华　索宝军　田雪丽　王　琨　王　晔
王迎春　温　越　徐晓芬　徐志洁　薛　艳　杨　炯　姚　炜　张晋东　张　静　赵中凯　周明新
俎　明

北京大学第三医院普通外科

付　卫　冀晓旭　李　飞　李智飞　陆思懿　孙　涛　陶　明　张　利　张铃福　张志鹏　周　鑫

北京大学人民医院消化科

陈　宁　何晋德　刘心怡　刘玉兰　史晨辰　王雪梅　王智峰　吴春华　吴　哲　徐亚兰　杨丛艺
张　凤　张亦文

北京大学基础医学院

郭丽梅　贺慧颖　黄　阳　霍燕斐　李琳达　石雪迎　田新霞　王昊翔　王玉湘　叶菊香　于昕尧
于雨晴　钟丰耘

插图作者简介

Frank H. Netter, MD

奈特博士于1906年生于美国纽约市。他曾在学生艺术联合会和美国国家设计院学习绘画艺术，后进入纽约大学医学院学习医学，于1931年获得医学博士学位。在学习期间，他的素描就引起了医学界的注意，并纷纷聘请他为一些文章和著作绘制插图。在1933年成为职业外科医生后，奈特继续在业余时间从事绘画工作，但他最终放弃了医生的职业，全身心地投入到钟爱的绘画艺术中。在第二次世界大战期间，他在美国军队服役，退役后便开始了与CIBA制药公司（现为Novartis制药公司）的长期合作。长达45年的合作使他积累了宝贵的医学艺术财富，成为世界各国的医生和其他医务工作者十分熟悉的医学绘画艺术家。

2005年，Elsevier公司从Icon公司购买了奈特博士的图集和所有出版物。目前已有超过50种奈特博士的艺术作品出版物可以通过Elsevier公司获得（美国境内：www.us.elsevierhealth.com/Netter; 美国境外：www.elsevierhealth.com）。

奈特博士的作品是用图画形象地传授医学知识的典范。13卷《奈特图解医学全集》收录了奈特博士创作的2万多幅插图中的大部分，是世界著名的医学巨著之一。《奈特人体解剖学彩色图谱》于1989年首次出版，现已被译为16种语言，成为全世界医学及相关学科学生在学习中首选的解剖学图谱。

奈特博士的作品之所以受到人们的青睐，不仅由于其超常的美学水平，更重要的是其丰富的知识内涵。正如奈特博士于1949年所说，“……阐明主题是插图的根本目的和最高目标。作为医学插图，无论绘制得多么精美，渲染得多么细腻，如果不能阐明其医学观点，就将失去价值。”奈特博士的绘画设计、对艺术的理解构想、观察和处理问题的方式，以及对事业的追求，全部淋漓尽致地表现在他的绘画作品中，使他的作品达到了艺术性和科学性的完美结合。

奈特博士，这位杰出的医学工作者和艺术家，于1991年与世长辞。

了解更多关于医学艺术家奈特博士的信息，可登录网站http://www.netterimages.com/artist-frank-h-netter.html。

Carlos A. G. Machado, MD

Novartis公司选择卡洛斯·马查多作为奈特医生的接班人。他也是奈特医学图集的主要贡献者。

心脏病专家卡洛斯·马查多自学医学插图绘画，他对奈特博士的一些原版图片进行了细致的更新，并创作了许多奈特风格的画作，作为奈特系列的延伸。马查多博士现实主义的画作风格和他对医患关系的敏锐洞察力塑造了其作品生动而难忘的视觉风格。他致力于研究他所画的每一个主题，这使他成为当今最优秀的医学插图画家之一。

了解更多关于他的背景和艺术，可登录网站http://www.netterimages.com/artist-carlos-a-g-machado.html。

原著者名单

Editors

Martin H. Floch, MD, MACG, AGAF
Clinical Professor of Medicine
Yale University School of Medicine
New Haven, Connecticut
Section II, Stomach and Duodenum; Section IV, Small Intestine; Section V, Colon, Rectum, and Anus

C. S. Pitchumoni, MD, MPH, FRCP(C), FRCP(Edin), MACG, MACP, AGAF
Clinical Professor of Medicine, Rutgers University
Chief, Division of Gastroenterology, Hepatology, and Clinical Nutrition
Saint Peter's University Hospital
New Brunswick, New Jersey
Section VI, Infectious and Parasitic Diseases of the Alimentary Tract; Section VII, Pancreas; Section VIII, Gallbladder and Bile Ducts

Neil R. Floch, MD, FACS
Director of Minimally Invasive Surgery
Director of Bariatric Surgery
Norwalk Hospital
Norwalk, Connecticut
Section I, Esophagus

Raul J. Rosenthal, MD, FACS, FASMBS
Professor of Surgery and Chairman
Department of General Surgery
Director, The Bariatric and Metabolic Institute
President, South Florida Chapter of the American College of Surgeons
President, The Fellowship Council
Cleveland Clinic
Weston, Florida
Section III, Abdominal Wall; Chapter 191, Surgical Treatment of Obesity

James S. Scolapio, MD
Professor
Department of Medicine
Division of Gastroenterology
Associate Chair, Department of Medicine
University of Florida—Jacksonville
Jacksonville, Florida
Section X, Nutrition and Gastrointestinal Disease

Joseph K. Lim, MD
Professor of Medicine
Director, Yale Viral Hepatitis Program
Yale University School of Medicine
New Haven, Connecticut
Section IX, Liver

Contributors

Hira Ahmad, MD
General Surgery Resident
Department of General Surgery and The Bariatric and Metabolic Institute
Cleveland Clinic Florida
Weston, Florida
Chapter 47, Alimentary Tract Obstruction and Intestinal Injuries

Rene Aleman, MD
Research Fellow
Department of General Surgery and The Bariatric and Metabolic Institute
Cleveland Clinic Florida
Weston, Florida
Chapter 49, Abdominal Access

Maria C. Fonseca, MD
Research Fellow
MIS Bariatric Surgery
Cleveland Clinic Florida
Weston, Florida
Chapter 45, Peritoneum and Related Diseases

David R. Funes, MD
Research Fellow
Department of General Surgery
Cleveland Clinic Florida
Weston, Florida
Chapter 46, Mesenteric Ischemia and Other Vascular Lesions

Camila Ortiz Gomez, MD
Research Fellow
Department of General Surgery and The Bariatric and Metabolic Institute
Cleveland Clinic Florida
Miami, Florida
Chapter 48, Abdominal Wall and Abdominal Cavity Hernias

Kandace Kichler, MD
Advanced GI, MIS and Bariatric Surgery Fellow
Cleveland Clinic Florida
Weston, Florida
Chapter 48, Abdominal Wall and Abdominal Cavity Hernias

Kris V. Kowdley, MD, FACP, FACG, AGAF, FAASLD
Gastroenterologist
Swedish Organ Transplant and Liver Center
Seattle, Washington
Chapters 143–151, 153, 155–166, 168–183

Matthew Lange, DO
Advanced GI/MIS Surgery Fellow
Department of General Surgery and The Bariatric and Metabolic Institute
Cleveland Clinic Florida
Weston, Florida
Chapter 44, Abdominal Wall Anatomy

Emanuele Lo Menzo, MD, PhD, FACS, FASMBS
Director, Department of Clinical Research
Staff Surgeon
Digestive Disease Institute
Cleveland Clinic Florida
Weston, Florida
Chapter 44, Abdominal Wall Anatomy; Chapter 45, Peritoneum and Related Diseases; Chapter 46, Mesenteric Ischemia and Other Vascular Lesions; Chapter 47, Alimentary Tract Obstruction and Intestinal Injuries; Chapter 48, Abdominal Wall and Abdominal Cavity Hernias; Chapter 49, Abdominal Access; Chapter 191, Surgical Treatment of Obesity

Cristian Alejandro Milla Matute, MD
Research Fellow
Department of General Surgery and The Bariatric and Metabolic Institute
Cleveland Clinic Florida
Davie, Florida
Chapter 44, Abdominal Wall Anatomy

Savannah Moon, DO
General Surgery Resident
Cleveland Clinic Florida
Davie, Florida
Chapter 45, Peritoneum and Related Diseases

Mobola Oyefule, MD
Department of General Surgery
Cleveland Clinic Florida
Davie, Florida
Chapter 49, Abdominal Access

Mauricio Sarmiento-Cobos, MD
Research Fellow
Minimally Invasive Surgery Department
Cleveland Clinic Florida
Boca Raton, Florida
Chapter 47, Alimentary Tract Obstruction and Intestinal Injuries

Morris Sasson, MD
General Surgery Resident
Department of General Surgery and The Bariatric and Metabolic Institute
Cleveland Clinic Florida
Weston, Florida
Chapter 46, Mesenteric Ischemia and Other Vascular Lesions

Rishabh Shah, MD
General Surgery Resident
Cleveland Clinic Florida
Davie, Florida
Chapter 191, Surgical Treatment of Obesity

Samuel Szomstein, MD, FACS, FASMBS
Director, Advanced MIS and Bariatrics Fellowship Training Program
Director, Bariatric Endoscopy
Associate Director, The Bariatric and Metabolic Institute and Division of MIS
Department of General and Vascular Surgery
Cleveland Clinic Florida
Clinical Associate Professor of Surgery
Florida International University
Weston, Florida
Chapter 191, Surgical Treatment of Obesity

Garrett Wegerif, MD
General Surgery Resident
Cleveland Clinic Florida
Davie, Florida
Chapter 191, Surgical Treatment of Obesity

Luis F. Zorrilla-Nuñez, MD
Professor General Surgery/Bariatric and Metabolic Surgery
University Hospital, Autonomous University of Nuevo Leon, Mexico
Monterrey, Mexico
Chapter 49, Abdominal Access

译者前言

随着科学技术的进步，我们对消化系统疾病的认识不断地更新和深入，学习的方式也更加多元化，但是系统介绍消化系统疾病的经典教材仍然是重要的学习工具。《奈特胃肠病学（第 3 版）》中译本的出版为年轻医师学习和掌握消化系统疾病知识提供了一本经典教科书。本书以图文并茂的形式将消化系统疾病复杂的病理生理、发病机制及发病过程等内容直观地展示给读者，使读者在较短的时间内掌握消化系统疾病的发病规律、诊治原则等，对从事消化系统疾病诊治的内科、外科医师尤为重要，不失为一本有价值的参考书。

《奈特胃肠病学（第 3 版）》共分为 10 篇，由北京大学第三医院消化科和普通外科、北京大学人民医院消化科和北京大学基础医学院的中青年医师和教师为主翻译审校完成。中译本保持原著以图解意、简明易懂的特点，忠实遵循原文风格，体现原作的特色和思想，希望对读者学习本书有切实帮助。

尽管译者对原著进行了认真翻译审校，仔细反复推敲部分内容，但不足之处仍在所难免，希望读者在学习过程中多提宝贵意见，以便再版时修订。

丁士刚　刘玉兰　付　卫

在如今这个繁忙的世界，撰写科学论文的时间被大多数人认为是业余时光。为了编写这本书，我们放弃了与家人在一起的时光。因此，我们想把它献给我们的妻子和孩子。

致我们的妻子——Gladys Floch, Prema Pitchumoni, Robin Floch, Sima Rosenthal, Elizabeth Scolapio, Stephanie Lim。

致我们的孩子——Jeffrey Aaron Floch, Craig Lawrence Floch, Lisa Susanne Adelmann, Neil Robert Floch, Sheila Pitchumoni, Shoba Pitchumoni, Suresh Pitchumoni, Noam Rosenthal, Dana Rosenthal, Julia Scolapio, Anthony Scolapio, Micah Lim, Vera Lim, Joshua Lim。

原著前言

在过去的25年中，所有研习医学的人都知道已故Frank H. Netter（奈特）博士所著图谱的重要价值，因为它们在“教诲而不是说教”。师生们都将他的图谱作品视为评判其他作品的标准以及永恒的经典。或许某些迄今想象不到的技术创新所带动的教学工具的发展在未来会超越奈特图谱的清晰程度和教育价值，但是在当下的电子信息革命中，全世界新一代的医学生们依然会不断发现奈特博士卓越的才能。

在职业生涯中，我已经出版了两本书：其中一本关于小肠疾病，另一本关于胃肠疾病营养学。尽管我曾决定将不再承担如此艰巨的工作，但是出版一本既简洁又综合，既涵盖基础概念又囊括最新进展，同时还能使用著名的奈特图集的书籍的需求战胜了阻力，《奈特胃肠病学》就这样诞生了。它是成功的作品，如今我们已经完成了第3版。

出版社对我的要求是编写一本内容全面而又专业的书籍，既能让学生们理解，又能引起胃肠病学专家们的兴趣。这本书与传统主要依靠书面文字的书籍不同，它涉及胃肠病学领域和营养学领域，它通过平衡视觉和文字、通过用插图体现奈特博士哲学思想的同时尽可能也用文字提供基本信息的方式为读者提供一次有效和意义非凡的学习经历。我选取了近300张奈特博士最好的插图，同我的合著者们一道对这些插图所呈现的概念进行文字注释和拓展。传统的教科书是先写好文字，再用插图去匹配文字。而在这本书中，插图已先于文字出现，所以我和合著者们的目标是将文字和插图无缝衔接成为一个整体。在第3版中，我们对文字叙述和插图进行了必要的更新和修改。医学是一门不断进步和更新的学科，因此我们召集了才华横溢的医学艺术家如Carlos A. G. Machado，Kip Carter，David Mascaro，Steven Moon，Mike de la Flor和Kristen Wienandt Marzejon，他们借鉴奈特博士的绘图风格创造了崭新的插图，并对其他已有的作品进行了适当的更新。

本书分为10篇，分别对应消化系统的各个脏器和消化系统的特殊专题。每篇又根据不同的疾病划分为简明扼要的章节，同时还包括一章介绍解剖学和生理学的导论。文中提供了许多核心信息，包括临床特点、诊断、治疗、病程和预后，以及疾病的防控（如果必要）。

我邀请了我的同事根据他们的兴趣和专长共同编写。C. S. Pitchumoni博士是胰腺疾病研究领域的杰出学者，他在新泽西州圣彼得大学医院工作，负责撰写和更新胰腺及胆囊部分的内容。Neil Floch是一位外科医生，他曾花费大量的时间来掌握微创手术和Nissan胃底折叠术，并长期担任康涅狄格州诺沃克医院（Norwalk Hospital）微创外科的负责人，他负责撰写和更新食管部分。Raul Rosenthal医生是克利夫兰诊所（Cleveland Clinic）的外科医生，他与同事通力合作，负责撰写腹部的章节。梅奥诊所（Mayo Clinic）的James Scolapio博士为本书撰写了营养学部分。耶鲁大学（Yale University）消化科的医学教授Joseph Lim博士以其在肝炎方面的著作和工作而闻名，他也加入了这个团队来更新肝脏部分。我们要感谢Kris V. Kowdley博士在之前的版本中负责了肝脏部分的工作。

我们要感谢爱思唯尔的Marybeth Thiel，她为修改章节提出了建议，并帮我们简化了任务。我们还要感谢Candace Peabody，她帮我们应对了管理方面的挑战。

我们期望此书的第3版能够为大家带来启发。

Martin H. Floch，MD，MACG，AGAF

目　录

第一篇　食管

第二篇　胃和十二指肠

第三篇　腹壁

第四篇 小肠

第五篇 结肠、直肠、肛门

第六篇 消化道感染性疾病和寄生虫病

第七篇 胰腺

第八篇 胆囊和胆管

第九篇 肝脏

第十篇 营养与胃肠疾病

第一篇

食　管

第 1 章

食管和前肠解剖学

食管的解剖关系

咽终止于环状软骨和第 6 颈椎（C6）水平，此处为食管起始的地方（图 1.1、图 1.2）。从上切牙至胃贲门缘，食管全长平均为 40 cm（16 英寸）。食管被分为几部分，第一部分从切牙向下延伸 16 cm 至环咽肌下缘。其余长约 24 cm。

主动脉弓从左侧穿过食管后方，位于距切牙 23 cm、环咽肌下 7 cm 处，左主支气管在该水平下 2 cm 穿过食管前方。食管下括约肌（lower esophageal sphincter，LES）起始于距切牙 37~38 cm 处。食管裂孔位于此点下方 1 cm 处，而胃贲门更低。在儿童，长度按比例缩小。出生时，切牙至贲门的距离约 18 cm，3 岁时 22 cm，10 岁时 27 cm。

像一位“优秀士兵”一样，食管沿着脊柱前后弯曲按左 - 右 - 左的路径行进。它在脊柱前方下行，穿过颈下部以及上纵隔和后纵隔。食管形成两个侧弯，从前面看，呈反向 S 状：上段食管形成的弯曲凸向左侧，下段食管形成的弯曲凸向右侧。在起始处，食管向左侧气管边缘弯曲 0.6 cm（1/4 英寸）。在第 4 胸椎（T4）水平从主动脉弓后方中线穿过。然后在第 7 胸椎（T7）水平，食管转向右侧，随后急剧向左转通过横膈的食管裂孔进入腹部，在胃食管交界处与胃贲门汇合。

食管由 3 段组成：颈段、胸段以及腹段。在颈段食管的前面是膜性气管壁。疏松结缔组织和肌束连接着食管和气管，喉返神经在两者之间的沟中上行。食管后面为颈长肌、椎前筋膜以及椎体。颈段食管（cervical esophagus）虽然位于颈动脉鞘之间，但更靠近左侧颈动脉鞘。甲状腺在两侧与食管部分重叠。

胸段食管（thoracic esophagus）位于气管后方。它下行至第 5 胸椎（T5）水平，这里是气管分叉的地方。气管分叉时向右弯曲，因此，左主支气管在食管前方跨过。在下方，心包将食管与位于食管前下方的左心房分开。胸段食管的最下端部分穿过横膈进入腹部。

左锁骨下动脉上升部分和壁层胸膜位于食管壁左侧、上胸区域内。大约在 T4 水平，主动脉弓沿着食管向后延伸。在其下方，降主动脉位于左侧，但当血管从食管后方穿过时，左侧纵隔胸膜又与食管壁毗邻。在右侧，除在 T4 水平受到奇静脉转向前的干扰外，壁层胸膜均紧贴附于食管。

在上胸，食管位于颈长肌、椎前筋膜以及椎体上。在第 8 胸椎（T8），主动脉位于食管后方。奇静脉在食管后方和右侧上行至 T4 水平，在此位置，奇静脉转向前方。半奇静脉和 5 条右上肋间动脉从左至右穿过食管后方。胸导管上行至食管右侧，随后转向食管后方，在 T5 水平转向食管左侧。随后在食管左侧继续上行。

小部分腹段食管（abdominal esophagus）位于横膈脚上，并在肝脏下方形成压迹。气管分叉下方，食管神经丛与迷走神经前后干均贴附于食管。

当食管从颈部延伸至腹部时，它会遇到几处压痕和狭窄。第一个狭窄位于环咽肌和环状软骨处。主动脉弓在食管左侧产生一个压痕，食管镜检查时可以看到主动脉的搏动。在该位置下方，左主支气管在食管左前方形成一个压迹。第二个狭窄位于食管下括约肌处。

虽然食管被描述为“管”，但它其实为椭圆形，其前后轴扁平，横轴较宽。处于静止状态时，食管壁形状相近，宽度约 2 cm，但食管可以根据其张力状态进行扩张和收缩。

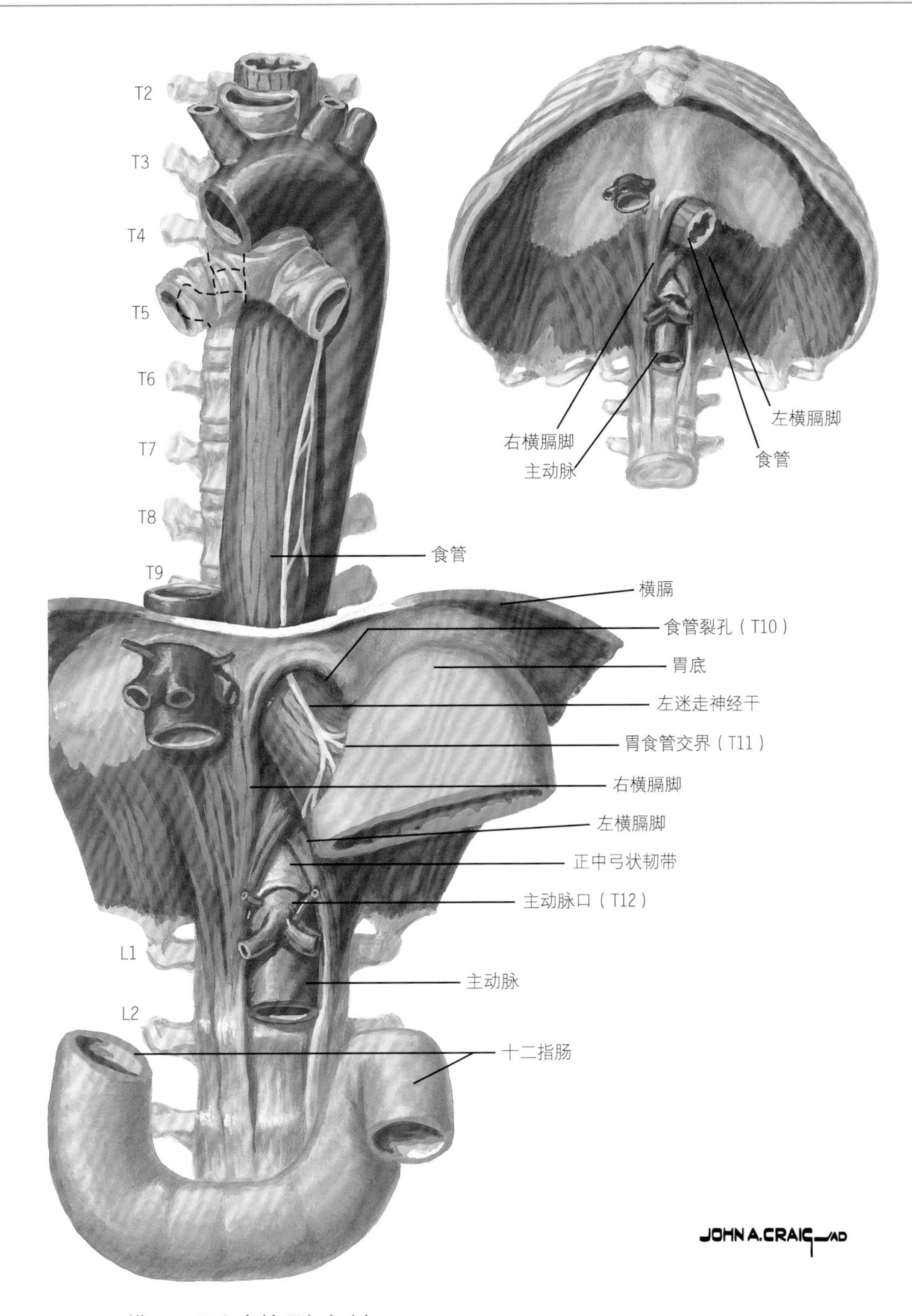

图 1.1　横膈、胃和食管局部解剖

食管的肌肉组织

食管由外层纵行肌和内层环行肌组成（图 1.3 和图 1.4）。在环状软骨背侧的垂直脊上，两条肌腱起源并分开，向下绕过食管两侧至背侧。这些肌腱在腹侧区域的中线处编织，两者之间形成 V 形间隙，被称为 Laimer V 形区。这一间隙，或裸露区域，暴露了下方的环行肌。位于其上方的为环咽肌。稀疏的纵行肌覆盖此区域，环咽肌下方的副纤维也是如此。

在食管上段，纵行肌形成肌纤维束，不均匀地

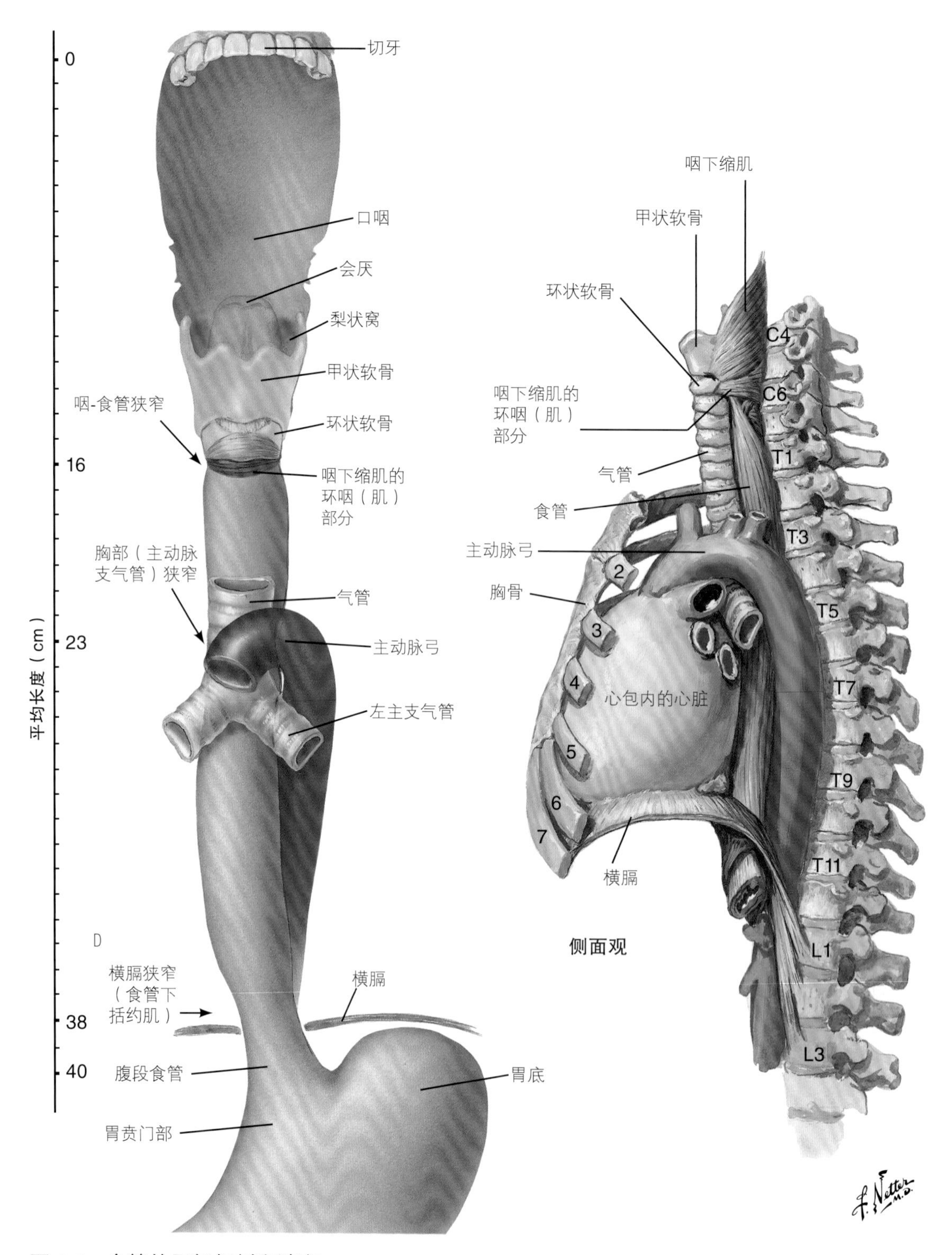

图 1.2 食管的局部解剖和狭窄

分布在食管表面。最薄的肌层位于前面，并与气管后壁相邻。纵行肌接受来自两侧副肌的肌纤维，副肌起源于环状软骨后外侧以及环咽肌深部对侧。随着纵行肌下行，肌纤维变得分布均匀，并完全覆盖在食管表面。

内侧环行肌层比外侧的纵行肌层薄。这种关系在消化道（GI）的其他部位是相反的。在食管上段，环行肌与环咽肌下端环绕的肌纤维非常相似。食管上段肌纤维不是圆形的，而是椭圆形的，椭圆形的前部比后部低。当食管下行时，椭圆形变得更圆，直到食管中 1/3 段起始处，此处的肌纤维水平走行。在一个 1 cm 长的节段处，肌纤维才是真正的

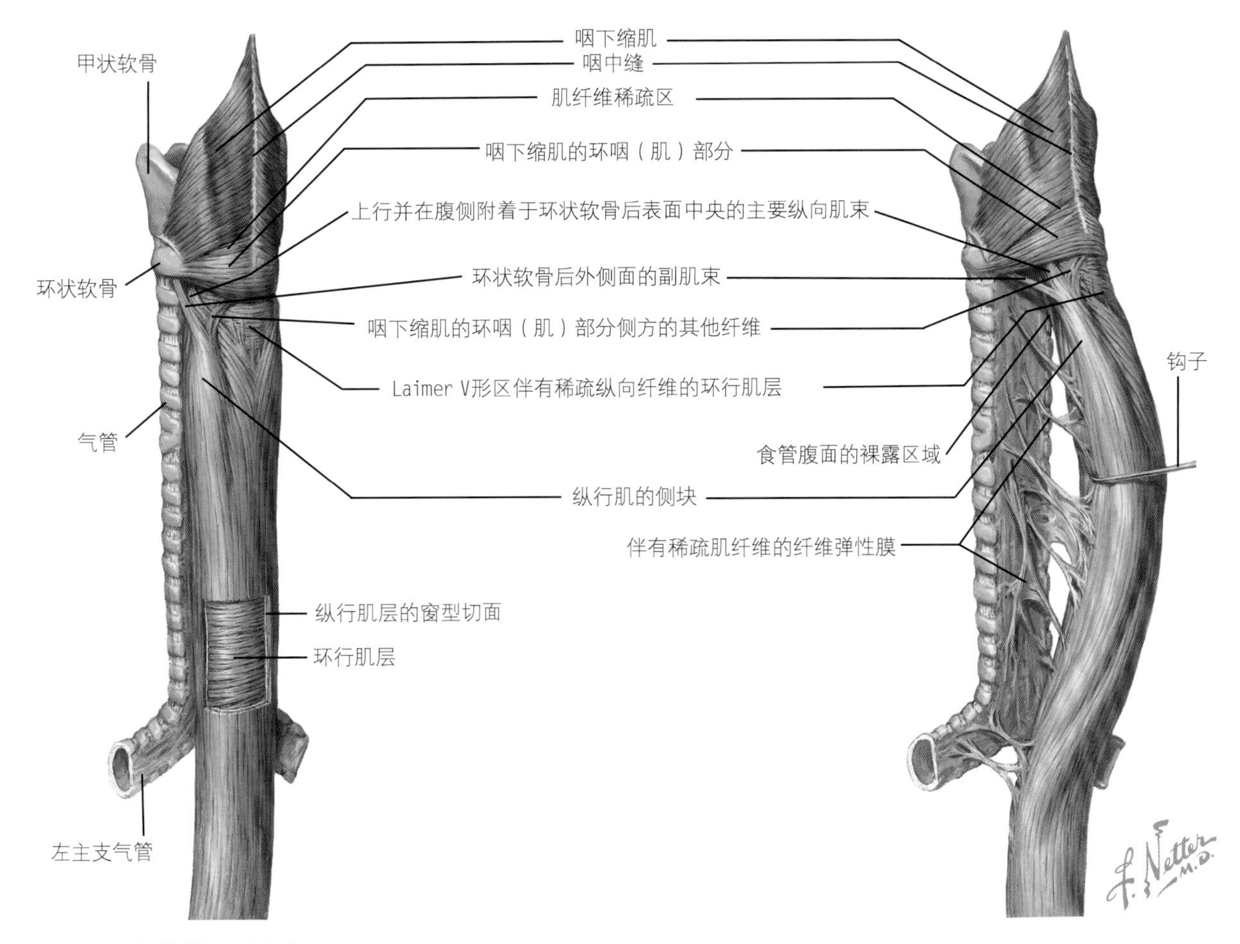

图 1.3 食管的肌肉组织

圆形。此处下方，肌纤维又再次变成椭圆形，但此时这些肌纤维呈相反的倾斜度——也就是说，椭圆形的后部比前面低。在食管下 1/3 段，肌纤维呈螺旋状沿食管下行。此层的椭圆形、圆形和螺旋状肌纤维并非是均一并行的，可能会重叠和交叉，甚或肌纤维之间形成空隙。一些肌纤维在食管下 2/3 段斜行或垂直向上或向下，与其他部位的肌纤维相连。这些分支的肌纤维宽 2~3 mm，长 1~5 cm，且不是连续的。

环咽肌是咽部过渡到食管的标志。它是咽下缩肌的最低部分，由来自环状软骨两侧后外侧缘的一段狭窄的肌纤维组成。随后，环咽肌像背带一样绕过咽食管交界背侧。上部的肌纤维上行，并在后方连接下缩肌中缝。下部的肌纤维没有中缝，它们穿过咽食管交界背侧。少数肌纤维下行至食管。环咽肌起到食管上段括约肌的作用。食管腔的肌张力在环咽肌处最大，此肌肉的松弛是吞咽动作中不可缺少的一部分。在环咽肌和下缩肌的主体之间有一个薄弱的区域，被认为是 Zenker 憩室发生的地方。

食管的上 25%~33% 段主要由横纹肌组成，而下方或其余部分为平滑肌。食管第二个 1/4 段是移行区，横纹肌和平滑肌均存在。下半部分为纯的平滑肌。在食管的两层肌层之间有薄层的结缔组织插入，其内有 Auerbach 肌间神经丛。

食管的动脉血供

食管的血供多样（图 1.5）。颈段食管主要由甲状腺下动脉供血；食管血管来自该动脉双侧分支以及血管末端。颈前食管动脉供应食管和气管的小分支。颈段食管的副动脉源自锁骨下动脉、颈总动脉、椎动脉、咽升动脉、颈浅动脉以及肋颈干。

来自支气管动脉、主动脉以及右肋间动脉的动脉分支为胸段食管供血。支气管动脉，尤其是左下动脉，分布于气管分叉处或以下。支气管动脉分支多变。仅 50% 的患者呈现标准状况，即左二右一。

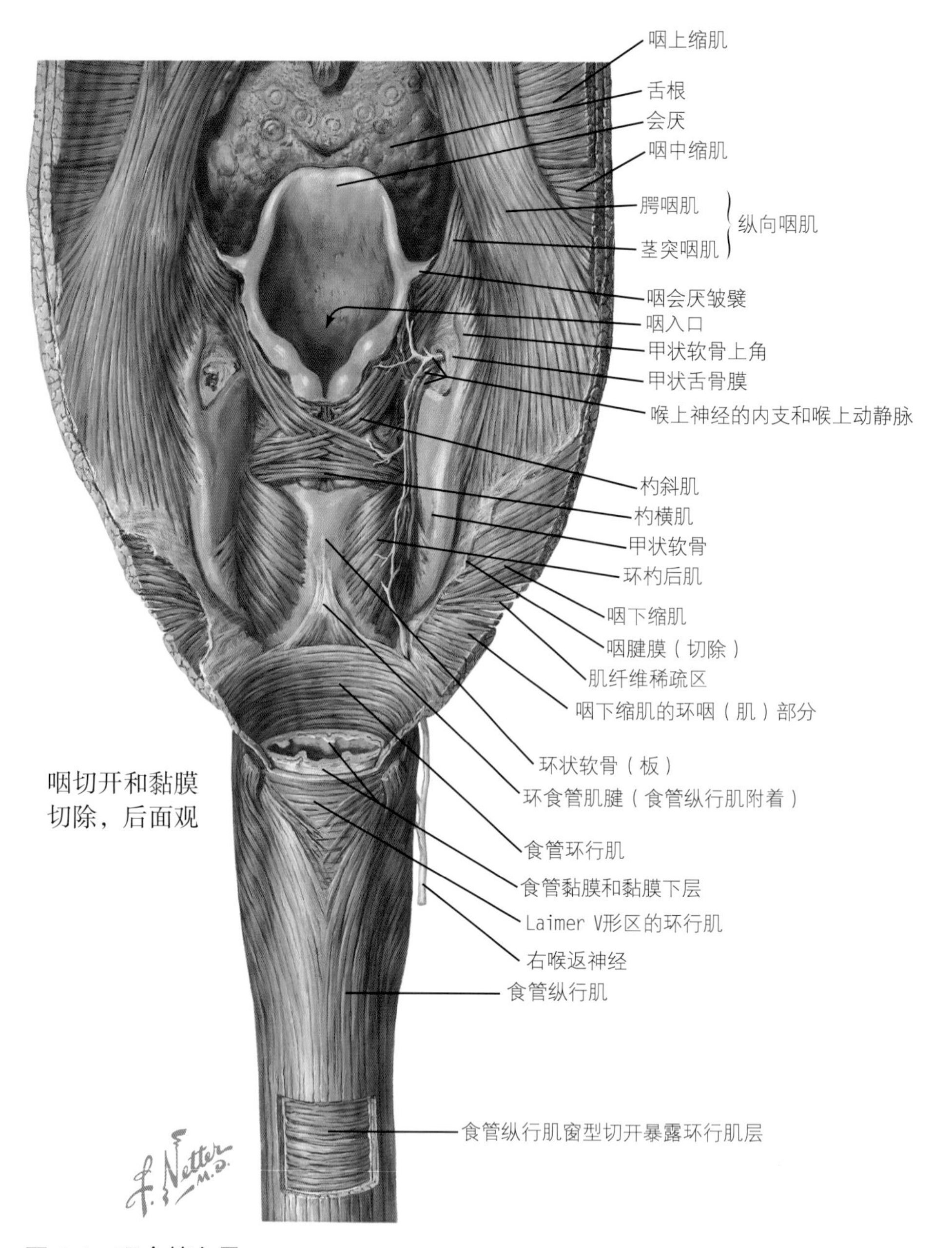

图 1.4 咽食管交界

血管变异包括：25% 的患者为左一右一，15% 为左二右二，8% 为左一右二，罕见情况下出现 3 根右动脉或 3 根左动脉。

在气管分叉处，食管接收主动脉、主动脉弓、上肋间动脉、乳内动脉以及颈动脉的分支。主动脉至胸段食管的分支通常由两条不成对的血管组成。上部血管长 3~4 cm，通常发自第 6~7 胸椎（T6-T7）水平。下部血管较长，约 6~7 cm，发自第 7~8 胸椎（T7-T8）水平。两条动脉从食管后方穿过，并分成上升支和下降支。这些分支沿着食管边缘与甲状腺下动脉、支气管动脉、胃左动脉以及膈下动脉的分支相吻合。在 20% 的人中，食管分支来自右肋间动脉，主要是右侧第 5 肋间动脉。

腹段食管接收胃左动脉、胃短动脉以及膈下动脉返支的分支血供。胃左动脉通过单条血管再分支或将要分成胃前支和后支的 2~5 条分支，给贲门食管支供血。腹段食管的其他动脉血供来源包括：①异常肝左动脉分支，起源于胃左动脉、来自左肝的副胃左动脉，或一持续性原始胃肝动脉弓；②贲门食管支来自脾干，它的上极、终末分支（胃短动脉）以及偶尔大的胃后动脉；③来自主动脉、腹腔或脾动脉第一部分直接的纤细贲门食管支。

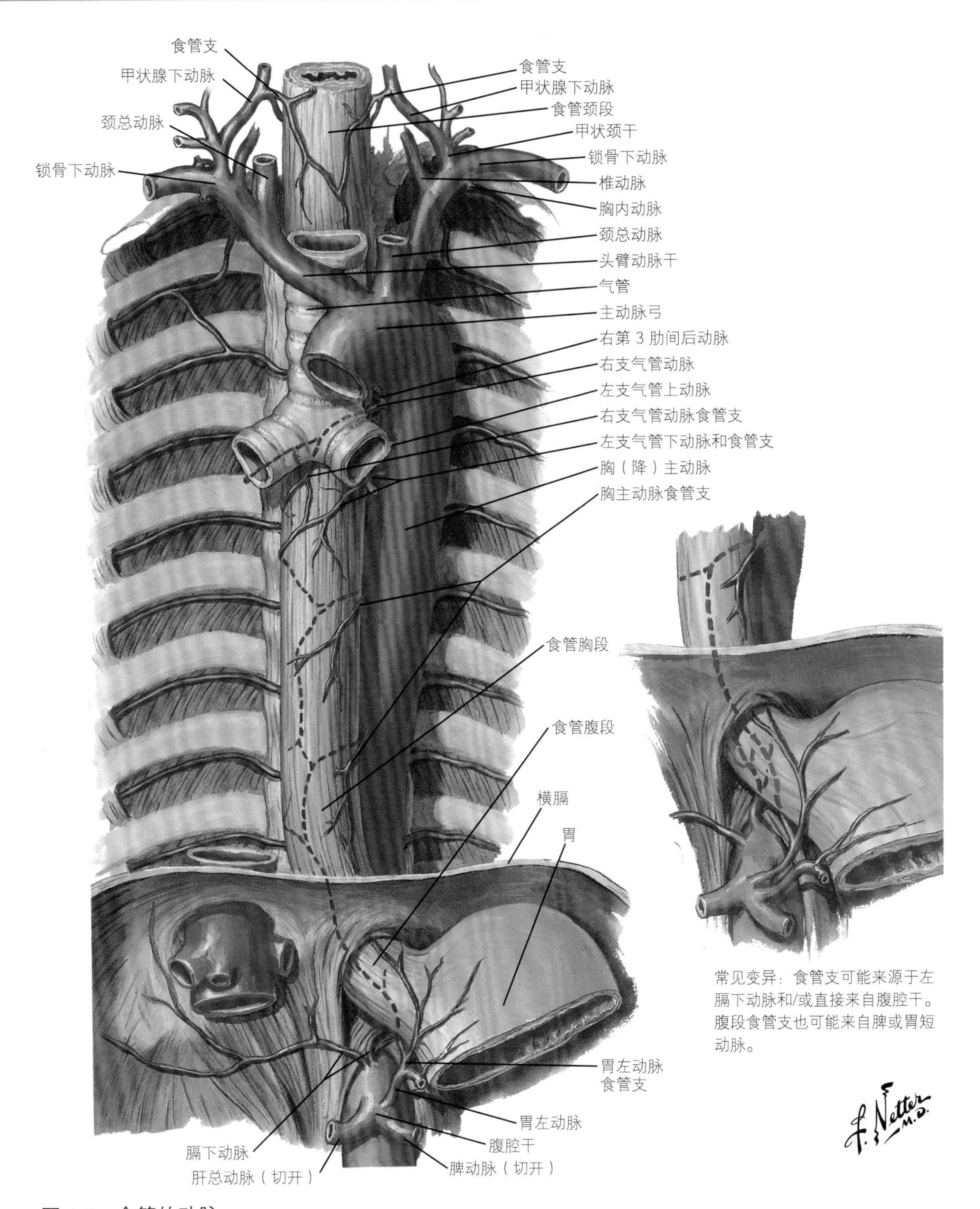

图 1.5 食管的动脉

在外科手术中，以下情况会导致局部血流阻断：①颈段的过低切除，颈段总是由甲状腺下动脉提供血供；②气管分叉处食管的过度活动以及支气管动脉撕裂；③过度损伤胃左动脉以及膈下动脉返支促进胃蠕动。腹段食管周围的血管吻合支通常很丰富，但有时也是有限的。

食管的静脉回流

食管的静脉回流始于小的支流，最终汇入奇静脉和半奇静脉（图 1.6）。引流开始于黏膜下静脉丛，这些静脉丛从外流至食管表面。颈段食管周围静脉

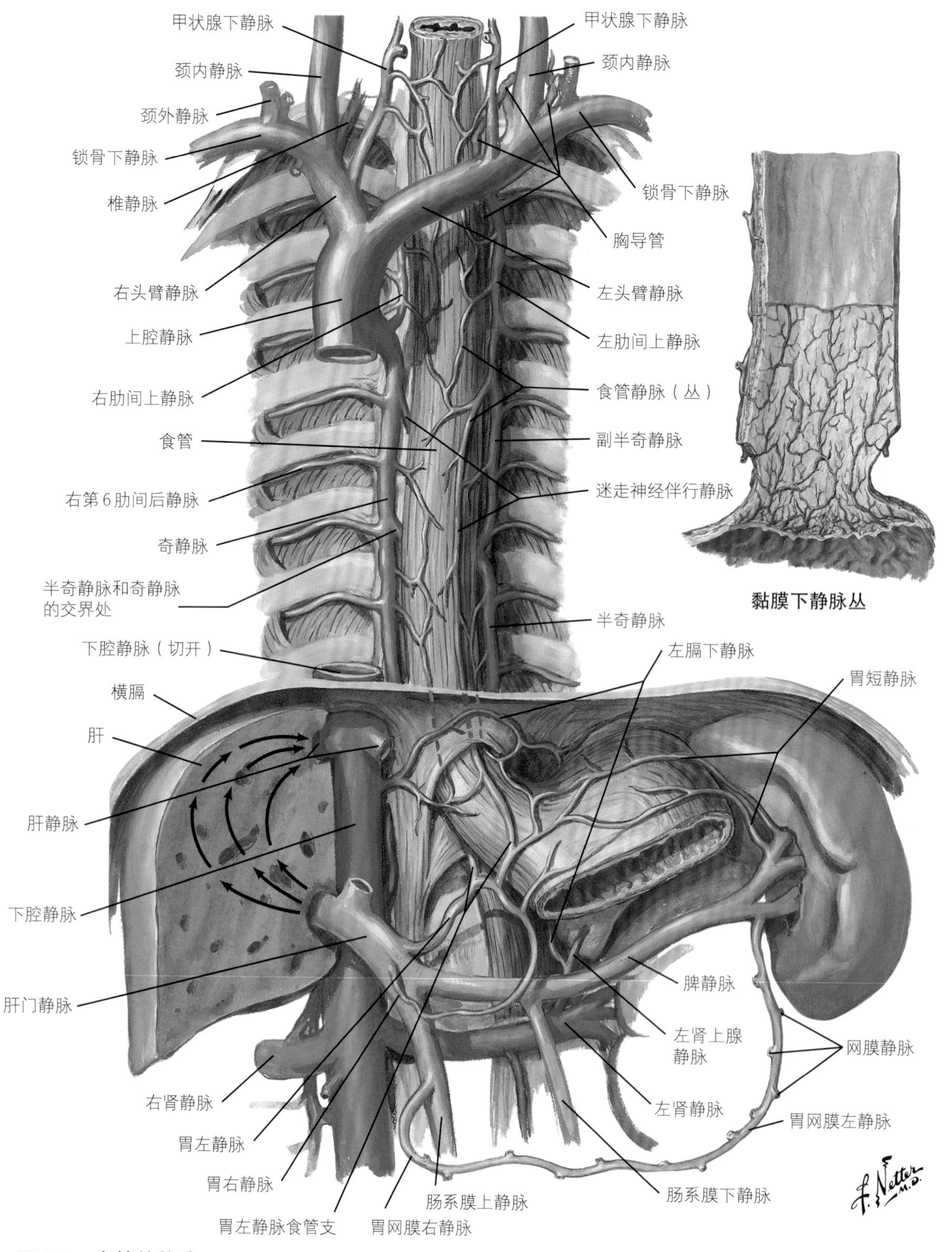

图 1.6 食管的静脉

丛的支流流入甲状腺下静脉，甲状腺下静脉流入右头臂静脉或左头臂（无名）静脉，或同时流入两静脉中。胸段食管右侧周围静脉丛的支流与奇静脉、右头臂静脉，偶尔也与椎静脉相连；在左侧，它们与半奇静脉、副奇静脉、左头臂静脉，偶尔也与椎静脉相连。短的腹段食管的支流流入胃的胃左（冠状）静脉。其他支流与胃短静脉、脾静脉和胃网膜左静脉相连。它们也可引流至左侧膈下静脉的分支，并在进入肾静脉之前直接与下腔静脉（IVC）或肾上腺静脉汇合。

奇静脉系统的组成不尽相同。奇静脉起源于腹部上行的右腰静脉，它接收第 1、第 2 腰静脉和肋下静脉。奇静脉可直接起源于下腔静脉，也可与右髂总静脉或肾静脉相连。在胸部，从第4肋到第11肋间隙奇静脉接收右肋间后静脉，并终止于上腔静脉（SVC）。最高的肋间静脉流入右头臂静脉或椎静脉。来自第2肋和第3肋间隙的静脉在右上肋间的共同主干中汇合，终止于奇静脉弓末端。

半奇静脉为左腰升静脉的延续或起源于左肾静脉。半奇静脉接收第8肋到第11肋间隙左肋下静脉和肋间静脉的血流，随后穿过脊柱到达食管后方与奇静脉汇合。

副半奇静脉接收第4肋至第8肋间静脉的肋间支，它穿过脊柱上方，在食管下与半奇静脉或奇静脉汇合。在上方，副奇静脉与左上肋间静脉相连，左上肋间静脉流过第2肋和第3肋间隙，并止于左头臂静脉。通常，半奇静脉、副半奇静脉和上肋间干形成连续的纵行通道，与奇静脉没有相连。左奇静脉之间可能有3~5条交通支，这种情况下不形成半奇静脉或副半奇静脉。如果左奇静脉系统很小，则左侧食管的静脉引流通过其各自的肋间静脉进行。左、右奇静脉的连接发生在第7肋和第9肋间隙之间，通常在第8肋间隙。

在胃食管交界处，胃左冠状静脉的分支与下端食管分支相连，因此血液可从奇静脉和半奇静脉分流至上腔静脉。在胃食管交界处，血液也可分流至脾静脉、腹膜后静脉和膈下静脉，并汇入腔静脉系统。经食管静脉的静脉血逆行流出导致食管静脉扩张和静脉曲张的形成。由于胃短静脉从脾通向胃的胃食管交界处，脾静脉血栓形成可导致食管静脉曲张和致死性出血。

食管的神经支配：副交感神经和交感神经

食管由副交感神经和交感神经共同支配（图1.7）。传出和传入纤维之间经常发生联系，将脉冲传入或传出食管的血管、腺体和黏膜。

前迷走神经和后迷走神经将副交感神经传出纤维带至食管，传入纤维将它们带出食管。这些副交感神经纤维终止于迷走神经背核，后者包含内脏传出神经纤维和传入细胞。咽和上段食管的横纹肌由来自疑核的副交感神经控制。迷走神经与来自椎旁交感神经干及其分支的神经纤维混合，因此颈内和颈下的神经为副交感神经和交感神经的组合。

在颈部，食管接收喉返神经和迷走神经的可变纤维，它们位于颈动脉鞘内的颈总动脉和颈内静脉后方和之间。在右侧，喉返神经由迷走神经分支发出下行，在右锁骨下动脉于食管气管沟内上行前，自身缠绕并围绕右锁骨下动脉。在左侧，喉返神经从左侧迷走神经分支出来，下降并围绕主动脉弓，在气管和食管之间上行。

在上纵隔，食管接收来自左侧喉返神经和两侧迷走神经的纤维。迷走神经下降时，小分支与交感神经干的纤维混合，形成较小的前肺丛和较大的后肺丛。在主支气管下，迷走神经分为2~4支，在后纵隔紧贴于食管。左、右侧神经的分支均有前后两部分，它们分开并混合形成网状神经丛，其中也包含小神经节。

在食管裂孔上方的非恒定距离处，神经丛重新形成一条或两条迷走神经干。迷走神经进入腹部时，经过一条前神经和一条后神经，前者不同程度地埋于食管壁内，后者不附着于食管，而是位于脂肪组织内。神经丛和迷走神经干的小分支进入食管壁。迷走神经和神经丛的变异对于外科医生进行迷走神经切断术是很重要的，因为迷走神经可能不止一条前支或后支。

交感神经节前纤维来源于位于第4~6胸椎脊髓节段（T4-T6）的中间外侧角细胞的轴突。脊神经前根与包含其母细胞的神经节段相对应。它们在白交通支或混合交感支处离开脊神经，进入椎旁交感神经节。一些纤维与胸正中神经节的细胞形成突触，并在神经干上向更高和更低的神经节移动。神经节细胞的轴突具有到达食管的神经节后纤维。传入纤维沿同一路径反向运动，但它们并不在交感神经干上传递，而是通过脊髓神经后根进入脊髓。传入神经核周体位于脊神经后根神经节内。

咽丛支配着食管上段。当食管下行时，它接收颈上神经节的心支纤维，但很少接收来自交感神经干的颈中或椎神经节的纤维。纤维也可以从与动脉同行的神经丛到达食管。

在上胸部，食管神经纤维来自星状神经节，称为锁骨下袢，胸心神经可能与来自食管、气管、主动脉和肺结构的纤维有关。

在下胸部，纤维连接着胸部内脏大神经和食管丛。内脏大神经来自3~4条通路，从第5至第10胸部神经节和交感神经干中产生数量不等的小神经根。神经根向多个方向穿过胸椎体和椎间盘的两侧，形

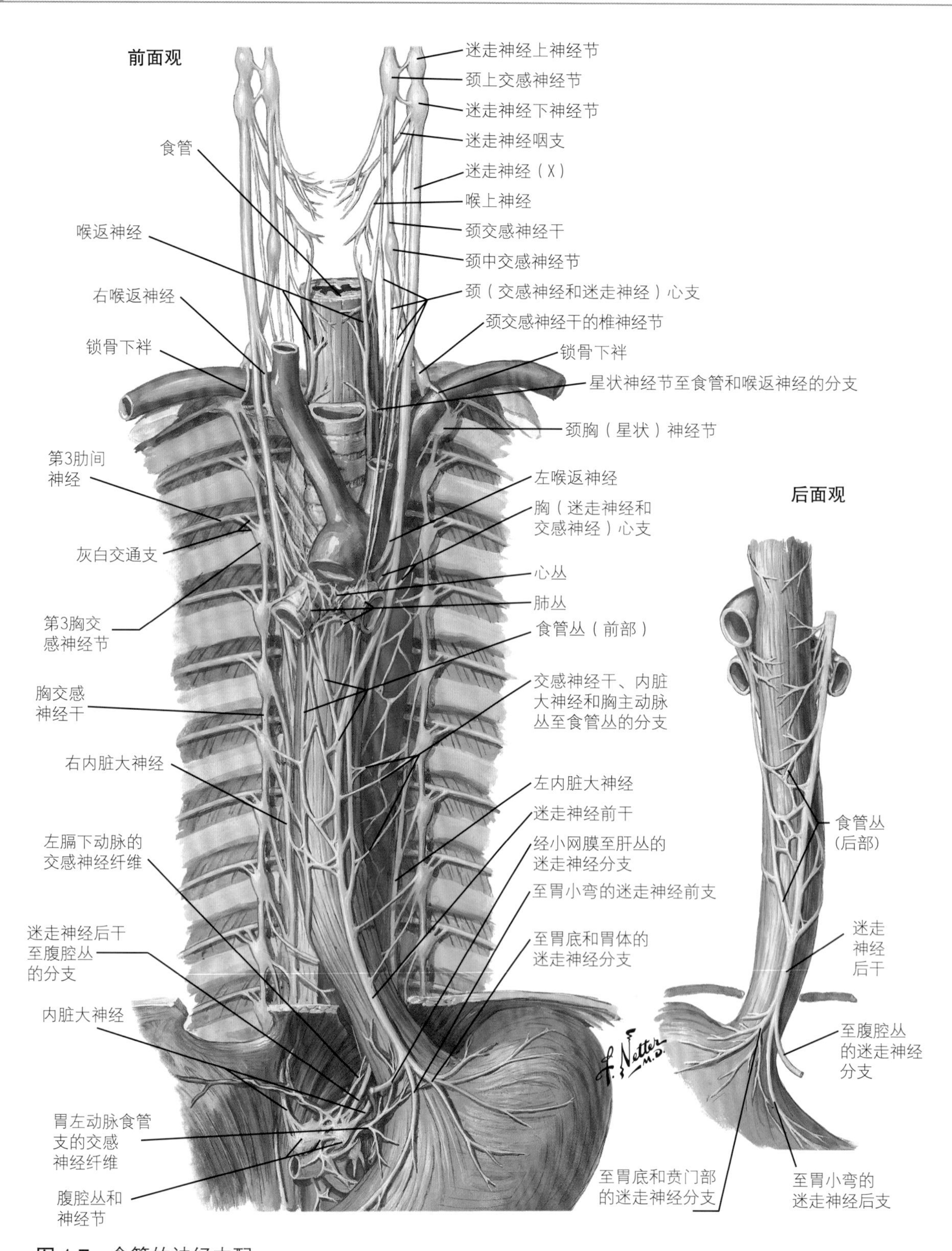

图 1.7　食管的神经支配

成一条大神经。在两侧，神经在横膈脚外侧缘和内侧弓状韧带之间穿过，通过横膈进入腹部。

在腹部，神经分支至腹腔丛。较小的和最小的胸部内脏神经分别终止于主动脉肾神经节和肾丛。来自内脏大神经末端的纤维和来自右膈下神经丛的纤维到达腹段食管。

消化道内源性神经支配

从食管延伸到直肠的肠神经丛控制着胃肠道（图 1.8）。众多神经节细胞群在肌层之间的神经纤维网络中相互联系。突触中转传递位于 Auerbach 肌间神经丛和黏膜下 Meissner 神经丛中。Meissner 神经丛

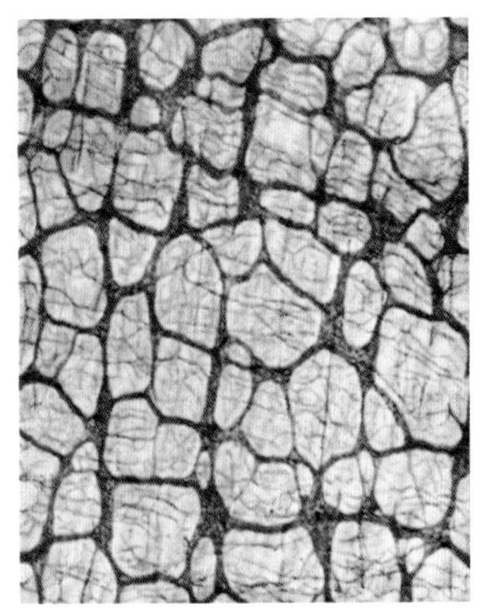

1. 位于纵行肌层的肌间神经丛(Auerbach)。纤细的第三级纤维束交叉网格（豚鼠十二指肠，Champy-Coujard，锇染色，×20）

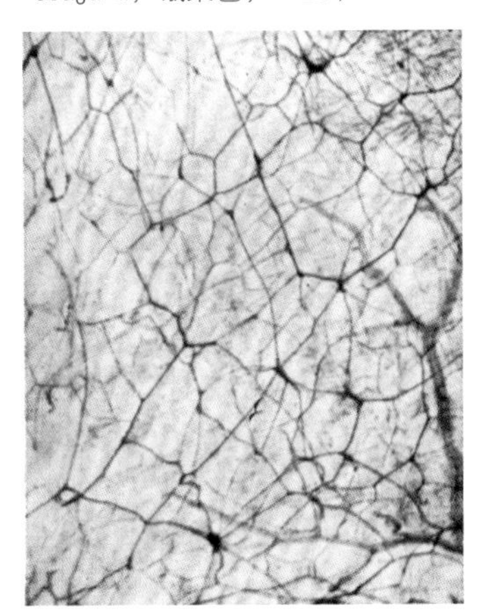

2. 黏膜下神经丛(Meissner)（豚鼠升结肠，浸金染色，×20）

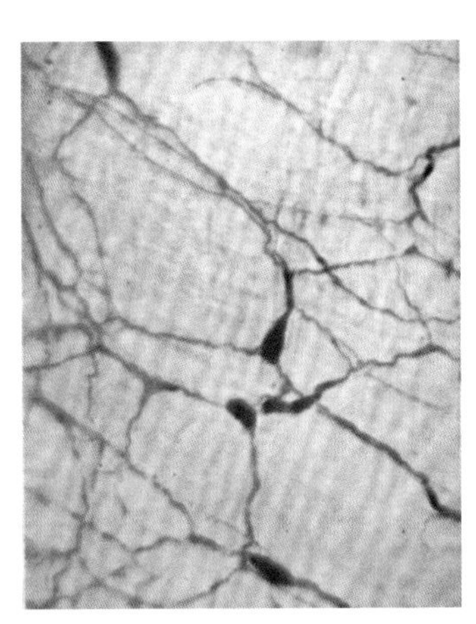

3. 间质Cajal细胞在肌层间形成密集的网状结构（豚鼠升结肠，亚甲蓝染色，×375）

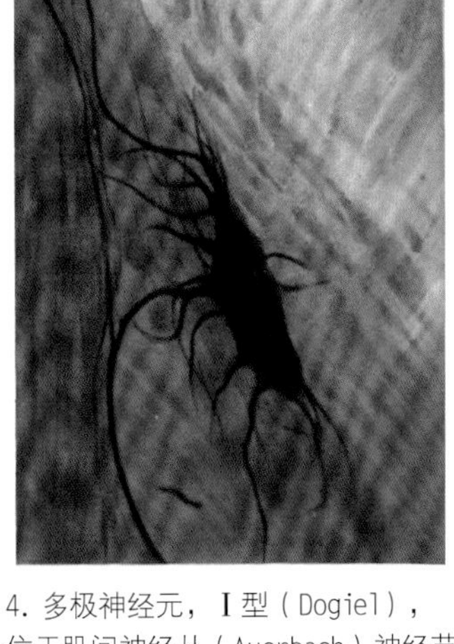

4. 多极神经元，Ⅰ型（Dogiel），位于肌间神经丛（Auerbach）神经节内（猴的回肠，Bielschowsky，银染，×375）

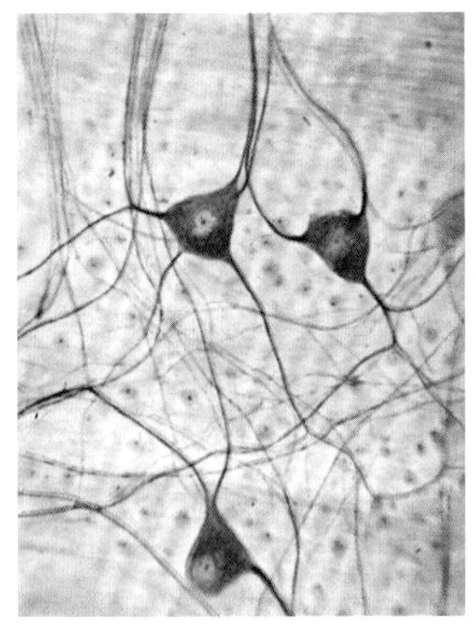

5. 多极神经元群，Ⅱ型（Dogiel），位于肌间神经丛（Auerbach）神经节内（猫的回肠，Bielschowsky，银染，×200）

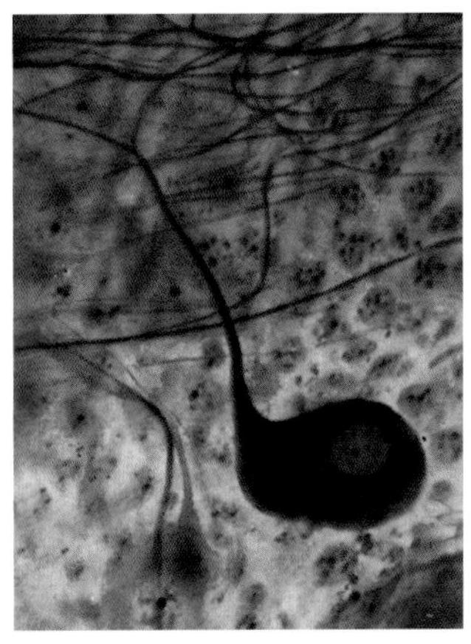

6. 假多极神经元，位于肌间神经丛（Auerbach）神经节内（猫的回肠，Bielschowsky，银染，×375）

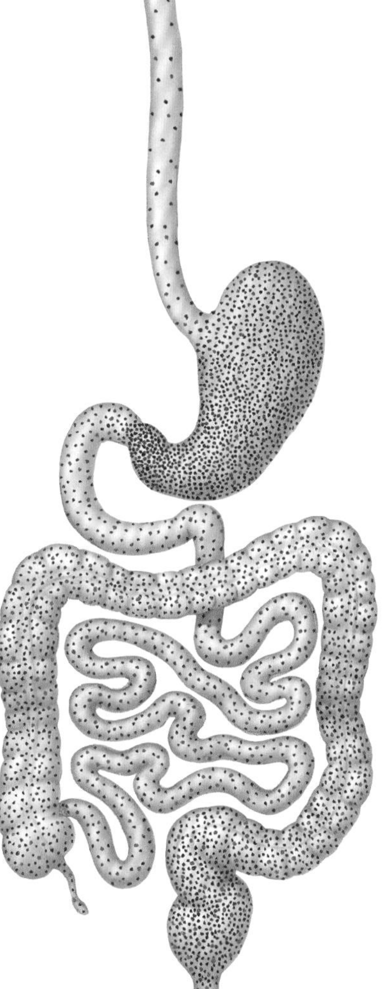

消化道各部位肌间神经丛（Auerbach）和黏膜下神经丛（Meissner）神经节细胞的相对密度(褐红色代表肌间神经丛细胞，蓝点代表黏膜下神经丛细胞)

图 1.8　肠道神经丛

结构并不精细，是由粗、中、细纤维束组成的网状结构，它们代表初级、次级和第三级部分。这种稀薄的神经丛很容易受损。

其他腹膜覆盖的区域也有分支神经丛。肠神经丛在消化道的不同部位分布不同。它们在食管中发育较差，从胃到直肠发育较好。神经节细胞分布也不均匀，在 Auerbach 神经丛和食管中最少，在胃中数量增多，在幽门中数量最多。小肠中的数量中等，并沿结肠和直肠增多。Meissner 神经丛的神经节细胞密度与 Auerbach 神经丛的相似。

迷走神经包含节前副交感神经纤维，这些纤维来源于背核，并到达食管、胃和肠的分支。传出副交感神经纤维的比例小于感觉神经纤维。迷走神经节前传出神经纤维在脏器壁内小神经节中中转传递，轴突是节后副交感神经纤维。除幽门括约肌受抑制外，胃的分支对胃壁平滑肌作用有促进分泌和运动的功能。肠的分支在小肠、盲肠、阑尾和结肠中的作用类似，它们促进腺体分泌以及肠平滑肌的运动，并抑制回盲括约肌。

肠神经丛包括节后交感神经纤维、节前和节后副交感神经纤维、传入纤维、内源性神经节细胞及其突起。交感节前纤维已经在椎旁或椎前神经节中中转。因此，神经丛中的交感神经纤维是节后的，它们穿过神经节和它们的终端，而没有突触的干扰。来自食管、胃和十二指肠的传入纤维通过迷走神经和交感神经进入脑干和脊髓，但它们与肠神经丛神经节细胞没有突触连接。

除间质 Cajal 细胞外，还有两种主要类型的神经细胞出现在肠丛中：Ⅰ型和Ⅱ型。间质 Cajal 细胞是消化道平滑肌中的起搏细胞，与所有自主神经的周围神经丛相关。Ⅰ型细胞是多极的，与 Auerbach 神经丛相连，它们的树突接近母细胞。它们的轴突在神经丛中移动不同的距离来建立与Ⅱ型细胞的突触连接，Ⅱ型细胞数量更多，可以在 Auerbach 和 Meissner 神经丛中见到。大多数Ⅱ型细胞是多极的，它们较长的树突在分支到其他细胞簇之前以不同的距离成束行进。许多其他轴突向外延伸到肌肉中，另外一些轴突向内供应黏膜肌层，并在血管周围和上皮分泌细胞之间分叉，它们的分布提示了它们具有运动或促进分泌的功能。

在体外条件下，蠕动独立发生于消化道的各部分，这提示内源性神经肌肉机制的重要性，但外源性神经调节可能对所有活动的协调协同作用至关重要。在肠神经丛中可能存在局部反射弧或轴突反射。除了Ⅰ型和Ⅱ型多极细胞外，在黏膜下层还能检测到更少量的假单极细胞和双极细胞，它们可能是局部反射弧的传入连接。

在巨结肠（Hirschsprung 病）和失弛缓症时，肠神经丛明显未发育完全或在一段消化道内退化，尽管外源性神经是完好的，但受累节段的蠕动有缺陷或缺失，说明了内源性神经肌肉机制的重要性。

食管的组织学

食管包括黏膜层、黏膜下层、肌层和外膜（图 1.9）。食管黏膜在胃食管交界处陡然终止，此处可见柱状上皮、胃小凹和腺体。食管上皮厚 300~500 mm，为非角化复层鳞状上皮，与咽部上皮延续。固有层形成长的乳头状突起，富含血管和神经纤维，协助将上皮锚定于基底。随着立方形基底层细胞的迁移、变扁平和脱落，上皮通过有丝分裂不断更新，周期为 2~3 周。

在产生黏液的腺体帮助下，食管的屏障功能完好，能够防止机械性损伤。然而，这种保护作用是有限的。在胃食管反流发作时，食管反复暴露于胃酸和富含蛋白酶的分泌物，可导致食管壁纤维化。有证据表明非糜烂性反流病（nonerosive reflux disease，NERD）患者存在细胞通透性增加的情况，这可能引起患者的临床症状，但未出现肉眼可见的损伤。暴露也可能导致上皮化生性改变，即形成 Barrett 食管。在最严重的情况下，可能会出现肿瘤性病变。功能完好的胃食管括约肌应该能防止严重的酸暴露。

固有层有淋巴聚集和黏液腺，特别是在胃食管交界处附近，固有层起到支持作用。食管中有两种腺体。贲门腺位于食管的近端和远端。其导管不穿过黏膜肌层，其分支和卷曲的小管位于固有层而不是黏膜下层。其他腺体，即真正的食管腺，产生黏液，并分布于整个食管。

黏膜肌主要由纵行肌组成，帮助食管蠕动。当它进入食管的纵嵴时，它松散地附着在黏膜和肌层上。黏膜肌层包含血管、神经和黏液腺。固有肌层厚约 300 mm，由外侧纵行肌和内侧环行肌组成，如上所述。

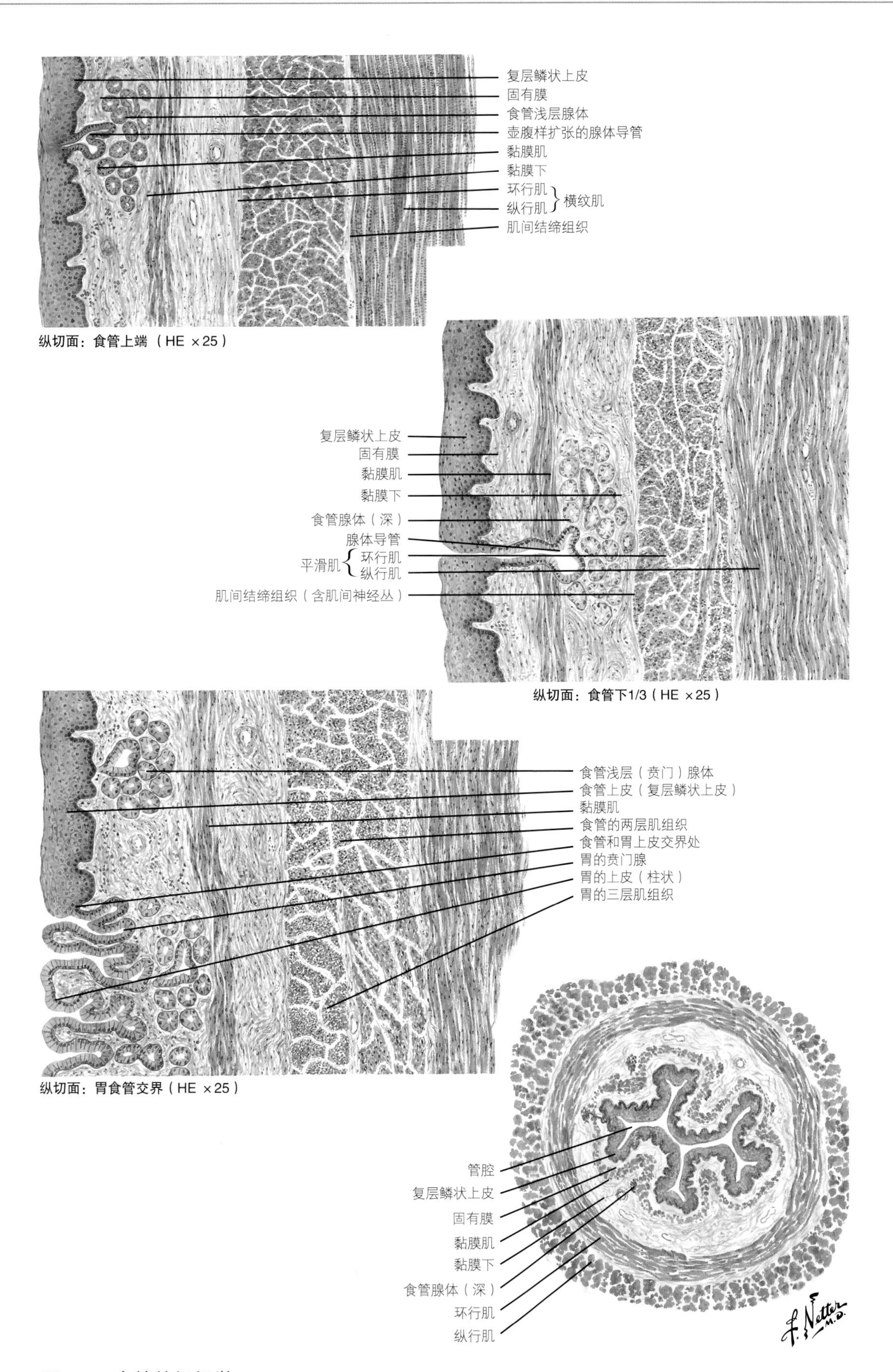
复层鳞状上皮
固有膜
食管浅层腺体
壶腹样扩张的腺体导管
黏膜肌
黏膜下
环行肌
纵行肌
横纹肌
肌间结缔组织
纵切面：食管上端（HE ×25）
复层鳞状上皮
固有膜
黏膜肌
黏膜下
食管腺体（深）
腺体导管
平滑肌
环行肌
纵行肌
肌间结缔组织（含肌间神经丛）
纵切面：食管下1/3（HE ×25）
食管浅层（贲门）腺体
食管上皮（复层鳞状上皮）
黏膜肌
食管的两层肌组织
食管和胃上皮交界处
胃的贲门腺
胃的上皮（柱状）
胃的三层肌组织
纵切面：胃食管交界（HE ×25）
管腔
复层鳞状上皮
固有膜
黏膜肌
黏膜下
食管腺体（深）
环行肌
纵行肌
F. Netter M.D.

图1.9 食管的组织学

胃食管交界处及横膈解剖

在允许食物团从食管沉入胃的同时，胃食管交界处的括约肌机制能够阻止胃内容物逆流至食管下段（图 1.10、图 1.11）。LES 机制是横膈功能性收缩、食管环行肌和纵行肌增厚、腹段食管、胃悬垂肌以及食管通过膈肌进入腹部形成的角度的综合作用。LES 机制的正常功能依赖于它所有的肌肉成分和自主神经输入之间复杂的相互作用。这种括约肌样机

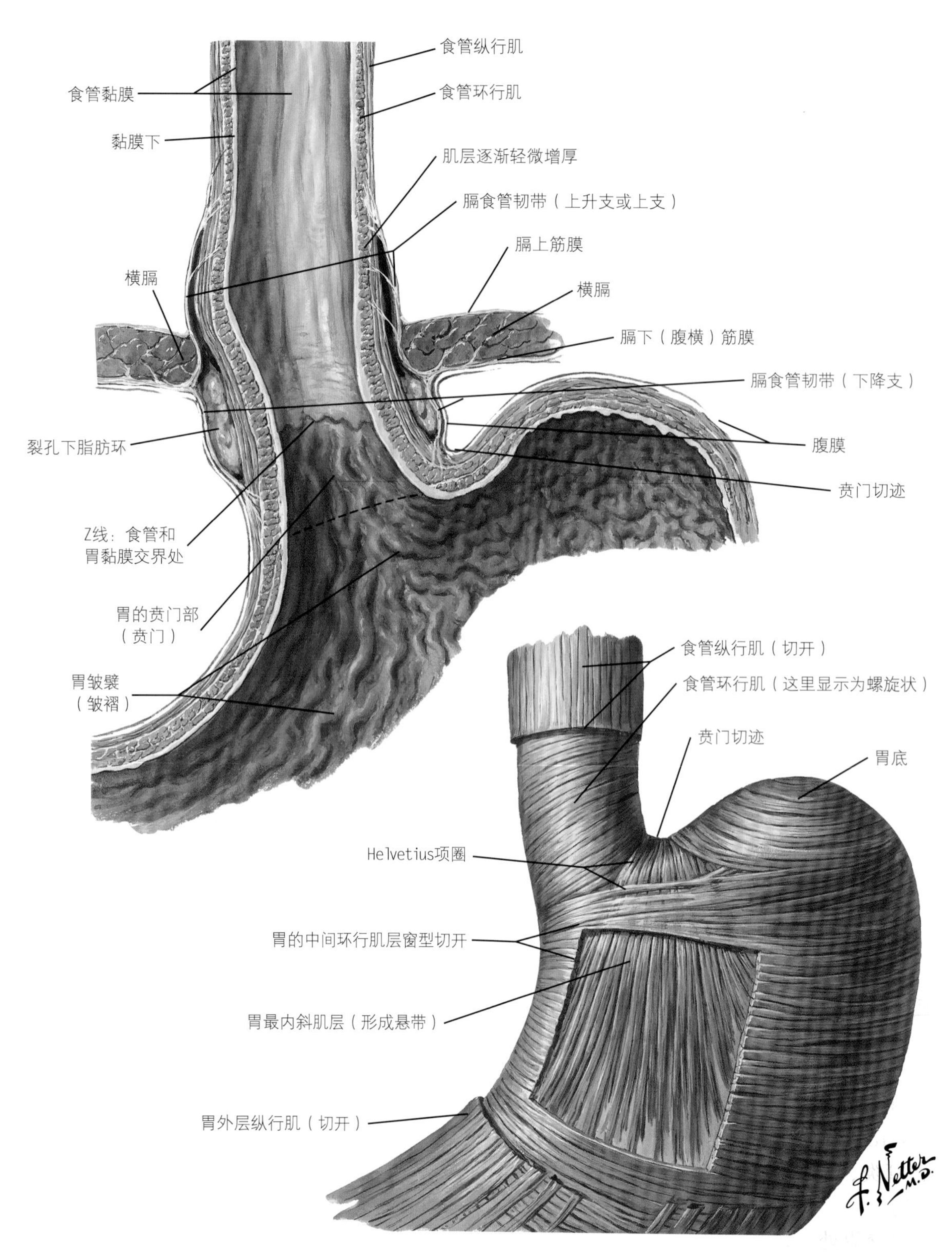

图 1.10 胃食管交界

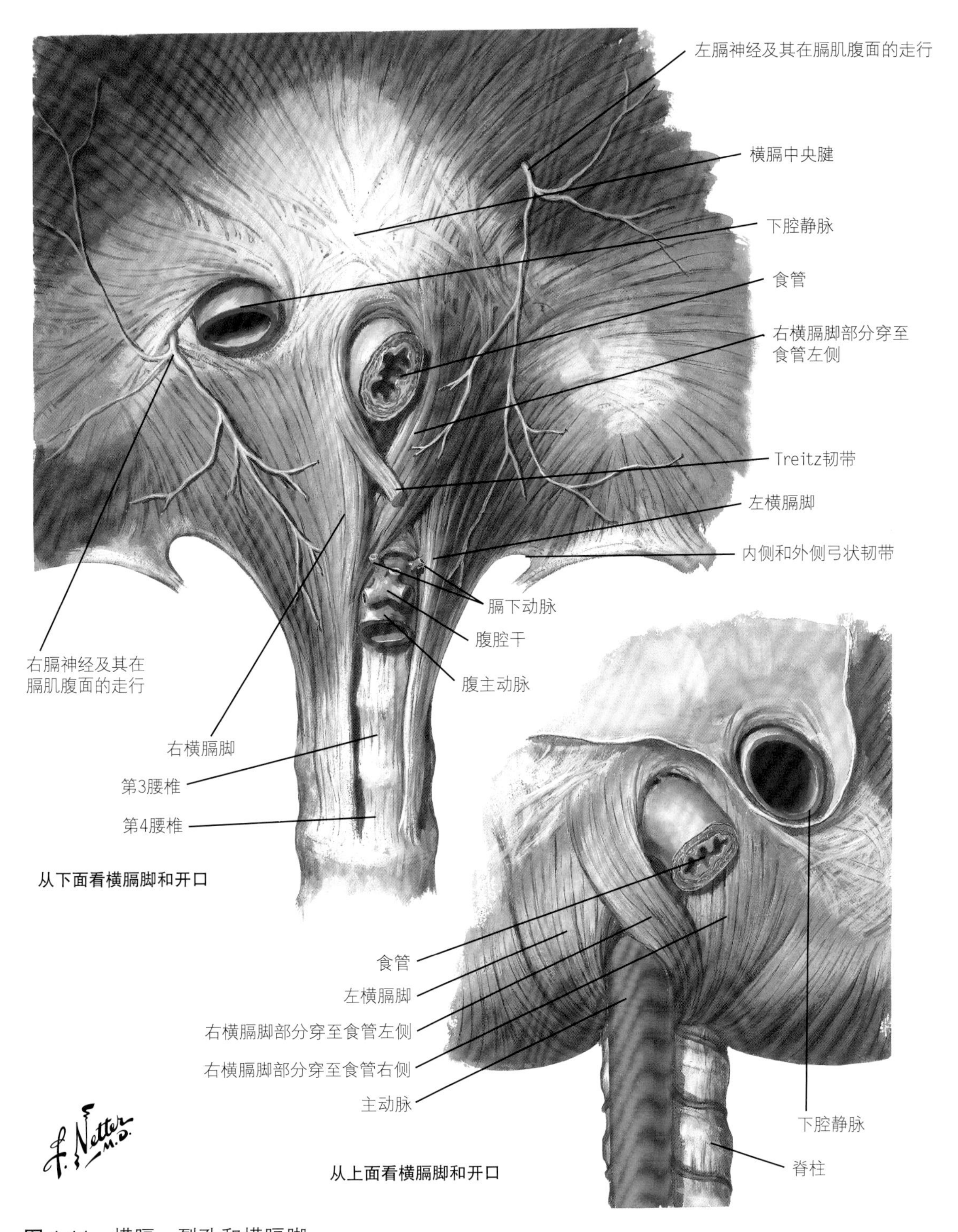

图 1.11　横膈：裂孔和横膈脚

制的失效导致胃食管反流病（gastroesophageal reflux disease，GERD）的症状，伴胃内容物回流和反流，可导致食管炎、溃疡、狭窄、Barrett 食管和食管癌等机体损伤。

胃食管交界处 Z 线为鳞状黏膜向柱状胃黏膜的过渡，颜色由苍白变为深红色，纹理由光滑变为皱襞，以上转变使 Z 线很容易辨认。Z 线位于食管末端与食管裂孔和横膈水平之间。一些患者胃黏膜可能向食管近端延伸数厘米。

环行肌和纵行肌向食管远端逐渐增厚，在食管裂孔上方 1~2 cm 处达到最大宽度。这些特征决定了 LES 的位置，LES 能够进行紧张性收缩和神经协调性舒张。测压显示食管远端 3~5 cm 处有高压区，压力梯度在 12~20 mmHg。

压力大小和括约肌长度对保持阀门的性能很重要。食管的腹内部分对抗反流机制很重要。胸腔内的食管在吸气时暴露于 –6 mmHg 的压力下，腹部压力则为 6 mmHg，其压力差为 12 mmHg。滑动性食管裂孔疝（sliding hiatal hernia）的定义是食管下端进入到压力为 –6 mmHg 的胸腔内。在这种情况下，负压阻碍 LES 强直性关闭。

食管的纵行肌继续进入胃，形成胃的外纵行肌。食管的内环行层或螺旋层在贲门处分叉形成内斜层和中间环行层。内部斜行纤维形成一个悬带穿过贲门切迹，中间的环行纤维水平地围绕胃。这两层肌以一定角度交叉，形成了一个被称为 Helvetius 项圈（collar of Helvetius）的肌肉环，被认为是 LES 复杂结构的一个组成部分。

裂孔的肌纤维通常起源于较大的右横膈脚，而不是左横膈脚。起源于右横膈脚的纤维上升并到达食管的右侧，起源于右横膈脚更深处的另一束纤维上升并到达食管左侧。这些条带像剪刀一样交叉并插入食管的腹侧，进入横膈中央腱。到达食管右侧的纤维受右膈神经支配，而到达食管裂孔左侧的右横膈脚纤维受左膈神经的分支支配。

在一些患者中，可能会发现解剖结构上的变异，即来源于左横膈脚的纤维环绕食管裂孔右侧。罕见情况下，食管裂孔右侧的肌肉完全起源于左横膈脚，而环绕食管裂孔左侧的纤维则起源于右横膈脚。Treitz 韧带起源于右横膈脚的纤维。

横膈对括约肌功能的作用是独立的。当膈肌收缩时，它们挤压食管。这一动作在深吸气时最为明显，当横膈在强烈收缩时，食物进入胃受到阻碍。当食管和胃在 His 角相连时，食管的角度使 LES 机制作用增大。这个角度的作用大小目前还不明确。

在食管穿过食管裂孔处，膈食管韧带连接着括约肌的多个部分。膈食管韧带起源于膈下筋膜，后者与腹横筋膜相连。在食管裂孔的边缘，膈食管韧带分为上升支和下降支。上升支穿过食管裂孔，爬升 1~2 cm，环绕纵隔内的食管。下降支插入贲门周围，深至腹膜。膈食管韧带形成腹部空腔，其内有一个致密脂肪环。膈食管韧带固定于食管，同时允许呼吸动作、吞咽和姿势改变。它在括约肌关闭机制中的作用尚不清楚。

LES 静息压力是由激素、肌肉和神经复杂的相互作用来维持的。肌性的括约成分与 LES 和横膈一起协调地放松和收缩而发挥功能。在吞咽时可以观察到它的活动，放松和强直性关闭以防止反刍和反流的症状。当肌群在外部收缩时，内部黏膜聚集成不规则的纵向皱襞。

当吞下的食团到达 LES 时，它在括约肌放松、进入胃之前停下来。这种作用机制依赖于食管环行平滑肌的特化性区域，也可能取决于胃悬带。静息状态下，LES 处于强直性收缩状态。吞咽过程中，这些肌肉放松，括约肌打开，食团排入胃中。相反，在呕吐时，LES 放松并将液体排出食管。

横膈通过右横膈脚发挥外括约肌样功能，后者与膈食管韧带相连。测压和肌电图研究显示，在吸气和腹内压升高时，横膈脚纤维在食管周围收缩。在裂孔疝患者中，横膈部分不再发挥功能。

肌肉成分只是 LES 静息压力的部分原因。副交感神经、交感神经、抑制性和兴奋性自主神经支配着 LES 的壁内神经丛。使用阿托品后静息压力降低，为胆碱能神经成分的存在提供了证据。

抑制性神经的细胞胞体位于食管丛内，迷走神经支配节前纤维。这些神经调节吞咽时括约肌的松弛。有证据表明，一氧化氮通过肠神经系统控制括约肌的松弛。

（Neil R. Floch 著 叶菊香 译 田新霞 审校）

其他资源

Gastroesophageal reflux disease. In Cameron JL, Peters JH, editors: *Current surgical therapy*, ed 6, St Louis, 1998, Mosby, pp 33–46.

Gray H, Bannister LH, Berry MM, Williams PL, editors: *Gray's anatomy: the anatomical basis of medicine and surgery*, New York, 1995, Churchill Livingstone.

Peters JH, DeMeester TR: Esophagus and diaphragmatic hernia. In Schwartz SI, Shires TG, Spencer FC, editors: *Principles of surgery*, ed 7, New York, 1999, McGraw-Hill, pp 1081–1179.

第2章

食管先天性异常

新生儿最常见的异常是食管闭锁（esophageal atresia，EA），可伴或不伴气管食管瘘（tracheoesophageal fistula，TEF）。除H型瘘管外，气管食管瘘病变在96%的病例中同时发生（图2.1）。存活的新生儿中食管闭锁的发病率为1/4500，无性别差异。患有食管闭锁的婴儿有95%的存活机会。气管食管瘘和食管闭锁发生于未正常分支的胚胎肺芽，导致前肠不能完全分离为食管和气管。50%的患者伴随其他异常。这些病变可能出现在一些综合征中，如VACTERL（vertebral abnormalities，anal atresia，cardiac abnormalities，TEF，and/or EA，renal agenesis and dysplasia，and limb defects 椎体异常、肛门闭锁、心脏异常、气管食管瘘和/或食管闭锁、肾脏发育不全和发育不良以及肢体缺陷）综合征。另一种综合征是CHARGE（colobama，heart disease，atresia，choanae，retarded growth and development or central nervous system anomalies，genital hypoplasia，ear anomalies，and/or deafness 眼组织缺损、心脏病、后鼻孔闭锁、生长发育迟缓或中枢神经系统异常、生殖器发育不全、耳朵异常和/或耳聋）综合征，可能涉及心脏或泌尿生殖系统异常。

解剖学上食管闭锁包括五种类型。最常见的类型是近端囊袋伴远端瘘管（A1和A2），见于84%的患者。这种类型上段食管终止于第2胸椎（T2）水平，留下1~2 cm的间隙。食管下段在隆突处进入气管。随着时间的推移，由于吞咽活动结束于盲囊，导致食管上部扩张。远端食管管径正常，逐渐变细，至与气管汇合处时为3~4 mm。第二常见的食管闭锁类型是长间隙食管闭锁（B），见于8%的患者。这种异常情况下，一条纤维条索连接着食管的近端部分和远端部分。偶尔纤维条索不存在，食管末端为两个囊袋。孤立的H型气管食管瘘（D），可见于正常食管内气管后壁的任何地方，见于4%的患者。在6%的患者中，食管闭锁伴有远端和近端瘘管（C）。在2%~3%的患者中出现罕见变异，例如，由狭窄的蹼引起的先天性闭锁，可发生在气管正常的患者管道的任何地方（E）。

食管闭锁的发病机制仍有争议。胎儿的气管食管隔是一中胚层单管，在发育的第4周和第12周之间分为食管和肺芽。喉气管沟形成了肠道的底部。食管腔因充满上皮细胞而关闭。在此之后，空泡形成，管腔重建。早期的创伤事件可能导致中胚层在肺和食管成分生长过程中无法分离或分化，导致部分食管的再吸收。如果空泡不能合并，食管细胞的实心部分就会保留下来，导致闭锁。因此，异常的食管形成，伴或不伴有与肺的连通。最近的证据提示，气管瘘管可能发展为气管的三分叉，生长并连接到胃芽。

先天性食管异常常伴有器官异常。除非通过手术加以纠正。某些异常会影响生活，最常见的相关综合征是VATER/VACTERL综合征，46%的患者出现该综合征，15%的婴儿有两种或两种以上该综合征中的异常。

临床表现

66%的食管闭锁胎儿存在羊水过多，但大多数直到出生后才被诊断出来。出生后不久，先天性食管异常的婴儿会经历呼吸窘迫、呼吸急促、咳嗽和窒息，这可能导致误吸和肺炎。会出现过量的流涎，并伴随着喂食后的反流和发绀。H型气管食管瘘在大连接的患者中出现较早，如进食时发现窒息和误吸。小的瘘管可能长达4年都没有被发现，但是患者可能会有反复的症状或呼吸功能不全和肺炎。在食管闭锁患者，阻塞通常发生在离口10~12 cm的地方。气管食管瘘的存在会导致胃胀。伴或不伴发绀的心

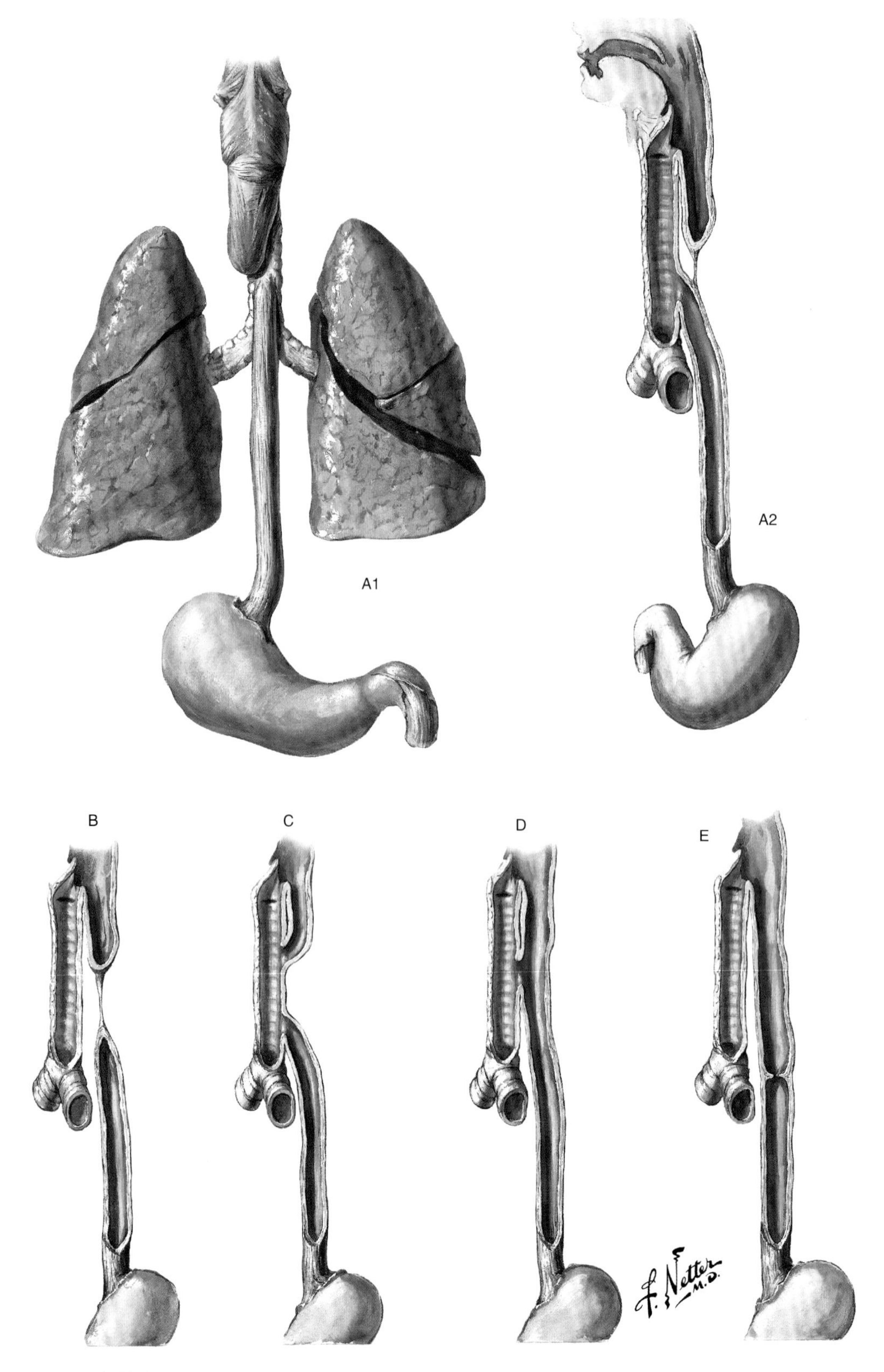

图 2.1 食管先天性异常。(A1，A2) 近端囊袋伴远端瘘管，(B) 长间隙食管闭锁 (EA)，(C) 食管闭锁伴远端及近端瘘管，(D) 孤立的 H 型气管食管瘘，(E) 狭窄的蹼引起的先天性闭锁

脏杂音也可能出现。在新生儿，其他的发现可能与VATER/VACTERL综合征有关。

诊断

超声可用于先天性食管异常的产前诊断。如果纵隔腔内有空气或液体，或者胸腔内的鼻胃管弯曲，腹部X线片则可以明确诊断。气管食管瘘提示可能胃中有空气。钡剂食管造影、上消化道内镜和支气管镜是气管食管瘘最好的诊断方法。向食管注射少量亚甲蓝，如果出现在气管内，可协助诊断。三维计算机断层扫描也可以显示气管食管瘘的存在。VATER综合征可通过X线摄影、肾超声或超声心动图检测。

治疗和处理

对于食管闭锁，一旦婴儿出生后情况稳定，外科食管吻合术和气管食管瘘闭合是首选的治疗方法。如果食管部分存在缺损，分期手术可能是必要的，包括选择食管延长、胃拉起或结肠或空肠插补。低出生体重新生儿首选分期手术。新生儿在48小时内接受手术效果更好，但修复的时间取决于个体的情况。

在VATER综合征患者中，应该最先解决最严重的问题。手术时进行支气管镜检查，在主动脉弓对面切开。环咽皱襞蹼导致吞咽困难的患者，可能可以很好地耐受探条扩张术。

病程和预后

虽然长期预后良好，但食管闭锁和气管食管瘘患儿在初次手术后和以后的生活中会遇到许多困难。在最初的5年里，患者接受质子泵抑制剂（PPI）药物治疗以抑制胃酸。PPI药物治疗通常持续到成年。长期的喂养问题很常见。高达87%的先天性异常患者可存活下来。预后取决于出生体重和食管间隙的长度（如果存在的话）。术后最常见的并发症包括吻合口瘘（发生概率为16%）和吻合口狭窄（发生概率为35%）。食管运动障碍和胃排空延迟很常见，可能是出现吞咽困难和胃食管反流病（GERD）症状的原因。

至少25%的食管闭锁和气管食管瘘患儿合并肺部感染。许多患者经历了发育迟缓，但这些通常随着患者的成长而消失。互助小组在帮助患儿成长和帮助父母度过患儿的困难岁月方面取得了成功。

（Neil R. Floch 著　叶菊香 译　田新霞 审校）

其他资源

Karnak I, Senocak ME, Hiçsönmez A, Büyükpamukçu N: The diagnosis and treatment of H-type tracheoesophageal fistula, *J Pediatr Surg* 32:1670, 1997.

Katsura S, Shono T, Yamanouchi T, et al: Esophageal atresia with double tracheoesophageal fistula—a case report and review of the literature, *Eur J Pediatr Surg* 15:354, 2005.

Lautz TB, Mandelia A, Radhakrishnan J: VACTERL associations in children undergoing surgery for esophageal atresia and anorectal malformations: implications for pediatric surgeons, *J Pediatr Surg* 50:1245, 2015.

Little DC, Rescorla FJ, Grosfeld JL, et al: Long-term analysis of children with esophageal atresia and tracheoesophageal fistula, *J Pediatr Surg* 38: 852–856, 2003.

Lupo PJ, Isenburg JL, Salemi JL, et al: Population-based birth defects data in the United States, 2010-2014: A focus on gastrointestinal defects, *Birth Defects Res* 109:1504, 2017.

Spilde TL, Bhatia AM, Marosky JK, et al: Complete discontinuity of the distal fistula tract from the developing gut: direct histologic evidence for the mechanism of tracheoesophageal fistula formation, *Anat Rec* 267:220–224, 2002.

第3章

吞　咽

吞咽一旦开始，就会变成一种反射反应，通常每天发生数百次（图3.1、图3.2）。这是一个需要30多块肌肉共同参与协调的复杂过程。食物不到1秒钟即可进入食管，15秒后进入胃内。尽管吞咽是一个连续的过程，但我们仍然可以将它分为3个阶段：口腔准备期、咽期和食管期，这些可以应用动态造影和压力测定的方法进行观察。吞咽涉及以下生理功能：①准备大小和黏稠度合适的食团，②防止食团在吞咽时散开，③产生食团向前推进的压力差，④阻止食物或液体进入鼻咽或喉部，⑤将食团快速推进通过咽部以减少呼吸暂停的时间，⑥食管胃结合部松弛相通时防止胃内容物反流入食管，⑦廓清食管内的食物残渣。上述任一机制发生障碍即可导致吞咽困难，并可能造成胃内容物反流至食管甚至咽部。

吞咽的口期始于食物咀嚼。在唾液的帮助下，食物在口腔内被分解成更小的碎片，形成便于通过咽部的大小、形状和黏稠度合适的食团。当前舌顶起硬腭并向后用力时，前舌将食团推到后舌，在将食团推入口咽的同时通过下颌舌骨肌抬高舌体，并在软腭、喉头和口咽后壁的协同作用下关闭鼻咽部，防止鼻腔反流。随后前向的蠕动波进一步把食团推向远端。当患者在脑血管意外或卒中后出现软腭麻痹时，会引起鼻咽反流。

当食团进入口咽，舌骨上抬并向前移动时，咽期开始。与此同时，咽部也上举前移，然后翘起，随着咽喉的前后径增大把食团向内推进。这一过程中，会厌会在舌下移动，向后倾斜，并覆盖喉口，以防食物误吸。下压的会厌可能无法完全封闭喉口，以致小的食物残渣趁机误入。液体食物可被会厌分开，通过喉两侧的梨状窝，在环状软骨后重新汇聚。上述过程在1.5秒内即可完成。

同时，食管上括约肌（upper esophageal sphincter，UES）随着舌向后移动和后咽缩肌收缩而关闭，下咽部的压力会从15 mmHg增加至30~60 mmHg。这样，在下咽部和食管中段之间就形成了具有真空效应的压力差，随着食管的蠕动和环咽肌的松弛，食团从下咽进入食管。而30 mmHg的关闭压可以防止食物返回咽部，当食物到达远端食管后，UES的压力也恢复到15 mmHg。

食团通过环咽肌标志着咽期结束和食管期开始。此时，舌骨、喉和会厌也将恢复到原来的位置，空气重新进入气管。蠕动波起始于口咽部，并持续进入食管，推动食团向前移动。食管中段和远端的平滑肌连续协调收缩，推动食团下移至食管下括约肌（lower esophageal sphincter，LES）。在这一过程中，食团从–6 mmHg的胸内压区移到+6 mmHg的腹内压区。

健康人的蠕动收缩波幅是30~120 mmHg，平均达峰时间为1秒，波峰持续0.5秒，回落时间为1.5秒，整个蠕动波起伏持续3~5秒。由吞咽引起的原发性蠕动收缩波以2~4 cm/s的速度沿食管向下推进，在吞咽开始后约9秒到达LES。如果快速重复吞咽，食管就会保持松弛状态；只有咽部活动结束以后食管才会形成蠕动波。

来自脊髓的传出迷走神经控制着食管蠕动。食管扩张会诱发UES强力关闭和收缩，形成沿食管向下推进的收缩波，而不伴有口腔和咽部的任何活动，这一现象称为继发性收缩。继发性蠕动是一种被动的局部反射，主要功能是廓清食管原发性蠕动结束后遗留的食物残渣。食管的推进力并不是十分强大，正常的食管肌肉收缩和食管下段松弛是有效吞咽所必需的。好发于老年人和食管裂孔疝患者中的所谓的第三收缩波，是指食管下半部多个层面的非蠕动性、重复性、环状收缩，通常出现在食管未完全扩张时。有较大食管裂孔疝的患者远端食管固定不牢，

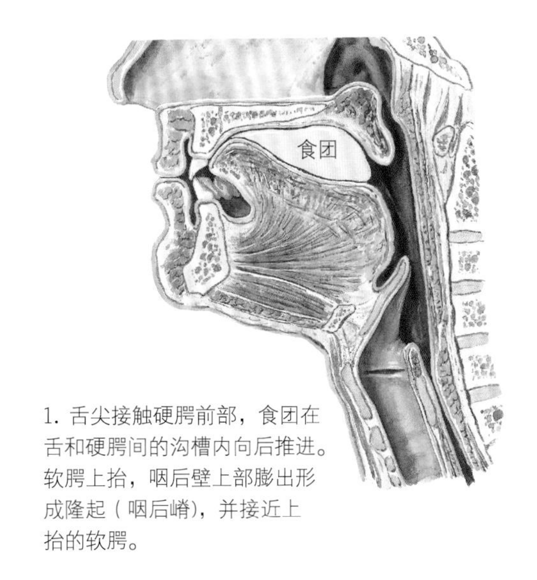

1. 舌尖接触硬腭前部，食团在舌和硬腭间的沟槽内向后推进。软腭上抬，咽后壁上部膨出形成隆起（咽后嵴），并接近上抬的软腭。

2. 食团位于由颏舌肌和舌内横肌收缩而形成的舌背沟槽内。

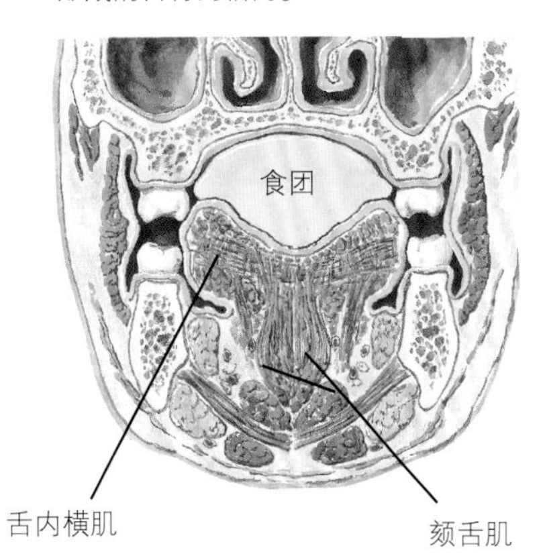

4. 食团到达会厌谷；舌骨和喉向上向前移动；会厌下移；咽后壁的“剥离波”向下运动。

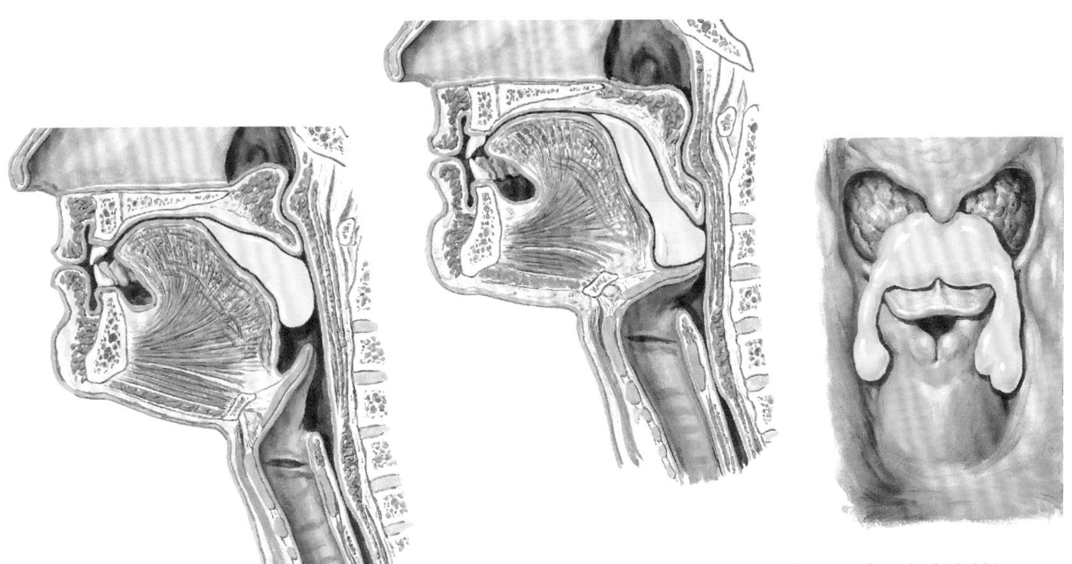

3. 舌背顶着硬腭逐渐增加力量，推动食团向后进入口咽部，软腭向下与咽后嵴接触，关闭鼻咽；舌根部向前轻微移动，茎突咽肌和上缩肌收缩牵拉咽后壁向上形成口咽容受性空间。

5. 会厌向下覆盖喉口，但不能完全封闭，食团分流至会厌两侧的梨状窝，然后重新汇聚成食团进入食管。部分食物可缓慢进入喉口（从后面观）。

图 3.1 吞咽：口和咽

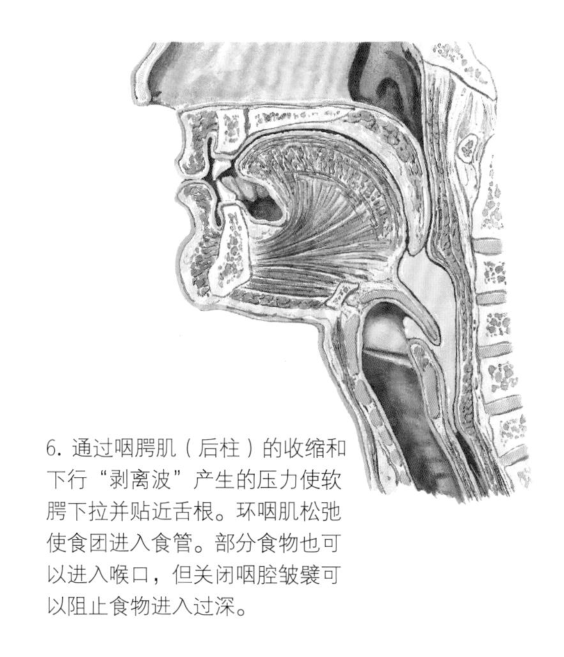

6. 通过咽腭肌（后柱）的收缩和下行“剥离波”产生的压力使软腭下拉并贴近舌根。环咽肌松弛使食团进入食管。部分食物也可以进入喉口，但关闭咽腔皱襞可以阻止食物进入过深。

7. 杓状会厌襞和咽腔皱襞彼此接近关闭喉前庭，以阻止食物进入喉部（冠状面：前后面观）。

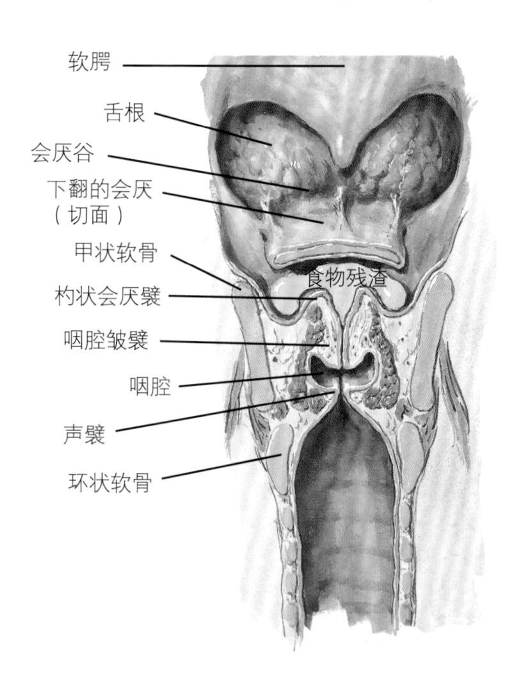

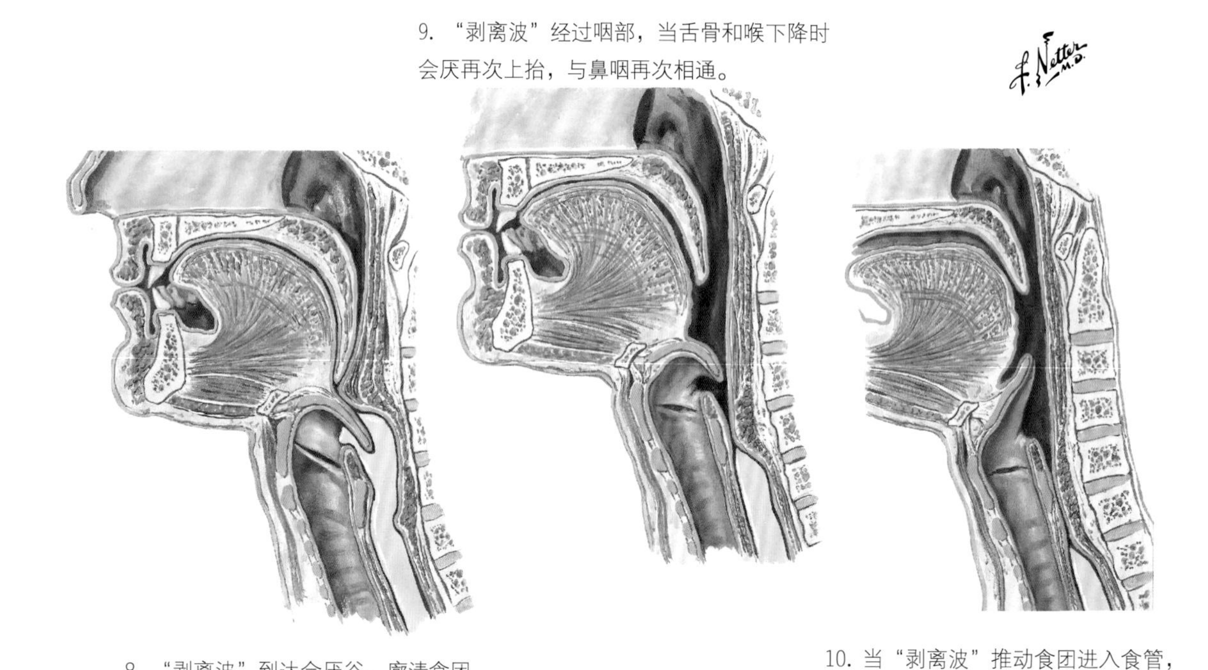

9. “剥离波”经过咽部，当舌骨和喉下降时会厌再次上抬，与鼻咽再次相通。

8. “剥离波”到达会厌谷，廓清食团，环咽肌松弛，食团大部分进入食管。

10. 当“剥离波”推动食团进入食管，咽部所有结构恢复至静息状态。

图 3.1 吞咽：口和咽（续）

也缺乏足够的食物推进力。

静息状态下，LES 通过形成一个 12 mmHg 的压力带将食管和胃隔离开来。虽然并不存在真正的括约肌，但由增厚的肌纤维组成的 LES 起到了类似括约肌的作用。为防止胃食管反流，LES 始终保持紧张性关闭。吞咽一旦开始，食管在食团后面反复形成一个个短暂的推进式波峰，止于食管末端。然后，LES 通过反射机制开始松弛，直到食管下端的压力大

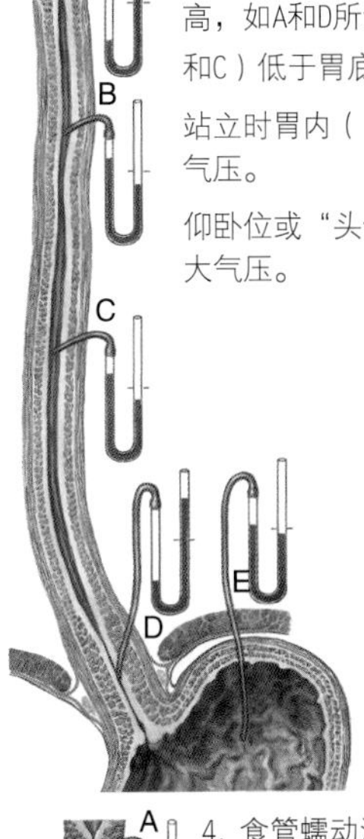

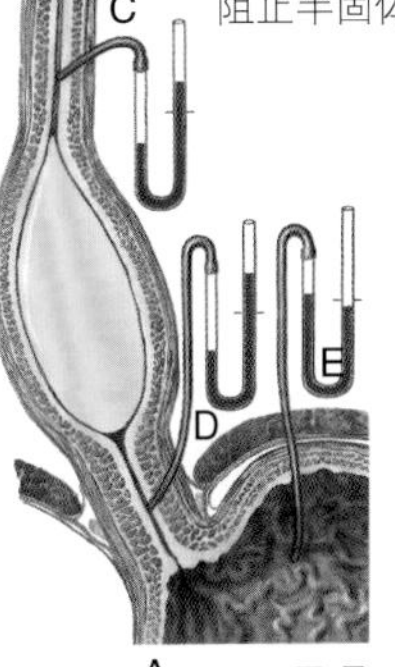

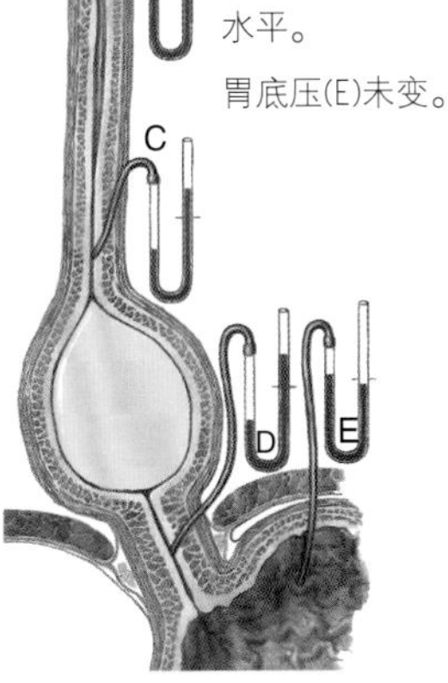

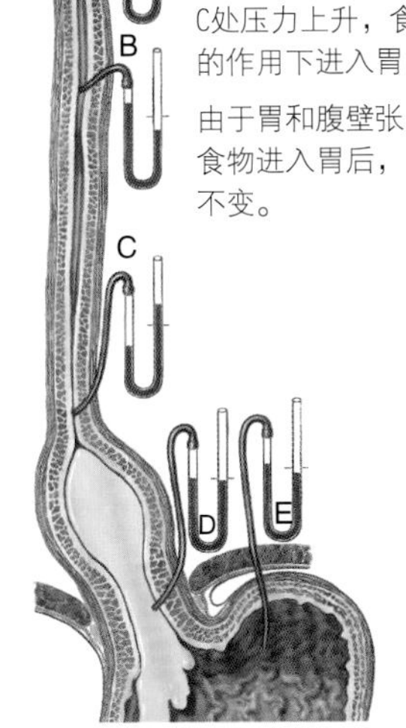

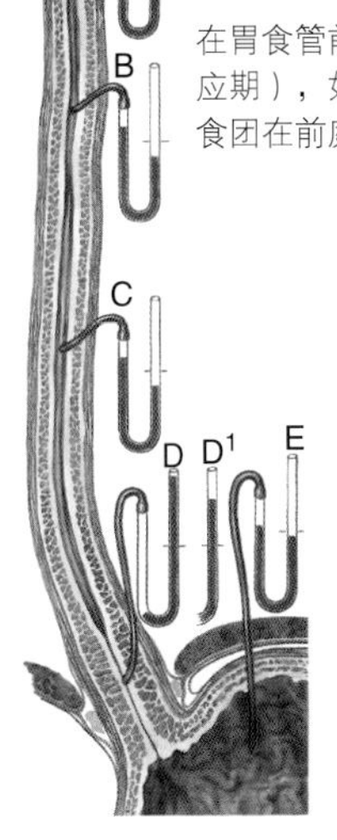

图 3.2 吞咽：食管

到足以克服 LES 的张力时才会完全放松。食管下段紧邻 LES 区域的功能是收集食团，食管蠕动波在这个区域形成一定的压力，食团在此短暂停留。

食团进入胃以后，LES 的压力在恢复到静息状态之前会有临时的升高。UES 恢复静息时的压力。食团一般不会一次性地彻底从食管通过，而是会遗留一些小的残渣，尤其是进食黏稠的食物或以仰卧的姿势吞咽时。

如果咽部的吞咽不能引起食管蠕动，LES 松弛导致的胃内容物反流不能被推送回胃内。迷走神经调控着 LES 的松弛。因此，防止反流需要功能正常的 LES、胃和食管蠕动功能。

吞咽的神经调节

吞咽是由位于中央前回下端靠近岛叶的皮质区控制的（图 3.3）。吞咽中枢位于靠近翼状灰质和第X对脑神经核附近，传出连接由下丘脑的髓质组成。髓质吞咽中枢负责协调参与吞咽动作的神经和肌肉功能。

来自口腔、软腭、舌、喉、咽和食管黏膜的刺激通过传入纤维到达吞咽中枢。通过刺激扁桃体前后和下咽部两侧可以引起吞咽反射，也可以自主诱发吞咽。舌咽神经、汇入迷走神经的喉上支和咽支

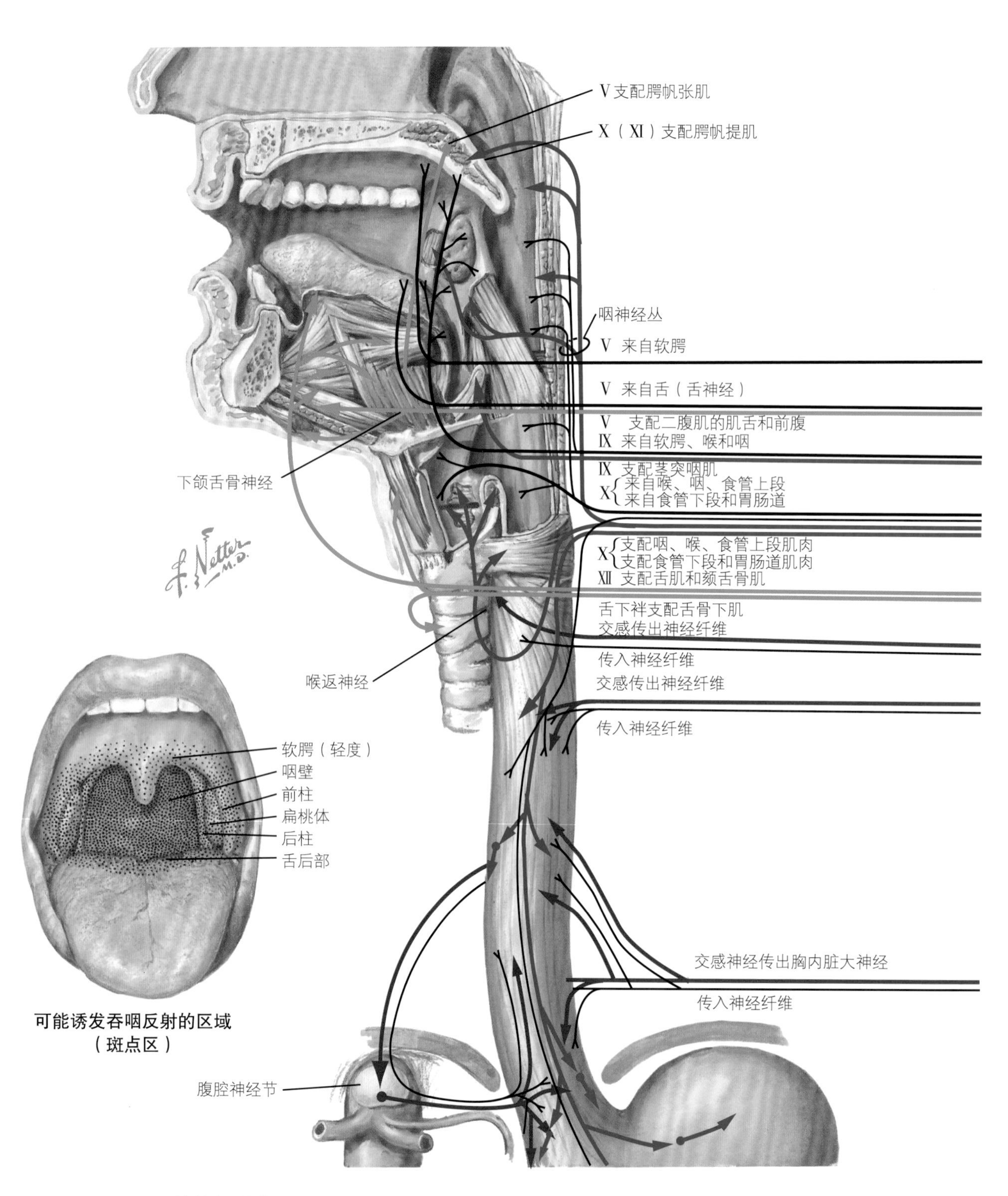
Ⅴ支配腭帆张肌
Ⅹ（Ⅺ）支配腭帆提肌
咽神经丛
Ⅴ 来自软腭
Ⅴ 来自舌（舌神经）
Ⅴ 支配二腹肌的肌舌和前腹
Ⅸ 来自软腭、喉和咽
Ⅸ 支配茎突咽肌
Ⅹ{来自喉、咽、食管上段
来自食管下段和胃肠道
Ⅹ{支配咽、喉、食管上段肌肉
支配食管下段和胃肠道肌肉
Ⅻ 支配舌肌和颏舌骨肌
舌下袢支配舌骨下肌
交感传出神经纤维
传入神经纤维
交感传出神经纤维
传入神经纤维
下颌舌骨神经
喉返神经
软腭（轻度）
咽壁
前柱
扁桃体
后柱
舌后部
可能诱发吞咽反射的区域
（斑点区）
交感神经传出胸内脏大神经
传入神经纤维
腹腔神经节

图 3.3 吞咽的神经调节

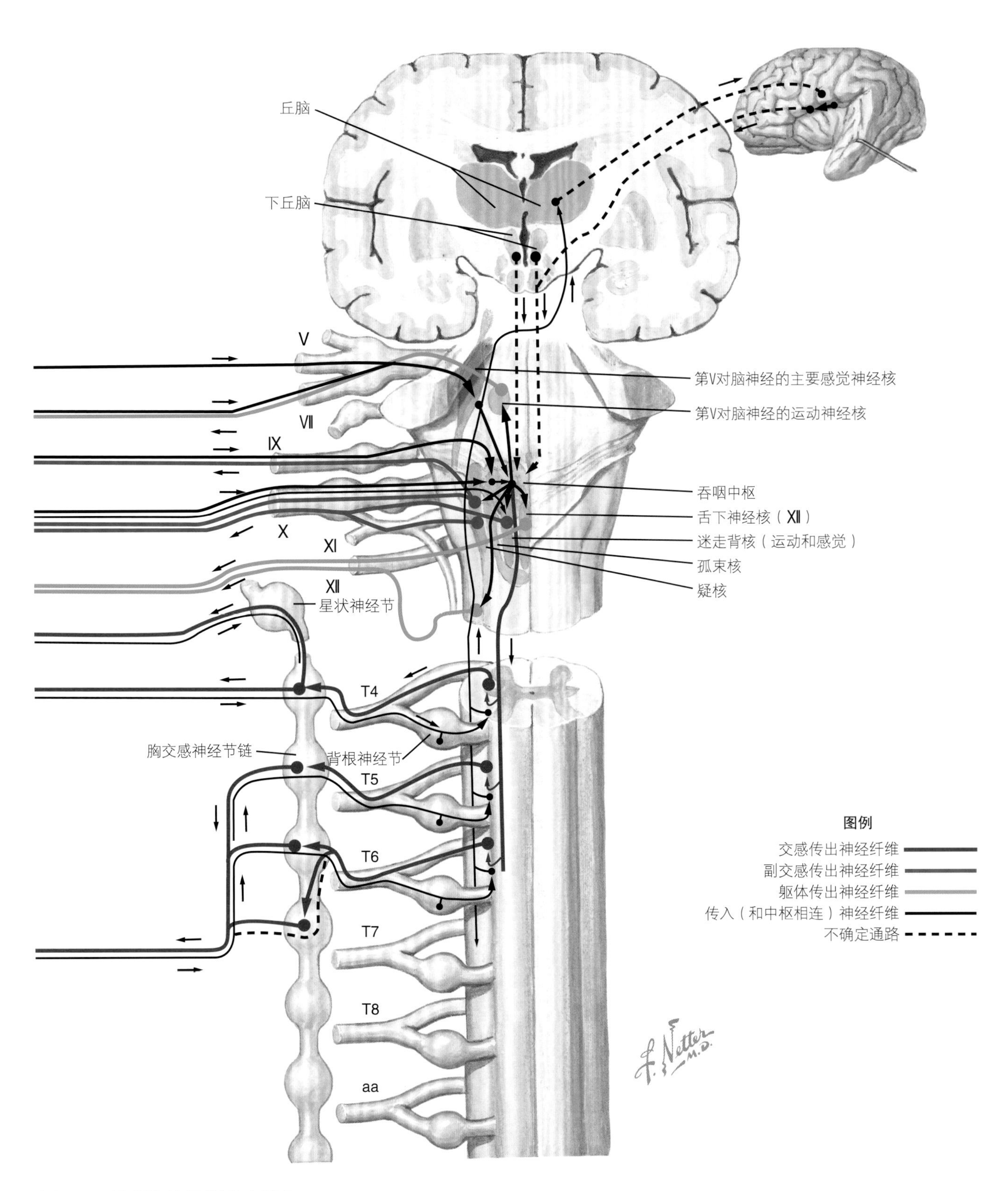

图 3.3 吞咽的神经调节（续）

是咽部的感觉传入神经。这些传入神经启动了反射反应，并调控与呼吸运动、喉部位置和食管内食团运动相关肌群的功能。当咽部的感觉神经感知到食团时，吞咽的自主活动部分就结束了，此后吞咽则成为非自主的活动。

感觉传入纤维通过第Ⅴ、Ⅸ和Ⅹ对脑神经进入各自对应的神经核，然后到达延髓的吞咽中枢。信息在吞咽中枢得以整合，并激发第Ⅴ、Ⅶ、Ⅹ、Ⅺ和Ⅻ对等促进吞咽的脑神经，以精确的同步反射序列发出神经冲动。来自第Ⅴ、Ⅹ和Ⅻ对脑神经的纤维支配软腭的上提肌，第Ⅹ脑神经支配咽缩肌，颈和胸部的脊神经支配膈肌和肋间肌，第Ⅴ和Ⅻ对脑神经支配喉外肌。第Ⅹ对脑神经支配喉内肌和食管运动肌群，第Ⅶ、Ⅺ对脑神经和C1~C3的颈运动神经元也参与其中。完成整个协调动作至少需要0.5秒。吞咽可能由几个不同的冲动来激发，但总是沿着相同的协调序列输出。

出现脑血管意外或卒中之后吞咽的神经调节可能会发生改变。迷走神经、第Ⅹ对脑神经和喉返神经的传出神经支配环咽肌和食管上段肌群。咽缩肌收缩的同时环咽肌舒张需要正常的神经支配，而这些神经损伤时可能导致误吸。

由迷走神经控制的蠕动肌通过收缩把食团在食管内推进。除喉返神经以外，颈段食管还接受来自结状神经节近端的咽食管神经或食管神经的支配。

上胸部5、6交感神经根的内脏传入纤维接收来自食管扩张、化学刺激、痉挛或温度变化的刺激，产生冲动进入丘脑，然后把信息传入到中央后回的下部。这些刺激被感知为压迫感、烧灼感、胀气、钝痛，或相应的脊髓水平上由躯体神经支配的疼痛。这些联系也就解释了为什么食管疾病的疼痛可以牵涉到胸部中间或两侧、颈部两侧、颌、牙齿或耳等部位。不典型胸痛和心源性胸痛之间相似性的病因是有争议的，也使得心脏和食管疾病的鉴别诊断复杂化。食管扩张、张力过高或远端食管梗阻可引起吞咽困难和UES的反射性收缩，进而在胸骨上切迹水平有团块堵塞的感觉，称为癔球症。

（Neil R. Floch 著 刘作静 译 李军 审校）

其他资源

Bieger D, Neuhuber W: Neural circuits and mediators regulating swallowing in the brainstem, *GI Motility online* 2006. doi:10.1038/giomo74. Available online at: www.nature.com/gimo/contents/pt1/full/gimo74.html. (Accessed on May 28, 2014).

Corbin-Lewis K, Liss JM, Sciortino KL: *Clinical anatomy and physiology of the swallow mechanism*, New York, 2004, Thomson Delmar Learning.

Gray H, Bannister LH, Berry MM, Williams PL, editors: *Gray's anatomy: the anatomical basis of medicine and surgery*, New York, 1995, Churchill Livingstone.

Massey BT: Physiology of ORal cavity, pharynx and upper esophageal sphincter. Part I ORal cavity, pharynx and esophagus, *GI Motility online* 2006. doi:10.1038/gimo2. Available online at: www.nature.com/gimo/contents/pt1/full/gimo2.html. (Accessed on May 29, 2014).

Shaker R, Hogan WJ: Normal physiology of the aerodigestive tract and its effect on the upper gut, *Am J Med* 115(Suppl 3A):2S, 2003.

第4章

食管良性疾病

食管环与食管蹼

食管环和食管蹼是部分阻塞食管腔的组织生长。由于大多数患者均无症状，食管环和食管蹼的患病率尚未明确。多数病变是在放射学检查或内镜检查时偶然发现的，约占检查者的18%。关于食管环的成因、位置和意义，目前尚未达成共识。

食管环可被分为“A”型与“B”型，既往被称为Shatzki环（图4.1），好发于食管远端，但也可能发生在整段食管。目前认为，“A”环这一结构是位于胃食管交界处（GEJ）的食管远端的正常平滑肌收缩。“A”环很少见，多见于儿童吞咽钡剂或食管胃十二指肠镜检查（EGD）时。有症状的患者对固体食物存在间歇性吞咽困难。

1953年，Schatzki首次报道了位于胃食管交界处，被称为“B”环的环周狭窄。“B”环由鳞柱状上皮交界处的结缔组织和黏膜肌层组成，长度小于0.5 cm，也被归因于食管下括约肌（LES）处横膈膜的压迹。因吞咽困难症状行食管钡剂造影检查的患者中约有6%~14%存在食管“B”环，97%的患者与食管裂孔疝有关。在Schatzki“B”环患者中，65%存在反流症状，50%存在糜烂性食管炎，25%存在非特异性食管动力障碍。随着时间的推移，食管环可能会逐渐形成狭窄。

食管环的鉴别诊断包括先天性食管蹼、胃食管反流病或癌性狭窄。嗜酸性食管炎和反流可能在Schatzki环或“B”环的形成中有一定作用。一些证据表明，食管环可能对Barrett食管起到保护作用。Schatzki环或“B”环可能是吞咽性晕厥的罕见原因。

食管蹼被覆鳞状上皮，最常见于颈部食管的环状软骨处，直径小于2 mm，可堵塞食管腔。食管蹼的成因尚未明确，可能由慢性胃食管反流病（GERD）所致。食管蹼源于反流，这一证据表明如果不治疗反流，食管蹼可能进展为狭窄。有研究认为食管蹼是先天发育异常。食管蹼也可能与Zenker憩室、缺铁性贫血和骨髓移植后慢性移植物抗宿主病有关。在14%~33%的大疱性表皮松解症、大疱性类天疱疮和寻常型天疱疮患者中，食管蹼也可能是一种皮肤外表现。

临床表现

大多数患者没有症状，但许多患者进食肉类、面包和较硬的蔬菜等固体食物时有吞咽困难的症状。症状可能是间歇性的，患者可能会通过增加咀嚼和避免某些食物来改变他们的饮食行为。症状的严重程度取决于狭窄的程度，食管腔小于39 Fr或1.3 cm时会出现吞咽困难症状。Schatzki分析数据后发现，食管环的直径减小1 mm会使吞咽困难的发生率增加46%。患者可能会因药丸或食物使食管环或蹼发生完全性梗阻。

诊断

Schatzki环可以通过食管钡剂造影诊断，表现为横膈上方几厘米处有两个小于0.3 mm的突起，这些突起就像GEJ上的铅笔尖。食管钡剂造影检查发现的肌环可能是暂时的，表现为0.5 cm宽、多个并且对称的压痕。在食管钡剂造影检查过程中吞咽棉花糖会使75%的患者发生嵌顿，采用这种方法可将诊断率从17%提高到100%。食管测压通常显示高振幅收缩。上消化道内镜检查对检测食管环和食管蹼的敏感性欠佳，当食管完全扩张时，会发现食管蹼是一层光滑的非环状膜。Schatzki环几乎都与滑动性裂孔疝有关。内镜活检可显示黏膜下层有基底细胞增生、角化过度和嗜酸性粒细胞。

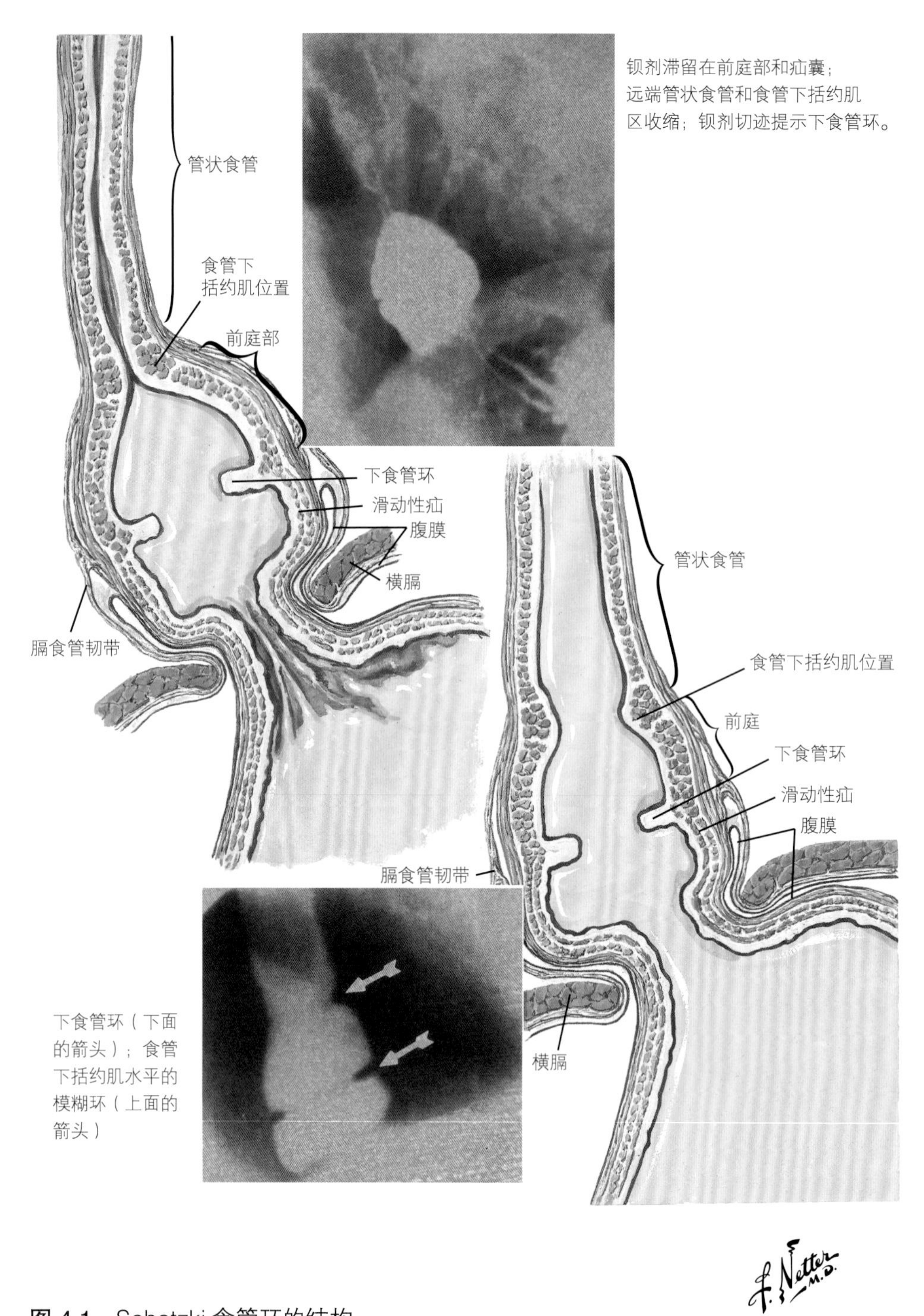

图 4.1　Schatzki 食管环的结构

治疗与处理

患者应在进食时细嚼慢咽，以防止食物嵌顿。食管镜下食团取出术是解除梗阻的最简单方法。应用胰高血糖素可以减轻食管痉挛，使阻塞物通过食管。“A”环和食管蹼在上消化道内镜检查时都可能发生撕裂，而大多数其他食管环可以采用扩张这一方法。可以使用 50 Fr 的探条或 18~20 mm 的球囊扩张器进行扩张，通常一次扩张即可。在诊断食管环前，需行病理活检以排除嗜酸性食管炎的诊断，嗜酸性食管炎诊断标准为每高倍镜视野的嗜酸性粒细胞超过 18 个。与 GERD 相关的食管环需要用质子泵抑制剂（PPI）治疗 6 周。1 年、2 年和 5 年后患者的症状复发率分别为 32%、65% 和 89%，可以重复扩张和长期 PPI 治疗。如果重复扩张无效，可切开食管环。如果切开后效果仍不佳，则可先切开后再进行扩张治疗。

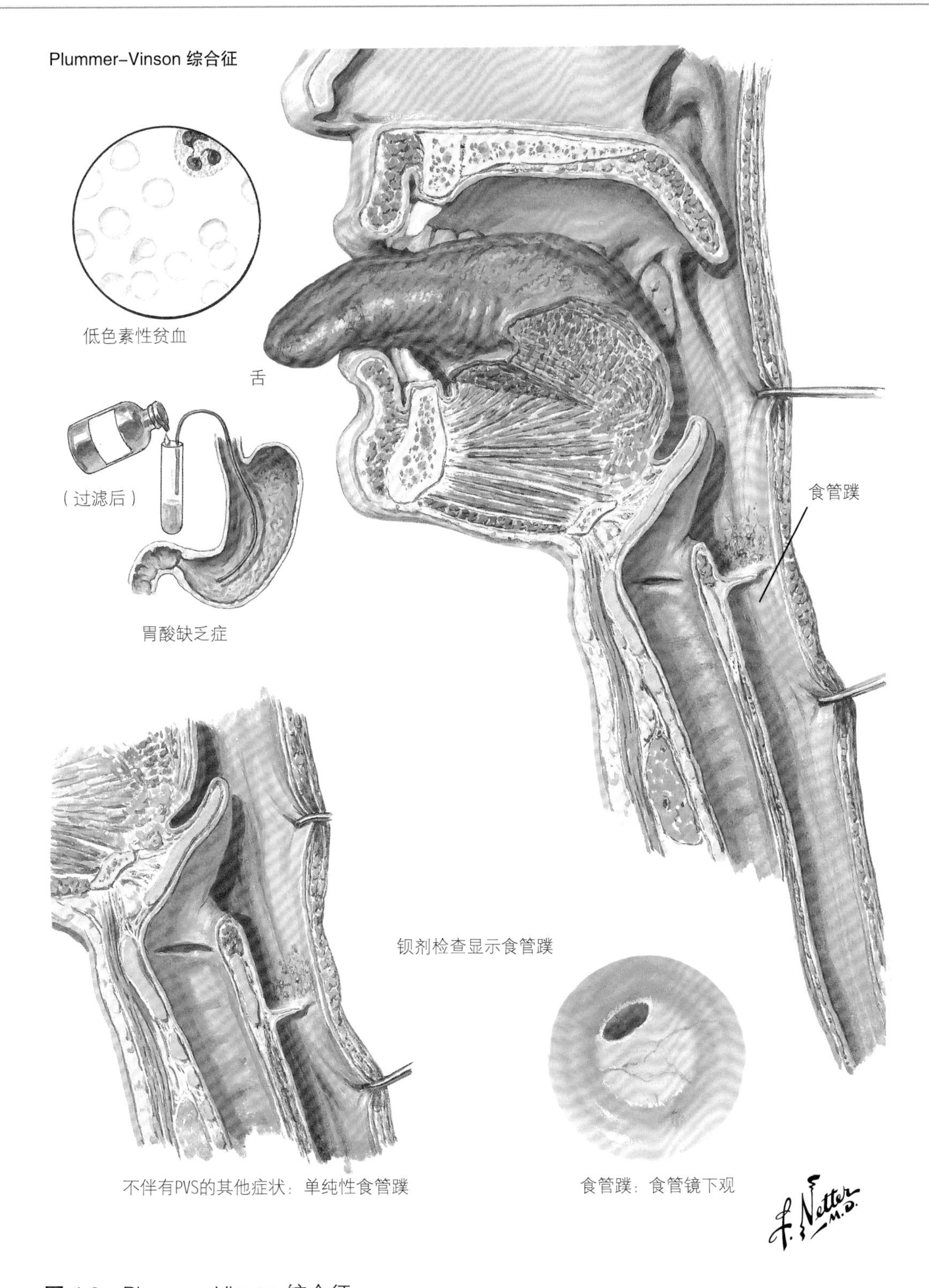

图 4.2 Plummer-Vinson 综合征

PLUMMER-VINSON 综合征

Plummer-Vinson 综合征（PVS）得名于内科医生 Henry Stanley Plummer 和外科医生 Porter Paisley Vinson 这两名美国人。PVS 常见于缺少牙齿的、绝经前的已婚女性，在男性中少见（图 4.2）。PVS 发展历经几个月到几年，在四五十岁时出现症状，在斯堪的纳维亚国家比在美国更常见。过去认为该疾病与北方国家的缺铁性贫血有关。该疾病也见于儿童和青少年。PVS 是一个癌前病变，是食管和下咽部鳞状细胞癌的危险因素。

PVS 的特征性表现是一种蹼样结构，起源于颈部食管后壁，位于环咽部下方 1~2 cm 和下咽部之间。蹼的底部较厚，并且向内突出时变得更薄，薄得像纸一样。蹼的成因尚不清楚，但遗传因素和营养缺乏可能与之有关。

临床表现

PVS 表现为缺铁性贫血、吞咽困难和颈部食管蹼三联征，乏力也是其最常见的特征性症状之一，对固体食物吞咽困难经常发生，但是液体吞咽困难很少见，还可能存在吞咽痛。口腔症状也很常见，患者可主诉舌炎或舌与口腔黏膜有烧灼感。由于舌乳头萎缩，舌背看上去光滑且富有光泽。患者也可能患口腔炎，口角干裂疼痛。

PVS 的黏膜萎缩可累及食管和下咽。患者也可能患有胃酸缺乏症、指甲变脆（可能提示维生素缺乏）和脾大（占患者的 33%）；贫血可能导致血红蛋白水平为正常值的 50%；其他表现还包括脾大和甲状腺肿大。

诊断

在环咽肌下方有一个纤维蹼，食管钡剂造影检查显示为食管中环状软骨水平以下的一个充盈缺损。食管蹼可能累及食管全周，导致吞咽困难。血清检测可能提示小细胞低色素性贫血，与缺铁性贫血相一致。黏膜活检则显示上皮萎缩和黏膜下慢性炎症，还可能有上皮非典型或异型增生。

治疗和处理

PVS 的治疗主要旨在纠正缺铁性贫血。患者应接受铁补充剂以及含铁量高的食物，这可能会在贫血纠正前，使吞咽困难得到缓解。通过治疗，吞咽困难以及口腔和舌头疼痛等症状通常会缓解。补充铁通常可以纠正贫血。

当食管腔明显阻塞时，食管蹼扩张可能是必要的。仅仅很小的压力即会使蹼破裂，因此插入内镜通常就起到治疗作用了，因为插入内镜的过程可以重新建立通过食管的正常通道。针对食管鳞状细胞癌每年进行上消化道内镜检查未被证实能改善患者预后。

病程与预后

铁替代疗法可逆转贫血，狭窄几乎均可通过扩张治疗达到较好的效果。但遗憾的是，在长期随访中，多达 100% 的 PVS 患者会出现口腔黏膜、下咽和食管的恶性病变。

（Neil R. Floch 著 胡南 译 孟灵梅 审校）

其他资源

DiSario JA, Pedersen PJ, Bichis-Canoutas C, et al: Incision of recurrent distal esophageal (Schatzki) ring after dilation, *Gastrointest Endosc* 56:244–248, 2002.

Gawrieh S, Carroll T, Hogan WJ, et al: Swallow syncope in association with schatzki ring and hypertensive esophageal peristalsis: report of three cases and review of the literature, *Dysphagia* 20(4):273–277, 2005.

Hoffman RM, Jaffe PE: Plummer-vinson syndrome. A case report and literature review, *Arch Intern Med* 155:2008, 1995.

Johnson AC, Lester PD, Johnson S, et al: Esophagogastric ring: why and when we see it, and what it implies—a radiologic-pathologic correlation, *South Med J* 85:946–952, 1992.

Krishnamurthy C, Hilden K, Peterson KA, et al: Endoscopic findings in patients presenting with dysphagia: analysis of a national endoscopy database, *Dysphagia* 27:101, 2012.

Marshall JB, Kretschmar JM, Diaz-Arias AA: Gastroesophageal reflux as a pathogenic factor in the development of symptomatic lower esophageal rings, *Arch Intern Med* 150:1669–1672, 1990.

Müller M, Gockel I, Hedwig P, et al: Is the schatzki ring a unique esophageal entity?, *World J Gastroenterol* 17:2838, 2011.

Novacek G: Plummer-vinson syndrome, *Orphanet J Rare Dis* 1:36, 2006.

Nurko S, Teitelbaum JE, Husain K, et al: Association of schatzki ring with eosinophilic esophagitis in children, *J Pediatr Gastroenterol Nutr* 39(1): 107, 2004.

Pezzullo JC, Lewicki AM: Schatzki ring, statistically reexamined, *Radiology* 228:609–613, 2003.

Plummer HS: Diffuse dilatation of the esophagus without anatomic stenosis (cardiospasm): a report of ninety-one cases, *JAMA* 58:2013–2015, 1912.

Scolapio JS, Pasha TM, Gostout CJ, et al: A randomized prospective study comparing rigid to balloon dilators for benign esophageal strictures and rings, *Gastrointest Endosc* 50:13–17, 1999.

Vinson PP: A case of cardiospasm with dilatation and angulation of the esophagus, *Med Clin North Am* 3:623–627, 1919.

第5章

食管憩室

根据放射学和内镜研究，食管憩室的患病率高达3%。可以根据病因（外压或牵拉）、部位（咽食管部、食管中段或膈上）或壁成分［全层（真憩室）或黏膜和黏膜下（假憩室）］进行分类（图5.1）。Zenker憩室占所有食管憩室的70%。

环咽憩室

Zenker憩室或咽食管憩室的发生率是其他食管憩室的10倍；80%~90%的病例为男性，平均年龄为50岁。诱发因素可能包括食管动力障碍、食管缩短以及食管上括约肌（upper esophageal sphincter，UES）功能障碍。Zenker憩室由下咽部黏膜和黏膜下层在后中线上的咽下缩肌和环咽肌之间疝出而形成，该区域被称为Killian三角。随着时间的推移，形成中的憩室囊会被拉长，向左、向食管后及椎前筋膜的前方突出。有证据表明，Zenker憩室患者有更多的瘢痕组织，环咽肌肌纤维退化使得开口较小，吞咽时下咽食团的压力增加。环咽肌独特的纤维走向出现形态变化时会影响其扩张，可能与肌肉的进行性去神经支配有关。

临床表现

起病初期，患者可有咽喉部异物感，并且可能会积聚大量黏液。患者可诉食物有难闻气味、口臭和恶心、液体吞咽困难，并可能最终导致发生固体吞咽困难。咳嗽时可能会反流未消化的食物，部分患者可能会出现吸入性肺炎或肺脓肿。随着疾病的进展，梗阻可能会导致体重明显减轻和营养不良。

诊断

体检通常可见左侧胸锁乳突肌下方饱满，按压时会产生“咕噜”声。食管钡剂造影检查可显示憩室的大小、位置和扩张程度。食管镜检查可见一个开口宽大并且为盲端的囊袋，同时在环咽肌上方有两个腔。食管开口可能被憩室向前推动而且扭曲。食管测压可显示为与UES动力障碍相符的发现，并可与因近期脑血管意外（卒中）而引起的吞咽困难相鉴别。

治疗、处理、病程和预后

Zenker憩室的治疗措施是外科手术，包括开放式颈部手术或者微创手术。内镜手术既可以采用硬式内镜和吻合器，也可采用软式内镜。所有治疗Zenker憩室的技术都包括环咽肌切开术。微创方法的采用取决于是否有掌握这些技术的外科医生。开放式手术因其侵入性及对应患者人群的发病率而与更高的并发症相关。

Zenker憩室的开放式手术包括憩室切除术、憩室黏膜内翻埋入缝合术、憩室悬吊固定术和肌切开术。并发症发生率从肌切开术的3%到同时行肌切开术和憩室切除术的23%不等。92%的患者病情有明显改善，6%的患者憩室切除术后可复发，而黏膜内翻埋入缝合术后的复发率为21%。与内镜下吻合器憩室切开术（endoscopic staple diverticulostomy，ESD）相比，外科手术在症状缓解方面效果更好，尤其是对于憩室较小的患者。不进行肌切开术的憩室切除术最初是有效的，但长期来看可能会导致复发或瘘管形成。

ESD是一种微创或内镜手术。1995年首次报道了软式内镜技术。尽管大憩室和残余的黏膜是复发的危险因素，高达85%的Zenker憩室患者可以进行ESD。采用吻合器进行缝合时，应将线性吻合器的一端放置在食管中，另一端放置在憩室内，跨过环咽肌。ESD是一种安全有效的术式，患者满意度很高。采用吻合器的并发症发生率为2%~13%，复发率为

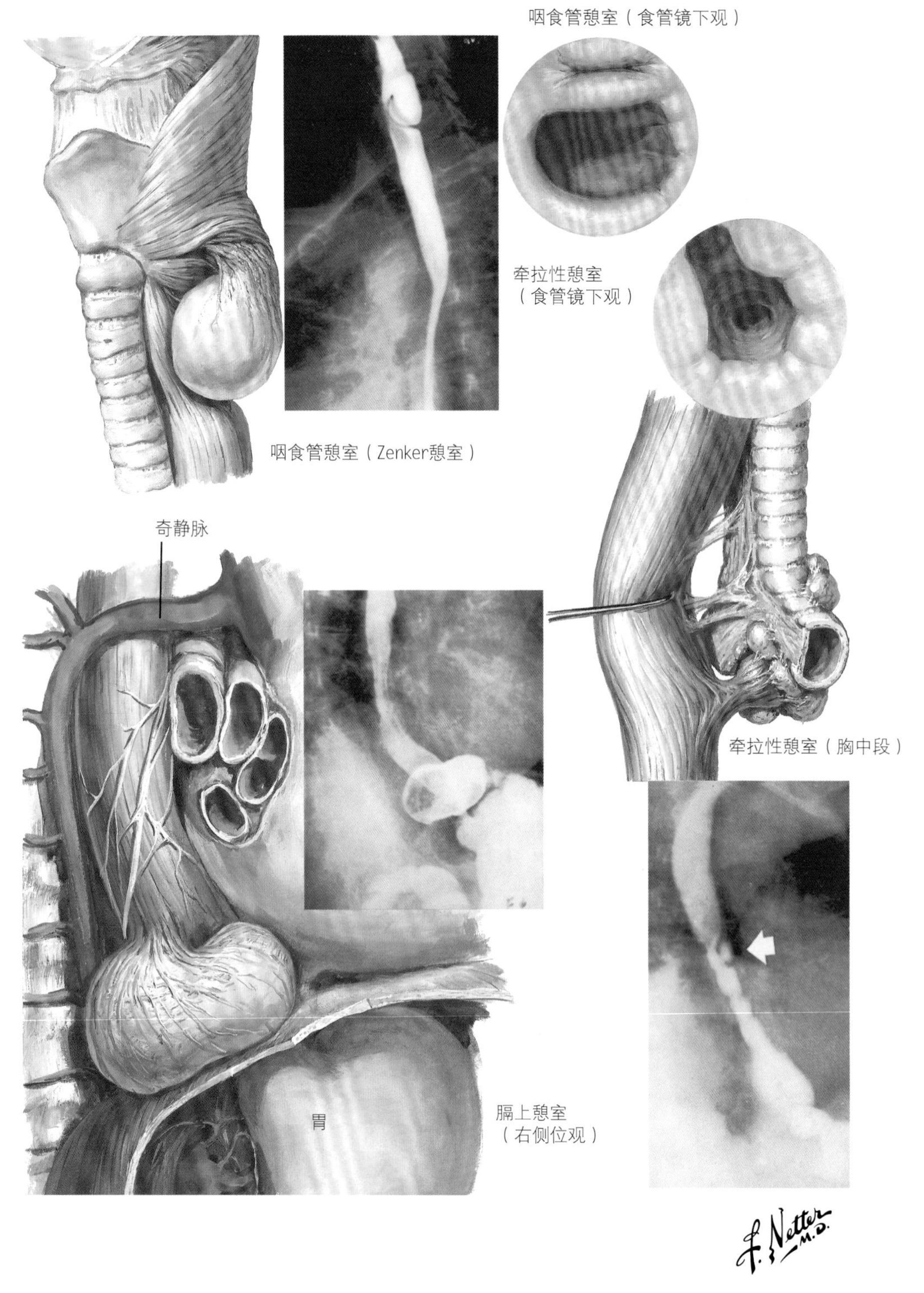

图 5.1 食管憩室

12%，但在某些研究中可高达 64%。

经软式内镜可对食管和憩室共有的环咽肌进行凝固和切割，使内容物从憩室流入食管。使用该技术切割隔膜的中线，手术可在轻度或深度镇静下进行。如果发生出血或微穿孔，可以使用钛夹治疗。术后 2 年以上，症状完全缓解的比例为 77%~95%。食管微穿孔发生率为 3%~19%，但 82% 经保守治疗可缓解。症状复发率为 15%。

通常，患者可以较快恢复正常饮食，并且并发症和死亡率低于开放式手术。当将 ESD 与其他内镜下术式进行比较时，手术时间和死亡率相似，但 ESD 的并发症更少且恢复更快。

小憩室可以通过伴或不伴肌切开术的憩室切除术进行治疗。大憩室可用任何上述方法治疗。60岁以下的患者或憩室很大的患者应进行憩室切除术。患有多种合并症的老年患者应接受ESD治疗。

膨出性憩室

膈上憩室或膨出性憩室常单发，位于食管的远端10 cm内。多发性憩室多见于硬皮病患者，在食管左侧和右侧发生的概率均等，发生率低于1/10万，憩室的大小通常为3~10 cm。

膈上憩室患者中，原发性食管运动障碍的患病率很高（达100%）。憩室可能与贲门失弛缓、弥漫性食管痉挛（diffuse esophageal spasm，DES）、胡桃夹食管（nut-cracker esophagus，NE）、食管下括约肌高压症（hypertensive lower esophageal sphincter，HLES）以及其他非特异性食管运动功能障碍有关（参见第14章）。目前认为膈上憩室继发于食管肌肉收缩失调而导致的内层黏膜向食管外层肌突出，以及食管下括约肌（LES）静息压力较高而导致的食管腔内压力升高。患者通常伴有食管裂孔疝和反流表现，这可能是由于食管动力障碍导致食管清除能力下降所致。在80%无运动功能障碍的患者中，可发现食管肌间神经丛的组织学异常。食管远端憩室也与反流所致的狭窄和其他病变有关。早期的文献根据憩室的位置而非成因对憩室进行分类。食管中段憩室通常是继发于食管动力障碍的膨出性憩室。

临床表现

在最大规模的Cochrane分析中发现，症状通常与憩室大小有关，中位大小为5 cm，范围为1~16 cm。主要症状为吞咽困难的患者约占81%，为反流的患者占71%，为肺部症状的患者占25%。从发病到出现症状的时间通常需要10年。在超过1/3的患者中，这些症状很严重，有出现致死性误吸的风险。口臭可能由病灶中食物成分的滞留而引起，而胸痛可能与相关的食管动力障碍有关。如果憩室囊内发生感染，憩室囊可能破裂，导致支气管及肺部并发症，如出血或败血症等。食管中段憩室的症状与膈上憩室的症状相似，但通常不存在反流。

诊断

在食管钡剂造影检查中很容易看到食管憩室。视频内镜检查观察效果可能会更好。应进行内镜检查以评估任何并存的异常或获取活检标本。传统上，食管测压仅在80%的手术患者中进行，并用于确定食管的功能和LES压力。测压结果常常表明憩室是由食管运动功能障碍引起的。通过动力检测，大约70%~90%的患者可以被诊断为食管运动障碍。当诊断困难时，使用24小时食管动态动力检测，可以使100%的患者得以明确诊断。潜在的疾病包括贲门失弛缓症（占17%~43%）、HLES（占14%）、DES（占24%）、NE（占10%）和非特异性食管运动功能障碍（占10%~66%）。

治疗和处理

食管憩室属于外科手术处理的问题，有50%~75%的患者接受手术治疗。憩室的大小为5 cm或更大时应进行治疗。手术必须包括对潜在动力障碍的治疗，因为其可能是憩室的发病原因。尽管89%的憩室可以切除，但也可以考虑其他选择，包括进行憩室悬吊固定术（占7%），或不进行憩室手术，仅做肌切开术（占7%）。外科手术的方法中，开胸手术超过50%，其余可采用微创、胸腔镜或腹腔镜技术进行治疗。使用微创手术的瘘的发生率低于开放式左胸切开术，并且可以缩短住院时间，同时应用内镜检查可以明确是否有瘘并可以确定是否修复。如果从憩室底部切除憩室，用肌肉覆盖该区域，应在同一水平面上进行对侧肌切开术。

对小憩室可以行内翻和缝合术。憩室是否应该手术切除或悬吊取决于憩室大小及其与椎体的接近程度。通常食管中段憩室邻近脊柱，可施予悬吊固定术。经憩室切除术的患者，改善或缓解症状的比例为85%，而接受憩室悬吊固定术或仅进行肌切开术的患者，相应比例为65%。当诸如反流等症状与憩室的存在直接相关时，应进行憩室切除术。

85%的患者进行了肌切开术，从憩室颈部一直到LES以下。对存在动力障碍的患者应行长段肌切开术，并根据测压结果调整其长度。LES肌切开术应防止钉合线开裂和食管破裂，这些情况可能是由最初造成憩室的腔内压力升高引起的。如果不治疗潜在的动力障碍，则很可能会发生瘘。在一项重要的Cochrane分析中，肌切开术可使钉合线漏率从26%降低至12%。

食管憩室患者是否需要进行抗反流治疗仍然存在争议，但有66%的患者通常会接受部分胃底折叠术。术后瘘和反流发生率相似，在没有增加胃底折叠术的情况下为 19% 或 21%。进行的术式包括 Dor（占 40%）、Belsey Mark Ⅳ（占 25%）、Toupet（占 20%）以及 Nissen（占 15%）。

食管中段憩室可用开胸或胸腔镜治疗。对症状中至重度的患者应进行手术，切除憩室的同时行肌切开术。因为 LES 不受影响，故无须行胃底折叠术。

病程和预后

90%~100% 的手术患者在接受憩室切除或闭合术后长期随访，效果良好。最常见的并发症是由钉合线漏引起的，占 13%。症状缓解、体重增加且无临床复发提示预后良好。未进行肌切开术的患者中约 50% 的患者结果较差。胸腔镜和腹腔镜治疗的结果接近开放式手术的结果，但并发症发生率较低。总体并发症发生率为 21%，开放式手术为 26%，微创手术为 17%。总体再次手术率为 9%，住院死亡率为 6%。憩室切除术可改善症状，减少钉合线漏。常规肌切开术可降低漏的发生率。开放式方法与微创方法的结局相似。增加抗反流术式并不能显著改善术后反流症状。未接受手术的患者中约有 66% 症状持续或出现症状。

牵拉性憩室

牵拉性憩室最初被发现于肺结核和纵隔淋巴结肿大的患者。目前，结核病和组织胞浆菌病是其常见病因，此外还有报道过其他病因，如结节病。

牵拉性憩室是由于气管旁和隆嵴下淋巴结发生炎症，粘连并且瘢痕累及食管而产生。粘连牵拉造成憩室，通常在食管中段。牵拉性憩室是食管全层的外翻，不同于发生在食管中段但由于动力障碍而引起的膨出性憩室。

临床表现

多数食管憩室无症状，为偶然发现。有症状的患者可诉胸痛、吞咽疼痛和反流，应进行评估以确定是否存在食管动力障碍，以将其与膨出性憩室进行区分。如果不存在动力障碍，则应怀疑有牵拉性或先天性憩室。罕见的情况下，婴儿出生时会出现支气管食管瘘，伴有咳嗽和食物误吸的症状。

诊断

食管中段的牵拉性憩室通常是吞咽钡剂或上消化道内镜检查时偶然发现。食管钡剂造影检查显示分界不清的憩室。内镜检查也可能有助于诊断。

治疗和处理

大多数牵拉性憩室患者无须接受治疗。如果症状严重，则应进行开胸手术，除去憩室，然后缝合开口。无须进行肌切开术。

病程和预后

如果不及时治疗，一些病变可能会侵蚀或延伸到邻近肺组织或支气管动脉，并可能引起临床症状，例如肺炎或胃肠道出血。

（Neil R. Floch 著　胡南 译　孟灵梅 审校）

其他资源

Anselmino M, Hinder RA, Filipi CJ, Wilson P: Laparoscopic heller cardiomyotomy and thoroscopic esophageal long myotomy for the treatment of primary esophageal motor disorders, *Surg Laprosc Endosc* 3:437–441, 1993.

Evrard S, Le Moine O, Hassid S, Deviere J: Zenker's diverticulum: a new endoscopic treatment with a soft diverticuloscope, *Gastrointest Endosc* 58:116–120, 2003.

Guirguis S, Azeez S, Amer S: Sarcoidosis causing mid-esophageal traction diverticulum, *ACG Case Rep J* 3(4):e175, 2016. Published online 2016 Dec 7.

Klaus A, Hinder RA, Swain J, Achem SR: Management of epiphrenic diverticula, *J Gastrointest Surg* 7:906–911, 2003.

Lewis A, Clark WG, Blackshaw GWB: Systematic review and meta-analysis of surgical treatment of non-zenker's oesophageal diverticula, *J Gastrointest Surg* 21:1067–1075, 2017.

Melman L, Quinlan J, Robertson B, et al: Esophageal manometric characteristics and outcomes for laparoscopic esophageal diverticulectomy, myotomy, and partial fundoplication for epiphrenic diverticula, *Surg Endosc* 23:1337–1341, 2009.

Nehra D, Lord RV, DeMeester TR, et al: Physiologic basis for the treatment of epiphrenic diverticulum, *Ann Surg* 235:346–354, 2002.

Schima W, Schober E, Stacher G, et al: Association of midoesophageal diverticula with oesophageal motor disorders: videofluoroscopy and manometry, *Acta Radiol* 38:108–114, 1997.

Zaninotto G, Portale G, Costantini M, et al: Long-term outcome of operated and unoperated epiphrenic diverticula, *J Gastrointest Surg* 12(9): 1485–1490, 2008.

食管异物

每年在儿科人群中发生的异物摄入病例超过10万例。虽然大多数都是意外摄入，但故意摄入开始于青春期。5岁以下的儿童经常接触到随意放置的家用物品，他们经常吞下硬币，在一项大型研究中，这种情况高达76%。儿童还会吞咽玩具零件、珠宝、电池、尖锐的物体（针、别针、鱼刺或鸡骨）、金属物体、食物、种子、塑料制品、磁铁、纽扣、坚果、硬糖和首饰，这些东西可能会卡在食管中。尖锐的物体，如安全别针，也可能会嵌顿在婴幼儿的食管内。电池在儿童摄入的异物中所占比例不到2%。摄入多块磁铁可导致食管梗阻和穿孔。

异物在成人中和在儿童中一样容易发生嵌顿（图6.1）。精神病患者和罪犯可能别有用心，故意吞食物品。在成年人中，最常嵌顿的异物是食物，通常是肉类（33%）。匆忙进食可能会导致吞下鸡骨或鱼刺。装饰在嘴唇之间的大头钉、别针和钉状物也可能会被吞下，并附着于食管壁上或进入胃内甚至更远处。药丸也可能是造成嵌塞的原因之一。

在食管，梗阻通常发生在最窄的三个区域，包括食管上括约肌处、食管主动脉弓压迹处和食管下括约肌处。在食管嵌顿的40%~60%患者中，57%~89%的患者摄入的物体位于环咽上方，约26%的患者摄入的物体位于胸段食管水平，17%的患者摄入的物体位于胃食管交界处。这些人中有很大一部分（30%~38%）可能有潜在的食管疾病。在此过程中，异物会以嵌塞、溃疡和穿孔的形式造成破坏。食管内存在的其他病变，如环、狭窄、憩室和肿瘤可能会促进嵌塞。存在食管动力障碍时，如贲门失弛缓症，嵌塞的可能性也会更大。大多数异物（80%）会混入粪便中，顺利通过肠道排出。剩下的20%则需行手术取出。

临床表现

异物嵌塞在食管引起的症状取决于异物的大小、形状、厚度和位置。许多儿童只会有短暂的症状，或者可能没有症状。大约50%的患者在摄入时有症状，如胸骨后疼痛、窒息、呕吐或发绀。可表现为流涎、吞咽困难（70%）和呕吐（24%）。患者还可表现为吞咽疼痛、胸痛和肩胛间疼痛。长期存在食管异物的儿童或成人可出现体重减轻、吸入性肺炎和发热等表现。如果最终表现为食管穿孔，则会出现捻发音、纵隔气肿或消化道出血。

婴儿不能表达他们的不适或定位疼痛感，他们的症状模糊，给诊断增加了难度。干呕、吞咽困难和局限性颈部压痛可能是确诊梗阻的唯一方法。

诊断

不透射线的物质，如金属物体、鸡骨或肉块，在X线胶片上很容易识别。因此，应该对颈部、胸部和腹部进行正位和侧位X线检查。透射线的物体，如软骨或者细鱼刺，如果其他方式不能诊断，可以通过CT或食管镜检查明确。

治疗与处理

异物的处理取决于异物的类型、位置以及患者的年龄和体型。由于存在呼吸并发症和食管糜烂或穿孔的风险，紧急取出食管异物可能较为必要。

长而锋利的物体、磁铁以及含有高吸水性的聚合物和圆电池等异物应予以取出，因为它们有可能造成腐蚀性损伤和穿孔。如果异物造成气管阻塞或气道堵塞，则必须将其取出。食管梗阻需要紧急异

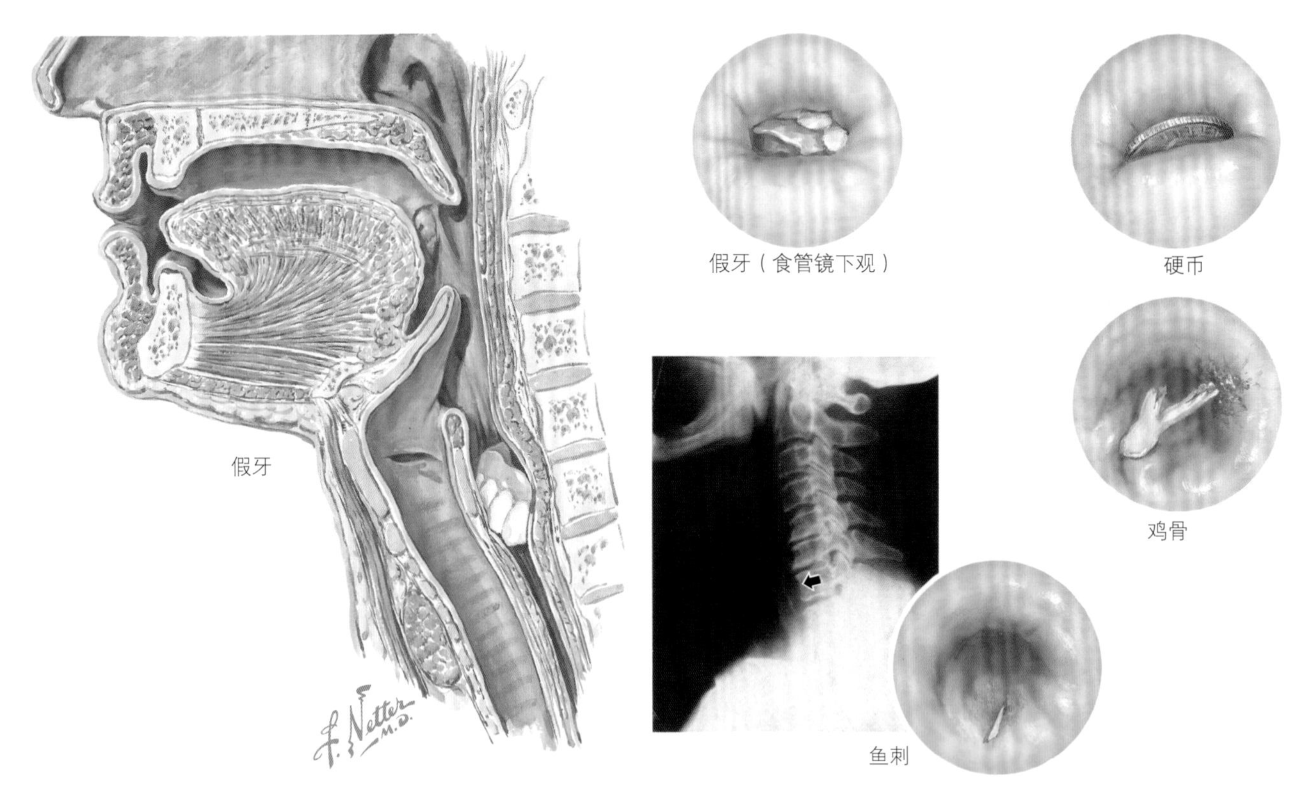

图 6.1 食管异物

物取出，发热、腹痛或呕吐等症状是适应证。如果摄入开始的时间未知或超过 24 小时，越早取出异物，预后越好。摄入单块磁铁可采用观察性治疗，但多块磁铁可能会吸引肠管，导致坏死和穿孔，应立即取出。

能够耐受自身分泌物的患者可以推迟治疗一天。食物、硬币或钝物等物体可能随着时间自发通过肠道。在所有异物摄入中，有 50% 可以自发经过肠道排出。细小、光滑的物体和所有通过十二指肠曲部的物体都应该通过放射学检查和大便检查进行保守处理。

25%~30% 的儿童摄入的硬币可自发通过肠道排出而无并发症；因此，这些患儿应该被观察 24 小时，特别是在硬币位于远端的情况下。对于较年长男性患者而言，特别是当硬币卡在食管远端 1/3 时，硬币更有可能自发排出。如果硬币不能通过，可能需要食管探条或内镜取出。对于大多数异物来说，食管探条扩张术的并发症发生率和费用都是最低的。

当异物被卡在食管上部或下咽部时，硬式内镜或 Magill 钳最易成功取出异物。食管镜检查用于大多数食管中下段的异物取出，因为它既有诊断作用，又有治疗作用。内镜检查适用于在食管、胃和十二指肠中取出多种不同类型的物体；还可以评估对肠壁的损害，在 95%~98% 的患者中取出成功，并且并发症发生率最低。对于长、大、尖的异物，如果取出困难，可能需要网篮、吸回、缝合技术、双圈套技术和钳夹 / 圈套联合技术等创新方法，以及较新的设备，如回收网和专用钳子。

钝性物体的处理有不到 1% 的并发症发生率。尖锐异物的并发症发生率在 15%~35%，但直针引起的问题较少，除非摄入多个。即使在没有症状的患者中，摄入食管的电池也需要紧急内镜取出，因为烧伤和可能死亡的风险高。尺寸为 2 cm 或更大的电池特别容易卡住。患者必须麻醉。大约 90% 的患者可以耐受清醒镇静；其余的需要全身麻醉。食管中的巨大物块对气管施加的压力可能会导致窒息，需要在取出物体之前进行气管切开，特别是在儿童中。

食物经常堆积在嵌塞物体的上方，必须用钳子取出。可以使用抓取装置、息肉切除的网套器或回收网来取出食物块；可以使用摩擦膜适配器来粉碎食物或将其全部或分块取出。小块食物可能会被推进胃里。最大限度地扩张食管壁可使异物清晰可见。尖锐或尖的物体（例如钉子、大头针、刷毛）可能会嵌入食管壁，只能看到它们的尖端；必须使用内镜钳子取出。

有时可采用磁铁定位金属异物，以便将其取出。Magill 钳可以快速、简单地在儿童食管中取出硬币，特别是嵌顿在环咽肌水平或正下方的硬币。使用口侧球囊进行近端扩张是安全有效的，可以从食管取出尖锐的异物，从而避免了外科手术和可能的穿孔，成功率为 95%。

对于 1% 的患者来说，手术治疗是不可避免的，因为不能通过内镜取出其食管中的异物，且因此存在食管穿孔风险。这些物体通常嵌塞在颈段食管内。穿孔的外科治疗包括颈纵隔切开或开胸引流。手术的成功与否取决于损伤的大小、位置、从破裂到诊断的间隔时间、患者潜在的医疗状况，以及是否发生了脓毒症。最终，食管穿孔严重情况下可能会导致死亡。

对无脓肿或明显污染的穿孔患者，进行保守治疗是成功的。这些患者应立即接受广谱抗生素治疗，不允许进食食物或液体，接受肠内营养或完全肠外营养，直到吞咽泛影葡胺（Gastrografin）证实痊愈。如果患者出现颈部脓肿或纵隔炎，则应接受手术探查的同时行手术引流。

（Neil R. Floch 著　胡南 译　孟灵梅 审校）

其他资源

Athanassiadi K, Gerazounis M, Metaxas E: Management of esophageal foreign bodies: a retrospective review of 400 cases, *Eur J Cardiothorac Surg* 21:653–656, 2002.

Janik JE, Janik JS: Magill forceps extraction of upper esophageal coins, *J Pediatr Surg* 38:227–229, 2003.

Jeen YT, Chun HJ, Song CW, et al: Endoscopic removal of sharp foreign bodies impacted in the esophagus, *Endoscopy* 33:518–522, 2001.

Kay M, Wyllie R: Pediatric foreign bodies and their management, *Curr Gastroenterol Rep* 7(3):212–218, 2005.

Kramer RE, Lerner DG, Lin T, et al: Management of ingested foreign bodies in children: a clinical report of the NASPGHAN Endoscopy Committee, *J Pediatr Gastroenterol Nutr* 60:562–574, 2015.

Lam HC, Woo JK, van Hasselt CA: Esophageal perforation and neck abscess from ingested foreign bodies: treatment and outcomes, *Ear Nose Throat J* 82:786, 789–794, 2003.

Mosca S, Manes C, Martino R, et al: Endoscopic management of foreign bodies in the upper gastrointestinal tract: report on a series of 414 adult patients, *Endoscopy* 33:692–696, 2001.

Waltzman ML, Baskin M, Wypij D, et al: A randomized clinical trial of the management of esophageal coins in children, *Pediatrics* 116(3):614–619, 2005.

Yardeni D, Yardeni H, Coran AG, et al: Severe esophageal damage due to button battery ingestion: can it be prevented?, *Pediatr Surg Int* 20(7): 496–501, 2004.

第7章

食管腐蚀性损伤

在美国，每年有3.4万人摄入腐蚀性物质（图7.1），通过液化或凝固反应导致组织破坏。破坏的严重程度取决于物质的类型、浓度和量；是固体形式还是液体形式；以及与食管黏膜接触的时间。摄入腐蚀性物质是儿童最常见的中毒暴露，几乎总是意外发生。而在所有患者中，60%的腐蚀性物质摄入病例是出于自杀目的，40%的病例是意外发生的。成年人通常在试图自杀时摄入腐蚀性物质，因而可能会有更严重的伤害。

最常见的出于自杀目的而摄入的物质是由氢氧化钠或氢氧化钾组成的强碱溶液。截至1960年，固体晶体碱液是最常见的自杀物质，之后液体烤箱清洁剂变得最普遍，液体烤箱清洁剂会引起比碱液更严重的食管远端烧伤。家居用品，如下水道清洁剂和其他家用清洁产品也很常见。在马桶或游泳池清洁剂中使用的高浓度酸，如盐酸、硫酸和磷酸则不太常见。漂白剂，即5%的次氯酸钠，很少会造成严重的食管损伤。含有高浓度碱性溶液的电池可能会导致烧伤和穿孔，应通过内镜紧急取出。

与远端的胃和肠道相比，碱摄入对食管的腐蚀性更强，但冰醋酸等酸会导致更严重的后果。酸性物质受害者更可能出现严重的黏膜损伤，更易转入重症监护病房，易穿孔，并有更高的死亡率。摄入氨或氢氧化钠等碱会导致食管壁的全层损伤，在pH值>11的情况下会导致液化坏死，这可能会造成穿孔和死亡。液化过程持续4天以上，导致黏膜炎症、血管血栓形成和食管溃疡。细胞死亡在4天内完成，80%的瘢痕在60天内形成。邻近食管的自然区域包括环咽肌、主动脉弓和食管下括约肌最常受累。

超过2周后，食管壁变薄，出现纤维化和再生，但这一过程在3个月后才能完成。狭窄的发展取决于损伤的深度和胶原沉积的程度。与酸接触相比，碱的摄入更容易导致食管狭窄的形成。发生并发症和死亡最常见的原因是严重的二度和三度烧伤。与碱致损伤相比，酸致损伤可造成表层凝固性坏死，黏膜血管血栓，结缔组织形成保护性焦痂。酸致损伤也较为局限，因为在接触时会引起疼痛，从而限制了摄入量，并且可迅速进入胃内。

临床表现

腐蚀性损伤的体征和/或症状可能具有误导性，因为它们可能与损伤的范围或严重程度无关。常见症状包括口咽、胸骨后和上腹部疼痛，吞咽困难/吞咽疼痛和/或流涎和唾液增多。更多症状和体征的出现表明了更严重的损伤，需要更加积极的治疗。严重的胸骨后或背部疼痛可能是食管穿孔时发生的纵隔炎的征兆。气道损伤可能表现为声音嘶哑、喘鸣、失音和呼吸功能不全。声音嘶哑和喘鸣可能提示需要插管。

诊断

在进行任何诊断性检查之前，必须对摄入物质的类型和数量进行详细的病史采集。腹部平片可显示气胸、纵隔气肿、内脏穿孔或胸腔积液。

患者可在无口咽受累的情况下，出现明显的食管损伤。患者病情一旦稳定，则需立即进行喉镜检查声带。无论有无症状，均应在第一个24小时内进行上消化道内镜检查，以评估损伤的情况，并确定治疗和预后。患者必须血流动力学稳定才能继续检查，如果出现呼吸不稳定，可能需要插管。

胃肠道和食管的腐蚀性损伤的分类与烧伤相似。使用以下分级系统来评估食管的腐蚀性损伤程度：0级，正常；1级，黏膜表层损害伴弥漫性红斑、水肿和出血；2A级，黏膜和黏膜下损害，伴有溃疡、渗出物和水泡；2B级，深部局灶性或环周性溃疡；

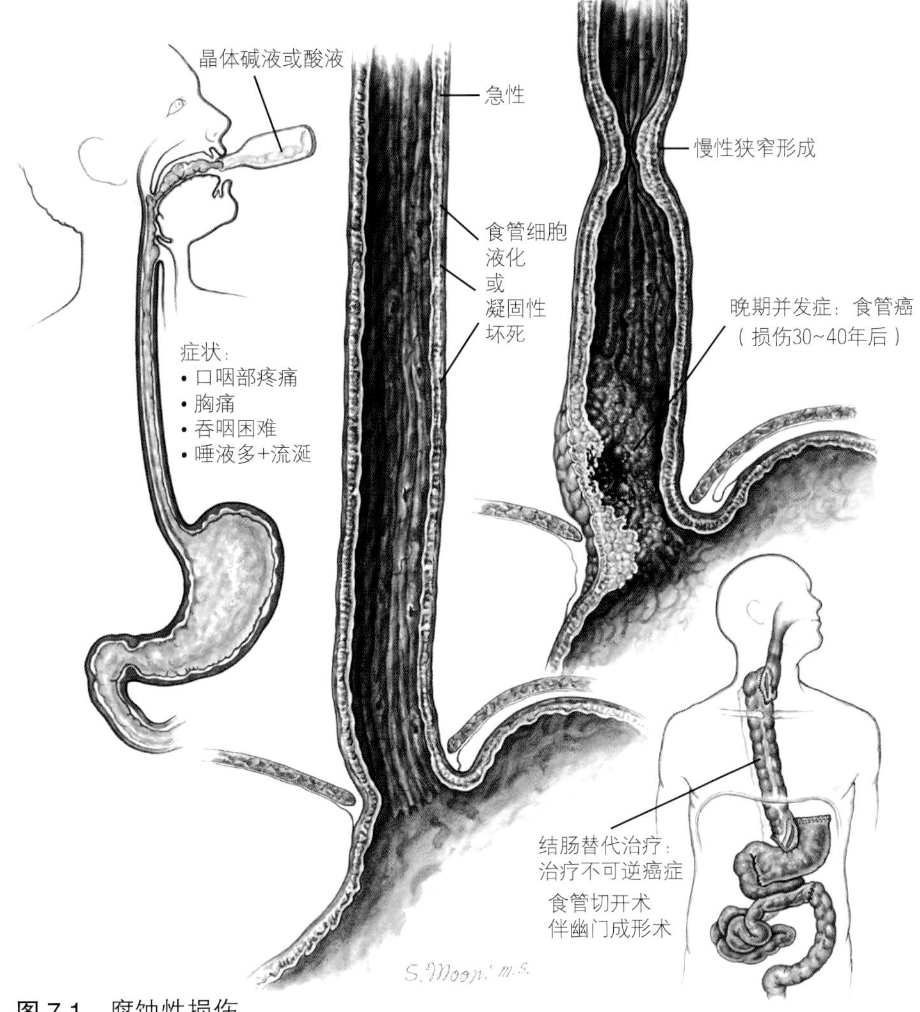

图 7.1　腐蚀性损伤

3A 级，透壁损伤伴溃疡；3B 级，广泛坏死。

1 级和 2A 级损伤的患者通常预后良好，没有狭窄形成。70%~100% 的 2B 级和 3A 级患者最终会发展为狭窄。在 3B 级患者中，早期死亡率为 65%。另一种分级系统是基于食管壁水肿和周围组织损伤的 CT 结果，这种方法可能能够预测未来狭窄的发生。

治疗与处理

无症状并意外摄入少量稀酸或稀碱的患者不需要内镜检查，可以门诊随访。体征和症状不是治疗的可靠指征，所以内镜检查应在最初的 24 小时内进行。内镜检查正常患者可准予出院。2A 级或以下损伤的患者可以开始流质饮食，并在 2 天内转为正常饮食。其他患者均需住院治疗，不接受口服食物（维持长时间进食 NPO），给予静脉输液，重复胸部 X 线检查以发现并发症。对于轻度烧伤，大剂量糖皮质激素可以改善预后，防止食管狭窄的形成。但总体而言，皮质类固醇在治疗腐蚀性损伤或预防狭窄方面没有其他好处，反而有增加其他并发症的风险。

2B 级及以上损伤的患者病情严重，需要在重症监护病房接受治疗。这些患者应在 24 小时后接受鼻胃管进食，观察 2 天后可开始进食液体。如果限制经口或鼻胃管进食，则可经空肠造口管给予高蛋白和高热量的饮食。3 级损伤需观察 1 周看是否有穿孔，可给予质子泵抑制剂（PPIs）预防溃疡，同时可给予止痛药镇痛。并且 3 级损伤需给予广谱抗生素治疗。如果出现呼吸窘迫，应立即进行喉镜检查，必要时行气管插管。可采用止吐药物预防腐蚀剂的呕吐，避免食管再次暴露于腐蚀剂中。不应使用弱酸性或碱性物质等中和剂，因为它们也可能损害黏膜。放置鼻胃管也可能导致呕吐，因此应避免该操作。

CT 表现为食管壁模糊、食管周围脂肪模糊，食管壁无强化是急诊手术的指征。可以采用在食管内和食管上的内镜下海绵真空治疗伴扩张的技术。张力降低和血流通畅是吻合口愈合的最佳指标。预后取决于食管损伤的程度和手术治疗时患者的整体医疗状况。穿孔和瘘可能导致纵隔炎，这是脓毒症和大多数患者死亡的原因。

外科食管切除术适用于严重狭窄的患者，也适用于穿孔、纵隔炎或腹膜炎患者。需要手术的患者预后较差。虽然有胃代食管和小肠间置术可供选择，但食管切除加结肠间置术是最常见的操作。有经验的医生通常首选腹腔镜和胸腔镜联合微创食管切除术，该术式与更快康复、更快重返工作岗位和更短的住院时间有关。尽管有这些优点，但微创手术的吻合口狭窄率较高。手术的早期并发症包括移植物缺血（10%）、吻合口瘘（6%~10%）、近端狭窄（5%）、小肠梗阻（2%）和死亡（1%）。晚期并发症包括需要扩张的狭窄（50%）、移植物狭窄（1%）和需要手术改道的胆汁反流（2%）。术后吞咽功能情况分为：优（24%），良（66%），差（10%）。4%的患者需要手术修补。总体死亡率为4%，可预测的危险因素为年龄大、摄入强酸和白细胞计数升高。

病程和预后

在最初的损伤好转后，患者有发生食管狭窄的风险，这种情况发生在33%的患者中，并与严重的食管炎有关。大多数狭窄发生在2B级或3级以上损伤。严重的内镜下损伤、累及食管全长、呕血和血清乳酸脱氢酶（LDH）水平升高是狭窄形成的危险因素。大约15%的患者有轻度狭窄，60%的患者有中度狭窄，25%的患者有重度狭窄。吞咽困难可能在起病后2周至数年内出现。腐蚀性狭窄引起的吞咽困难可能由食管动力障碍造成，受损食管可表现为低振幅长蠕动波。吞咽钡剂可显示狭窄，但敏感性低于内镜检查。

狭窄的治疗方法是反复扩张，逐渐增大直径以避免穿孔，越早治疗效果越好。应从初始损伤后3~6周开始扩张，目标是扩张到15 mm，从而缓解吞咽困难。有些患者需要反复扩张以维持足够的管腔直径。

严重狭窄时，管腔可能被限制在2~3 mm以内。可采用临时放置的自膨胀式支架，放置时间为2~13个月。也可用45~60 Fr的扩张器进行扩张。丝裂霉素C作为一种抗成纤维细胞的物质，可以与支架联合使用。接受丝裂霉素C和扩张术的患者只需较少次数的扩张即可扩张成功。临时食管支架已被应用于预防狭窄形成，并取得了一定的成功，但预防性扩张并不能阻止狭窄的形成。穿孔发生在大约0.5%的手术中，60%~80%的患者扩张成功。严重的狭窄可能需要食管切除术。如果患者病情恶化，可能需要手术治疗。

咽食管狭窄可能与喉部损伤有关。如果存在这些情况，则采用小切口逆行入路，甚至还可能需要行胃造瘘术。如果顺行扩张在技术上不可行，可以尝试逆行扩张。治疗取决于狭窄的位置、长度、损伤后出现狭窄的时间、是否接近喉部、气道状况、是否位于颈段食管腔以及是否存在其他狭窄。手术选择包括结肠间置术或肌皮瓣切开伴或不伴气管切开。88%的病例可恢复满意的吞咽功能。

在摄入腐蚀性物质后，2%的患者会进展为食管癌。与一般人群相比，接触过碱液的个体食管鳞状细胞癌的发生率要高1000倍。癌症平均在刺激事件后的41年产生，更常见于碱暴露，而非酸暴露后。碱液所致瘢痕中出现的癌症多在早期，对手术和放疗有较好的反应。由于瘢痕会引起吞咽困难而发现较早，因此预后较好。瘢痕还能阻止恶性肿瘤的淋巴转移。

目前还没有证实筛查的益处，美国胃肠内镜学会（American Society for Gastrointestinal Endoscopy，ASGE）近期才建立了指南。虽然没有被证实的益处，但建议从摄入腐蚀性物质后15~20年开始监测，此后保持每1~3年监测一次。

（Neil R. Floch 著 胡南 译 孟灵梅 审校）

其他资源

Ananthakrishnan N, Kate V, Parthasarathy G: Therapeutic options for management of pharyngoesophageal corrosive strictures, *J Gastrointest Surg* 15:566, 2011.

ASGE Standards of Practice Committee, Lightdale JR, Acosta R, et al: Modifications in endoscopic practice for pediatric patients, *Gastrointest Endosc* 79:699, 2014.

Cabral C, Chirica M, de Chaisemartin C, et al: Caustic injuries of the upper digestive tract: a population observational study, *Surg Endosc* 26:214, 2012.

Chirica M, Resche-Rigon M, Bongrand NM, et al: Surgery for caustic injuries of the upper gastrointestinal tract, *Ann Surg* 256:994, 2012.

El-Asmar KM, Hassan MA, Abdelkader HM, Hamza AF: Topical mitomycin C application is effective in management of localized caustic esophageal stricture: a double-blinded, randomized, placebo-controlled trial, *J Pediatr Surg* 48:1621, 2013.

Hamza AF, Abdelhay S, Sherif H, et al: Caustic esophageal strictures in children: 30 years' experience, *J Pediatr Surg* 38:828–833, 2003.

Katzka DA: Caustic injury to the esophagus, *Curr Treat Options Gastroenterol* 4:59–66, 2001.

Kuehn F, Klar E, Schwandner F, et al: Endoscopic continuity-preserving therapy for esophageal stenosis and perforation following colliquative necrosis, *Endoscopy* 46(Suppl 1 UCTN):E361, 2014.

Nijhawan S, Udawat HP, Nagar P: Aggressive bougie dilatation and intralesional steroids is effective in refractory benign esophageal strictures secondary to corrosive ingestion, *Dis Esophagus* 29:1027, 2016.

Ryu HH, Jeung KW, Lee BK, et al: Caustic injury: can CT grading system enable prediction of esophageal stricture?, *Clin Toxicol (Phila)* 48:137, 2010.

Usta M, Erkan T, Cokugras FC, et al: High doses of methylprednisolone in the management of caustic esophageal burns, *Pediatrics* 133:E1518, 2014.

第 8 章

食管破裂和穿孔

内镜检查后的细小穿透可能会导致食管穿孔和破裂；撕裂或穿透可能会导致食管全层破裂。食管破裂和穿孔的表现、诊断和治疗是多种多样的。由于本病诊断的罕见和临床表现的多变性，常导致其诊治被延误，尤其是自发性食管穿孔，临床上极少考虑该诊断。临床上通常优先评估常见疾病，如心肌梗死、肺炎和消化性溃疡。最严重的创伤性穿孔占食管损伤的 75%，自发性食管破裂较少见，但两者都属于外科急症（图 8.1）。

超过 50% 的食管穿孔是医源性的，大多数发生在内镜扩张、消融、切除或内镜抗反流手术过程中。其他主要原因包括因癫痫、提举重物或布尔哈夫（Boerhaave）综合征所致的气压伤，占 15%。异物摄入导致的穿孔发生在 12% 的患者中，摄入物包括异物（例如硬币、大头针）和食物（例如鱼刺或鸡骨）。创伤性因素约占 9%，由穿透伤和钝伤造成。术中损伤发生在 2% 的患者中，可由放置鼻胃管、气管插管或 Sengstaken-Blakemore 管以及探条所致，也可能发生在颈部或胸部手术，以及腹腔镜前肠手术过程中。

在 1% 的患者中穿孔可由恶性肿瘤或炎症过程引起，如克罗恩病和伴有溃疡的胃食管反流病。感染也是可能的原因。腐蚀性碱或酸损伤也可能导致食管损伤，类似于消化性溃疡、药物性食管炎或嗜酸性食管炎等食管疾病。大约 70% 的穿孔发生在食管的左侧，20% 发生在右侧，10% 发生在两侧。

食管穿孔通常发生于食管最狭窄的区域：环咽肌处、支气管主动脉缩窄处和食管胃交界处。这些部位如果发生腔内压力增加，加上恶性肿瘤、异物或生理功能障碍等危险因素，更有可能导致食管破裂。

内镜所致的颈部食管穿孔易发生于盲袋区域，如 Zenker 憩室或梨状窝。穿孔常见于有脊柱后凸且因肌肉痉挛张口困难的老年患者中。由于会发生出血，内镜医生通常能立即识别穿孔，而这种情况下解剖结构较难辨别。总体而言，食管远端 1/3 是最常见的穿孔部位，因为该部位也是肿瘤和炎症最常见的部位。在食管胃十二指肠镜检查时有恶性肿瘤证据的患者，穿孔的发生率可能高达 10%。

布尔哈夫综合征，或称自发性食管破裂，由剧烈咳嗽、呕吐或提举重物引起的气压伤或海姆利希（Heimlich）手法所致。胃食管交界处压力突然增高至 150~200 mmHg 会造成食管损伤。自发性破裂发生在食管远端或下 1/3 的后外侧壁上，表现为 2~3 mm 的线状撕裂，通常发生在胸部左侧和酗酒患者中。穿透性创伤比钝性创伤更容易导致破裂。在腹腔镜检查过程中，食管后间隙辨别不清或探条通过不当时，可能会发生食管撕裂。

由于只有稀疏的结缔组织屏障，没有外膜，食管的防御能力有限。一旦破裂，感染就会迅速扩散。食管在解剖结构上与纵隔直接相通，易于使细菌和消化酶进入纵隔，并导致脓毒症、纵隔炎、脓胸和多器官衰竭，因此穿孔的死亡率很高。

临床表现

患者的症状取决于穿孔的部位和大小，以及出现损伤到发现损伤的时间。多数患者诊断困难，因为 50% 的患者病史不典型。然而，食管损伤患者通常可表现为急性发作的胸部“撕裂”感、背部和上腹部疼痛。体格检查时可触及皮下捻发感，并可出现呕血、发热和白细胞增多症。颈部损伤患者常有吞咽困难和吞咽疼痛，且随颈部伸展而加重。食管胸段穿孔不仅会引起胸骨后疼痛，还会引起上腹痛。60% 的气压伤所致的自发性食管破裂患者表现为胸骨后疼痛、颈部捻发感和呕吐。腹部穿孔的患者可

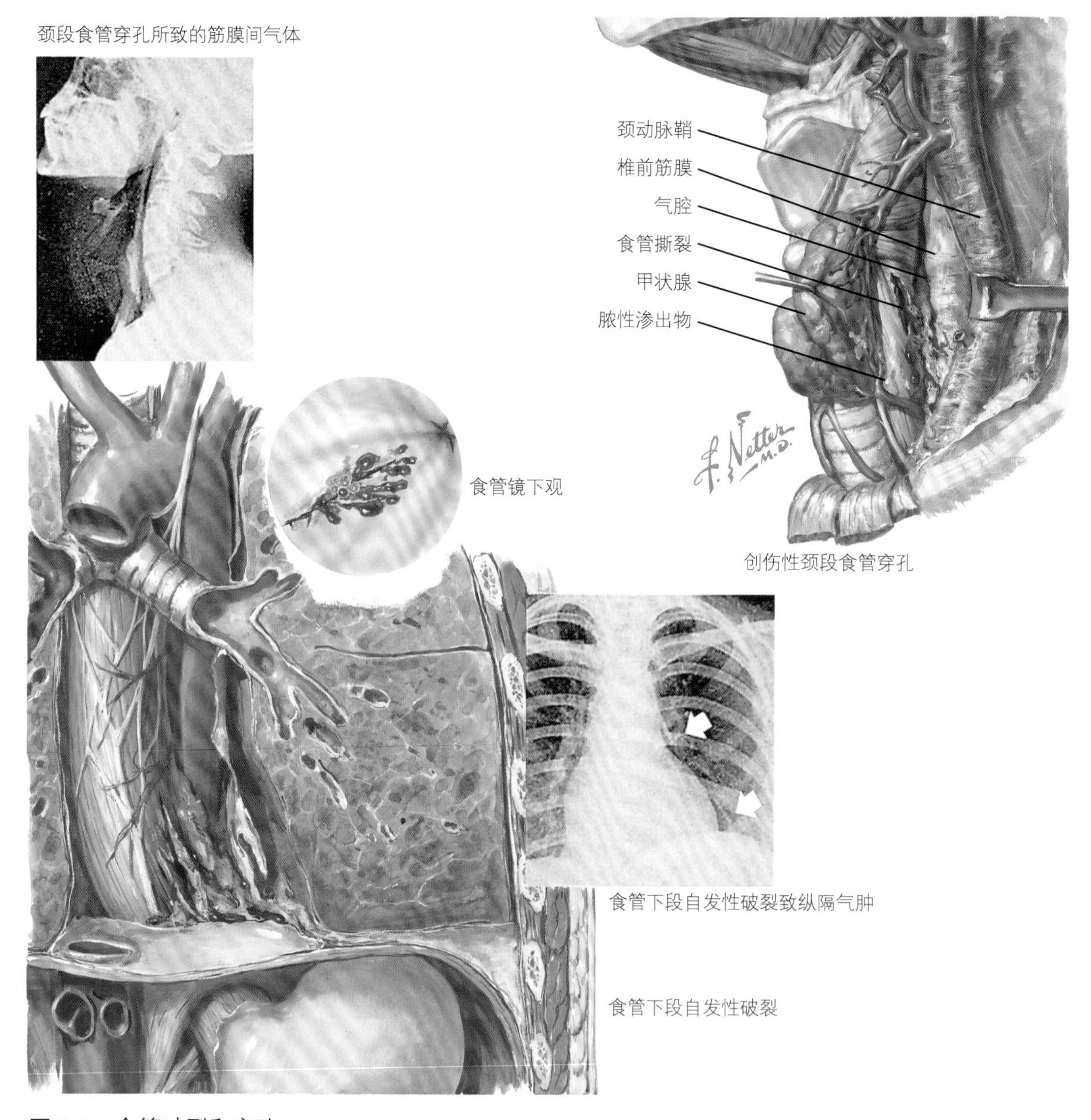

图 8.1 食管破裂和穿孔

出现上腹部、肩部和背部疼痛。随着纵隔和胸腔感染加重，可出现发热、呼吸困难、发绀、脓毒症、休克等表现，最终可能发展为多器官衰竭。

诊断

应首先对食管损伤患者行胸部 X 线检查，但敏感性和特异性有限。穿孔 1 小时后，40% 的患者胸片可能显示膈下气体影或皮下和纵隔气肿。77% 的患者可能会出现气胸，这种情况提示胸膜也受到了损伤，胸腔积液则随后出现。

进一步可行泛影葡胺（Gastrografin）食管造影，该物质即使渗入纵隔，患者也可以较好地耐受。如果没有发现泛影葡胺从食管中泄漏，则进行钡剂检查，该检查对较小破口具有 90% 的灵敏度。考虑到泛影葡胺可能导致肺水肿，有误吸风险的患者应该予钡剂检查。检查时患者应取右侧卧位。CT 可通过显示腔外气体、食管周围液体、食管增厚或腔外对比剂以明确诊断。食管镜检查可发现小损伤或撕裂，对穿透性创伤最具诊断价值。目前未发现使用内镜会使临床状况恶化的情况。

治疗与处理

在大多数情况下，食管穿孔是外科急症。诊断应快速，治疗应该从重症监护病房（ICU）的血流动力学监测开始。应优化患者的手术方式，以期在控制感染的情况下恢复食管完整性，并维持营养。所有的治疗均应从静脉输液、应用广谱抗生素以及抗真菌药物开始，尤其适用于那些使用质子泵抑制剂（PPI）药物的患者。治疗取决于损伤部位和是否存在基础疾病。

简单的食管损伤，类似于在手术室进行的污染很小或没有污染的肠切开术，可主要通过引流和放置鼻胃管达到损伤愈合目的。而对于较大穿孔，在其发生后 24 小时内进行一期修复仍是首选的治疗方法。该治疗方案存在以下禁忌：无法直视的颈段食管穿孔、纵隔坏死、缺损太大以致无法修复、恶性肿瘤、贲门失弛缓症或患者情况不稳定。清除坏死组织后，纵向打开肌层暴露完整的穿孔，然后用可吸收缝合线间断闭合黏膜，继而用不可吸收的缝合线间断缝合肌层。当有明显的污染时，可选用肌瓣改善愈合。肋间肌瓣是其中的首选，其次是前锯肌、背阔肌、膈肌、壁层胸膜和网膜。可以通过将胃食管连接处置于腹部以防止反流，并根据损伤部位，进行 Dor 前壁胃底折叠术或后 Nissen 完全胃底折叠术来加固食管下段损伤部位。

如果颈段食管穿孔未见远端梗阻，则可进行一期修复，否则需要进行冲洗和外引流。其他可供选择的方法包括将敷料置于开放的伤口上，或对创面使用负压吸引。在严重营养不良的情况下需要使用喂养管。胸段食管穿孔采用开胸手术治疗。食管中段穿孔应在第 6 或第 7 肋间的右侧行开胸手术，而食管远端穿孔则通过第 7 或第 8 肋间行左侧开胸手术。肋间后肌肌瓣或带蒂肌瓣可用于加强一期修复。使用 28~32 Fr 的胸导管、鼻胃管和喂养性空肠造口术进行胸膜剥除、灌洗和引流。腹段食管穿孔的治疗原则与颈段和胸段穿孔相同。食管破裂处会向后闭合，根据穿孔的位置和吞咽困难的病史，选择 Dor 前壁胃底折叠术或后 Nissen 完全胃底折叠术。也可使用引流管和喂养性空肠造口术。

当血流动力学不稳定或有较小的污染时，需要一期修复以外的其他措施。当存在严重的纵隔炎、易碎组织和坏死物时，仅使用引流和 / 或分流治疗。当颈段食管穿孔不可见且无阻塞时，仅使用外科引流。不推荐对胸段或腹段食管单纯行引流治疗，这样可能导致渗漏无法得到控制。

对于有严重的纵隔脓毒症、重要的临床合并症，或有较大胸段食管穿孔的患者，可以联合使用多种技术，如清创、引流、肌瓣和内镜下支架置入术，以控制脓毒症和避免再次手术。可以应用 T 管插入穿孔的近端和远端，以在不稳定患者中形成可控的瘘管。

对于由于缺损范围大、组织易碎或存在既往疾病而难以修复的不稳定患者，可行左颈分流术。分流术包括切除远端食管、控制渗漏、引流、颈部食管造口术、胃造口术和喂养性空肠造口术。如果患者病情极其不稳定，可以将远端食管缝合，行颈部食管造口术、使用胃饲管，并放置纵隔引流管，随后切除剩余的食管。在康复后 6~12 个月可进行重建，可能需要行结肠间置术。

金属支架已成功用于治疗食管穿孔，金属支架可通过内镜放置和取出，从而避免了开放性手术。支架覆盖穿孔区域，阻止渗漏和污染进入纵隔。最好应用近端和远端重叠 2 cm 或更大的覆膜支架。支架的潜在并发症包括出血和形成瘘管。即使内镜医生技术高超，支架仍可能扭曲或造成侵蚀。同时患者可能会对胃食管反流病的症状变得无法忍受，尤其是反流。支架移位是最大的问题，33% 的患者会发生支架移位。支架位置应通过定期反复行腹部 X 线检查来进行监测。

支架放置失败的四个危险因素包括位于颈部近端的穿孔、横穿胃食管连接处的穿孔、长度超过 6 cm 的穿孔，以及包括吻合口和远端渗漏的穿孔。支架置入前应进行经皮内镜下胃造瘘术（percutaneous endoscopic gastrostomy，PEG）。支架必须完全覆盖渗漏区域。如果需要，还需行清创和腔外污染的引流。应用口服对比剂行食管造影，可用于评估支架的放置情况，并除外其他诊断。一旦渗漏得到控制，就可以开始经口进食。

内镜夹闭术可以在具有临床适应证的患者中封闭食管黏膜缺损。对于有行经口内镜下肌切开术（peroral endoscopic myotomy，POEM）术治疗贲门失弛缓症经验的内镜医师可考虑行该治疗。对于污染有限，可以引流的医源性损伤，或者周围有健康组织的小缺损，夹闭效果最好。处理方法与支架相同，钡剂食管造影被用于确保闭合得以维持。

食管切除术的适应证包括：穿孔时污染较小，

患有恶性肿瘤，广泛食管损伤无法修复，或患有严重的良性疾病，如无法扩张的贲门失弛缓症或狭窄的稳定患者。

病程和预后

食管破裂和穿孔并发症发生率为38%；最常见的并发症包括持续渗漏、瘘管形成、纵隔炎、脓胸、狭窄、肺炎、脓肿和脓毒症。治疗结果取决于合并症、诊断和治疗之间的间隔、损伤的原因和部位以及食管疾病的合并情况。食管穿孔导致的死亡取决于穿孔的原因、修复的类型、穿孔的位置和诊断的延迟时间。患者通常会死于脓毒症导致的多器官衰竭。死亡率取决于穿孔的原因和部位。食管破裂的死亡原因：自发性占39%，医源性占19%，外伤性占19%。根据病变部位不同，死亡率也不同，颈部为6%、胸部为34%和腹内病变为29%。24小时内诊断的总死亡率为14%，如果延迟超过24小时，则为27%。

（Neil R. Floch 著　胡南 译　孟灵梅 审校）

其他资源

Boumitri C, Kumta NA, Patel M, Kahaleh M: Closing perforations and postperforation management in endoscopy: duodenal, biliary, and colorectal, *Gastrointest Endosc Clin N Am* 25:47, 2015.

Cooke DT, Lau CL: Primary repair of esophageal perforation, *Oper Tech Thorac Cardiovasc Surg* 13:126, 2008.

Duncan M, Wong RK: Esophageal emergencies: things that will wake you from a sound sleep, *Gastroenterol Clin North Am* 32:1035–1052, 2003.

Guirguis S, Sulaiman A, Sarwat A: Sarcoidosis causing Mid-esophageal traction diverticulum, *ACG Case Rep J.* 3(4):e175, 2016. Published online 2016 Dec 7.

Gupta NM, Kaman L: Personal management of 57 consecutive patients with esophageal perforation, *Am J Surg* 187:58–63, 2004.

Kollmar O, Lindemann W, Richter S, et al: Boerhaave's syndrome: primary repair vs. esophageal resection—case reports and meta-analysis of the literature, *J Gastrointest Surg* 7:726–734, 2003.

Port JL, Kent MS, Korst RJ, et al: Thoracic esophageal perforations: a decade of experience, *Ann Thorac Surg* 75:1071–1074, 2003.

Rubesin SE, Levine MS: Radiologic diagnosis of gastrointestinal perforation, *Radiol Clin North Am* 41:1095–1115, 2003.

Sharma P, Kozarek R, Practice Parameters Committee of American College of Gastroenterology: Role of esophageal stents in benign and malignant diseases, *Am J Gastroenterol* 105:258, 2010.

Zubarik R, Eisen G, Mastropietro C, et al: Prospective analysis of complications 30 days after outpatient upper endoscopy, *Am J Gastroenterol* 94:1539–1545, 1999.

Zumbro GL, Anstadt MP, Mawulawde K, et al: Surgical management of esophageal perforation: role of esophageal conservation in delayed perforation, *Am Surg* 68:36–40, 2002.

第9章

食管静脉曲张

食管静脉曲张见于约1/3的代偿期肝硬化和2/3的失代偿期肝硬化患者。1/3的食管静脉曲张患者会发生曲张静脉破裂出血，出血事件的发生与曲张静脉的管径大小以及肝病严重程度相关。约有1/8的食管静脉曲张患者每年均发生出血。每一例出血的患者都有高达20%的死亡风险。

静脉曲张作为门静脉高压的继发改变，是指肝硬化门静脉血流回流受阻后导致的各侧支血管的扩张（图9.1）。静脉曲张可能发生于全段食管，但多发生于食管下1/3段。急性曲张静脉出血是门静脉高压最为致命的并发症。患者的中位年龄为52岁，其中73%为男性。

造成门静脉高压最主要的病因是肝硬化，占比达94%。肝硬化最常见病因为酗酒（57%）、丙型病毒性肝炎（30%）和乙型病毒性肝炎（10%）。

首次曲张静脉出血的死亡率为17%~57%。管径大的静脉出血更为常见。近年来，急性食管静脉曲张破裂出血的患者住院率呈下降趋势，这可能与更为积极的一级和二级预防措施相关。当静脉血管管壁压力过高时会导致管壁破裂从而引发出血，继之患者可能会出现休克。通常来说，出血会自行停止，但复发出血更为常见。血小板减少和肝脏合成凝血因子的减少都阻碍了凝血过程。

临床表现

食管静脉曲张最主要的症状是反复发作的呕血和黑便。急性曲张静脉破裂出血患者可能出现血流动力学不稳定（61%）、心动过速（22%）、低血压（29%）和体位性低血压（10%）的表现。

诊断

为了预防曲张静脉的初次破裂出血，对于肝硬化患者应行上消化道内镜检查以筛查是否存在食管静脉曲张，如果存在静脉曲张，则应进行镜下特点的记录。内镜检查应在患者一般情况平稳时进行。内镜检查所致曲张静脉出血的风险是很低的。对于任何不明原因出血的患者都应行内镜检查。有25%的表现为上消化道出血的静脉曲张患者，其最后诊断的出血部位并非是曲张的静脉，若检查未发现其他出血部位，则认为曲张的食管静脉是出血病因。其他可能的出血病因包括胃或十二指肠溃疡、胃炎、贲门黏膜撕裂和胃底静脉曲张。

在内镜下，曲张的静脉呈蓝色、管腔圆形，食管远段的曲张静脉周围覆盖有自血管腔渗出的黏液。曲张的静脉是柔软且可压闭的，食管镜能轻易通过有曲张静脉的食管腔。浅表黏膜的糜烂并附着有血凝块提示该部位近期有出血。当食管静脉曲张确诊后，临床医师应注意观察是否存在胃底静脉曲张，因为一旦存在胃底静脉曲张则手术治疗方式需进行调整。

影像学不应作为筛查静脉曲张的方法。仅40%的静脉曲张在放射影像上是可见的。食管静脉曲张在上消化道造影中的典型表现为“蜂巢征”，即突入食管腔的静脉周围可见一薄层钡剂填充，食管腔本身活动性不受限制。食管的彩色多普勒超声内镜是获取食管曲张静脉彩色血流图像以及血流动力学数据的有效手段。目前正在研究胶囊内镜是否可作为食管静脉曲张的一个筛查手段，结果显示其敏感度和特异度分别为84%和88%。64排螺旋CT门静脉成像能可靠地显示食管静脉曲张的部位、形态、起源

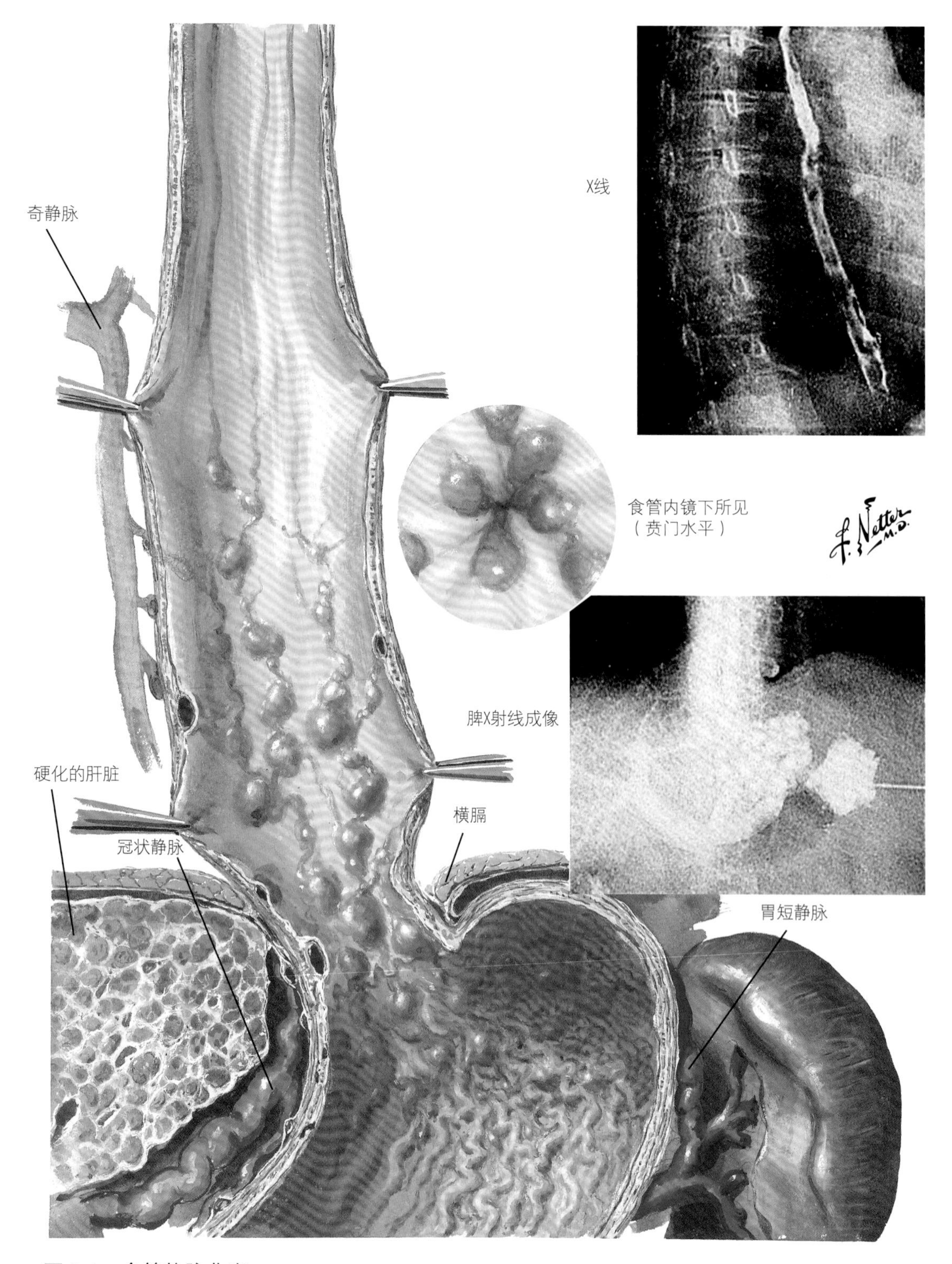

图 9.1　食管静脉曲张

以及侧支类型，因此 CT 检查可作为食管静脉曲张的诊断方法之一。CT 对发现食管静脉曲张的敏感度和特异度分别为 90% 和 50%，同时还可发现内镜检查无法探查到的管腔外的病变。

治疗和处理

对曲张静脉的处理包括三个阶段：①对初发出血的预防，②对急性出血的治疗，③对再发出血的预防。治疗手段包括药物、内镜下治疗、介入分流术以及外科手术治疗。对静脉曲张的一级前预防是指预防门静脉高压患者出现静脉曲张。对于这些患者，应进行肝脏疾病的治疗，但并无证据显示非选择性β受体阻滞剂是有效的。一级预防的目标是预防已有食管静脉曲张患者出现出血。相较于定期复查监测，有两种更为有效可行的治疗方法。研究证实内镜下曲张静脉套扎术（endoscopic variceal ligation，EVL）可预防初发出血，但并不能降低死亡率，并可能出现并发症。若患者可耐受且使用β受体阻滞剂，其副作用发生率更低并有助于减少腹水和自发性细菌性腹膜炎的发生。二级预防旨在预防有曲张静脉出血史的患者再次出现曲张静脉的出血。

在对患者进行危险分层后可实施不同的预防措施。在丙型病毒性肝炎患者中，低危患者的血小板计数≥150 000/μl 且瞬时弹性成像提示肝硬度值在 20 kPa 以下，对于这一类患者，若前述指标无进展则可不行内镜检查。对于其他的丙型肝炎患者，若筛查过程中未发现静脉曲张和代偿性肝硬化表现，则可每 2~3 年行内镜监测。若发现小的静脉曲张，则需要每 1~2 年进行食管胃十二指肠内镜检查。失代偿期肝硬化患者需每年复查内镜。

尽管多数内镜医师都简单地将食管静脉曲张分为小静脉曲张和大静脉曲张，北意大利内镜协会对食管静脉曲张的分类如下所示：

- F1：小静脉曲张，走行笔直；
- F2：大的扭曲的静脉曲张，占食管管腔比例小于 33%；
- F3：大的卷曲的静脉曲张，占食管管腔比例超过 33%。

Child-Pugh 分级是肝硬化患者手术风险的一个预测指标，该分级是对 Child-Turcotte 分级的改进，旧的分级以血清白蛋白、胆红素、腹水、肝性脑病和营养状态这几个变量为评估基础。在新的分级系统中，营养状态被代之以凝血酶原时间。得分为 5~6 分即为 Child-Pugh 分级 A 级，7~9 分为 B 级，10~15 分为 C 级，A 级、B 级和 C 级肝硬化患者行非分流性腹部手术的死亡率分别为 10%、30% 和 82%。

曲张静脉的预防性治疗始于非选择性β受体阻滞剂，纳多洛尔 40 mg/d 是治疗剂量。它可降低门静脉压，减缓曲张静脉血流流速，减少 50% 的出血风险。用药剂量可根据患者的用药效果进行调整。卡维地洛可作为替代选择的药物。β受体阻滞剂的用药目的是为了降低肝静脉压力梯度（hepatic venous portal gradient，HVPG）。"红色征（red signs）"是指内镜下曲张静脉表现为细长红色条纹征、红色扁平斑点即樱桃红斑征、红色隆起型斑点、血泡征或弥漫性红斑。对于具有红色征的小静脉曲张、Child B 或 C 级肝硬化患者，以及中到大静脉曲张患者均应给予预防治疗。其他的 Child A 级肝硬化及小静脉曲张患者则不需给予预防治疗，只需要进行内镜监测。具有红色征的小静脉曲张、Child B 或 C 级肝硬化患者，应予非选择性β受体阻滞剂，无法耐受该类药物的患者应接受 EVL 治疗。对于中到大静脉曲张患者可行非选择性β受体阻滞剂或 EVL 治疗，但 EVL 对于大静脉曲张可能更为有效。

根据对肝静脉压力的监测结果来看，药物治疗较硬化治疗效果更优，且可能更优于套扎治疗。近期的一项荟萃分析结果显示内镜治疗联合药物治疗相较于单用内镜或单用药物治疗，能更好地降低肝硬化患者总出血率和曲张静脉复发出血率。

若患者无法耐受β受体阻滞剂或存在用药禁忌或患者属于出血高危，则倾向于行内镜下套扎治疗。术后需每 6 个月复查一次内镜，且存在再套扎可能。

急性出血需要即刻控制止血、复苏和预防 / 治疗并发症。起始可应用血管加压素、特利加压素、生长抑素或奥曲肽进行药物止血。上述药物可控制 65%~75% 患者的出血，但有 50% 的患者在 1 周内可能再次出血。血管加压素是垂体后叶分泌的一种激素，可收缩内脏小动脉并降低门静脉血流速度和压力。止血的同时还需经验性给予静脉抗生素治疗。内镜操作目的是为了明确诊断和治疗出血。

曲张静脉的最佳治疗方法是进行硬化治疗或套扎治疗，这二者的成功率为 90%。硬化治疗是向曲张静脉内注射硬化剂以止住急性的出血，重复注射可造成曲张静脉闭塞以预防复发出血，但在完全闭塞前反复的出血是常见的，且硬化治疗常常导致食管狭窄。

相较于硬化治疗，套扎治疗更少导致食管狭窄和溃疡，且能更快地消除曲张静脉，复发出血也更为少见（套扎 26% *vs.* 硬化 44%）。但两种治疗方法在需输血病例数、住院时长以及死亡率方面是相当的。

当出血得到控制之后，每 1~2 周需行 1 次内镜下套扎或硬化治疗直至曲张静脉消失。内镜下治疗的并发症最少且复发率最低。之后每 3~6 个月需进行内镜复查以监测是否存在复发出血并进行处理。反复出血 2 次及以上的患者需考虑行手术治疗或肝移植。

有 6% 的患者在未止血的情况下会进行三腔两囊管压迫止血作为根治前的桥接治疗。胃和食管内的连接的球囊会压迫曲张的静脉。80%~90% 的患者出血可停止，但有 60% 的患者会出现复发出血。亦可能出现如误吸、食管破裂等并发症。一种新的自膨胀支架被用于急性曲张静脉出血的止血治疗，初始研究结果显示未发现方法学相关的病例死亡或并发症发生。

在急诊病例中，如果药物治疗和内镜治疗均失败，则应考虑经颈静脉肝内门体静脉分流术（transjugular intrahepatic portosystemic shunt，TIPS）。对于肝功能差的患者应慎行 TIPS 术。有 90% 的患者具备 TIPS 术适应证但仅有 7% 的患者行 TIPS 治疗。该治疗的死亡率低。有 15%~20% 的患者在治疗后 2 年内出现复发出血。接受治疗的患者需密切随访，因为有 50% 的患者在治疗后的 18 个月内可能出现分流支架阻塞。

相较于药物治疗，分流手术并发症发生率高，因此不作为首选治疗方式，目前仅有不到 1% 的患者接受分流手术。急诊的出血病例可行中央门静脉分流术联合或不联合食管横断术和胃断流术，对于有行肝移植意愿的患者还可行脾切除术。急诊分流手术有 50% 的死亡率，因此少有施行。

对于无法耐受药物治疗、不符合药物治疗指征同时肝功能相对较好的患者，应行分流手术预防复发出血。门静脉减压术是指在高压门静脉系统和低压体静脉系统间建立连接。非选择性分流术包括门静脉腔静脉吻合术和 TIPS 术，可降低整体门静脉系统的压力。选择性分流术如远端脾肾分流术仅降低食管曲张静脉压力。分流术并不提高存活率且可能导致肝性脑病。对于拟行肝移植的患者应避免行选择性分流手术，而 Child A 级或 B 级的肝硬化患者可考虑行选择性分流治疗。对于 Child C 级肝硬化患者，肝移植是最好的治疗手段，但仅有 1% 的患者接受了移植治疗。

病程及预后

急性静脉曲张破裂出血多发生于 Child 分级为 B 级和 C 级的肝硬化患者。内镜下套扎治疗是最为常见的单用内镜干预手段。有 13% 的患者在出血后的 1 周内发生早期复发出血。为治疗和预防复发出血，常使用药物治疗、内镜下套扎和硬化治疗，但仍有 17% 患者需接受三腔两囊管治疗，15% 的患者行 TIPS 术，3% 的患者行手术分流治疗。急性静脉曲张出血的早期并发症包括食管溃疡（2%~3% 患者）、误吸（2%~3%）、药物不良反应（0~1%）、吞咽困难和吞咽疼痛（0~2%）、肝性脑病（13%~17%）和肝肾综合征（2%）。食管静脉曲张出血患者的预后直接取决于其肝功能水平。急性出血的总体短期死亡率为 10%~15%。然而，有肝硬化的患者出现静脉曲张出血，1 年内死亡率高达 60%。

筛查取决于是否存在静脉曲张以及患者疾病是否呈慢性化。存在慢性疾病患者需每 1~2 年复查内镜。代偿期肝硬化患者若无静脉曲张应每 2 年行内镜检查，若有小静脉曲张则需每年复查内镜。对于肝脏损伤因素已去除的患者，如既往酗酒已戒酒、丙型病毒性肝炎已治愈者，可每 2~3 年复查一次内镜。当曲张静脉管径变宽或出现红色征时则需启动预防治疗。一旦出现肝硬化失代偿亟须行内镜检查。对于使用 β 受体阻滞剂治疗的大静脉曲张患者，仅在发生出血时需接受内镜检查和治疗。

接受曲张静脉套扎治疗的患者需每 1~2 周重复内镜治疗直至所有曲张静脉均被根除。在治疗后的 1~3 个月需行内镜复查，此后每 6~12 个月也需进行内镜监测随访以除外复发。

（Neil R. Floch 著 温越 译 薛艳 审校）

其他资源

Comar KM, Sanyal AJ: Portal hypertensive bleeding, *Gastroenterol Clin North Am* 32:1079–1105, 2003.

De Franchis R, Eisen GM, Laine L, et al: Esophageal capsule endoscopy for screening and surveillance of esophageal varices in patients with portal hypertension, *Hepatology* 47(5):1595–1603, 2008.

Jamal MM, Samarasena JB, Hashemzadeh M, et al: Declining hospitalization rate of esophageal variceal bleeding in the United States, *Clin Gastroenterol Hepatol* 6(6):689–695, quiz 605, 2008.

Laine L, el-Newihi HM, Migikovsky B, et al: Endoscopic ligation compared with sclerotherapy for the treatment of bleeding esophageal varices, *Ann Intern Med* 119:1–7, 1993.

Perri RE, Chiorean MV, Fidler JL, et al: A prospective evaluation of computerized tomographic (CT) scanning as a screening modality for esophageal varices, *Hepatology* 47(5):1587–1594, 2008.

Sorbi D, Gostout CJ, Peura D, et al: An assessment of the management of acute bleeding varices: a multicenter prospective member-based study, *Am J Gastroenterol* 98:2424–2434, 2003.

Zaman A: Current management of esophageal varices, *Curr Treat Options Gastroenterol* 6:499–507, 2003.

Zehetner J, Shamiyeh A, Wayand W, et al: Results of a new method to stop acute bleeding from esophageal varices: implantation of a self-expanding stent, *Surg Endosc* 22(10):2149–2152, 2008.

嗜酸性粒细胞性食管炎

嗜酸性粒细胞性食管炎（eosinophilic esophagitis，EOE）是一种白细胞介素-5（IL-5）相关的慢性炎症性疾病，与胃食管反流病（gastroesophageal reflux disease，GERD）无关。嗜酸性粒细胞性食管炎最初被报道是发生在儿童和青年男性中的少见疾病，近10年中该病诊断逐渐增多。据现有数据估算，EOE在儿童和青少年中的年发病率为10/10万，在成年人中的年发病率为30/10万，性别比例为男/女=3/1。该病可致食管结构改变但不影响营养状态，亦无恶变倾向。EOE的诊断依据为食管黏膜可见嗜酸性粒细胞浸润，每个高倍镜视野可见至少15个嗜酸性粒细胞，同时需除外其他明确的可导致嗜酸性粒细胞增多的疾病。

EOE的发病机制目前尚未完全明确，但现有的临床证据和基础研究支持该病为吸入或食入过敏原启动的一种免疫介导性疾病。暴露于过敏原所致的免疫应答可能具有遗传倾向性。食物是最可能致敏的致敏源，包括玉米、鸡肉、小麦、牛肉、豆子、鸡蛋和牛奶。该病的病理过程涉及嗜酸性粒细胞、肥大细胞和淋巴细胞的激活，释放炎症因子，继而导致临床症状的出现。

临床表现

当成年人出现持续的进行性吞咽困难、进食哽噎感症状，或诊断为GERD但质子泵抑制剂治疗（PPI）失败时，会考虑到EOE。当儿童出现喂养不耐受、呕吐、腹痛、吞咽困难、进食哽噎感或GERD相关症状时，也需考虑EOE。EOE在症状和体征上可能与GERD相似，但EOE患者在延长PPI疗程后症状仍持续存在。当年轻男性存在食物或环境过敏史和或哮喘病史时更应考虑EOE诊断。

近期一个包含24项研究的荟萃分析显示93%的EOE患者有吞咽困难症状，62%存在进食哽咽感，胃灼热感（烧心）和外周血嗜酸性粒细胞增多分别见于24%和31%的患者。其他症状包括胸痛、消化不良、纳差、呕吐、吞咽疼痛、腹痛和体重下降。

诊断

EOE的诊断需要同时具备症状和组织学表现。上消化道内镜检查可观察食管并获得活检。对于双倍剂量PPI治疗2个月无效的患者或食管24小时pH值监测结果阴性的患者应行活检。在胃食管交界（GEJ）以上5 cm处的远段食管取2~4块组织，同时在距GEJ 15 cm以上的近段或中段食管另取2~4块组织。4块活检组织的诊断敏感度接近100%。还应对患者行胃及十二指肠活检以除外嗜酸性粒细胞性胃肠炎。有7%患者的内镜表现是正常的，其他符合EOE的内镜特征包括：55%的患者可见食管环，38%存在食管狭窄，33%的患者可有上皮下血管结构的减少和食管全程线性裂隙的出现，16%可有嗜酸性粒细胞性微脓肿，10%的患者会出现食管管径缩小（图10.1）。

EOE的诊断需食管黏膜活检组织显微镜下每高倍镜视野发现15个及以上的嗜酸性粒细胞。组织学发现包括嗜酸细胞性微脓肿、黏膜浅层嗜酸细胞浸润、嗜酸细胞层形成、细胞外嗜酸性颗粒、上皮下及黏膜固有层纤维化和炎症、基底细胞增生以及乳头延展。虽然并非确诊依据，但包括影像学上发现食管狭窄和食管环以及实验室检测血IgE水平高于114 000 U/L可为诊断EOE的支持证据。食管测压也并非EOE的确诊方法，但有40%的患者测压结果显示合并存在食管动力障碍疾病。

治疗与处理

EOE的治疗包括药物、内镜治疗以及饮食干预三个方面。儿童和成人均应接受食物过敏评估，识

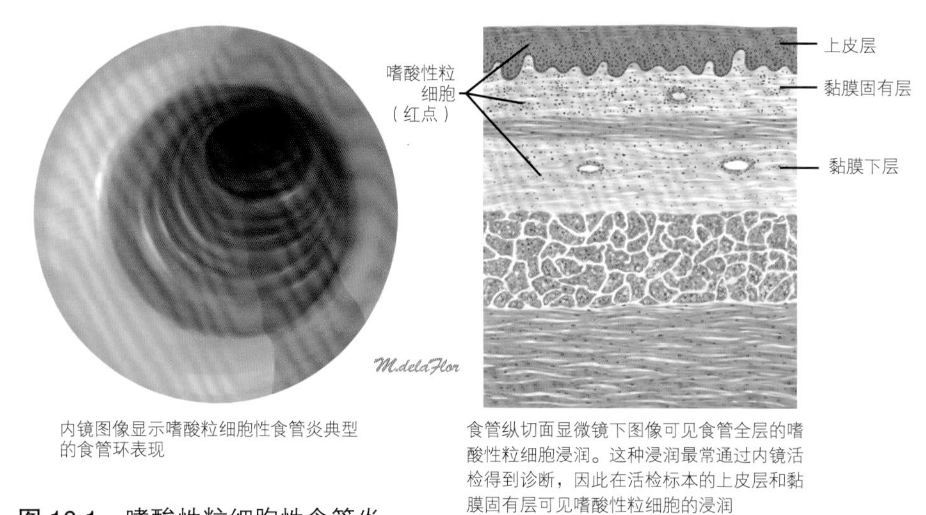

内镜图像显示嗜酸粒细胞性食管炎典型的食管环表现

食管纵切面显微镜下图像可见食管全层的嗜酸性粒细胞浸润。这种浸润最常通过内镜活检得到诊断，因此在活检标本的上皮层和黏膜固有层可见嗜酸性粒细胞的浸润

图 10.1 嗜酸性粒细胞性食管炎

别并避免环境和食物过敏原。目前，一种剔除 6 种食物的饮食疗法被用作起始治疗。该种饮食疗法有助于改善 EOE 症状并帮助识别导致过敏的食物。营养师需密切监测进行食物剔除的患者，因为营养素和能量摄入的减少对患者营养状态可能是不利的。饮食结构的调整可能使 EOE 患者获得痊愈或减轻症状，但再次接触被剔除的食物可能导致症状的复发。治疗必须在食物剔除、患者对饮食疗法的耐受性及依从性这几方面取得平衡。

在完成皮肤斑贴试验后，有三种可选饮食方案：去除斑贴试验阳性的食物、去除最常见导致过敏的食物、接受要素饮食或剔除饮食。患者被指导去遵循该饮食方案 2 个月，之后需进行内镜复查并取活检。若活检结果正常，则重新加入被剔除的食物；若结果显示异常，则需再次施行要素饮食或剔除饮食。食物的重新加入从最不易致敏的食物开始，之后再缓慢添加较易致敏的食物。若某一食物的摄入与患者症状相关，则应停止食用该食物。这种方法在大约 70% 的患者中成为最终可接受的饮食疗法。

药物治疗包括使用不带垫片的定量氟替卡松吸入器喷喉。药物先被喷洒入口中然后咽下。在用药后 30 分钟内患者不能进食或饮水。初始治疗疗程为 6~8 周并可能长期使用，因为一旦停用可能会再次出现嗜酸性粒细胞增多。接受糖皮质激素治疗的 EOE 患者超过 95% 都获得了症状改善。治疗策略包括以症状为基础的对症处理以及使用最小有效剂量消除症状。当出现吞咽困难加重时，应考虑到念珠菌性食管炎的可能。若氟替卡松治疗失败，则推荐使用布地奈德或接受剔除饮食治疗。不良反应包括生长发育迟缓、骨骼畸形以及肾上腺功能减退。

存在食管狭窄或食管环的成年患者在进行扩张治疗前应接受氟替卡松治疗缓解症状。这是一项安全的治疗方案，很少导致穿孔发生，但仍有 1/3 的患者行扩张治疗后会出现浅表黏膜撕裂。多数患者需接受 2 次扩张治疗方能得到症状缓解。

病程与预后

对于双倍剂量 PPI 治疗失败且行食管胃十二指肠内镜检查活检结果阳性的患者，可诊断 EOE。只有考虑存在反流时才推荐使用长疗程 PPI 治疗。内镜监测随访并非常规，但当症状出现变化时需复查内镜。EOE 长期治疗的目标在于症状控制和黏膜愈合。目前，氟替卡松局部使用和吸入治疗以及剔除饮食是能实现这一治疗目的最成功的方法。

（Neil R. Floch 著　温越 译　王琨 审校）

其他资源

Dellon ES, Gonsalves N, Hirano I, et al: ACG clinical guideline: evidenced based approach to the diagnosis and management of esophageal eosinophilia and eosinophilic esophagitis (EoE), *Am J Gastroenterol* 108:679, 2013.

Furuta GT, Katzka DA: Eosinophilic esophagitis, *N Engl J Med* 373:1640, 2015.

Furuta GT, Lightdale CJ: Eosinophilic esophagitis, *Gastrointest Endosc Clin North Am* 18:1, 2008.

Helou EF, Simonson J, Arora A: Three-year follow-up of topical corticosteroid treatment for eosinophilic esophagitis in adults, *Am J Gastroenterol* 103:2194–2199, 2008.

Lucendo AJ, Castillo P, Martín-Chávarri S, et al: Manometric findings in adult eosinophilic oesophagitis: a study of 12 cases, *Eur J Gastroenterol Hepatol* 19(5):417–424, 2007.

Sgouros SN, Bergele C, Mantides A: Eosinophilic esophagitis in adults: a systematic review, *Eur J Gastroenterol Hepatol* 18(2):211–217, 2006.

胃食管反流病

胃食管反流病

胃食管反流是一种生理现象，即指胃内容物通过食管下括约肌（LES）进入食管。生理性反流是无害的，但当反流引起了症状并造成食管生理结构的改变时，这种反流就成为了一种疾病。

胃食管反流病（gastroesophageal reflux disease，GERD）是一种需要长期治疗的常见疾病。该病占食管疾病的 75%。GERD 不能仅依据症状进行诊断，因为很多有相似症状的患者可能是患有其他疾病，如贲门失弛缓、弥漫性食管痉挛、胃炎、胆囊炎、十二指肠溃疡、食管癌或冠状动脉疾病。亦有 GERD 患者症状不典型并在初始诊断时被误诊。

食管胃十二指肠镜检查被用于区分以下两种 GERD：存在食管黏膜结构改变的糜烂性食管炎（erosive esophagitis，EE）和内镜下无肉眼可见的改变亦无食管炎证据的非糜烂性反流病（nonerosive reflux disease，NERD）。内镜检查所见的食管炎，仅有 90% 是反流所致的继发改变。24 小时动态食管 pH 监测和食管 pH 胶囊可用于诊断酸反流和非酸反流（图 11.1）。

GERD 的病理生理学机制复杂，目前尚不完全明确。抗反流机制依赖于食管肌肉、LES 和胃的正常功能。当胃扩张、LES 压力下降以及 LES 长度缩短时就会发生反流。久而久之，一过性 LES 松弛（transient lower esophageal sphincter relaxations，TLESRs）越来越频繁，最终出现 LES 功能永久性损伤，从而导致 GERD 症状出现。食管肌肉蠕动能促进食管腔内酸物质和十二指肠内容物的排空，食管腔排空能力减弱导致暴露时间延长，健康的食管上皮会受到损伤。反流液的成分和食管、口咽部以及呼吸道组织的易损性会导致并发症以及胃肠道外症状的出现。

NERD 是 GERD 中最为常见的类型，该病的特点是存在典型的反流症状，但内镜下无肉眼可见的黏膜改变。仅有 50% 的 NERD 患者 24 小时食管 pH 监测有异常结果。NERD 患者组织病理学特点为鳞状上皮细胞细胞间隙的增宽。这种超微结构的异常要通过透射电镜和光学显微镜检查才能发现。

GERD 呈慢性化且一般不进行性加重，但可出现包括食管糜烂、溃疡、狭窄、Barrett 食管和食管腺癌（详见相关章节）等并发症。GERD 病程中从一种状态发展到另一种状态可能无明显分界点，但从 Barrett 食管进展至食管腺癌过程是明确的。证据显示 NERD 患者较少出现并发症。近期的研究显示幽门螺杆菌根除可导致 GERD 的反弹。

有 1.2 亿美国人有 GERD 症状，1900 万人为非酸反流症状，亦称为十二指肠胃食管反流（duodeno-gastroesophageal reflux，DGER）。有 GERD 样症状的患者若最大剂量 PPI 治疗无效且无明确酸反流证据时可能被诊断为非酸反流。胆汁、胃蛋白酶和胰酶结合胃酸更具有破坏性，因而导致更为严重的疾病。

临床表现

GERD 的主要症状是胃灼热感（烧心），即由于胃酸反流入食管造成的胸部或上腹部烧灼感。在美国成年人中，有 44% 的人每月都有烧心症状，18% 每周都有，有 5%~10% 的人每天都有烧心症状。其他 GERD 的典型症状还包括反酸、食物反流、上腹痛、吞咽困难、吞咽痛、恶心、腹胀和呃逆。近期数据证实超重或中等体重人群相较于正常体重人群更易出现或加重反流症状。症状的严重程度并不是 EE 严重程度的一个可靠评估指标。存在慢性异常胃反流的患者中，50% 最终出现 EE，但亦有无症状的 GERD 患者。

GERD 非特异的和食管外的症状包括非心源性胸痛、哽噎感、喉炎、咳嗽、喘息、呼吸困难、咽痛、声嘶、哮喘和牙腐蚀病。存在不典型胸痛且冠脉造

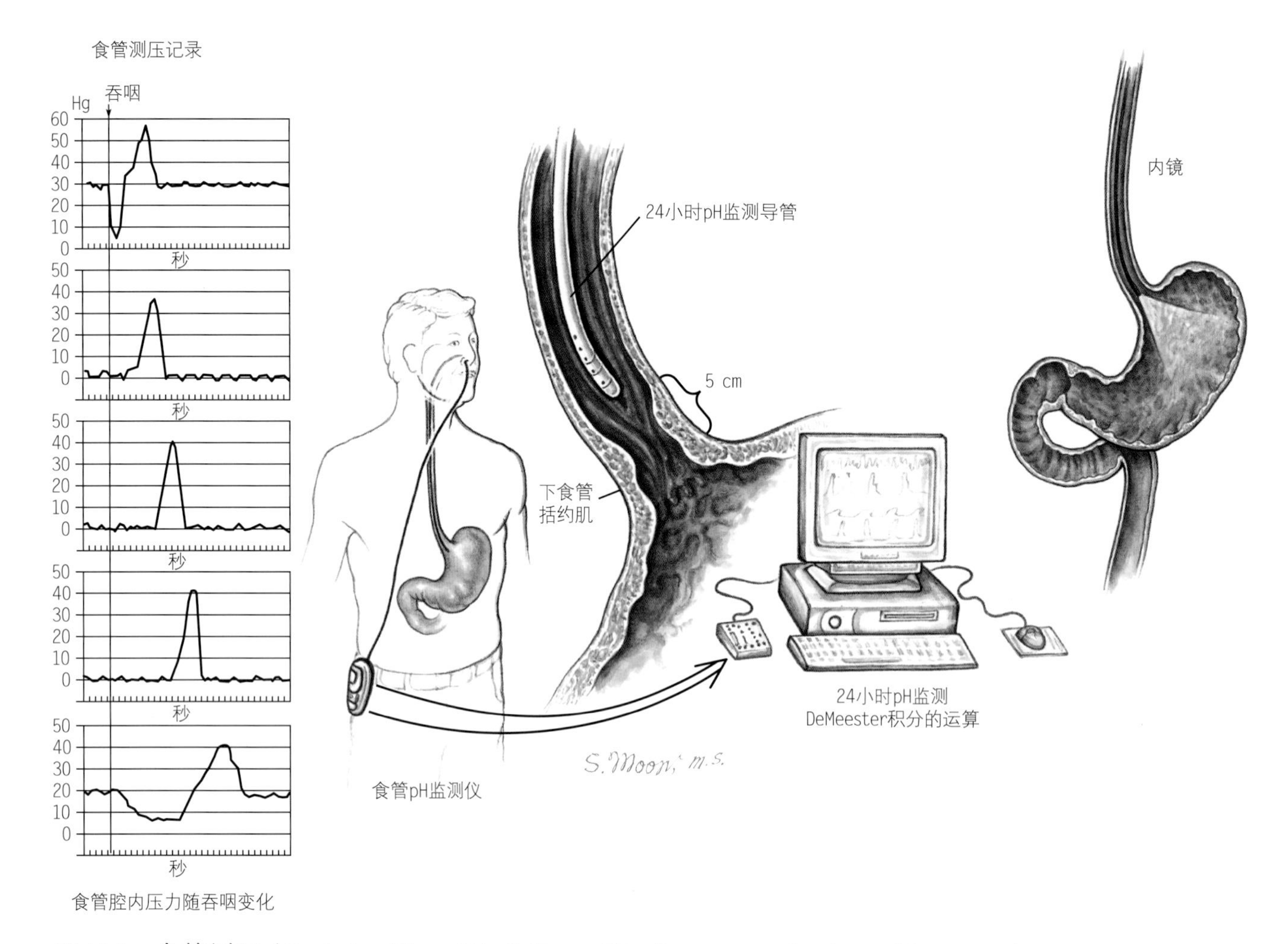

图 11.1 食管测压（Graph from Waters PF，DeMeester TR：Foregut motor disorders and their surgical management，Med Clin North Am 65：1238，1981）

影结果阴性患者中 50% 可能为 GERD。GERD 还与哮喘和慢性咳嗽相关，有 80% 的哮喘患者存在 GERD。迷走神经兴奋性增高、支气管收缩以及微量误吸可能是 GERD 患者出现哮喘的发病机制。

有 33% 的耳鼻喉科疾病与反流症状相关。存在食管外反流（extraesophageal reflux，EER）的患者虽然其食管腔内容物清除是充分的，但其喉咽反流是增加的。喉咽反流（laryngopharyngeal reflux，LPR）可导致慢性喉炎，因为胃酸对喉部产生刺激，进而导致声音改变。其他症状包括咳嗽、哽噎感、反复"清嗓子"以及气道痉挛。LPR 患者可能出现喉部和气管狭窄，伴随有气道梗阻症状的出现，如气短、咳嗽、喘息和咯血。TLESRs 的增加可能导致 LPR 的出现。耳鼻咽喉部位的纤毛上皮结构更易受到胃反流物的破坏，更少量和短暂的反流事件也可导致气道损伤。EER 疾病中活化的胃蛋白酶导致了喉部损伤和咽鼓管功能障碍。

有症状的非酸反流患者常常在积极应用 PPI 药物治疗过程中仍主诉烧心和反流症状很频繁。通常认为 GERD 的食管外症状与非酸反流无关。非酸反流事件最常发生在餐后，因为那时 LES 的松弛更加频繁。进餐导致胃扩张触发反流事件。非酸反流物由消化的食物和胃酸稀释后的非酸液体组成。PPI 治疗能降低胃内容物的酸度，但不能改善因食管裂孔疝、LES 压力低或一过性 LES 松弛等机制导致的反流液通过 LES 这一过程。目前尚不明确非酸物质是如何刺激食管下段并导致症状出现的。

诊断

存在典型 GERD 症状如烧心和（或）反流的患者可诊断为 GERD。这些患者中有 40%~90% 接受 PPI 治疗后会得到症状改善。但一项荟萃分析的结果显示 PPI 治疗有效并不能确诊 GERD。诊断 GERD 及其并发症以及确认治疗方案都有赖于影像学、病理学、生理学和内镜检查的综合结果。根据所需的信息选择恰当的检查项目，包括食管 pH 监测、阻抗测定、酸激发试验、改良的钡剂造影和内镜检查。

简单的钡剂食管造影是最易实施的检查，因此可能在诊疗过程中最先完成。它可能有助于发现食管的疾病，但该检查中有 60% 的患者的自发反流无法被发现，因此诊断敏感度不如射线摄影技术。不过，如果钡剂造影检查观察到了反流，则其具有诊断特异性，几乎均可以被 24 小时 pH 监测证实。视频射线摄影技术可以记录吞咽动作，并在之后以几种速度进行观察，它有助于发现吞咽咽期食管结构的异常，诸如溃疡、狭窄、食管旁疝、肿块、反流以及梗阻。

对于多数新出现可疑症状的患者来说，内镜都是优先选择的检查方法，其可以诊断反流和食管裂孔疝，对食管炎进行分级，并获得活检组织。对仅有典型 GERD 症状的患者不推荐行内镜检查，但当患者具有临床上的报警征象或症状时，应行上消化道内镜检查。报警征象是指提示存在恶性疾病可能的症状或临床发现，具体包括：60 岁及以上患者初发消化不良，新发的上消化道或下消化道出血或隐血试验阳性，缺铁性贫血，厌食，非计划内的体重下降，吞咽困难或吞咽痛，持续性呕吐或一级亲属胃肠道肿瘤病史。

如果 GERD 患者病程超过 5~10 年而从未行内镜检查，则建议完善内镜以除外 Barrett 食管。其他提示需行 Barrett 食管筛查的危险因素包括：年龄大于 50 岁、高加索人种、有食管裂孔疝、体重指数（body mass index，BMI）超过 30 kg/m^2、存在夜间反流症状、目前吸烟或既往吸烟史、一级亲属 Barrett 食管或食管腺癌病史。接受初始 4~8 周药物治疗但症状仍持续存在的患者亦需接受上消化道内镜检查。洛杉矶分级（Los Angeles classification）为 C 级或 D 级（参见食管炎章节）存在食管炎并发症风险的患者，或接受 PPI 治疗 2 个月后的患者均应进行内镜复查。

洛杉矶分级是最为广泛采纳的用于评估疾病严重程度的分级系统。超过 50% 的 GERD 患者属于 NERD。相较于 EE（75%）和 Barrett 食管（93%）患者，NERD（45%）患者具有异常食管 pH 监测结果的比例显著降低。

在 GERD 的治疗方面，使用高分辨测压仪（high resolution manometry，HRM）进行食管压力地形图（esophageal pressure topography，EPT）分析以及芝加哥分级很大程度上提高了对动力障碍性疾病的诊断。当考虑采用手术方式治疗 GERD 时，需要 HRM 确立食管动力障碍性疾病的诊断，并对 LES 压力进行测定。低 LES 压力即证实 GERD 患者胃食管阀瓣薄弱。HRM 检查还能确立食管胃出口梗阻（esophageal gastric outlet obstruction，EGJOO）和贲门失弛缓的诊断，这些患者食管胃交界部压力过高。测压仪还能诊断食管失蠕动和食管无效运动（ineffective esophageal motility，IEM）。完全的失蠕动和 LES 压力低是硬皮病的典型表现。当诊断食管动力减弱时，应行 Toupet（部分）胃底折叠术而非完全型胃底折叠术以避免术后梗阻的出现。

在 GERD 的 24 小时食管 pH 监测试验中，监测点被放置在 LES 上 5 cm 处以获取 pH 数据。此方法可获取实时的酸暴露数据和食管酸清除能力，并能了解症状与酸暴露的关系。DeMeester 评分是由 6 项数据决定的：反流总时间、直立时间、仰卧时间、反流次数、大于 5 分钟反流次数和最长反流时长。患者得分大于 14.72 分被认为是阳性，该试验诊断的敏感度和特异度为 96%。尽管食管 24 小时 pH 监测是诊断 GERD 最为敏感和特异的检查项目，仍有 25% 具有 GERD 样症状的患者监测结果为阴性。若患者在内镜下无 GERD 表现（即 NERD 患者），必须在手术前进行该项检查。胶囊动态 pH 监测系统（Medtronic，Minneapolis，MN）是一种经内镜置入装置，可在无须经鼻留置导管的情况下进行 24 小时食管 pH 监测，对于患者来说是一种更为舒适的检查选择。

标准的酸反流试验，即 Bernstein 试验，是将一 pH 监测器置于 LES 上方 5 cm 处，使用测压探头向胃内注射 300 ml 的 0.1 mol/L 盐酸溶液。有 4 个监测点在 4 个不同部位，共获取 16 组数据。多于 2 次反流事件即为试验阳性。这项检查有助于接受长疗程 PPI 治疗的患者的诊断，因为这些患者的 24 小时 pH 监测结果可能不准确。在一些研究中，长疗程 PPI 治疗患者在停止治疗 40 天后仍可检测出 PPI。

食管多通道腔内阻抗技术（multichannel intraluminal impedance，MII）是一项评估食管腔内食团运动的技术，其原理是基于不同的物质导电率不同导致电流发生变化。MII 可记录到食管黏膜层、黏膜下层和肌层的电荷，以及食管内任何可产生电荷的物质。电阻抗是电导的倒数，从空气、黏膜表面、唾液、吞咽的物质到反流的胃内容物（阻抗最低）其电阻抗逐渐降低。阻抗数值的升降是随着食管内容物成分不同而变化的。单一导管多个阻抗监测点的记录可显示食团运动的方向。将 MII 与食管测压或食管 24

小时 pH 监测技术结合于同一根导管上是食管功能评估的扩展手段。MII 与 pH 监测技术的结合可用于检出所有胃食管反流的种类，包括酸反流、非酸反流、液体反流、混合反流和空气反流。联合 MII-pH 技术中，pH 感受器只简单评估反流为酸反流还是非酸反流。MII 并非是现有的食管测压或 pH 监测技术的替代，而更像是一种补充，用以拓宽食管功能学检查的诊断潜能。

近期研究显示 60% 的反流事件并非传统反流事件，仅能通过阻抗变化检测到，而 24 小时 pH 监测呈阴性。阻抗监测可以检测到超过 98% 的 pH>4 的反流事件。35% 的患者为液体反流，36% 为气液混合反流，27% 为气体反流。液体反流中，约 30% 的患者反流局限于远段食管，60% 反流液体达到中段食管，11% 达到近段食管。阻抗技术所带来的更多的信息可能还对 GERD 患者的临床处理决策存在显著影响。

接受最大剂量 PPI 治疗仍存在显著 GERD 症状的患者会考虑非酸反流或 DGER。确诊可通过进行 MII-pH 联合检查以实现，结果显示反流液 pH>4。该检查已几乎替代了 24 小时动态胆汁检查。胆汁作为十二指肠内容物的一个标志，可通过内置分光光度计探头探查胆汁对应波长光波以检查是否存在胆汁。通过 pH 检测，酸反流 pH<4.0，弱酸 pH 在 4.0~7.0，pH>7.0 即为非酸反流。大多数情况下把 pH ≥ 4.0 作为区别酸和非酸反流的标准。对接受 PPI 治疗的患者进行 MII-pH 检查能明确患者症状是否是在所有酸都被清除的情况下出现的，以此建立非酸反流的诊断。

其他除非酸反流外的诊断包括由于胃排空障碍导致的胃内容物反流、高敏感食管或功能性烧心。这些疾病的鉴别需完善阻抗 pH 监测。通过探测核素标记的食物以评估胃排空能力有助于诊断是否存在排空延迟。固态和液态食物因其标记物不同可同时检测。在 2 小时检查过程中每 5 分钟进行图像记录。

当患者酸暴露程度在正常范围内，但症状仍与酸或弱酸反流事件相关，则可做出高敏感食管的诊断。功能性烧心是指 pH 监测显示酸暴露正常且症状与暴露事件无关。吞咽困难和反流的症状可能提示嗜酸性粒细胞性食管炎（EOE）或食管动力障碍。

治疗与处理

药物治疗

药物治疗并不能改善 LES 功能障碍。因此 GERD 的药物治疗核心在于抑制胃内酸分泌。治疗目标是有效缓解症状、预防症状复发、促进食管黏膜愈合以及预防 GERD 并发症的出现。

生活方式和饮食结构的调整是治疗的第一步，因为其花费少且易执行。措施包括抬高床头、改善进食量及成分、低脂饮食，以及避免咖啡、红酒、烟草、巧克力和薄荷的摄入。一项纳入 16 个随机试验的分析显示在所有生活方式调整措施中，仅减重和抬高床头即可提升食管 pH 值，改善 GERD 相关症状。

药物治疗可采用升阶梯的方式。对于每周反流事件少于 2 次的患者，给予能改善症状的最小剂量药物是合适的。每 2~4 周可进行药物剂量的调整。对于首次出现 GERD 症状的患者，推荐进行生活和饮食方式的调整，当这些措施无效，则可加用最小剂量的 H_2 受体阻滞剂。若每周反流事件≤1 次，可予抗酸药物或海藻酸钠治疗。若症状显著则需接受常规剂量 H_2 受体阻滞剂每日 2 次的治疗方案。在治疗 2 周后若症状仍明显存在，需起始每日一次 PPI 治疗方案，若有需要 PPI 可以加到双倍剂量。在接受 2 个月治疗后再进行重复的评估。

抗酸药并不能预防 GERD，这一类药物仅在有轻度 GERD 症状（即每周症状发作小于一次）的患者中缓解症状时间断使用（按需用药）。抗酸药物成分包括三硅酸镁、氢氧化铝或碳酸钙。这些成分可以中和胃内 pH，减轻胃内容物对食管黏膜的刺激性。药物 5 分钟即可起效，但持续作用小于 1 小时。

组胺 2 型受体阻滞剂（histamine two-receptor antagonists，H_2RAs）是 GERD 治疗中第二位有效的药物。这类药物通过阻滞胃壁细胞上的 H_2 受体起到减少胃酸分泌的作用。在 6 个月的持续用药疗程中，患者对等量药物剂量应答效果会减弱。相较于 5 分钟起效的抗酸药物，H_2RAs 需要 2.5 小时才开始起效，但持续作用长达 10 小时，且有效性强于抗酸药。

PPI 是最强效的抑酸药物。该类药物通过与壁细胞氢 - 钾 ATP 酶泵不可逆结合从而抑制胃酸分泌。在每日进第一餐前 30 分钟时，这类药物可最大程度地与氢 - 钾 ATP 酶泵结合，发挥最大药效。对于每日 2 次 H_2RA 治疗失败、EE 患者、每周烧心症状≥2 次或因 GERD 生活质量下降的患者，可予 PPI 治疗。每日一次的 PPI 治疗在缓解症状、愈合黏膜方面是最有效的。虽然既往已有大量相关的研究，但不同剂量和给药频率的 PPI 治疗在缓解症状和愈合黏膜方面的有效性目前未显示出显著性差异。但不同类型PPI的有效性是不同的，在有GERD症状的患者中，每日一次40 mg的艾司奥美拉唑比标准剂量的兰索拉唑（30 mg/d，口服）、奥美拉唑（20 mg/d，口服）、泮托拉唑（40 mg/d，口服）和雷贝拉唑（20 mg/d，口服）更加有效。有很多荟萃分析结果显示相较于H_2RAs，PPI治疗可以更快更有效地缓解烧心及其他症状。

目前尚无证据说明对非酸反流有效的治疗方法。该类患者应进行生活方式和饮食的调整。在每日进餐量最大的那一餐前半小时服用PPI。对于该类患者，鼓励他们减重、抬高床头、餐后坐直，每日最后一餐距入睡需3小时以上。巴氯芬是一种γ氨基丁酸受体（GABA）激动剂，该药物可减少TSLERs次数。对于存在食管裂孔疝的患者，巴氯芬联合PPI治疗可改善酸反流和非酸反流。巴氯芬初始剂量是每次5~10 mg，每日2次，餐前口服，最大剂量可达每次20 mg，每日3次口服。该药物不良反应包括嗜睡、意识模糊、头晕、无力和震颤，疗程可达2个月。促动力剂通过增强胃排空可能也可减轻症状。对于难治性反流患者，可行Roux-en-Y分流术或十二指肠转位术治疗。

PPI价格更加昂贵，且近期发现存在更多显著的不良反应。使用PPI可能增加难辨梭菌感染、肠道感染以及用或不用抗生素时的再感染风险，还被认为与显微镜下肠炎、淋巴细胞性肠炎和胶原性肠炎发生相关。矿物质和维生素如镁、钙、氯、铁、维生素B_{12}等吸收不良也被认为与PPI用药相关。长疗程的PPI治疗增加了患慢性萎缩性胃炎的风险但很少有不良转归。在大鼠试验中，PPI治疗后出现的高胃泌素血症与胃类癌的发生相关。使用奥美拉唑超过11年的患者会出现肠嗜铬细胞增生，但并未观察到肿瘤病变的发生。

PPI还可能导致急性间质性肾炎，增加慢性肾病和终末期肾病的风险。PPI还可诱发皮肤狼疮和系统性红斑狼疮（SLE）或加重原有疾病。在PPI用药引起痴呆、肺炎和对寿命的影响方面研究数据存在争议，这可能是由于部分研究存在混淆变量。

手术治疗

抗反流手术包括开放式和腹腔镜下的Nissen和Toupet胃底折叠术，其有效性和PPI治疗相当，作为药物治疗的替代，可用于存在慢性反流、DGER和症状难以控制的DGER患者。当患者药物治疗症状改善失败，或药物治疗期间症状加重，或停药后症状复发，应考虑接受手术治疗。同样的，对于患者药物治疗不耐受、需终生使用PPI治疗、用药过程中出现并发症、反复食管狭窄、出现肺部症状、重度食管炎、有症状的Barrett食管以及有症状的食管旁裂孔疝，应考虑行手术治疗。GERD症状典型、pH监测结果异常且对于PPI治疗效果好的年轻患者行手术治疗可收获最佳效果。然而，这些患者也同时是药物治疗的最佳候选。

Nissen胃底折叠术是最为成功、采用最多的抗反流术式。通常情况下该术是在腹腔镜下进行，但已发展出了开放式手术。相较于开放式手术，腔镜手术痛苦更小且恢复更快，二者的手术结果相当，症状改善率方面腔镜下和开放式手术分别为85%和90%。Nissen术即腹腔镜下抗反流手术（laparoscopic antireflux surgery，LARS）包括去除可能存在的食管裂孔疝、游离食管、横膈脚封闭、短胃分离以及360°的胃底后壁折叠。Belsey Mark Ⅳ是一种经胸腔镜部分折叠术，该术式对于食管动力差的患者可实现全食管的游离。Hill胃固定术是以胃小弯的前壁和后壁包绕食管，并与正中弓状韧带缝合以关闭横膈脚。术中测压用来测定LES的压力。Roux-en-Y胃旁路术（Roux-en-Y gastric bypass，RYGB）目前被认为是一种抗反流术式，适用于病态肥胖的GERD患者。

腹腔镜下胃底前壁折叠术（laparoscopic anterior fundoplication，LAF）即Dor术是一种90°~180°包绕食管的手术。相较于腹腔镜下胃底后壁折叠术（laparoscopic posterior fundoplication，LPF）即Toupet术的180°~360°包绕，LAF发生折叠后症状少但反流复发率高。接受LPF术的患者比接受LAF的患者酸暴露（LPF 0.8% *vs*. LAF 3.3%）、烧心（8% *vs*. 21%）和再手术（4% *vs*. 8%）发生率更低。最佳剂量的PPI治疗即艾司奥美拉唑每日20~40 mg，与LARS术有着相当的5年缓解率，PPI和LARS治疗的GERD症状控制率分别为85%和92%。

接受部分胃底折叠术和接受完全胃底折叠术的患者发生腹胀、胀气、消化不良概率相当，但前者吞咽困难发生率更低，而食管酸暴露、食管炎和再手术概率更高。

Nissen胃底折叠术术后并发症不常见，其中相对最为常见的包括胃或食管损伤、脾损伤、气胸、出血、肺炎、发热和伤口感染。不良反应包括胀气（21%）、腹泻（12%）、反流（6%）、烧心（6%）和胸痛（4%），28%的患者主诉出现吞咽困难，并有

7% 的患者需接受食管扩张治疗。

手术后症状的发生取决于胃底折叠对食管包绕的松紧程度。所有接受 LARS 的患者中吞咽困难发生率为 8%~12%，其中接受 Tosetti-Nissen 改良术式的患者吞咽困难发生更为常见，发生率为 11%，该术式中胃短血管是保留的，而 Nissen 术和 Toupet 术后吞咽困难发生率分别为 2% 和 2%。

多数患者可能都会出现术后吞咽困难并可能持续长达 12 周，应首先进行钡剂造影的评估。如果胃底包绕是肉眼可见的紧缩或患者无法顺利吞咽钡剂，则需接受食管扩张治疗。6%~12% 的 LARS 患者需接受食管扩张。多次扩张仍失败的患者需考虑转为部分胃底折叠术。

胀气综合征是患者在接受胃底折叠术后自觉肠道内气体无法呃出。该综合征多见于胃底包绕紧密的术后，可能是由于胃排空延迟、吞气症以及迷走神经功能障碍。在治疗上，初始可给予二甲硅油或药用炭片，进一步可考虑使用甲氧氯普胺 10~15 mg 每 6 小时口服。其他可能有效的药物包括多潘立酮（10 mg 每日 3 次口服到 20 mg 每日 3 次 + 睡前口服）和红霉素（3 mg/kg 体重 每 8 小时 1 次静脉用，注射时间超过 45 分钟，或 250~800 mg 每 6 小时 1 次）。症状会随时间逐渐缓解，很少有患者需接受二次手术治疗。

有 5%~10% 接受腹腔镜下胃底折叠术的患者会因烧心复发或重度吞咽困难而需接受二次手术。食管自纵隔后部游离不完全或未被识别的短食管可能导致食管裂孔疝复发以及折叠的胃底移位。最常见的导致患者行二次手术的原因为吞咽困难（48%）、复发反流（33%）、食管旁裂孔疝（15%）和不典型症状（4%）。二次手术的成功率会下降，有 10% 的患者术后会持续出现反流或吞咽困难的症状，而此时药物治疗就成了唯一的选择。

长期研究显示，由经验丰富的手术医师进行的腹腔镜下胃底折叠术，患者手术满意度达 90%~95%。需要长期使用抗酸药物被认定为手术失败，虽然有一部分患者因为胃部疾病或 Barrett 食管被建议进行保持药物治疗。在 LARS 术后，18% 的患者为改善症状需要抗酸药物治疗，有 16% 的患者在 5 年时需接受二次手术。

使用 LINX 装置的括约肌加强术可获得和 Nissen 胃底折叠术相当的治疗效果。该装置的放置可增加 LES 的压力，通过 12~18 个磁珠形成的磁珠环使 LES 保持关闭状态。吞咽动作可以克服附加的压力，打开磁珠环，允许食物通过。在接受 LINX 置入后的 5 年，GERD 相关生活质量得到提高，仅 12% 的患者主诉烧心，1% 的有反流，8% 的胀气，15% 的患者需要每日应用 PPI 治疗。在接受该手术后数日患者可恢复正常饮食，必要时也能呃逆和呕吐。接受 LINX 装置的患者术后早期出现吞咽困难是常见的，多数可在数周后得到症状缓解。长期吞咽困难者占 6%。该术式与腹腔镜下 Nissen 手术在手术疗效和并发症发生率方面相当，但术后胀气发生率更低。关于吞咽困难和糜烂的发生机制目前尚不明确。

腔内经口手术为门诊患者提供了一个相较于腹腔镜下胃底折叠术创伤性更小的治疗选择。Stretta 系统使用射频能量烧灼胃食管交界处（GEJ）的 5 个部位，造成食管肌层增厚，从而削弱括约肌顺应性。该治疗方法适用于 LES 压力不低于 8 mmHg 且食管裂孔疝不大于 3 cm 的患者。经口无切口胃底折叠术（transoral incisionless fundoplication，TIF）是一种内镜下手术，通过使胃和食管的全层浆膜 - 浆膜连接创造一个 3~5 cm 的部分胃底折叠效果。该术式适用于典型 GERD 患者、分级为 A 和 / 或 B 级食管炎患者以及不超过 2 cm 的食管裂孔疝患者。相较于 Nissen 胃底折叠术，TIF 术发生胀气和吞咽困难概率更低，但手术成功率也显著低于 Nissen 术，术后 6 个月的手术满意率仅 69%，长期疗效研究尚不能确认。虽然这些经口术式相较于经典抗反流手术来说创伤性更小且并发症发生率更低，但其成功率显著性低于经典术式。该类术式是反流治疗中的二线选择，对于希望手术创伤性更小且能接受可能不令人满意结果的患者，该术式仍是一种治疗选择。

病程和预后

药物认识

抗酸药物仅能缓解 20% GERD 患者的症状，这类药物对 pH 值影响最小且不能治愈食管炎。H_2RA 治疗达到 40%~70% 的症状改善率和 20%~50% 的食管炎治愈率，但疾病缓解率仅 25%~40%。提高药物剂量和用药频率可能可以很少地提高症状的改善程度。所有 H_2RAs 疗效都是相当的，不良反应少见且轻微。

PPI 有最佳的抑酸效果，症状改善率达 90% 并使食管炎治愈率达到 80%~90%。每日 1 次奥美拉唑（20 mg）抑酸效果强于每日 2 次雷尼替丁（150 mg）。在所有 GERD 接受每日 1 次 PPI 治疗的患者中，预估有 30% 会治疗失败。高达 70% 接受每日 2 次奥美拉唑（20 mg）治疗的患者夜间胃酸分泌控制不充分。GERD 是一种慢性、易复发的疾病，为了改善症状、预防并发症发生以及 40%~50% 的患者疾病复发，长期维持治疗是有必要的。

治疗失败可能的机制包括弱酸反流、十二指肠胃反流（duodenal gastric reflux，DDGR）、内脏高敏感、胃排空延迟、心理疾患共病以及功能性肠病。若用药症状控制失败或停药后症状复发，则患者需接受内镜检查以明确诊断。

大多数治疗失败的患者都患有 NERD，其中 66% 的患者在停药后会出现症状复发。当症状复发后，需再次给予既往有效剂量的药物治疗，若停药时间不超过 3 个月应接受内镜检查，之后需要长期维持治疗。若停药时间超过 3 个月，则直接开始接受既往剂量药物治疗，之后药物剂量增加的方法同前所述。

对于内镜下确认的 EE 患者，PPI 治疗是起始的治疗选择。这类患者需在指定的医疗中心接受 24 小时 pH 监测和胆汁探查试验以明确反流严重程度。存在卧位反流、食管弱蠕动、糜烂性食管炎、Barrett 食管、LES 功能缺陷的患者预示着可能药物治疗效果不佳且 GERD 并发症发生风险高，这些患者需考虑手术治疗。

遗憾的是 pH 值监测并不能明确指出 GERD 和食管外症状的因果关系。药物治疗后症状显著改善或缓解是食管外症状由 GERD 导致的最佳佐证。和典型 GERD 患者一样，食管外症状的治疗需要更大剂量的 PPI。药物治疗失败、需要长期维持治疗或间断用药的患者需考虑手术治疗。

非酸反流的长期治疗取决于对药物的应答程度。对巴氯芬治疗有效的患者可持续使用该药物并逐渐将 PPI 减量至停用。对药物治疗无效的患者需考虑接受手术治疗如 Nissen 胃底折叠术。

手术认识

腹腔镜下 Nissen 胃底折叠术自 1991 年开展以来，亦成为重度 GERD 的治疗金标准。该治疗的 10 年手术成功率至少在 90%。虽然有 14% 的患者术后仍需 PPI 治疗，这其中 79% 的患者是因为描述不清的腹部或胸部症状而用药，用药适应证并不明确。很多胃底折叠术和 PPI 治疗的对比结果显示二者在控制 GERD 病情及其症状方面有效性相当。长期疗效研究显示当 PPI 剂量增加后，外科手术的优势就不存在了。

食管炎：急性和慢性

急性食管炎病因有多种，其中以 GERD 最为常见（图 11.2）。慢性食管炎更为常见，是多次急性炎症事件的结果。接受内镜检查的患者中，14% 存在食管炎，且多为男性。活动性反流性食管炎的患者中 79%~88% 存在食管裂孔疝。反流性食管炎的发病率在快速地增加，一项研究报道其发病率在 10 年中翻了一倍。在比利时，EE 的发病率显著上升，随后稳定了，同时 PPI 的使用增长了 6 倍。

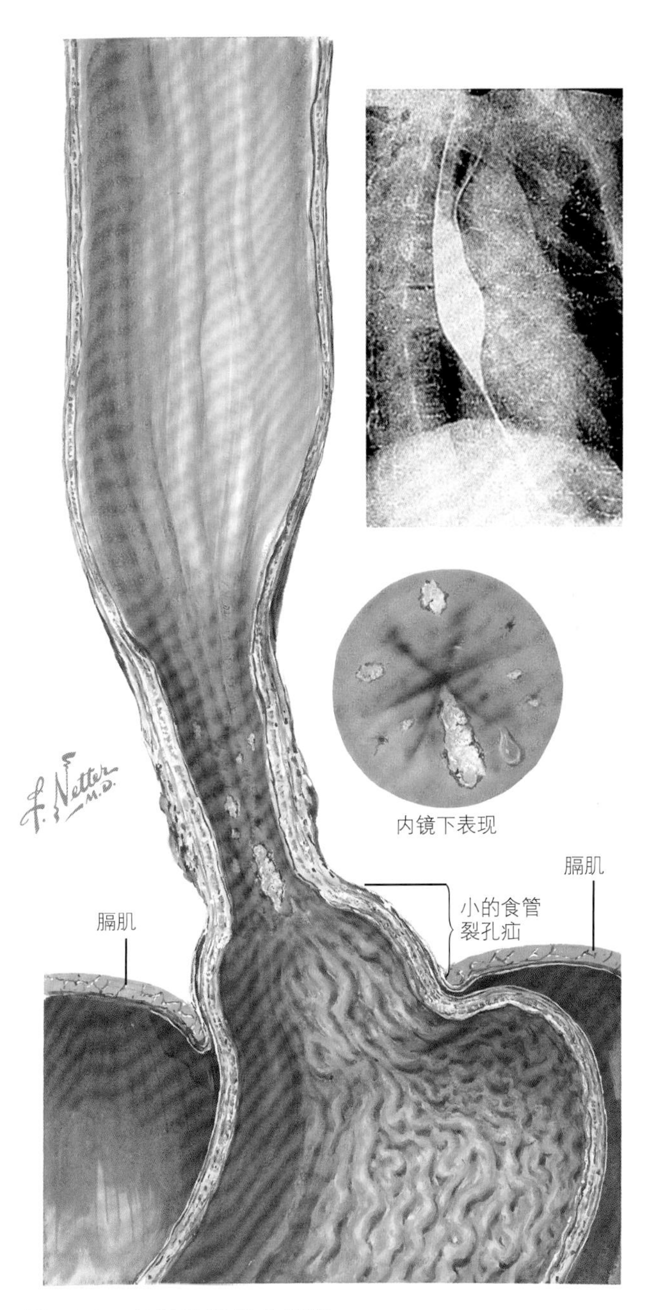

图 11.2 急性和慢性食管炎

食管炎的发生被认为不仅是由于胃酸，还因为胆汁、各类酶、胃蛋白酶以及胰液的反流所致。酸相关食管炎可导致食管纵行平滑肌收缩过度并使环行平滑肌的收缩性受损，从而导致慢性并发症的发生。

药物在食管腔内停留时间过长可产生刺激最终导致食管炎发生。对于人免疫缺陷病毒（HIV）感染者食管机会性感染是一个常见原因，且可反映基础疾病的严重程度。其他少见的导致食管炎的病因包括误服酸性或碱性居家用品、严重呕吐、胃管或吸痰管刺激、念珠菌或其他感染性疾病。

临床表现

内镜下存在食管炎表现的患者中仅50%存在GERD相关的典型反流症状。食管炎最为典型的烧心症状仅见于28%存在内镜下表现的患者。其他症状包括：吞咽困难（19%）、反酸（18%）、吞咽疼痛（6%）、恶心、呕吐和呃逆。高龄、男性、症状严重以及存在食管裂孔疝均是重度食管炎的独立危险因素。HIV相关疾病患者的食管炎症状与其特异的病因有关。

诊断

食管胃十二指肠镜（esophagogastroduodenoscopy，EGD）能直观观察食管黏膜，是诊断食管炎的最佳手段。未经治疗的GERD患者中食管炎的流行率为30%。EGD镜下可表现为黏膜充血、红斑、水肿以及针尖样出血。感染和药物诱发的食管炎多见于近段食管，酸反流相关食管炎则多见于远段食管。活检组织病理可见上皮坏死、糜烂、小细胞浸润和肌纤维肥大。食管炎多发于GE交界及其上方10 cm以内的区域内。

既往最为广泛使用的食管炎分级系统为Savary-Miller分级系统。因该分级系统中的第Ⅳ级包含过多的并发症诊断如狭窄、溃疡和Barrett食管炎，目前已基本上被其他系统所替代。

- Ⅰ级：单个或多个未融合的红斑病变，伴或不伴渗出表现；
- Ⅱ级：食管远段糜烂性或渗出性病变，可存在融合但不环周；
- Ⅲ级：食管远段环周糜烂性病变，被覆出血或假膜样渗出；
- Ⅳ级：慢性并发症如深溃疡、狭窄、瘢痕伴Barrett肠化；

上消化道内镜应用最为广泛的食管炎分级系统是洛杉矶分级系统。该系统根据食管黏膜特征对食管炎进行分级。黏膜破损是指正常鳞状上皮毗邻的黏膜脱落，与是否存在渗出性改变无关。

- A级：单个或多个黏膜破损，长度不超过5 mm；
- B级：至少一处黏膜破损长度超过5 mm，但病变不融合；
- C级：存在至少一处融合的黏膜破损，但并不呈环周改变；
- D级：黏膜破损融合，至少达3/4食管周径。

治疗和处理

对EE的治疗目标是愈合病变、缓解症状以及预防复发。重度食管炎，即症状已经影响其生活质量的患者应以最高治疗剂量起始治疗，并逐渐减量至可缓解GERD症状并使食管炎治愈的最低剂量。应起始给予患者最大剂量PPI每日1次，同时辅以饮食和生活方式的调整，疗程共8周。接受该治疗方案的EE患者中有86%被治愈。需特别指出的是，多项前瞻性试验结果显示艾司奥美拉唑相较于其他PPI有着更高的有效率、较低的患者间差异性，并且在食管炎患者亚组的食管黏膜愈合方面疗效更为持续。有很多PPI相关的研究均显示，在治疗EE方面，采取静脉给药还是口服给药，口服片剂还是口服颗粒混悬剂，在有效性方面都无明显差异。

在过去，PPI和H_2受体阻滞剂的短期治疗对于EE都是有效的，但PPI被证实更优；因此，H_2受体阻滞剂不再作为一线治疗方案。不过，当初始的PPI治疗阶段过去后，药物应减量，且如果患者症状轻微，可改为H_2受体阻滞剂。

洛杉矶分级为C级和D级的食管炎患者在8周PPI治疗后需接受上消化道内镜复查以确认黏膜是否愈合并排除进展为Barrett食管的可能。仅在发现存在Barrett食管、出血、出现吞咽困难症状以及当患者在PPI维持治疗期间出现症状剧烈变化时需接受第三次内镜检查。存在严重EE或Barrett食管的患者需维持每日PPI口服治疗。

病程及预后

PPI药物能稳定地缓解症状、降低复发率和延长复发间期，被推荐为控制EE病情的长期药物治疗方案。多数PPI维持治疗在第6到第12个月的治疗成功率为82%~93%，且具有很好的成本效益。如果不接受维持治疗，多数患者在1年内出现疾病复发。复发可导致食管炎严重程度的增加和并发症（如

Barrett 食管以及食管腺癌等）发生风险的升高。治疗失败以及疾病复发最主要的原因是依从性差，其次是非酸反流，尤其是那些在治疗中仍持续存在反流及咳嗽症状的患者。

LARS 能有效缓解症状并治愈 EE。可在药物治疗失败后进行，亦可作为长期维持治疗的一种替换方案。目前新开创的内镜下治疗方案有效性尚不明确。多项研究结果显示长期持续药物治疗和手术治疗的有效性至少是相当的，但随访长达 7 年的数据显示手术治疗更优越。手术存在的长期问题包括胀气的增加以及 PPI 使用增加，患者可能因此依从性变差或出现非酸反流。

食管溃疡

食管溃疡是存在清晰边界的食管黏膜缺损（图 11.3），在接受 EGD 检查的患者中发现率为 1%。66% 的食管溃疡患者病因为伴有食管裂孔疝的 GERD，由于食管鳞状上皮细胞暴露于胃内反流物如胃酸、胃蛋白酶、胆汁以及胰液的时间延长所致。药物相关性溃疡占食管溃疡的 23% 且药物多为非甾体抗炎药（NSAIDs），该类药物可长时间直接接触食管黏膜。食管溃疡还可能是一些药物如双膦酸盐和部分抗生素用药后的并发症，代表为多西环素。含酸的食物、

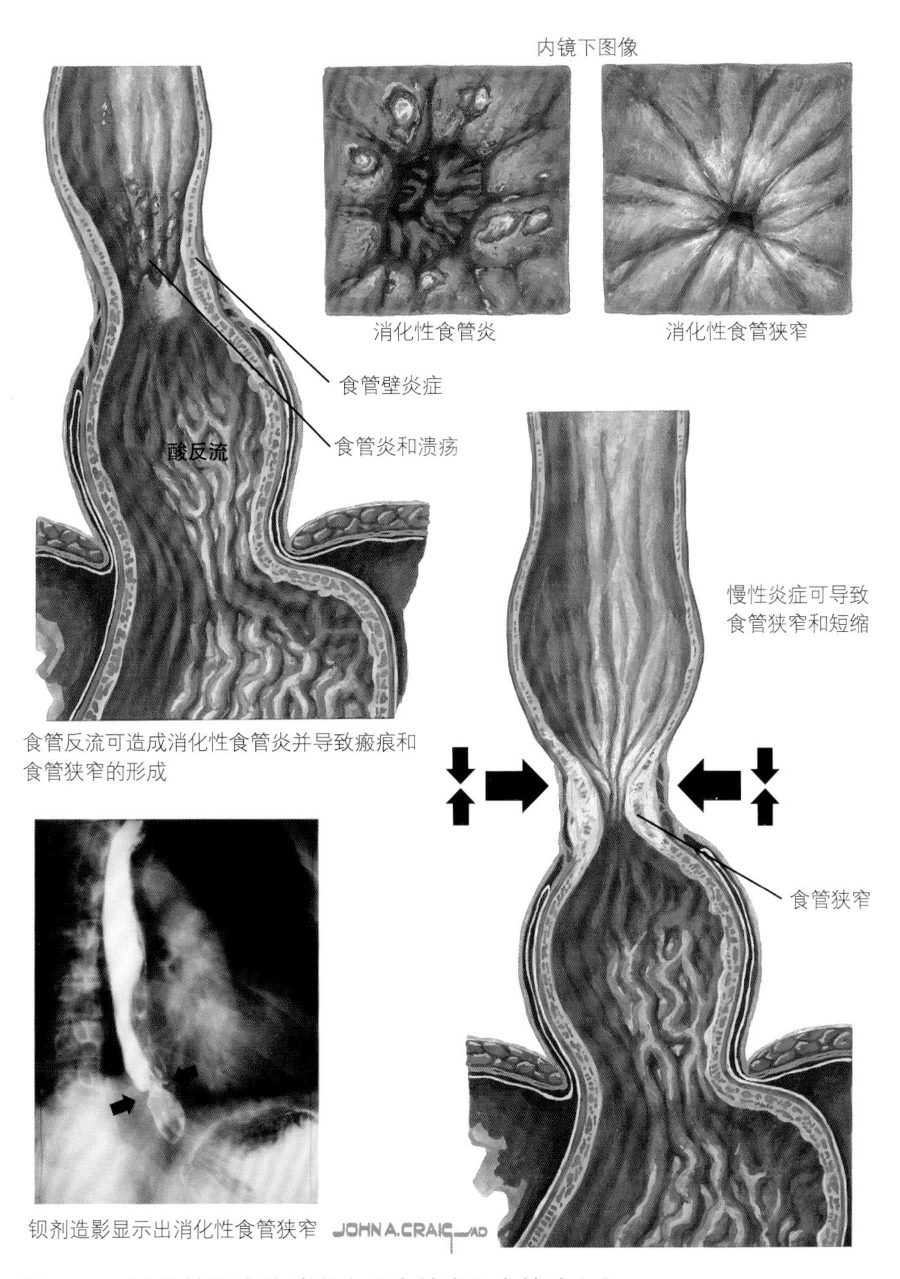

图 11.3　消化性反流的并发症（食管炎和食管狭窄）

咖啡因类饮料、酒精以及吸烟都可能导致更严重的溃疡形成。

感染性病因所导致的食管溃疡相对少见，病原包括念珠菌、结核分枝杆菌、放线菌、单纯疱疹病毒（herpes simplex virus，HSV）以及巨细胞病毒（cytomegalovirus，CMV）。造成感染的病因包括腐蚀性损伤、吻合口溃疡、异物、曲张静脉套扎、神经性暴食症导致的反复呕吐，以及其他不明的病因。HIV 感染患者具有较高的感染性溃疡发生率，其中 CMV 为 45%，特发性病因占 40%，念珠菌和 HSV 分别为 27% 和 5%。

食管溃疡可能并发出血、穿孔以及气管食管瘘。溃疡会导致纤维组织形成和胶原产生（可致食管狭窄）。溃疡的愈合可伴随有肠上皮化生的出现，肠化过程可导致 Barrett 食管。Barrett 食管患者中有 46% 存在溃疡表现。随着 PPI 治疗的出现，食管溃疡变得越来越少见。

临床表现

食管溃疡患者的症状与 GERD 患者几乎并无不同。多数患者存在烧心、反流、胸骨后疼痛、吞咽困难、吞咽疼痛、癔球感、恶心和呕吐，其他患者可无症状。食管溃疡最常见的体征为贫血；约有 1/3 的患者可表现为急性消化道出血。溃疡出血的患者可能出现呕血、呕吐咖啡样物质、胸骨后疼痛放射至背部。Barrett 食管和食管溃疡的患者中有 24% 表现为急性消化道出血，其中黑便的占 40%，黑便与呕血同时存在的另占 40%。50% 的患者有体位性低血压，需接受输血治疗的概率为 8/10。

患者的出血性溃疡中 50% 与 NSAIDs 用药相关，60% 与食管裂孔疝相关，40% 与食管炎相关。药物相关溃疡多见于食管中段，近主动脉弓处，该处是食管生理性狭窄位置，因此药物可能在此短暂停驻。仅 13% 的食管溃疡发生于远段食管。相较于位于 GE 交界处的溃疡，位于食管中段的溃疡出血风险更大，这可能也反映出导致溃疡病因的不同。溃疡患者食管狭窄和穿孔的发生率分别为 12.5% 和 3.4%。

诊断

食管钡剂造影和内镜检查均可诊断食管溃疡，两项检查均能发现 GERD 的证据，如存在明显的反流。钡餐造影可显示出溃疡的位置，其中 69% 的患者位于食管后壁，位于侧壁和前壁的分别占 17% 和 14%。有 9/10 的溃疡是位于 LES 上 4 cm 以内的范围。食管造影还可以显示食管裂孔疝、黏膜结节以及食管狭窄，这三种表现发生率分别为 40%。食管造影的检查精确度可达 5 mm，因此对病变可做出最佳的判断。

内镜是诊断溃疡的最佳手段。溃疡的位置、镜下特点以及活检结果可以解释溃疡病因。慢性 GERD 相关溃疡一般边界清晰，有不明确的边缘，火山口样的肉芽组织，其上可被覆黄灰色膜。食管炎通常和 GERD 溃疡相连，可表现为炎症、充血、水肿和浅表糜烂，这些病变处由于节段性痉挛会继发狭窄。NSAIDs 相关溃疡周边黏膜是正常的。药物相关性溃疡相较于 GERD 溃疡更大且更为表浅，但二者大小都在 2.75~3.00 cm 之间。对溃疡需进行活检以除外 Barrett 食管和恶变。内镜下活检对 HIV 感染患者的食管溃疡诊断是不可或缺的。溃疡出血亦可经由上消化道内镜检查得出诊断。

治疗和处理

明确食管溃疡的病因对制订合适的治疗方案是最为重要的。对于无并发症的、既往未经治疗的 GERD 相关性食管溃疡应给予 PPI 治疗。目前能最有效治愈 EE 并用于后续维持治疗的药物是艾司奥美拉唑。对于药物相关性食管溃疡，若能早期识别溃疡其可自行愈合，应停用致溃疡药物，指导患者今后吞服药物时采取直立体位并且每次服药时均需饮一杯水。抗酸药物和 H_2 受体阻滞剂是起效最快的治疗用药，PPI 的抑酸效果最佳。对于 HIV 感染患者，溃疡的治疗应针对导致溃疡的具体病因。应使用合适的抗微生物制剂对感染性病因进行根除治疗。CMV 感染使用更昔洛韦治疗，食管念珠菌病使用伏立康唑治疗。

虽然急性出血多数需要接受输血治疗，但绝大多数出血不需行内镜治疗即可停止。作为急救措施，有 4% 的食管溃疡出血患者需接受急诊内镜下止血治疗，治疗方式包括氩离子束凝固术、肾上腺素注射以及内镜下止血夹止血术。介入操作很少用于食管溃疡的止血。急诊手术很少见，仅见于 0.6% 的出血病例中，手术更多用于对并发症如食管狭窄和穿孔的治疗中，有 8% 这类患者接受了手术治疗。选择性腹腔镜下胃底折叠术对于溃疡长久不愈合的患者可能是必要的。

病程和预后

92% 的 GERD 相关性以及药物相关性溃疡患者非手术治疗可获得成功。随访的内镜检查显示 NSAIDs 相关性溃疡在 3~4 周时愈合。接受治疗的

HIV感染患者溃疡愈合率达98%。GERD相关性溃疡可能发生食管狭窄，而药物相关性溃疡不会并发狭窄。对于多数食管溃疡相关的食管狭窄，食管扩张治疗都是有效的。因食管溃疡死亡病例很少见，但有2%的患者死于急性出血或穿孔。

良性食管狭窄

食管狭窄多见于男性患者，最常见于老年白种人病患。GERD患者（图11.4）和食管溃疡患者中食管狭窄的发生率分别为10%~15%和13%。GERD与近70%的食管狭窄相关。其他少见的狭窄病因包括吞入腐蚀性成分、Barrett食管、纵隔放疗、药物摄入、恶性肿瘤、手术切口、先天性食管狭窄、皮肤疾病以及假性憩室。

在反流性食管炎中，胃酸和胃蛋白酶的分泌最终腐蚀食管黏膜，代之以纤维组织，最终挛缩，导致管腔缩小至2~3 mm。随着PPI治疗应用以来，重度食管狭窄逐渐减少。总体来说，GERD相关食管狭窄多与重度食管炎以及Barrett食管有关，狭窄多发生于鳞柱（squamocolumnar，SC）交界。因Barrett食管的肠上皮化生（intestinal metaplasia，IM）进展到近段食管，其后出现食管狭窄。

临床表现

患者的症状多变，有吞咽困难、吞咽疼痛、反

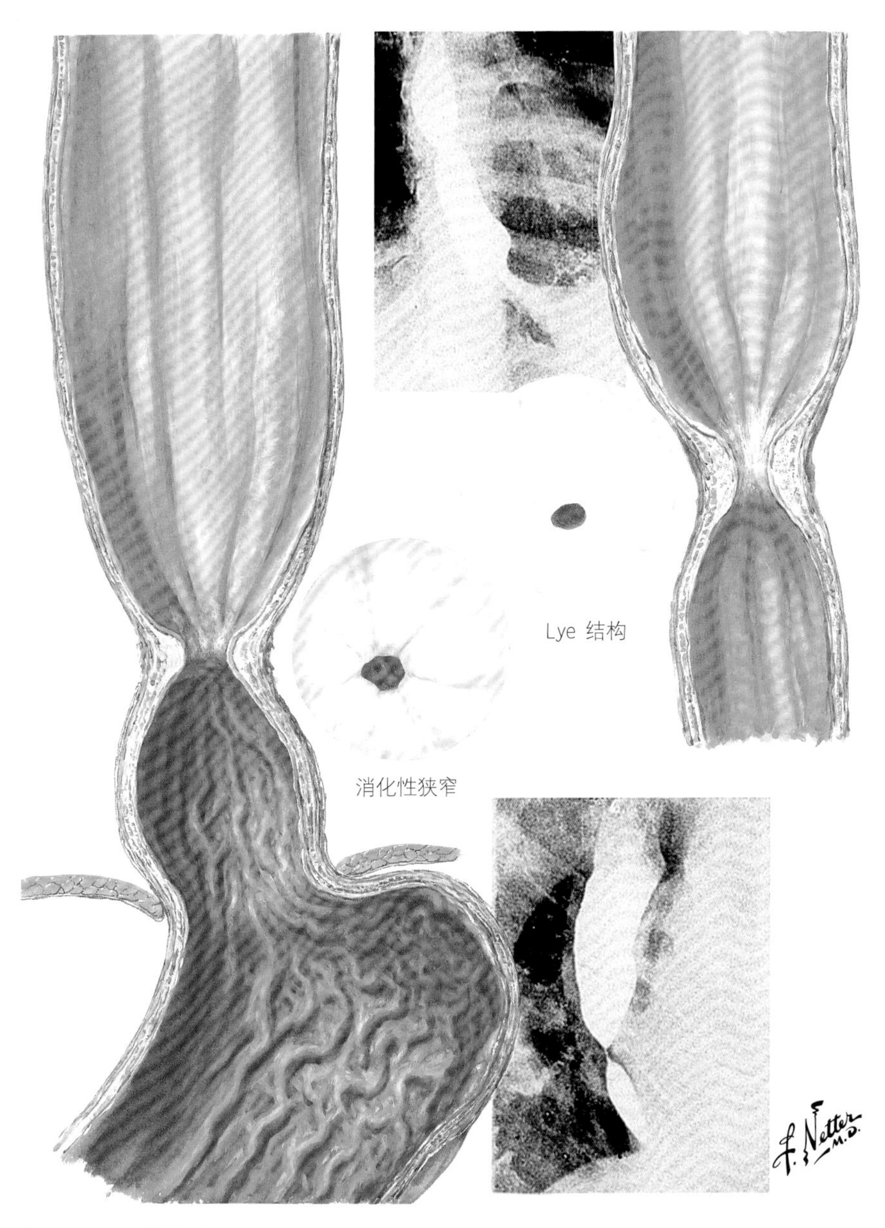

图11.4 食管狭窄

流和胸痛。吞咽困难最初在吞入固态食物时出现，随着狭窄逐渐严重发展为进食液态食物时也出现吞咽困难症状。当食物刺激狭窄处食管黏膜时会出现吞咽疼痛症状。患者因无法进食足够的食物，最终会导致体重下降以及营养不良。

诊断

根据患者临床病史会疑诊食管狭窄，再结合内镜以及钡剂食管造影检查即可确诊。通常来说，钡餐造影显示狭窄食管的不同节段，狭窄边缘呈缓慢变窄且无恶性狭窄患者的凹凸不平表现。EGD 可镜下直视狭窄病变，活检能证实其为良性狭窄。随着狭窄进展，食管更加僵直，内镜通过将受阻。重度狭窄病例需使用儿科内镜以通过食管腔。在 GERD 患者中，可能可以观察到狭窄病变水平以上活动性的酸反流。应行 24 小时 pH 监测以鉴别 GERD 相关性狭窄和药物相关性狭窄，后者占比约为 45%。消化性狭窄还需与 Schatzki 环即网状狭窄相鉴别，后者与反流也相关，且位于 SC 交界处（见第 4 章）。

治疗和处理

反复使用硬质扩张器或球囊进行反复食管扩张是治疗食管狭窄的可选方法。在 GERD 相关性狭窄中采用扩张治疗可缓解 75% 患者的临床症状。多项关于扩张治疗后局部应用丝裂霉素 C 的研究显示用药组扩张次数减少、扩张治疗间期延长，整体治疗效果改善；但该结果需进一步试验去证实。需针对导致反流的病因进行长期积极的 PPI 治疗。

若狭窄反复复发需频繁的扩张治疗、药物治疗失败或不可行，即为手术治疗适应证。胃底折叠术应在诊断后的 2 年内进行以解决导致反流的病因。腹腔镜下修复术可能会取得好的效果且并发症轻微。近期的一项纳入 200 名药物和手术治疗患者的研究得出了一个结论，即很少有消化性狭窄需要采用切除术治疗。

病程和预后

30%~40% 的良性食管狭窄患者在 1 年内会出现症状复发。非消化性狭窄患者复发率最高。对于 GERD 相关性狭窄患者，持续的烧心症状和存在食管裂孔疝是 PPI 治疗失败最强烈的预测因素。当药物相关性狭窄被治愈后，烧心症状不一定需要进行治疗。药物相关性损伤可能在存在 GERD 相关性食管狭窄基础的患者中，因药物可能会停驻于食管腔内而造成进一步的黏膜损伤。这些狭窄可能扩张治疗无效。

一项梅奥诊所的研究显示，食管狭窄患者在接受外科手术前 26 个月内，每个患者需要接受 5.3 次扩张治疗，而手术后 25 个月内降为每个患者扩张 1.8 次。因吞咽困难和食管狭窄接受腹腔镜下胃底折叠术后，患者的总体治疗满意度达 88%~91%，吞咽困难复发率为 10%。腹腔镜下手术临床效果好，并发症轻微，患者生活质量高。

Barrett 食管

Barrett 食管是指经由内镜检查发现并由活检病理证实的位于 GEJ 水平以上任何部位、任何长度的肠上皮化生，不包括胃贲门部的肠上皮化生（图 11.5）。鳞状上皮被含有杯状细胞的柱状上皮所取代。Barrett 食管最初包括胃底型、交界型以及 IM 型。但因胃底型上皮恶变风险很低之后未再被纳入 Barrett 食管中。内镜检查并不能准确区分 IM 型和胃型上皮，因此活检对于诊断是必要的。

研究证据支持 Barrett 食管与慢性 GERD 有强相关性。93% 的 Barrett 食管患者 pH 值监测结果是异常的，而其他的 GERD 患者 pH 值监测异常比率为 45%~75%。Barrett 食管的男女比为 2∶1。男性患者通常为白人，存在长期烧心症状且年龄超过 50 岁。因 GERD 接受内镜检查的患者中 Barrett 食管的发现率为 10%~20%。在美国，每周出现烧心症状、每天出现烧心症状及无症状成年人中，Barrett 食管的发病率分别为 3%、5% 及 0.5%~2%。

Barrett 食管存在进展为腺癌的风险，后者在近 20~30 年中发病率显著升高，已成为美国增长最快的癌症。Barrett 食管发生于持续存在的 GERD 基础上，而 GERD 是腺癌的一个独立危险因素。GERD 患者患食管腺癌的风险是普通人群的 30~60 倍，发病率是普通人群的 100 倍。Barrett 食管和腺癌的发病率随着年龄和症状严重程度增加而增加。食管切除手术的系列研究结果显示食管腺癌多发于老年白人男性。

癌症是从鳞状细胞出现 IM，发生低级别异型增生（low-grade dysplasia，LGD），进展到高级别异型增生（high-grade dysplasia，HGD），再至侵袭性疾病这一进程的终末阶段。以上所有阶段都可能并存。Barrett 食管患者发生腺癌的其他危险因素包括 Barrett 食管病变长度、LGD 和 HGD。

IM 是异型增生和癌最重要的危险因素，大多

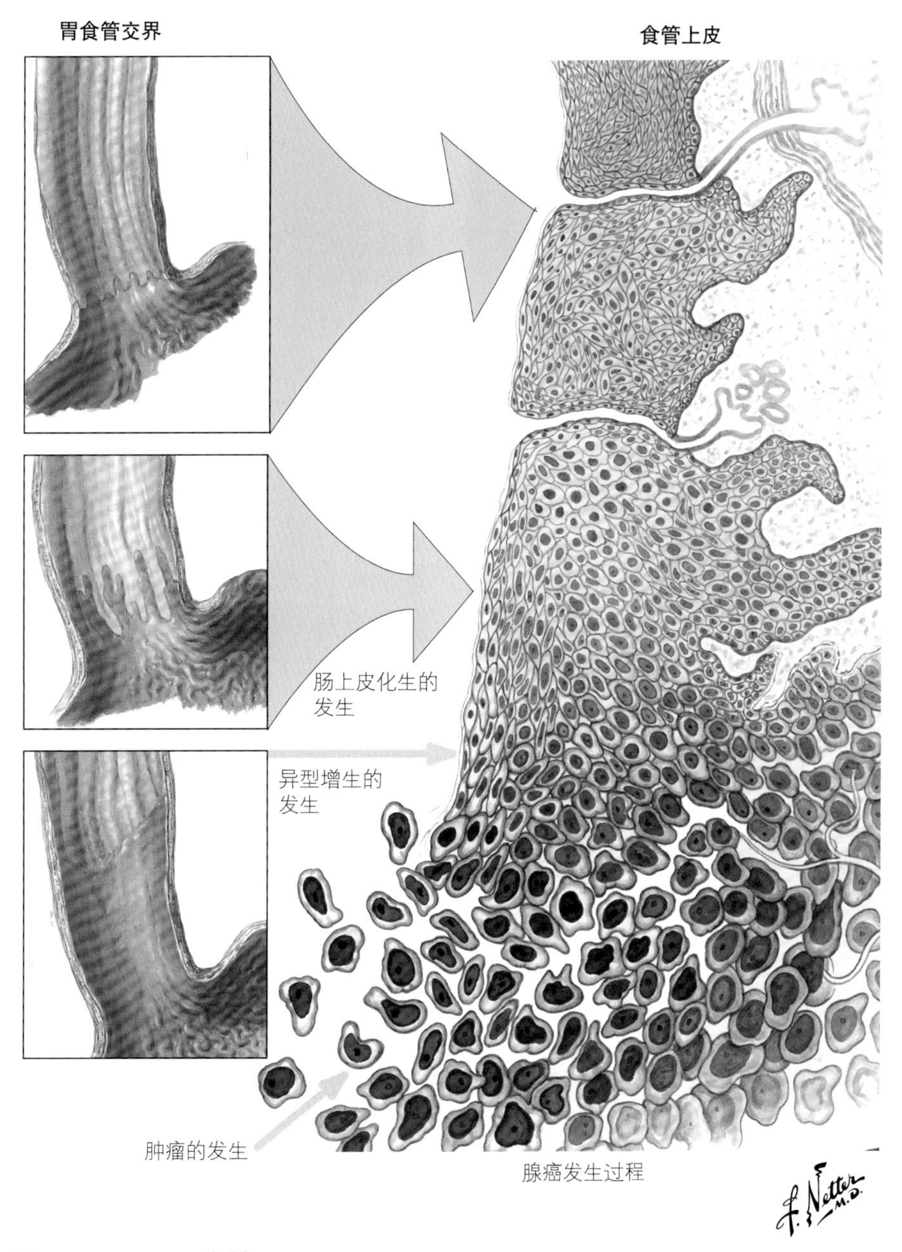

图 11.5　Barrett 食管

数食管及 GE 交界处腺癌都伴随 IM 表现。短段型 Barrett 食管异型增生风险较低，长段型 Barrett 食管患者相较于短段型患者酸暴露更多，LES 压力更高。近期的研究致力于区分短 Barrett 食管与胃贲门 IM。短段型和长段型 Barrett 食管的区分并不明确。

胃酸和十二指肠内容物的反流可能会促进 Barrett 食管的发生。胆汁连同胃酸和胃蛋白酶会破坏食管黏膜屏障并导致食管炎。酸暴露与柱状上皮黏膜的出现相关，而胆汁暴露被认为是 Barrett 食管的一个独立预测因素。食管次全切除以及幽门成形术后会出现严重的 DGER，这将为 Barrett 肠化生的发生发展提供环境条件，上皮将从贲门上皮逐渐转变为 IM。在重度 DGER 的患者模型中，33% 有食管炎，23% 有 Barrett 食管，另有 18% 的患者从贲门型黏膜逐渐发展为 Barrett 食管。显然在这一过程中，胃酸并不是唯一的病因。

临床表现

并无症状或体征可区分患者是否存在 Barrett 肠化生。Barrett 食管患者的症状和体征与 GERD 患者相同。

诊断

长时间存在 GERD 症状的患者更有可能出现 Barrett 食管，需接受 EGD 检查。Barrett 食管的高位因素可能包括男性、存在异常胆汁反流、直径大于 4 cm 的食管裂孔疝、LES 缺陷、远段食管动力障碍、反流事件时间超过 5 分钟以及 GERD 症状存在超过 5 年。

Barrett 食管的诊断需对异常表现黏膜取活检以证实 IM 和异型增生的存在。需明确 SC 和 GE 交界的位置。当 SC 交界位于 GE 交界的头侧时需考虑存在 Barrett 食管。出现胃黏膜皱襞被认为是胃的起始。内镜下肉眼难以区分胃黏膜和 Barrett 食管食管炎表现，但典型的 Barrett 食管被描述为橘红色。指南建议自 GE 交界以下 1 cm 至 SC 交界以上 1 cm 处，每隔 2 cm 四象限取活检。内镜下行亚甲蓝染色可能有助于对食管 IM 细胞的定位。

治疗与处理

治疗包括控制反流、治愈食管炎、尽早发现异型增生。Barrett 食管的治疗方法和治疗原则与 GERD 是相同的，但 Barrett 食管患者因疾病更加严重因此对治疗的应答更差。如何预防 Barrett 食管的发生并阻止其发展还尚无明确定论。治疗方法结合了内镜、药物、手术以及可能的消融治疗。

监测是基于腺癌发生风险的增加，异型增生是癌症风险最敏感的预测因子。对于所有的 Barrett 食管患者都推荐进行内镜监测以发现异型增生并进行早期干预。这些措施是为了尽力降低食管腺癌发生率并提高患者的生存率。研究结果显示，与出现吞咽困难等症状后才发现癌症相比，内镜监测能发现早期阶段的腺癌，但这一监测措施并未能影响生存率。

遗憾的是，大多数 Barrett 食管癌的患者并未发现癌前状态如异型增生，也不在接受监测之列。大多数腺癌患者仍是无症状的。因此，对所有接受 EGD 检查的患者都应详细探查食管远段。检查的目标是发现 IM 顶端的异型增生，任何级别的异型增生附近都可能存在癌。

遗憾的是，基于循证医学数据制定的内镜监测筛查的间期仍未确定下来。内镜检查间期现在依据异型增生的程度而定。所有上皮表面的结节或溃疡病变都应详尽活检。若连续两次的内镜检查均未发现异型增生的证据，则内镜监测的间期可改为 3 年。

若内镜下发现 LGD，则患者需接受 3~12 周的高剂量 PPI 治疗，治疗后续接受二次活检。食管炎可以被治愈但异型增生不会消失，因此可消除关于诊断的疑惑之处。若在二次活检中仍发现 LGD，则在之后的 1 年内需每 6 个月接受一次内镜复查，在那之后若 LGD 无进展，则每年进行 1 次内镜复查。发现 HGD 后续由第二名病理医师进行确认并采取积极的治疗。

对于 Barrett 食管患者，药物和手术治疗在控制反流症状方面都是有效的。虽然艾司奥美拉唑的使用剂量能控制反流症状，仍有超过 60% 的患者持续存在病理性 GERD，同时食管 pH 值低于正常。为了预防食管腺癌的发生发展，必须使用更高剂量的 PPI 治疗。只有再次进行 pH 值监测方能评估治疗是否成功。尽管积极的 PPI 治疗是一线治疗方法，并无明确临床证据支持抑酸治疗能预防腺癌发生或阻止 IM 向异型增生发展。PPI 治疗中要求将药物剂量逐渐调整至一个可以控制症状和治愈食管炎的水平。

在 LARS 术后，Barrett 食管患者烧心症状减轻者可达 96%，完全缓解者达 70%。伴有 Barrett 食管的患者与不伴有 Barrett 食管患者 LARS 术后在药物应用和症状控制方面无差异，但前者（12%）较后者（5%）治疗失败率更高。Barrett 食管患者接受 LARS 后，89% 的患者食管酸暴露能得到很好的控制。

在抑制 Barrett 食管进展、预防 Barrett 食管相关肿瘤发生方面，抗反流手术优于药物治疗。一项荟萃分析报道接受抗反流手术或药物治疗后，Barrett 食管患者腺癌发生风险降低了 1.5/1000 人年，且手术治疗较药物治疗降低幅度更大，但不存在显著性差异。Barrett 食管的缓解情况取决于食管柱状上皮的长度和抗反流术后随访的时间。内镜和病理结果显示短 Barrett 食管患者 LARS 术后 IM 的完全缓解率在 33%~55%。在 Barrett 食管长度超过 3 cm 的患者中，20% 获得疾病缓解，但另有 20% 从 IM 进展到异型增生。

若内镜下发现 HGD，有三种治疗方法：内镜下切除、严密随访以及消融治疗。在长达 46 个月的严密随访中，约 25% 的患者进展至腺癌，25% 疾病严重程度减轻，另外 50% 的患者病情未发生变化，所有患者发生同期食管癌的概率均为 47%。

食管切除术是最传统的治疗方式，但并发症发生率和死亡率高（3%~10%）。内镜下治疗有多种方法，包括热疗、化学治疗以及机械治疗。治疗的目的是去除所有的异型增生上皮，使得鳞状上皮能重新生长。氩离子束、激光、电烧灼以及光动力疗法都已经得到应用。光动力治疗可使 90% 患者的异型增生级别降低，但 58% 的患者仍残存 Barrett 食管，且可能出现胸痛、恶心、食管狭窄的并发症。

（Neil R. Floch 著 温越 译 王琨 审校）

其他资源

胃食管反流病

Bammer T, Hinder RA, Klaus A, Klingler PJ: Five- to eight-year outcome of the first laparoscopic nissen fundoplications, *J Gastrointest Surg* 5:42–48, 2001.

Fass R: Proton-pump inhibitor therapy in patients with gastro-oesophageal reflux disease: putative mechanisms of failure, *Drugs* 67(11):1521–1530, 2007.

Frazzoni M, Piccoli M, Conigliaro R, et al: Refractory gastroesophageal reflux disease as diagnosed by impedance-pH monitoring can be cured by laparoscopic fundoplication, *Surg Endosc* 27:2940, 2013.

Jacobson BC, Somers SC, Fuchs CS, et al: Body-mass index and symptoms of gastroesophageal reflux in women, *N Engl J Med* 354(22):2340–2348, 2006.

Kahrilas PJ: GERD pathogenesis, pathophysiology, and clinical manifestations, *Cleve Clin J Med* 70(Suppl 5):S4–S19, 2003.

Li S, Shi S, Chen F, Lin J: The effects of baclofen for the treatment of gastroesophageal reflux disease: a meta-analysis of randomized controlled trials, *Gastroenterol Res Pract* 2014:307805, 2014.

Lundell L, Attwood S, Ell C, et al: Comparing laparoscopic antireflux surgery with esomeprazole in the management of patients with chronic gastro-oesophageal reflux disease: a 3-year interim analysis of the LOTUS trial, *Gut* 57(9):1207–1213, 2008.

Martinez SD, Malagon IB, Garewal HS, et al: Non-erosive reflux disease (NERD)–acid reflux and symptom patterns, *Aliment Pharmacol Ther* 17:537–545, 2003.

Napierkowski J, Wong RK: Extraesophageal manifestations of GERD, *Am J Med Sci* 326:285–299, 2003.

Richter JE: Diagnostic tests for gastroesophageal reflux disease, *Am J Med Sci* 326:300–308, 2003.

Richter JE: Duodenogastric reflux–induced (alkaline) esophagitis, *Curr Treat Options Gastroenterol* 7:53–58, 2004.

Sifrim D, Castell D, Dent J, Kahrilas PJ: Gastro-oesophageal reflux monitoring: review and consensus report on detection and definitions of acid, non-acid, and gas reflux, *Gut* 53:1024, 2004.

Spechler SJ: Clinical manifestations and esophageal complications of GERD, *Am J Med Sci* 326:279–284, 2003.

Tutuian R, Castell DO: Management of gastroesophageal reflux disease, *Am J Med Sci* 326:309–318, 2003.

Xie Y, Bowe B, Li T, et al: Risk of death among users of proton pump inhibitors: a longitudinal observational cohort study of United States veterans, *BMJ Open* 7:e015735, 2017.

食管炎：急性和慢性

Coron E, Hatlebakk JG, Galmiche JP: Medical therapy of gastroesophageal reflux disease, *Curr Opin Gastroenterol* 23(4):434–439, 2007.

Edwards SJ, Lind T, Lundell L: Systematic review: proton pump inhibitors (PPIs) for the healing of reflux oesophagitis—a comparison of esomeprazole with other PPIs, *Aliment Pharmacol Ther* 24(5):743–750, 2006.

Fornari F, Callegari-Jacques SM, Scussel PJ, et al: Is ineffective oesophageal motility associated with reflux oesophagitis?, *Eur J Gastroenterol Hepatol* 19(9):783–787, 2007.

Kahrilas PJ, Hughes N, Howden CW: Response of unexplained chest pain to proton pump inhibitor treatment in patients with and without objective evidence of gastro-oesophageal reflux disease, *Gut* 60:1473, 2011.

Katz PO, Ginsberg GG, Hoyle PE, et al: Relationship between intragastric acid control and healing status in the treatment of moderate to severe erosive oesophagitis, *Aliment Pharmacol Ther* 25(5):617–628, 2007.

Lundell L, Miettinen P, Myrvold HE, et al: Seven-year follow-up of a randomized clinical trial comparing proton-pump inhibition with surgical therapy for reflux oesophagitis, *Br J Surg* 94(2):198–203, 2007.

Okamoto K, Iwakiri R, Mori M, et al: Clinical symptoms in endoscopic reflux esophagitis: evaluation in 8031 adult subjects, *Dig Dis Sci* 48:2237–2241, 2003.

Pandolfino JE: Gastroesophageal reflux disease and its complications, including Barrett's metaplasia. In Feldman M, Friedman LS, Sleisenger MH, editors: *Gastrointesinal and liver disease*, ed 7, Philadelphia, 2002, Saunders, pp 599–622.

Wells RW, Morris GP, Blennerhassett MG, Paterson WG: Effects of acid-induced esophagitis on esophageal smooth muscle, *Can J Physiol Pharmacol* 81:451–458, 2003.

食管溃疡

Higuchi D, Sugawa C, Shah SH, et al: Etiology, treatment, and outcome of esophageal ulcers: a 10-year experience in an urban emergency hospital, *J Gastrointest Surg* 7:836–842, 2003.

Murphy PP, Ballinger PJ, Massey BT, et al: Discrete ulcers in Barrett's esophagus: relationship to acute gastrointestinal bleeding, *Endoscopy* 30:367–370, 1998.

Raghunath AS, Green JR, Edwards SJ: A review of the clinical and economic impact of using esomeprazole or lansoprazole for the treatment of erosive esophagitis, *Clin Ther* 25:2088–2101, 2003.

Spechler SJ: Clinical manifestations and esophageal complications of GERD, *Am J Med Sci* 326:279–284, 2003.

Sugawa C, Takekuma Y, Lucas CE, Amamoto H: Bleeding esophageal ulcers caused by NSAIDs, *Surg Endosc* 11:143–146, 1997.

Tarnawski AS: Cellular and molecular mechanisms of gastrointestinal ulcer healing, *Dig Dis Sci* 50(Suppl 1):S24–S33, 2005.

Wander P, Castaneda D, D'Souza L, et al: Single center experience of a new endoscopic clip in managing nonvariceal upper gastrointestinal bleeding, *J Clin Gastroenterol* 52(4):307–312, 2018.

Wolfsen HC, Wang KK: Etiology and course of acute bleeding esophageal ulcers, *J Clin Gastroenterol* 14:342–346, 1992.

良性食管狭窄

Bonavina L, DeMeester TR, McChesney L, et al: Drug-induced esophageal strictures, *Ann Surg* 206:173–183, 1987.

Kelly KA, Sare MG, Hinder RA: *Mayo Clinic gastrointestinal surgery*, Philadelphia, 2004, Saunders, p 49.

Klingler PJ, Hinder RA, Cina RA, et al: Laparoscopic antireflux surgery for the treatment of esophageal strictures refractory to medical therapy, *Am J Gastroenterol* 94:632–636, 1999.

Olson JS, Lieberman DA, Sonnenberg A: Practice patterns in the management of patients with esophageal strictures and rings, *Gastrointest Endosc* 66(4): 670–675, quiz 767, 770, 2007.

Rosseneu S, Afzal N, Yerushalmi B, et al: Topical application of mitomycin C in oesophageal strictures, *J Pediatr Gastroenterol Nutr* 44(3):336–341, 2007.

Said A, Brust DJ, Gaumnitz EA, Reichelderfer M: Predictors of early recurrence of benign esophageal strictures, *Am J Gastroenterol* 98:1252–1256, 2003.

Barrett 食管

Bammer T, Hinder RA, Klaus A, et al: Rationale for surgical therapy of Barrett's esophagus, *Mayo Clin Proc* 76:335–342, 2001.

Cossentino MJ, Wong RK: Barrett's esophagus and risk of esophageal adenocarcinoma, *Semin Gastrointest Dis* 14:128–135, 2003.

Dresner SM, Griffin SM, Wayman J, et al: Human model of duodenogastro-oesophageal reflux in the development of Barrett's metaplasia, *Br J Surg* 90:1120–1128, 2003.

Fass R, Sampliner RE: Barrett's oesophagus: optimal strategies for prevention and treatment, *Drugs* 63:555–564, 2003.

Gurski RR, Peters JH, Hagen JA, et al: Barrett's esophagus can and does regress after antireflux surgery: a study of prevalence and predictive features, *J Am Coll Surg* 196:706–712, discussion 712–713, 2003.

Lee TJ, Kahrilas PJ: Medical management of Barrett's esophagus, *Gastrointest Endosc Clin North Am* 13:405–418, 2003.

Morales TG, Camargo E, Bhattacharyya A, Sampliner RE: Long-term follow-up of intestinal metaplasia of the gastric cardia, *Am J Gastroenterol* 95:1677–1680, 2000.

Peters JH, DeMeester TR: Esophagus and diaphragmatic hernia. In Schwartz SI, Shires TG, Spencer FC, editors: *Principles of surgery*, ed 7, New York, 1999, McGraw-Hill, pp 1081–1179.

第 12 章

滑动性食管裂孔疝和食管旁疝 1、2、3 型

食管裂孔疝在人群中的发生率为 10%~50%，其中滑动性裂孔疝患者平均年龄为 48 岁，食管旁疝患者平均年龄在 65~75 岁。食管裂孔疝共分 4 型，1 型占比超过 90%，当胃食管交界（GEJ）滑动至膈肌以上时发生。剩下的 10% 属于 3 型或混合 2 型，是纯粹的食管旁疝。2 型裂孔疝是指胃底部疝入胸腔，毗邻食管，而 GEJ 仍位于腹腔内，这类疝占剩余裂孔疝的 14%。3 型，即混合性食管旁疝，占剩余裂孔疝的 86%，是指食管下段括约肌（LES）和胃底一同疝入胸腔（图 12.1 和图 12.2）。4 型裂孔疝是 3 型的一个亚型，疝入胸腔的除全胃外，还包括其他腹腔脏器如网膜、结肠（13%）、脾（6%）和小肠。食管裂孔旁疝（parahiatal hernia）是指胃经由独立于食管裂孔的膈肌缺陷疝入胸腔，这种疝在食管裂孔疝中占比不足 1%。

当膈食管膜、主动脉前筋膜以及正中弓状韧带的作用随着时间逐渐减弱，食管裂孔疝就会产生。吸气时腹腔和胸腔的压力差产生真空效应将胃推入胸腔。疝入后纵隔的程度以及可能出现的扭转类型取决于胃脾韧带、胃结肠韧带和肝胃韧带的松弛程度。随着食管裂孔疝的增大，可能会发生两种类型的扭转。器官轴型扭转（纵轴）是胃大弯扭转至胃小弯前方。肠系膜轴型扭转较为少见，是胃沿其自身横轴发生扭转。

尽管在纵隔内进行了广泛的松解，GEJ 仍无法被降至膈肌以下时，便会出现短食管现象。这种现象发生在慢性 GERD 患者中，因为这些患者会出现透壁性炎症和食管收缩。

临床表现

尽管小的 1 型食管裂孔疝可能无症状，多数患者还是会主诉典型或不典型的 GERD 症状。烧心是 GERD 的主要症状，但患者也会主诉反酸、食物反流、上腹部疼痛、吞咽困难、吞咽疼痛、恶心、胀气和呃逆。不典型或食管外的症状包括非心源性胸痛、哽咽感、喉炎、咳嗽、喘息、呼吸困难、咽痛、声嘶、哮喘和牙酸蚀病。

2 型和 3 型食管旁疝症状有别于 GERD。虽然症状可能有变化，但最为常见的描述是吞咽困难、胸痛和反流。这两型疝的一系列症状包括反流（77%）、烧心（60%）、吞咽困难（60%）、胸痛（52%）、肺部问题（44%）、纳差和呕吐（35%）、呕血或便血以及早饱感（17%）。无症状者占比 11%，这些患者的食管裂孔疝可能是通过常规胸片检查或内镜检查发现的。经过询问，多数患者都会有主诉症状。

吞咽困难可能是疝入的胃使食管扭转所造成的。胸痛症状可能会与心绞痛混淆，导致患者去急诊进行心脏相关评估，但得到阴性的结果。呼吸困难可能是胸腔容积减少的继发症状。咳嗽可能是误吸的提示，进一步还可能发展为肺炎或支气管炎。

38% 的患者会出现缺铁性贫血，但通常胃肠道出血的证据都很少见。5.2% 的患者被发现存在胃内 Cameron 溃疡或黏膜溃疡，是贫血的原因之一。呼吸间胃在食管旁间隙中的摩擦会继发缺血和黏膜损伤。

餐后不适综合征——定义为存在胸痛、气短、恶心和呕吐症状——在食管裂孔疝患者中的发生率为 66%。最终由于疝的增大，多数患者都会出现前述症状。反之，随着裂孔疝的增大，烧心症状会减轻。相较于 1 型裂孔疝，3 型裂孔疝患者烧心更为少见。

30% 的患者会因为出血、急性绞窄、胃扭转或完全性梗阻而需接受急诊手术治疗。对于绞窄伴腹膜炎后继发穿孔的患者可行手术治疗，但死亡率达 17%。若胃坏死进一步加重，死亡率可达 50%。

诊断

多数 1 型食管裂孔疝是通过钡剂食管造影或上

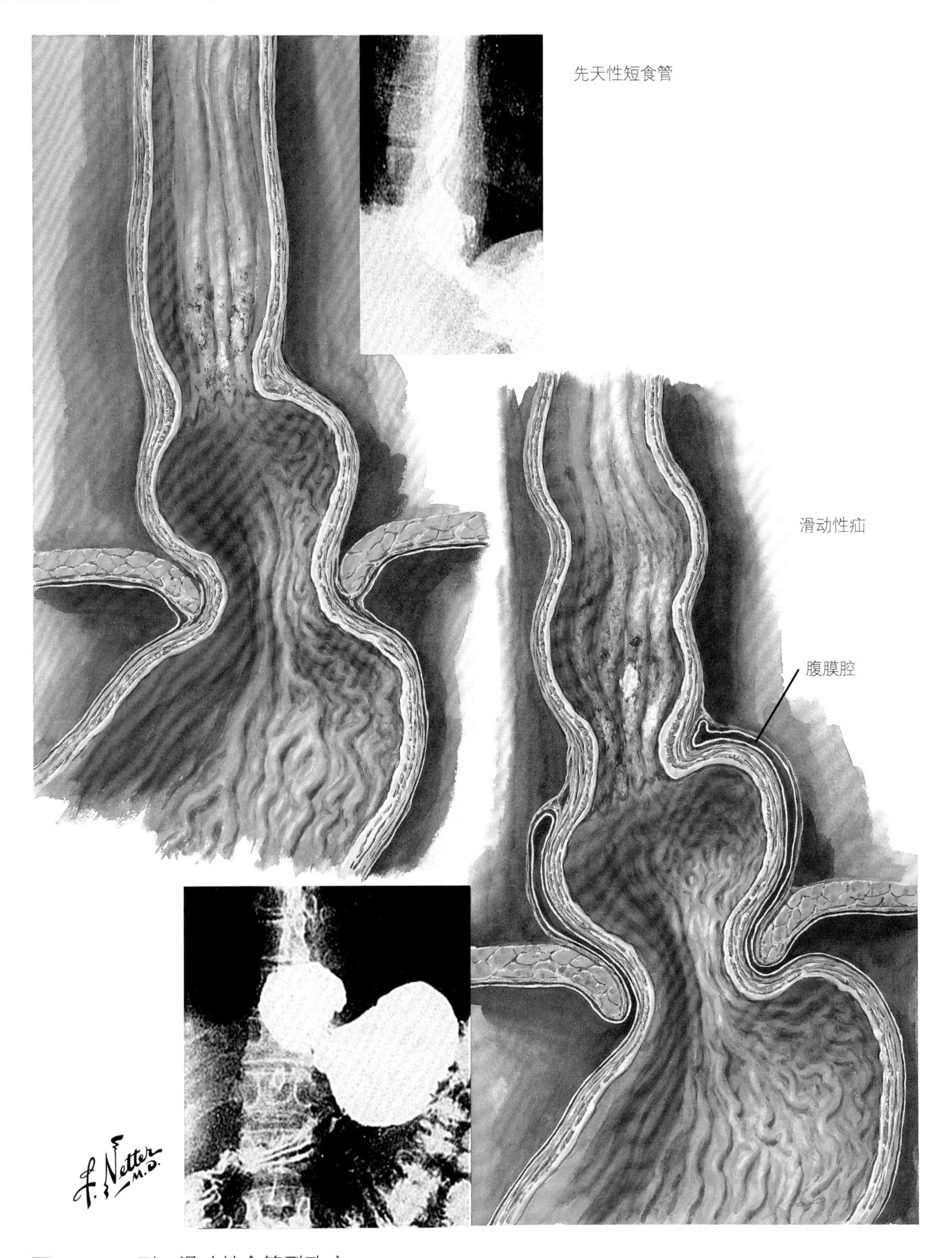

图12.1　1型：滑动性食管裂孔疝

消化道内镜检查发现的，CT检查亦可发现食管裂孔疝。在进行手术干预前，最好是能对所有患者进行食管测压以评估是否存在食管障碍。确切地说，需除外贲门失弛缓。患有食管无效运动（ineffective esophageal motility，IEM）或硬皮病的患者可能从手术治疗中获益，但应行部分胃底折叠术。可以通过经典的24小时pH值监测、阻抗测定以及Bravo技术明确是否存在酸或胆汁反流。

95%的患者行立位胸片检查会发现心影后方的气液平面。置入胸腔胃的鼻胃管可明确诊断。食管旁疝能轻易地经CT检查发现。上消化道系列检查可明确食管裂孔疝的类型。在一组纳入了65例患者的

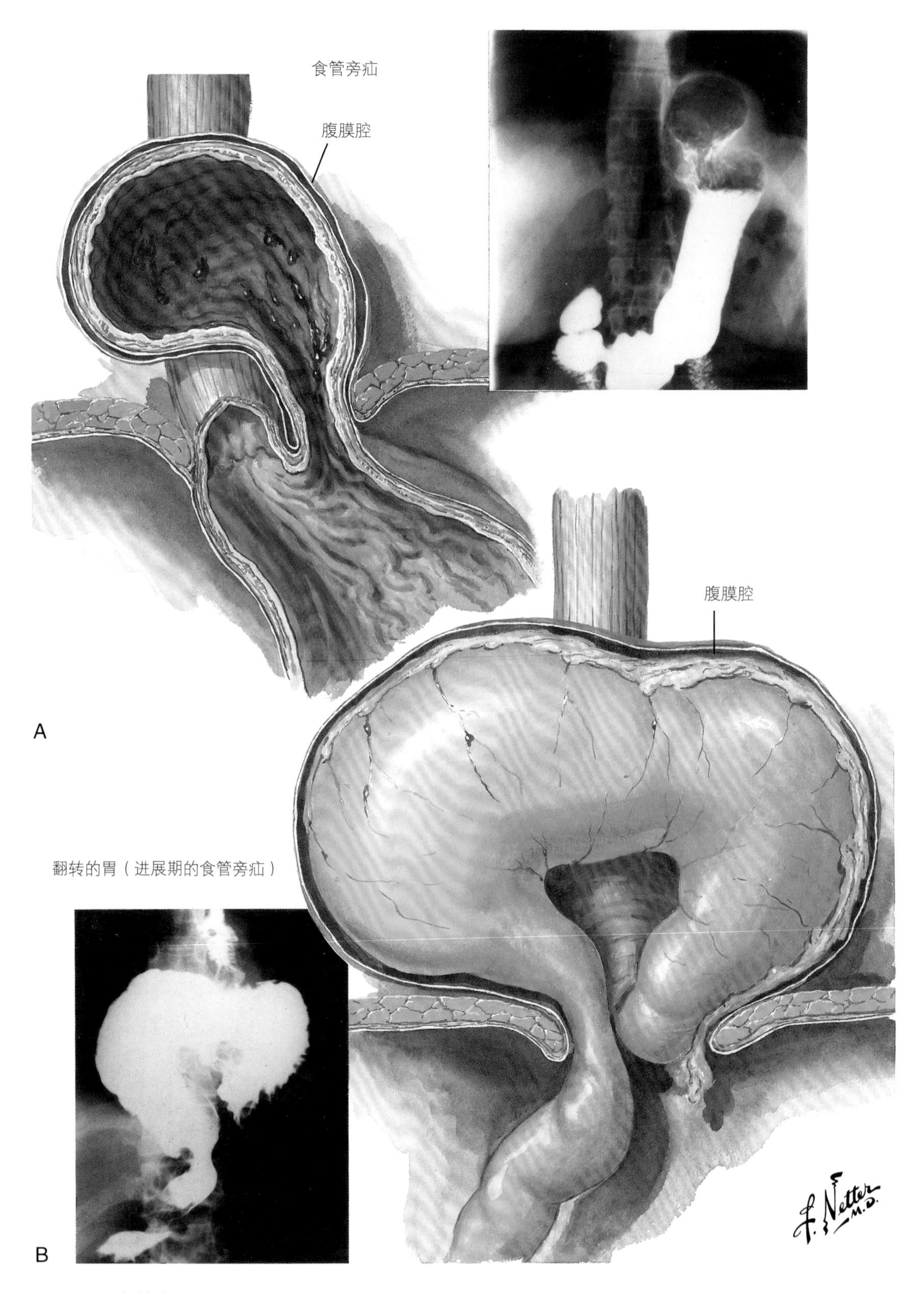

图 12.2 食管旁疝。(A) 2 型；(B) 3 型

研究中，56 例患者（86%）经由钡餐造影或 EGD 检查发现存在 3 型食管旁疝，EGD 检查在镜身翻转时最易发现食管裂孔疝。另外 9 例（14%）患者存在 2 型食管旁疝。21% 的患者胸腔内有超过一半体积的胃。

疝入胸腔的胃只有通过 EGD 才能送入鼻胃管或测压管。在可能的情况下，测压检查可以评估食管动力、LES 压力、LES 长度和食管总长度。仅有约 50% 的患者能完成食管测压（传统测压技术已被可绘制食管压力地形图的高分辨测压技术所替代，详见第13章）。至少有50%的食管旁疝患者LES压力低下。56%~67%的患者被发现LES平均压力低于6 mmHg。短段的腹腔内LES合并滑动性食管裂孔疝亦可导致反流。

52%~58%的患者食管蠕动波幅度减弱，食管体部动力低下会导致反流的胃酸清除延迟，这类患者需接受部分胃底折叠术治疗，但也有一些学者支持在此部位进行较松的Nissen术式。短食管可能与混合型即3型食管旁疝相关，这可能是由于反流后食管狭窄和纤维化继发了食管壁损伤。短食管与食管旁疝孰因孰果目前尚无定论。

食管24小时pH值监测并非食管旁疝的确诊手段，但可能有助于评估相关的胃食管反流，这在食管旁疝患者中的发生率为50%~65%。

治疗和处理

小的1型食管裂孔疝修补术需要自胸腔切掉疝囊，并行部分（Toupet）或完全（Nissen）胃底折叠术。若胃底沿食管移动，则被认为是食管旁疝。最难以处理的1型滑动性裂孔疝是在伴有短食管的情况时。当GEJ无法轻易地被还原到横膈以下3~4 cm时，就必须使用扩大纵隔切除技术，该技术涉及清除食管侧壁、前壁和后壁所有与纵隔相依附的结构，同时需注意避免进入胸膜或损伤主要的血管，切除术有必要施行至主动脉弓的水平。GERD治疗或1型食管裂孔疝修复术的患者满意率达90%以上。

对食管旁疝观察随访可能导致急性并发症的发生，如嵌顿、绞窄、穿孔、脾血管出血以及疝入胃急性扩张，这些并发症发生率为20%。一项队列研究得出结论：把谨慎的观察随访作为无症状或症状轻微的食管旁疝患者的初始治疗是合理的，无症状患者手术治疗后可能被观察到存在并发症高风险，以往非手术治疗患者死亡率为29%，但现在认为死亡率变低了。无症状患者并发症风险更低，出现症状意味着需接受择期修补，择期手术死亡率为0~3%，与之相比，急诊手术死亡率高达40%。

研究对于何种技术是食管旁疝修复的最佳方法尚无定论。相较于开放手术，因合并症而接受腹腔镜治疗的患者并发症发生率低、恢复期短，但长期效果可能不及开放手术。

食管旁疝是一个药物无法充分治疗的外科疾病。通过使用H_2受体阻滞剂和PPI，反流症状可以缓解，但不进行手术治疗疝就无法被修复。经过有经验的上胃肠道外科医师的谨慎考量，食管旁疝修复术（paraesophageal hernia repair，PEHR）可以有3种施行方式：腹腔镜下、经腹开放术和经胸开放术。以上任何方式的并发症发生率和死亡率都很低，这3种术式在缓解酸反流和吞咽困难等症状方面效果相当。开放式PEHR的平均并发症发生率和平均死亡率分别为14%和3%，住院时长为3~10天，主要并发症包括肠梗阻和脾切除。腹腔镜手术后的复发率为11%。经胸PEHR被一些外科医师认为适用于肥胖、食管短缩、裂孔疝大或复杂以及复发性疝的患者，该术式并发症发生率更高，因此只用于复发患者或无法经腹操作的患者。经胸手术并发症发生率为19%，死亡率高达25%，有5%的患者需要接受二次手术。

腹腔镜下手术的失血、转入重症监护室、肠梗阻、住院时长以及总并发症发生率都显著降低，该术式对于老年人群是有益的。

未能进行同期抗反流手术的患者术后反流发生率为20%~40%，抗反流手术能改善50%的患者的胃肠动力。需进行同期抗反流手术的原因如下：①尤其是当24小时pH值监测呈阳性结果时；②若术前不存在GERD，食管裂孔疝切除术对LES的破坏使得术后GERD易发生；③当食管旁疝被去除后，LES压力低下这一情况就会暴露出来；④因为胃底折叠术能确保胃是在腹腔内；⑤所增加的并发症发生率非常少；⑥可能需行急诊手术，因而术前评估将无法进行。

短食管的总体发生率为1.5%，在食管旁疝患者中发生率则为15%~20%。短食管的诊断是在术中得出的，当LES在疝以上且距离超过5 cm，或食管难以从纵隔中游离出来，则诊断为短食管。

在过去，Collis-Belsey术式被推荐用于伴有短食管的3型食管旁疝的治疗。新的治疗技术依赖于更积极的切除。首先，切除疝囊，扩大切除以使食管从胸腔中游离出来并被带至腹腔。短食管的患者接受腹腔镜下经纵隔切除术可获得90%的胃底折叠成功率，治疗效果几乎等同于正常食管长度患者（89%）。腹腔镜下经纵隔切除术的开创使得Collis胃成形术的应用减少。

对于存在多种合并症的老年体弱患者，无法耐受扩大手术，应考虑接受胃造瘘和胃前壁固定术。这两种术式都能确保胃被固定在腹壁上，以防止之后出现疝。术式的缺点是胃造瘘管的不适感和不便性。

作为替代方法，对于重度衰弱的患者可行内镜下裂孔疝去除术加或不加腹腔镜治疗，使用双内镜下经皮胃造瘘管置入以确保胃可短暂地固定于腹壁。若患者之后一般情况改善，可接受正式的腹腔镜下PEHR术。

若无法进行一期横膈脚缝合，则建议使用无张力的网片修复。多数近期报道提升了对经嵌入网片得以加强的肌肉一期缝合的地位，网片上有一个开放的孔洞可使之钉在横膈脚上。当缺陷大于5 cm时常报道使用网片。已有多种假体材料——包括聚酯纤维、聚四氟乙烯（PTFE）和聚丙烯——被用于制成网片。除了前述这些永久性网片材料外，许多生物材料也被用于网片的制作。所有类型的网片都经随机试验证实是有效的。一项纳入4个随机试验的荟萃分析对比了一期修复基础上采用网片与单一缝合一期修复的数据，结果显示两者的再手术率分别为2%与9%，疾病复发率分别为16%与27%，两者并发症发生率都是10%。

病程和预后

在术后应即刻给予患者止吐药物，以防止缝合处撕裂。术后第一天常规吞服泛影葡胺以明确是否有对比剂渗漏，以及评估胃底折叠的稳定性和部位。

并发症可以分为术中、术后和远期并发症。术中并发症发生率高达17%，食管和胃穿孔可能与探条使用有关；11%的患者会出现撕裂伤和划伤；在进行切除操作后、胃短动脉被撕裂以及牵引肝脏时可能出现大出血；迷走神经损伤较为少见，但可能导致胃无力症、胃排空延迟以及胃石形成。

14%的患者可能会出现操作误入胸膜以及气胸。纵隔气肿或捻发音处理后无后遗症，因此临床上并不重要，继发于二氧化碳暴露的呼吸性酸中毒或少见的肺栓塞更需临床上关注。

3%的中转手术率反映的是因食管短缩、纵隔瘢痕形成导致的纵隔减容失败。外伤性血管损伤是中转手术的常见原因，其他的原因包括粘连和术野暴露困难，术野暴露受限常发生在肥胖或肝大的患者中。

术后并发症发生率为3%~28%。最为严重的术后并发症是肺栓塞、心肌梗死（心搏骤停）、心律失常、脑血管事件（卒中）以及呼吸衰竭。其他情况包括可能出现的肺炎、胸腔积液、充血性心力衰竭、深静脉血栓、尿潴留与表皮伤口感染。吞咽困难是术后最为常见的问题，有6%的患者需接受扩张治疗。随着时间推移，一些折叠的胃底会滑脱，松开，或移位至纵隔中。术后疼痛多局限于切口处，但患者可能会因膈肌刺激遗留肩痛。

再手术率为0~9%。早期再手术的原因可能是裂孔疝复发、折叠胃底滑脱、食管或胃穿孔、小肠梗阻。术后吞咽困难患者可能需接受扩张治疗。

手术死亡率为0~5%。患者常会出现胃胀气综合征，症状包括胀气、腹部积气、排气增多或不受控制、呃逆以及腹部不适。患者还可出现早饱感、餐后痛以及体重下降。

手术时间平均是在1~3小时。多数患者术后留院观察1~2天。患者基本上在术后1~3周可恢复日常活动。自胸腔内去除食管旁疝能提高（15%~20%）患者的肺功能。在平均达1.5年的随访中，92%的患者对手术结果表示满意。

无症状再复发率可能非常高，但经钡剂食管造影发现的再复发率仅为0~32%。存在临床症状的再复发更加少见，需要再手术的比例为0~9%。多数复发患者仅在出现症状时才接受手术治疗。经评估显示80%的复发患者是包绕的胃底出现了滑动性疝。虽然食管旁疝复发可能出现，但通常不需要再手术。

（Neil R. Floch 著　温越 译　王琨 审校）

其他资源

Floch NR: Paraesophageal hernias: current concepts, *J Clin Gastroenterol* 29:6–7, 1999.

Kohn GP, Price RR, DeMeester SR, et al: Guidelines for the management of hiatal hernia, *Surg Endosc* 27:4409, 2013.

Lidor AO, Steele KE, Stem M, et al: Long-term quality of life and risk factors for recurrence after laparoscopic repair of paraesophageal hernia, *JAMA Surg* 150:424, 2015.

Mattioli S, Lugaresi M, Ruffato A, et al: Collis-nissen gastroplasty for short oesophagus, *Multimed Man Cardiothorac Surg* 2015, 2015.

Memon MA, Memon B, Yunus RM, Khan S: Suture cruroplasty versus prosthetic hiatal herniorrhaphy for large hiatal hernia: a meta-analysis and systematic review of randomized controlled trials, *Ann Surg* 263:258, 2016.

Paul S, Nasar A, Port JL, et al: Comparative analysis of diaphragmatic hernia repair outcomes using the nationwide inpatient sample database, *Arch Surg* 147:607, 2012.

Perdikis G, Hinder RA, Filipi CJ, et al: Laparoscopic paraesophageal hernia repair, *Arch Surg* 132:586–589, 1997.

Rathore MA, Andrabi SI, Bhatti MI, et al: Metaanalysis of recurrence after laparoscopic repair of paraesophageal hernia, *JSLS* 11:456, 2007.

Stylopoulos N, Gazelle GS, Rattner DW: Paraesophageal hernias: operation or observation?, *Ann Surg* 236(4):492–500, 2002.

White BC, Jeansonne LO, Morgenthal CB, et al: Do recurrences after paraesophageal hernia repair matter? Ten-year follow-up after laparoscopic repair, *Surg Endosc* 22:1107–1111, 2008.

食管动力障碍性疾病与诊断

食管动力障碍性疾病

1892年，William Osler首次发现难以解释的胸痛与食管痉挛相关。此后，在临床实践中发现了多种食管动力障碍性疾病，包括不同的症状、食管测压异常表现和吞咽反应（图13.1）。这些疾病临床表现各异，可能是微小改变，也可能出现严重的造影和测压结果异常。动力障碍性疾病的病因尚不明确。

高分辨食管测压术（high-resolution manometry，HRM）可以绘制出食管压力地形图（esophageal pressure topography，EPT），然后依据芝加哥分类标准（Chicago classification，CC）对食管动力障碍性疾病进行诊断：首先确定食管下括约肌（LES）压力，其次评价食管体部的蠕动功能。据此，食管动力障碍性疾病可以分为四类：①贲门失弛缓症，②食管胃交界部流出道梗阻（esophagogastric junction outflow obstruction，EGJOO），③主要蠕动障碍，④轻微蠕动障碍（贲门失弛缓症将在后文详述）。食管动力障碍可能为原发疾病，也可能继发于其他疾病。

食管胃交界部流出道梗阻（EGJOO）可能是贲门失弛缓症的前期表现，也可能由食管良性或恶性浸润性疾病所致。其病生理机制与贲门失弛缓症一致。这些患者的LES不能松弛，表现为LES压力升高。这种少见的食管测压异常可见于有吞咽困难和胸痛的患者，有时与胃食管反流病（GERD）相关。蠕动缺失最常见于GERD和胶原血管病（如硬皮病）患者。360°胃底折叠手术“过紧”时，也可导致蠕动缺失。

弥漫性食管痉挛（DES）是一种食管体部病变，以食管的快速推进性蠕动为特征。该病的年发病率为1/10万；在接受食管测压检查的患者中，该病的检出率为4%。DES是一种独立的疾病，不同于那些吞咽诱发的非蠕动性收缩，后者有大约33%的患者可以出现LES压力升高和松弛不良，提示与贲门失弛缓症密切相关。

高压收缩（Jackhammer）食管，又称为“胡桃夹食管（nutcracker esophagus，NE）”，于20世纪70年代首次诊断。在接受食管测压检查的患者中，该病的检出率为12%。其主要症状为吞咽困难。其病因目前认为与食管平滑肌过度兴奋或EGJOO相关。

无效食管运动（ineffective esophageal motility，IEM）是一种通过食管测压诊断的食管动力障碍性疾病，与重度GERD、肥胖、呼吸系统症状、胃酸清除延迟及黏膜损伤相关。IEM可能继发于酒精中毒、糖尿病、多发性硬化症、类风湿关节炎、硬皮病及系统性红斑狼疮。食管肌的片段蠕动提示可能存在动力不足，进而导致远段食管清除酸反流的能力下降。

遗憾的是，临床上很难通过病理学来区分上述各类型食管动力障碍性疾病，因为常规活检难以获得深层的肌肉和神经丛。肌层增厚的程度可能是区分食管动力障碍类型及严重程度的重要指标。贲门失弛缓症患者的LES和食管肌层最厚，食管痉挛患者次之，而DES和NE患者最薄。在一些研究中，并未发现神经节细胞、迷走神经或病变进展有特异性改变。尽管如此，鉴于很多患者对胆碱能刺激有反应，因此怀疑其存在神经缺陷。

临床表现

食管动力障碍性疾病的典型临床表现包括胸痛（80%~90%）、吞咽困难（30%）和烧心（20%）。液体和固体食物都存在吞咽困难，提示为食管功能性疾病；而单纯固体食物吞咽困难则提示为器质性梗阻。饮用过热或过冷液体、应激均可能加重吞咽困难。疼痛常位于胸骨后，并常向后背放射。患者描述这种疼痛比心绞痛严重，呈间歇发作，而且

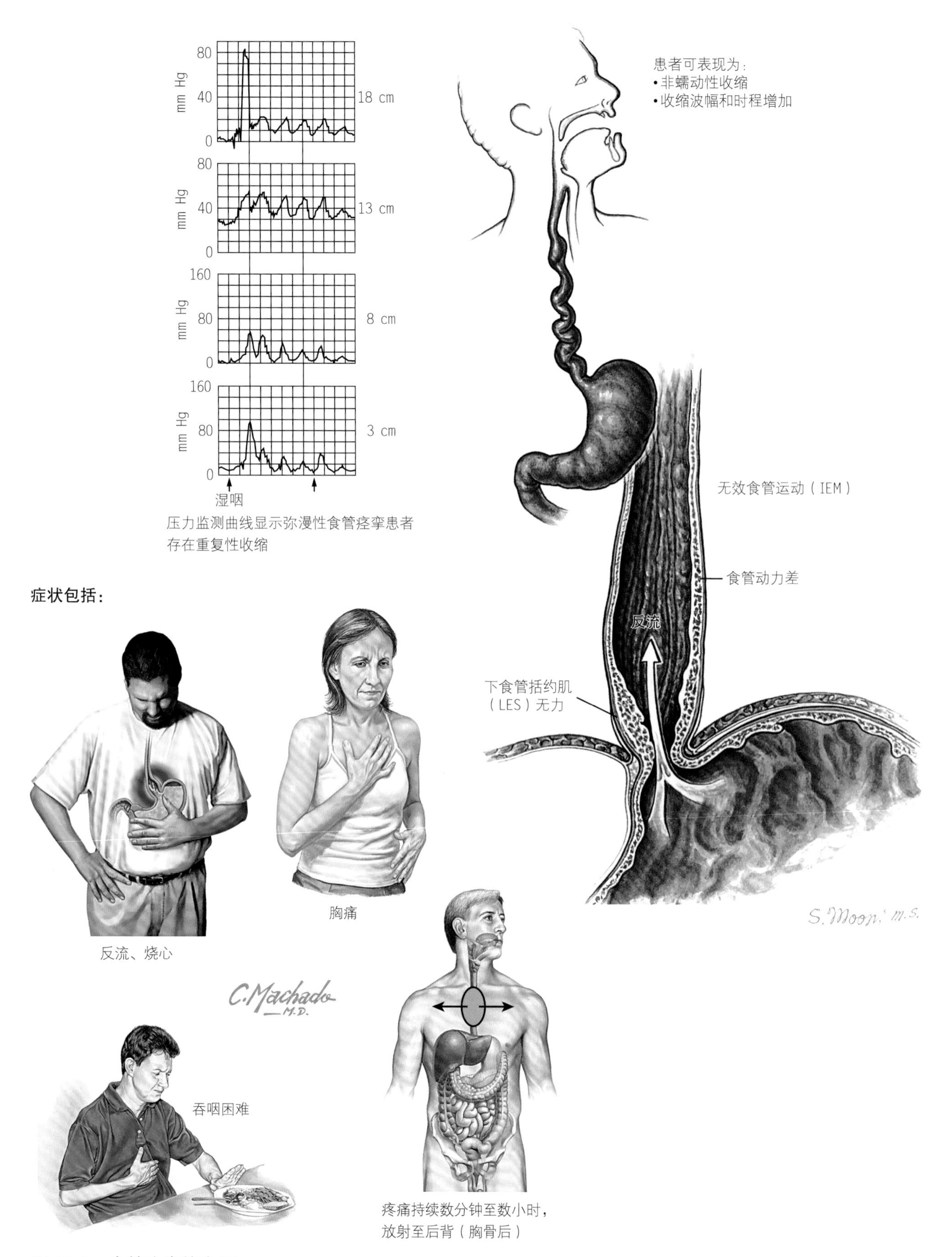

图 13.1 食管痉挛综合征

每日发作都不一样。疼痛可持续数分钟至数小时不等。通常症状和测压结果之间存在差异，而且胸痛可能与食管动力障碍无关。这些患者常常存在焦虑和抑郁。应激、巨大的噪音与马来酸麦角新碱均可能刺激肌肉收缩。其病因可能在于感受器异常，而精神疾病可能改变患者的感觉功能。

EGJOO患者可出现吞咽困难（71%）与胸痛（49%）。其他常见症状包括反流（75%）和烧心（71%）。食管体部蠕动缺失的患者可以出现液体及固体食物吞咽困难。LES压力降低及体部蠕动缺失的患者可出现严重的GERD及其并发症。

DES患者的主要表现是胸痛和吞咽困难。进食过快，或饮用过热、过冷或碳酸饮料均可能诱发胸痛。患者常有焦虑。高压收缩食管或胡桃夹食管患者通常表现为胸痛，仅有10%出现吞咽困难。有30%的患者存在相关的精神疾病。

IEM患者的典型症状为烧心和反流，罕见出现因食管内食团运输受阻而造成的非梗阻性吞咽困难。由于食管的动力不足和酸清除能力下降，片段蠕动患者易出现咳嗽和反流症状。

诊断

以下检查有助于食管动力障碍性疾病的诊断。

食管钡剂造影可以发现食管非推进性的节段收缩，诊断为“开塞钻”（corkscrew）食管或DES。对于NE和其他痉挛性病变而言则可能没有明显异常。内镜检查并不能作出诊断；但是，当需要除外恶性肿瘤或相关疾病（如食管裂孔疝、反流性食管炎和狭窄）时，则需要实施内镜检查。DES患者的病理活检可能发现食管迷走神经分支的退行性变。

在GERD和有呼吸道症状的患者中，30%~50%存在IEM，而75%的IEM患者和25%的EGJOO患者存在24小时食管pH值监测DeMeester积分异常。对于DES患者，现已发现CT检查对发现食管远段5 cm的管壁增厚是敏感的，因此CT有望成为该病的诊断方法之一。

过去，大多数食管动力障碍性疾病没有特异性诊断。

食管测压是食管动力障碍性疾病的诊断性检查方法，但是患者的症状和测压结果之间的关联性不高。过去采用的是传统的测压方法。现在采用的是HRM，可以获得食管压力地形图（EPT）。传统测压的传感器间隔3~5 cm，而HRM有36个传感器，间隔1 cm。尽管操作方法、经鼻置管、需要的吞咽次数相同，但HRM仅需一次性放置导管，因此患者的耐受性更好。HRM的传感器呈纵向辐射状排列，传感器之间的压力数值由软件推断模拟得出，从而生成一个完整连续的压力数据，然后将这套数据转换为一个三维彩色图表。该地形图可以显示食管不同部位的收缩压力及速率变化，从而反映出食管各解剖部位的运动功能。

HRM和EPT都可以反映食管的运动功能，但EPT对明确食管的蠕动及LES功能更加敏感。EPT可以显示食管的解剖结构、生理学和病理生理学情况。在EPT上，UES、LES和膈肌脚的位置可以由突然增高的压力标示出来，反映出食管腔内的松紧度。根据呼吸反转点（respiratory inversion point，RIP）的位置，可以将LES分为三型：Ⅰ型RIP就在LES上；Ⅱ型轻度分离，Ⅲ型为完全分离。

食管蠕动分成三个收缩节段。第一节段是UES，第二节段是食管体部（又分为两段），第三节段是LES。在食管第一区和第二区之间有个低压带称为移行区，这个部位的蠕动控制由中枢神经系统转换为肠神经系统（肠肌间神经丛）。

收缩减速点（contractile deceleration point，CDP）是通过EPT上30 mmHg等压轮廓线的斜率测定得出。食管近段的传导速度较快，与之相应，远段的膈壶腹出现一过性伸展，然后LES压力升高，从而延缓了清空。CDP位于LES上缘3 cm之内。完整松弛压（integrated relaxation pressure，IRP）用于衡量LES的松弛能力。测压不能区分狭窄还是压迫导致的LES功能障碍：两者均可引起流出道梗阻。电子套袖是一个10秒区间、平均10~20 mmHg的LES压力，包括了膈肌脚的收缩压力。IRP是该电子套袖内4秒最低压力的平均值。远端潜伏期（distal latency，DL）——中位值为6.2秒、最小值为4.6秒——是指一次吞咽开始时，UES松弛到CDP之间的时间间隔。

远端收缩积分（distally contractile integral，DCI）由食管远段长度、收缩持续时间和平均收缩幅度构成。DCI测定了食管远段，也就是近段至远段压力波谷之后的收缩强度，不包括最开始的20 mmHg区域。根据芝加哥分类标准，DCI可以反映食管的收缩强度。小于100 mmHg/s/cm为失蠕动，100~450 mmHg/s/cm为弱蠕动，两者均为无效蠕动。正常蠕动在450~8000 mmHg/s/cm，超过8000 mmHg/

s/cm 定义为高压收缩。片段蠕动定义为 20 mmHg 等压线上出现大型中断（>5 cm），常见于吞咽困难患者。早熟收缩定义为 DL 小于 4.5 秒，且 DCI 大于 450 mmHg/s/cm。

食管收缩和增压的区别在于：收缩是肌肉收紧同时关闭管腔的过程，而增压则发生在 UES、LES 和食管管腔均处于开放状态下。在 EPT 上，增压表现为垂直的压力升高线，被两端更高的压力所终止。食管全段出现的压力升高被称为“全食管增压”，诊断为Ⅱ型贲门失弛缓症。区室性增压可见于胃底折叠术、食管裂孔疝修补术或减肥手术后的患者。

根据第 3 版芝加哥分类，可以通过 EPT 诊断食管动力障碍性疾病。食管动力障碍性疾病在一般人群中的患病率为 5%。利用 HRM，可以对食管动力障碍性疾病患者的 EPT 特点进行归纳总结（贲门失弛缓症将在后文详述）。HRM 将 EGJOO 定义为中位 IRP 高于正常上限，其具有蠕动减弱的表现，但没有达到贲门失弛缓症的诊断标准。两者的治疗方法相似：首选治疗为肉毒杆菌毒素（Botox）注射和扩张治疗；当上述微侵入治疗失败时，可以考虑开放外科肌切开术或经口内镜下肌切开术（POEM）。

第一种主要动力障碍是蠕动缺失，表现为平均 IRP 正常伴 100% 无效蠕动。远端食管痉挛（distal esophageal spasm，DES）表现为中位 IRP 正常，伴超过 20% 早熟收缩，即 DL 小于 4.5 秒。对于 DES 的诊断，HRM 比传统测压方法更加准确。DL 是诊断 DES 的特异性指标。DL 缩短比较罕见，几乎均会出现吞咽困难或胸痛，与 DES 或Ⅲ型贲门失弛缓症有关。高压收缩食管（Jackhammer 食管）可由传统测压方法诊断，旧称“胡桃夹食管（NE）”。其定义为至少有 2 次湿咽 DCI 大于 8000 mmHg/s/cm，呈单峰或多峰收缩。当高压收缩食管合并食管胃交界部流出道梗阻时，解除梗阻后，食管的运动可恢复正常。

轻微动力障碍包括 IEM 和片段蠕动。IEM 定义为平均 IRP 小于 15 mmHg，同时至少 50% 的湿咽为无效蠕动。IEM 与胃食管反流病相关。存在非传导性收缩，且不能有效地推送食物通过正常的 LES。建议使用促动力药治疗 IEM，但几乎没有证据能够证明该药能缓解症状。片段蠕动定义为平均 IRP <15 mmHg、DL 正常、至少 50% 湿咽为片段收缩，同时 DCI 在 450 mmHg/s/cm 以上。大型中断定义为 20 mmHg IBC 上超过 5 cm 的中断，在主诉吞咽困难的患者中比较多见。DL 正常，或收缩有力，可以区分“片段蠕动”和 IEM。

治疗和处理

根据 HRM 和 EPT 可以将食管动力障碍性疾病分成不同的类别，尽管如此，动力障碍性疾病涉及不同的病生理机制，测压结果表现不一，而且并不一定和症状相关。HRM 和 EPT 的优势在于极大地提升了对食管动力障碍性疾病的诊断，但本病仍然缺乏有效的治疗方案。治疗的重点在于改善症状，首先需要给予患者安慰，因为很多患者存在心理问题。患者最常见的主诉是疼痛，可能与 GERD 相关，而非动力异常所致；因此治疗应该包括质子泵抑制剂（PPIs）。目前尚不明确 IEM 是 GERD 的病因还是结果，但治疗反流可以改善 IEM。遗憾的是，治疗 IEM 有效的促动力药物，如西沙必利，已经不再有售。

除了应用 PPI 治疗相关的酸反流以外，还有一些有限的对症用药而非对因治疗用于改善症状。如果患者以吞咽困难为首发症状，那么可以给予钙离子通道阻滞剂，如地尔硫䓬 80~240 mg/d。如果主要症状是胸痛，那么应该首先给予地尔硫䓬进行治疗。对于 NE，给予地尔硫䓬 60~90 mg，每日 4 次，可以显著缓解胸痛，优于安慰剂。对于 DES，地尔硫䓬可以同时改善胸痛和吞咽困难。

三环类抗抑郁药，如丙咪嗪 25~50 mg/d 或曲唑酮（trazodone）100~150 mg/d 睡前服药，也可以用于治疗胸痛。三环类抗抑郁药并未发现有调节运动失调的作用，但可以改善内脏感觉神经对胸痛的敏感性。已有资料证明三环类抗抑郁药治疗胸痛有效，是治疗动力性疾病最成功的药物。研究发现 70% 动力性疾病患者并发有精神疾病。

对于一线治疗无效的 NE、DES 和 EGJOO 患者，二线治疗包括在食管胃交界部上方注射肉毒杆菌毒素。该疗法可以改善吞咽困难，但对胸痛、反食和烧心则无效。其疗效可维持 6 个月，此后需再次注射。其他可以降低 LES 压力的方法包括：含一氧化氮的药物，如异山梨酯 10 mg 或西地那非 50 mg，均可以用于缓解胸痛。也可以采用探条扩张术，对 40% 重度食管测压异常的患者有效。对于 DES 患者，薄荷油以及薄荷糖可以改善测压异常和胸痛症状。

重度吞咽困难和（或）胸痛患者药物治疗无效时，可以考虑外科手术治疗。外科手术的选择包括：从主动脉弓开始到通过 LES 的长段肌切开术，联合抗反流手术，用于治疗重度食管动力异常。相对于开放手术，胸腔镜下的长段肌肉切开术也是可行的且更易于接受。对于单纯EGJOO患者，肌切开术联合部分胃底折叠术可以改善吞咽困难和胸痛症状，提示本病为原发性括约肌功能障碍。有一些资料支持POEM手术可以治疗NE和DES，但是缺乏长期随访结果，而且患者可反复出现吞咽困难和反流。对于IEM患者，药物治疗的目的就是改善反流相关的症状，因此可选择部分胃底折叠术来治疗GERD：预期79%患者的反流症状可以得到改善。

病程和预后

食管动力障碍性疾病极少进展，而且不会致死。研究发现，DES患者的症状及测压结果可随时间而改善。高达75%的患者在服用三环类抗抑郁药治疗胸痛后，可获得更长时间的症状缓解。5%贲门失弛缓患者会出现吞咽困难加重伴反流。当食管动力障碍以吞咽困难为主要表现时，开放外科手术治疗的成功率是50%。NE和DES患者接受药物或扩张治疗的成功率仅为26%，而胸腔镜肌切开术的有效率可以高达80%，效果非常好。微侵入手术为NE和DES患者消除症状提供了最好的机会。IEM患者可通过腹腔镜部分胃底折叠术来改善反流症状。

贲门失弛缓症

在北美，贲门失弛缓症的发病率为（1~6）/10万人，是最常见的食管动力异常（图13.2）。本病与性别无关，好发于25~60岁。随着HRM和EPT在食管

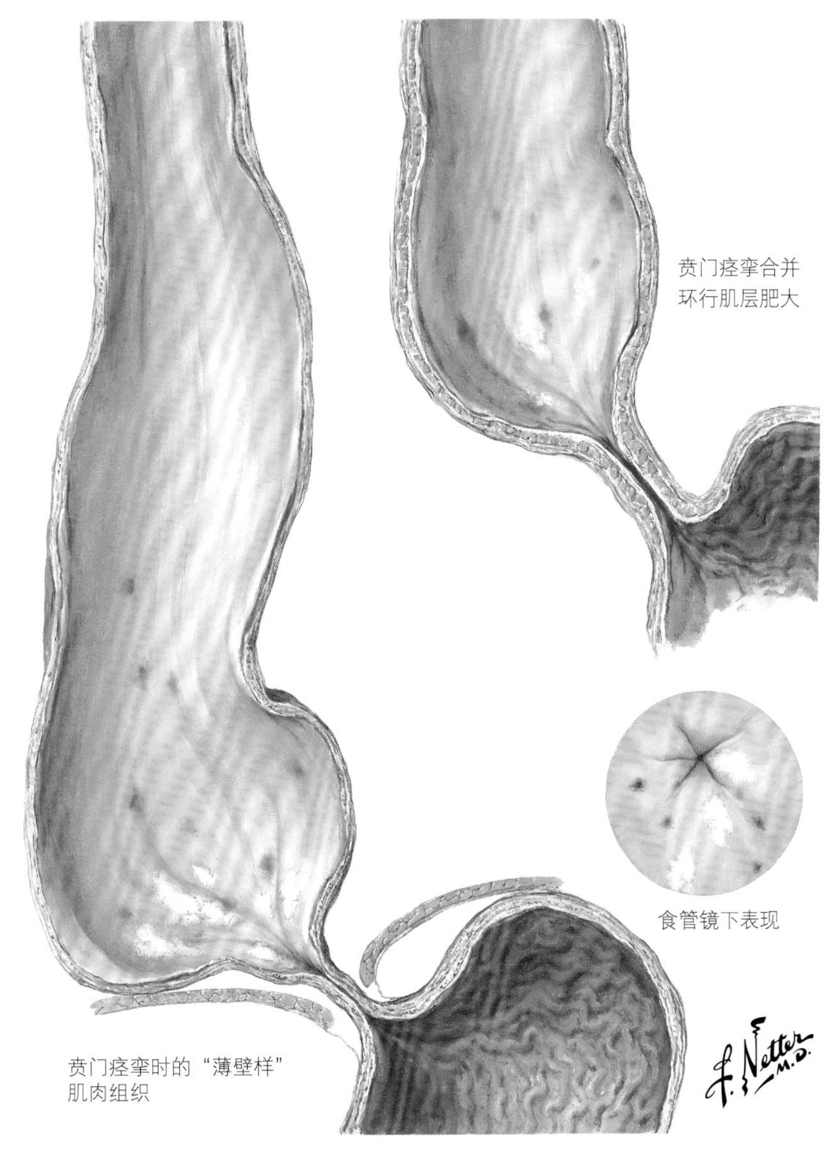

图13.2　失弛缓症（贲门痉挛或贲门失弛缓）

动力障碍性疾病领域中的临床应用，贲门失弛缓症的既往两种分型（普通型与高压型）已被特异性更强的三种亚型分型所取代。75% 的患者为经典型，表现为食管广泛扩张、失蠕动，增厚的 LES 不能松弛至基线压力水平。剩下的 25% 患者是“高压型”贲门失弛缓。与经典型相比，高压型贲门失弛缓症患者会在病程更早期就诊，其肌肉收缩幅度较高，食管扩张程度较轻，LES 压力更高，并伴有明显的第三收缩波。贲门失弛缓症患者远段食管的奥尔巴赫（Auerbach）肌间神经丛缺乏神经节细胞。已有研究发现迷走神经运动背核出现退变以及迷走神经的分支受到破坏。

原发性或特发性贲门失弛缓症的病因尚不明确。贲门失弛缓症可能是一种免疫介导的炎症性疾病：存在于 LES 肌肉中单纯疱疹病毒 1 型（HSV-1）反应性的 T 细胞破坏了食管的神经元。100% 女性和 67% 男性贲门失弛缓症患者存在肌间抗神经丛抗体。这种应答发生在 HSV-1 感染之后，被认为存在遗传易感性。

继发性贲门失弛缓症是指由其他疾病导致食管运动异常类似贲门失弛缓症。这些疾病包括淀粉样变性、慢性特发性假性小肠梗阻、嗜酸性粒细胞性食管炎、法布里病、幼年干燥综合征、结节病、多发性内分泌腺瘤病 2B 型和神经纤维瘤病。

临床表现

几乎所有贲门失弛缓症患者均存在固体食物吞咽困难，66%~85% 有液体吞咽困难。患者最初是在有刺激时出现胸部发沉或紧缩感。食物本身可以引起一些刺激，最终导致梗阻。40%~60% 的患者可能出现胸骨后疼痛，但可随时间而改善。最终，患者会因为进展至吞咽困难、胸痛和食物反流等症状而恐惧进食。60%~90% 的患者会出现未经消化的食物反流。由于 UES 松弛不良，85% 以上的患者可出现嗳气困难。大多数患者可维持其营养状态，几乎没有体重减轻。肺炎常见于老年患者，发生率约为 8%，由食物反流和误吸所致。

无论是贲门失弛缓症相关症状的严重程度还是症状的数量都与影像学检查结果的严重程度无关。尽管吞咽困难是最常见的症状，但仅有 39% 的患者会以此为首发症状。烧心的发生率为 25%~75%。79% 的患者出现进食减慢，76% 出现食物反流，60% 的患者需要特定动作辅助进食，例如弯曲颈肩、举起手臂、竖直站立和坐直以及行走等。快速进行性体重减轻可能是恶性疾病所致假性贲门失弛缓的一个征象。

诊断

钡剂食管造影检查可以显示食管远段扩张、失蠕动以及 LES 松弛不良。在 LES 处，扩张的食管逐渐缩窄至一个点，呈现出典型的“鸟嘴征”表现。当食管试图排空内容物通过 LES 时，透视下可以见到食管痉挛。膈上憩室常常与贲门失弛缓相关。食管造影检查敏感性并不高，33% 的患者可表现正常。

除了特异性的影像学表现，贲门失弛缓症的诊断需要根据食管测压结果。传统测压术表现为食管体部同步低幅收缩，无传导性。LES 可缩短至 2 cm，且松弛不完全。

HRM 已成为诊断标准，可以通过 EPT 更加特异性地描述动力异常的特征。据此，贲门失弛缓症得到诊断，并被分成三个亚型。Ⅰ型贲门失弛缓症表现为：中位 IRP 高于正常上限，100% 无效蠕动且 DCI 小于 100 mmHg/s/cm，同时食管腔内增压最小。Ⅱ型贲门失弛缓症表现为：中位 IRP 高于正常上限，无正常蠕动，至少有 20% 湿咽为全段食管增压。Ⅲ型贲门失弛缓症表现为：中位 IRP 高于正常上限，无正常蠕动，至少有 20% 湿咽存在节段非推进性远段蠕动或早熟收缩，其 DCI 大于 450 mmHg/s/cm。

过去，贲门失弛缓症和高压型贲门失弛缓症没有可以量化的诊断标准。HRM 和 EPT 可以提供量化标准对各亚型进行分类，据此制订不同的诊疗方案，并评估预后。

作为鉴别诊断的一部分，食管镜检查可以用于排除恶性疾病和其他疾病，同时可以在进一步治疗前评估黏膜的情况。内镜检查可见食管体部扩张及缺乏张力，LES 紧闭、难以打开；当内镜通过 LES 时，可以感觉到有突破感。早期可有少量食物颗粒残留；随疾病进展，后期可出现大量食物潴留。浓缩的食物团块可能黏附在增厚的黏膜上，引起黏膜白斑，进而导致红斑、炎症或溃疡。在发生扩张前，食管也可能出现长度增加。

超声内镜（endoscopic ultrasound，EUS）可以显示 LES 处及食管的环行肌层增厚。超声内镜还可以探查出食管远段或胃贲门部的肿瘤，然后行穿刺活检；厚度在 10 mm 或以上者为疑诊。贲门失弛缓症的鉴别诊断包括 GERD、恶性肿瘤引起的假性贲门失弛缓，或其他食管扩张障碍，如 DES 和 Jackhammer 食管或 NE。

治疗和处理

治疗方案包括药物、局部注射、气囊扩张术和手术治疗，目的是改善症状和预防并发症。药物治疗对减轻贲门失弛缓症状效果有限；当肉毒杆菌毒素注射治疗无效时，药物治疗是最终手段。

舌下含服改善贲门失弛缓症状的药物包括：硝苯地平 10~30 mg、硝酸异山梨酯 5 mg 和硝酸甘油 0.4 mg；硝苯地平需在餐前 30 分钟服用，而硝酸异山梨酯和硝酸甘油是在餐前 15 分钟服用。这些药物可以松弛 LES。口服钙离子通道阻滞剂可以改善患者部分症状，类似舌下含服硝酸甘油，改善率为 53%~87%。

肉毒杆菌毒素 A（肉毒素，Botox）可以阻止肌间神经丛中以及神经 - 肌肉接头处的神经末稍释放乙酰胆碱。这可以降低贲门失弛缓患者 LES 压力，副作用较少。30%~75% 的患者注射肉毒素治疗有效，但其疗效仅能维持 6~9 个月，因此需要重复注射。仅有 50% 患者能够维持 1 年以上，70% 患者在治疗 2 年后复发。疗效维持时间最长的是老年患者以及那些 LES 压力升高不超过正常值 50% 的患者。对于高龄、不能耐受更具侵入性治疗的虚弱患者以及倾向该疗法的患者而言，肉毒杆菌毒素注射是一个很好的治疗选择。

与外科手术相比，气囊扩张术是另一可选的侵入性较低的治疗方法。使用 50 Fr 扩张器进行扩张，其疗效仅能维持 3 天。应用气囊进行强化扩张更加有效，因为必须将食管环行肌撕裂才能获得长期疗效。气囊可以产生 300 mmHg 的压力维持 1~3 分钟，直径可以扩张到 3 cm。扩张治疗后，需要口服泛影酸葡甲胺盐（泛影葡胺，Gastrografin）进行造影，并留院观察 6 小时后方可离开。扩张治疗最严重的并发症是食管穿孔，发生率为 3%。小的撕裂可以见到游离对比剂回流至食管，一般予以保守治疗。如果出现游离对比剂进入纵隔，提示需要急诊开胸手术。通常有 50% 食管穿孔患者需要手术治疗。贲门失弛缓症患者接受初次扩张治疗缓解症状的成功率为 55%~70%，多次扩张治疗的成功率可以提高到 93%。传统评估疗效的方法是依据患者的症状是否缓解。还可以采用实时钡餐检查（timed barium study，TBS）用以评估食管的排空，其结果与气囊扩张术的成功转归相一致。在气囊扩张治疗后主诉症状缓解的贲门失弛缓症患者中，接近 30% 的患者在进行钡剂食管造影检查时可出现食管排空不良；其中 90% 会在 1 年内出现反复。

腹腔镜下 Heller 肌切开术可以用于治疗贲门失弛缓症。其结果获益与胸腔镜一样，且较少出现吞咽困难和反流。手术适用于 40 岁以下、或经肉毒菌素 A 注射或气囊扩张治疗后症状再发的患者。对于那些扩张治疗发生穿孔风险很高的患者，比如存在食管憩室、既往食管胃交界部手术或食管迂曲、扩张明显时，也可以考虑外科手术治疗。

肌切开术包括分离食管所有肌肉直至黏膜，并延伸至胃部至少 1 cm。术后应行食管造影检查，以明确食管排空是否充分，并除外穿孔。术后，食管体部和 LES 的静息压力降低。术后食管传输能力可以提高，但仍低于正常对照。高达 5% 的患者可在术后出现持续性吞咽困难，需进行扩张治疗或再次手术。

Toupet 或 Dor 式部分胃底折叠术可用于治疗反流。中位住院时间仅为 2 天。单纯行食管肌切开术的患者出现胃食管反流的发生率为 64%，而接受肌切开联合抗反流术的患者的发生率为 27%。术后 15 年，11% 的患者出现食管炎，超过 40% 接受部分胃底折叠术的患者存在反流。3 年随访时，大约 90% 的患者获得了良好或极佳的长期缓解；随访 15 年时为 75%~85%。约 2% 的患者术后出现食管癌。

不联合胃底折叠术的胸腔镜肌切开术可使 80%~90% 的患者获得满意疗效。与开胸手术相比，胸腔镜手术时间更短，失血量更小，所需麻醉镇静剂更少，康复更快。中位住院时间是 3 天，而经腹腔镜 Heller 肌切开术为 2 天。胸腔镜肌切开术后，60% 的患者会出现 GERD，约 10% 的患者仍有持续吞咽困难。

POEM 术是应用内镜进行食管肌切开和 LES 括约肌分离的技术。首先分离黏膜进入深部肌层；然后向下插入内镜至胃贲门处，在此，LES 的固有肌层被烧灼分离。无须实施抗反流处理。术后 2 个月和 3 年，患者出现 GERD 的比例分别为 17% 和 21%。小规模研究未报道死亡率，但报道有 3% 的患者出现了气胸、出血、黏膜穿孔和胸腔积液等并发症。结果显示 LES 压力下降，且症状显著改善。POEM 术的独到之处在于对Ⅲ型“终末期”贲门失弛缓症的治疗效果特别好，后者采用其他治疗手段常常失败。

病程和预后

目前，贲门失弛缓症可以进行更加特殊的分类。

Ⅱ型患者对各种疗法更容易获得应答——例如肉毒菌素注射有效率为71%，气囊扩张术治疗有效率为91%，而Heller肌切开术有效率为100%——相比之下，Ⅰ型患者的总有效率为56%，Ⅲ型患者为29%。如果不治疗，由食物潴留可发展为食管炎；30%的患者可发生食管内容物误吸。也可能出现咳嗽和肺部感染。2%~7%的患者可发生癌变。目前，尚无推荐的恶性肿瘤监测随访方案。

在贲门失弛缓症的基本治疗方案中，扩张治疗的短期疗效优于A型肉毒菌素注射；4个月的临床缓解率分别约90%（扩张治疗）和40%（肉毒素注射）。同样，在降低LES压力方面，肌切开术比气囊扩张术更加可靠。90%的肌切开术治疗后患者（胸腔镜肌切开术为85%，腹腔镜肌切开术为90%）能够有效或非常有效地改善吞咽困难。死亡罕见。已有证明腹腔镜治疗优于气囊扩张术和A型肉毒菌素注射疗法，因此腹腔镜Heller肌切开术是具备治疗适应证的贲门失弛缓症者的优选方案。

10%~15%贲门失弛缓症患者的手术治疗失败，多见于既往接受过内镜治疗、症状持续时间较长、食管重度扩张和LES压力很低的患者。肌切开术再发吞咽困难时应首先进行气囊扩张治疗。若该疗法失败，再次行腹腔镜贲门失弛缓治疗手术是安全可行的，可以作为治疗选择。大约5%的复发或持续吞咽困难患者接受了该治疗。超过85%的患者再次手术后症状改善。手术医生的经验和对首次手术失败原因的认知是预测转归结局最重要的因素。

POEM手术在未来的地位仍需明确，因为该操作仅在经验丰富的医疗中心开展，而且术后出现GERD仍然是个潜在问题。Ⅲ型贲门失弛缓症患者更适合采用此方法。

贲门失弛缓症患者的一生中可能出现很多需要治疗的并发症，但是患者的预期寿命和最终死因与一般人群没有差异。

（Neil R. Floch 著 陆浩平 译 徐志洁 审校）

其他资源

Achem SR: Treatment of spastic esophageal motility disorders, *Gastroenterol Clin North Am* 33(1):107–124, 2004.

Balaji NS, Peters JH: Minimally invasive surgery for esophageal motility disorders, *Surg Clin North Am* 82:763–782, 2002.

D'Onofrio V, Annese V, Miletto P, et al: Long-term follow-up of achalasic patients treated with botulinum toxin, *Dis Esophagus* 13:96–101, (discussion 102–103), 2000.

Ghosh SK, Pandolfino JE, Zhang Q, et al: Quantifying esophageal peristalsis with high-resolution manometry: a study of 75 asymptomatic volunteers, *Am J Physiol Gastrointest Liver Physiol* 290:G988, 2006.

Gorecki PJ, Hinder RA, Libbey JS, et al: Redo laparoscopic surgery for achalasia, *Surg Endosc* 16:772–776, 2002.

Inoue H, Sato H, Ikeda H, et al: Per-oral endoscopic myotomy: A series of 500 patients, *J Am Coll Surg* 221:256, 2015.

Kahrilas PJ: Treating achalasia; more than just flipping a coin, *Gut* 65:726, 2016.

Kahrilas PJ, Bredenoord AJ, Fox M, et al: The Chicago classification of esophageal motility disorders, v3.0, *Neurogastroenterol Motil* 27:160, 2015.

Lin Z, Kahrilas PJ, Roman S, et al: Improving the integrated relaxation pressure (IRP) cutoff value for the diagnosis of achalasia using a classification and regression tree (CART) model (abstract), *Gastroenterology* 142(Suppl 1):S281, 2012.

Ortiz A, de Haro LF, Parrilla P, et al: Very long-term objective evaluation of Heller myotomy plus posterior partial fundoplication in patients with achalasia of the cardia, *Ann Surg* 247(2):258–264, 2008.

Pandolfino JE, Kwiatek MA, Nealis T, et al: Achalasia: a new clinically relevant classification by high-resolution manometry, *Gastroenterology* 135:1526, 2008.

Rohof WO, Salvador R, Annese V, et al: Outcomes of treatment for achalasia depend on manometric subtype, *Gastroenterology* 144:718, 2013.

Roman S, Lin Z, Pandolfino JE, Kahrilas PJ: Distal contraction latency: a measure of propagation velocity optimized for esophageal pressure topography studies, *Am J Gastroenterol* 106:443, 2011.

Schuchert MJ, Luketich JD, Landreneau RJ, et al: Minimally invasive esophagomyotomy in 200 consecutive patients: factors influencing postoperative outcomes, *Ann Thorac Surg* 85(5):1729–1734, 2008.

Smout AJ: Advances in esophageal motor disorders, *Curr Opin Gastroenterol* 24(4):485–489, 2008.

Sweis R, Anggiansah A, Wong T, et al: Normative values and inter-observer agreement for liquid and solid bolus swallows in upright and supine positions as assessed by esophageal high-resolution manometry, *Neurogastroenterol Motil* 23:509, 2011.

Watson DI, Jamieson GG, Bessell JR, et al: Laparoscopic fundoplication in patients with an aperistaltic esophagus and gastroesophageal reflux, *Dis Esophagus* 19(2):94–98, 2006.

第 14 章

食管肿瘤

食管良性病变

食管的良性肿瘤罕见，占所有食管肿瘤的 10%，其发病率为 0.5%。尽管如此，尸检研究发现 8% 成年人存在食管良性肿瘤；若考虑到未诊断和无症状者，其比例可能会更高。食管癌的发病率是良性肿瘤的 50 倍。自从 CT 技术问世以来，更多肿瘤被发现（图 14.1）。食管良性病变可以按照组织学分类，分为累及上皮层或上皮下层；或按照内镜下形态学特点分类，分为隆起型、平坦型或囊性型。

按照组织学发生频率从高到低，上皮层病变包括糖原棘皮症、异位胃黏膜、鳞状上皮乳头状瘤、增生性息肉、异位皮脂腺和黄色瘤。上皮下层病变最常见的是血管瘤、平滑肌瘤和颗粒细胞瘤（平滑肌瘤是最常见的上皮下层病变，将在其他章节详述）。胃肠道间质瘤（gastro-intestinal stromal tumors，GISTs）有良性和恶性，平滑肌肉瘤是恶性的；这些上皮下层病变将在食管罕见恶性肿瘤章节中描述。本章节介绍的良性病变是根据内镜下特点进行分类的。

临床表现

食管的良性病变几乎没有症状。常常是在因其他原因行食管内镜或钡剂造影时偶然发现。这些病变通常不是恶性的或不会有恶变倾向。它们被分成隆起型、平坦型或囊性型。

病变诊断、治疗与处理

食管良性病变可以分为隆起型、平坦型或囊性型。大多数可根据其内镜表现、常规病理结果进行诊断；对于黏膜下的病变，可以通过超声内镜（endoscopic ultrasound，EUS）进行诊断。

隆起型病变

神经鞘瘤是来源于外周神经施万细胞（Schwann cells）的罕见良性肿瘤。显微镜下出现淋巴细胞套、核不典型增生和梭形细胞等表现时，可做出诊断。该病几乎不会引起吞咽困难，而且恶性神经鞘瘤非常罕见。较小的病变可以被挖除，而较大者需要外科手术切除。

淋巴管瘤是淋巴组织畸形所致。该病罕见于食管，患者大多不足 2 岁。内镜下表现为小于 0.5 cm 的黄色半透明可压缩的实性结构。由于病变位于黏膜下，因此活检可为阴性，但 EUS 可做出诊断。组织学表现为内皮细胞腔扩张，含有嗜酸物质，被覆平坦内皮细胞。治疗以观察为主，除非病变增大至 4~5 cm。本病变可通过套扎黏膜切除术、内镜黏膜下剥离术（endoscopic submucosal dissection，ESD）或 CO_2 激光进行切除。

尸检发现食管血管瘤的发生率为 0.04%。大多数为海绵状，罕见累及毛细血管。常为单发，多发病变可见于 Osler-Weber-Rendu 病、Klippel-Trénaunay 综合征，或先天性蓝色橡皮疱痣综合征。本病常为内镜检查时偶然发现，表现为结节状、质软、呈蓝红色；压之可褪色。本病易与 Kaposi 肉瘤混淆。罕见情况下，本病可引起出血或吞咽困难，而这是需要内镜或手术切除的唯一指征。

纤维血管性息肉起源于结节状黏膜，占所有食管良性病变的 0.5%~1%；多数位于食管近段，75% 为男性，最常见于食管上段，常与环咽肌相连。本病是由纤维、血管和脂肪组织形成的聚合体，被覆鳞状上皮细胞。组织学上，可以包含不同的纤维瘤、纤维脂肪瘤、肌瘤和脂肪瘤。本病罕见，占所有食管良性病变的 0.5%~1%。纤维血管性息肉几乎不引起吞咽困难、慢性咳嗽、恶心、呕吐等症状。可生

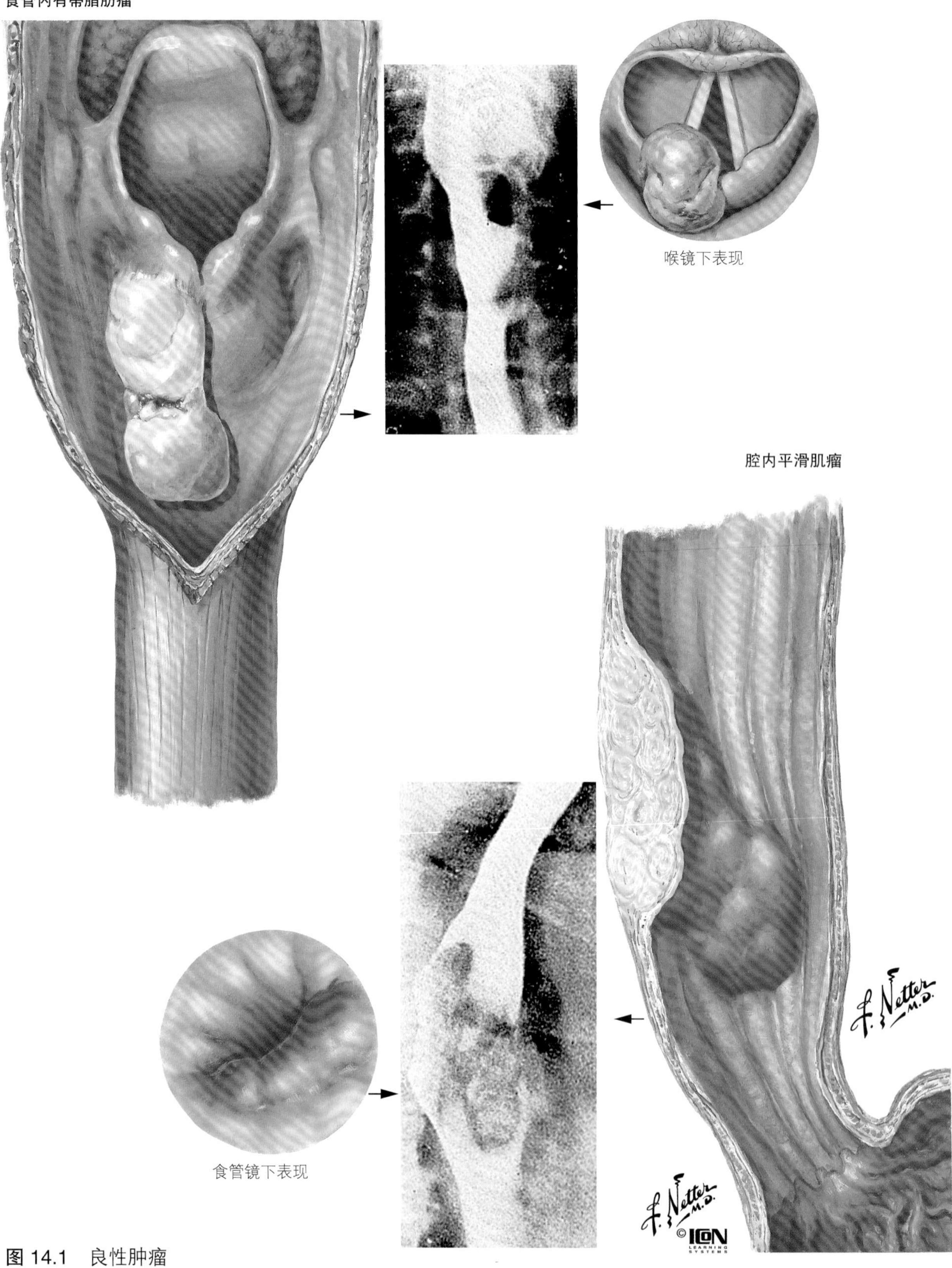

图 14.1 良性肿瘤

长至20 cm，并脱垂至喉咽，引起气道梗阻。脱垂至胃则可引起溃疡和出血。纤维血管性息肉出现症状时需要切除。病变常带蒂并含有血管，可以通过超声内镜进行探查。使用套扎器套扎营养血管，就可以在内镜下去除病变。

约10%颗粒细胞瘤起源于消化道，其中65%发生在食管。食管颗粒细胞瘤罕见，在全部接受内镜检查患者中的检出率是0.033%，占食管良性肿瘤的1%。大约60%患者为男性。内镜下表现为无蒂的黄白色病变被覆正常黏膜，呈均匀增厚。90%为单发，组织学可见含有嗜酸颗粒的大型多角形细胞。这些细胞被认为源于神经系统，因其电镜下类似施万细胞，且S100蛋白阳性。病变位于较深的部位，因此需要深凿活检以诊断。病变越大，生长越快，而且发生恶变的倾向越高。4 cm及以上病变占所有浸润性生长的恶性病变的4%。因此，这类病变必须去除，可以采用的方法包括经典活检钳除、内镜下黏膜切除或内镜下黏膜下隧道切除术。

食管腺瘤常常源自Barrett食管。这是一种异常增生的息肉样或结节样病变，可生长至1.5 cm，可为多发。本病可伴发食管腺癌；因此，应当在窄带成像或色素内镜下对病变周边区域进行活检。若附近检出Barrett食管，应按照Barrett食管合并异型增生者给予治疗。若没有Barrett食管，小于1 cm的病变可在内镜下钳除，超过1 cm伴高级别异型增生（high-grade dysplasia，HGD）者应给予黏膜切除或手术治疗。

炎性纤维性息肉由多种病变构成，含有反应性血管、成纤维细胞和炎症细胞，例如错构瘤、炎性假息肉和嗜酸性肉芽肿。本病非常罕见，为百万分之三。食管的病变较消化道其他部位更加少见。本病被认为由胃酸反流所致。

炎性纤维性息肉为良性，常偶然发现，为反应性及炎症性病变，有结缔组织间质和嗜酸细胞浸润。本病偶可引起吞咽困难和出血，可生长至9 cm；这是内镜下圈套切除或手术治疗的指征。

食管乳头状瘤的发病率为0.04%，是一种罕见的良性上皮病变，显微镜下表现为由鳞状细胞、结缔组织和血管构成的指状突起。本病的病因不明，但被认为是一种潜在炎性病变。大约70%的病变位于食管远段1/3，与反流、食管炎或机械性操作相关。苯并芘和亚硝胺等物质也可能引起该病。人乳头瘤病毒（HPV）与5%~46%病例相关，也可能为病因之一。其传播途径可能为性接触，因为人的口咽部和生殖道都是HPV-6型和HPV-11型病毒常见的定植区域。已证明HPV与喉癌和宫颈癌相关。HPV也与食管鳞状细胞癌和乳头状瘤相关。尚无证据证明HPV感染能够导致恶变。

食管乳头瘤好发于50多岁人群，男女比例接近。大多数病变为单发，但是罕见情况下也可见到多达10个病变的。内镜下表现为粉白色疣状外生型小突起，鉴别诊断包括疣状鳞状细胞癌、肉芽组织和乳头状黏膜白斑病。乳头瘤更多见于胼胝症、黑棘皮症和Goltz综合征患者。巨大病变可引起吞咽困难，但是1 cm及以下病变大多数可在内镜下钳除；更大病变则需要采用黏膜切除术。

平坦型病变

异位皮脂腺见于外胚层来源的组织，如外生殖器、腮腺、手掌、足底、睫毛、口唇、舌头等，发生在食管者罕见。该病变为先天性的可能性很小，由食管的异位黏膜或反应性化生所致。内镜下表现为黄灰色斑片状病变，成簇状聚集，一个区域内的数量可以高达100个。组织学可见固有层里的皮脂腺细胞团。本病没有恶变倾向，因此可以选择观察。

糖原棘皮症在接受内镜检查者中的发生率为3.5%~15%，在钡剂食管造影者为30%。表现为食管中段多发圆形突起，大小为2~15 mm。病因不明，可能与Cowden病（性错构瘤病）相关。多数病变发生于四五十岁的患者，男性为主，病变的数量和频率随年龄增加。内镜下黏膜活检可见片状增生活跃的鳞状上皮，细胞内含有糖原。

食管角化不全在内镜下表现为白色膜状线样斑块。组织学上表现为上皮棘层增厚、基底增生和被覆无核鳞状上皮的角化不全。食管角化不全与食管和头颈部癌症相关，但并非癌前病变，可见于40%新发头颈部鳞状细胞癌（squamous cell cancers，SCCs）患者。本病还与吸烟及喜嚼槟榔者的黏膜下纤维化相关。

表层剥脱性食管炎是一种罕见情况，表现为黏膜上皮脱落，食管腔内出现管型为特征。有5%的患者并发寻常型天疱疮，也可能是硬式内镜扩张食管、口服二磷酸盐或乳糜泻的并发症。

食管入口红斑是食管上段的异位胃黏膜（heterotopic gastric mucosa of the upper esophagus，HGMUE），成人发病率尸检为5%、内镜检查者为

11%。最常见于50多岁的患者，多位于食管近端3 cm内。红斑的大小在2~4.5 mm，可为单发或多发。呈红色、光滑柔软的平坦病变，罕见隆起或呈息肉样者。显微镜下表现为含有一些壁细胞的胃底型胃黏膜，伴有炎症细胞浸润。

食管入口红斑的起源不明，尚不清楚其是由“异位的”胃黏膜发展而来，还是起源于胚胎。本病在儿童中常见，发生率不随年龄增加。免疫组织化学分析提示其细胞对胰高血糖素有反应，这个特点见于胚胎，而成熟的胃黏膜细胞不会如此。关于本病的起源存在争议，可能是在发育成熟过程中食管鳞状上皮替代柱状上皮失败所致，还有观点认为入口红斑比较接近Barrett黏膜，而后者是获得性病变。也有人认为是鳞状上皮损伤之后的再修复。

食管入口红斑可能与许多临床问题相关。食管入口红斑可以分泌胃酸导致穿孔而在该部位形成气管食管瘘。有食管入口红斑的患者可以出现狭窄、环或蹼，常常引起吞咽困难。本病也可能是Plummer-Vinson综合征的病因。胃幽门螺杆菌阳性的患者中，其食管入口红斑处有幽门螺杆菌生长的比例为19%~73%，提示食管可以作为细菌的贮藏处。20%食管入口红斑患者在食管远段存在Barrett食管。已发现食管和喉腺癌起源自食管入口红斑。癔球症、咳嗽和喉咽部反流与食管入口红斑相关，氩等离子消融术可以改善癔球症症状。依据内镜下表现和活检病理可以做出诊断。食管入口红斑为良性疾病，仅在有症状时需要治疗。发生恶变的危险因素尚不明确。内镜下消融术和PPI治疗可导致局部被鳞状黏膜替代。

囊性病变

食管囊性病变的发生率为1/8200，主要为支气管或胃肠道来源。支气管源性囊肿被覆柱状细胞，含有乳白色物质、平滑肌、透明软骨和浆液黏液腺。胃肠道源性囊肿被覆柱状、肠或立方上皮细胞，或胃黏膜，含绿色黏液。本病继发于异常胚芽；病变位于食管周围或肺内，平均大小为4 cm。食管内镜和造影检查可见正常黏膜突起，必须通过超声内镜来确诊。囊肿过大引起吞咽困难时，需要外科手术切除。本病没有恶变倾向。

食管重复囊肿为先天性疾病，新生儿的发病率为1/8000。病变在食管内罕见，位于食管壁内，被覆两层肌肉，外被鳞状上皮。33%患者囊肿含有胃黏膜，但也可能含有胰腺黏膜。本病常常位于食管的右侧壁。80%患者的囊肿和食管不相通，但20%患者的囊肿与食管平行，存在交通。本病通常会有症状；因此，80%患者在2岁之前得到确诊。由于病变对毗邻结构压迫，70%患者出现吞咽困难，20%患者出现上腹部疼痛，10%患者出现纵隔痛，还有呼吸道症状，偶见呕血。出现症状时需要外科手术切除。罕见恶变。

病程和预后

食管良性病变罕见恶性或有恶变倾向。仅有极少数病例发生病变转化；因此，大多数患者症状轻微，预期寿命不受影响。对食管良性病变的处理主要依赖于对病变的准确诊断，须除外其他潜在恶性病变。病变引起症状时需要进行切除治疗，但是大多数良性病变可以观察随访。尽管他们可能是恶性病变发生风险增加的指标，但是这些病变几乎没有恶变倾向。

食管神经鞘瘤为低危，但是有症状的病变应当被摘除或通过食管部分切除术进行去除。出现食管角化不全时，患者应就诊头颈部专科医师，仔细检查近段食管、口腔和咽部，因为食管角化不全可能与头颈部恶性肿瘤相关。食管乳头状瘤与食管鳞状细胞癌相关，故应及时切除。食管腺瘤几乎都是在Barrett食管上发生的，因此这些患者的治疗与其他Barrett食管患者相同。颗粒细胞瘤有恶变风险，所有超过1 cm的病变都应当通过活检钳钳除或内镜下黏膜切除。食管入口红斑和食管重复囊肿发生恶变的可能性较低，不需要治疗或随访。

食管良性肿瘤：平滑肌瘤

食管平滑肌瘤占全部食管肿瘤的0.6%。平滑肌瘤是最常见的食管良性肿瘤，占所有食管良性肿瘤的2/3。典型者见于20~50岁；80%发生于壁内，33%位于食管中段，56%位于食管远段1/3。13%的患者为腔内型平滑肌瘤，表现为环状或累及食管全周。平滑肌瘤也可能延伸至胃。半数肿物大小不超过5 cm。因来源于肌肉并被覆黏膜，病变为实性、有包膜、如橡胶样、有弹性，典型者无蒂。一般为单发，5%为多发。平滑肌瘤发生恶变极其罕见。病理学检查可见细胞内平滑肌肌动蛋白阳性，而CD34和CD117蛋白阴性。平滑肌瘤病表现为全食管多发平滑肌瘤，与Alport综合征有关。食管平滑肌瘤还与多发性内分泌腺瘤病（multiple endocrine neoplasia，MEN）1型相关。

临床表现

食管平滑肌瘤平均大小在0.4 cm时极少引起症状。大多数平滑肌瘤都是在因吞咽困难进行检查或尸检时偶然发现。平均大小为5.2 cm的大型肿物可有症状。最常见的症状是吞咽困难（71%）、疼痛（50%）、体重减轻（15%）以及恶心或呕吐（12%）。其他症状包括吞咽痛、反流、反食、呼吸系统症状、肩痛、胸痛、呃逆和厌食。大型有蒂肿物可能阻塞食管腔，引起吞咽困难，或被吸入气道。形成溃疡的病变，如脉管瘤，可以发生出血至食管腔。

诊断

食管钡剂造影检查可以发现较大的管腔内肿物，表现为凹陷性肿物，边缘光滑。CT的敏感性为91%，能够清晰显示较小病变。如果存在梗阻，可以发现近端食管扩张。内镜是最敏感的检查手段，可以明确病变是否存在、位置和黏膜的完整性。病变表现为可移动的黏膜下肿物。需要除外恶性病变时，应当实施内镜检查。对平滑肌瘤患者而言，活检为禁忌，因其可能引起感染、出血或穿孔。活检还增加了外科手术切除时发生黏膜撕裂的风险。应实施细胞刷检以确定诊断。如果内镜下见到溃疡，则应进行活检。

分类诊断的最佳方法是EUS。EUS可以显示出食管壁的五层结构，表现为交替出现的高回声带和低回声带。最表层或内层为强回声带；其他各层交替出现如下：黏膜深层（第二层）、黏膜下层（第三层）和固有肌层（第四层）。食管外周组织为第五层。超声检查限用于确定肿物的性质并判断其是否为恶性。

治疗和处理

由于本病为良性病变，大多数没有症状的患者仅需定期接受钡剂造影检查即可。对于有症状者、大于5 cm的病变、逐渐增大的病变或出现黏膜溃疡的病变，均需手术切除。切除是明确肿物良恶性的确诊方法。

传统经胸腔开胸切除术是最常见的途径：位于食管中段1/3的病变需要右侧开胸手术，而位于食管远段1/3的病变则需要左侧开胸手术。优选方式是剜除肿物后直接缝合。超过8 cm的良性肿物可能需要食管切除及胃代食管术治疗，手术可采用开胸手术、胸腔镜或腹腔镜手术。

病变更加适合采用食管镜联合胸腔镜或腹腔镜的方式进行切除。内镜下切除肿物治疗正在开展，但仍处于试验阶段。初步研究显示内镜黏膜下隧道剥离术（endoscopic submucosal tunnel dissection，ESTD）安全有效；与ESD术相比，ESTD操作治疗时间、住院时间和愈合时间都更短。而两者在并发症的发生率上并没有显著性差异。

病程和预后

平滑肌瘤摘除后的预后很好，罕见病变复发的报道。肿瘤切除后，症状即可缓解。由于为良性病变，因此总体预后很好。微创技术的好处是并发症发生率很低，罕见死亡。

恶性肿瘤：食管上中段

腺癌和SCCs都可以发生在食管的上段1/3。腺癌更多见于女性（图14.2），但食管上段1/3是这些肿瘤最少见的部位，仅有5%~6%的食管癌来自颈段。解剖学上，该区域长6~8 cm，起自下咽部，从胸腔入口或胸骨上切迹处开始。在确诊时，大多数食管颈段癌症患者的局部进展期病变已扩展至下咽部。高达14%位于口腔、口咽部、下咽部、喉部、肺或食管的头颈部SCC患者，与食管的同时性或异时性SCC相关。食管颈段腺癌和SCC的危险因素都包括了吸烟和（或）饮酒。

临床表现

食管颈段癌症患者最常见的表现为体重下降和吞咽困难。由于肿瘤累及喉返神经，高达24%的患者说话时出现声音嘶哑。吞咽困难可以为首发症状，出现此症状时需要开始进行全面彻底的检查。误吸可为本病晚期症状。

诊断

临床检查应包括可屈式喉镜和食管镜以评估上呼吸道和消化道情况，确定病变部位和局部疾病扩展情况，同时排除头颈部同时发生的恶性肿瘤。发现病变时，应进行活检。CT或MRI检查能够更加准

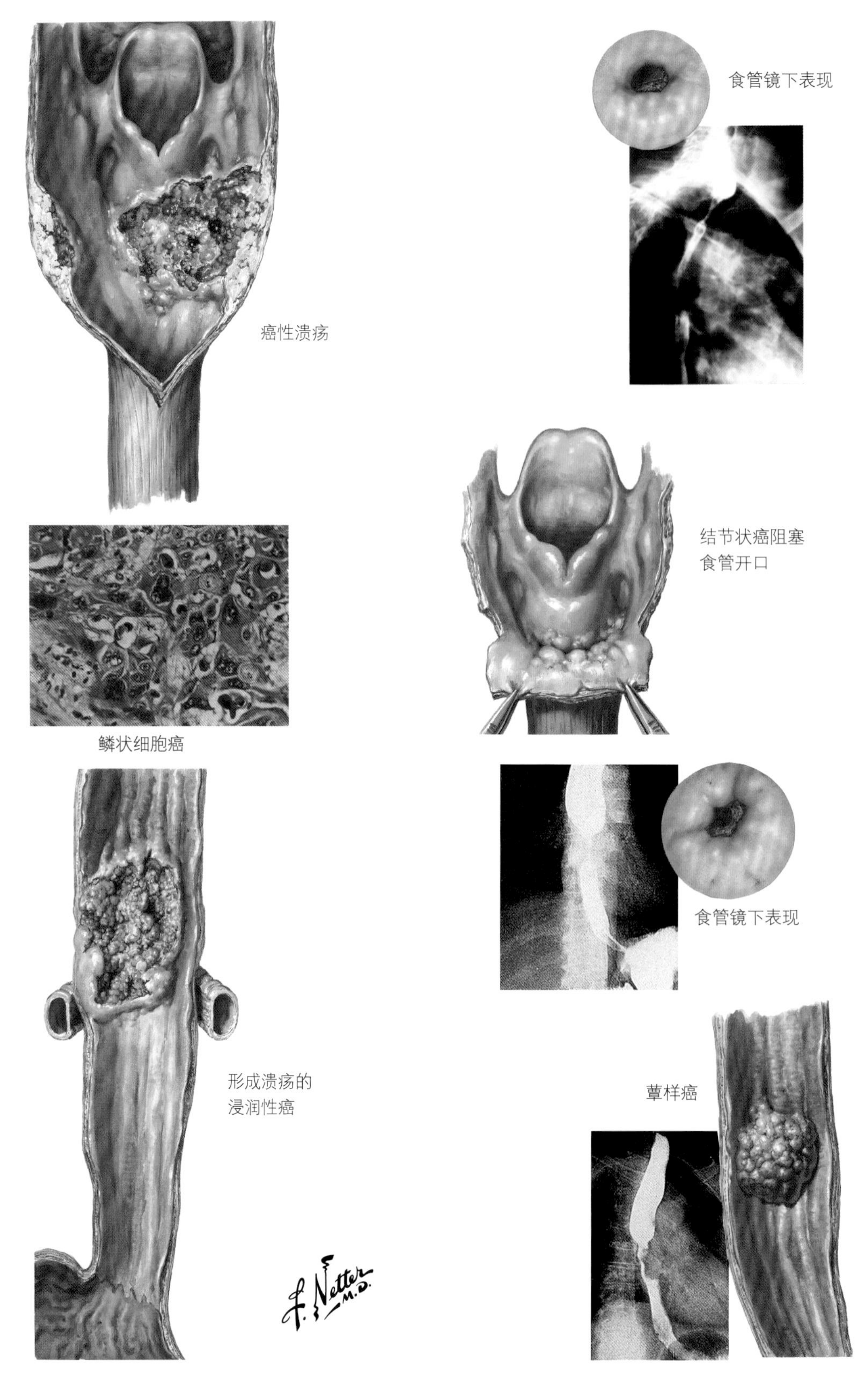

图 14.2 恶性肿瘤：食管上段及中段

确地显示软组织病变。根据这个结果决定是否需要切除病变或放射治疗。对于局部进展但无转移的食管颈段病变患者，确定分期的最后一步是术前气管镜活检和细胞刷检。与CT相比，气管镜的优势在于可以发现高达10%的患者发生的气道受累；此时，外科手术治疗就不是最佳选择了。

治疗和处理

食管SCC的治疗与头颈部SCC相似。局部进展期恶性肿瘤，包括SCC和腺癌，通常需要联合放疗与化疗，其优势在于保留了器官，而其总体生存率、局部无复发生存率（failure-free survival，FFS）和远处FFS与近段食管外科切除治疗者相同。不手术可以避免发生大的并发症。推荐治疗方案为顺铂化疗联合放射治疗。

手术治疗适用于恶性病变的早期，或放化疗失败者。颈段食管SCCs手术切除困难，而且常常需要同时切除部分或全部的咽、喉或甲状腺和近段食管。最激进的切除术式为全喉-咽-食管切除术（pharyngo-laryngo-esopahgectomy，PLE），需要联合颈、腹、胸腔切开和气管切开术。胃提高或空肠间置联合咽吻合术可以重建消化道。封闭切除的区域和空间可能需要肌皮瓣或皮肤移植。双侧根治性切除需要清扫颈部和上纵隔的淋巴结。病变累及椎前筋膜、后咽部、气管膜部或侵犯包绕了大的神经血管时，就无法实施外科手术切除了。

病程和预后

食管颈段癌症患者随访2年结果显示，接受放射治疗为主与接受手术治疗相比，不论此后是否接受化疗或手术，其局部FFS、远处FFS和总体生存率分别为70%对69%、74%对63%、49%对51%。尽管结果相似，放射治疗的死亡率显著优于手术治疗，为4%对13%。接受完全切除的患者往往出现转移病变。遗憾的是，80%的患者放射治疗失败，20%的患者需要姑息治疗控制局部病变。

恶性肿瘤：食管下段

食管恶性肿瘤占全消化道癌症的5%（图14.3）。鳞状细胞癌是全世界最常见的食管恶性肿瘤。在西方国家，腺癌是最常见的恶性肿瘤，而且近20年发病率持续增加，尤其是60多岁的白人男性。浅表性食管癌局限在黏膜层或黏膜下层，其发病率在全球范围内上升；这可能是因为对Barrett食管患者采取了更加积极的内镜随访。毫无意外，85%的癌症发生于食管的中至远段。对于HGD患者，建议规律随访和积极手术治疗，以便早期发现和治疗食管癌。

贲门失弛缓症、腐蚀性狭窄、Barrett食管或胃食管反流病（GERD）患者有发生腺癌的倾向。酗酒、吸烟者，或有胼胝症或Plummer-Vinson综合征（缺铁性吞咽困难）患者有发生SCC的倾向。遗憾的是，尽管已做了最大努力，仅有5%的患者会在病变为局部病灶时寻求治疗。患者的5年生存率为16%~32%。

腺癌被认为由化生的柱状上皮黏膜或Barrett食管发展形成，后者发生在GERD患者的远段食管。远段食管和近端胃的恶性肿瘤类似。胆汁、胰液、胃蛋白酶和胃酸可引起鳞状细胞向柱状细胞转化。经过一段时间后，化生细胞可以从异型增生发展至恶性。腺癌患者几乎都存在Barrett食管。幽门螺杆菌感染可能是腺癌的保护因素，但其可引起胃炎、溃疡和淋巴肿瘤。腺癌和SCCs侵犯黏膜和黏膜下层，迅速向上扩展至整个食管。其他不常见的食管下段恶性肿瘤包括腺鳞癌、小细胞癌和淋巴瘤。

临床表现

由食管远段Barrett食管发展而来的早期腺癌可以完全没有症状，仅在行内镜检查时被发现。大多数肿瘤患者的首发症状为吞咽困难、吞咽痛和体重减轻。出现管腔梗阻提示预后差，进行性吞咽困难也是如此。随着肿瘤浸润发展，可引起疼痛、喉返神经受累所致声嘶、上腔静脉综合征、恶性胸腔积液、呕血或支气管气管食管瘘。

诊断

诊断不仅仅限于明确是否存在恶性肿瘤，还需要明确其严重程度。病史和体格检查可提示本病存在，但确诊通常需要上消化道内镜检查和活检病理。早期病变表现为斑块、结节或溃疡。进展期肿瘤的镜下表现特点往往为高度疑似，包括食管溃疡或环周肿物上有巨大溃疡形成。活检诊断率超过90%。

辅助检查包括：钡剂食管造影可以明确黏膜累

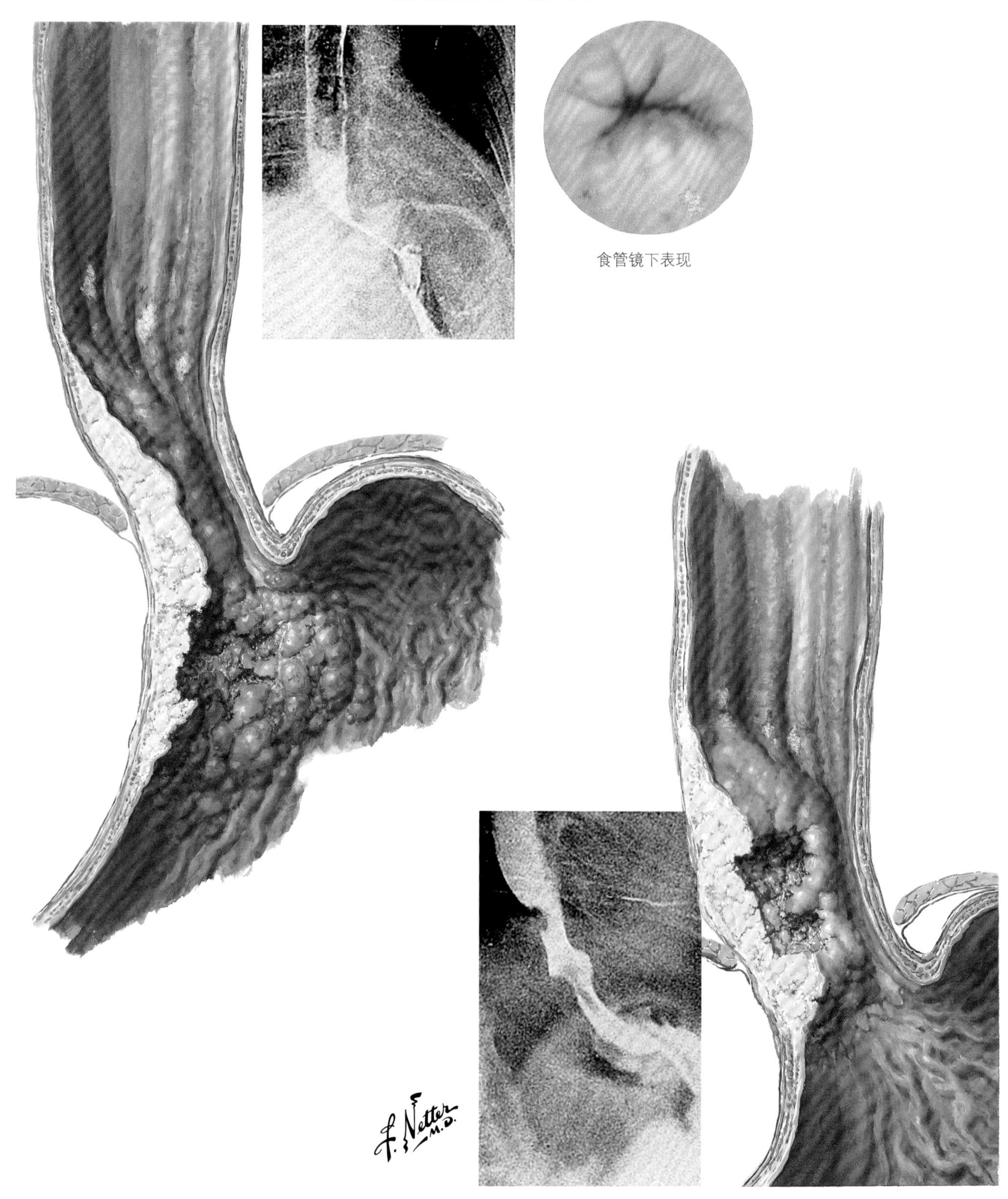

图 14.3 恶性肿瘤：食管下段

及范围，超声内镜联合或不联合细针穿刺活检（fine-needle aspiration，FNA）可以明确浸润深度，CT 或 MRI 可以明确局部和淋巴结受累情况，支气管镜检查可以评估气道是否受累，正电子发射断层扫描（PET）可以检查远处转移。诊断性纵隔镜、腹腔镜或胸腔镜可用以明确淋巴结转移情况。

一旦诊断了食管癌，需要进行肿瘤分期，因为这是预测生存率的最佳方法。美国癌症联合委员会（AJCC）和国际抗癌联盟（UICC）提出的肿瘤 - 淋巴结 - 转移（tumor-node-metastasis，TNM）分期方法已被全球广泛用于食管癌的诊断（2017 年第 8 版）。这是目前最通用的肿瘤分期系统（详见 http：//www.annalscts.com/article/view/14237/14430 [Accessed August 2018]）。

局部和远处的病变都必须经过评估。对于局部病变的评估优先选择 EUS；与 CT 相比，EUS 能够更加准确地评估肿瘤浸润深度、累及淋巴结、邻近结构的特征。US 还有一个优势是可以实施内镜指导 FNA 对淋巴结和纵隔病变进行穿刺活检。US 可以显示食管壁的 4 层结构，评估肿瘤和淋巴结状态的准确性分别为 90% 和 85%。评估远处转移需要依靠颈部、胸部和腹部增强 CT 检查。也可以采用全身氟代脱氧葡萄糖（fluorodeoxyglucose，FDG）-PET/CT 扫描检查以及 EUS 和腹腔镜探查。FDG-PET/CT 扫描比 CT 检查更加敏感，能够更加成功地发现转移病灶。也可以应用 EUS 进行肝穿刺活检或抽吸腹腔积液。腹腔镜和腹腔镜下 US 检查可能优于 CT 或 EUS，可以避免 11%~48% 的患者接受非治疗性开腹手术。尽管如此，通常是临床怀疑为 T3/T4 期腹段食管腺癌患者进行该项检查，否则无法明确是否有转移和手术切除机会。

治疗和处理

过去几十年里，远段食管腺癌的发病率升高，而鳞状细胞癌的发病率下降，但两者仍都需要手术治疗。食管癌的转移发生早而且迅速，2/3 的患者在确诊时即已经发生了淋巴结转移。控制病情需要进行积极的多种模式治疗。如果无法治愈，那么最好的选择就是维持营养和生活质量的姑息疗法。肿瘤的 TNM 分期有助于确定手术切除和其他治疗方案的可行性。

早期食管癌的两个主要治疗方法是外科食管切除术和内镜下切除（endoscopic resection，ER），具体选择取决于治疗风险。选择依赖于是否存在黏膜下层或黏膜肌层受累（M3 期肿瘤）和淋巴血管浸润；如果存在上述情况，则提示发生淋巴结转移的风险增加。黏膜下生长的征象包括：在内镜下切除时，黏膜抬举不满意和抽吸失败。治疗的决定性因素包括病变大小、侵犯淋巴血管、组织学分级、Barrett 黏膜、静脉曲张、伴随疾病、年龄、可提供的治疗手段以及患者的意愿。

黏膜下（T_{1b} 期）癌进行食管切除术可以获得治愈的机会最大。对于没有其他疾病的 M1 或 M2 期肿瘤以及未侵犯淋巴结且分化良好的 M3 期癌症患者而言，食管切除术都是最好的选择。在有经验的医疗中心，对于不宜手术治疗的患者可以选择内镜下切除作为替代方案。如果已经发生淋巴侵犯，可以采用 PDT 或射频消融（radiofrequency ablation，RFA）联合内镜下切除治疗。内镜下切除治疗后边缘持续阳性、复发以及长段病变无法进行内镜下切除治疗时，需要采用食管切除术。拟行内镜下切除的患者，如果存在静脉曲张、既往穿孔或严重颈椎病而不能耐受内镜下切除治疗时，可应用 RT 和（或）化疗。

除了表浅的早期食管癌，其他所有 T_{1-2} N_0 M_0 期患者的标准一线治疗方案都是全食管切除以获得无肿瘤累及的切缘，并清扫全部纵隔淋巴结，这也是必需的唯一治疗程序。近期，手术切除已经扩展至局限的 T_1 至 T_3 期病变和特定的 T_{4a} 期病变，病变可能已经侵犯了邻近结构，如胸膜、心包或横膈等。手术相关的死亡率是 3%。

食管胸段的病变通常需行全食管胸段切除联合食管颈段 - 胃吻合术。实施根治性双区淋巴结清扫术联合空肠造瘘术进行营养支持。三重切开手术包括右后外侧开胸术或胸腔镜联合腹腔切开或腹腔镜手术。行大块切除联合胃切开和促动。彻底清扫腹部和纵隔淋巴结，同时行左颈部切开和颈段吻合。胃食管交界部的肿瘤应予全食管切除联合食管颈段 - 胃吻合术及胃部分切除术，或微创 Ivor-Lewis 术联合食管胸段 - 胃吻合术。随机研究尚未证实哪种术式更好。

对于 T_1N_0 期食管或食管胃交界部的腺癌或 SCC 患者，强烈推荐手术作为唯一有效治疗手段；对于不适合手术者可以选择放化疗。化疗方案仍然是每周低剂量的卡铂联合紫杉醇。另一可选方案为顺铂联合氟尿嘧啶（FU）。已有 3 项临床研究证实，联合新辅助放化疗为临床 T_2N_0 期肿瘤患者进行手术治疗，能够让腺癌患者的生存获益。单纯切除术可用于治疗 T_2N_0 期 SCCs 患者。

对于已行手术切除的 T_2N_0 期腺癌患者，若其分化较差、已侵犯淋巴血管或周围神经、年龄 50 岁及 50 岁以下，可选择应用辅助化疗或放化疗。仅当 SCC 患者出现切缘阳性时才考虑采用这些疗法。对于已切除的 T_3 或 pT_4 期腺癌，无论淋巴结是否受累，没有接受新辅助治疗的患者推荐采用围手术期辅助治疗。不能手术患者实施放化疗。对于完全应答的 SCC 患者可以选择单纯放化疗，其局部区域控制率较高。

对于具备手术条件的 SCC 患者，若根据其内镜记录，认为对放化疗完全应答的，那么也可以选择确切的放化疗；但是，如果有机会还是建议手术治疗。对于类似情况的腺癌患者，仍然推荐手术切除。

对于任意 T、任意 N、M_1 期肿瘤患者，需要进行对转移病变的姑息治疗。化疗是可选方案，但可能还需要联合放疗。缓解梗阻的姑息治疗方案包括：内镜下金属支架置入、光动力学激光消融、金属卟啉以及近距离放疗等。极少实施绕过梗阻的根治性手术。

食管其他肿瘤通常需要手术治疗。大多数小细胞癌患者在诊断时已经发生转移，生存期罕见超过 1 年。其治疗是姑息性的，但有极少数病例通过手术和放化疗达到治愈。食管黑色素瘤的预后比皮肤型更差，因其通常在晚期才被发现。可以实施手术，但获益不大。唾液腺肿瘤手术切除的预后比头颈部肿瘤手术切除的预后差。淋巴瘤由其他器官直接转移而发生。原发淋巴瘤通常见于免疫疾病患者。可发生肉瘤，但并非来源于良性肿瘤的变性，可通过外科手术切除。乳腺、肺和黑色素瘤的转移病变最常见，通常采用姑息治疗。

病程和预后

患者的生存率直接取决于疾病的分期。食管癌的 5 年生存率分别为：Ⅰ期 78.9%、ⅡA 期 37.9%、ⅡB 期 27.3%、Ⅲ期 13.7%、Ⅳ期 0%。

食管罕见恶性肿瘤：胃肠道间质瘤与平滑肌肉瘤

食管最常见的两种恶性肿瘤为鳞状细胞癌和腺癌。食管平滑肌肉瘤较少见，占全部食管恶性肿瘤的 1% 以下，目前仅有 165 例报道。平滑肌肉瘤生长慢、转移晚，因此比鳞状细胞癌和腺癌预后好。胃肠道间质瘤（GISTs）是消化道最常见的间质肿瘤，但是食管 GISTs 非常罕见。GISTs 来源于 Cajal 间质细胞，位于肌层。该细胞过表达酪氨酸激酶受体 KIT。

临床表现

食管 GISTs 仅占全部胃肠道肿瘤的 1%。其临床、内镜和影像学表现与平滑肌瘤类似。食管没有浆膜层而且血供有限，因此通过手术切除此处的 GISTs 比较困难。间质细胞肿瘤最多见于食管中至远段。通常没有症状，直至其生长过大而引起吞咽困难。位于食管的间质细胞肿瘤主要是平滑肌瘤，好发于男性。而平滑肌肉瘤则非常少见。食管 GISTs 和平滑肌肉瘤的治疗取决于术前诊断、肿瘤位置、大小、是否存在转移和并发症情况，例如梗阻、穿孔或出血。

诊断

食管平滑肌肉瘤常常是在进行食管钡剂造影或内镜检查时偶然发现。病变为圆形、黏膜下，表面黏膜完整。质感如橡胶样，没有破溃或出血。腹腔内脏的软组织肉瘤需要进行 TNM 分期，但是目前没有预后分级相关的分组。

增强 CT 或 FDG-PET 检查中，GISTs 的强化高于平滑肌瘤。EUS 引导下 FNA 并进行 KIT 免疫组化染色，可以确定诊断，并与平滑肌瘤鉴别。边界清楚、黏膜下的、大于 2 cm、增大的或 FDG 强化的病变，应疑诊为 GISTs。术前活检可能发现病变符合化疗条件或为不可切除的转移性病变，而排除了手术治疗方案。

治疗和处理

推荐内镜下切除黏膜下平滑肌肉瘤病变，因为组织学上难以区分分化良好的平滑肌肉瘤和平滑肌瘤。对于小于 2 cm、息肉样的、圆形突出或可抬起的病变，可以采用内镜下圈套息肉切除术进行治疗。更大的或平坦型病变则需要采用电凝圈套术进行切除，去除被覆黏膜后需要止血处理。小型病变罕见为恶性。因此，小的无症状病变也可以选择在 6 个月、1 年时采用 EUS 进行随访，若病变无变化则可降低随访频率。出现症状、增大超过 1 cm、造成结构变化或疑似恶变时，可选择手术治疗。尽管没有变化，超过 2 cm 的病变仍应切除。通常局部切除就足够去除所有病变了。必要时可能需要全部或部分食管切除。

对于胃 GISTs 的治疗，有依据病变大小和 EUS 表现决定处置方案的评估量表，而对于食管病变并无此相应量表。推荐治疗是手术切除，包括假包膜且切缘阴性、提前接受过伊马替尼新辅助化疗者。伊马替尼新辅助化疗的目的在于减小肿瘤直径并预防局部区域复发。局部进展期肿瘤患者可能无法进行完整切除，这些患者很适合进行伊马替尼新辅助化疗。食管 GISTs，尤其是位于 LES 部位时，为了减轻肿瘤负荷、实施部分切除取代食管全切，可以考虑进行伊马替尼治疗。患者将接受 6~12 个月的治疗，定期进行食管钡剂造影或 CT 检查评估肿瘤大小变化。

尽管转移的风险很小，但对于小于 2 cm 的 GISTs 的处理，是观察、切除，还是仅在肿瘤增大时切除，还存在争议。对于未手术切除病变，建议 EUS 随访。例如，加拿大指南建议所有 GISTs，无论其体积大小，均应切除，因为 GISTs 有发生转移的风险。2 cm 及以上的病变应外科手术切除。大于 2 cm 或位于食管胃交界部的病变，即使接受伊马替尼治疗，也需要接受食管切除术。内镜下切除或挖除可能会导致切缘阳性、肿瘤播散或穿孔，因此不作推荐。对于 10 cm 以上病变、切缘阴性者，预后获益不确定。尽管切缘阳性可能导致局部区域复发，但是肿瘤大小和肿瘤分级等因素对预后的判断更加重要。GISTs 的预后与肿瘤大小、有丝分裂比例、病变部位、切除完整性等因素相关。罕见淋巴结转移，因此不需要进行淋巴结清除术。应当检查腹部、腹膜和肝以除外转移可能。肿瘤破裂提示预后差。复发患者可以给予伊马替尼治疗，联合或不联合再次切除。大多数 GISTs 可被完整切除，但 5 年无复发比例仅为 50%。

作为一线治疗药物的伊马替尼是一种酪氨酸激酶抑制剂（TKIs），可用于术后抑制 GISTs 的生长。建议原发 3 cm 及以上 GISTs 患者应该使用伊马替尼作为辅助治疗。低危 / 极低危 GISTs 患者无须使用该药。应用伊马替尼 1 年，可以降低 GISTs 术后第一年复发率；但是最佳结果出现在治疗 3 年后。最长时间的临床研究显示进展期 GISTs 的中位生存期为 60 个月。肿瘤的进展中位时间为 2 年，最常见的转移灶位于腹膜和肝，是 67% 复发患者最常见的部位。尽管肿瘤生长的控制率达到 80%，转移性 GISTs 需要伊马替尼治疗，因为罕见完全应答。伊马替尼可以减少肿瘤体积，这样可以预防 *KIT* 基因突变引起的抗药性。

最好在伊马替尼治疗 3~9 个月后实施转移瘤切除，因为此后肿瘤体积几乎不再缩小。高达 30% 的患者为可切除性病变。手术切除转移瘤对局部进展、稳定性病变或部分应答患者有益。多灶性进展型病变则不适宜手术。仅切除病变时，患者的 5 年生存率为 27%~34%。切除联合伊马替尼治疗可以获得最长的生存期。降低肿瘤密度和血供比缩小肿瘤体积更加重要。美国国家综合癌症网络（National Comprehensive Cancer Network，NCCN）和欧洲医学肿瘤协会（European Society for Medical Oncology，ESMO）都推荐转移瘤切除后的患者终生维持伊马替尼治疗。

病程和预后

平滑肌肉瘤患者手术切除后 5 年生存率为 30%~40%，与肿瘤分级和大小相关。通常来说，胃肠道平滑肌肉瘤的预后比同部位的 GISTs 要差。

对于 GISTs 的治疗随访缺乏共识。规律随访可以发现早期复发病变，这样可以改善复发后的无进展生存和总体生存率。NCCN 指南建议如下：对于接受 GISTs 完整切除的患者，每 3~6 个月进行一次问病史和查体，5 年后改为每年一次。每 3~6 个月还需要接受一次 CT 扫描检查，3~5 年后改为每年一次。对于局部进展或转移性病变患者，需要给予伊马替尼治疗，每 3~6 个月进行一次问病史、查体以及腹部 / 盆腔 CT 扫描检查。极低危 GISTs 不需要常规随访；尽管如此，其复发极其罕见。如果担心 X 射线暴露，低危病变患者可以考虑采用 MRI 替代 CT 扫描检查。

对于平滑肌肉瘤完整切除的患者，随访包括每 3~6 个月进行一次查体和腹腔 / 盆腔 CT 或 MRI 扫描，3 年后改为每年一次。对于切缘阳性的患者，应每 6 个月进行一次 CT 或 MRI 检查，连续 2 年以上。一些中心建议在行腹腔或盆腔 CT 时增加胸部 CT 检查，以除外高风险的肺转移。

（Neil R. Floch 著　陆浩平 译　徐志洁 审校）

其他资源

Affleck DG, Karwande SV, Bull DA, et al: Functional outcome and survival after pharyngolaryngoesophagectomy for cancer, *Am J Surg* 180:546, 2000.

Akbayir N, Alkim C, Erdem L, et al: Heterotopic gastric mucosa in the cervical esophagus (inlet patch): endoscopic prevalence, histological and clinical characteristics, *J Gastroenterol Hepatol* 19:891, 2004.

Azar C, Jamali F, Tamim H, et al: Prevalence of endoscopically identified heterotopic gastric mucosa in the proximal esophagus: endoscopist dependent?, *J Clin Gastroenterol* 41:468, 2007.

Blum MG, Bilimoria KY, Wayne JD, et al: Surgical considerations for the management and resection of esophageal gastrointestinal stromal tumors, *Ann Thorac Surg* 84:1717, 2007.

Burt BM, Groth SS, Sada YH, et al: Utility of adjuvant chemotherapy after neoadjuvant chemoradiation and esophagectomy for esophageal cancer, *Ann Surg* 266:297, 2017.

Chen WS, Zheng XL, Jin L, et al: Novel diagnosis and treatment of esophageal granular cell tumor: report of 14 cases and review of the literature, *Ann Thorac Surg* 97:296, 2014.

Choong CK, Meyers BF: Benign esophageal tumors: introduction, incidence, classification, and clinical features, *Semin Thorac Cardiovasc Surg* 15:3–8, 2003.

Collin CF, Spiro RH: Carcinoma of the cervical esophagus: changing therapeutic trends, *Am J Surg* 148:460, 1984.

Daiko H, Hayashi R, Saikawa M, et al: Surgical management of carcinoma of the cervical esophagus, *J Surg Oncol* 96:166, 2007.

Demetri GD, Benjamin RS, Blanke CD, et al: NCCN task force report: optimal management of patients with gastrointestinal stromal tumor (GIST)—update of NCCN clinical practice guidelines, *J Natl Compr Canc Netw* 5(2 Suppl):S1–S29, 2007.

Gamboa AM, Kim S, Force SD, et al: Treatment allocation in patients with early-stage esophageal adenocarcinoma: prevalence and predictors of lymph node involvement, *Cancer* 122:2150, 2016.

Godey SK, Diggory RT: Inflammatory fibroid polyp of the oesophagus, *World J Surg Oncol* 3:30, 2005.

Gronchi A, Raut CP: The combination of surgery and imatinib in GIST: a reality for localized tumors at high risk, an open issue for metastatic ones, *Ann Surg Oncol* 19:1051, 2012.

Hihara J, Mukaida H, Hirabayashi N: Gastrointestinal stromal tumor of the esophagus: current issues of diagnosis, surgery and drug therapy, *Transl Gastroenterol Hepatol* 3:6, 2018.

Jiang W, Rice TW, Goldblum JR: Esophageal leiomyoma: experience from a single institution, *Dis Esophagus* 26:167–174, 2013.

Joensuu H, Martin-Broto J, Nishida T, et al: Follow-up strategies for patients with gastrointestinal stromal tumour treated with or without adjuvant imatinib after surgery, *Eur J Cancer* 51:1611, 2015.

Kelly KA, Sarr MG, Hinder RA: *Mayo clinic gastrointestinal surgery*, Philadelphia, 2004, Saunders, p 49.

Lordick F, Mariette C, Haustermans K, et al: Oesophageal cancer: ESMO clinical practice guidelines for diagnosis, treatment and follow-up, *Ann Oncol* 27:v50, 2016.

Luh SP, Hou SM, Fang CC, Chen CY: Video-thoracoscopic enucleation of esophageal leiomyoma, *World J Surg Oncol* 10:52, 2012.

Mandard AM, Marnay J, Gignoux M, et al: Cancer of the esophagus and associated lesions: detailed pathologic study of 100 esophagectomy specimens, *Hum Pathol* 15:660, 1984.

Manner H, Pech O, Heldmann Y, et al: Efficacy, safety, and long-term results of endoscopic treatment for early stage adenocarcinoma of the esophagus with low-risk sm1 invasion, *Clin Gastroenterol Hepatol* 11:630, 2013.

McGarrity TJ, Wagner Baker MJ, Ruggiero FM, et al: GI polyposis and glycogenic acanthosis of the esophagus associated with PTEN mutation positive cowden syndrome in the absence of cutaneous manifestations, *Am J Gastroenterol* 98:1429, 2003.

Mendenhall WM, Sombeck MD, Parsons JT, et al: Management of cervical esophageal carcinoma, *Semin Radiat Oncol* 4:179, 1994.

Miettinen M, Sarlomo-Rikala M, Sobin LH, Lasota J: Esophageal stromal tumors: a clinicopathologic, immunohistochemical, and molecular genetic study of 17 cases and comparison with esophageal leiomyomas and leiomyosarcomas, *Am J Surg Pathol* 24:211, 2000.

Park SJ, Ryu MH, Ryoo BY, et al: The role of surgical resection following imatinib treatment in patients with recurrent or metastatic gastrointestinal stromal tumors: results of propensity score analyses, *Ann Surg Oncol* 21:4211, 2014.

Seremetis MG, Lyons WS, deGuzman VC, et al: Leiomyomata of the esophagus. An analysis of 838 cases, *Cancer* 38:2166–2177, 1976.

Triboulet JP, Mariette C, Chevalier D, Amrouni H: Surgical management of carcinoma of the hypopharynx and cervical esophagus: analysis of 209 cases, *Arch Surg* 136:1164, 2001.

Tsai S, Lin C, Chang C, et al: Benign esophageal lesions: endoscopic and pathologic features, *World J Gastroenterol* 21(4):1091–1098, 2015.

Uppal P, Kaur J, Agarwala S, et al: Communicating oesophageal duplication cyst with heterotopic pancreatic tissue—an unusual cause of recurrent pneumonia in an infant, *Acta Paediatr* 99:1432, 2010.

Van Dam J: Endosonographic evaluation of the patient with esophageal cancer, *Chest* 112(Suppl):184S–190S, 1997.

Wang HW, Chu PY, Kuo KT, et al: A reappraisal of surgical management for squamous cell carcinoma in the pharyngoesophageal junction, *J Surg Oncol* 93:468, 2006.

Wang L, Ren W, Zhang Z, et al: Retrospective study of endoscopic submucosal tunnel dissection (ESTD) for surgical resection of esophageal leiomyoma, *Surg Endosc* 27(11):4259–4266, 2013.

Xu GQ, Qian JJ, Chen MH, et al: Endoscopic ultrasonography for the diagnosis and selecting treatment of esophageal leiomyoma, *J Gastroenterol Hepatol* 27:521–525, 2012.

Zenda S, Kojima T, Kato K, et al: Multicenter phase 2 study of cisplatin and 5-fluorouracil with concurrent radiation therapy as an organ preservation approach in patients with squamous cell carcinoma of the cervical esophagus, *Int J Radiat Oncol Biol Phys* 96:976, 2016.

第二篇

胃和十二指肠

胃和十二指肠解剖

胃的解剖：正常变异和毗邻关系

胃是消化道中一个呈J形的贮存器，我们摄取的食物浸泡在含有酶和盐酸的胃液中，通过胃蠕动间断性地运送到十二指肠。胃的形状和大小依据身体的姿势和胃充盈程度而变化。临床医生和放射科医生都对胃的特殊功能结构感兴趣（图15.1）。

胃的腹侧和背侧表面可呈拱形或扁平状，在胃排空时几乎接触在一起。胃也有两个边界，上缘凹向右上方叫胃小弯，下缘凸向左下方叫胃大弯。两者在与食管交界的贲门处汇合。贲门是胃小弯与胃大弯之间的分界，在右侧，食管平滑地延伸到胃小弯；而左侧有一个明显的压痕，即贲门切迹，当胃的最上部（即胃底）充满并向上隆起时，这一切迹最为明显。胃的主体部分（即胃体）与幽门部相连接，在小弯侧，胃体与幽门部之间的分界点是角切迹。幽门部（也称胃窦）的幽门窦与变窄的幽门管相连，终止于幽门瓣。幽门的外部标志是环状的括约肌和浆膜下幽门静脉。

在食管、胃、十二指肠镜检查中，选择性观察可以评估几乎所有区域。例如，翻转镜身可以观察贲门部。当内镜与观察区域紧贴，在贲门切迹处形成皱褶或褶叶时，内镜医师可以看到胃食管交界处的正常黏膜。幽门通道通常是封闭的，蠕动波从幽门向幽门窦移动，到角切迹终止。

胃完全被腹膜覆盖。起源于胚胎腹侧的胃系膜的双层腹膜，在胃小弯外延伸，称小网膜。它经过肝门，可分为较大且薄的近端部分（肝胃韧带）和较小且厚的远端部分（肝十二指肠韧带），后者附着于幽门区域和十二指肠的上水平部。肝十二指肠韧带的游离缘内走行门静脉、肝动脉和胆总管，形成Winslow网膜孔的腹侧缘，从而可进入小腹膜囊（网膜囊）。大网膜是胚胎背侧胃系膜的衍生物，从大弯后部通过，在其两个前侧膜和两个背侧膜之间包含大网膜囊的下隐窝。

胃的前表面邻接前腹壁，抵靠肝左叶下表面，在幽门区抵靠肝方叶和胆囊。胃后表面与腹膜后结构（胰腺、脾血管、左肾和肾上腺）并行，但被网膜囊隔开。胃底隆起抵靠左横膈膜穹窿。脾位于左侧，靠近胃底，通过胃脾韧带（也来源于胃背系膜）与胃相连。

四种公认的胃的主要功能类型是中张力型、高张力型、低张力型和无张力型。在低张力型和无张力型中，胃的轴线更偏纵向，而在中张力型，尤其是高张力型中，胃的轴线更偏横向。

十二指肠解剖和毗邻关系

十二指肠是小肠的第一部分，全长约25~30 cm。马蹄形，开口端朝左，分为四部分（图15.2）。

十二指肠的第一部分也称上部，位于第1腰椎（L1）水平，几乎水平地从幽门延伸到第一曲处。由于其在腹腔内的位置，十二指肠第一部分可自由活动，并可根据胃的充盈情况调整其方向。十二指肠前半段的前表面和上表面与肝下表面（方叶）和胆囊毗邻。影像学名称十二指肠球部是指十二指肠上部的最近端，当器官充满时会轻微扩张，然后由于幽门收缩而与胃更明显地分开。

覆盖前上表面和后下表面的两层腹膜，在十二指肠上部的上缘连接在一起，并随着肝十二指肠韧带向肝脏的方向移动，形成小网膜的右侧游离边缘。该韧带包含门静脉、肝动脉和胆总管。

十二指肠的第二部分，即降部，从十二指肠第一曲垂直延伸至第二曲，后者大约位于第3腰椎（L3）水平。该部分的上部区域抵靠在右肾门处，其

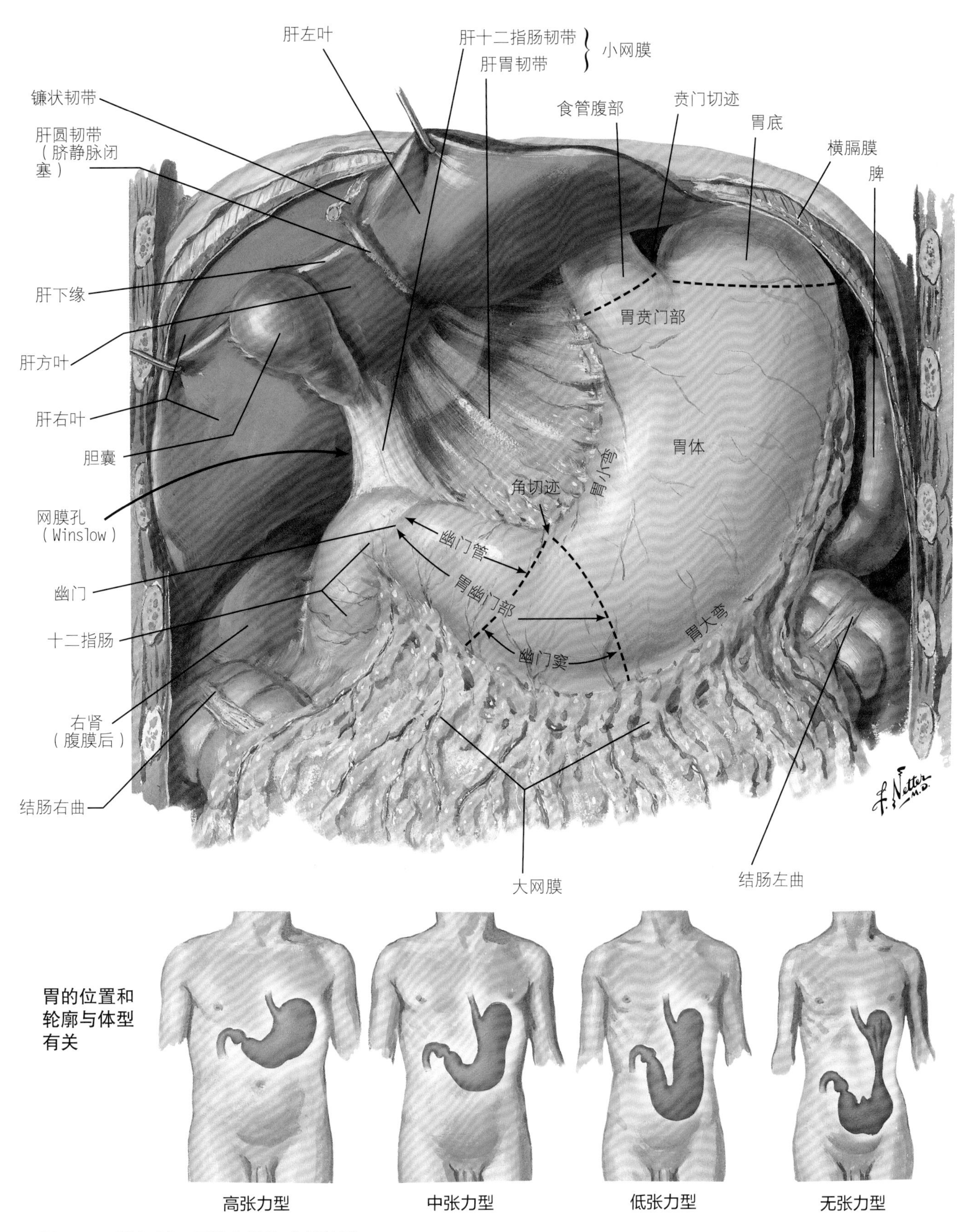

图 15.1　胃解剖、正常变异和毗邻关系

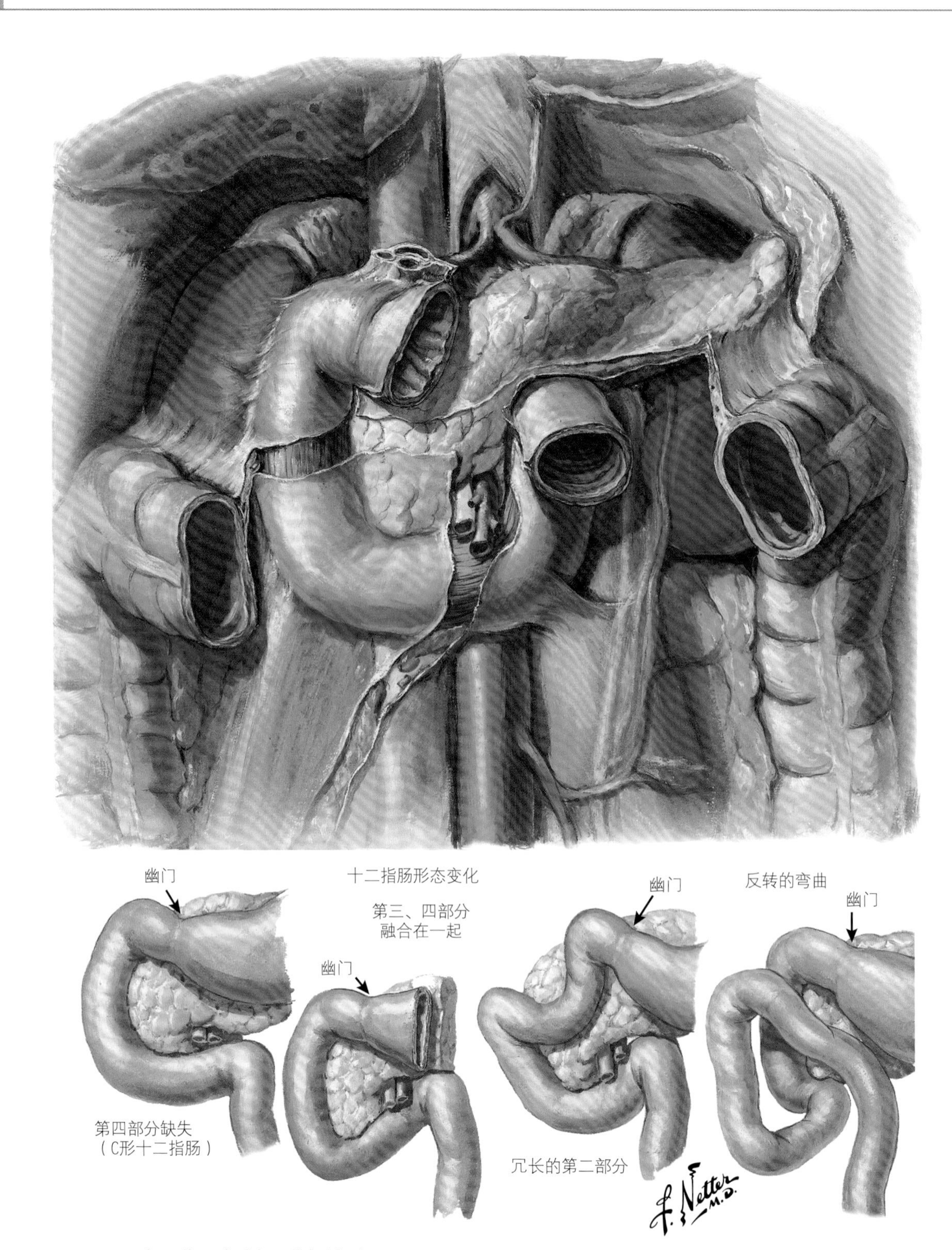

图 15.2 十二指肠解剖及毗邻关系

全长由结缔组织附着在十二指肠旁边的胰头。在十二指肠降部约一半长度的前侧，有横结肠系膜根部穿过。胆总管与门静脉都位于肝十二指肠韧带的起始处，这是十二指肠上部的背侧，胆总管在十二指肠降部和胰头之间继续走行，直至十二指肠大乳头的开口（胆胰壶腹）。

十二指肠的第三部分——下部，从第二曲处开始。它在开始处几乎是水平的（又称水平部），有时略微上升，直至到达主动脉的左侧边缘，在那里它改变了走行方向并向上弯曲，进入十二指肠末端（升部）。尽管第二部分的尾部和第二曲位于身体右侧的腰大肌上，但十二指肠的第三部分及其水平段却越过腔静脉和腹主动脉。肠系膜上血管在进入肠系膜根部之前，在靠近第三部分向升部过渡的位置，穿过第三部分的水平部。在该过程中，第三部分越来越多地被腹膜覆盖，在十二指肠空肠曲处完全被腹膜覆盖。该十二指肠空肠曲位于结肠系膜末端，在第2腰椎水平（L2）或L1、L2之间的椎间盘水平。

由于十二指肠的第三部分向上延伸到主动脉的左侧，到达胰腺的旁边，此段常被称为十二指肠的第四部分。第四部分与空肠相连，后侧由十二指肠悬肌Treitz韧带固定。十二指肠的第四部分离开腹膜后区与腹腔空肠相连。在放射片上，十二指肠通常呈C形，尽管它可能表现出个体差异，如第二部分冗长或弯曲方向反转（见图15.2）。

胃黏膜

胃的灰红色黏膜由腺上皮、固有层和黏膜肌层组成，开始于贲门，贲门处黏膜呈不规则或锯齿形的线状分布，通常称为Z线（图15.3）。胃黏膜表面可见多少不等的皱褶或皱襞，当胃扩张时，皱襞明显变平。在胃小弯的区域，黏膜更牢固地固定在肌层上，皱襞呈纵向排列，形成所谓的胃径（又称胃道）。皱襞通常在胃底较小，在接近胃窦时变大；在胃窦处它们倾向于斜穿过胃向胃大弯方向移动。除了这些宽大的皱襞外，胃黏膜还有大量浅的凹陷，将黏膜表面分割成形状各异的隆起区。当用镜头放大观察时，这些胃区显示出精细的突起和凹陷结构，后者被称为胃小凹。胃的腺体开口于胃小凹的深部，胃小凹的宽度和长度各不相同。

在胃食管交界处，单层柱状胃上皮与多层、较厚的食管黏膜有明显的界线。胃上皮为黏液型细胞，上部含有黏液颗粒，基底部有卵圆形细胞核。

胃腺是管状的，可分为三种类型。贲门腺体局限于贲门口周围0.5~4 cm宽的狭窄区域。它们弯曲排列，由分泌黏液的细胞组成。泌酸腺（又称胃底腺）位于胃底及胃体的大部分。泌酸腺是笔直且分支简单的小管，狭窄的管腔几乎延伸至黏膜肌层。它们主要由三种细胞组成。黏液样细胞位于颈部，与表面上皮细胞不同的是：其黏液颗粒染色略有不同，并且细胞核在细胞基底部趋于扁平或凹形。主细胞或酶原细胞排列在腺管的下半部分。它们有球状的核，且含有强折光颗粒和高尔基体，其大小和形态随分泌活动的状态而变化。主细胞产生胃蛋白酶原，也就是胃蛋白酶前体（见第18章）。壁细胞比主细胞大，通常被挤离管腔，通过细胞内小管与细胞外毛细血管及管腔相连。它们的胞质内颗粒具有强烈的嗜酸性，比主细胞的折光率低。壁细胞产生盐酸。组化和电镜研究显示了氯化氢在壁细胞内形成并以盐酸的形式分泌，对激素、化学物质和神经刺激等做出一系列精细反应。

幽门腺是胃腺的第三种类型，位于幽门区，但也延伸到含胃底腺和幽门腺的过渡区，从胃小弯斜着向胃大弯延伸。与胃底腺相比，幽门腺管短且弯曲，排列稀疏，末端含更多分支。幽门腺区域的小凹更深。这些腺体由单一类型的细胞排列而成，这种细胞与胃底腺的颈黏液样细胞相似甚至可能相同。

一些特殊的内分泌细胞分布在胃底腺和胃窦。胃底腺的内分泌细胞在数量上比主细胞或壁细胞少，但在内分泌和生理功能上起到重要作用。它们分泌一些物质到管腔中，影响其他内分泌细胞，或进入循环以产生远处内分泌效应。D（delta）细胞分泌生长抑素，具有旁分泌或内分泌作用。肠嗜铬样（ECL）细胞（也称嗜银细胞）银染阳性，分泌组胺；其他被重铬酸钾染色的嗜银细胞称为肠嗜铬（EC）细胞，含有血清素。幽门部含有少量的胃泌素分泌细胞，称为G细胞。胃泌素的作用在第16章和第19章讨论。胃饥饿素由幽门部内分泌细胞分泌，对食欲和进食行为有重要影响。

十二指肠黏膜和结构

十二指肠第一段增宽的部分，也称为十二指肠球部，其黏膜是扁平及平滑的，与之相反的是十二指肠远端的黏膜，呈现黏膜Kerckring皱褶，就像整个小肠黏膜的皱襞那样（图15.4）。这种扩大小肠吸收面的环状皱襞，开始于第一曲区域，在十二指肠较远端部分的数量和高度增加。Kerckring皱襞并不总是沿着整个肠壁形成完整的圆形；有些是半圆形的，而另一些是向外分支以连接相邻的皱褶。黏膜层和黏膜下层都参与了这些皱襞的结构，而小肠的其他层，包括它的两层肌肉层，都是平滑的。

十二指肠降部的后中侧的大约一半，即距离幽门8.5~10 cm的位置，是壶腹乳头。了解乳头与局部解剖毗邻关系及解剖变异，对检查该区

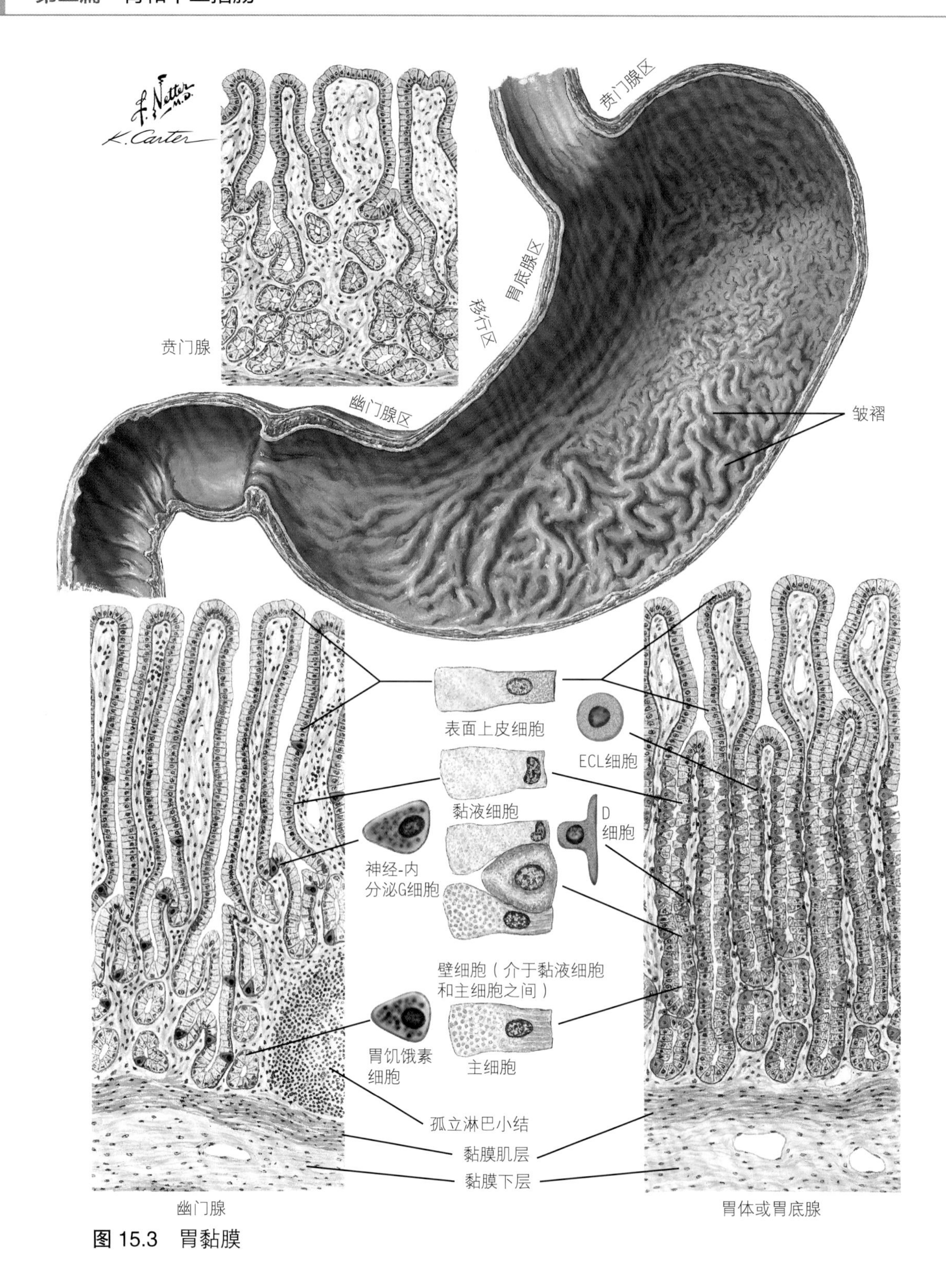

图 15.3 胃黏膜

域的内镜逆行胰胆管造影（endoscopic retrograde cholangiopancreatography，ERCP）和超声内镜的医生是必不可少的知识。在这里，胆总管和主胰管（或称 Wirsung 管）开口于十二指肠。胆总管在小网膜的肝十二指肠韧带内走向十二指肠，并在十二指肠降部和胰腺之间的沟内向远端延伸（见第七篇）。在十二指肠后内侧壁，胆总管末端产生一个轻微但可见的纵向压痕，称为十二指肠纵皱襞。这种皱襞通常终止于十二指肠乳头处，但偶尔也会以所谓系带的形式在乳头外延续一小段距离。乳头顶部小的帽状褶皱保护着胆总管与胰管的汇合口。

胆总管与胰管结合的类型有许多变异（见第七篇）。一个小的、疣状的、通常不太明显的第二乳头——十二指肠小乳头，位于大乳头上方约 2.5 cm

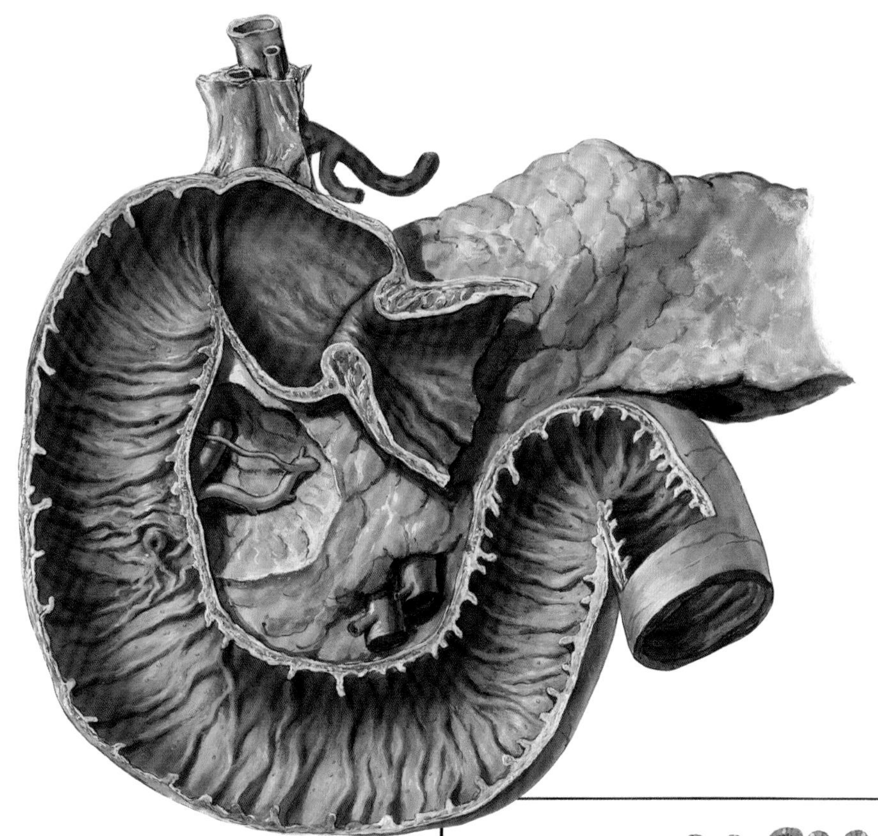

B. Gl — Brunner 腺体

G. C. — 杯状细胞

P. C. — 潘氏细胞

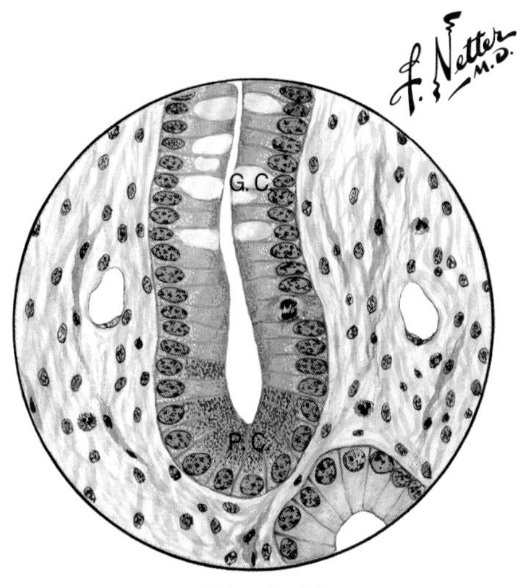

显微镜下的腺窝

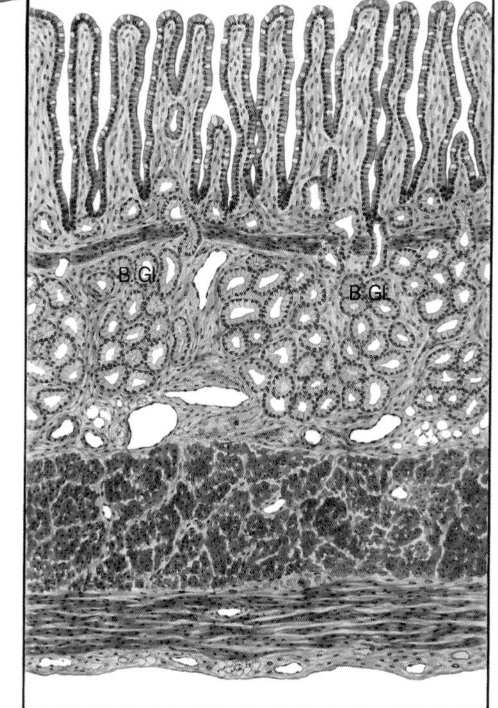

十二指肠壁纵切面

图 15.4 十二指肠球部和十二指肠的黏膜表面

的位置，并且位于大乳头稍内侧，它可以作为副胰管或 Santorini 管的开口，尽管副胰管在发育过程中有很大的变异，但基本都存在（见第八篇）。

除了十二指肠第一部分以外，其余部分的黏膜表面（在活体组织中为红色）衬覆绒毛（见第四篇），形成了典型的丝绒状外观。内镜医生在高倍镜下，可以判断绒毛是否变平。但是，我们仍需要活检标本来确定绒毛的萎缩。

十二指肠球部在形态、大小、位置和方位上各有不同变异，在正位影像学投影中呈三角形，其底部位于幽门，尖端指向十二指肠上部或十二指肠第一部分和第二部分的过渡区。与整个肠道壁一样，十二指肠壁包括黏膜层、黏膜下层、两个肌层和外膜层或一个浆膜下层和浆膜层（当十二指肠被腹膜覆盖时）。从胚胎学、形态学和功能学上讲，十二指肠是小肠的一个特殊分化部分。十二指肠黏膜上皮由单层高柱状细胞组成，有明显的纹状缘。在隐窝底部，可见充满嗜酸性颗粒的细胞（即 Paneth 细胞）；也可见一些充满黄色颗粒的细胞，与铬酸盐有很强的亲和力。黏膜的固有层由疏松的结缔组织构成。在黏膜和黏膜下层之间有双层平滑肌细胞，其纤维进入固有层并延伸至绒毛顶端，使绒毛起到吸收和泵送的作用。

黏膜下层位于黏膜层和肌层之间，可让后两者相对移动。黏膜下层由胶原结缔组织组成，其纤维排列成网状，在这个网状结构中嵌入了十二指肠腺（也称布氏腺，十二指肠的特征）。这些弯曲的管泡状腺，末端有多个分支；它们穿过黏膜肌层通向隐窝。布氏腺在十二指肠近端的数量和密度更大，随着十二指肠接近十二指肠 - 空肠交界处，其大小和密度逐渐减小，尽管其延伸范围和密度有个体差异。

上腹部器官的血供与侧支循环

传统教科书对胃、十二指肠及相关器官（如脾、胰腺）的血液供应的描述，误导我们认为这些器官的血管模式相对简单且固定一致。恰恰相反，这些区域的血管模式总是不可预测，变异非常大。临床医生在观察血管造影和成像时，应该记住这一点。对于胃肠专业的初学者来说，了解这个部位丰富的侧支循环是很重要的。

一般来说，肝、胆、胃、十二指肠、胰腺和脾的全部血液供应来自腹腔动脉；一小部分血液来自肠系膜上动脉的胰十二指肠下支。腹腔动脉的宽度从 8 mm 到 40 mm 不等。典型而完整的腹腔动脉发出三个分支——分别向肝、脾和左胃，构成一个完整的主干，通常呈“三脚架”形。

传统描述的这种腹腔动脉及其三个分支的情况，仅出现在 55% 的人群中。在另外 45% 的人群中，出现了许多变异；感兴趣的读者可以参考经典解剖学文献。通过内镜检查、手术或血管造影观察出血的血管，有时很困难，但开放的思维和对血管解剖学变异的了解有助于发现出血部位。

人体内结肠上器官（胃、十二指肠、胰腺、脾、肝和胆囊）存在最为多样化的侧支供血途径。仅仅是通向肝，Michels 就确定了至少 26 条可能的侧支途径（图 15.5）。由于大网膜有许多血管和松散的结缔组织网络，当肝动脉或脾动脉闭塞时，大网膜对肝和脾提供代偿循环。通过相互交织的动脉，胃的血液供应有 6 个主要途径和 6 个次级途径；胰腺供血来自肝、脾和肠系膜上动脉；肝供血来自三个主要途径：腹腔动脉、肠系膜上动脉和胃左动脉，还有至少 23 条次级供血途径。从脾动脉的解剖毗邻关系来看，很明显，通往上腹部器官的大部分侧支通路都是由脾动脉及其分支发出，并且通过胃十二指肠动脉和肠系膜上动脉建立的交通支来完成。

上腹部器官最重要的侧支循环如下：

- **胃下动脉弓**。胃下大网膜动脉通路是由胃网膜左、右动脉沿着胃大弯吻合而形成的。该动脉弓向上发出胃分支动脉，向下发出大网膜分支动脉。
- **胃上动脉弓**。胃上动脉通路有分支通向胃的两个表面，是由胃左、右动脉沿胃小弯吻合而成。胃右动脉的分支可与胃十二指肠动脉、十二指肠上动脉、胰十二指肠后上动脉或胃网膜右动脉等的分支汇合。胃左动脉的分支可与胃短动脉、贲门食管支吻合，也可与胃左动脉的肝左动脉副支吻合。
- **大网膜动脉弓**。这个网膜动脉通路位于横结肠下方大网膜的后部。它的右支是由胃网膜右动脉的右网膜动脉分支构成的；它的左支是由来自胃网膜左动脉的左网膜动脉构成的。参与这条侧支通路的动脉包括肝动脉、胃十二指肠动脉、胃网膜右动脉、右网膜动脉、胃网膜左动脉、脾动脉的末端分支。
- **经胰长动脉环**。这条重要的侧支通路受沿胰腺下表面横向走行的胰动脉的影响。经由胰上段或胰腺背动脉的分支，是其主要的左支，它可能与脾动脉、肝动脉、腹腔动脉或肠系膜上动脉等主分支相连，这取决于胰背动脉由哪条动脉产生。在胰腺的尾部，它通过胰大动脉和胰尾动脉与脾末梢动脉相通。在胰腺头部，它与胃十二指肠动脉、胰十二指肠上动脉或胃网膜右动脉相通。
- **肝胃动脉环**。这是原始胚胎的胃左动脉与肝左动脉之间的弓形吻合。在成人中，该动脉环可以完整地持续存在；或者上半部分产生一个胃左动脉的副支，下半部分由胃左动脉发出肝左动脉副支（25%）。
- **肝脾动脉环**。起源于肠系膜上动脉的异常肝右动

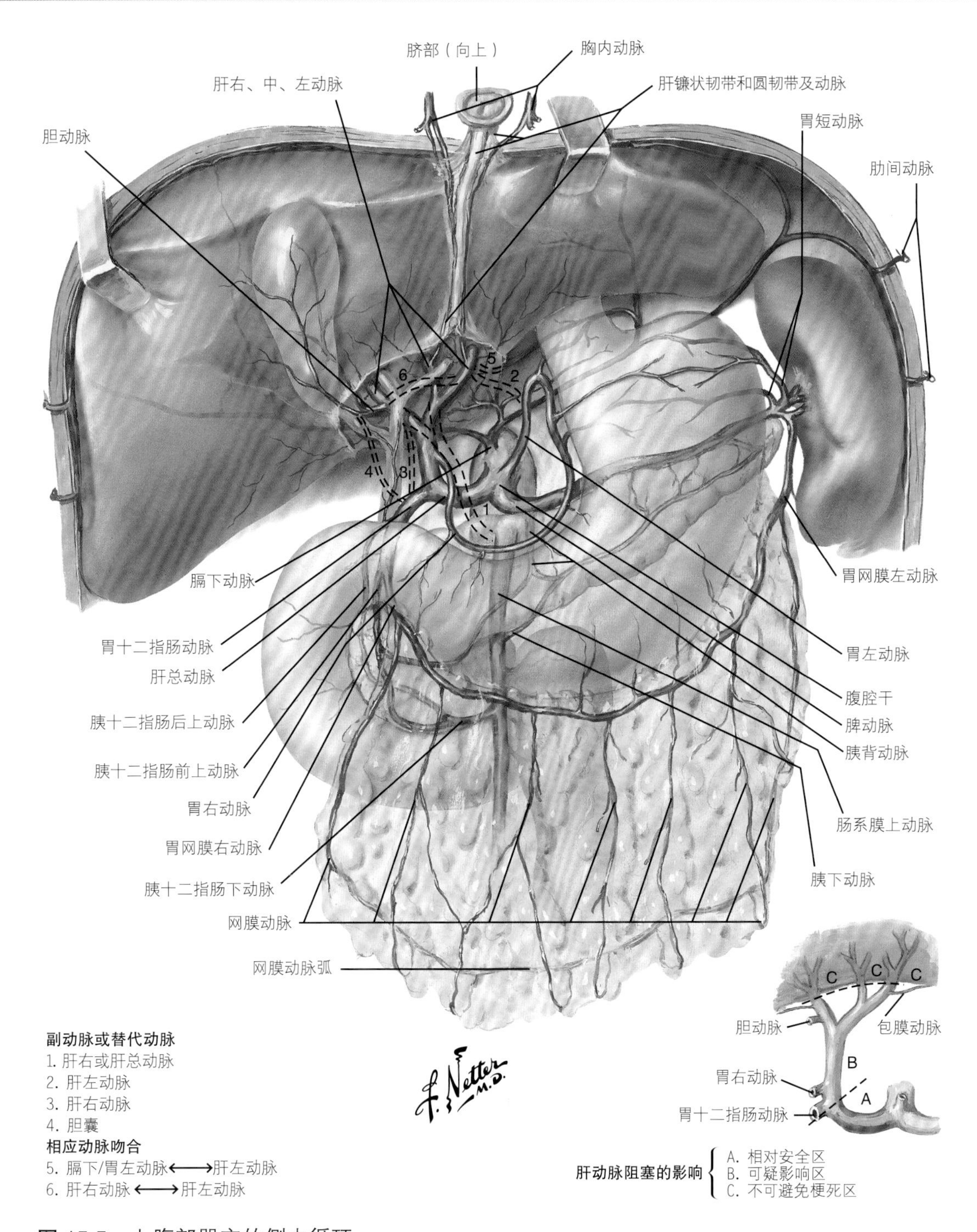

图 15.5　上腹部器官的侧支循环

脉或肝总动脉，可通过胰背动脉或胃十二指肠动脉、胰腺横动脉和胰尾动脉等与脾动脉相通。

- **腹主动脉环**。经胰十二指肠下动脉，血液可经胰十二指肠前动脉弓、胰十二指肠后动脉弓进入胃十二指肠动脉，然后通过胃网膜左、右动脉到达脾动脉，或者通过肝总动脉到达腹腔动脉。
- **胃脾动脉环**。这条通路可能受胃短动脉与左膈下贲门食管支之间的汇合影响，也可受左膈下贲门食管支与胃左动脉发出的贲门食管支、异常肝左支或来自肝左动脉的胃左动脉副支之间的吻合所影响。

关于静脉引流参见第九篇。

胃淋巴引流

胃壁的淋巴液聚集于淋巴管中，后者在胃前壁、后壁表面形成致密的腹膜下丛状结构（图 15.6）。淋巴液流向胃大弯和胃小弯，这是第一站区域淋巴结所在的位置。

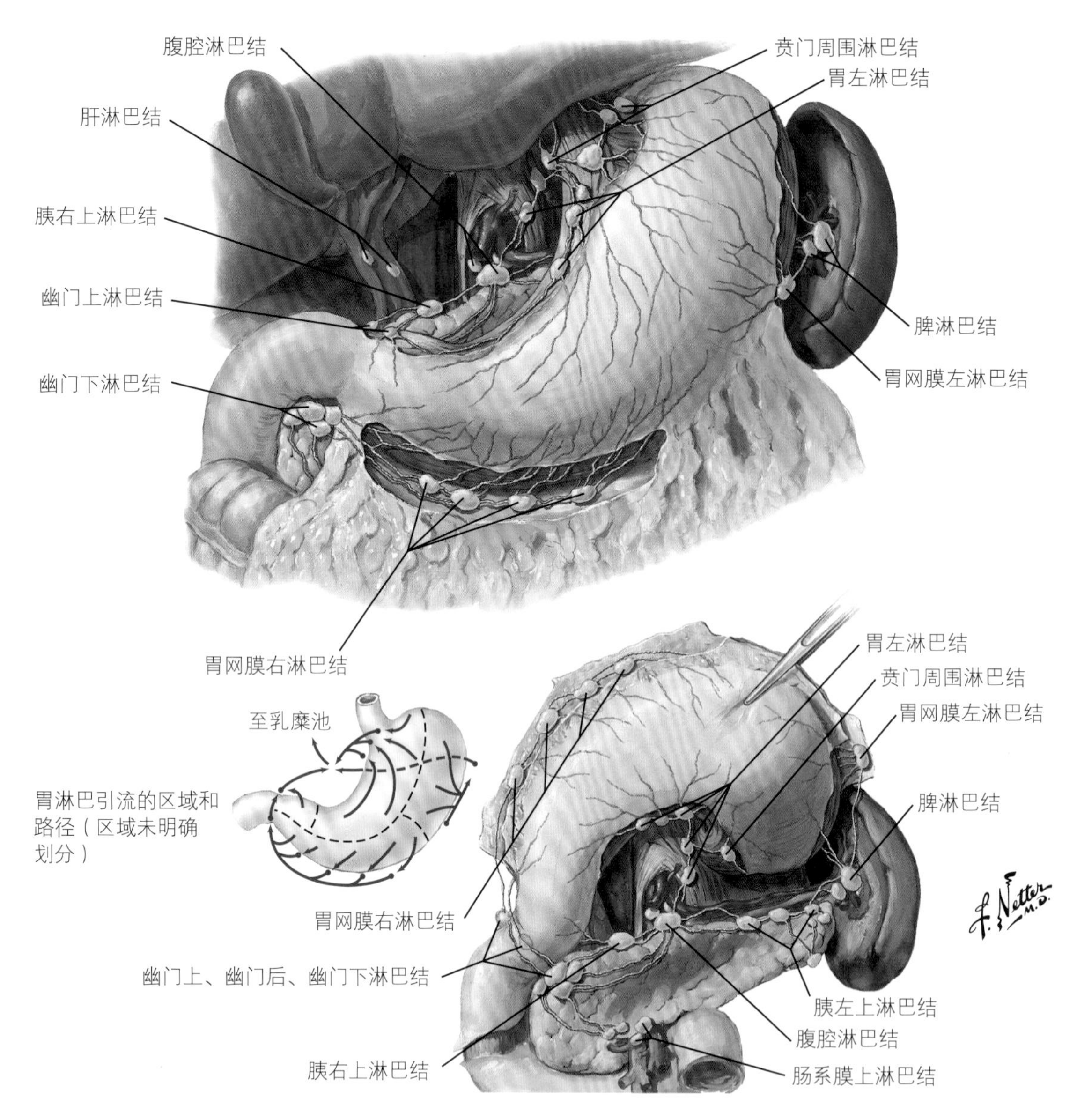

图 15.6 胃的淋巴引流

在胃小弯的上半部分（即靠近贲门的部分），分布着胃左下（LLG）淋巴结（胃上淋巴结），它们与贲门周围的贲门旁淋巴结相连。幽门上方是一小群幽门上淋巴结（未标记）。在胃大弯上，沿着胃网膜右动脉主干，在胃结肠韧带内呈链状分布的是胃网膜右淋巴结（胃下淋巴结）。淋巴液从这些淋巴结向右流向幽门下淋巴结，后者位于胰头前方、幽门下方和十二指肠的第一部分。在离脾最近的大弯部分有一些较小的胃网膜左淋巴结。

为了简化起见，可以将胃淋巴液流入的区域划分为四个不同引流区域，尽管事实上，这些区域不能如此清楚地分开。胃前壁的左上区域和后壁（Ⅰ区）的淋巴液通过胃左下淋巴结和贲门旁淋巴结排出。从这里开始，淋巴管沿着胃左动脉和冠状静脉流向腹腔动脉的血管床。该系统包括胃左上（ULG）淋巴结，位于膈肌的左角。胃左下淋巴结、贲门旁淋巴结和胃左上淋巴结统称为胃左淋巴结。

胃幽门部的小弯侧（Ⅱ区），直接或间接地通过幽门上淋巴结将其淋巴液排入胰右上淋巴结（RS'p）。胃大弯侧的胃底区域（即靠近脾）的淋巴液，沿着胃脾韧带内的淋巴管流动。这些淋巴管有的直接通向胰左上淋巴结（LS'p；胰）；有的则间接通过脾门内的脾淋巴结和胃网膜左淋巴结，通向胰左上淋巴结。

胃体远端朝向大弯部分的淋巴液和幽门区（Ⅳ区）的淋巴液汇集在胃网膜右淋巴结中。从这里，淋巴液流向位于胰头前方的幽门下淋巴结。淋巴液从 ULG 淋巴结、RS'p 淋巴结和 LS'p（胰）淋巴结通向腹腔（胰中上［MS'p］）淋巴结，其位于胰腺上方和腹腔动脉及其分支周围。从腹腔淋巴结开始，淋巴液通过胃肠道淋巴管流向胸导管，在胸导管的起始部分（即不同的淋巴管主干汇合的地方）或多或少地扩张，形成乳糜池。

在胸部与颈部交界的区域，胸导管在开口进入由左锁骨下静脉和左颈内静脉形成的静脉角之前，接收左锁骨下干淋巴液。在胃肿瘤的病例中，有时可以在左锁骨上淋巴结（也称为Virchow或Troisier淋巴结）触及肿大淋巴结（癌转移）。十二指肠淋巴管和胰淋巴管汇聚在相同的淋巴结。

胃和十二指肠的神经支配

本书对胃和十二指肠的神经支配的描述比较复杂且详细，对于了解胃的常见运动障碍如胃轻瘫和消化不良来说，这是很重要的。

包含传出和传入纤维的交感神经和副交感神经支配胃和十二指肠（图15.7）。发自脊髓神经根前角的交感神经节前纤维，是位于第6至第9或第10胸椎脊髓的侧角细胞的轴突。这些纤维以脊神经交通支的形式，传递到交感神经节干的邻近，然后进入胸内脏神经，到达腹腔丛和神经节。有些纤维在交感神经干神经节中形成突触，但大多数与腹腔神经节和肠系膜上神经节细胞形成突触。这些细胞的轴突，即节后纤维，沿着腹腔动脉和肠系膜上动脉的不同分支，通过神经丛到达胃和十二指肠。这些主干神经丛主要由交感神经纤维组成，但也含有一些副交感神经纤维，通过迷走神经干的腹腔分支到达腹腔丛。

传入的冲动由神经纤维传入，这些纤维的方向与刚才描述的路径相反。然而，传入冲动并不在交感神经干中形成突触，它们的神经细胞体位于脊髓后根神经节，并通过脊髓神经后根进入脊髓。

腹腔神经丛是最大的自主神经丛，环绕腹腔动脉干和肠系膜上动脉根部。它由左右两部分组成，每个部分包含一个较大的腹腔神经节、一个较小的主动脉神经节和一个常不成对的肠系膜上神经节。这些神经节与其他一些更小的神经节，通过无数的神经纤维连接在一起形成腹腔神经丛。它通过胸内脏大（上）、小（中）和最小（下）神经和交感干第一个腰神经节的纤维，接受交感神经的信号。其副交感神经根来自迷走神经后干的腹腔分支和迷走神经前干的较小的腹腔分支。

腹腔神经丛直接向某些邻近的脏器发出纤维，但它的大部分分支与腹主动脉上部的动脉伴行。腹腔神经丛的许多纤维在腹腔干和胃左动脉、肝动脉、脾动脉周围形成开放的网状神经丛。来自肝动脉神经丛的分支沿着胃右动脉和胃十二指肠动脉走行，随后继续沿着胃网膜右动脉和胰十二指肠上动脉前后支走行。脾动脉神经丛沿着胃短动脉和胃网膜左动脉发出分支。

肠系膜上神经丛是腹腔神经丛的最大分支，包含肠系膜上神经节。肠系膜上主神经丛分为次级神经丛，次级神经丛环绕并伴行胰十二指肠下动脉、空肠动脉和其他动脉分支。

胃左神经丛由1~4条小神经组成，这些神经由伴行动脉的神经纤维连接，并向胃的贲门端发出“细支”，与来自膈左神经丛的分支相通。其他纤维伴随着动脉，沿着小网膜层之间的胃小弯走行，对胃的邻近部分提供神经刺激。它们与胃右神经丛和迷走神经的胃分支相交联。

肝神经丛也含有交感神经和副交感神经的传出和传入纤维，并沿其分支发出附属神经丛。这些分支伴随胃右动脉，支配幽门区；胃十二指肠神经丛伴随着十二指肠第一部分和胰头之间的动脉，为上述两个结构和胆总管邻近部分提供神经纤维支配。随着动脉分为胰十二指肠前上支和胃网膜右动脉，神经也分支并分布到十二指肠的第二部分、胆胰管的末端、胰头和胃的部分部位。位于小网膜游离缘的肝神经丛发出1条或多条肝胃神经支，在小网膜各层之间向左走行至胃的贲门端和胃小弯处，与胃左神经丛相连，加强后者的功能。

脾神经丛在胰动脉、胃短支动脉和胃网膜左动脉周围发出副神经丛，这些神经丛支配相应的区域。神经纤维可以向上弯曲以支配胃底。

膈神经丛协助支配胃的贲门端。右膈神经丛的纤维有时会转向左侧，通过膈腔静脉裂孔的后下方，传递到贲门区域。左膈神经丛向贲门提供恒定的神经纤维支配。从左膈神经发出的1条纤细的分支支配贲门。

胃和十二指肠的副交感神经来自第四脑室底的迷走神经背核。传入纤维也终止于迷走神经背核，它是内脏传出神经细胞和传入神经细胞的混合体。神经纤维通过迷走神经、食管神经丛和迷走神经干，从而进出腹部。迷走神经干发出胃、幽门、肝和腹腔分支。

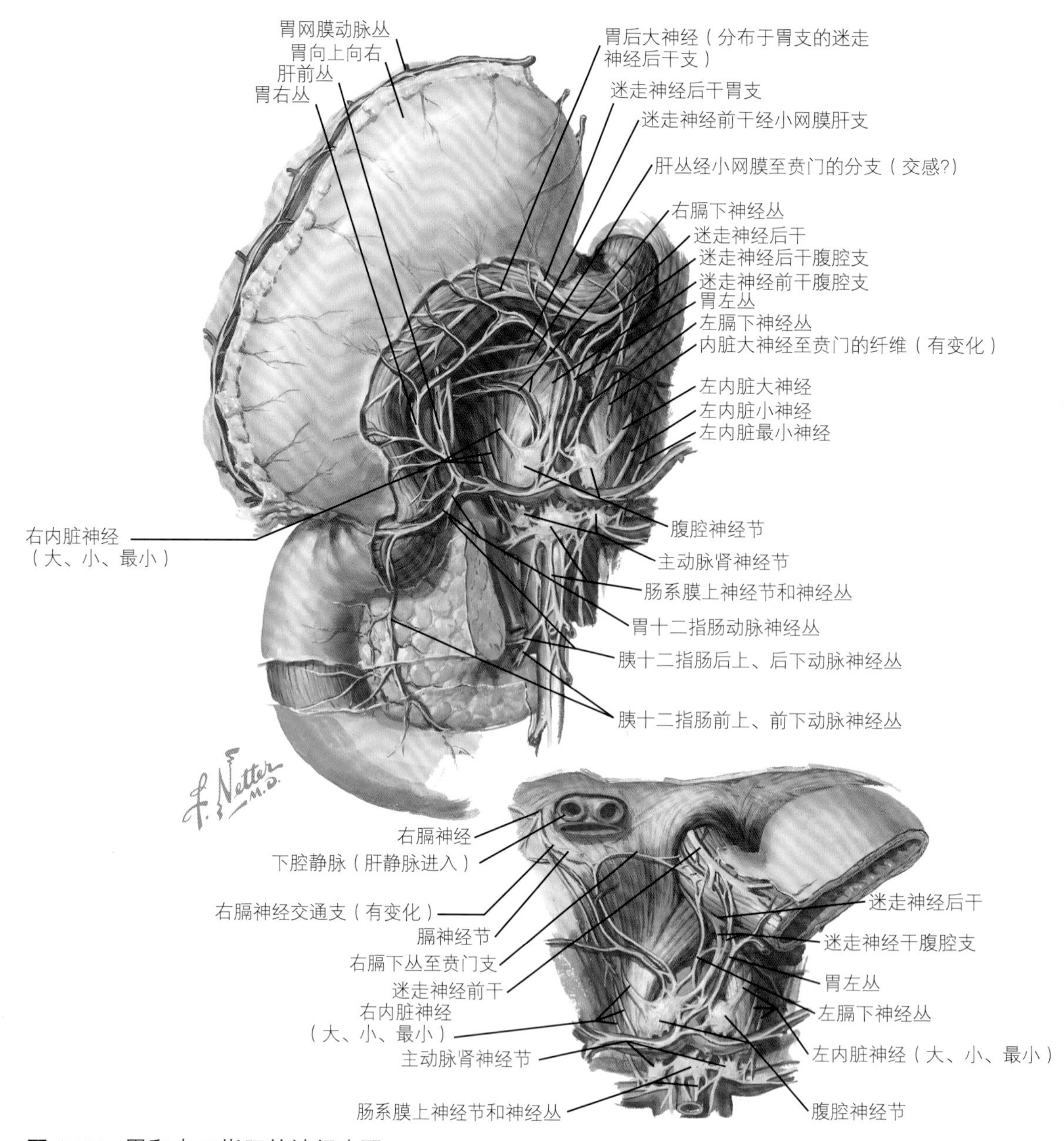

图 15.7 胃和十二指肠的神经支配

迷走神经前干发出沿胃小弯向下延伸的胃分支，支配胃的前表面，几乎到幽门。幽门支来自迷走神经前干或胃前大神经，在小网膜层之间向右延伸走行，然后向下穿过或靠近肝神经丛到达幽门窦、幽门和十二指肠近端。腹腔神经小分支沿胃左动脉走行至腹腔神经丛，常与迷走神经后干的相应分支汇合。

迷走神经后干发出的胃分支辐射到胃的后表面，支配胃底至幽门窦。胃后大神经这一分支通常比其他分支大。从前面看，这些分支与邻近的胃神经相连，尽管没有真正的胃后神经丛存在。腹腔神经分支比较大，并沿胃左动脉到达腹腔神经丛。来自腹腔分支的迷走神经纤维，通过腹腔的血管丛分布到幽门、十二指肠、胰腺等处。

（Martin H. Floch 著 于雨晴 于昕尧 译
田新霞 审校）

其他资源

Reynolds J: *The netter collection of medical illustrations* (vol 9), Digestive System, Part II, Cambridge, MA, 2016, Elsevier.

Semrin MG, Russo MA: Anatomy, histology, and developmental anomalies of the stomach and duodenum. In Feldman M, Friedman LS, Brandt LJ, editors: *Gastrointestinal and liver disease*, ed 10, Philadelphia, 2016, Saunders-Elsevier, pp 795–809.

第 16 章

胃液分泌

胃泌素是刺激胃酸分泌的主要物质，由十二指肠和胃幽门窦的 G 细胞产生。胃泌素首先由 101 个氨基酸组成的大分子合成（前胃泌素原），它被转化为胃泌素原，然后进一步加工产生含有 34 个氨基酸（G34）或 17 个氨基酸（G17）的肽。胃分泌的生理学机制很复杂，主要刺激因素是组胺和胃酸的产生。

对胃液分泌的早期研究表明，存在持续活跃的胃期胃液分泌和肠期胃液分泌。尽管这是事实，但是，我们关于激素对胃液分泌调控的知识很有限，它内在的机制要复杂得多。

胃产生内分泌和外分泌物质。内分泌物质包括生长抑素、组胺、胃泌素、神经肽［胃泌素释放肽（GRP）］、降钙素、垂体腺苷酸环化酶激活肽和胃饥饿素。外分泌物包括水、电解质（氢、钾、钠、氯酸盐、碳酸氢盐）、胃蛋白酶原、脂肪酶、内因子和黏蛋白。还少量分泌锌、铁、钙和镁。（胃蛋白酶原和脂肪酶在酸性介质中被激活，以帮助消化）

第 15 章讲述了有关胃液分泌的解剖学知识和细胞类型，本章讲述胃液分泌的影响因素，第 18 章讲述胃液分泌在消化中的作用。一天中，从休息期到进食时的活跃期，胃的分泌量变化很大（图 16.1）。实际上，胃的分泌是由许多刺激因子和抑制因子互相协调作用的。基础分泌确实有昼夜变化。对胃分泌过程的观察，清晰地证明了胃具有消化间期和消化期。消化间期具有基础分泌，受情绪因素影响较大。尽管大多数实验都是在动物身上进行的，但人体试验表明，愤怒、怨恨、敌意和恐惧等会影响胃液分泌的数量和成分。胃液分泌物明显受迷走神经和神经体液刺激的影响。

消化期可分为头期、胃期和肠期三个阶段。头期包括所有刺激大脑的分泌反应。这些反应可能是非条件（未经学习获得）反射，例如大脑皮质被剥除的动物的假进食分泌，或条件反射（习得的），例如由意识、气味、视觉或食物味道引发的分泌。条件性或精神性分泌（巴甫洛夫）是头期的主要形式；咀嚼开胃食物时产生的大量胃液，几乎占胃腺产生胃液的一半。它的存在有助于促进胃消化的有效启动和随后的消化效率。头期主要通过迷走神经和激素刺激介导，胃泌素从胃窦释放。

胃期（第二阶段）之所以这样命名，是因为有效的刺激发生在胃内。有两种类型的刺激：机械性刺激，是由于进食而引起的胃扩张；化学性刺激，来自食物中的促分泌物质或消化过程中释放的激素。体液和旁分泌物质通过受体和细胞内信号转导途径，刺激胃酸分泌。最有效的刺激物是胃泌素、乙酰胆碱、神经递质（如 GRP）和组胺。

肠期开始于食糜进入十二指肠和体液效应产生时。当大量的胃内容物被输送到肠道时，调节机制已经在运作，以终止胃分泌的消化期。当胃被填满并开始吸收时，饱腹感开始产生，进食停止，精神刺激消失。pH 值为 1.5 或更低的酸度，可抑制胃窦黏膜释放胃泌素。胃窦分泌抑制激素，导致胃期的体液和机械刺激的终止。分泌的主要抑制剂是生长抑素、促胰液素和一系列肽类物质，包括促肾上腺皮质激素释放因子、β-内啡肽、蛙皮素、神经降压素、降钙素、降钙素基因相关肽和白细胞介素 -1（IL-1）。其他多肽也对胃分泌有调控作用，如调理素释放激素、肽 -y 和肽 -yy，但它们的具体作用尚不清楚。

胃分泌物和食物之间的关系将在第 18 章讨论。重要的是，由糖蛋白组成的黏液层覆盖在胃表面，厚约 0.2~0.6 mm。氢离子（H^+）的转运发生在黏液屏障。作为 H^+ 通道和碳酸氢盐中和作用的媒介，黏膜层不断被胃蛋白酶消化，然后不断更新。这种黏液屏障能够阻止胃的自身消化。

前列腺素在胃生理学中具有重要作用，但其确

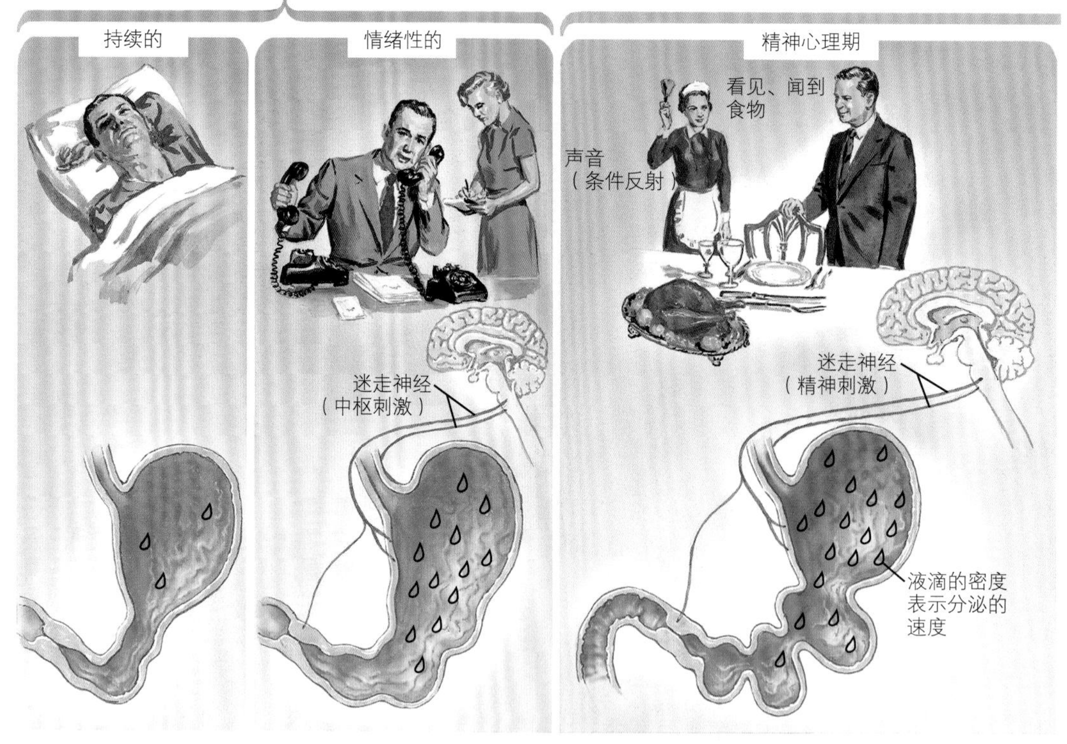

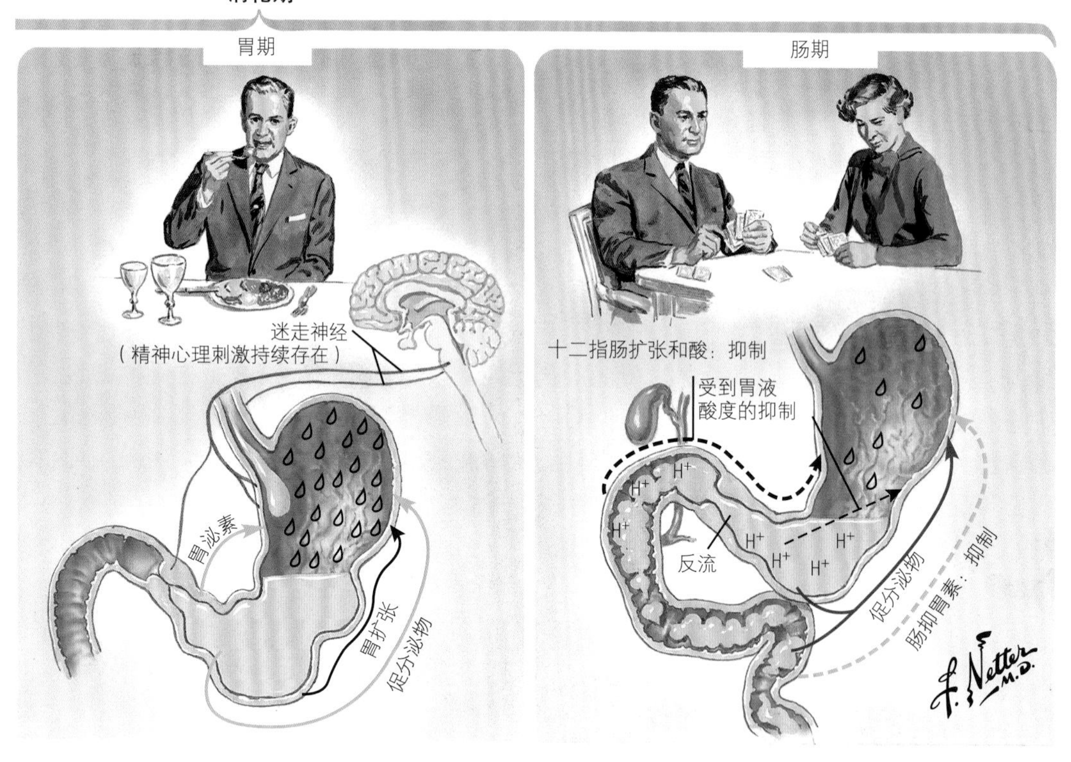

图 16.1 胃分泌的机制

切作用尚不清楚。同样，胃饥饿素在胃分泌中的作用也不甚清楚。

（Martin H. Floch 著 黄阳 译 田新霞 审校）

其他资源

Schubert ML, Kaunitz JD: Gastric secretion. In Podolsky DK, Camilleri M, Fitz JG, et al, editors: *Yamada's Textbook of Gastroenterology*, ed 6, West Sussex England, 2015, Wiley-Blackwell, pp 839–853.

第 17 章

影响胃活动的因素

胃的活动受到刺激和抑制胃分泌的因素影响（图 17.1）。胃的排空受许多因素的影响，食物的种类以及就餐所处的环境可通过直接的神经和激素调节发挥作用。影响胃的运动和分泌活动的因素，通常是同时并且协同作用的，包括以下几个方面：

1. **胃张力**。高张力型或称“牛角”型胃的运动亢进，与低张力型或称“鱼钩”型胃相比，排空速度相对较快。此外，高张力型胃分泌更多的盐酸（HCl），因此分泌加快，胃内滞留减少。上消化道（GI）X 线检查时，评估 4 小时或 5 小时后的胃钡残留量，必须考虑到胃固有张力是其排空率的一个影响因素。

2. **食物的特性**。脂肪含量超过 10% 的一餐，与主要由蛋白质组成的一餐相比，胃排空更慢，胃酸分泌也要少。脂肪对胃分泌的抑制作用不是局部作用的结果，而是在脂肪进入小肠后，由肠胃神经反射和激素（主要是缩胆囊素）刺激所致。

3. **淀粉和蛋白质**。与蛋白质膳食相比，完全或主要由淀粉组成的膳食更容易排空，胃分泌较少。因此，在其他因素相同的情况下，一个人吃了果汁、麦片粥、烤面包片和茶，相比于吃了熏肉、鸡蛋和牛奶，更快地感到饥饿。在摄入蛋白质后，总分泌量和酸含量是最高的。然而，分泌量和分泌速率与胃酸或胃蛋白酶浓度的关系，在不同个体之间及同一个体不同情况下，均有很大差异。许多胃肠激素和神经机制参与胃的反馈。所谓的“回肠间歇”发生在脂肪进入回肠时，回肠运动被抑制。

4. **食物的黏稠度**。无论是单独摄入还是与固体食物一起摄入的液体，其比半固体或固体食物更快地离开胃。但不是所有液体都这样，比如牛奶，其在接触胃液时，凝固为固态物质。对于需要咀嚼的食物，到达胃的物质通常应为半固态，从而促进胃的分泌、消化和排空。通常来说，液体是胃分泌的弱刺激物，但是也有例外：①肉汤或鱼汤，因为它们含有高含量的促分泌素；②咖啡，其促分泌能力来自于咖啡因和在烘焙过程中形成的促分泌素。

5. **混合膳食**。在混合膳食中，液体先排空，固体分两个阶段排空。初始的延迟期之后，是线性排空期。

6. **饥饿**。在极度饥饿时候吃的一餐食物，往往会比正常情况下更快地排空，这显然是由于胃张力的增强。由于饥饿感是人体营养储存物质的耗竭而产生的（见第十篇），因此，在饥饿状态下，人体应该有某种机制来加速摄入的营养物质进入肠道。

7. **锻炼**。温和的运动，特别是刚吃完饭，可以缩短食物的排空时间。剧烈运动时，胃收缩暂时受到抑制，然后增强，因此最终排空不会明显延迟。分泌活动似乎不受运动的实质性影响。

8. **体位**。在某些人中，当身体的体位使幽门和十二指肠处于上下位置时（例如，人右侧卧位时），胃排空就会得到促进。仰卧位时，尤其是具有瀑布型胃的婴儿和成人，胃内容物聚集在胃底，排空延迟。没有证据表明体位影响分泌活动。

9. **情感**。情绪状态对胃运动和分泌的影响作用，已被临床和实验观察所证实。有证据表明，情绪对胃活动的影响可能是促进的，也可能是抑制的，这取决于情绪体验是具有攻击性（敌意、怨恨）还是抑郁性（悲伤、恐惧）。一种观点认为，胃是受刺激还是抑制，不是由表现出来的情绪决定，而是由无意识的情绪状态决定，而且，某些情绪对胃分泌物中特定成分的刺激或抑制作用不同。

10. **疼痛**。身体任何部位的剧烈或持续疼痛（如肾结石或胆结石、偏头痛、坐骨神经痛、神经炎）通过神经反射途径抑制胃蠕动和排空。

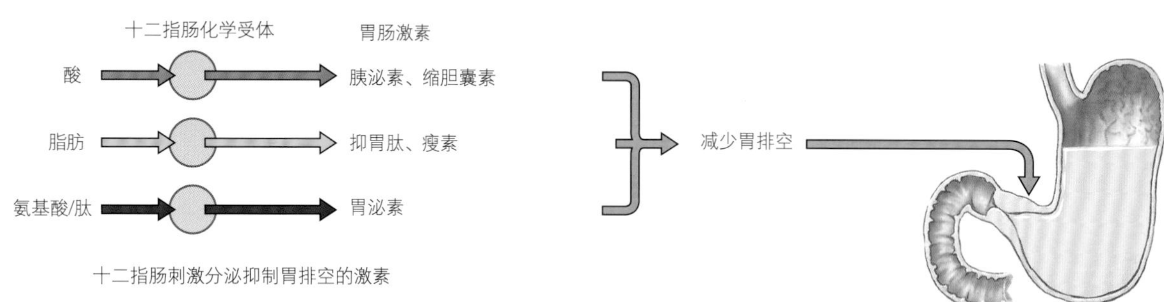

胃运动的顺序

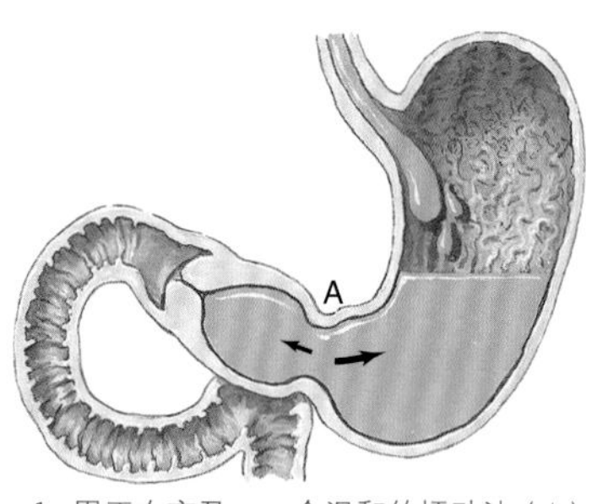

1. 胃正在充盈。一个温和的蠕动波（A）已在胃窦开始，并通过幽门。胃内容物被搅动，大部分被推回胃体

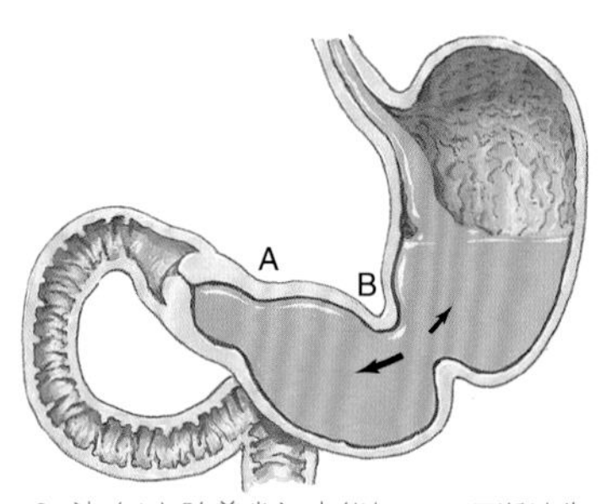

2. 波（A）随着幽门未能打开而逐渐消失。一个更强的波（B）从切迹开始，并再次向两个方向挤压胃内容物

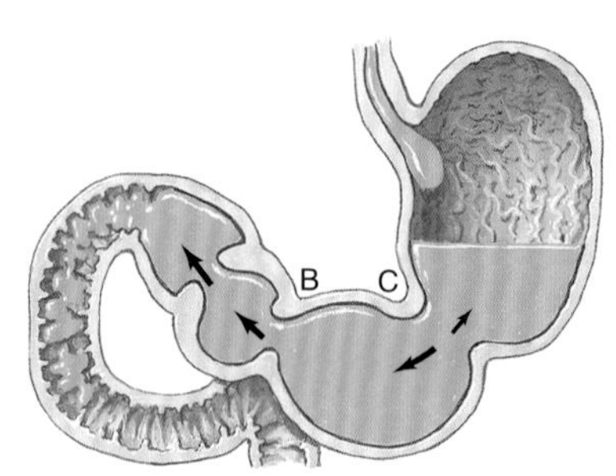

3. 当波（B）接近幽门时，幽门打开。十二指肠球部充满，一些内容物进入十二指肠的第二部分。蠕动波（C）从角切迹上方开始

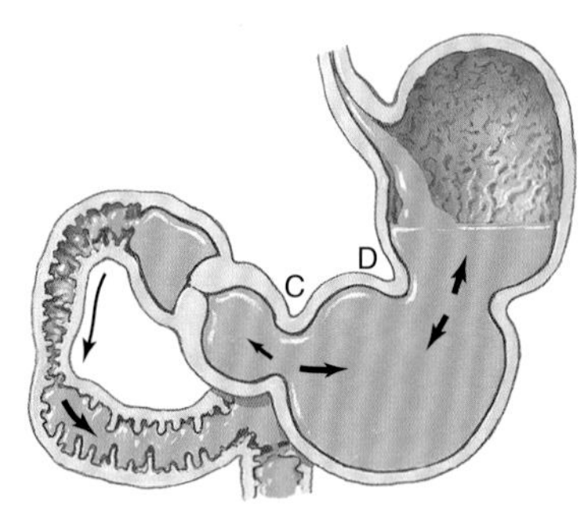

4. 幽门再次关闭。波（C）无法排空内容物。波（D）在胃体更高的地方开始。十二指肠球部可能收缩或保持充盈状态，因为在十二指肠球部上方产生的蠕动波清空了第二部分内容物

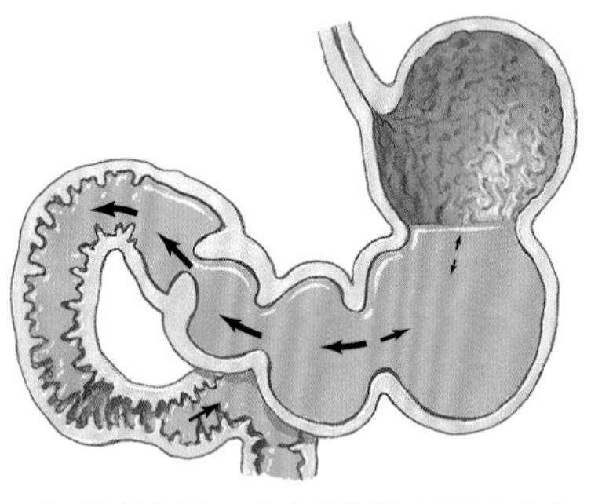

5. 蠕动波现在开始在胃体的更高部位产生。胃内容物间歇性排空。随着胃内容物的增多，十二指肠球部的内容物被动地被推到第二部分

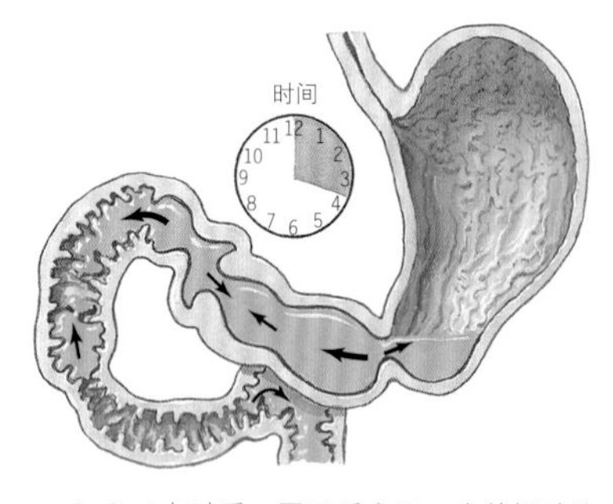

6. 3~4小时后，胃几乎空了。小的蠕动波排空十二指肠球部，有些反流到胃。十二指肠存在逆蠕动和顺行蠕动

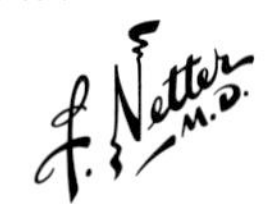

图 17.1 影响胃活动的因素

（Martin H. Floch 著 黄阳 译 田新霞 审校）

其他资源

Collins PJ, Houghton LA: Nutrients and the control of liquid gastric emptying, *Am J Physiol* 276:997, 1999.

Collins PJ, Houghton LA, Read NW, et al: Role of the proximal and distal stomach in mixed solid and liquid meal emptying, *Gut* 32:615–619, 1991.

Moran TH, Wirth JB, Schwartz GS, et al: Interactions between gastric volume and duodenal nutrients and the control of liquid gastric emptying, *Am J Physiol* 276:R997, 1999.

Schubert ML, Kaunitz JD: Gastric secretion. In Podolsky DK, Camilleri M, Fitz JG, et al, editors: *Yamada's textbook of gastroenterology*, ed 6, West Sussex England, 2015, Wiley-Blackwell, pp 839–853.

第18章

胃在消化中的作用

胃在营养方面起着重要作用；没有胃就很难保持适当的体重和营养摄入。充分咀嚼后，食物进入胃，胃的蠕动使食物能够搅动并开始消化（见第17章和第24章）。头期、胃期和肠期的胃分泌调节是复杂的过程（见第16章）。

正常的胃分泌对于食物的正常消化是必不可少的（图18.1）。盐酸（HCl）由壁细胞分泌，浓度为0.16 N，但这个峰浓度很快被黏液层的代谢活动和食物稀释。除了胃分泌的正常生理调节机制外，HCl分泌还具有一些独特的全身性和局部效应。口服碳酸氢钠（$NaHCO_3$）的刺激作用，通常称为“酸反弹”，可能是其对胃黏膜的直接刺激作用、抑制胃酸作用的失效、胃排空加速等一系列因素引起的。餐后出现的“碱性潮”或尿液酸度下降，通常是由于HCl分泌引起的血液碱度增加所致。“碱性潮”是不可预测的，受以下因素的影响：①HCl的相对形成速率和碱性消化分泌物情况，后者主要是胰腺分泌，胰腺内$NaHCO_3$含量较高；②肠道对HCl的吸收速率；③食物的中和能力；④餐后的呼吸矫正；⑤食物的利尿作用。

胃蛋白酶是胃液的主要酶，已预先合成，以胃蛋白酶原形成储存在主细胞中。当pH值小于6时，胃蛋白酶原转化为胃蛋白酶，这一反应是自我催化过程。胃蛋白酶通过作用于含有芳香族氨基酸的肽链来发挥其蛋白水解活性，主要释放中间蛋白质产物、一些多肽和氨基酸。胃蛋白酶的一个辅助消化功能是使牛奶凝结，防止牛奶过快地通过胃，提高牛奶的吸收率，使它更容易被酶水解。任何能激发胃迷走神经冲动的刺激，都能对胃蛋白酶的分泌起到强大的刺激作用。因此，假饲、低血糖（刺激迷走神经中枢）、直接电刺激迷走神经等，都可以诱发胃蛋白酶的分泌。

胃液的黏液成分由至少两类不同的黏液蛋白组成。“肉眼可见的黏液”具有胶状的黏稠度，在盐酸存在下，形成白色凝结物；有证据表明它是由胃黏膜表面上皮分泌的。“可溶性黏液”或“溶解黏液”是由胃底腺颈部主细胞、幽门腺和贲门腺的黏液细胞产生的。可溶性黏液的分泌主要由迷走神经调控，而可见黏液的分泌主要是表面上皮对化学和机械刺激做出的反应。由于黏液的固有特点、代谢特性以及对胃蛋白酶的抵抗作用，黏液可以保护胃黏膜免受胃酸、胃蛋白酶等各种刺激性物质的伤害。

内因子是胃液的正常成分，在恶性贫血患者中缺乏。它与维生素B_{12}相互作用，促进维生素B_{12}在肠道中吸收。唾液中的R因子与维生素B_{12}混合并结合。当维生素B_{12}-R因子结合物进入十二指肠时，R因子被胰酶剪切掉，由胃产生的内因子与维生素B_{12}结合，因此近端小肠能够吸收维生素B_{12}。胃通常会分泌大量的内因子，在肠道中与维生素B_{12}充分结合。

唾液淀粉酶与食物中的淀粉混合，进行初步消化，但碳水化合物的消化主要是在肠道中通过胰酶的作用进行的。唾液淀粉酶在胃中的活性取决于食物咀嚼的时间和吞咽的速度，因为唾液淀粉酶在胃中会迅速灭活。

胃脂肪酶开启脂肪消化过程，约占25%的脂肪消化。然而，这又取决于胃排空的速度，以及其他影响排空的因素。由于十二指肠的pH值和浓度敏感受体（感受食物量）的影响，在食物消化的肠期初始阶段，当食糜过酸或胃呈高张力时，胃排空延迟。

总之，胃的主要消化活动是水解蛋白，使食糜进入十二指肠进行有序的消化和吸收。

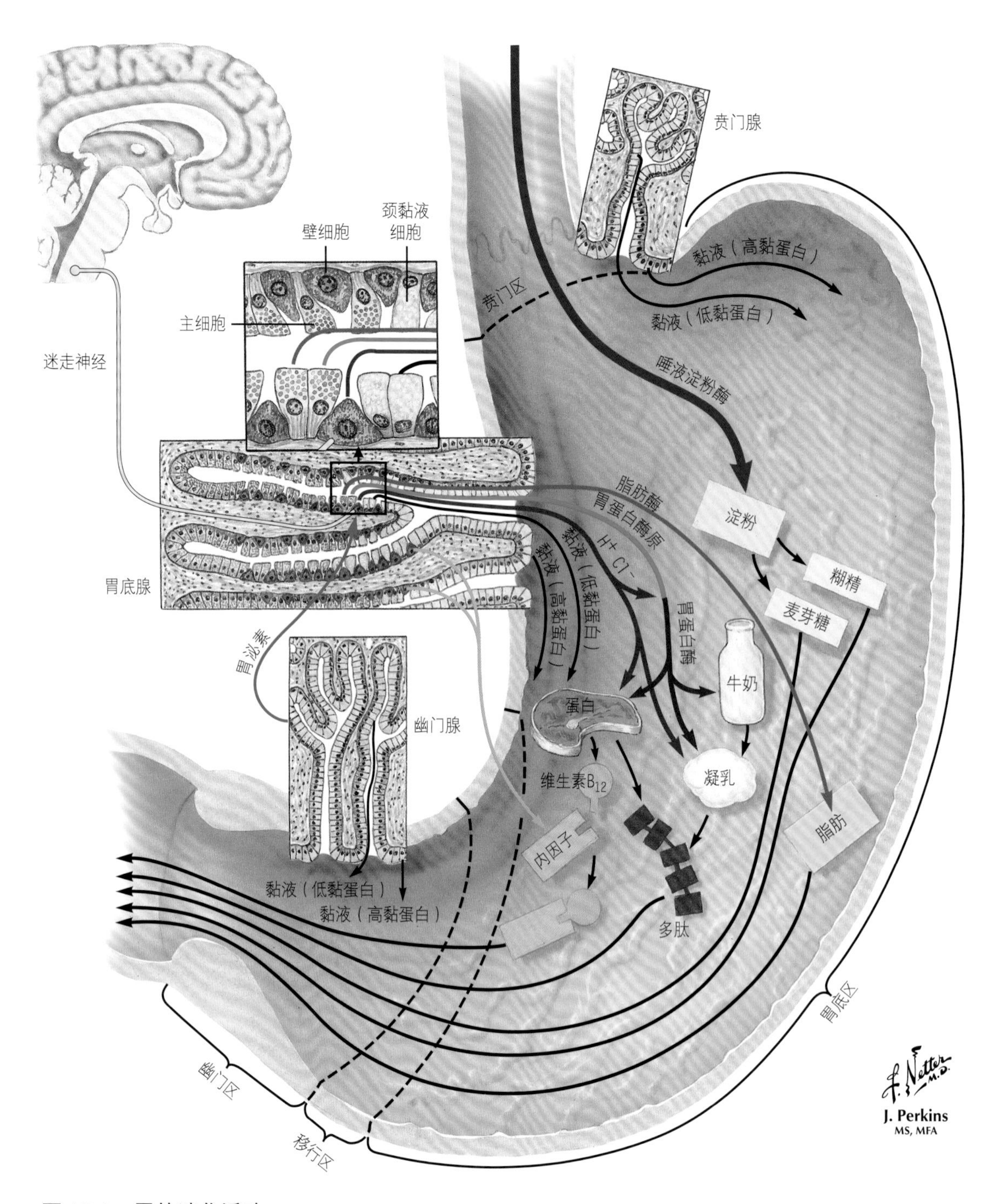

图 18.1 胃的消化活动

（Martin H. Floch 著 霍燕斐 译 田新霞 审校）

其他资源

Camilleri M: Integrated upper gastrointestinal response to food intake, *Gastroenterology* 131:640–658, 2006.

Schubert ML, Kaunitz JD: Gastric secretion. In Podolsky DK, Camilleri M, Fitz JG, et al, editors: *Yamada's textbook of gastroenterology*, ed 6, West Sussex England, 2015, Wiley-Blackwell, pp 839–853.

第19章

胃酸分泌测试：盐酸和胃泌素

空腹状态下的血清胃泌素水平变化很大，正常范围为0~200 pg/ml。然而，药物和其他抑制剂或兴奋剂可以使正常范围值高达400 pg/ml。胃泌素浓度大于1000 pg/ml通常被认为是佐林格-埃里森综合征（Zollinger-Ellison syndrome，ZES）的诊断标准。在某些情况下，由于重度慢性胃炎，不能根据胃泌素水平确诊ZES。长时间使用质子泵抑制剂，也给诊断ZES带来困难。极高的空腹胃泌素水平结合高水平的胃酸分泌，通常可以确定ZES的诊断。然而，肾衰竭时，因为清除能力低，也可以导致高血清胃泌素水平。因此，我们设计了肠促胰激素（secretin）刺激试验来确诊ZES。在血清胃泌素水平低于1000 pg/ml或诊断不确定时可以使用。测量空腹血清胃泌素含量；快速注射肠促胰激素（2 U/kg）；在注射后2、5、10分钟测量血清胃泌素水平。对于ZES患者，血清胃泌素水平通常在5分钟后迅速升高。如果胃泌素水平升高200 pg/ml或更高，就可以确诊。肠促胰激素刺激试验对ZES的灵敏度为90%。

胃液分析现在很少使用，但在对十二指肠溃疡和胃溃疡有显著疗效的药物治疗开展之前，曾是主要试验。定性胃液分析仅用于恶性贫血和胃萎缩的鉴别诊断。然而，定量胃液分析（经典方法如图19.1所示）在ZES和多发性内分泌肿瘤综合征的诊断和监测中仍具有重要意义。

该技术旨在通过监测1小时的基础分泌情况，来确定胃分泌的盐酸（HCl）量。禁食一晚后，患者用不透射线的导管插管，并通过荧光透视确定其位置。导管的尖端应在胃窦。研究表明，当导管位置正确时，持续吸取，丢失的胃酸量不超过5%~10%。放置管子后，将胃里的残渣排空，然后每15分钟分别用不同管子收集胃分泌物。测量每管中的量。Topfer试剂用于快速检测酸度。任何保持负压的装置都可以用来吸出所有的分泌物。

应该每隔5分钟通气检查一下管道的通畅程度，以确保没有被堵塞。使用下述两种方法之一，计算每管中盐酸的含量：氢氧化钠滴定法或pH电极测定氢活性法。然后计算氯化氢的分泌量，并报告为每升毫克当量（mEq/L）。酸的总含量（体积 × 浓度）可以被报告为每小时的毫克当量。约1/3的人的基础酸分泌量为零。正常人的基础酸分泌量的上限，男性是大约10 mmol/h，女性是5 mmol/h。它每小时都在变化，在胃活动的不同阶段变化很大。

“最大产酸量”和“峰值产酸量”不再使用。它们代表了五肽胃泌素或组胺刺激后的酸的量。这两种药物在美国都无法购得。

从功能上说，胃泌素是最有效的酸分泌刺激剂。刺激酸分泌的过程和胃泌素的作用是复杂的（见第15、16和18章）。幽门腺和十二指肠腺特化的G细胞都可以产生胃泌素。胃泌素以前胃泌素原的形式分泌，然后通过酶的作用，产生活性形式。两种主要的胃泌素是G17和G34（链长分别为17个和34个氨基酸）。胃泌素刺激肠嗜铬样细胞（ECL）释放组胺。组胺刺激壁细胞分泌胃酸和神经递质的释放，如乙酰胆碱和胃泌素释放肽。壁细胞胃酸分泌作用的主要抑制剂是生长抑素和缩胆囊素。肠促胰激素和其他肽也参与了胃酸抑制过程，但它们的作用尚不清楚。

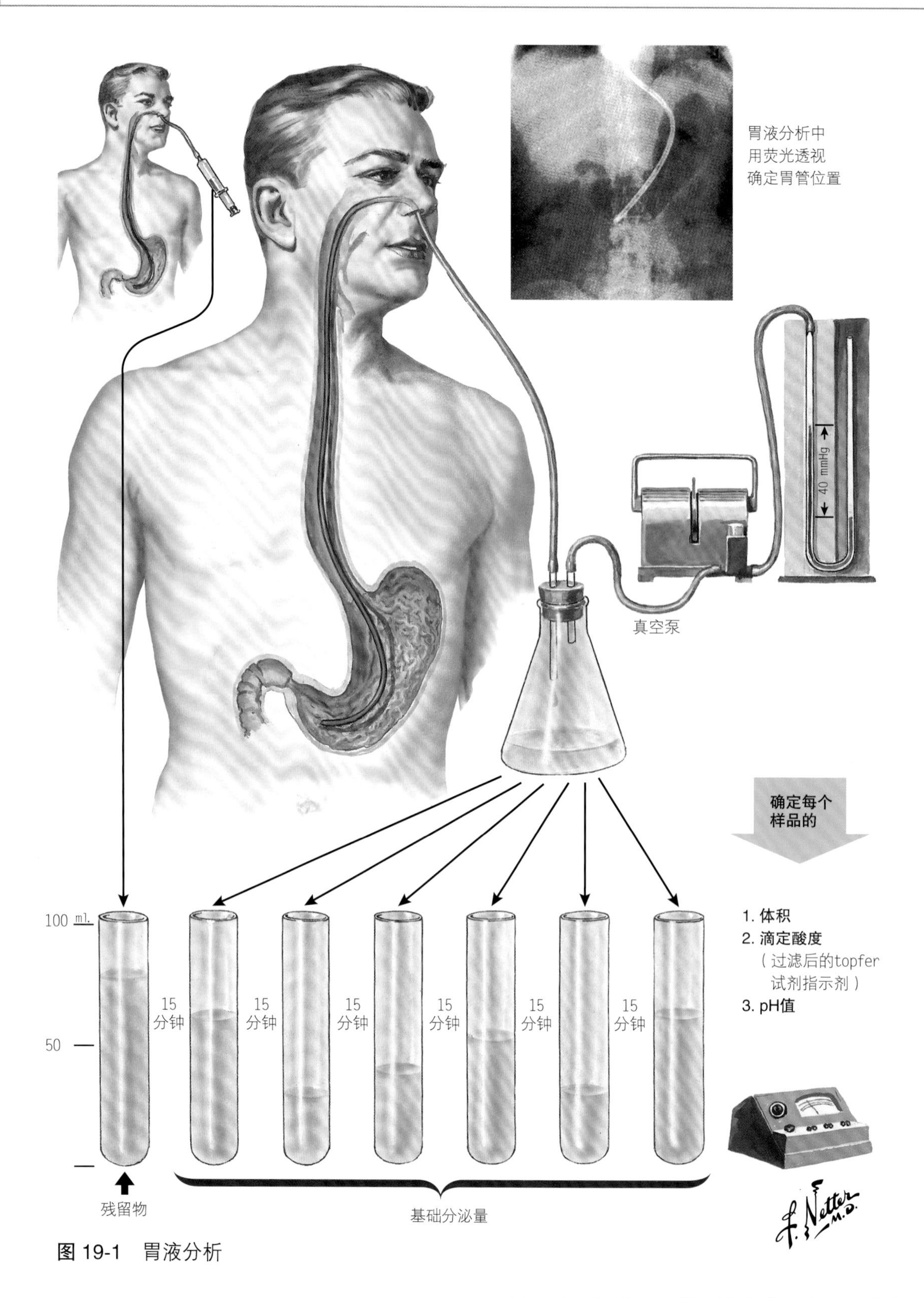

图 19-1 胃液分析

（Martin H. Floch 著 霍燕斐 译 田新霞 审校）

其他资源

Gregory RA, Tracy J: The constitution and properties of two gastrins extracted from hog antral mucosa, *Gut* 5:103–117, 1964.

Pisegna JR: The effect of Zollinger-Ellison syndrome and neuropeptide secreting tumors on the stomach, *Curr Gastroenterol Rep* 1:511–517, 1999.

Schubert ML, Kaunitz JD: Gastric secretion. In Podolsky DK, Camilleri M, Fitz JG, et al, editors: *Yamada's textbook of gastroenterology*, ed 6, West Sussex England, 2015, Wiley-Blackwell, pp 839–853.

第 20 章

药物对胃功能的影响

许多广泛用于医学治疗的药物会对上消化道产生副作用（图 20.1）。因此，应仔细询问有食管、胃或十二指肠相关症状患者的近期用药史。药物也可能对肝（请参阅第九篇）、胰腺（请参阅第七篇）及其他器官产生副作用。本章讨论与胃部疾病有关的特定药物和药物类别。

水杨酸盐类

水杨酸盐，在单独使用或与其他药物（止痛剂、制酸剂、阿片类药物、类固醇药物）联合使用时，是影响胃肠功能的首要药物。水杨酸盐在敏感人群的胃中引起炎症反应，可引起轻度消化不良或大量出血。阿司匹林被广泛用于预防心脏病及胃肠道的息肉形成，其引起出血的副作用与剂量有关，但在某些人中，即使是小剂量（81 mg）也可能导致出血。

咖啡因

咖啡因是治疗头痛的药物的常见组成部分，这也是咖啡和茶广受欢迎的原因，但是咖啡因对胃有刺激作用，可以刺激胃的分泌和运动。含咖啡因的饮料（包括大多数含苏打水的可乐）与纯黄嘌呤制剂具有相同的作用。一杯咖啡含有 100~150 mg 咖啡因，茶的含量更高。饮料中咖啡因的含量随酿造过程和吸取量的不同而变化。

茶碱及其水溶性盐氨茶碱与咖啡因密切相关，作用相似，可用于治疗支气管痉挛。

非甾体类抗炎药物

非甾体类抗炎药（NSAIDs）在世界范围内的处方频率高于其他任何种类的药物。美国大约有 25 种不同的非甾体类抗炎药。由于对胃肠道的副作用，它们导致很高的发病率和死亡率。最严重的并发症是出血和穿孔，也是引起患者死亡的原因。虽然 NSAIDs 主要损害发生在胃和十二指肠，但也能影响小肠和大肠。内镜检查的重要证据表明，阿司匹林等 NSAIDs 直接损伤了胃肠道黏膜。但即使静脉用药或使用肠溶制剂，损害仍会发生。这带来一个问题，损伤到底是局部的，还是全身性的。

NSAIDs 的好处是降低了环氧合酶（COX-1 和 COX-2）的活性，这反过来又降低了炎症中细胞因子形成的级联反应，尽管 NSAIDs 也会降低前列腺素对胃肠道黏膜的保护作用。COX-2 似乎对胃肠道的损害较小，但仍然会有。常见的 COX-1 抑制剂有双氯芬酸、布洛芬、吲哚美辛、萘普生和舒林酸。常见的 COX-2 抑制剂有塞来昔布和罗非昔布，用于减少 COX-1 抑制剂药物的副作用。

异烟肼

异烟肼用于治疗结核病。当大剂量应用时，异烟肼及其相关药物异丙烟肼可对胃产生刺激，促进胃液的分泌，也会导致肝损伤。

抗生素

抗生素可能会造成局部刺激（四环素）或促进胃动力（红霉素和克拉霉素）。四环素药物常引起食管溃疡。给药时必须小心，确保摄入足量的液体。

心血管药物

洋地黄和降压药可引起胃充血。有些药物可能影响中枢神经系统，导致严重的恶心。α 受体阻滞剂

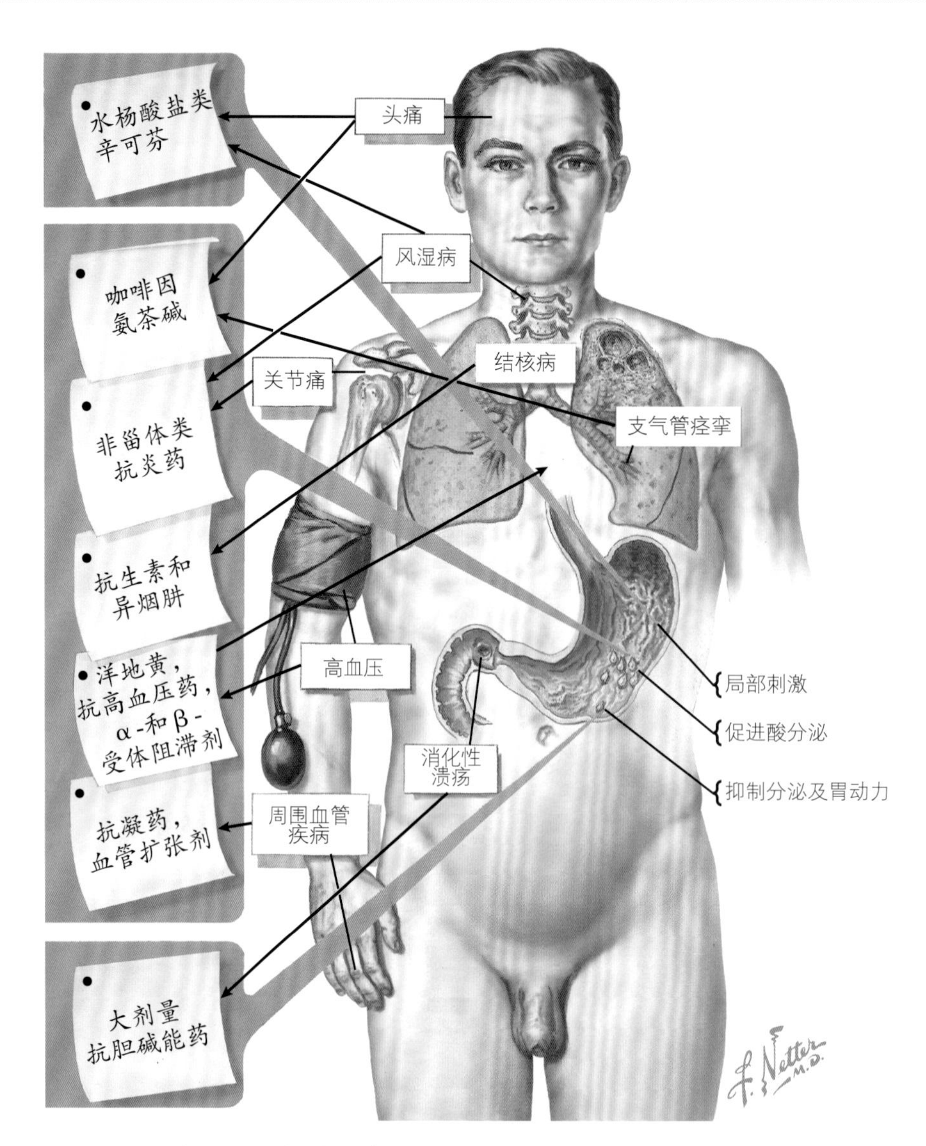

图 20.1 药物对胃功能的影响

和 β 受体阻滞剂可能与胃肠道功能紊乱有关。

抗凝药物及血管扩张剂

抗凝剂和血管扩张剂经常用于预防心脑血管疾病的血栓形成。但是它们可能会扩张胃和上消化道其他部位的血管，可能会影响凝血功能并导致严重的胃肠道出血。在进行抗凝治疗时，隐匿性溃疡或胃肠道肿瘤可能会出血。服用抗凝剂的患者一旦发生出血，临床医生必须寻找隐匿的病变。

抗胆碱能药物

天然和合成的抗胆碱能药物主要用于减少胃肠道的运动和分泌。有证据表明，大剂量的抗胆碱能药物可减少胃液的分泌，而治疗剂量可以降低胃肠道运动能力，从而治疗某些高动力状态。

（Martin H. Floch 著 俎明 译 王晔 审校）

其他资源

Chan FKL, Lau JYN: Peptic ulcer disease. In Feldman M, Friedman LS, Brandt LJ, editors: *Gastrointestinal and liver disease*, ed 10, Philadelphia, 2016, Saunders-Elsevier, pp 884–900.

Lanza FL, Royer CL, Nelson RS: Endoscopic evaluation of the effects of aspirin, buffered aspirin, and enteric-coated aspirin on gastrointestinal duodenal mucosa, *N Engl J Med* 303:136–138, 1980.

Physicians' desk reference, ed 53/54, Montvale, NJ, 2003, Medical Economics Data Production.

Talley NJ, Evans JM, Fleming KC: Nonsteroidal anti-inflammatory drugs and dyspepsia in the elderly, *Dig Dis Sci* 40:1345–1350, 1995.

上胃肠道内镜检查：食管、胃、十二指肠镜检查

内镜检查食管、胃或十二指肠近端是诊断和治疗食管、胃和十二指肠疾病的必要步骤（图21.1）。对食管和胃的检查经历了从硬式内镜、半硬式内镜到使用光导纤维的可曲式内镜直到如今的电子内镜的发展过程。在过去的10年中，所有内镜室都配备了电子内镜，并增加了超声内镜，超声内镜可用来评估食管、胃或十二指肠全层及邻近结构，并且还可以直接观察黏膜表面并取活检。现在随着技术进步，可对黏膜进行共聚焦成像和染色以鉴别肿瘤。本章将介绍这些技术及其正常图像。异常发现已经在第一篇进行了描述。

尽管存在不同的电子内镜，但现在大多数内镜都使用彩色芯片，可在内镜尖端收集图像，并将其通过视频处理器传输到监视器。图像可保存并传输到计算机的记录系统，可以轻松存储图像以用于报告或存档。

大多数内镜都有用于活检的通道。超细的器械可以经鼻插入，但可能没有活检功能。一般内镜通常直径为8~10 mm，但经鼻内镜可能直径仅为2~3 mm。

超声内镜镜身比其他内镜更粗，但仍然容易插入。超声内镜可直接成像、活检，也可以进行超声扫描。现在有两种超声内镜，前端内置了超声设备。较常见的超声内镜有超声装置及内镜装置，同时较细的超声装置可以通过较大的内镜孔道。超声内镜成像过程复杂，但它可以获得较好的黏膜下层和全壁厚度的图像，特别是可用于评估粗大皱襞、黏膜下肿物、肿瘤浸润管壁情况、淋巴结及邻近器官的结构（例如胰腺）。

上消化道内镜检查可用于多种适应证，包括吞咽困难、胃食管反流病、Barrett食管或胃肠化生、消化不良、胃溃疡、十二指肠溃疡、上消化道出血、食管感染、取异物、腐蚀性损伤、药物损伤等；也可以评估食管癌及所有可能的癌前病变，包括占位病变、Barrett食管、贲门失弛缓症、萎缩性胃炎、恶性贫血等；并用在手术后对所有恶性病变进行随访。

尽管超声内镜也可用于上述的适应证，但与主要的筛查和诊断手段食管胃十二指肠镜相比，超声内镜检查更为复杂，受过训练的医师较少。开始检查前需要确认适应证，食管胃十二指肠镜通常先局部喷洒和含服麻醉剂降低咽喉敏感性，然后注射药物镇静患者。尽管全世界范围内用于镇静的药物差异很大，但大多数方案都包括减轻疼痛的药物和诱导镇静并产生记忆消除作用的药物。常见药物包括哌替啶（50~100 mg）或盐酸氢吗啡酮（2~4 mg）结合地西泮或咪达唑仑（1~10 mg滴定）。有内镜医师选择单独使用柠檬酸芬太尼（75~100 mg）或与咪达唑仑联用。

患者进行了恰当的镇静后，就可以进行内镜检查。通过咽部有多种方式，一些内镜医师通过舌根进入食管上段时喜欢采用盲进插入，其他医师则坚持直视下通过喉部。直视下可以检查会厌及声带，通过咽喉部后，内镜医师开始评估食管。注入空气后，食管上段、中段、下段呈现管状结构，逐渐可见。食管收缩呈星状，环状收缩表明运动障碍，固定环、狭窄、息肉样肿块和静脉曲张这些特殊的病理状态均在其他章节讲述。

通过胃食管结合部后（参阅第一篇），内镜进入胃腔，内镜医生需记录是否有食物残留或十二指肠反流的胆汁样物质，充气后可以评估胃底、胃体和胃窦。正常的收缩从胃底辐射到胃窦，并向相反的方向扩散。沿着胃小弯反转胃镜，内镜医师可以从下方全面评估胃底和胃贲门结合部。可以识别该区域的食管裂孔疝和胃部病变。

在一些内镜中心使用黏膜染色来区分肿瘤病变，但尚未获得广泛的接受，获取可见病变活检标本仍是首要选择。

然后观察幽门，轻推内镜进行十二指肠球，并

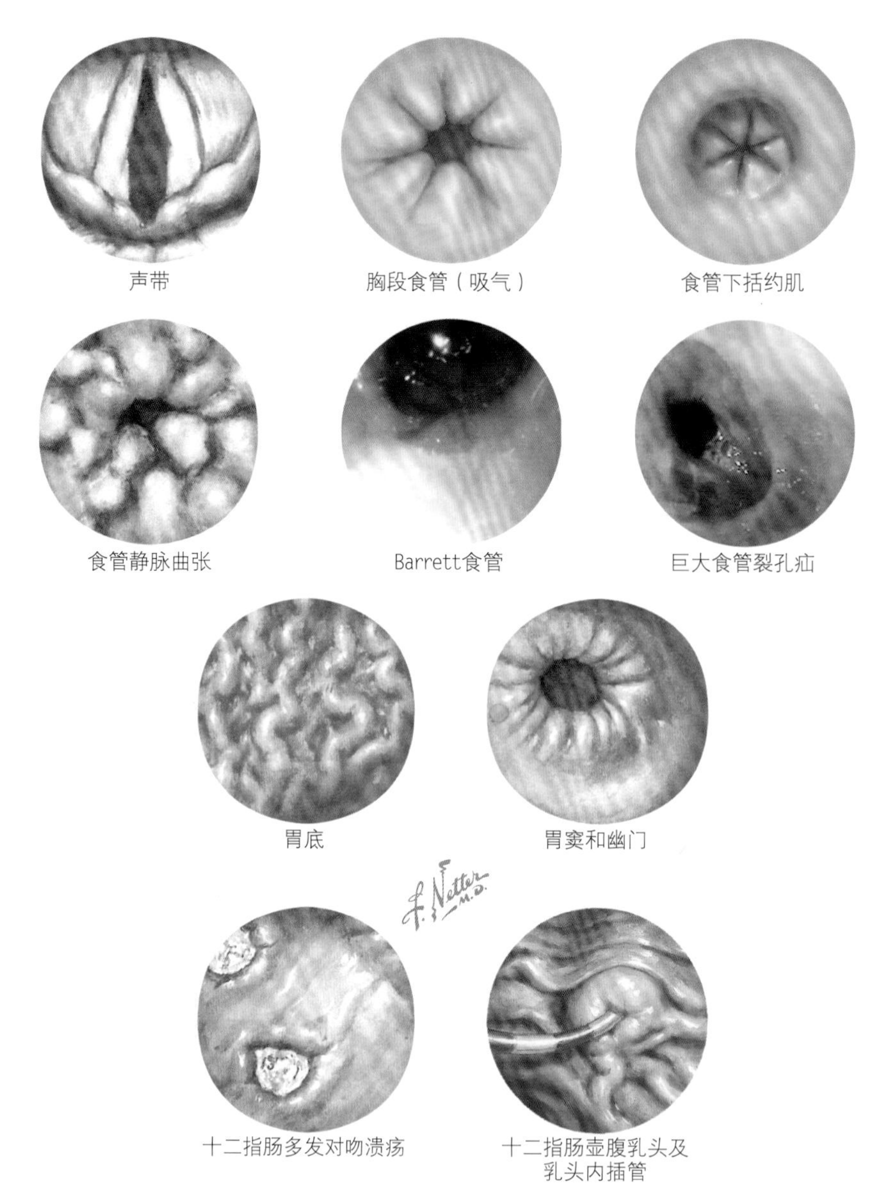

图 21.1 食管、胃、十二指肠镜检查及超声内镜

根据需要进入十二指肠的降部或最远进入水平部。前视镜可以观察到壶腹的乳头，但最好使用侧视镜检查。不过使用前视内镜也可以观察到十二指肠乳头的肿块、异常黏膜和出血部位。

活检标本可从食管、胃或十二指肠的任何位置获得，标本通常在固定液中处理，然后送去评估。

超声内镜已迅速发展成为鉴别良性和恶性疾病的重要技术。如今，在内镜的末端可以装备不同类型的超声探头，可提供清晰的内镜和超声图像。超声图像可以显示正常黏膜的分层、壁外的肿大淋巴结、肿瘤的范围和类型。治疗性和诊断性超声内镜已发展为可以通过超声指导下进行淋巴结活检和囊肿穿刺引流。

（Martin H. Floch 著 俎明 译 王晔 审校）

其他资源

Canard J, Letard J-C, Palazzo L, et al, editors: *Gastrointestinal Endoscopy in Practice*, London England, 2011, Churchill Livingstone.

Chun HJ, Yang S-K, Choi M-G, editors: *Clinical Gastrointestinal Endoscopy: A Comprehensive Atlas*, Berlin Heidelberg, 2014, Springer.

Pech O, Rabenstein T, Manner H, et al: Confocal laser endomicroscopy for in vivo diagnosis of early squamous cell carcinoma in the esophagus, *Clin Gastroenterol Hepatol* 6(1):89–94, 2008.

Rogart JN, Nagata J, Loeser CS, et al: Multiphoton imaging can be used for microscopic examination of intact human gastrointestinal mucosa ex vivo, *J Gastroenterol Hepatol* 6(1):95–101, 2008.

Wilcox CM, Munoz-Navas M, Sung JJ, editors: *Atlas of Clinical Gastrointestinal Endoscopy*, 3rd ed, Philadelphia, 2012, Saunders.

第22章

舌苔、口臭和鹅口疮

通过唾液的清洁作用、咀嚼的机械作用以及保持正常的口腔菌群和充足的营养，舌得以保持清洁和正常的颜色。如果唾液分泌不足，进食食物时没有咀嚼，口腔菌群发生改变，或保持正常上皮特定的必需维生素缺乏时，舌的正常外观可能发生改变。舌异常可能表现为外覆食物颗粒、上皮细胞剥脱和炎症渗出（图22.1），真菌也可能在舌表面定居生长。

舌容易出现异常情况的患者包括如下情况：口式呼吸、服用脱水药物或抗胆碱能药物等导致唾液减少的患者；处于昏迷状态，不能进食、喝水或漱口的患者；第Ⅻ对脑神经麻痹，舌不能充分运动的患者。口腔或咽部炎症渗出，或抗生素应用破坏口腔的正常菌群，导致真菌过度生长。乳头增生肥大可能会使舌头呈现黑色或多毛，在吸烟者中尤为明显。

地图样舌（又称良性移行性舌炎）是不明原因的迁移性病变，病变经常不规则，呈剥蚀或浅灰色的补丁样。可能会间歇性出现。如果病变持续存在或不能明确诊断，应该请耳鼻喉科医生进行评估，必要时在病变处进行活检检查并诊断。其他不能明确性质的舌病变也应充分考虑。

裂纹舌是一种舌背上带有深沟样表现的良性病变，通常认为是舌的先天性缺陷。同样，如果诊断不能明确，则需要请耳鼻喉科医生进行检查评估。

在恶性贫血患者中，由于乳头呈补丁样缺失，导致舌外观斑驳，可能演变为地图样舌，但出现地图样舌表现并不能诊断恶性贫血。口腔内的过敏反应通常是由于咀嚼时对摄入食物过敏引起的，表现为舌肿胀，上皮细胞剥脱并覆盖在舌表面。

有些患者不时声称闻到难闻的气味，他们推断是呼吸的气味导致的，有时口臭只是患者的假想。口臭可引起配偶或者家庭中其他成员的注意。引起口臭的常见原因包括耳鼻喉的感染或者肿瘤、口腔卫生不良、支气管扩张或肺脓肿、肝硬化患者的肝臭、胃动力下降导致的吞气症及嗳气、胃食管反流和糖尿病。口臭也可能是由于肠内产物吸收并通过肺部排出引起。

大蒜的气味在呼吸中会停留数小时，这是因为大蒜吸收入门静脉循环后，通过肝进入体循环。涂抹在破损皮肤甚至完整皮肤表面的挥发油，在呼吸中也能察觉到其气味。在一些人的肠道中的酶反应过程可释放出具有刺激气味的可吸收气体。一些正常时在上消化道不能发现的物质，经直肠导入后，可以在胃内出现，提示逆蠕动可以将带有气味的物质通过小肠传送到口腔。幽门梗阻的患者嗳气时，其呼出的气体具有刺激性的异味。有人推测，脂肪、脂肪酸和脂肪未能完全消化的异常终产物等是口臭的原因，试用低脂饮食可能改善口臭症状。

即便辛苦地寻找口臭的原因，也未必能找到任何线索，只能依赖于经常使用含有宜人气味成分的抗菌溶液漱口。调整膳食可能在某些经过选择的个体中有所帮助，但还需要个体化的试验。改善肠道菌群和使用益生菌也不妨作为一种好的方法。

在使用抗生素后，可能会出现鹅口疮。舌头上可以见到白色或红色的纤维样病变。鹅口疮也称皮肤黏膜念珠菌病，因为它与念珠菌属，主要是白色念珠菌有关联。白色念珠菌是舌正常菌群中的一部分，但是在应用抗生素或长期应用糖皮质激素后，就会发生念珠菌感染。鹅口疮常见于老年人、代谢紊乱和自身免疫功能低下的患者。制霉菌素治疗通常有效，制霉菌素的剂型有液体和片剂两种，片剂的剂量为每片10万单位。含服液体制剂或让片剂在口腔中慢慢溶解，每日3~4次，通常1~2周可以治愈现症感染。

复发性阿弗他溃疡的治疗方案很复杂。首先应该纠正维生素缺乏的问题。患者应该避免食用非常辛辣或者非常咸的食物。止痛剂和表面麻醉剂，如水杨酸铋（Kaopectate）和硫糖铝可以改善症状。局部糖皮

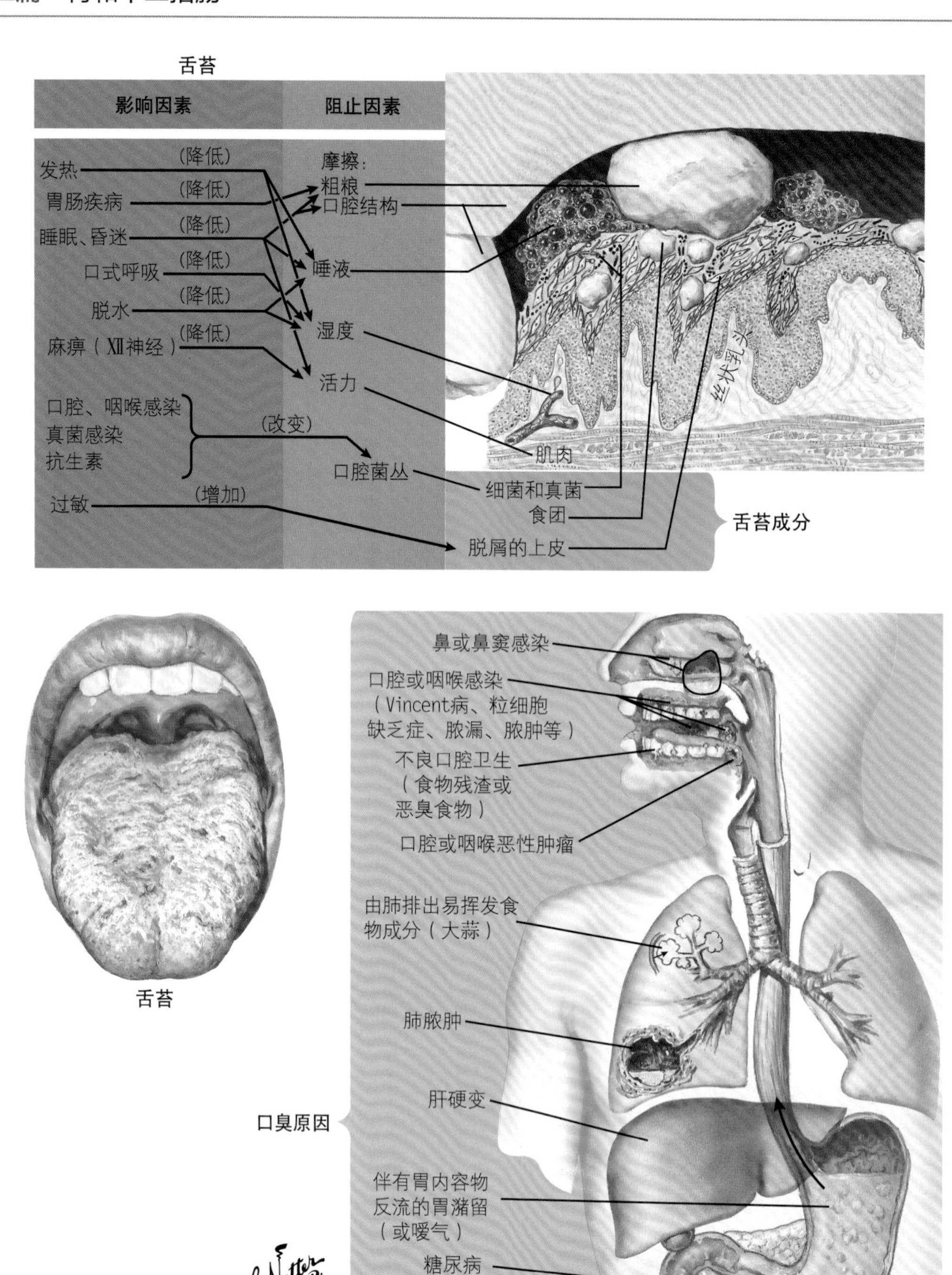

图 22.1 舌苔和口臭

质激素，如氟西奈德或氯倍他索软膏，也可以改善症状。二线治疗包括秋水仙碱 0.6 mg，每日 3 次；四环素 250 mg，每日 4 次；西咪替丁每日 400~800 mg；硫唑嘌呤每日 50 mg；或沙利度胺每日 200 mg。当更保守的药物疗法不起作用时，每日 20~60 mg 的短效系统性泼尼松可能会有一定的疗效。饮食上应避免食用致敏食物。无麸质饮食对乳糜泻患者无疑是很必要的。

（Martin H. Floch 著 郭燕磊 译 李渊 审校）

其他资源

Mirowski GM, Leblank J, Mark LA: Oral disease and oral-cutaneous manifestations of gastrointestinal and liver disease. In Feldman M, Friedman LS, Brandt LJ, editors: *Gastrointestinal and Liver Disease*, ed 10, Philadelphia, 2016, Sanders-Elsevier, pp 377–396.

第23章

吞气症和嗳气

吞气症是指过度咽下空气，导致反复的嗳气。患者可能是无意识地吞咽空气，当出现反复嗳气时，就成为临床疾病了（图23.1）。

患有吞气症的患者经常会表现为不自主地呃逆或嗳气，并且伴随噪音，干扰了家庭成员和同事。嗳气可能是急性起病的，但是仔细询问病史，通常可以显示它是慢性起病并逐渐发展的，只有发展到严重程度时患者才会就医。嗳气可以在儿童或者任何年龄段发生。根据功能性胃肠病的标准，吞气症的诊断必须满足在过去的1年中，患者应至少有12周出现反复嗳气的症状。

病理生理学与诊断

在进餐期间或餐后，出现2~6次的嗳气现象是正常的。在生命的早期，由于喂食过程中婴儿吞咽了很多空气，导致胃部膨胀，婴儿会调整姿势，诱发呃逆，排除空气，恢复饮食。成年人反复嗳气可能会成为个人习惯。

嗳气时，声门关闭，膈肌和胸肌收缩。腹腔内压力增高时压力传导至胃腔，压力高于食管下段括约肌的压力时，吞咽的空气就会被排出。

目前尚没有方法可以判断嗳气症状为正常现象还是异常表现。但是，对于伴随嗳气相关症状的患者来说，通过病史问询，可能有必要对患者的食管或胃做进一步的检查。轻度上腹不适的患者可能会吞咽过多的空气，并且频繁嗳气。我们应对出现这种症状的患者进行必要的上消化道内镜检查，并通过观察患者是否出现吞咽空气或频繁呃逆的表现，做出临床诊断。

鉴别诊断

吞气症现在被归类为一种功能性胃肠疾病。诊断一经确立，鉴别诊断很少。然而，医生必须确定吞气症是否继发于其他引起上消化道不适的疾病。伴有明显食管炎的食管反流、胃或十二指肠溃疡，或少数情况下因胰腺或胆道疾病引发的不适，均可导致轻度嗳气症状。但是这些疾病的其他症状明显，上消化道疾病也容易诊断。典型的吞气症状及嗳气等临床表现，使得吞气症和嗳气容易被诊断。

服用碳酸氢盐的患者和嗳气的患者症状相似。当患者为了缓解消化性溃疡的疼痛而服用碳酸氢盐时，胃中产生的二氧化碳（CO_2）将以嗳气的形式排出。消化性溃疡患者的症状由于抗酸作用而缓解，而不是排出吞咽的气体得到缓解。服用苏打后患者症状缓解并非由于排出空气减轻胃扩张，而是因为中和胃酸的作用。另外，一些患者购买大量苏打或碳酸氢钠以使自己嗳气，他们并非吞气症患者，而是慢性嗳气成瘾患者。

有些患者不是通过吞咽空气，而是通过松弛食管上括约肌吸入空气。这种情况可能发生在需要空气的肺气肿患者或者那些嗳气成瘾者。咽喉部切除术后的患者，在练习食管发声的过程中，同样应用了吞咽空气的原理。

治疗和处理

无论是器质性或心理性的原因，对吞气症和嗳气合理治疗的关键在于纠正潜在的功能紊乱。吞气症是一种功能性疾病，其治疗包括安抚患者情绪、对吞咽空气和嗳气的过程进行宣教，以及治疗可能存在的焦虑或抑郁等任何心理障碍。吞气症患者经常会感到精神紧张，医生应安抚患者，告知其没有器质性疾病，同时给予药物治疗或心理支持。患者的家庭成员经常受到影响，因此需要仔细评估患

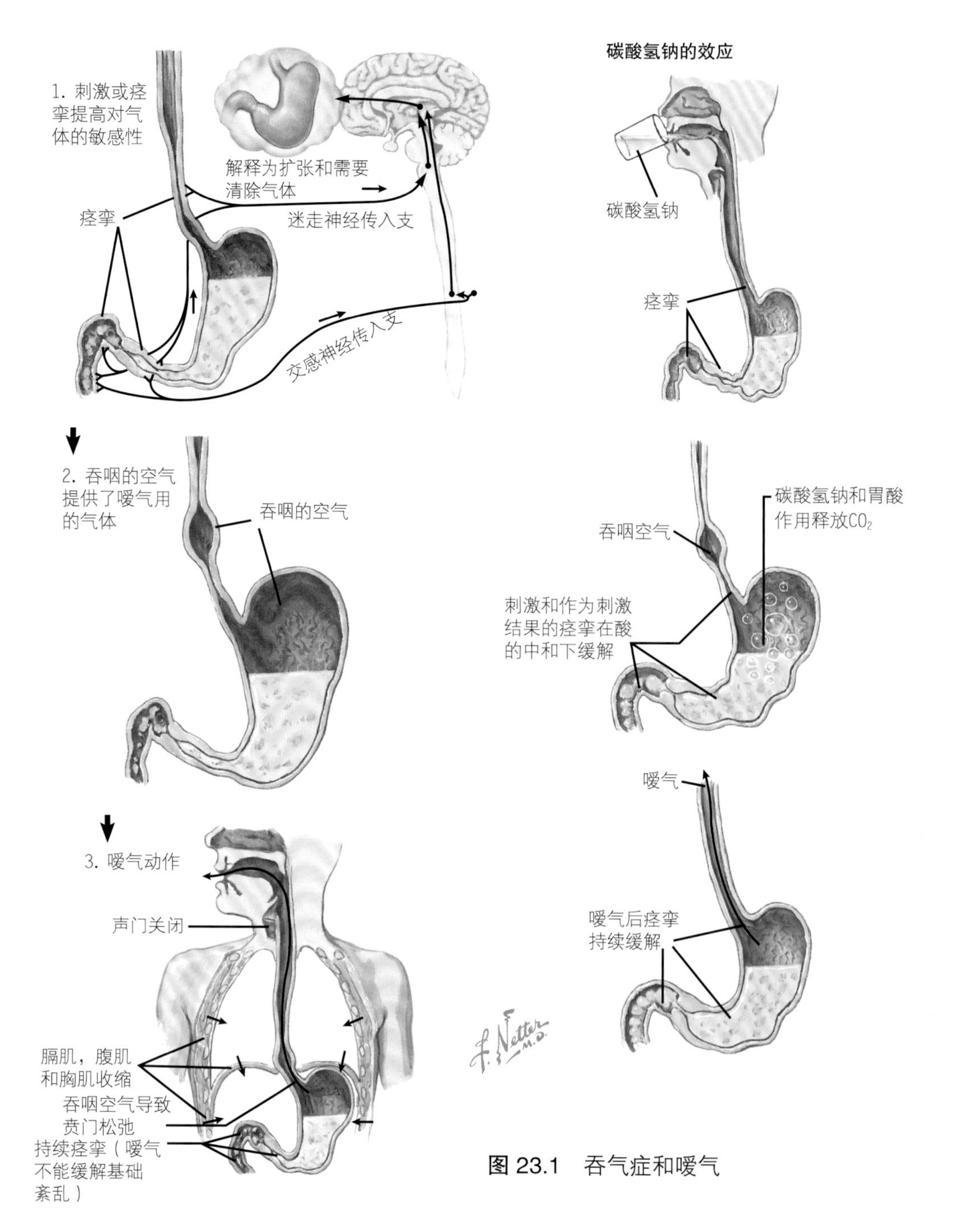

图 23.1 吞气症和嗳气

者的社交情景，在治疗方案中，家庭成员或配偶必须参与到包括树立信心和药物治疗的治疗体系中来。

目前吞气症的治疗没有特定的药物，一些临床医生会选择使用镇静剂或者抗抑郁药进行治疗。通常二甲硅油和药用炭是无效的。另外，情绪安抚、心理治疗以及行为矫正对于吞气症患者的治疗非常必要。

（Martin H. Floch 著 郭燕磊 译 李渊 审校）

其他资源

Azpiroz F: Intestinal Gas. In Feldman M, Friedman LS, Brandt LJ, editors: *Gastrointestinal and liver disease*, ed 10, Philadelphia, 2016, Saunders-Elsevier, pp 242–250.
Bredenoord AJ, Smout AJ: Physiologic and pathologic belching, *Clin Gastroenterol Hepatol* 5:772–775, 2007.
Bredenoord AJ, Weusten BL, Timmer R, Smout AJ: Psychological factors affect the frequency of belching in patients with aerophagia, *Am J Gastroenterol* 101:2777–2781, 2006.
Drossman DA: *The functional gastrointestinal disorders*, ed 2, Lawrence, Kan, 2000, Allan Press, pp 328–330, 556–557.
Hasler WL: Nausea, gastroparesis and aerophagia, *J Clin Gastroenterol* 39:S223–S229, 2005.
Tack J, Talley NJ, Camilleri M, et al: Functional gastroduodenal disorders, *Gastroenterology* 130:1666–1679, 2006.

胃的运动

通常食物在进入胃内数分钟后，通过刺激迷走神经和内脏神经，胃开始蠕动。幽门部的肌肉组织更厚，有很强的研磨能力，成为最引人注意的部位（图 24.1）。

收缩波起源于胃角切迹，起初波幅较小，随着向幽门移动，蠕动幅度逐渐加大。5~10 分钟后，收缩强度增加，并逐渐变得更有力量。随着蠕动波推向幽门，幽门间断地不完全开放。大部分到达幽门的物质又被推回胃底。

胃蠕动的过程将一直持续到一些胃内容物变成流质或半流质，适于进入小肠为止。胃和十二指肠分泌的胃肠道激素可以调控胃的排空过程。食糜的逆调节或者理化特性（比如高渗状态）或大的食团可以刺激内在神经和外在神经，或刺激激素分泌，调节幽门括约肌的张力和幽门的运动活性。食物过大、高酸食物、高渗、大量高脂或浓缩营养成分的食物均会降低胃动力延缓胃排空。胃反射性排空变慢，可能是因为回肠内有大量脂肪，即所谓的“回肠制动器”，以及结直肠的扩张。幽门提供持续的阻力阻碍食糜和固体食团通过。通过维持较小的开口，幽门可以过滤胃内容物，防止十二指肠胃反流。

在神经和激素的调控下，胃窦和十二指肠同步收缩。胃动力电生理方式的基础是持续的慢波。慢波在胃内一分钟可以出现近 3 个周期，但不能引起收缩。目前认为慢波起源于胃体中部的大弯部。这个部位是胃的“起搏器”。电信号不能通过幽门。十二指肠中的慢波大约每分钟 11~12 个周期。胃和十二指肠中的电脉冲是独立分开的。

Cajal 间质细胞（通常被称为“起搏器”）和肌肉细胞形成了一个复杂的网络，触发动作电位，激发肌肉收缩和蠕动的过程。胃底的肌肉活动似乎与胃窦和幽门的肌肉活动是各自独立的。在肌肉收缩和放松的过程中，食糜得以研磨。

空腹胃具有基础的移行运动复合波，在胃内各部位的移行运动复合波都趋向于同时开始和结束，然而在十二指肠和小肠中，移行运动复合波变为向远离口侧的推进性运动。当吞咽食物时，迷走神经传递信号，使胃部松弛，同时维持兴奋作用和抑制作用的动态平衡。当食物进入胃内后，移行运动复合波将被进食模式所取代，并可持续 2~8 小时。完整的进食过程受迷走神经和副交感神经通路以及促肾上腺皮质激素释放肽、缩胆囊素和其他激素类物质（如血管活性肠肽、胃泌素、生长抑素、多巴胺、胰高血糖素、铃蟾肽）的影响。

与固体排空相比，液体通常很快被排空，并且延迟阶段较慢。固体排空过程分为两个阶段。首先是排空缓慢的延迟期，然后，随着研磨的继续，暴露于酸和酶的食糜复合物的排空变快。固体延迟期的时间通常持续约 60 分钟。

幽门、幽门窦和十二指肠的相互协调可以调节胃的排空过程。排空完成后，胃的电生理活动就转回基础的移行运动复合波，并等待下一次进食开始。

（Martin H. Floch 著　郭燕磊 译　李渊 审校）

其他资源

Koch KL: Gastric neuromuscular function and neuromuscular disorders. In Feldman M, Friedman LS, Brandt LJ, editors: *Gastrointestinal and liver disease*, ed 10, Philadelphia, 2016, Saunders-Elsevier, pp 811–838.

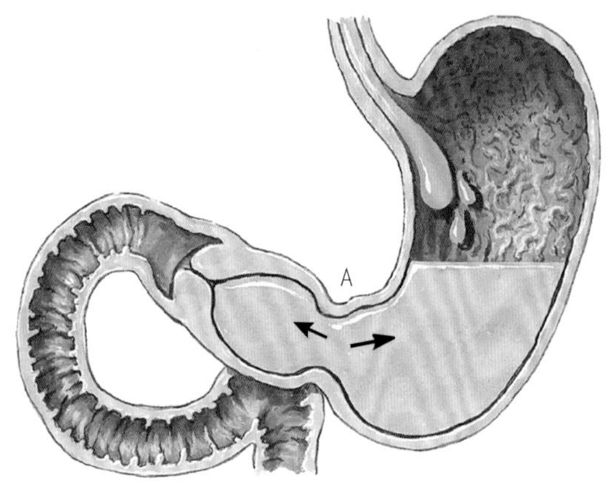

1. 胃在充盈中，起源于胃窦部的轻度蠕动波（A），传向幽门，胃内容物被搅拌和剧烈地推向胃体。

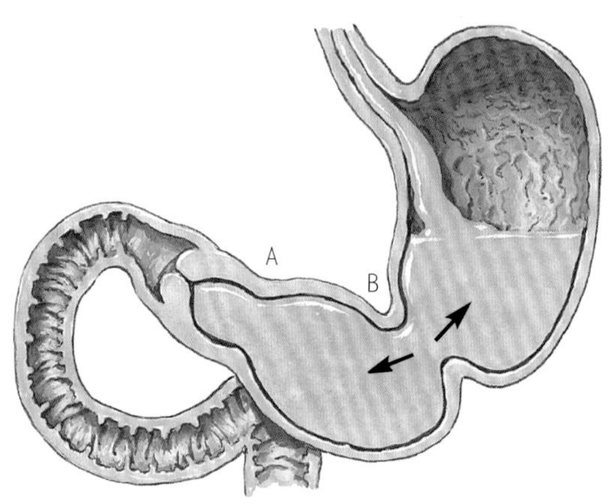

2. 蠕动波（A）逐渐减弱，幽门口未能打开，更强的蠕动波（B）起源于胃角切迹，再次在两个方向研磨胃内容物。

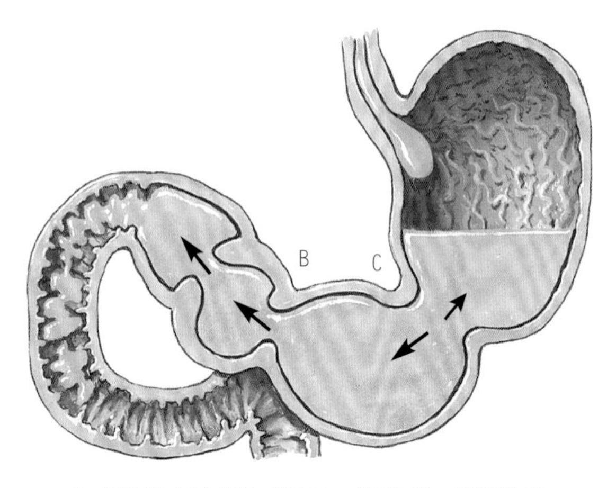

3. 蠕动波（B）到达幽门后，幽门开放，球部被胃内容物充满，一些胃内容物推入到降部，蠕动波（C）恰恰起源于角切迹之上。

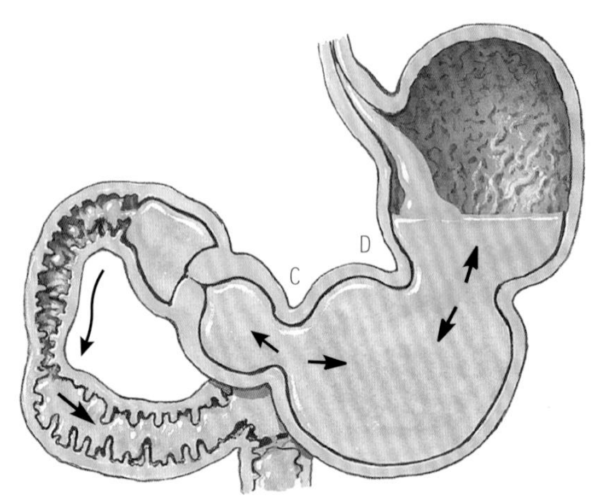

4. 幽门再次关闭，蠕动波（C）不能排出胃内容物，蠕动波（D）开始于胃体的更高部分，随着降部排空，十二指肠蠕动波出现，球部可能收缩或再次充盈。

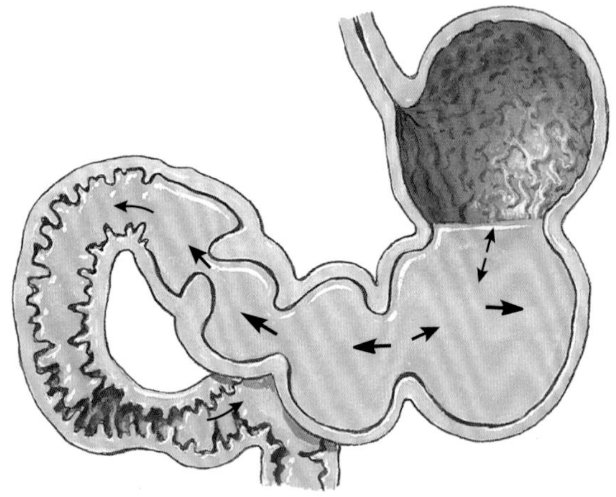

5. 蠕动波现在起源于胃体的更高部分，胃内容物间歇地排出。随着更多的内容物进入球部，球部内容物被动地排入降部。

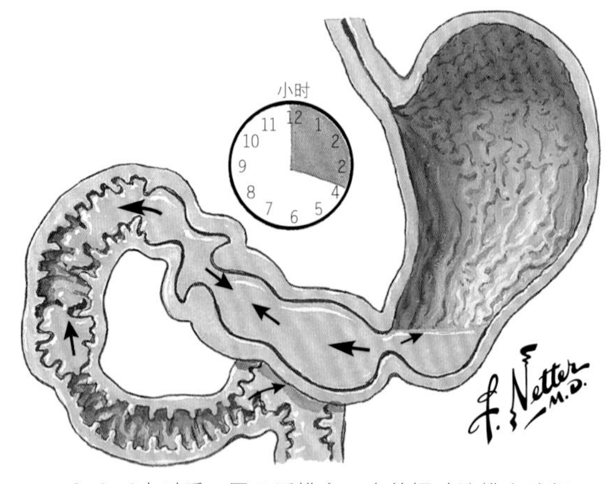

6. 3~4小时后，胃几近排空；小的蠕动波排空球部，伴有一些入胃反流，球部存在逆蠕动和顺向蠕动。

图 24.1 胃的运动

第 25 章

胃轻瘫和胃动力紊乱

胃轻瘫（gastroparesis）是指胃排空延迟。在临床实践中，胃动力障碍性疾病最常见的病因是糖尿病或特发性的（图 25.1 和专栏 25.1）。胃轻瘫可发生在任何年龄段的患者并且没有性别差异。

专栏 25.1　胃轻瘫的病因

代谢型	帕金森病
糖尿病	硬皮病
甲状腺功能减退	淀粉样变性
妊娠	慢性肝病
尿毒症	特发性假性梗阻
胃食管相关疾病	神经性厌食
胃食管反流	术后或创伤
胃炎	迷走神经切断术
萎缩性胃炎	Roux-en-Y 手术
胃消化性溃疡	颅脑损伤
急性胃肠炎	脊髓损伤
相关疾病	药物
肌营养不良	特发性

临床表现

胃轻瘫的主要症状为胀气、腹痛或腹胀、恶心或呕吐。胃轻瘫患者可能会有持续餐后饱胀的感觉。恶心可能作为无法解释的首发症状出现，也可能持续存在，并可伴或不伴呕吐。患者可能会呕吐未消化的液体，或者出现轻度的未消化的液体反流。当胃轻瘫的症状群持续一段时间后，患者可能会出现厌食症和体重减轻。如果症状持续的话，标志性的体征只有体重下降。

急性感染性疾病会导致胃排空不良但能恢复，胃轻瘫的诊断是建立在慢性疾病的基础上的。如果胃轻瘫是在术后或创伤后出现，或和神经疾病相关，也会有明显的原发疾病的表现。糖尿病患者可能因多种因素而无法控制血糖，但胃排空异常和胰岛素分泌异常在其中发挥关键作用。此外，与糖尿病相关的表现，例如神经病变或肠病等可能存在。

诊断

目前最常用的记录胃排空的方法是闪烁显像。把有放射活性的示踪剂添加到液体或固体食物中。铟 -111- 二乙烯三胺五乙酸（DTPA）标记的水或 ^{99}Tm 标记的鸡蛋或鸡蛋沙拉等是最常用的液相和固相的物质。在大部分的机构内，两种都会被使用，还有一部分机构只选择使用被标记的固体食物。

有些研究机构使用 ^{13}C- 辛酸或 ^{13}C- 乙酸进行呼气试验，但这两种试验比 1~2 小时的闪烁显像时间更长。各家机构的检测标准差异很大，因此需要有一个经过认证的核医学实验室进行验证。此外，专业的操作人员也可以利用超声设备进行检查。

无论采用何种方法来诊断排空延迟，检查结果必须尽可能地和相关疾病目录的疾病联系起来或确认为特发性疾病。因此，在治疗前确认相关疾病是必需的。最常见的病因是糖尿病或特发性的。胃轻瘫可能是糖尿病的首发表现，而糖尿病可能很轻微，需要仔细鉴别。如果患者没有罹患糖尿病，我们在诊断特发性胃轻瘫之前一定要认真检查，以除外相关的神经系统疾病。

治疗和处理

对于糖尿病胃轻瘫患者的治疗来说，控制糖尿病是至关重要的。认真采集病史，寻找任何可能的医学相关因素是必需的。可能延缓胃排空的物质包括酒精、氢氧化铝抗酸剂、阿托品、β 受体阻滞剂、降钙素、钙通道阻滞剂、右旋酚氟拉明、二苯胺氢氧化

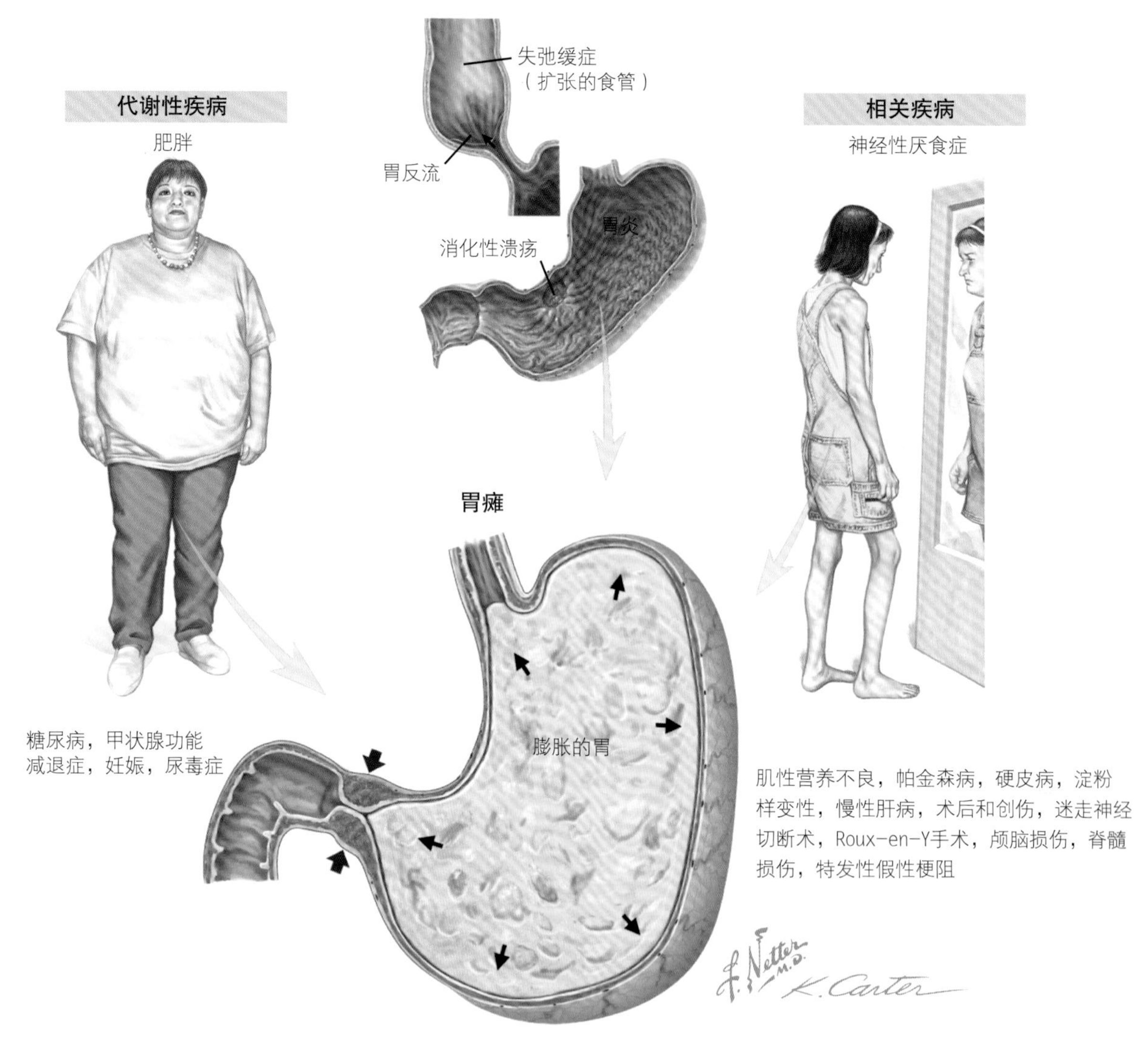

图 25.1 胃轻瘫和胃动力紊乱

物、胰高血糖素、H_2受体拮抗剂、白细胞介素 1（IL-1）、左旋多巴、锂、奥曲肽、阿片类药物、酚噻嗪、孕酮、丙胺太林、硫糖铝、人工合成雌激素、四氢大麻酚、烟草和三环类抗抑郁药等。对于特发性胃轻瘫和具有相关疾病的患者，有多种药物可以选择。然而，当诊断指向特发性疾病时，临床医生需要知道这是一种功能性疾病，并且需要了解治疗功能性疾病应该采用的方法如安抚、抗焦虑、抗抑郁治疗等。

根据药物治疗和促动力药物研究的最新进展，以下四类药物现已被用于胃轻瘫患者：

1. **多巴胺受体拮抗剂**。多潘立酮（10~30 mg，每日 4 次）和甲氧氯普胺（5~20 mg，每日 4 次）是多巴胺受体拮抗剂。但在美国，多潘立酮仅在特殊情况下可以使用，而经常应用的甲氧氯普胺长期使用会引发神经症状。

2. **苯酰胺类衍生物**。西沙必利（5~20 mg，每日 2 次）有治疗效果，但在美国无法购得。

3. **大环内酯类**。红霉素（50~200 mg，每日 4 次）可能会引起女性疼痛。

4. **胆碱能拮抗剂**。氯贝胆碱（5~25 mg，每日 4 次）的使用是有争议的，但是对某些患者有所帮助。

生长素是一种刺激进食的胃肠激素，还可以促进胃排空。虽然只有少数研究在胃轻瘫患者中使用了生长素，但治疗结果是有希望的，并且有研究提倡在这些患者中使用生长素。

Koch 和 Camilleri 对治疗方案（见章末“其他资

源”）的详细描述也有所不同。尽管西沙必利在许多国家都没有上市，但现在在药品库中又增加了一个新品种。Relamorelin 对糖尿病性胃轻瘫有效果。梅奥诊所的研究人员已经表明，这种合成的五肽生长素受体拮抗剂具有强大的促动力特性。在他们最初的研究中，他们使用了 10 μg、30 μg 或 100 μg 皮下注射一日 2 次的方案，显示治疗是有成效的。

病程和预后

对于胃轻瘫患者，在服药期间时刻监测并重复胃排空检查以评价药物的效果是非常重要的。临床医师通常认为症状的缓解和胃排空的改善常常有联系。胃轻瘫是慢性病，但其严重程度不一，因此治疗方案需要根据症状分期进行调整。

轻度胃轻瘫病例可通过促动力药物治疗控制，但重度胃轻瘫患者可能需要营养支持或许还需要通过空肠造口术提供营养。我们必须对患者的体重进行监测，当患者体重下降且不能充分进食时，需要开始提供营养支持。补充营养可以防止体重减轻，但对某些患者可能需要提供肠内营养。

最新的试验性治疗方法包括将具有胃电起搏功能的电子装置与胃黏膜相连。目前这些技术仅在某些研究中心可以使用，但是这给那些需要长期治疗的患者带来了希望。

其他疾病

其他胃动力障碍很少见，大部分涉及胃肌肉活动的障碍。我们需要利用复杂的胃电图检查去识别这些异常。虽然这种装置仅在一些大型的大学研究中心内可用，但它可以识别导致恶心、呕吐、腹痛、厌食和体重减轻症状的胃动力和胃起搏障碍。胃起搏障碍现在可以试验性地用胃电起搏治疗。倾倒综合征很少发生，但是在胃切除术和幽门成形术或胃空肠造口术的患者中时有发生。由于胃松弛不良，食物不能正常地排空，并且胃内的液体和固体营养物质会迅速排入十二指肠或空肠。该综合征的症状包括腹痛、腹胀、恶心和呕吐。一些患者可能只有轻微的头晕或出汗，并且可能在进食后几小时出现腹泻症状。当对患者进行了检查并且确诊后，需要对其进行必要的饮食监测。

（Martin H. Floch 著 郭燕磊 译 李渊 审校）

其他资源

Camilleri M, Acosta A: Emerging treatments in neurogastroenterology: relamorelin: a novel gastrocolokinetic synthetic ghrelin agonist, *Neurogastroenterol Motil* 27:324–332, 2015.

Camilleri M, Parkman HP, Shafi MA, et al: Clinical guideline: management of gastroparesis, *Am J Gastroenterol* 108:18–38, 2013.

Koch KL: Gastric neuromuscular function and neuromuscular disorders. In Feldman M, Friedman LS, Brandt LJ, editors: *Gastrointestinal and liver disease*, ed 10, Philadelphia, 2016, Saunders-Elsevier, pp 811–838.

Parkman HP, Yates KP, Hasler WL, et al: Dietary intake and nutritional deficiencies in patients with diabetic or idiopathic gastroparesis, *Gastroenterology* 141:486–498, 2011.

Parkman HP, Yates K, Hasler WL, et al: Similarities and differences between diabetic and idiopathic gastroparesis, *Clin Gastroenterol Hepatol* 9:1056–1064, 2011.

Szarka LA, Camilleri N, Vella A, et al: A stable isotope breath test with a standard meal for abnormal gastric emptying of solids in the clinic and in research, *Clin Gastroenterol Hepatol* 6:635–643, 2008.

第 26 章

幽门梗阻与呕吐

当胃出口变窄到严重干扰胃排空时，会出现幽门梗阻（pyloric obstruction）的症状（图 26.1）。在西方国家，肿瘤是成年人发生幽门梗阻最常见的原因。十二指肠溃疡曾经是幽门梗阻最常见的原因，但是现在由于幽门螺杆菌的高根除率以及使用 H_2 受体拮抗剂和质子泵抑制剂治疗消化性溃疡，十二指肠溃疡这个病因较少出现。幽门梗阻的后果是呕吐，对这方面的了解非常重要。

婴儿肥厚性幽门狭窄是出生后 6 个月内进行腹部手术最常见的原因。美国的发病率约为每 1000 名新生儿中有 3 名。肥厚性幽门狭窄在成人中很少见，但当患者在生命早期未被发现或在儿童时期症状不严重而在生命后期发展加重时，可能会在成年时被诊断（见第 28 章）。

临床表现

当胃的出口变窄到干扰胃排空的程度时，胃的肌肉组织首先通过增强蠕动，以形成足够的压力克服幽门端的阻力。在这个阶段，患者可能会感觉到上腹部或左胁部有烧灼感。随着梗阻的持续以及更多的食物摄入和胃分泌物的滞留，胃腔开始扩张，肌肉组织变得无力，蠕动力量减弱。在这一阶段，患者会感到饱胀，呕吐数小时前未消化的食物残渣，并且伴有嗳气且口气恶臭。如果不能解决梗阻问题，患者将会频繁出现大量的呕吐。由于严重的胃无力，只有很少的胃内容物能够进入肠内，并且由于呕吐，患者很难维持液体和电解质的平衡。由于脱水、低氯血症、低钾血症和碱中毒，患者的肾功能将受到影响，并出现少尿、氮质血症和其他电解质潴留。临床上，患者表现为虚弱、食欲下降和昏昏欲睡。如果不采取措施纠正代谢紊乱和解除梗阻，病情进展将会出现不可逆的组织损伤和死亡。

幽门梗阻不是呕吐的唯一原因（见第 27 章），但是通过患者描述的病史、呕吐的方式和呕吐物的性质，可以考虑到幽门梗阻的诊断。十二指肠溃疡是幽门梗阻最常见的原因，而且梗阻患者通常伴溃疡病史。呕吐症状初期是间歇性的，相隔 2~3 天，而且呕吐物中常含有数天前进食的食物残渣。

任何原因引起的过度呕吐，都会导致患者丢失大量的液体和氢、氯和钾离子。因为胃液中钠含量很低，因此患者通常不会出现钠缺乏。尽管钠离子仍在血液中，但是碳酸氢盐取代了氯离子。壁细胞分泌大量的钾离子，呕吐会导致钾离子的流失。

除非溃疡位于幽门管内，呕吐通常不会出现在无并发症的溃疡患者中。但是许多溃疡患者会借助呕吐排空胃腔以减轻疼痛。

诊断

利用钡造影或 CT 扫描可以诊断幽门梗阻，内镜下观察幽门并取黏膜活检可进一步明确病因。如前所述，鉴别诊断包括良性或恶性肿瘤以及慢性消化性溃疡瘢痕。罕见病因例如息肉套叠引起的梗阻症状，通常表现为急性过程，慢性病程少见。

治疗和处理

控制反复或过度呕吐的治疗方案包括补充液体和电解质、利用引流办法排空胃腔、用鼻胃管持续吸引胃内容物 48~72 小时。当梗阻症状不能缓解时，并且在液体和电解质平衡的前提下，可以进行必要的手术治疗，以重建胃肠通道。在控制呕吐症状后，应该进一步对梗阻的病因进行治疗。肿瘤相关性梗阻的治疗在第 39 章进行了讨论，消化性溃疡导致的梗阻在第 33 章和第 34 章进行了讨论。药物治疗效

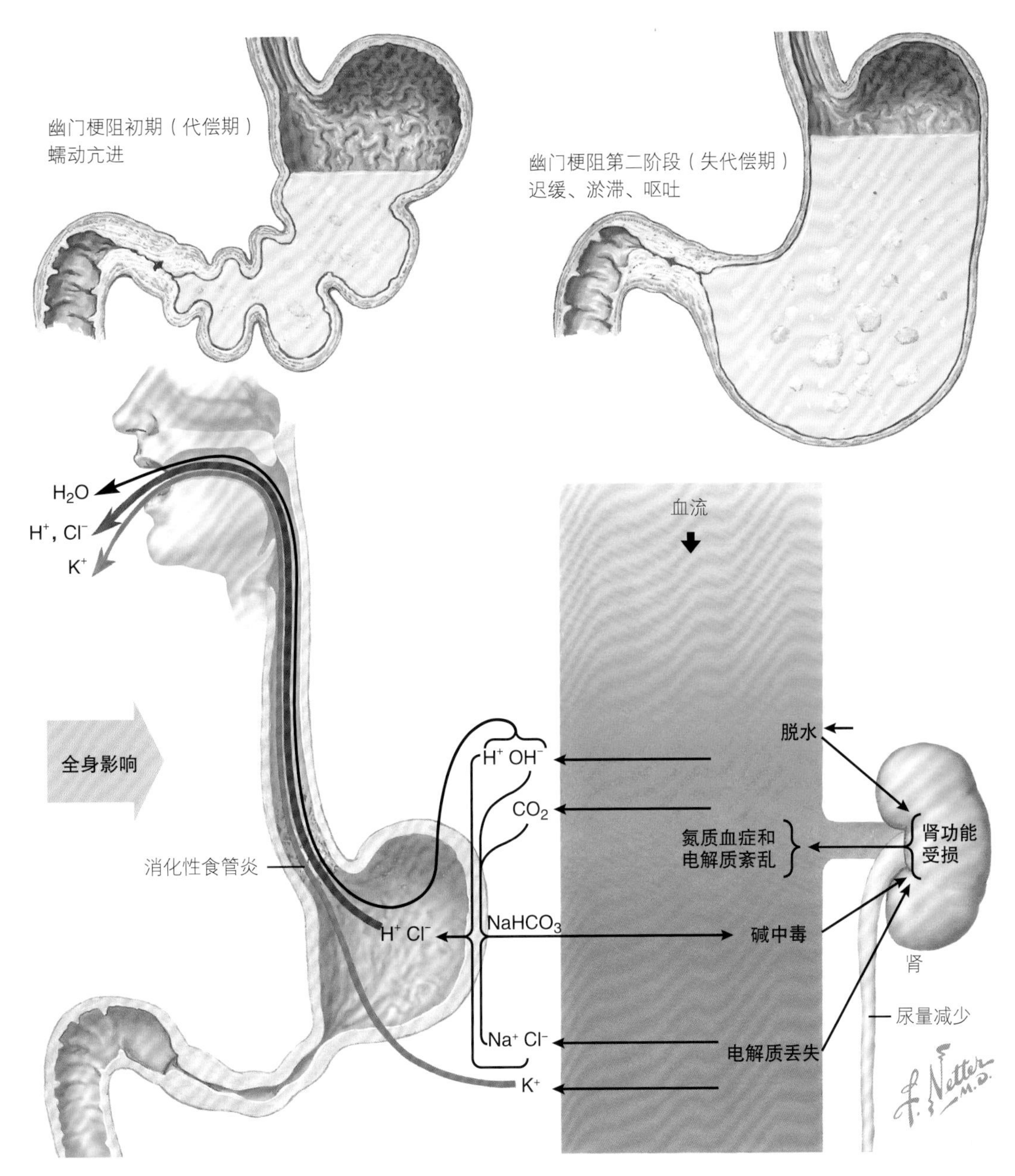

图 26.1 幽门梗阻和呕吐结果

果取决于病因，然而手术治疗解决梗阻的效果比较稳定。对于无法治愈的恶性肿瘤引起的梗阻，可以放置支架以获得暂时缓解。

乳碱综合征（milk-alkali syndrome）是一种类似幽门梗阻的临床表现和生理障碍，可能是由于过量摄入可溶性碱和丰富的钙源所致。

病程和预后

通过短期治疗通常就可以有效改善呕吐及其引起的代谢紊乱。幽门梗阻和呕吐的长期的病程及其预后由病因决定。良性肿瘤或慢性溃疡瘢痕引起的呕吐，通常有很好的临床预后。如果肿瘤是梗阻的病因，其预后取决于癌症的类型、程度以及其他治疗方案的疗效。但是，如果肿瘤导致的梗阻，预后通常较差。

（Martin H. Floch 著 郭燕磊 译 李渊 审校）

其他资源

Malagelada JR, Malagelada C: Nausea and vomiting. In Feldman M, Friedman LS, Brandt LJ, editors: *Gastrointestinal and liver disease*, ed 10, Philadelphia, 2016, Saunders-Elsevier, p 107.

Semrin MG, Russo MA: Anatomy, histology and developmental anomalies of the stomach and duodenum. In Feldman M, Friedman LS, Brandt JS, editors: *Gastrointestinal and liver disease*, ed 8, Philadelphia, 2006, Saunders-Elsevier, p 795.

第 27 章

恶心与呕吐

恶心（nausea）与呕吐（vomiting）是非特异性的、但是临床上很重要的症状。许多疾病都可以引起恶心与呕吐。恶心可以被描述为恶心的感觉，喉咙发紧、下沉的感觉以及即将呕吐的感觉等。恶心一般在呕吐之前出现，胃处于排空状态时可伴有干呕。虽然恶心与呕吐几乎可以在任何疾病中出现，但是急性恶心与呕吐通常由感染性疾病、妊娠、药物（包括化疗）、术后状态以及精神因素引起。其他常见病因包括放射性疾病、胃肠道梗阻、肝炎以及代谢紊乱（如糖尿病、甲状腺疾病）、系统性疾病（如心肌梗死、肾衰竭、哮喘）、Addison 病以及中枢神经系统疾病（如脑肿瘤、脑卒中、脑膜炎）。由于恶心与呕吐与众多疾病相关，我们需要了解恶心与呕吐的机制以及治疗。

另外，许多患者的恶心及呕吐与胃动力紊乱、神经性厌食症以及心理因素有关。这些患者的器质性病变不明显或无法诊断，其中一部分患者可能被考虑为功能性紊乱。

临床表现及生理

恶心与呕吐常伴随流涎、皮肤苍白、心动过速、眩晕、乏力等症状。恶心及呕吐可以由全身各部位的疾病引起，可能的诱因包括：①情感障碍；②颅内血管运动及压力变化；③不愉快的嗅觉、视觉及味觉刺激；④胸部及腹部内脏（包括泌尿生殖道）的解剖或功能性改变；⑤躯体的剧烈疼痛；⑥外源性或内源性毒物；⑦毒品（尤其是鸦片类）；⑧前庭器刺激（通常是位移所致）。

这些刺激的信号通过相应的感觉神经传入至中枢神经系统（图 27.1）。中枢神经系统通过两个区域来控制呕吐：①呕吐中枢：位于延髓外侧网状结构，该区域内还存在控制流涎以及出汗症状的核团；②化学感受器：位于第四脑室底部的一个狭窄的区域，邻近呕吐中枢。这两个区域相互协同，但功能不同。呕吐中枢由胃肠道以及其他外周结构发出的信号激活。化学感受器由循环内有毒物质以及小脑发出的信号激活。化学感受器对呕吐中枢的影响可导致呕吐。

在躯体、内脏或其他感觉器官受到刺激后，冲动通过相应的感觉神经传入延髓，激活呕吐中枢。外源性及内源性毒物作用于化学感受器，产生的冲动传入并激活邻近的呕吐中枢。当刺激尚未超过呕吐阈值的时候，传入大脑皮质的冲动可导致恶心的感觉产生。呕吐中心协调邻近神经组织将冲动释放至其他多种结构从而引发呕吐。流涎是由泌涎核传出的冲动刺激形成，常在呕吐之前发生。肋间肌及膈肌收缩产生了急剧的吸气动作，并在腹部肌肉收缩的协助下增加了腹内压。呕吐过程中声门关闭，阻止呕吐物误吸至呼吸道；胃幽门部收缩，胃体、贲门、食管以及环咽肌舒张，胃内容物由口中排出，在剧烈呕吐时也可通过鼻腔排出。

由位移导致的恶心及呕吐不需要有垂直运动即可发生；有些患者仅在旋转过程中即可出现症状。试图通过眼睛及头部运动解决视觉定向障碍的做法可直接或通过减轻胃内张力来刺激迷路。视觉刺激在晕动症的发生中并未起到关键性作用；盲人也可以患晕动症。

在快速下落过程中突然停止或突然转变为上升运动可以造成腹部内脏下垂并拉动其附着结构。这就是在乘坐快速下降的电梯的最后阶段以及在乘坐突然下降的飞机时体验到的下沉感的来源。在电梯中倒立的乘梯者不会有这种下沉感；在飞机颠簸时采用平卧位可减轻这种下沉感，因为内脏在后前位可以产生的位移比头足方向要小。椎管内麻醉的患者可能会因为暴露的胃被向下牵引而产生恶心、干呕。

恶心可能会难以缓解，如果长期影响进食则

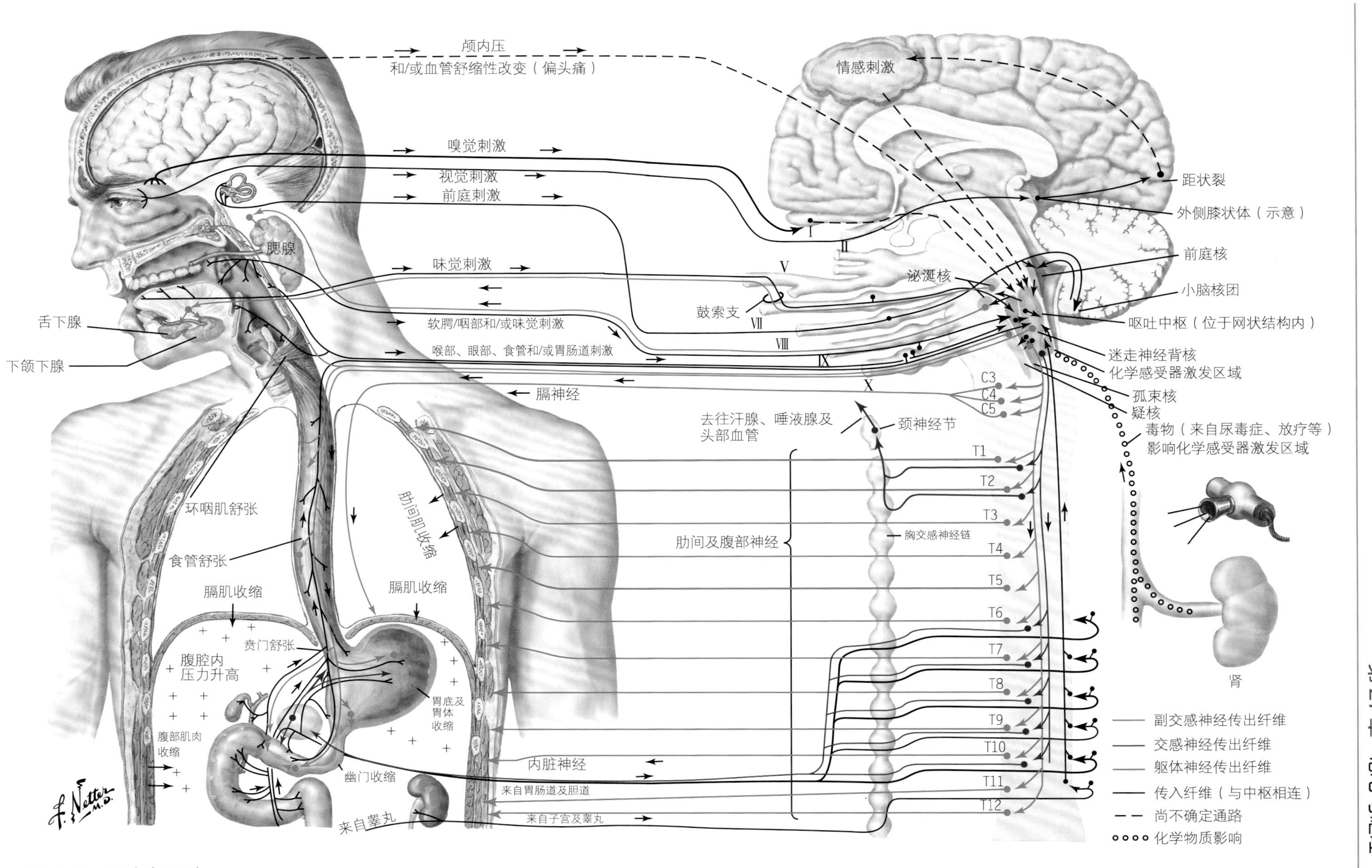

颅内压
和/或血管舒缩性改变（偏头痛）
情感刺激
嗅觉刺激
视觉刺激
前庭刺激
距状裂
外侧膝状体（示意）
I
II
腮腺
味觉刺激
V
前庭核
泌涎核
小脑核团
鼓索支
VII
呕吐中枢（位于网状结构内）
舌下腺
软腭/咽部和/或味觉刺激
VIII
下颌下腺
喉部、眼部、食管和/或胃肠道刺激
IX
迷走神经背核
化学感受器激发区域
X
C3
C4
C5
膈神经
孤束核
疑核
去往汗腺、唾液腺及
头部血管
颈神经节
毒物（来自尿毒症、放疗等）
影响化学感受器激发区域
T1
T2
T3
T4
T5
T6
T7
T8
T9
T10
T11
T12
环咽肌舒张
肋间肌收缩
胸交感神经链
肋间及腹部神经
食管舒张
膈肌收缩
膈肌收缩
贲门舒张
腹腔内
压力升高
胃底及
胃体
收缩
腹部肌肉
收缩
肾
副交感神经传出纤维
交感神经传出纤维
躯体神经传出纤维
传入纤维（与中枢相连）
尚不确定通路
化学物质影响
内脏神经
幽门收缩
来自胃肠道及胆道
来自子宫及睾丸
来自睾丸

图 27.1 恶心与呕吐

可导致严重的临床问题。原发性恶心，或发生在消化吸收后的恶心，有时与眼部疾病、心肌梗死、氮质血症以及内脏肿瘤性疾病有关，但最常见的病因是心理因素。持续呕吐不仅可以导致营养不良，还可以导致电解质紊乱，从而危害身体（见第 26 章）。

诊断

临床医生需要对所有可引起恶心及呕吐的病因进行全面评估。对于妊娠的患者，妊娠是恶心、呕吐的主要原因，但仍需排查妊娠期间的胃肠道疾病，如胆囊炎、阑尾炎等。在开具化验及检查的过程中需考虑到各种可能的病因。一旦明确病因，则需要对引起恶心、呕吐的疾病进行进一步评估以选择合适的治疗手段。当恶心、呕吐患者无法找到器质性疾病，只能归类为"精神性"或周期性呕吐综合征时，治疗方法不仅要包括药物，还需包括心理治疗。

周期性呕吐综合征（cyclic vomiting syndrome，CVS）比以往认识的要更为常见。CVS 在儿童中常见，但在青春期少年以及各年龄段的成年人中均有发病。典型表现为突发的剧烈呕吐及干呕。患者通常会前往急诊就诊，在治疗后缓解。偏头痛以及周期性腹痛常伴随 CVS。此外，部分患者有前驱症状。不同患者发作的诱因及频率不同。目前有多种药物被用于治疗 CVS，但这些治疗手段均缺乏高质量的循证医学证据的支持。在急性期，针对 CVS 的特殊治疗包括预防休克、脱水及电解质丢失。可以尝试昂丹司琼止吐、氢吗啡酮止痛，并按需使用镇静药物。将患者转移至黑暗区域以及去除一切可能刺激患者发作的因素可能会有帮助。噻庚啶、普萘洛尔、三环类抗抑郁药以及 5-HT_{1d} 受体激动剂如舒马普坦、依来曲坦等药物曾被尝试应用于预防伴有偏头痛的患者再次发作。应采取积极的措施预防发作，多数患者可以带病生存。

治疗

剧烈的急性呕吐以及持续性呕吐可造成严重的代谢以及电解质紊乱，常常需要静脉补充钾、钠等电解质。持续性恶心、呕吐也可导致营养不良，需要根据病程长短进行治疗（见第十篇）。

许多药物可用于药物治疗（表 27.1）。药物剂量以及用药频率取决于疾病进程（例如晕动症、由急性疾病引起的恶心呕吐以及化疗引起的恶心呕吐）。

表 27.1 治疗恶心及呕吐的药物

药物种类	药物名称
抗组胺药	苯甲嗪 异丙嗪 茶苯海明
抗胆碱能药物	东莨菪碱 莨菪碱
抗多巴胺药物	丙氯拉嗪 氯丙嗪
促动力药物	甲氧氯普胺 西沙必利 红霉素 多潘立酮 氯贝胆碱 奥曲肽 三甲氧苯酰胺

化疗可导致剧烈恶心以及反复呕吐。通常，肿瘤科医生会应用一组药物，例如价格较昂贵的 5-HT_3 受体拮抗剂昂丹司琼、格拉司琼，以及大麻的活性成分四氢大麻酚。在化疗过程中治疗恶心、呕吐难度较大，需要兼顾营养支持以及缓解症状。

若应用止吐药物无法缓解呕吐症状，则应该对患者实施胃肠减压。纠正胃张力过低可缓解症状。

病程及预后

病程及预后取决于恶心及呕吐的病因。如果病因是特发性的，那么恶心及呕吐的症状对于患者及医生来说会非常具有挑战性。然而，如果恶心及呕吐的病因是良性且特发性的，那么它的进程往往是良性的。但这类患者的症状可能反复发作，导致患者和医生都很沮丧。精神病治疗药物可能会有帮助，心理治疗必要时也可以起到作用。

（Martin H. Floch 著 赵中凯 译 王晔 审校）

其他资源

Basch E, Prestrud AA, Hesketh PJ, et al: Antiematics: American society of clinical oncology clinical practice guideline update, *J Clin Oncol* 29:4189–4198, 2011.

Camilleri M, Parkman HP, Shafi MA, et al: Clinical guideline: management of gastroparesis, *Am J Gastroenterol* 108:18–38, 2013.

Malagelada JR, Malagelada C: Nausea and vomiting. In Feldman M, Friedman LS, Brandt JS, editors: *Gastrointestinal and liver disease*, ed 10, Philadelphia, 2016, Saunders-Elsevier, p 107.

第 28 章

肥厚性幽门狭窄

肥厚性幽门狭窄（hypertrophic pyloric stenosis）是包绕在幽门出口周围的环行肌增生所致的幽门梗阻（图 28.1）。该病常见于婴儿，成年人罕见。该病发病率约 3 例 /1000 活婴。男性发病率高于女性，男女比约为 4∶1 至 5∶1。北欧白人后裔的发病率比亚裔以及非裔的发病率高。

肥厚性幽门狭窄的病因目前尚不明确，可能的病因是一氧化氮合酶缺乏。此外，肥厚性幽门梗阻的患者幽门内无法见到 Cajal 间质细胞。有 50% 的双胞胎受累，但该病不遵循孟德尔遗传定律。基因以及环境因素在发病中均较重要。

临床表现

肥厚性幽门狭窄在婴儿和成人中表现不同。在婴儿中，该病的典型表现是在出生后第 2~6 周出现呕吐。呕吐程度逐渐加重，频率逐渐增加，并在疾病的早期出现喷射样呕吐，为本病的特征性表现。患病婴儿因饥饿而啼哭。因为能够通过幽门的食物量变少，婴儿逐渐出现脱水以及体重减轻的表现。在这一阶段，代谢性酸中毒可能成为一个严重的问题。体格检查时可在婴儿的幽门区触及橄榄形肿块，在腹部视诊时可能能够发现胃型及胃蠕动波。

成年患者的主要症状为恶心、呕吐、早饱、进食后上腹疼痛。由于病变为慢性，幽门部肿物难以触及，体格检查难以发现阳性体征。若症状持续，则患者可出现体重下降。

诊断

婴幼儿患者的诊断基于出现临床症状的时间以及体格检查。X 线检查在治疗之前非常重要。影像学上可见明显扩张的胃。谨慎的钡剂造影可显示狭窄的幽门。超声检查非常重要，在婴幼儿患者中幽门肥厚肌层表现为典型的 3 mm 宽的“甜甜圈”样低回声。

在成年患者中，临床医师首先应考虑到幽门狭窄的可能性。超声检查很有帮助，钡剂造影可显示典型的幽门狭窄征象。患者还应进行胃镜检查排查其他胃部的良性以及恶性疾病。

治疗

在过去，有些临床医师倾向于使用抗胆碱能药物以及软食来治疗肥厚性幽门狭窄的患者。然而，单纯药物治疗失败率高。幽门肌切开术是目前临床上广泛采用的治疗手段。Ramstedt 幽门肌切开术主要步骤为纵行切开患者增生的幽门环行肌。对于成人患者，有些外科医生倾向于切除患者的幽门以除外恶性疾病。虽然内镜下治疗可以扩张幽门，但采取这种方法的患者有 80% 在治疗后 6 个月内会出现再狭窄。

预后

该病经正确治疗后预后较好，大部分患者在治疗后可正常生活。

（Martin H. Floch 著　赵中凯 译　王晔 审校）

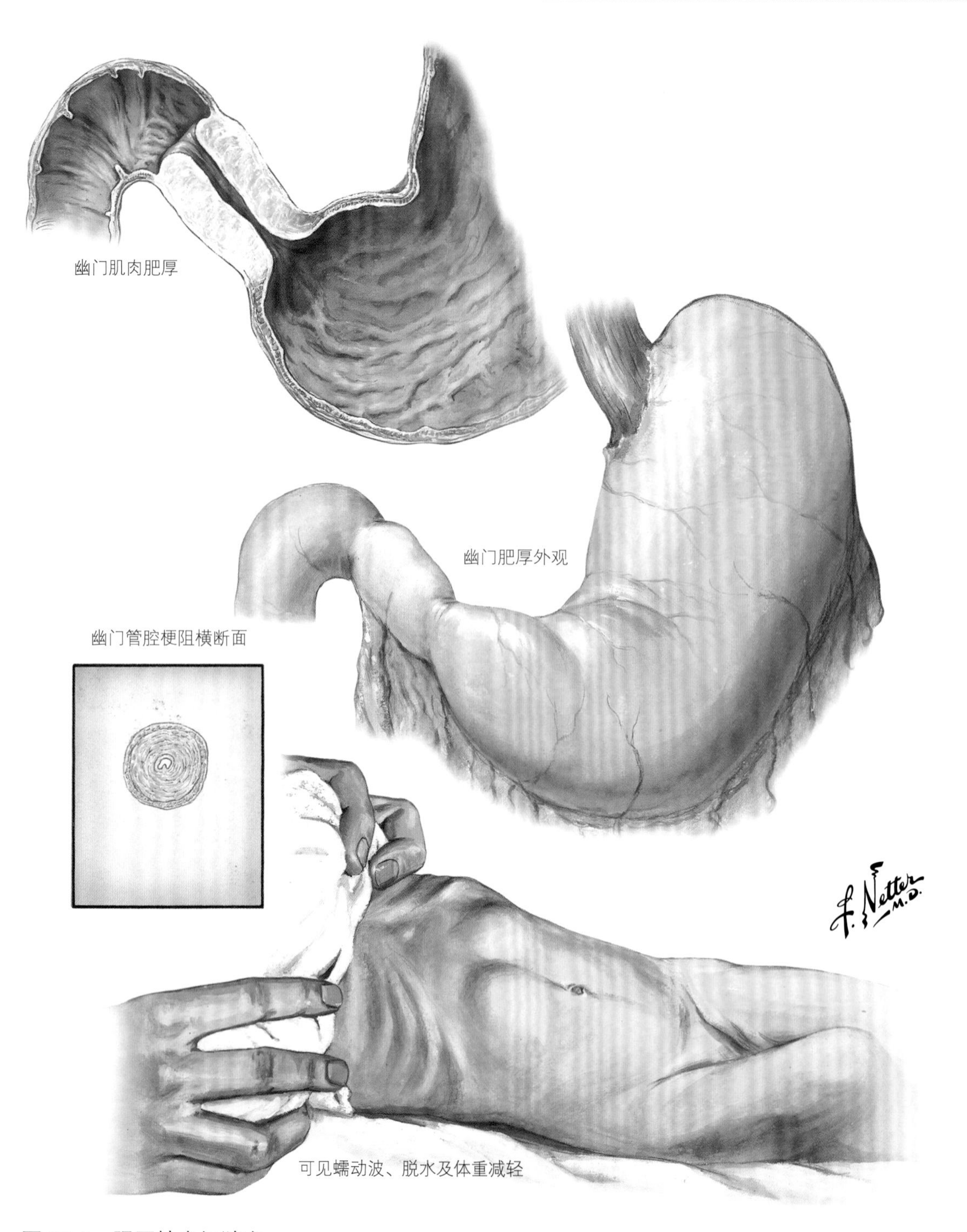

图 28.1 肥厚性幽门狭窄

其他资源

Graadt Van Roggen JF, Van Krieken JH: Adult hypertrophic pyloric stenosis: case report and review, *J Clin Pathol* 51:479–480, 1998.

Safford SD, Pietrobon R, Safford KM, et al: A study of 11,003 patients with hypertrophic pyloric stenosis and the association between surgeon and hospital volume and outcomes, *J Pediatr Surg* 40:967–972, 2005.

Vandiwinden JM, Liu H, de Laet MH, et al: Study of interstitial cells of Cajal in infantile pyloric stenosis, *Gastroenterology* 111:279–288, 1996.

Yamataka A, Tsukada K, Yokoyama-Laws Y, et al: Pyloromyotomy vs. atropine sulfate for infantile hypotrophy pyloric stenosis, *J Pediatr Surg* 35: 338–341, (discussion 342), 2000.

第 29 章

胃憩室及胃肠道脱垂

胃憩室（gastric diverticula）较为罕见，在尸检标本中发现的比例占 0.02%。几乎所有患者的胃憩室都位于贲门后壁、食管左侧（图 29.1）。目前认为胃憩室是先天性的，一般出现在纵行肌薄弱的后壁。一般来说，憩室包含全部肌层，长 2~3 cm，直径约 1.2 cm。憩室开口宽大，与胃腔交通，在内镜下可观察到。胃憩室在镜头反转位置观察得最清晰。钡剂造影常见胃憩室位于胃小弯，可见规律的充盈及排空，在胃舒张时可能会漏诊。

临床表现

胃憩室一般无症状。然而，胃憩室可出现需手术切除治疗的并发症。应用腹腔镜技术即可有效切除胃憩室。

治疗及预后

无并发症的胃憩室无须治疗。当出现出血、穿孔以及恶变（较罕见）等并发症时一般在腹腔镜下切除胃憩室。

较小的憩室以及大部分其他憩室一般无症状，预后良好。

胃十二指肠脱垂

胃黏膜脱垂至十二指肠内可能是胃窦部黏膜以及黏膜下层的移位所致。胃窦部黏膜一般比其他部位黏膜更厚，有时可表现胃衬垫样质感。在胃黏膜脱垂时，胃窦部黏膜被推挤通过幽门环进入十二指肠，在十二指肠中形似反转的袖口。完全性脱垂较少见，部分脱垂较常见但临床意义较小。

胃十二指肠脱垂的影像学表现比较特别，通常表现为十二指肠球内可见管状肿物，边界不规则。通过影像学诊断较为容易。但是少数情况下，胃十二指肠脱垂难以与息肉脱垂以及周围明显水肿的急性溃疡相鉴别。内镜医师很少报道胃十二指肠脱垂。

文献报道了 1 例胃十二指肠脱垂导致胃黏膜嵌顿、幽门梗阻、消化道出血，需手术治疗的病例。

（Martin H. Floch 著　赵中凯 译　王晔 审校）

其他资源

Dickenson RJ, Freeman AH: Gastric diverticula: radiologic and endoscopic features in six patients, *Gut* 27:954–957, 1986.

Fine A: Laparoscopic resection of a large proximal gastric diverticulum, *Gastrointest Endosc* 48:93–95, 1998.

Fork FT, Toth E, Lindstrom C: Early gastric cancer in a fundic diverticulum, *Endoscopy* 30:S2, 1998.

Kim SH, Lee SW, Choi WJ, et al: Laparoscopic resection of gastric diverticulum, *J Laparoendosc Surg Tech* 9:87–91, 1999.

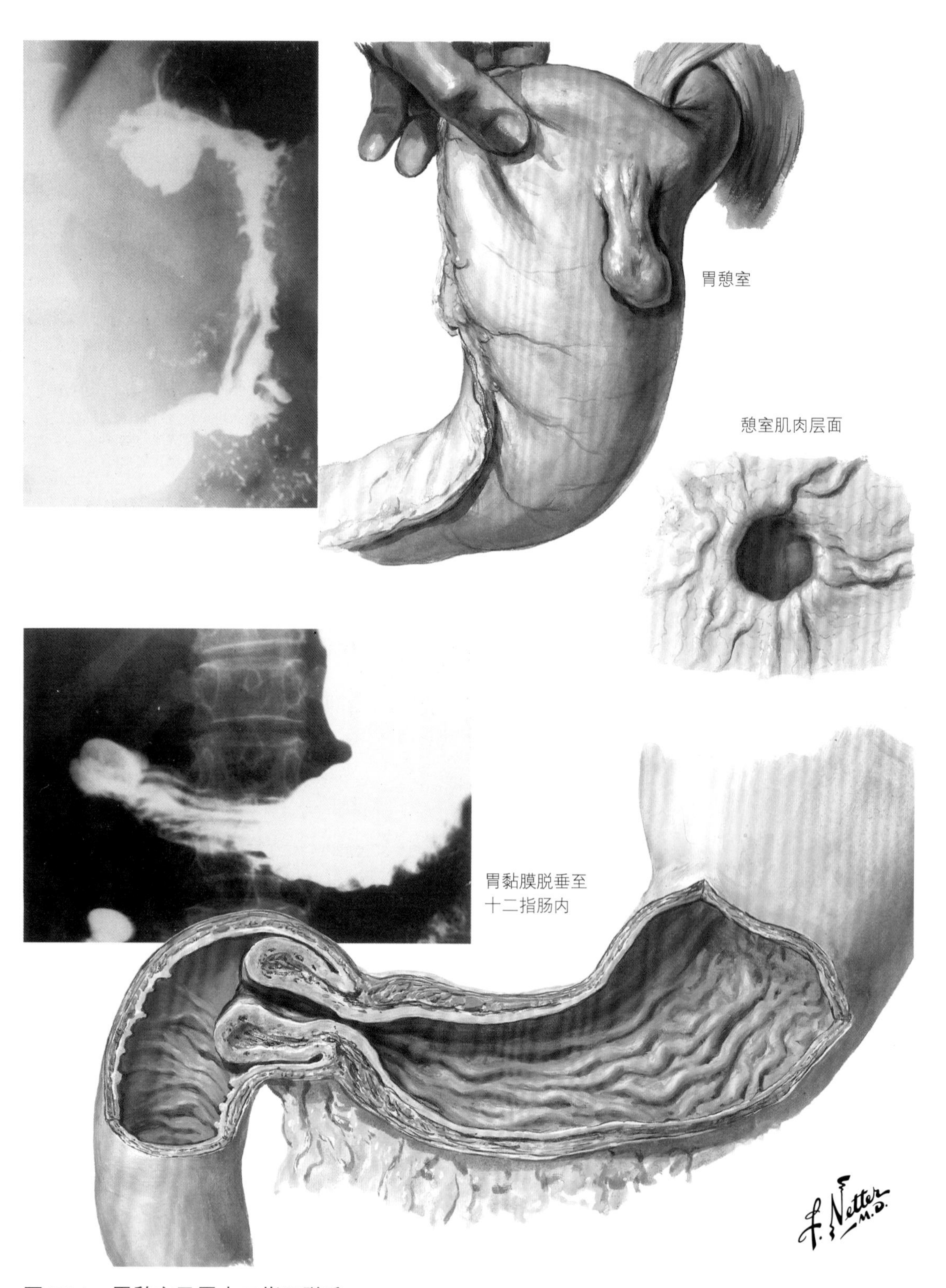

图 29.1 胃憩室及胃十二指肠脱垂

第 30 章

十二指肠憩室

一个囊状的“真正”的憩室（diverticulum）可产生于十二指肠的任何部位（图 30.1）。憩室很少出现在十二指肠的第一部分，常见于十二指肠的第二部分，Vater 壶腹附近。十二指肠憩室在接受钡剂造影的患者中发现率为 6%，在接受内镜检查的患者中发现率为 27%，在尸检标本中发现率为 23%。这些憩室的位置一般接近十二指肠壶腹，在部分病例中十二指肠壶腹可进入十二指肠憩室。

腔外十二指肠憩室

腔外十二指肠憩室较为常见，其病因主要为十二指肠肠壁先天性薄弱以及肠腔内压力增加。十二指肠憩室以单发为主，多发少见。十二指肠憩室一般位于十二指肠内缘或凹侧缘，较少位于外缘。

临床表现

大约 10% 的腔外十二指肠憩室的患者有临床症状。腹部不适可由憩室炎症导致，十二指肠炎症常常由十二指肠憩室内容物潴留所致。十二指肠炎症可导致腹痛，向上腹部或背部放射。若壶腹部受累可导致胰腺炎。位于十二指肠外侧壁的憩室可导致穿孔（见第七篇）。

虽然腔外憩室发病率较高，但大部分患者无症状。多发憩室可能与消化吸收不良以及细菌过度繁殖有关（见第四篇）。

诊断

腔外十二指肠憩室通过钡剂造影或内镜检查较容易发现。CT 检查也可应用于诊断十二指肠憩室。腹部 X 线检查可在十二指肠所在区域发现气液平面。若十二指肠憩室引发了胰腺疾病，则需行内镜下逆行胆胰管造影（endoscopic retrograde cholangiopancreatography，ERCP）进一步评估病情。

治疗

腔外十二指肠憩室出血可采用内镜下治疗，在少数情况下还需要外科手术干预。十二指肠憩室相关胰腺炎患者需行 ERCP 评估病情并选择合适的治疗手段。外科手术治疗难度较大，必要时可能需要对胰腺以及胆道系统进行手术干预。因此，临床上倾向于选择药物以及内镜下治疗手段来治疗十二指肠腔外憩室患者，手术仅用于紧急且患者可耐受的情况。

预后

腔外十二指肠憩室的并发症较少见，极少需要手术干预。腔外十二指肠憩室患者预后通常较好，除非患者有严重并发症，需手术治疗。

十二指肠腔内憩室

与腔外十二指肠憩室不同，十二指肠腔内憩室较为罕见。十二指肠腔内憩室由先天性发育异常所致，部分患者到成年时可出现临床症状。十二指肠腔内憩室可导致十二指肠梗阻以及食物颗粒小腔形成，也可能与胰腺炎有关。

当腔内憩室患者出现临床症状时，通常需要加以干预。手术以及内镜下治疗手段可打开十二指肠腔内憩室的腔内壁，解除十二指肠梗阻。

（Martin H. Floch 著　赵中凯 译　王晔 审校）

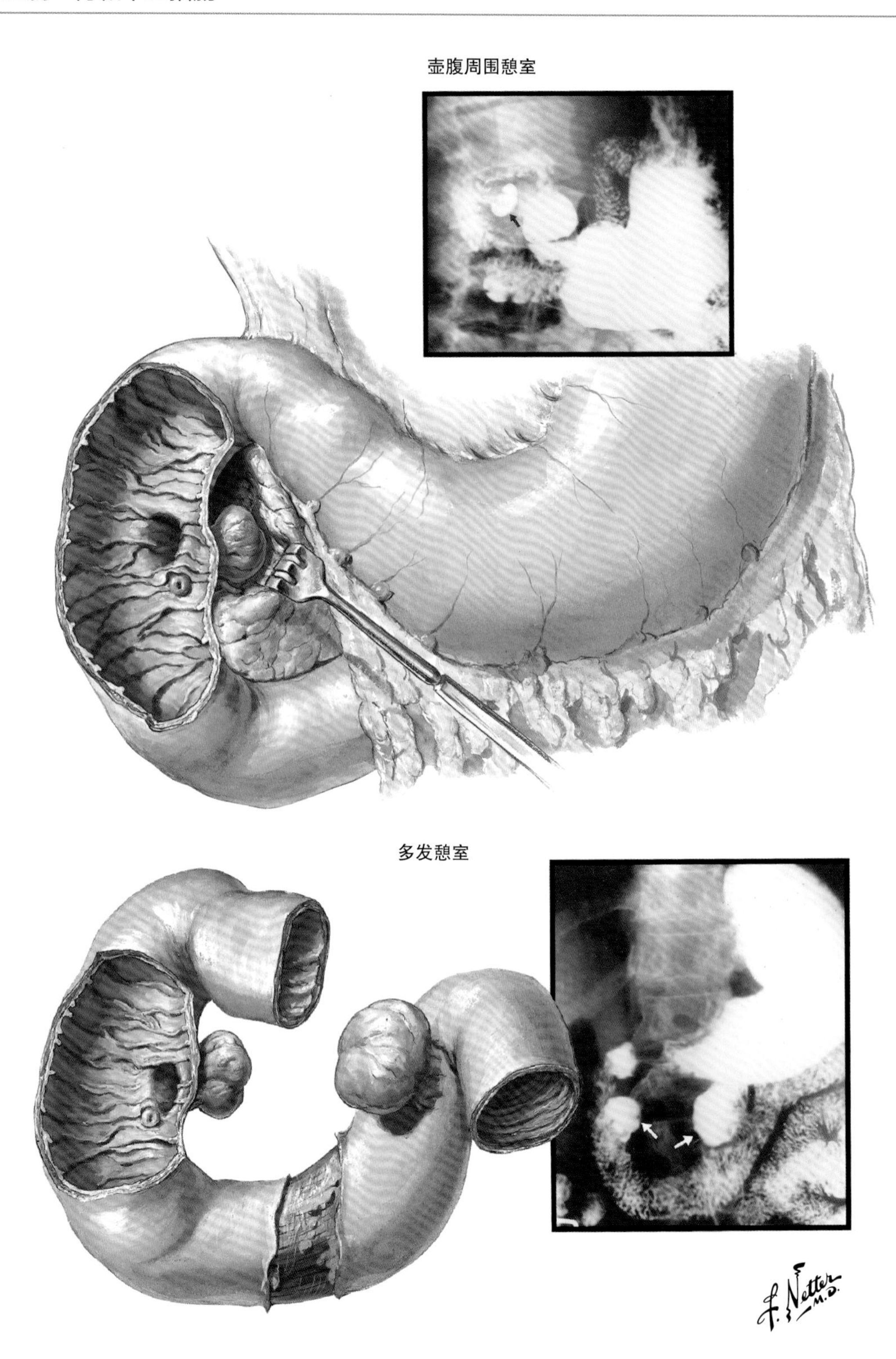

图 30.1 十二指肠憩室

其他资源

Goelho J, Sousa GS, Lobo DN: Laparoscopic treatment of duodenal diverticula, *Surg Laparosc Endosc* 9:74–77, 1999.

Gore RM, Ghahremani GG, Kirsch MD: Diverticulitis of the duodenum: clinical and radiological manifestations of seven cases, *Am J Gastroenterol* 86:981–985, 1991.

Lobo DN, Balfour TW, Iftikhar SY, et al: Periampullary diverticula and pancreaticobiliary disease, *Br J Surg* 86:588–597, 1999.

Lotveit T, Skar V, Osnes M: Juxtapapillary duodenal diverticula, *Endoscopy* 20:175–178, 1988.

Uomo G, Manes G, Ragozzino A, et al: Periampullary extraluminal duodenal diverticula and acute pancreatitis: estimated etiological association, *Am J Gastroenterol* 91:1186–1188, 1996.

消化不良、功能性消化不良以及非溃疡性消化不良

消化不良是指上腹部的疼痛或不适。相关疾病可导致这些症状。在功能性疾病中，功能性消化不良是指上腹部疼痛在过去 12 个月中至少持续 12 周，不伴生化、代谢异常以及器质性疾病。

消化不良很常见。大约 25% 的成年人有消化不良的症状，但只有 5% 的患者寻求医学干预。一半以上的具有上腹部不适的患者没有器质性疾病。不伴有任何器质性疾病的消化不良称为功能性消化不良。因此，消化不良可能为器质性疾病，经治疗后可好转。若没有器质性疾病的证据则为功能性消化不良。在没有找到相关病因时，消化不良的患者一般被诊断为功能性消化不良。

临床表现

各年龄段的患者均可以有上腹不适的表现。患者往往在出现慢性腹部症状后才寻求医疗帮助。通常，患者会进行一些初步的评估和治疗，但治疗效果差，症状持续。患者还可能出现早饱、食欲下降、腹胀、上腹胀气、轻度恶心甚至干呕。不同患者症状严重程度不同。

诊断

消化不良的症状多为慢性，需要系统地排查病因。筛查胃部疾病非常重要。一般消化不良患者都需进行胃镜检查。在胃镜检查过程中，医师需要评估患者有无幽门螺杆菌感染。由于不同医师对镜下表现的解释不同，所以胃镜过程中应对食管及胃黏膜取活检。此外，还需评估胃排空情况，重点关注胃内有无食物残留。若胃镜及活检无阳性发现，则需行腹部 B 超检查评估胆囊、肝以及胰腺疾病。必要时患者还需进行腹部 CT 检查除外胰腺占位性病变。此外，还需进行血液生化检查除外肝以及代谢性疾病。

根据现有的统计，有 50% 的患者有器质性疾病，并非功能性消化不良。有生理异常的患者需要被进一步评估以及治疗。然而，许多患者的症状在治疗器质性疾病后持续存在，说明患者的症状不是由器质性疾病引起。这些患者被归类为功能性消化不良。

由于幽门螺杆菌感染在一些地区非常常见，且可以造成溃疡性疾病，所以一般临床上推荐首先根治幽门螺杆菌，若根治后无效再诊断为功能性消化不良。目前研究表明，50% 的患者在根除幽门螺杆菌后消化不良症状可缓解。然而，很多患者在根除幽门螺杆菌后症状持续，被归为功能性消化不良。

图 31.1 概括了功能性消化不良的诊断和治疗流程。

治疗

如果消化不良的病因明确，则应治疗原发病。但如果患者被诊断为功能性消化不良，那么患者的治疗将会比较困难，主要治疗包括：

- **安慰患者：**确保患者明白自己的症状是功能性疾病所致，很可能伴有内脏高敏感。仔细评估可能加重患者症状的饮食因素，如咖啡、酒精以及辛辣刺激食品。药物治疗包括抑酸药物、促动力药物、抗抑郁药物。
- **抑酸药物使用：**部分患者应用 H_2 受体阻滞剂或质子泵抑制剂（PPIs）后症状可缓解。然而，研究表明，质子泵抑制剂不应长期服用，只可短期间歇性服用。
- **促动力药物使用：**多潘立酮仅在世界部分地区可

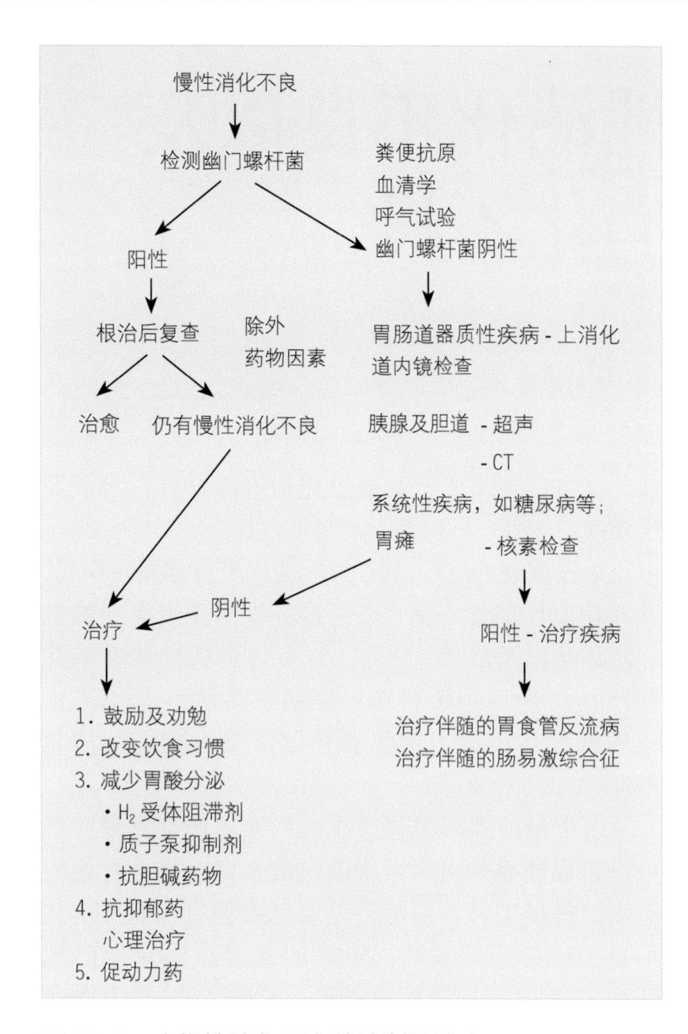

图 31.1 功能性消化不良的诊断及治疗

以使用。甲氧氯普胺较为普及，但不建议长期使用。部分患者间歇使用这些药物可能有效。

- **抗抑郁药物使用：**许多患者在足量应用合适的抗抑郁药后症状可缓解。

治疗功能性消化不良较为困难，需要医生鼓励患者并与患者紧密合作，维持他们的信心。

病程及预后

消化不良患者预后较好，但不同患者疾病进程不同，疾病进程中可伴有症状反复。大部分患者对一种或多种形式的治疗较为满意，包括 H_2 受体阻断剂、质子泵抑制剂以及抗抑郁药。很多患者需要更强的治疗，甚至需要心理治疗来控制严重症状。

伴随疾病一般包括胃食管反流病（GERD），可通过胃镜以及其他检查诊断。治疗胃食管反流病往往对控制症状有所帮助。部分消化不良患者伴有肠易激综合征（irritable bowel syndrome，IBS），主要表现为反复发作的腹泻或便秘。治疗这些症状可能有助于缓解上腹不适。同时治疗伴随性疾病如胃食管反流病以及肠易激综合征非常重要，对于消化不良患者的长期管理具有帮助。

（Martin H. Floch 著 赵中凯 译 王晔 审校）

其他资源

Camilleri M: Functional dyspepsia: mechanisms of symptom generation and appropriate management of patients, *Gastroenterol Clin North Am* 36: 649–664, 2007.

Moayyedi P, Soo S, Deeks J, et al: Eradication of *Helicobacter pylori* for non-ulcer dyspepsia, *Cochrane Database Syst Rev* (1):CD002096, 2003.

Tack J: Dyspepsia. In Feldman M, Friedman LS, Brandt LJ, editors: *Gastrointestinal and liver disease*, ed 10, Philadelphia, 2016, Saunders-Elsevier, pp 194–206.

Talley NJ: The role of endoscopy in dyspepsia (clinical update), *Am Soc Gastrointest Endosc* 15:1–4, 2007.

Talley NJ, Stanghellini V, Heading RC, et al: Functional gastrointestinal disorders. In Drossman DA, editor: *The functional gastrointestinal disorders*, McLean, Va, 2000, Degnon Associates, pp 302–327.

Talley NJ, Vakil N, Moayyedi P: AGA Technical Review on the evaluation of dyspepsia, *Gastroenterology* 129:1756–1780, 2005.

幽门螺杆菌感染

幽门螺杆菌（*Helicobacter pylori*）是定植于胃内黏液层的革兰氏染色阴性、螺旋状、有鞭毛的细菌。Warren 和 Marshall 首次将幽门螺杆菌描述为人体内病原体，并明确阐述了幽门螺杆菌与胃炎和消化性溃疡的相关性。

幽门螺杆菌的感染率差别很大。发达国家大约 40% 的人被感染，不发达国家的感染率高达 85%。在所有地区，流行与社会经济状况差和高龄有关。除非经过治疗，否则大多数人将终生感染。结婚不是获得感染的重要危险因素。

尽管拥挤的生活条件和恶劣的卫生条件与较高的感染率有关，但是有关该病原体如何感染的资料仍有争议。传播似乎是基于人与人之间的扩散（图 32.1）。但是准确的传播模式仍然不明。海尔曼螺杆菌在动物和人体均有定植。虽然其可能是致病菌，但海尔曼螺杆菌还未被证明是像幽门螺杆菌一样流行的病原体。

临床表现

目前已明确幽门螺杆菌是胃炎、消化性溃疡、胃癌和胃淋巴瘤的主要危险因素。因此，患者可能有上腹痛和溃疡形成、胃炎或溃疡引起的出血或疼痛、恶心、呕吐、恶性肿瘤导致的体重下降。幽门螺杆菌很少引起腹泻的原因尚不清楚。慢性失血引起的贫血可能是疼痛不明显患者的唯一症状。慢性消化不良的表现可能会随着时间的推移而逐渐显现。

幽门螺杆菌可引起急性胃炎。在这些患者中，可能出现急性的胃酸严重缺乏，这似乎是自限性的。长期感染不仅会引起溃疡，还会导致胃黏膜萎缩与化生，最终导致胃癌的风险增加。

诊断

通过组织学、血清学、呼气试验或粪便检测可诊断幽门螺杆菌感染。

组织学

组织学检查是通过内镜下胃黏膜活检和适当的组织学染色评估。由于幽门螺杆菌培养时难以生长，培养不再用于组织学诊断。可采用快速尿素酶试验（CLO 试验）将胃活检组织放入尿素酶介质中，当细菌中的尿素酶分解尿素时该介质会改变颜色。

血清学

血清学检查具有敏感性并与组织学活检评估具有相似的特异性。许多已采用全血，在实验室可迅速开展。然而，只有免疫球蛋白 G（IgG）抗体是可靠的，IgA 和 IgM 抗体不可靠。血清学检查是有用的，可确定患者存在幽门螺杆菌感染。然而，在治疗后抗体是否快速消失存在争议，因此，血清学不是一个良好的评估治疗是否有效的检测手段。

呼气试验

含碳 13 或碳 14（C_{13} 或 C_{14}）的尿素呼气检测是准确的。受试者摄入碳标记，检测标记碳是否被胃内细菌的尿素酶分解并吸收，然后检测其在呼出气体中的含量。

粪便检测

粪便抗原试验是最新的诊断幽门螺杆菌感染的非侵入性方法。该评估与组织学方法一样准确。粪便试验可以方便地用于监测治疗效果。

治疗和处理

一旦诊断幽门螺杆菌感染，必须予以治疗。许多治疗方案联合使用硫酸铋和大量抗生素，包括甲

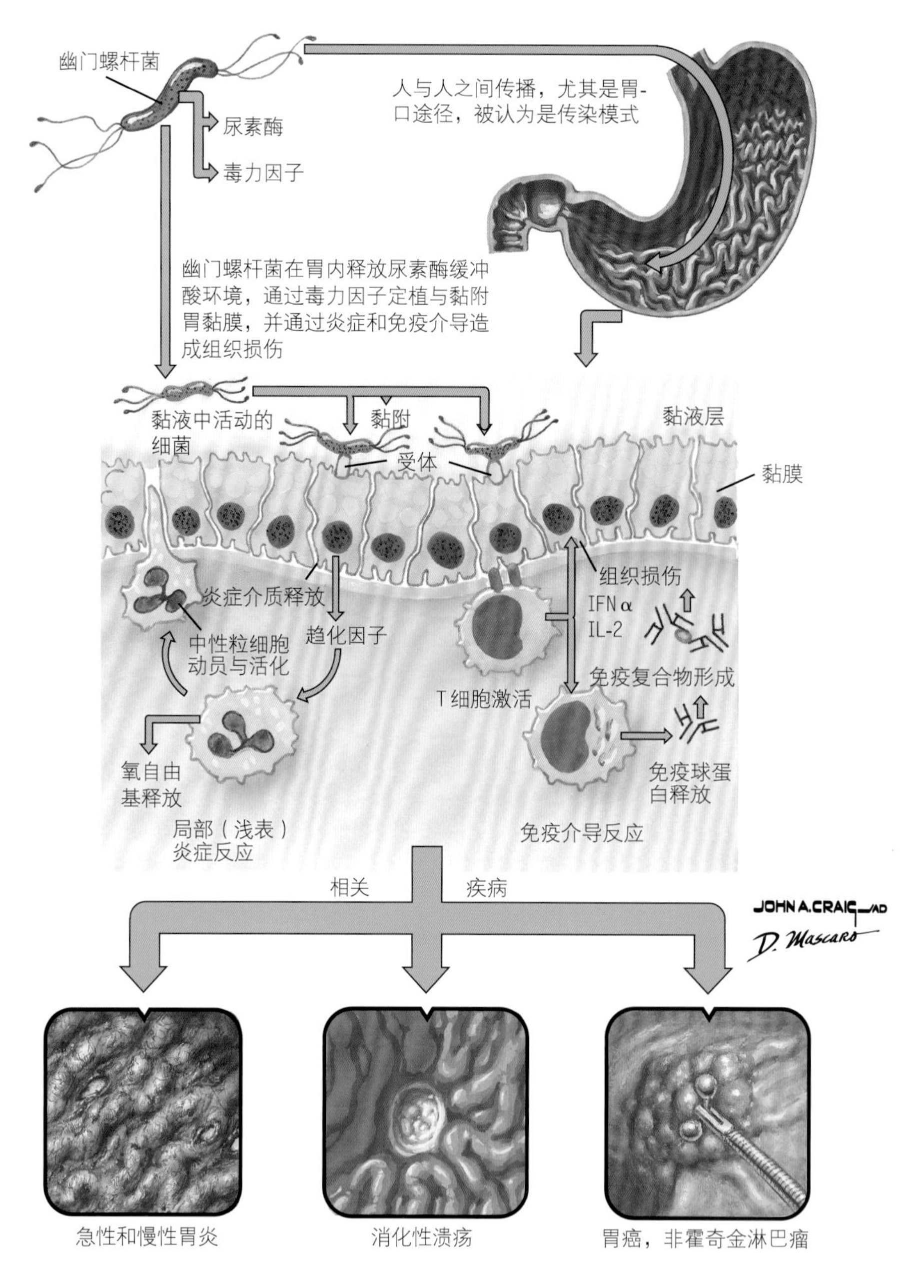

图 32.1 幽门螺杆菌感染的病因和致病机制

硝唑、四环素、阿莫西林和克拉霉素。疗程 7~14 天。文献证实了不同方案的有效性，可分为三种治疗类型：双联、三联和四联疗法。

最常用和推荐的是三联疗法，其中包括质子泵抑制剂（PPI）每日 2 次，加上阿莫西林（1000 mg）每日 2 次，再加上克拉霉素（500 mg）或甲硝唑（500 mg）每日 2 次。使用铋剂的三联或四联治疗同样有效。三联疗法是铋剂 2 片，每日 4 次，四环素（500 mg）每日 4 次，甲硝唑（250 mg）每日 3 次；四联疗法使用铋剂，除了两种抗生素外，还包括每日 2 次的 PPI。在试验中，临床医生不断变化调整这些抗生素并取得了成功。如果患者对其中一种药物发生过敏或无法耐受，也可考虑其他选择。

由于总有耐药病例的出现且据报道根除失败率在 20% 范围内，因此需要不断尝试新的方案。序贯疗法是一种新的方案，初步分析表明它可能是有效的，而且可能比以前的方案更好。最初的有效方案包括 5 天阿莫西林（1 g）加 PPI 每日 2 次，随后 5 天是 PPI、克拉霉素（500 mg）和替硝唑（500 mg）每日 2 次的三联治疗。这些序贯疗法目前在 meta 分析中，似乎比 14 天的三联疗法更有效。

如果患者患有癌症，对恶性肿瘤的治疗是至关重要的。但是，当出现淋巴瘤或黏膜相关淋巴组织病变时，如果幽门螺杆菌被根除，淋巴瘤的病情就会得到缓解。这些病变必须以特定的方式治疗（见第 38 章）。

部分病原体产生耐药性而导致治疗失败。必须强调的是，幽门螺杆菌需要酸来繁殖；因此，大多数微生物学家和临床医师相信抑酸是治疗的一部分。5%~10% 患者治疗失败。治疗失败可能是由于菌株耐药或者可能与吸烟及 cag 阴性菌株密集定植有关。重复治疗通常是成功的，但是耐药菌株也会生长。

表 32.1 显示了治疗幽门螺杆菌的多种选择。选择 1 是初始治疗最推荐的，但是世界各地的其他选项不同，选择 3、6 和 7 通常用于重复治疗。这些是传统的疗法，但仍被广泛使用；新的抗生素如左氧氟沙星和利福布汀也被使用。大多数人认为至少需要 7 天的治疗，尽管有些疗程较短，有些则需要 14 天。

表 32.1 幽门螺杆菌感染的治疗与再治疗选择 / 推荐

选择	治疗
1	P-A-C
2	P-M-C
3	O-B-M-T
4	O-B-F-T
5	P-A-R
6	P3-A3
7	P3-A3-CF
临床项目[a]	**治疗推荐**
SVZ	1 ↔ 2 → 3
LL	6 → 5 → 7
DG	3 → 4
AA	1 ↔ 2 → 3 → 6
BM	1 ↔ 2 → 7
治疗代码	**药物 / 剂量**
A	阿莫西林，1 g bid
A3	阿莫西林，1 g tid
M	甲硝唑，500 mg tid
C	克拉霉素，500 mg bid
P 或 O	任一 PPI（奥美拉唑，20 mg bid，或等量替代）
P3	3 倍剂量 PPI（奥美拉唑，40 mg tid，或等量替代）
R	利福布汀，300 mg bid
F	呋喃唑酮，100 mg qid
CF	环丙沙星，500 mg bid
B	枸橼酸铋，120 mg qid（德诺）或碱式水杨酸铋，250 mg qid（胃肠用铋剂药片 2 片 qid）
T	四环素，500 mg qid

[a] 在 5 个学术中心开展的临床项目

bid，每日 2 次；PPI，质子泵抑制剂；qid，每日 4 次；tid，每日 3 次。

Modified from Megraud F，Marshall BJ：How to treat Helicobacterpylori. First-line，second-line and future therapies，Gastroenterol Clin North Am 29：759-773，2000.

病程及预后

有效治疗幽门螺杆菌感染将使慢性胃炎或消化性溃疡患者获益，可缓解这些患者的症状并治愈疾病。根据患者个体和方案的不同，初始治疗对 70%~95% 的患者有效。当一个菌株产生耐药性时，必须继续对相关疾病进行治疗，直到能够实施补救方案来根除该病菌。根除幽门螺杆菌的尝试应该继续下去，即使需要数年来使用不同的抗生素和延长治疗时间。否则会被认为是腺癌的危险因素。

如果患者有相关的恶性肿瘤，病程及预后取决于肿瘤的程度。已明确幽门螺杆菌和黏膜相关淋巴组织病变的关系，而黏膜相关淋巴组织病变可以通过根除幽门螺杆菌而得到治愈（见第 35 章）。

（Martin H. Floch 著 刘鑫 译 张静 审校）

其他资源

Blaser MJ: *Helicobacter pylori* and other gastric *Helicobacter* species. In Mandell GL, Bennett JE, Dolin R, editors: *Principles and Practice of Infectious Diseases*, ed 6, Philadelphia, 2005, Churchill Livingstone–Elsevier, pp 2557–2566.

Chey WD, Wong CY: American College of Gastroenterology guideline on the management of *Helicobacter pylori* infection, *Am J Gastroenterol* 102: 1808–1825, 2007.

Gisbert JP, Gisbert JL, Marcos S, et al: Empirical rescue therapy after *Helicobacter pylori* treatment failure: a 10-year single-centre study of 500 patients, *Aliment Pharmacol Ther* 27:346–354, 2008.

Graham DY, Malaty HM, Evans DG, et al: Epidemiology of *Helicobacter pylori* in an asymptomatic population in the United States: effective age, race, and socioeconomic status, *Gastroenterology* 100:1495–1501, 1991.

Jafri NS, Hornung CA, Howden CW: Meta-analysis: sequential therapy appears superior to standard therapy for *Helicobacter pylori* infection in patients naïve to treatment, *Ann Intern Med* 148:923–931, 2008.

Megraud F, Marshall BJ: How to treat *Helicobacter pylori:* first-line, second-line, and future therapies, *Gastroenterol Clin North Am* 29:759–773, 2000.

Suerbaum S, Michetti P: *Helicobacter pylori* infection, *N Engl J Med* 347: 1175–1186, 2002.

Warren J, Marshall B: Unidentified curved bacilli in gastric epithelium and acute and chronic gastritis, *Lancet* 1:1273–1275, 1983.

Zullo A, De Francesco V, Hassen C, et al: The sequential therapy regimen for *Helicobacter pylori* eradication: a pooled-data analysis, *Gut* 56:1353–1357, 2007.

第33章

胃炎：概述、糜烂性胃炎和急性胃炎

胃炎

胃炎是指胃黏膜层、黏膜下层或肌层的炎症（图33.1）。1991年在澳大利亚悉尼国际会议中提出的胃炎分类，在过去的20年中一直没有获得支持，反映了该领域临床上的不一致。然而，胃炎的基本病理本质是“黏膜炎症”。它可能是急性的或慢性的，也可能导致萎缩。每一种情况都有明确的内镜下表现。

胃炎可能是慢性的，可能与疾病（如幽门螺杆菌感染、自身免疫性疾病）有关，也可进展为萎缩的形式。它可能与各种传染性疾病（病毒、细菌、寄生虫、真菌感染）有关，也可能是肉芽肿性的，并与慢性疾病（如克罗恩病、肿瘤）有关。受到外来物质如阿司匹林、非甾体类抗炎药（NSAIDs）、胆汁反流、酒精和咖啡因的影响，胃炎可能是糜烂性的（通常称为反应性）。胃炎也包括罕见类型，如胶原性、淋巴细胞性和嗜酸性粒细胞性胃炎（通常称为特殊性）。一种肥厚型胃炎被称为Menetrier病，一种胃部术后胃炎被称为深部囊性胃炎。一种在接受过移植的患者中出现的类型被称为移植物抗宿主病，这种疾病累及胃部和消化道其他部位。

最近试图根据胃炎的分布、形态和病因进行分类，但尚未改变临床实践。在最近的共识中，胃炎被分为非萎缩性、萎缩性和特殊类型。幽门螺杆菌胃炎属于非萎缩性胃炎。

临床表现

胃炎的临床表现具体到特定患者可以有腹痛、恶心和纳差。患者可以有上腹胀或烧灼不适的主诉。严重的急性胃炎患者可有呕吐和对食物不耐受。慢性胃炎患者可有纳差伴体重减轻。许多学者认为胃炎可以无症状；因此，症状往往不会归因于黏膜炎症。然而，如果能找到幽门螺杆菌或相关疾病的病因并加以治疗，症状能够得到缓解。胃炎通常是其他疾病进展中的一部分。

诊断

症状出现的病史很重要。当症状为急性的且胃炎与感染有关时，症状通常在几天内缓解，无须进行评估。NSAIDs的使用必须进行评估。但是，如果症状持续超过7~14天，就需要进行检查。标准的评估包括上消化道内镜检查和活检以确定疾病进程。

当存在萎缩时，建议进行壁细胞抗体检测。如果是弥漫性萎缩，血清胃泌素水平可能升高。维生素B_{12}的检测是必要的。

胃炎最常见的病因是幽门螺杆菌感染（见第32章）。通过内镜检查和活检发现该病原体可证实诊断。其他病原体也可通过活检鉴别出来，但是必须进行仔细的组织学染色来鉴别慢性感染如结核杆菌和真菌。内镜检查可以诊断异尖线虫病，随着生鱼片的摄入增加，有适当病史的患者应考虑异尖线虫病。其他的寄生虫也可以在胃内发现。

治疗和处理

当病原体被确定，例如幽门螺杆菌或任何寄生虫，针对病原体的治疗可以治愈胃炎。自身免疫性疾病和非特异性胃病对症治疗。

当发现另一种累及胃黏膜的疾病，如克罗恩病或结节病，必须进行治疗。糜烂性胃炎的治疗在于祛除病因，无论是酒精、药物或其他因素。

在胃炎的治疗过程中，酸的和辣的食物会进一步刺激黏膜，必须从患者的饮食中剔除。因为黏膜屏障被破坏可使酸侵入，建议中和胃酸治疗。因此，在药物耐受的情况下使用抑酸治疗［H_2受体拮抗剂、

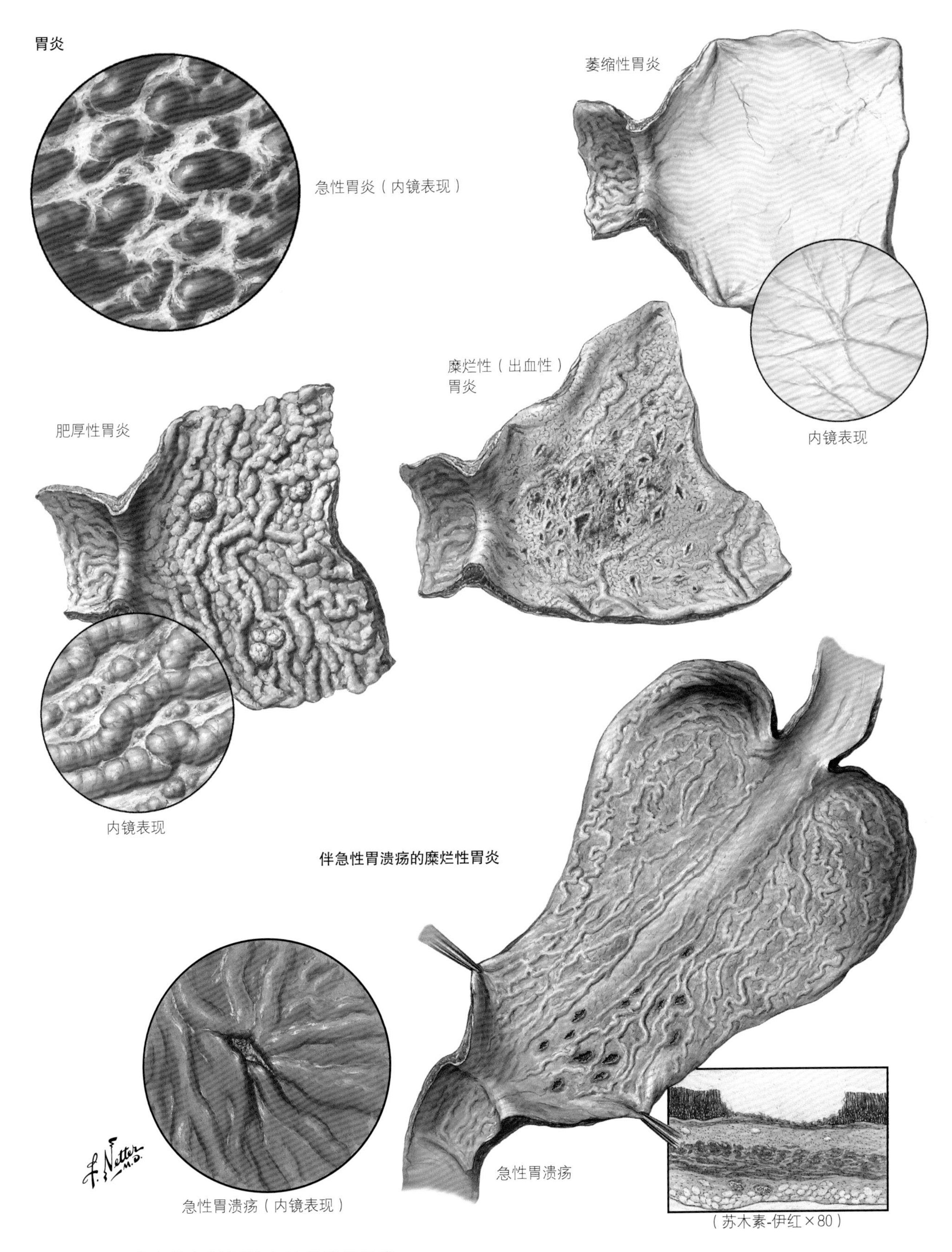

图 33.1　胃炎和伴急性胃溃疡的糜烂性胃炎

质子泵抑制剂（PPI）、抗酸剂］是可行的。

病程和预后

胃炎的病程取决于病因。胃炎可能是慢性的、迁延的、难以治疗的。大多数急性胃炎可迅速缓解。必须考虑 NSAIDs 的应用，如果 NSAIDs 治疗是必需的，可以通过改变 NSAIDs 种类或加用 PPI 来缓解症状。慢性胃炎与相关疾病自然病史有关，必须给予饮食限制和抗酸治疗。萎缩性胃炎可能与维生素 B_{12} 缺乏有关，需要进行相应检测。

糜烂性胃炎：急性胃溃疡

糜烂性胃炎包括发生在胃体或胃窦的小的、急性胃溃疡。其原因可能是病原体感染或多种可能致病因素对黏膜的破坏。溃疡的大小从数毫米到 1 厘米不等。通常表现为多发病变。

临床表现

急性胃溃疡患者的临床表现差异很大。如果仅是链球菌感染，溃疡可能持续数天，并引起恶心、呕吐和轻度腹痛。溃疡也可能是无症状的或可能引起严重出血和呕血。如果症状是短期的，不需要内镜检查；如果发生出血或症状持续，则需内镜检查明确诊断。

诊断

糜烂性溃疡病灶小。在病因上必须除外幽门螺杆菌。如果血清学、呼气试验、粪便抗原或组织学检查结果为阴性，则必须根据病史确定病因。显微镜下可见黏膜表面急性或轻度慢性炎症，并可延伸至肌层。内镜检查可发现很小的溃疡。棕色或黑色的斑点提示近期出血。溃疡很少是慢性的。这些溃疡的最大风险是大量出血。

令人惊讶的是，这些小溃疡可引起明显疼痛或大量出血。如果是幽门螺杆菌感染引起的十二指肠溃疡，治疗感染可以缓解症状。如果应用 NSAIDs 导致溃疡，对于继续使用 NSAIDs 来缓解骨关节痛的患者会出现慢性溃疡（见第 20 章）。

治疗和处理

为了有效地长期治疗糜烂性胃炎，最好明确溃疡的病因。任何处于急性期的患者都应该接受 PPI 治疗。如果发生溃疡出血，建议静脉用 PPI。如果糜烂是由药物或感染病原体引起的，或者是消化性溃疡，病灶通常会被治愈。内镜随访通常不需要，但如果症状持续存在或有任何持续性疾病的征象，如持续恶心、偶尔呕吐或轻度疼痛，重复内镜检查是必要的，以排除潜在的恶性肿瘤。如果是药物引起的，治疗仅需停药即可。如果是感染引起的，祛除感染可以治愈小溃疡。如果原因不明，患者可能需要长期的抗酸治疗。

病程和预后

糜烂性胃炎的病程短，预后很好。治疗后出血停止，症状缓解。少数情况下，出血可能是大量的，诊断通常与其他胃病或缺血有关，需要急诊手术治疗。

（Martin H. Floch 著　刘鑫 译　张静 审校）

其他资源

Carr NJ, Leadbetter H, Marriott A: Correlation between the endoscopic and histologic diagnosis of gastritis, *Ann Diagn Pathol* 16:13–15, 2012.

Feldman M, Lee EL: Gastritis. In Feldman M, Friedman LS, Brandt LJ, editors: *Gastrointestinal and Liver Disease*, ed 10, Philadelphia, 2016, Saunders-Elsevier, pp 868–883.

Graham DH, Genta RM, Dixon MF: *Gastritis*, Philadelphia, 1999, Lippincott Williams & Wilkins.

Nordenstedt H, Graham DY, Kramer JR, et al: Helicobacter pylori-negative gastritis: Prevalence and risk factors, *Am J Gastroenterol* 108:65–71, 2013.

Petersson F, Franzen LE, Borch K: Characterization of the gastric cardia in volunteers from the general population, *Dig Dis Sci* 55:46–53, 2010.

消化性溃疡

消化性溃疡是指在胃酸和胃蛋白酶的作用下，黏膜屏障损伤加重，造成胃或十二指肠黏膜形成溃疡（图 34.1 和图 34.2）。随着 H_2 受体拮抗剂和质子泵抑制剂（PPI）的发现，明显改善了消化性溃疡的自然病史。幽门螺杆菌是所有溃疡性疾病的主要病因之一，对幽门螺杆菌的治疗可使与幽门螺杆菌感染相关的消化性溃疡得到治愈。对医源性因素［如非甾体类抗炎药（NSAIDs）］的认识进一步明确了消化性溃疡的性质和病因。

在上述发现出现之前，消化性溃疡被认为是一种急性或慢性疾病，需要长期的饮食、心理指导和外科治疗。然而，对消化性溃疡病因、溃疡形成和并发症的描述已经发生了很大的变化。手术治疗已极少应用，最常使用内镜诊断消化性溃疡。因此，未穿透的“浅表”溃疡这一概念已无临床意义。急性和慢性溃疡目前很难确定，不再符合传统的定义。

病理生理学

胃和十二指肠上皮被一层黏液层保护，该黏液层通常被一层不流动的富含碳酸氢盐的液体所覆盖。胃上皮细胞和十二指肠布氏腺分泌黏液和碳酸氢盐。当酸和胃蛋白酶破坏黏液层，细胞可能受到损害。由刺激物引起的小损伤通常很快愈合。然而，当损

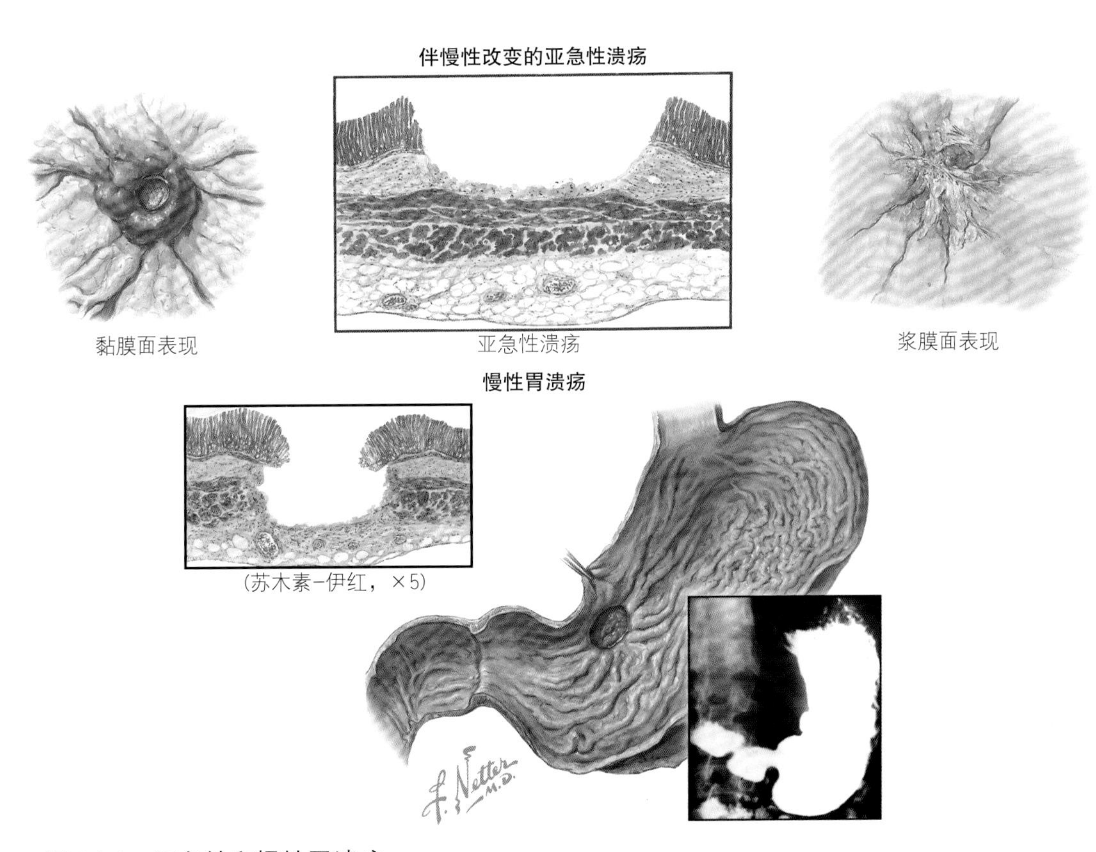

图 34.1　亚急性和慢性胃溃疡

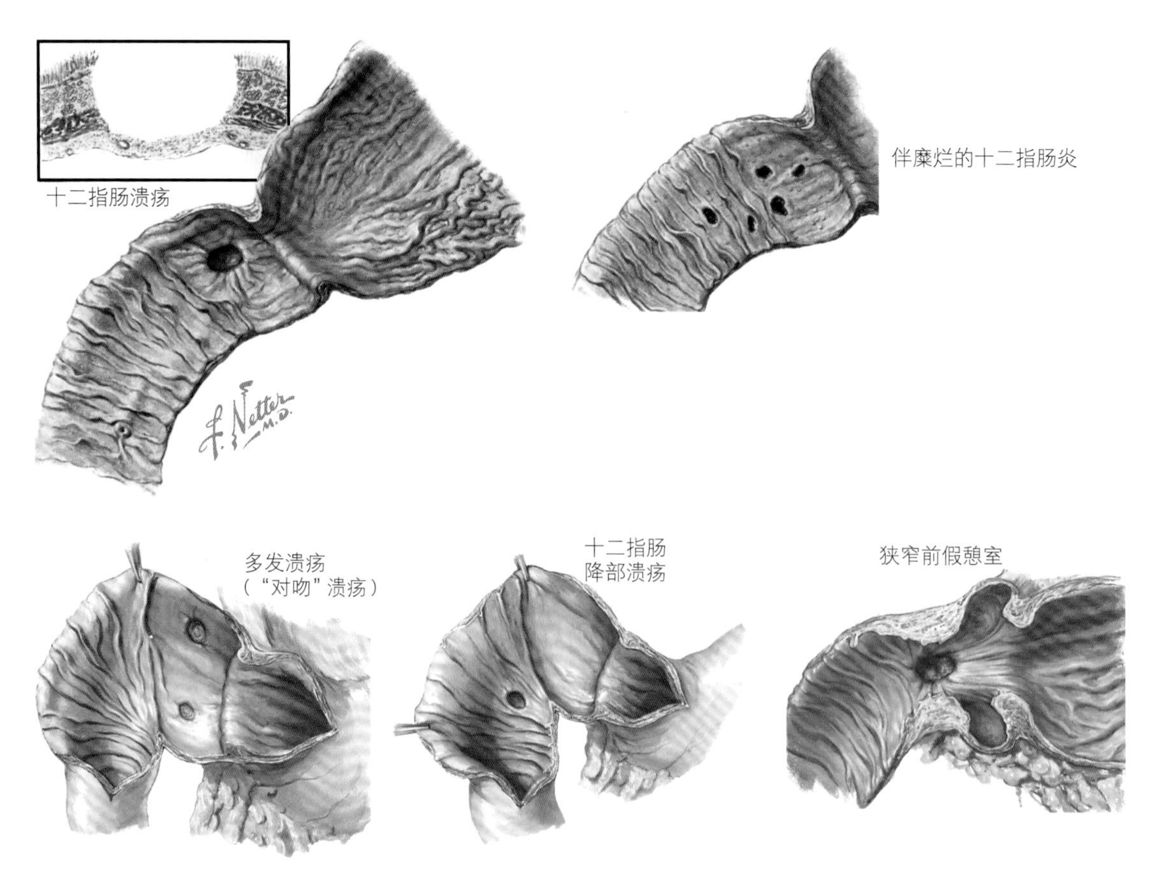

图 34.2 十二指肠溃疡

伤在任何上述提及病因的长期作用下，就可能会出现溃疡。胃酸和胃蛋白酶的作用超过防御和再生过程时则会造成黏膜破坏。

病因和分类

消化性溃疡的病因及分类可分为四种：感染性（幽门螺杆菌）、药物（NSAIDs）相关性、分泌亢进性和其他。

感染性病因

幽门螺杆菌可能是消化性溃疡最常见的原因，这取决于特定地区的流行程度。正如第 32 章所讨论的，幽门螺杆菌感染可穿透黏膜层。它需要酸来生存，并且通过自身分泌的碱性物质抵抗酸的破坏从而保护自己。

由于幽门螺杆菌影响着世界上大约一半的人口，感染该细菌的人群易于发生消化性溃疡。一旦感染细菌，其影响程度从轻度炎症到溃疡不等。幽门螺杆菌在胃黏膜会引起炎症，而在十二指肠黏膜会引起胃上皮化生从而造成损伤。约 60% 的胃溃疡和 80% 的十二指肠溃疡患者存在慢性幽门螺杆菌感染。据估计，只有 20% 的感染者出现消化性溃疡。溃疡是否发生取决于一些因素，包括幽门螺杆菌菌株和宿主的其他危险因素。无论如何，治疗幽门螺杆菌感染可以显著减少溃疡的发生。

药物相关病因

为缓解疼痛和神经系统紊乱而在世界范围内广泛使用的 NSAIDs 已经成为消化性溃疡的第一位或第二位常见病因，这与使用的程度有关。NSAIDs 通过局部和全身作用造成胃肠道黏膜的损伤。类似地，当胃或十二指肠的黏膜屏障被破坏时，消化性溃疡就会发生。尝试减少 NSAIDs 局部损害的方法包括使用肠溶包衣，但药物的全身影响持续存在，导致单纯、浅表的出血点最终发展成深溃疡。经仔细内镜检查发现 15%~30% 的 NSAIDs 使用者会出现黏膜出血点或小糜烂。然而，严重的疼痛或出血仍然相对少见，估计不到 1% 的患者会出现。某些危险因素包括吸烟、高龄和伴随幽门螺杆菌感染，均会增加消化性溃疡或出血的风险。选择性环氧合酶 -2（COX-2）抑制剂可能比标准 COX-1 NSAIDs 产生更少的损害。综上所述，医生必须考虑到NSAIDs是消化性溃疡最常见的病因之一。

另外两种引起溃疡的药物为阿仑膦酸钠和利塞膦酸钠，常被用于治疗骨质疏松症。随着新的、更强效的药物出现，临床医生必须意识到它们是潜在的致溃疡药物。

分泌亢进性病因

关于第三种病因分泌亢进状态，众所周知十二指肠溃疡患者可产生更多的胃酸，但随着幽门螺杆菌被发现是溃疡的主要病因，使得这一事实的重要程度下降。幽门螺杆菌本身能刺激酸的产生，并可提高胃泌素的水平。自从幽门螺杆菌的作用被熟知后，关于酸产生的研究越来越少。

在卓-艾综合征（Zollinger-Ellison syndrome，ZES）中，胃泌素瘤分泌胃泌素，伴胃内肠嗜铬样（enterochromaffin-like，ECL）细胞增殖，刺激胃酸分泌过多（见第19章）。胃酸的过度分泌超出黏膜屏障承受能力，使胃和十二指肠黏膜破坏导致溃疡发生。受不同患者和病变范围的影响，胃泌素瘤的治疗可能仅需高剂量的质子泵抑制剂（PPI）来拮抗分泌亢进，或者需行化疗、栓塞或手术切除。

胃酸分泌过多的另一个原因是系统性肥大细胞增多症，增殖的肥大细胞产生大量组胺，影响胃的分泌，并对皮肤、肝和骨髓产生全身影响。对于系统性肥大细胞增多症患者，无论使用或不使用环磷酰胺，应用H_1受体和H_2受体拮抗剂、抗胆碱药、口服色甘酸二钠甚至糖皮质激素治疗都可能有效。

小肠大部分切除的短肠综合征患者常伴有高胃泌素血症和胃酸分泌亢进。由于吸收受影响，这些患者需要选择性治疗。此外，胃窦G细胞功能亢进综合征可能与ZES混淆，通常采用药物治疗。

其他病因

所有临床医生都遇到过溃疡不符合上述任何一种类型的患者。自从幽门螺杆菌的作用被发现后，人们一直怀疑其他感染因素可能导致慢性溃疡。应激不再被认为是主要因素。然而，巴甫洛夫关于应激性溃疡的实验结果仍然是正确的。毫无疑问，心理应激可以刺激激素的释放，而消化性溃疡也可能是由严重的环境或心理应激引起的。然而，在溃疡形成中应激因素必须相当严重。同样，吸烟、饮酒、食用辛辣食物或大量咖啡因（咖啡、茶、可乐）也可能是消化性溃疡形成的原因。

十二指肠炎和十二指肠球部溃疡

由于严重的局部炎症，消化性溃疡发生于十二指肠球部或十二指肠降部。当炎症发生在球部或十二指肠近端，称为十二指肠炎。如第33章所述，这种现象的原因通常是幽门螺杆菌感染或NSAIDs。本文仅讨论十二指肠炎及十二指肠球部和十二指肠降部的疾病。其他来源的和整个十二指肠受累的本文仅讨论十二指肠炎及十二指肠球部和降部的疾病。其他病因和累及全部十二指肠的十二指肠炎在第四篇讨论。

临床表现

十二指肠溃疡或十二指肠炎最常见的症状是上腹痛。然而，恶心、反复呕吐、便隐血阳性或大出血可能是患者的主要症状和寻求治疗的原因。令人惊讶的是十二指肠溃疡和十二指肠炎（近50%的患者）常表现为出血。出血可表现为慢性贫血或上消化道大出血（见第34章）。

诊断

十二指肠溃疡和十二指肠炎最常见的原因是幽门螺杆菌感染。因此，一些临床医生采用非侵入性方法诊断幽门螺杆菌感染并进行治疗。症状可以完全消失，而无须内镜检查。然而，如果患者有贫血或急性出血，即使对幽门螺杆菌进行了非侵入性诊断，也必须进行内镜检查。

在内镜检查中，十二指肠球部常因水肿而难以扩张。因此，内镜医师可能会观察到十二指肠炎而漏诊了溃疡。

临床上很重要也更常见的是慢性十二指肠溃疡。除少数例外，病灶位于十二指肠球部。前壁和后壁的受累频率基本相同。十二指肠溃疡的平均大小为0.5 cm，但后壁溃疡通常比前壁溃疡大，主要是因为后壁溃疡被位于溃疡下方的胰腺所分隔，可以扩大而不伴游离穿孔。

十二指肠溃疡通常呈圆形、穿凿状外观。小的溃疡可呈裂缝状、新月形或三角形。与可累及黏膜下层的急性溃疡不同，慢性溃疡会累及到各层，穿透至肌层及以上。前壁溃疡可有中等程度增生的表现，但后壁溃疡呈明显水肿和纤维化。愈合可以像胃溃疡一样，通过形成新的黏膜层覆盖纤维组织来消除缺损和弥合裂隙，但一旦肌层破坏过深，愈合就会变得更加困难。

慢性溃疡的典型症状以周期性的折磨人的腹痛为特征，通常位于上腹部。疼痛发生在餐后1~2小时，可以通过进食缓解。

十二指肠球部远端的消化性溃疡并不常见（少于所有十二指肠溃疡的5%），其发生率随与幽门的距离增加而降低。十二指肠降部的溃疡会引起与十二指肠球部溃疡相同的症状和并发症。然而，受毗邻结构的功能和解剖影响，急性溃疡的临床表现和临床意义可能更加复杂。由于病灶边缘及周围黏膜水肿以及病灶穿透和收缩的影响，急性溃疡可导致壶腹部乳头或胆总管下段梗阻并最终形成狭窄，伴或不伴胰管受累，以至于出现慢性胰腺炎或胆道梗阻性黄疸甚至可能二者皆有。深部穿透可引起胆总管十二指肠瘘。

多发性慢性十二指肠溃疡常见，见于11%~45%的尸检病例。很少发现病灶超过两处。发生于前壁和后壁的溃疡被称为对吻溃疡。

只有一小部分患有活动性十二指肠溃疡的患者同时患有活动性胃溃疡。溃疡形成过程中最典型的十二指肠变形之一是狭窄前假憩室。从腔内看，它是一个相对平坦的窦状凹陷，通常位于幽门和溃疡之间或溃疡瘢痕造成的十二指肠狭窄的近端。虽然十二指肠壁各层都参与了囊袋的形成，但它与真正的十二指肠憩室（见第32章）的不同之处在于黏膜没有通过一个小的肌层间隙外翻。

治疗和预后

十二指肠炎和十二指肠溃疡的治疗与急性胃溃疡的治疗（见第33章）类似（或相同），并取决于病因。再次强调，如果有感染因素（幽门螺杆菌），根除细菌可以治愈。如果病因是刺激性物质或代谢性疾病，治疗方法会有所不同，在第33章依据具体情况进行讨论，必须明确病因然后给予适当的治疗。在急性期，在特定治疗方法应用前可使用H_2受体拮抗剂或PPIs缓解疼痛，至溃疡愈合可能需要2~4周。抗酸剂和硫糖铝也有效。

并发症

胃或十二指肠的急性或慢性溃疡可引起许多并发症，包括穿孔、出血、瘢痕狭窄和梗阻以及各种形式的吸收不良（图34.3）。

急性穿孔

临床表现和病理生理学

溃疡的穿孔可能是游离的，也可能延伸到腹膜腔或邻近的器官。游离穿孔是一种急性、危及生命的并发症。它在吸烟者和老年人中更为常见。

溃疡（胃或十二指肠）的持续时间并不影响溃疡和炎症过程穿透肌层和浆膜层的速度。急性消化性溃疡可迅速穿透胃壁或肠壁，以至于10%~25%的患者可能没有前述症状的病史。另一方面，尽管慢性溃疡可引起严重而持续的症状，但可能存在数年而没有进展到累及浆膜，而复发性或结痂的溃疡常可引起穿孔。具有消化作用的强酸性胃液破坏胃肠壁并累及浆膜的速度是无法预料的。

一旦发生穿孔，溃疡的位置对随后病程进展发挥重要作用。胃和十二指肠前壁的溃疡比后壁溃疡更容易进入游离腹腔。后壁溃疡可能穿入邻近的下方脏器，如肝左叶、胰腺或胃肝韧带。这可以封堵溃疡并防止胃或十二指肠内容物进入腹腔。这样封堵穿孔可以在脏器壁外形成新的溃疡基底，被称为慢性穿孔或穿透，而亚急性穿孔是指浆膜面保留了部分微小破损，仅发生于穿透进展相对缓慢的慢性胃溃疡。在溃疡穿透浆膜层之前，由于组织周围炎症反应，使得纤维粘连至邻近实质脏器或腹膜。粘连会阻拦少量可能从穿孔溢出的胃内容物，从而包裹住液体，进而形成局部脓肿。

游离穿孔最常发生于十二指肠球前壁的溃疡。急性穿孔形成的孔通常是圆的，直径2~4 mm。这些孔的特征之一是边缘锐利，使其看起来像是被钻穿。周围组织可能没有任何慢性硬化、水肿或炎症的征象。

无论是在胃或十二指肠，急性和游离穿孔都是急剧发作。穿孔会引起弥漫全腹的突然且剧烈的爆发性疼痛，并可向胸部和肩部放射。患者面色苍白，经常出冷汗。为了减轻腹痛，患者会僵硬地尽量将大腿向腹部弯曲。该早期阶段可能持续10分钟到数小时，其取决于进入腹腔的胃肠道内容物的量和种类。患者体温变得低于正常，但是脉搏和血压保持在正常范围内（脉率甚至可能很慢）。呼吸可能会变得浅快。在短时间内，有时经过一段明显的主观症状，所有严重、急性、弥漫性腹膜炎的典型症状（恶心、呕吐、舌干、脉搏快、发热、白细胞增多）都会出现。早期的压痛主要局限于上腹部，逐渐扩

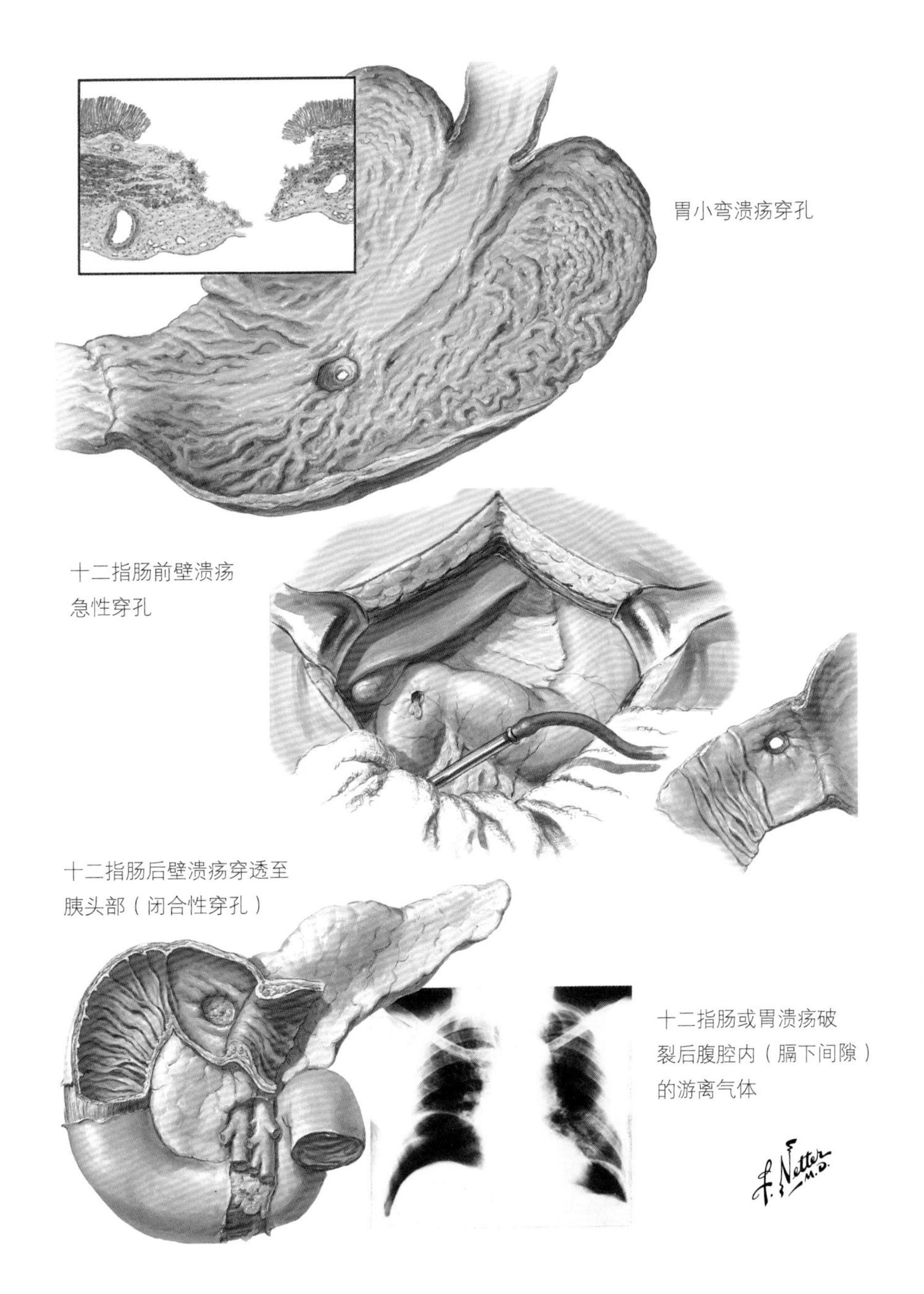

图 34.3 胃和十二指肠溃疡的并发症

散到全腹部。当十二指肠溃疡穿孔时，若肠内容物沿升结肠进入右腰部，则可累及右下腹部。

诊断

胃或十二指肠溃疡穿孔与胰腺炎或肠系膜血栓形成的鉴别可能是困难的，但这些征象很少与阑尾破裂混淆。其他情况必须加以考虑，如异位妊娠、憩室破裂、肾绞痛、胆道疾病急性发作、急性肠梗阻或肠扭转、冠状动脉血栓形成。

对确认疑似溃疡穿孔最有帮助的征象是腹腔内出现游离气体，特别是在膈下间隙，可通过立位 X 线检查证实。如果患者能坐或站，气体就会积聚在膈下。逸出的气体很少只存在于左膈下，可以在两侧膈下同时检出，但通常只在右膈下发现气体。当临床不确定或没有游离气体存在时，计算机断层扫描（CT）有助于做出正确的诊断。

治疗和预后

如果发现游离气体，需要紧急手术。对于胃或十二指肠溃疡穿孔患者，早期手术预后更好。目前，选择的手术方法是穿孔修补。如果条件不理想，患者一般情况不佳，通过保守治疗如胃内留置导管吸引减压、大量抗生素和对症支持治疗的风险更大，不如手术效果好。目前常用的治疗方法是修补穿孔、冲洗腹腔和使用抗生素。在一些患者，可考虑施行更标准的溃疡手术如迷走神经切断术。

慢性穿孔

临床表现和病理生理学

胃和十二指肠后壁的慢性消化性溃疡对浆膜层的侵蚀及其穿透到邻近器官是一个缓慢的过程，患者甚至可能感觉不到穿孔。典型的溃疡疼痛与进食有关，并通过进食缓解，逐渐变成持续的、令人痛苦的疼痛，不再对进食有反应。疼痛可放射到背部、肩部、锁骨区、脐周或向下放射至腰椎、会阴或腹股沟区域。慢性穿孔的典型代表是十二指肠球后壁溃疡，它穿透进胰腺并被胰腺阻隔。在这种情况下手术，当外科医生试图切除位于胰腺组织的溃疡底部时，会面临造成胰腺损伤并开放副胰管的风险。因此，从十二指肠壁仔细分离溃疡后，最好不触及溃疡底部。

位于十二指肠后壁上部的溃疡易穿透入肝十二指肠韧带。这一过程通常伴随广泛、纤维化、增厚粘连的发展，大网膜可能参与其中。位于韧带内的胆总管的十二指肠上段和十二指肠后段可能在这些粘连中受损。由于胆总管的收缩或变形，轻微的梗阻性黄疸可使临床表现混淆。幸运的是，穿透入胆管并发胆管炎是罕见的。急性胃后壁溃疡穿孔很少有食糜进入网膜囊，只产生局限性腹膜炎不伴腹腔内游离气体。

诊断

对于慢性症状，须进行内镜检查。评估有无幽门螺杆菌及损害程度。CT 对于进一步明确瘢痕所致损伤以及评估是否需要手术是必不可少的。如果胆管或胰管受累，可能需要磁共振成像（MRI）或内镜逆行胰胆管造影（ERCP）检查。

治疗和预后

必须仔细评估每位患者，以便决定是否通过根除感染和 PPI 药物治疗能够使患者痊愈，或者是否需要外科手术干预。穿孔的部位会影响手术方式的选择。同样，病程将取决于这些因素。如果胰腺或胆管需要修补，病程将会延长，病残率和死亡率将会更高。

梗阻

临床表现和病理生理学

慢性复发性十二指肠或近幽门的溃疡另一个典型并发症是幽门狭窄，这是十二指肠壁逐渐增厚和管腔纤维化进展造成的。由于改善了这类溃疡的药物治疗并及时识别其初始阶段，完全幽门狭窄作为溃疡后遗症的发病率在近几十年已经下降。当幽门腔开始变窄，胃部会通过增加蠕动来克服阻碍，使其肌层变得肥厚。该阶段被称为代偿性幽门狭窄。因为有了这些适应现象，胃可成功地排出其内容物，仅有轻度的胃潴留。随后当幽门明显狭窄时，胃的排出受限，临床表现为胃的不断扩张所引起的持续呕吐和不适感，有时胃可显著扩张。

治疗

失代偿性幽门狭窄导致胃内容物潴留，这是不可逆的，是手术治疗的明确指征。

出血

大多数急性或慢性消化性溃疡患者发生少量出血。在大多数溃疡患者的粪便或胃液中都能发现隐血，这是溃疡性病变有渗出的特征。与穿孔一样，大出血是最危险的溃疡并发症，但幸运的是它的发生比少量出血要少得多。据估计，在所有消化道大出血中 50% 是由消化性溃疡引起的。

第 34 章讨论急性和慢性出血的诊断、病程和治疗。

（Martin H. Floch 著　刘鑫 译　张静 审校）

其他资源

Brunicardi FC: *Schwartz's principles of surgery*, ed 10, New York, 2015, McGraw-Hill Education.

Chan FFL, Lan JYN: Peptic ulcer disease. In Feldman M, Friedman LS, Brandt LJ, editors: *Gastrointestinal and liver disease*, ed 8, Philadelphia, 2006, Saunders-Elsevier, pp 864–899.

Gisbert JP, Calvet X: *Helicobacter pylori* "test-and-treat" strategy for management of dyspepsia: a comprehensive review, *Clin Transl Gastroenterol* 4e32, 2013.

Kelly KA, Sarr MG, Hinder RA: *Mayo clinic gastrointestinal surgery*, Philadelphia, 2004, Saunders.

Laine L, Takeuchi K, Tarnawski A: Gastric mucosal defense and cytoprotection: Bench to bedside, *Gastroenterology* 135:41–60, 2008.

Malfertheiner P, Megraud F, O'Morain CA, et al: Management of Helicobacter pylori infection-The Maastricht IV/Florence Consensus Report, *Gut* 61: 646–664, 2012.

第 35 章

上消化道出血

消化道出血是指急性或慢性消化道失血。出血可源于消化道的上部或下部。急性出血可能危及生命，慢性出血则缓慢甚至隐匿（图 35.1）。消化道每天可丢失多达 50 ml 的血液，这些失血会被代偿而不出现贫血，但这是消化道疾病的征象。本章讨论上消化道出血；第 82 章讨论下消化道出血。

上消化道出血的发病率约为 100/10 万。上消化道出血最常见的病因是胃或十二指肠的消化性溃疡，伴或不伴阿司匹林或非甾体类抗炎药（NSAID）的使用。约 50% 的十二指肠溃疡无症状。其他常见病因有剧烈呕吐引起的撕裂伤，以及单纯的胃或十二指肠糜烂。较少见的病因有血管扩张、Dieulafoy 血管畸形、上消化道肿瘤、严重的食管炎，以及罕见的引起严重出血的病因如瘘管、胆道出血、食管溃疡或病变。年龄似乎是一个主要因素；老年人的出血风险更高，占上消化道出血患者的 30%~45%。门静脉高压和食管胃底静脉曲张出血在第九篇讨论。

临床表现

大量上消化道出血的患者也可能有便血（大便中带血），导致他们迅速寻求就医。其他患者出血缓慢，在出现明显贫血和面色苍白后才寻求就医。通常缓慢出血的患者以乏力为主诉，但在首次检查时面色苍白明显。急性出血患者大量失血时可表现为突然晕厥，或在紧急情况下表现为低血容量伴明显血压下降，甚至发生休克。

消化道缓慢出血的患者会因贫血伴有面色苍白和乏力的表现而寻求就医。在其他患者中，出血可能是隐匿的，在常规检查时大便化验隐血阳性。

晕厥、便血、黑便和低血压是需要住院和稳定循环的紧急情况。

如果出血是隐匿的且仅表现为缺铁性贫血，该临床表现可能只是患者寻找铁缺乏的原因。检查和鉴别诊断可在门诊进行。

诊断

罕见的情况是患者在没有明确诊断的情况下因失血过多而被送入手术室；内镜检查在大多数紧急情况下都能开展。内镜检查前进行或不进行洗胃均可，这取决于患者的情况和内镜医师的偏好。鉴别胃或十二指肠疾病可能很简单，但常被胃中的血液或血凝块所掩盖。静脉曲张通常很容易识别。血管病变包括血管扩张、动静脉畸形、遗传性出血性毛细血管扩张症和血管瘤。血管病变很难识别，可能直到出血减缓和胃排空后才能变得明显。上消化道内镜检查是诊断消化道出血的最佳方法。然而，有时很难明确病灶，此时血管造影可能有帮助。当直接内镜检查无法确诊时，应尽快行无线胶囊内镜检查以确定出血部位或病变。

对于隐匿性出血或内镜检查不能明确是否为小病变引起出血的患者，可用的诊断工具是血管造影和胶囊内镜。带有较长的上部内镜的小肠镜检查可能有帮助，但全长到达回肠的小肠镜操作困难，使用频率低于无线胶囊内镜。无线胶囊内镜操作简单，已成为诊断不明时的选择。当胶囊内镜发现可疑病变时，使用双气囊小肠镜观察小肠是另一种选择，但小肠镜操作困难，许多机构无法开展。当患者有隐匿出血时，必须考虑到小肠病变。可使用胶囊内镜、小肠镜或计算机断层小肠成像。血管畸形占小肠出血的 70%~80%，可通过胶囊内镜诊断。小肠肿瘤可通过胶囊内镜或其他影像技术显示（见第四篇）。

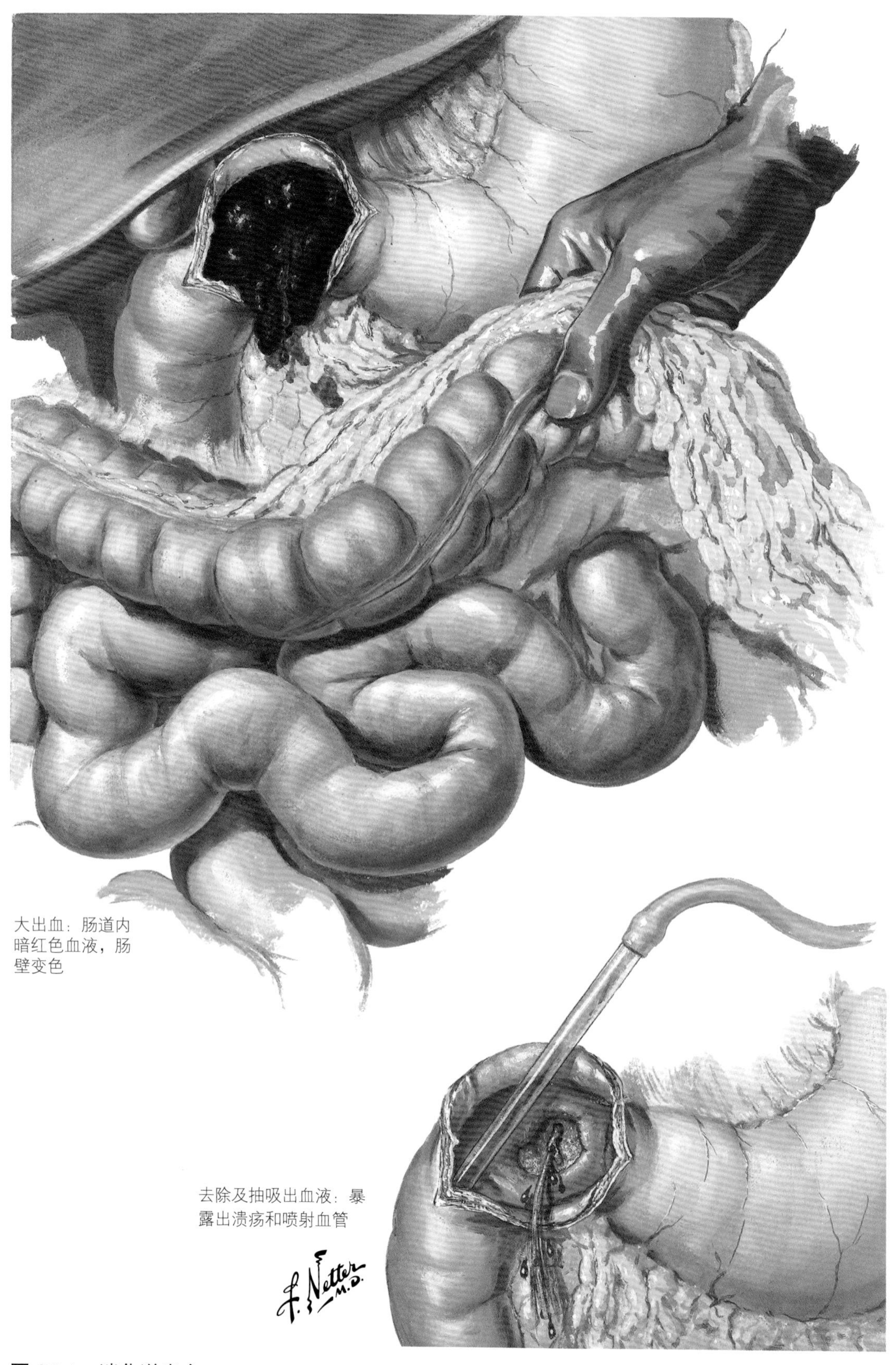

图 35.1 消化道出血

治疗和处理

大约 85% 的上消化道大出血是通过输血、质子泵抑制剂（PPI）或显著抗酸治疗控制的。当内镜医生发现出血的血管时，内镜治疗已被证明是非常有效的。肾上腺素注射、烧灼和热探头处理可成功治疗大多数病变。然而，大约 10%~15% 的大出血患者需要外科手术干预。手术指征通常是不能控制出血，表现为输血量超过 4~6 U。当需要手术时，手术方式（单纯缝合还是切除）取决于患者的年龄、解剖结构和临床状况。

对于隐匿性出血和罕见病变的患者，最终的治疗通常需要外科手术。然而，血管扩张是一个主要问题。当血管扩张数量过多或无法烧灼时，治疗结果往往无法令人满意；如果病灶局限，手术切除是可行的；如果病灶弥漫，则需尝试各种治疗方式。雌激素治疗已经在不同的试验中使用，但没有取得普遍成功。对于 5%~10% 不明原因消化道出血的患者，可行支持治疗，包括间断输血和不断努力争取明确诊断。

病程和预后

大多数消化道出血通过药物治疗得以成功控制，而疑难病例则需要手术治疗。这些患者的预后很好。然而，急性消化道出血的死亡率为 5%~12%。当出血停止后，患者的预后良好。出血无法停止会导致不良结局。据估计，美国每年超过 2 万人死于消化道出血。即使在手术过程中，也很难确定出血部位。术中内镜检查是有帮助的，但如果不能找到出血的原因，尤其是老年患者，其预后不容乐观。

如果无法确定隐匿出血的原因，患者和医生同样会感到沮丧。输血和补铁治疗可以很容易地控制慢性出血，但预后存在差异。特定病变的预后将在相应的疾病章节中讨论（如肿瘤、静脉曲张、下消化道出血）。

（Martin H. Floch 著　刘鑫 译　张静 审校）

其他资源

Gralnek IM, Barkun AN, Bardou M: Management of acute bleeding from a peptic ulcer, *N Engl J Med* 359:928–937, 2008.

Savides TJ, Jensen DM: Gastrointetinal bleeding. In Feldman M, Friedman LS, Brandt LJ, editors: *Gastrointestinal and liver disease*, ed 10, Philadelphia, 2016, Saunders-Elsevier, pp 297–335.

Villaneuva C, Colomo A, Bosch A, et al: Transfusion strategies for acute upper gastrointestinal bleeding, *N Engl J Med* 368:11–21, 2013.

第 36 章

治疗性胃肠镜

1868 年 Adolfe Kussmaul 利用金属管观察胃腔，这是人类首次实现对近端上消化道的可视化检查。而 Rudolf Schindler 应用镜片使“内视镜”的下半部分可弯曲，推进了胃镜的发展。到 1960 年，Hirskowitz 研发并推广了采用光导纤维技术的可弯曲“纤维内镜”，使内镜前端可以到达十二指肠。1983 年可视化内镜问世，采用光敏硅栅极的芯片，电荷耦合器件，通过光激活产生电流。近年来，更多的视光学先进技术应用于内镜研发，可视化内镜已被应用于所有的内镜领域。新的技术进步保障了食管、胃和十二指肠内镜下治疗的顺利进行。 在镜头前端加上接收器，即制成了将内镜与超声相联合的具有诊断功能的超声内镜。

标准操作

胃镜或十二指肠镜已广泛应用于门诊治疗。获取患者充分知情同意之后，可于镇静后诊治。不同国家或医院麻醉方式差异很大，一些仍然沿用简单的局部麻醉，其他则采用镇静或全身麻醉。“清醒”麻醉是最常用的麻醉方式，包括镇痛、诱导催眠从而使之遗忘。哌替啶或芬太尼联合地西泮或米达唑仑应用最广泛。

标准胃镜检查主要用于疾病诊断，活检孔道内插入活检钳可获取黏膜标本进行组织学检查。改进后活检孔道更宽、角度更大的内镜使治疗性操作获得长足发展(图 36.1)。

内镜治疗

贲门失弛缓球囊扩张前，首先将导丝在胃镜辅助下置入胃内。随后沿导丝置入充气球囊，并跨越食管下括约肌(LES)。球囊内注入气体，逐渐增加的静水压使 LES 发生撕裂。尽管多数胃肠病学专家更推荐球囊扩张治疗，亦有人推荐手术切开括约肌。肉毒杆菌毒素(A 型肉毒素，Botox)仅用于不能耐受手术或球囊扩张的患者。

黏膜凝固方法包括单极和双极电凝或热凝，主要用于溃疡出血的治疗。电极的头端可直接放于出血部位上方或其周围的四个象限。当黏膜凝固后，出血一般即可停止。

激光治疗是将可弯曲的激光探头经由内镜活检孔道插入，并通过产生氩气或激光而“烧灼”组织并使其热凝固。可用于出血、扩张或肿瘤的凝固或消融治疗。尽管其有一定疗效，但并未广泛应用于临床。与止血的原理类似，激光治疗可作为食管癌的姑息治疗方案。

出血的注射治疗需要超薄的可弯曲导管和头端可伸缩的针头。乙醇、稀释后的肾上腺素或其他硬化剂注射到黏膜并阻断出血部位周边的血管，常用于血管性出血的止血治疗。黏膜下注射也常用于抬起病变，以利于电切除治疗(用于肠较扁平息肉的电切)。

食管曲张静脉的硬化和套扎治疗将在第九篇详细阐述。两种技术在静脉曲张出血的预防和治疗中均有非常重要的作用。

食管狭窄一般进行扩张治疗。食管扩张手段包括：①具有一定重量的导管“ 盲”插进食管；② 探条扩张，导丝插入胃腔内后，不同管径的探条沿导丝穿越狭窄段；③球囊扩张 ，塌陷的球囊经胃镜置入，当到达狭窄段后，扩张球囊并撕裂狭窄。 金属探条(Eder -Puestow)亦可应用。扩张探条为硬塑料，扩张球囊含有塑料聚合物。具有一定重量的导管可在清醒或局部麻醉下进行，探条扩张和球囊扩张必须在内镜辅助下进行。

塑料或金属支架可用于治疗食管恶性病变造成的狭窄，经由内镜孔道置入。支架虽然是临时性的，但可作为有效的短时间姑息治疗方法。

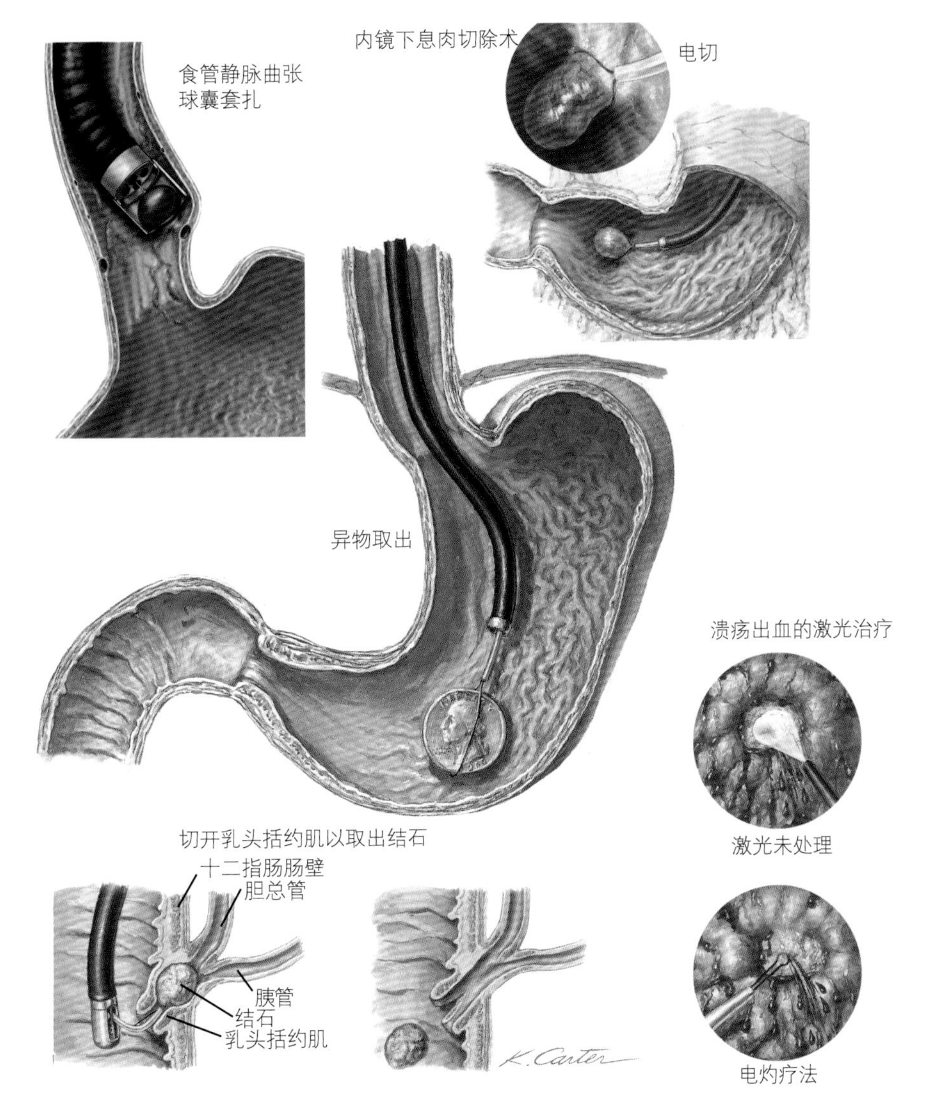

图 36.1 治疗内镜

食管、胃、结肠的息肉均可行内镜下切除。术者将圈套器套扎于息肉根部，电烧灼切除病变。息肉可通过吸引或圈套器套住病变，将内镜连同圈套器、息肉一起取出。类似的操作方法适用于所有具备腔道的脏器。当病变比较平坦时，可注射生理盐水以抬起病变，再利用圈套器切除病变并回收。

内镜逆行胰胆管造影将在第七篇详细阐述。通过侧视镜，内镜操作医师可以行乳头括约肌切开，从而移除结石、放置支架解除胆总管狭窄，或置入胆道镜直接观察胆总管或胰管。

食管或胃内异物可通过异物钳、圈套器和网篮等取出。如果异物较软，可粉碎异物并将其推入胃内。如果较硬，可应用圈套器套住异物并取出。对于不同大小、类型的异物，不同患者情况，可采用不同的取出方式。可采用外套管分次取出堵塞的异物。当胃内异物过大，不能粉碎或取出时，需要手术取出。食管异物取出术后，需再次内镜观察损伤部位修复情况，并明确有无慢性疾病，并明确梗阻的病因。

（Martin H. Floch 著 王迎春 译 宋志强 审校）

其他资源

ASGE Standards of Practice Committee, Faulx AL, Lightdale JR, et al: Guidelines for privileging, credentialing, and proctoring to perform GI endoscopy, *Gastrointest Endosc* 85:273–281, 2017.

Dam JV: *Gastrointestinal endoscopy*, Boston, 2004, Landes Bioscience.

Ginsberg GG, Kochman ML, Norton I, Gustout CJ: *Clinical gastrointestinal endoscopy*, Philadelphia, 2005, Saunders-Elsevier.

Policy and Procedure Manual for Gastrointestinal Endoscopy: Guidelines for Training and Practice, Manchester, Mass, 2002, American Society for Gastrointestinal Endoscopy.

第 37 章

胃良性肿瘤及胃肠道间质瘤

胃良性肿瘤相对少见。众多活检研究显示胃息肉出现在约 0.1% 的胃标本中。然而，随着内镜的出现，小的肿瘤更容易被发现（图 37.1）。这些肿瘤可分为上皮型、黏膜下型和异位型。

上皮来源的良性肿瘤包括增生性息肉、胃底腺息肉和腺瘤性息肉。黏膜下病变包括平滑肌瘤、脂肪瘤、纤维瘤、错构瘤、血管瘤、神经纤维瘤、胃肠道间质瘤（gastrointestinal stromal tumors，GISTs）、嗜酸性肉芽肿和炎性息肉。异位组织，如异位胰腺或布氏腺增生，可能会形成明显的良性肿瘤。

临床表现

良性肿瘤通常无症状，一般在 X 线检查或内镜检查中发现。这些肿瘤虽为良性，但可能与出血或梗阻相关。脂肪瘤表面有糜烂或活动性血管出血可导致严重的急性出血。息肉间歇性或慢性渗血可引起慢性出血及贫血。大的息肉脱垂入十二指肠可引起胃出口梗阻，这种情况较为罕见。

诊断

由 X 线、钡剂对比造影或 CT 发现的病变需要行内镜检查以做活检及进一步评估。超声内镜检查（endoscopicultrasound，EUS）对于评估病变深度很有帮助，并且对多种良性肿瘤的特征性发现可确定诊断。内镜检查及活检为首选。内镜下有可能切除整个病变，所以该操作是治疗性的。

治疗和疗程

小病变可能是增生性息肉、胃底腺息肉或腺瘤，均为良性、上皮起源。病理确诊后，这些病变无须进一步治疗。扩张扭曲的胃底腺常为非常小的息肉，直径小于 1 cm，但它们可能数量众多。胃底腺息肉通常没有症状，与出血无关。增生性息肉较常见，由无异型性的上皮组织增殖构成。增生性息肉同样非常小，并非癌前病变，与出血无关。腺瘤性息肉（腺瘤）可能比胃底腺息肉或增生性息肉略大。腺瘤有恶变的潜能，可能与腺癌相关。腺瘤性息肉一旦确诊，其癌变风险可能高达 10%。一旦病变范围大于 2 cm，便有可能恶变。腺瘤性息肉应当切除，待病理组织学确认后，患者应纳入监测程序。

GISTs 也称为间质瘤，起源于平滑肌，占胃肠道间充质肿瘤的 70%，生长缓慢，患者常在五六十岁得以诊断。然而，GISTs 可能与出血及上消化道损伤相关。遗憾的是有一定比例的胃肠道间质瘤为恶性并可发生转移。当内镜发现 GISTs 但因病变深度不宜活检时，超声内镜可帮助确定病变深度并发现可能累及的淋巴结。这些肿瘤必须手术切除。术中可根据有丝分裂的细胞数对样本进行分级。若每 10 倍视野中有丝分裂细胞多于 2 个，病变便更有可能出现转移和播散。GIST 有增长的趋势，需要后续的抗肿瘤治疗。

经超声内镜发现很小的间质病灶（<1 cm）可能需要监测。但它们一旦大于 2~3 cm 便需要切除以检测肿瘤病理类型和侵袭性，以防转移。

胃肿瘤可能是遗传性胃肠道息肉综合征的一部分。胃部病变与家族性腺瘤性息肉一起出现。这些息肉病变通常是良性的，仍有报道部分患者中发现重度不典型增生。这些患者通常会做结肠切除术，术后仍需严密监测胃及十二指肠病变。

Peutz-Jeghers 综合征患者会在小肠中形成错构瘤性息肉（错构瘤）并可能会有胃错构瘤（24%）。尽管这些息肉多为良性，但仍有恶性病例报道，所以这些患者必须监测胃和小肠。幼年性息肉症

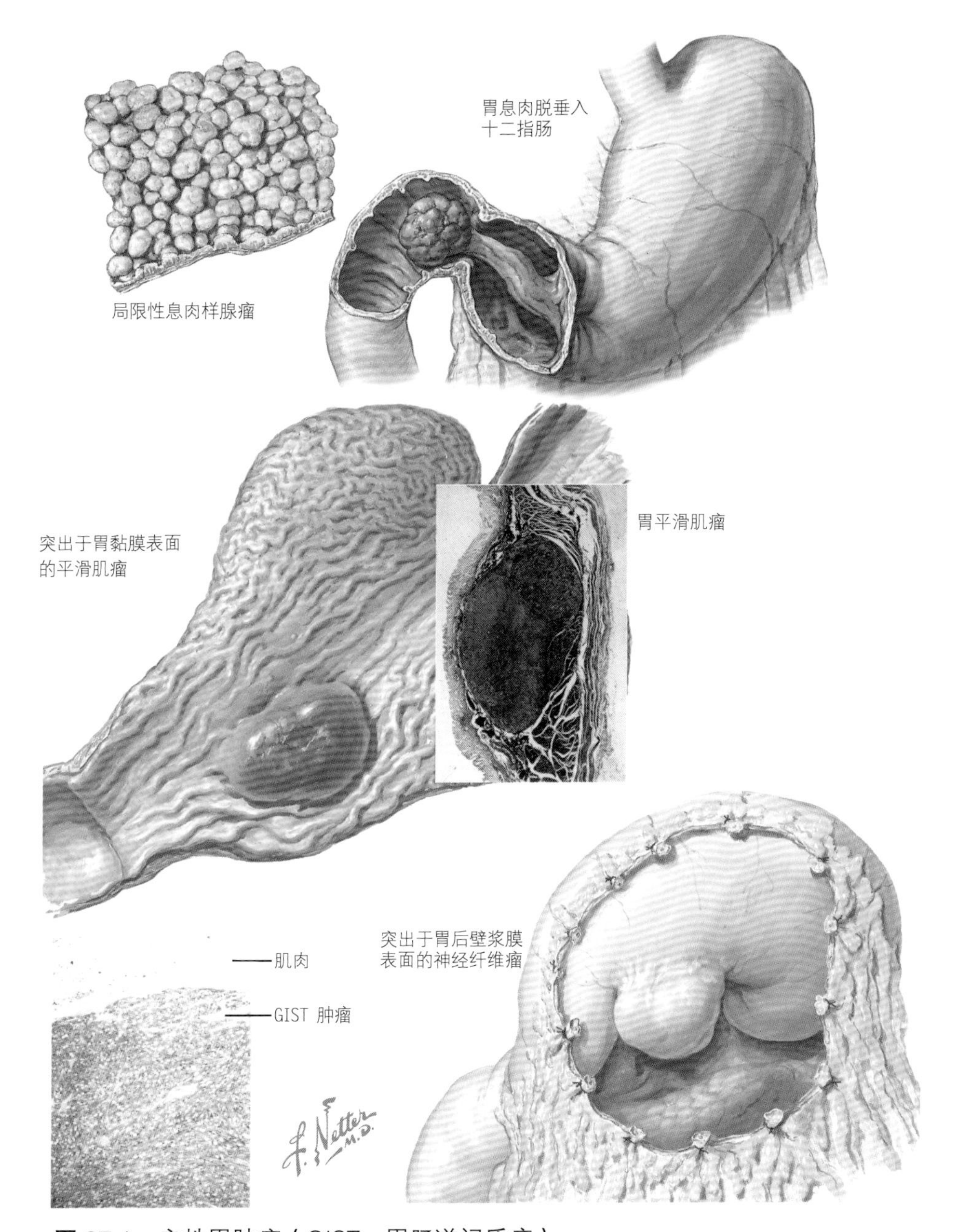

图 37.1　良性胃肿瘤（GIST，胃肠道间质瘤）

（juvenile polyposis）患者也有多发错构瘤。此综合征很少发生在胃，常与结肠病变相关。在 Peutz-Jeghers 综合征患者需关注潜在的恶变，幼年性息肉症患者也需要监测。

预后

没有其他危险因素或家族性综合征的胃息肉通常预后良好。但如果怀疑 GIST 或息肉与家族性综合征相关，患者需要仔细监测以防恶变（见第 34 章）。

（Martin H. Floch 著　杨炯 译　薛艳 审校）

其他资源

Burt RW: Gastric fundic gland polyps, *Gastroenterology* 125:1462–1469, 2003.

El-Omar EM, McLean MH: Tumors of the stomach. In Podolsky DK, Camilleri M, Fitz JG, et al, editors: *Yamada's textbook of gastroenterology*' ed 6, West Sussex England, 2015, Wiley-Blackwell, pp 1121–1140.

Feldman M: Gastrointestinal stromal tumors (GISTs). In Feldman M, Friedman LS, Brandt LJ, editors: *Gastrointestinal and liver disease*' ed 10, Philadelphia, 2016, Saunders-Elsevier, pp 487–500.

He Z, Sun C, Zheng Z, et al: Endoscopic submucosal dissection of large gastrointestinal stromal tumors in the esophagus and stomach, *J Gastroenterol Hepatol* 28:262–267, 2013.

Perez DR, Baser RE, Cavnar MJ, et al: Blood neutrophil-to-lymphocyte ratio is prognostic in gastrointestinal stromal tumor, *Ann Surg Oncol* 20:593–599, 2013.

第 38 章

胃肠道淋巴瘤和黏膜相关淋巴组织

胃淋巴瘤有两种类型，均为B淋巴细胞来源：黏膜相关淋巴组织（mucosa-associated lymphoid tissue，MALT）来源的边缘区B细胞淋巴瘤和弥漫大B细胞淋巴瘤（图 38.1）。

黏膜相关淋巴组织肿瘤

在西方国家，胃是淋巴瘤最好发的部位。MALT型由正常存在于胃肠道但在炎症过程中增殖的B细胞恶变而来。胃组织对幽门螺杆菌感染的病理反应可演变为MALT。MALT型占胃淋巴瘤的40%。

因为MALT淋巴瘤与幽门螺杆菌感染相关，其发病率在幽门螺杆菌感染率高的地区要高一些。有证据表明幽门螺杆菌感染在MALT淋巴瘤的发生中起关键作用。目前认为该疾病始于幽门螺杆菌感染。感染引起胃炎并启动T细胞和B细胞免疫应答。在这些组织中，形成MALT。幽门螺杆菌反应性T细胞驱动B细胞增殖，最终引起遗传异常并导致侵袭性肿瘤的形成。

肿瘤通常在胃窦部，但在高达33%的患者中存在多灶性病变。MALT淋巴瘤可表现为糜烂、红斑或溃疡。病理上可见肿瘤细胞对胃底腺的浸润和部分破坏。肿瘤细胞通常较小并浸润固有层。当病变较小时常很难诊断淋巴瘤。但是如果存在组织浸润和破坏可以做出诊断。MALT淋巴瘤常分为以下四期：

Ⅰ期：肿瘤局限于黏膜层；

Ⅱ期：肿瘤扩展至腹腔；

Ⅲ期（$Ⅱ_E$）：肿瘤穿透浆膜浸润周围器官；

Ⅳ期：肿瘤扩散至淋巴结及结外或膈上。

临床表现

MALT患者常有上腹痛或消化不良，也有一部分患者出现恶心、出血或体重减轻。

诊断

MALT肿瘤的诊断可通过内镜表现及组织活检得出。深入评估必须包括腹盆腔及胸部CT、骨髓评估、血清乳酸脱氢酶（LDH）测定。LDH在MALT正常，但在其他淋巴瘤中升高。超声内镜（EUS）对于评估胃壁侵犯深度及淋巴结累及情况十分重要。组织学确诊MALT淋巴瘤后，关键的问题是对淋巴瘤进行分期。

治疗、病程和预后

对于Ⅰ期MALT淋巴瘤，应给予抗生素根除幽门螺杆菌治疗，推荐的治疗方案见第32章。需对患者进行密切监测和随访。在第1~2个月必须予以根除治疗，在根除治疗后需进行内镜检查并记录肿瘤消退情况。肿瘤消退后每6个月内镜随访1次，持续2年。据报道，有70%的患者完全缓解。缓解可发生迅速，也可能需要长达18个月的时间。

再感染及复发均有报道。令人担忧的问题是肿瘤不完全缓解及转移。围绕是否需要手术治疗，存在一些争议，有观点认为所有MALT肿瘤均需手术治疗。

对于Ⅱ或$Ⅱ_E$（Ⅲ）期MALT淋巴瘤，有人尝试应用抗生素根除幽门螺杆菌治疗，结果达到完全缓解。然而多数肿瘤学家认为这些患者应加用化疗，一部分患者推荐手术治疗，伴或不伴放疗。这项强化治疗后的患者生存率达到82%。

Ⅳ期MALT淋巴瘤需要化疗及评估是否需要局部放疗，伴或不伴手术，Ⅳ期患者的预后不明确。

弥漫大B细胞淋巴瘤

弥漫大B细胞淋巴瘤占胃淋巴瘤的45%~50%，

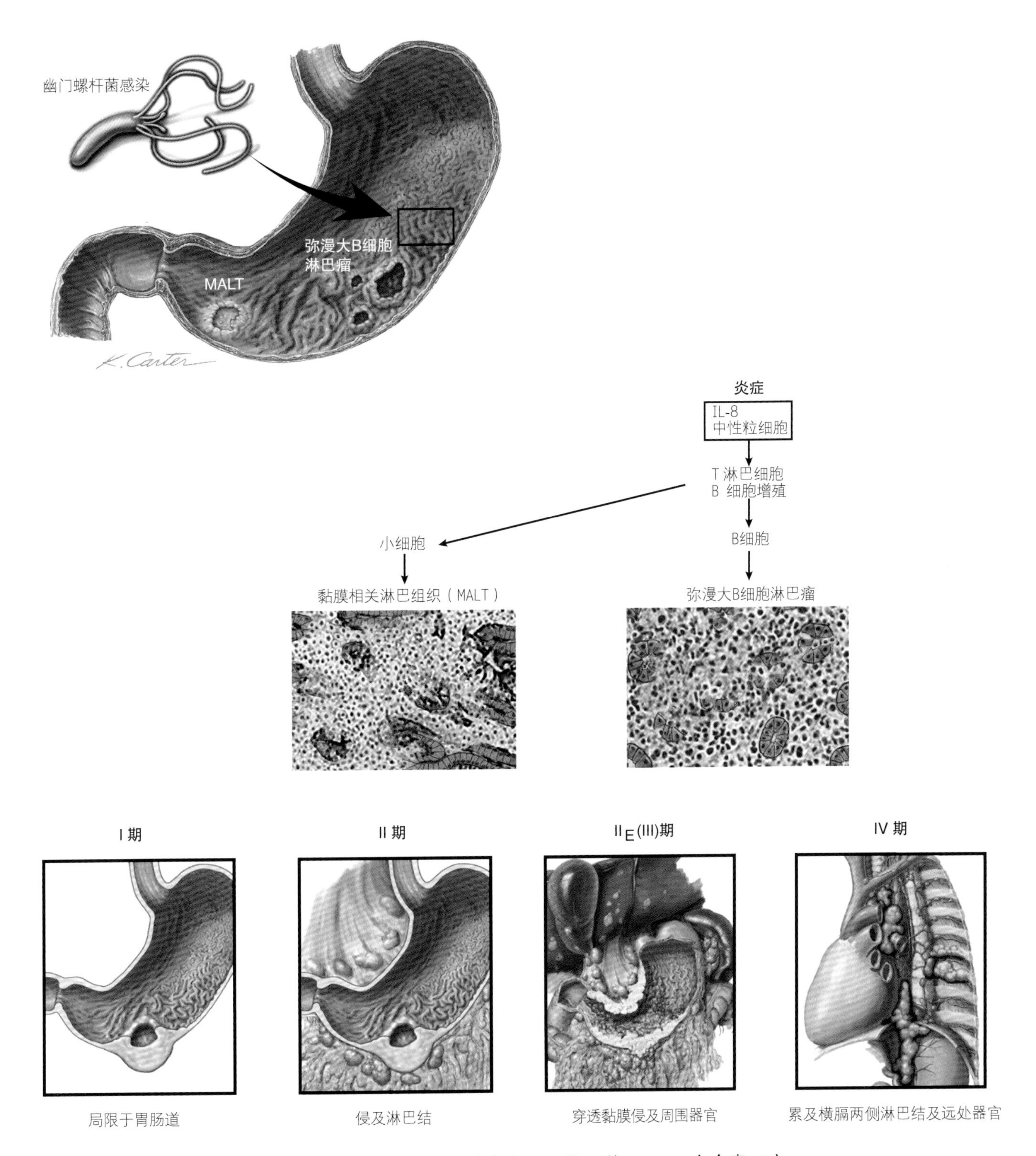

图 38.1　胃淋巴瘤和黏膜相关淋巴组织（MALT）肿瘤（GI，胃肠道；IL-8，白介素 -8）

病因不明。幽门螺杆菌感染虽与之有关联，但并未确定为胃大B细胞淋巴瘤的起因，所以大B细胞淋巴瘤确诊后，不能仅给予根除幽门螺杆菌治疗。发生在胃体和胃窦部的病变往往为多灶性的，常侵犯肌层，病理见大细胞呈簇或层状。这些患者中有40%有MALT相关证据，但一旦演变后，大B细胞团便是首要诊断和关注点。

临床表现

这些病变为溃疡性，所以可能表现为出血。有些病变很大，可引起梗阻症状。患者可能有疼痛及相关的恶心或厌食。有时出现LDH浓度升高。

诊断

对病变的评估必须包含上消化道内镜检查及胸腹部和盆腔CT。EUS对于评估病变在胃壁中的浸润深度及周围淋巴结是否累及很有帮助。

治疗、病程和预后

Ⅰ期患者约有70%在手术治疗后5年内无复发。但有研究者认为在充分内镜诊断的前提下，提供全面EUS评估，有些患者可以给予多种化疗方案及放疗，不用手术治疗。大B细胞淋巴瘤对放疗及化疗均反应良好。故争议主要集中于手术治疗的地位及放疗与化疗的相对地位。许多肿瘤学家认为放疗会导致复发，需要与化疗相结合，这已经成为淋巴结受累时的标准方案。一项大型研究中认为美罗华在治疗结外边缘区B细胞淋巴瘤中有更好的无病生存率。这些患者都应考虑手术治疗联合放疗与化疗。一项研究报道的患者生存率为40%。

极少数有幽门螺杆菌感染并成功根除的病例，表现出了对抗生素治疗的反应。但这种单峰式治疗并不推荐。

（Martin H. Floch 著 杨炯 译 薛艳 审校）

其他资源

Bautista-Quach MA, Ake CD, Chen M, et al: Gastrointestinal lymphomas: morphology, immunophenotyped and molecular features, *J Gastrointest Oncol* 3:209–225, 2012.

Ferreri AJ, Govi S, Raderer M, et al: *Helicobacter pylori* eradication as exclusive treatment for limited-stage gastric diffuse large B-cell lymphomas. Results of a multicenter phase 2 trial, *Blood* 120:3858–3860, 2012.

Fischbach W, Al-Taie O: Staging role of EUS, *Best Pract Res Clin Gastroenterol* 24:13–17, 2010.

Li HC, Collins RH: Gastrointestinal lymphomas. In Feldman M, Friedman LS, Brandt LJ, editors: *Gastrointestinal and liver disease*, ed 10, Philadelphia, 2016, Saunders-Elsevier, pp 471–486.

Ruskone-Fourmestraux A, Fischbach W, Aleman BM, et al: Egils consensus report. Gastric extranodal marginal zone B-cell lymphoma of MALT, *Gut* 60:747–758, 2011.

Zinzani PL: The many faces of marginal zone lymphoma, *Hematology Am Soc Hematol Educ Program* 2012:426–432, 2012.

Zucca E, Conconi A, Laszlo D, et al: Addition of rituximab to chlorambucil produces superior event-free survival in the treatment of patients with extranodal marginal zone B-cell lymphoma: 5-year analysis of the IELSC-19 randomized study, *J Clin Oncol* 31:565–572, 2013.

第39章

胃 癌

胃癌是世界上第二常见的癌症。虽然胃癌的发病率在南美有所减少，但在世界其他地区仍持续增长。腺癌的发病率仅在食管贲门交界处有所增加（图39.1）。

胃癌的病因学依旧复杂，多种因素参与其中。烟草，酒精，膳食硝酸盐、亚硝酸盐和亚硝胺均牵涉其中。在某些地区，高盐摄入也与胃癌发生相关，而冰箱的使用与胃癌呈负相关。流行病学研究表明幽门螺杆菌在胃癌发生过程中起重要作用，其机制可能与幽门螺杆菌导致的慢性炎症有关。胃黏膜萎缩（如恶性贫血）及肠化生为胃癌的诱发因素（见第33章）。

多数胃癌符合以下一种或两种类型：包含腺管样结构的肠型、包含低分化细胞的弥漫型。目前认为肠型胃癌是阶梯状发展而来，由萎缩性胃炎和肠化生进展至异型增生，最后到胃癌。

遗传改变包括异质性丧失、P53G抑制作用缺失和在某些患者中出现的APC/β-catenin通路突变，P16和P27表达也下降。弥漫型胃癌患者中上皮钙黏蛋白基因表达下降，可能是肠型胃癌与弥漫型胃癌病变形态上有差异的原因。有遗传性弥漫型胃癌的家族中可见上皮钙黏蛋白突变。遗传学家也开始了解环境因素在胃癌发展中的作用。

临床表现

胃癌的临床表现根据病变的部位不同而有差别。北美发病率升高的食管贲门交界处病变容易在早期出现症状，引起吞咽困难或早期消化不良，通过内镜检查可诊断。胃底和胃体较大的病变或溃疡性病变可引起消化不良症状、贫血或出血。有些患者表现为厌食及体重减轻，到更晚期才有症状。需要特别提到的是皮革胃，它弥漫性侵及全胃，组织学为纤维化型，引起厌食和体重减轻。

诊断

由于内镜检查的有效性不断提高，胃癌的诊断常由病变的直观形态及活检得出。影像学检查在世界上很多地区仍然应用，可显示经典病变，从皮革胃的瓶颈征到需要内镜评估和活检的溃疡。要区分良性和恶性溃疡仍旧比较困难。胃癌的鉴别需要结合活检及溃疡愈合情况，需3~6周后再评估以明确溃疡愈合情况，若溃疡未愈合，必须扩大重复活检评估。

一旦病变经组织学确诊，超声内镜在确定病变在胃壁的浸润深度及是否有淋巴结受累方面很有帮助。小的淋巴结依旧有可能含有恶性细胞，这只可能在手术探查时才能发现。为了对病变进行全面评估，应行CT检查，以协助发现超声内镜遗漏的淋巴结。内镜检查、超声内镜以及CT可确定疾病的分期。

治疗和管理

胃癌唯一的治愈方法为手术切除病变。对于病变较大或有梗阻性病变的患者来说，手术是重要的姑息缓解方法。出现广泛的皮革胃或病灶已转移扩散时，切除或姑息治疗可能无效，则不应做手术治疗。

手术扩大切除及淋巴结切除因患者及术者的决定而异。局部化疗或化疗联合放疗也是经常使用的治疗方法。根据治疗中心及工作人员的经验，局部化疗可于术前或术后应用。术后强力放化疗的获益有赖于患者的临床状态。

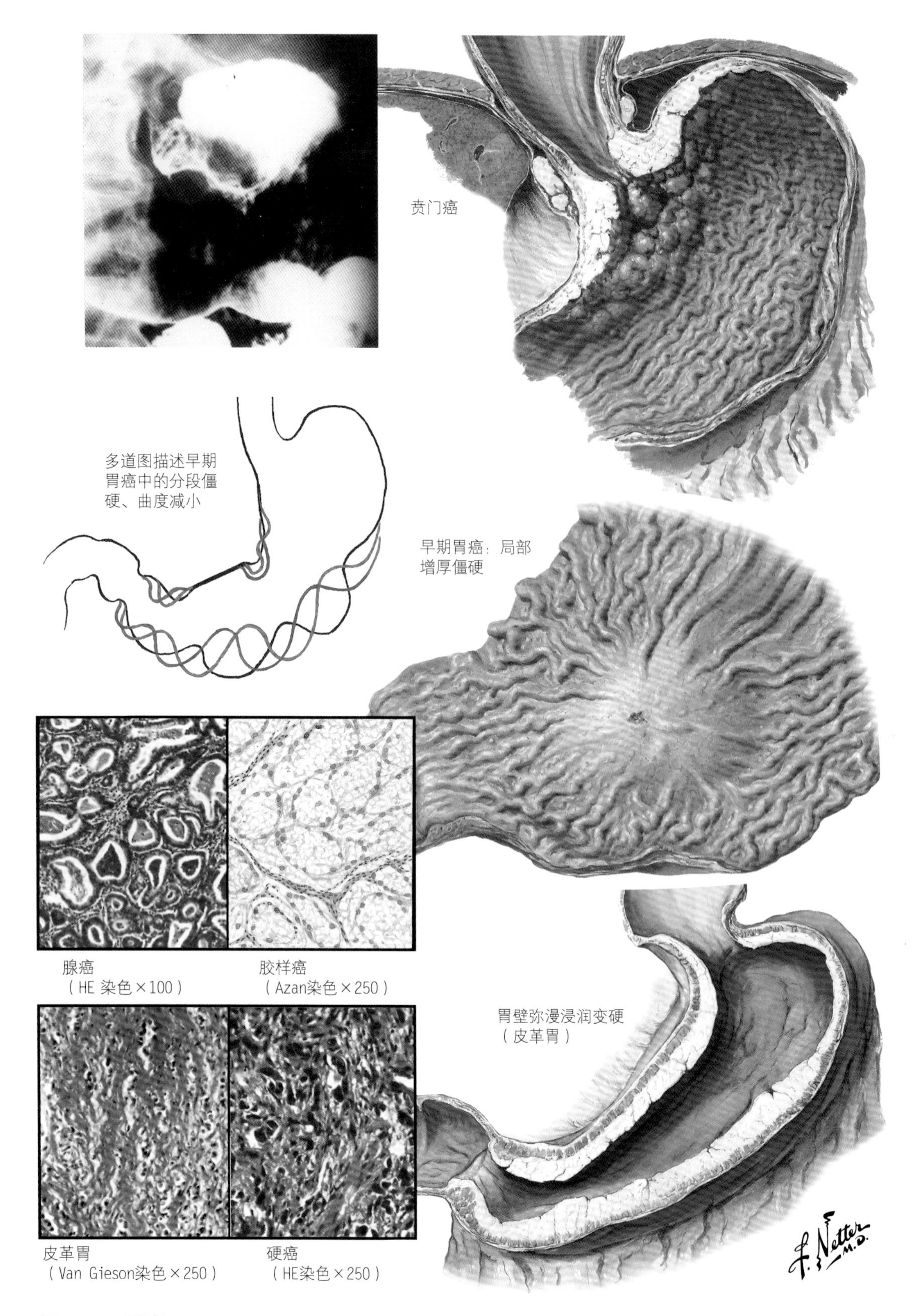
贲门癌
多道图描述早期
胃癌中的分段僵
硬、曲度减小
早期胃癌：局部
增厚僵硬
腺癌
（HE 染色×100）
胶样癌
（Azan染色×250）
胃壁弥漫浸润变硬
（皮革胃）
皮革胃
（Van Gieson染色×250）
硬癌
（HE染色×250）
F. Netter M.D.

图 39.1 胃癌

在日本，内镜下黏膜切除术用于切除非常小的病变。对于EUS证实无淋巴结转移的病变，内镜下切除后，标本需做组织学分析。对于内镜切除的肿瘤，其大小限制在2 cm以内。

病程和预后

在美国，胃癌患者的5年生存率在18%~25%，但在日本却高达50%。病变越小、发现越早，患者的生存率可能越高。日本的强化筛查计划看上去是有效的。生存率因手术范围和病变范围的变化而不同。原位癌的预后最好。累及黏膜或黏膜下的T1病变预后好于侵及肌层的T2病变、超过了浆膜的T3病变和侵及周围器官的T4病变。病变分层进一步根据淋巴结受累情况划定，淋巴结受累者预后差，有任何转移迹象者亦是如此。

包含T1病变的早期胃癌有高达85%~90%的治愈率，这得益于早期检测技术，越来越多的早期胃癌被发现，因此预后得到了改善。最近化疗的进展也改善了胃癌患者的预后。在东亚已接受D2切除的局部进展病变患者中，口服氟嘧啶S-1将其3年生存率由70%提高至80%。

胃肠道间质瘤

胃肠道间质瘤（gastrointestinal stromal tumors，GISTs），也称平滑肌瘤或平滑肌肉瘤，较罕见（见第33章），约70%发生在胃，但也见于胃肠道其他部分。其表型特征为肿瘤起源于平滑肌、神经组织或两者兼有。GISTs为相对良性的病变，但若病理学家在50倍视野中数到多于5个有丝分裂细胞时，则认为该病变具有侵袭性，风险更高。

临床上GISTs常表现为出血。部分病例因消化不良而行内镜检查时发现。内镜下GISTs可表现为顶针样外观，在EUS下则可发现其明确起于间质细胞成分。直径大于4 cm时，GISTs被认为是恶性的。

治疗为手术切除，但当肿瘤为恶性且发生转移时，酪氨酸激酶抑制剂甲磺酸伊马替尼（imatinib mesylate，Gleevec）可能对GISTs有效，广泛用于局部化疗。也有GISTs对甲磺酸伊马替尼耐药，目前有新研发的制剂，结果显示对GIST治疗有效。所以需要积极的诊断与治疗手段来为患者提供恰当的治疗。

类癌

约2%~3%的类癌发生在胃。其分化可能较差也可能较好，但目前认为类癌起源于神经内分泌细胞。与小肠类癌不同，胃类癌很少有代谢活性（见第68章）。

类癌通常比较小，在胃中偶然被发现，但也有罕见的恶性及播散病例报道，这些患者可具有胃腺癌患者所描述的所有症状。若肿瘤具有代谢活性，患者将表现出小肠类癌的临床特点。

内镜下类癌可表现为小溃疡、息肉或肿瘤，在萎缩性胃炎患者中更为常见。治疗可选择手术切除病变，但真正的类癌综合征中常有转移，治疗方案为化疗。生长抑素基本用于有代谢活性的小肠类癌，很少用于胃类癌，但可用于控制症状。

（Martin H. Floch 著　杨炯 译　薛艳 审校）

其他资源

Abrams JA, Quante M: Adenocarcinoma of the stomach and other gastric tumors. In Feldman M, Friedman LS, Brandt LJ, editors: *Gastrointestinal and liver disease*, ed 10, Philadelphia, 2016, Saunders-Elsevier, pp 901–920.

Bang YJ, Van Cutsem E, Feyereislova A, et al: Trastuzumab alone for treatment of HER2-posivite advanced gastric or gastro-oesophageal junction cancer (toga): a phase 3 open-label, randommised controlled trial, *Lancet* 376:687–697, 2010.

De Vries AC, van Grieken NC, Looman CW, et al: Gastric cancer risk in patients with premalignant gastric lesions: a nationwide cohort study in the Netherlands, *Gastroenterology* 134:945–952, 2008.

Dulak AM, Schumacher SE, van Lieshout J, et al: Gastrointestinal adenocarcinoma of the esophagus, stomach, and colon exhibit distinct patterns of genome instability and oncogenesis, *Cancer Res* 72:4383–4393, 2012.

Fuccio L, Zagari RM, Eusebi LH, et al: Meta-analysis: can Helicobacter pylori eradication treatement reduce the risk for gastric cancer?, *Ann Intern Med* 151:121–128, 2009.

Gupta P, Tewari M, Shukia HS: Gastrointestinal stromal tumor, *Surg Oncol* 17:129–138, 2008.

Katz SC, Dematteo RP: Gastrointestinal stromal tumors and leiomyosarcomas, *Surg Oncol* 97:350–359, 2008.

Kaurah P, MacMillan A, Boyd N, et al: Founder and recurrent CDHI mutations in families with hereditary diffuse gastric cancer, *JAMA* 297:2360–2372, 2007.

Wang C, Yuan Y, Hunt RH: The association between *Helicobacter pylori* infection and early gastric cancer: a meta-analysis, *Am J Gastroenterol* 102:1789–1798, 2007.

第 40 章

十二指肠肿瘤

十二指肠肿瘤很罕见。良性肿瘤包括布氏腺增生、息肉样腺瘤、脂肪瘤、平滑肌瘤、神经纤维瘤、血管瘤以及异位胰腺。这些良性肿瘤都很罕见，常轻微高出表面。息肉可能有蒂，可移动，随蠕动来回变换位置，偶尔脱垂入幽门（图 40.1）。

十二指肠癌也很罕见，但此处却是原发性小肠腺癌的最好发部位。根据活检研究结果，其发病率为 0.35%，其发病原因可能与胃内容物快速转移至十二指肠、低细菌负荷、中和 pH 以及苯并芘水解酶有关。苯并芘是多种食物中常见的致癌物，苯并芘水解酶浓度高，似乎可对苯并芘进行解毒。腺癌的高危情况包括乳糜泻以及家族性腺瘤性息肉病。在有些十二指肠腺瘤也可发生恶变（见 第 70 章）。壶腹部肿瘤将在第 141 章中描述。

临床表现

关于十二指肠肿瘤有零星的报道，大的带蒂息肉像球瓣一样垂入幽门时可出现梗阻症状。然而十二指肠肿瘤常见的表现为出血、贫血或黄疸。遗憾的是，患者在得到诊断时，病变常已扩散：在一个系列的研究中，高达 70% 的病变已超出了其原有的部位。

诊断

内镜是诊断十二指肠肿瘤的主要手段，CT 对诊断也有帮助，超声内镜可协助对病变进行分级。在某些病例中，钡剂对比造影可帮助明确病变累及范围及进行手术中的解剖学评估。

治疗、病程和预后

治疗主要是手术切除病变及区域淋巴结。对于有淋巴结转移病例，行根治性切除术（包括胰十二指肠切除术）可能不会有太大的帮助。化疗通常为局部的或姑息缓解性的治疗方法。

腺癌患者的 5 年生存率为 10%~20%。若出现淋巴结转移，5 年生存率由 55% 下降至 12%。

（Martin H. Floch 著　杨炯 译　薛艳 审校）

其他资源

Ferreira MR, Jung BLL: Tumors of the small intestine. In Podolsky DK, Camilleri M, Fitz JG, et al, editors: *Yamada's textbook of gastroenterology*, ed 6, Hoboken NJ, 2016, Wiley-Blackwell, pp 1324–1345.

Gill SS, Heuman DM, Mihas AA: Small intestine neoplasm, *J Clin Gastroenterol* 33:267–282, 2001.

Howe JR, Karnell LH, Menck HR, Scott-Conner C: Adenocarcinoma of the small bowel: review of the National Cancer Data Base, 1985-1995, *Cancer* 86:2693–2706, 1999.

Paski SC, Semrad CE: Small bowel tumors, *Gastrointest Endosc Clin N Am* 19:461–479, 2009.

Schottenfeld D, Beebe-Dimmer JL, Vigneau FD: The epidemiology and pathogenesis of neoplasia in the small intestine, *Ann Epidemiol* 19:58–69, 2009.

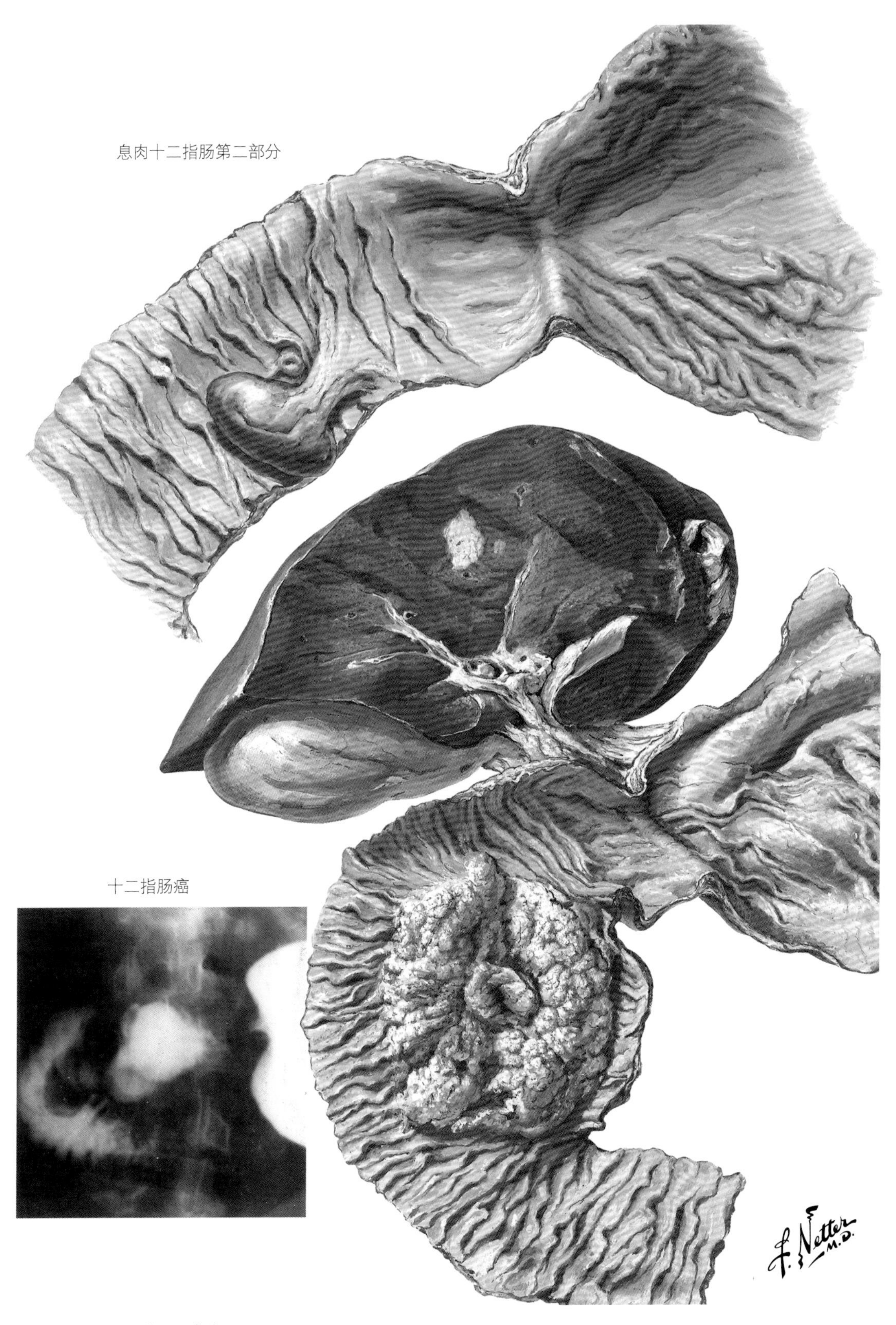

图 40.1 十二指肠肿瘤

第41章

胃外科手术原则

随着 H_2 受体阻滞剂、质子泵抑制剂（PPIs）以及根除幽门螺杆菌治疗的出现，胃外科手术量显著下降。此前，胃手术的主要适应证是治疗消化性溃疡，但是内科治疗的成功显著降低了胃手术的必要性。

胃外科手术的适应证并没有改变，包括无法控制的胃肠道出血、穿孔或梗阻，最近新的适应证是病理性肥胖（详见 191 章）。

消化性溃疡手术和迷走神经切断术

胃十二指肠溃疡的外科治疗方式是胃大部切除术（图 41.1），该术式将 2/3 或 3/4 的远端胃切除，目的是切除分泌胃酸的黏膜，使胃液变成无酸性（盐酸缺乏）或至少是低酸性。或者完全切除整个胃窦。胃大部切除有很多术式，但只有几种术式较为经典。

维也纳外科医师 Billroth 是第一位实施胃部分切除术的人，手术切除范围包含幽门，并且将残胃远端与十二指肠断端吻合（Billroth Ⅰ式）。然而，有时由于技术上的困难，没有足够的十二指肠切缘，或该区域的纤维化或解剖限制可能使此手术比较困难。因此，Billroth 发明了另外一种胃切除术（Billroth Ⅱ式），其方法是关闭十二指肠残端，残胃断端与空肠袢相连接，这种胃空肠吻合可在横结肠前或横结肠后进行。在结肠前吻合中，术者需注意确保输入袢不被结肠卡压，并在输入袢与输出袢之间加做侧侧吻合。

迷走神经切断术在质子泵抑制剂及其他抑酸药物发明前曾有应用，目前此术式很少使用，但偶尔可用于控制出血，并且在胃癌根治术中必然会切断迷走神经。

目前消化性溃疡很少行外科治疗，然而，外科手术仍在难以控制的出血或患者无法耐受内科治疗时实施。对于这些患者，应根据术者经验及患者情况，选择迷走神经干切断联合胃引流术、高选择性迷走神经切断术或迷走神经干切断联合胃窦切除术。迷走神经干切断术要求在食管下端水平识别并切断迷走神经前、后干。高选择性迷走神经切断术通过切断迷走神经沿胃小弯的分支来阻断迷走神经对胃酸分泌的支配，同时保留迷走神经的其他功能，但该术式较为困难，溃疡复发率取决于术者经验。当行迷走神经切断术时，通常也要行辅助手术如胃空肠吻合术来增加幽门的排空，或行胃窦切除术来确保胃的排空。

Roux-en-Y 胃空肠吻合术

Roux-en-Y 胃空肠吻合术以前只用于胃手术后并发症的补救或作为胰腺癌手术的一部分。现在，该术式也用于减肥手术。

全胃切除术

全胃切除术通常以食管空肠吻合或结肠间置的方式来保留食物运输通道，这种根治性术式主要应用于近端胃癌及上腹部罕见创伤，这类患者治疗起来十分困难，因此，可能需要探索新的治疗手段。

（Martin H. Floch 著　周鑫 译　付卫 审校）

其他资源

Hass DJ: Complementary and alternative medicine. In Feldman M, Friedman LS, Brandt LJ, editors: *Gastrointestinal and liver disease*, ed 10, Philadelphia, 2016, Saunders-Elsevier, pp 244–259.

Kelly KA, Sarr MG, Hinder RA: *Mayo clinic gastroenterology surgery*, Philadelphia, 2004, Saunders.

Periyakoil VS: Palliative care for patients with gastrointestinal and hepatic disease. In Feldman M, Friedman LS, Brandt LJ, editors: *Gastrointestinal and liver disease*, ed 10, Philadelphia, 2016, Saunders-Elsevier, pp 2359–2369.

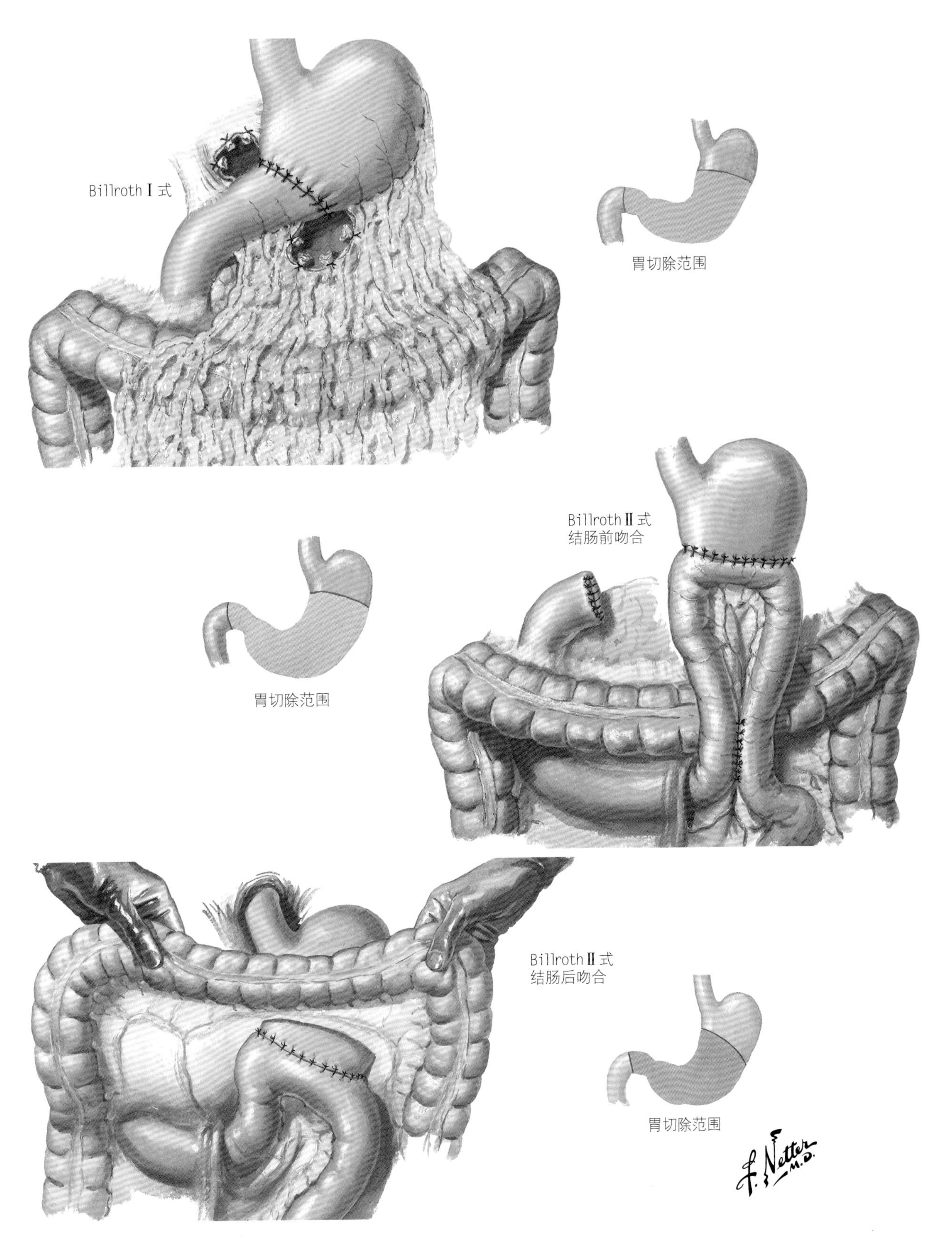

图41.1 胃外科手术原则

第42章

胃切除术后并发症：胃部分切除术

胃切除术后并发症在开腹或腹腔镜手术后都可能会发生，甚至可能发生在痊愈后，包括复发性溃疡、胃瘫（胃排空延迟）、输入袢综合征、倾倒综合征、迷走神经切断后腹泻、胆汁反流性胃炎以及胃癌。患者症状因不同并发症而异，在此简要描述。

复发性溃疡

吻合口溃疡或空肠溃疡十分罕见，胃切除术后该病的发生率小于1%。溃疡常常由胃酸抑制不充分引起，随着质子泵抑制剂（PPIs）的出现，这种溃疡更加罕见，常常由Zollinger-Ellisoh综合征（Zollinger-Ellisoh syndrome）引起。服用非甾体类抗炎药（NSAIDs）也可导致溃疡。虽然隐血和贫血也有报道，但复发性溃疡的主要症状还是疼痛。内镜检查是确诊的手段，并且内镜检查和活检也是排除早期恶性肿瘤的必要方法。复发性溃疡可通过停用刺激性药物及加用质子泵抑制剂抑制胃酸来控制。虽然复发性溃疡很少需要外科手术治疗，但如果存在癌变，则应手术切除。

胃瘫（胃排空延迟）

胃瘫常出现在迷走神经干切除术后或胃基础动力障碍如糖尿病患者中，其症状通常是恶心或无法进食，偶可出现进食后呕吐。内科药物治疗措施包括促动力药物可能会有帮助，如甲氧氯普胺或红霉素。一些患者在术前即有胃瘫，这类患者的治疗比较复杂（详见第4章）。

输入袢综合征

输入袢综合征仅发生于接受胃空肠吻合术的患者中，自十二指肠至胃空肠吻合处的这段肠袢可能会发生梗阻。这种梗阻是不完全性的和间断性的，常引起上腹胀痛的症状，只有呕吐后才可缓解，呕吐物通常是胆汁色。梗阻可由瘢痕、粘连或肠袢扭曲引起，影像学检查显示扩张的肠袢可确诊。内镜检查对诊断不一定有帮助，但对于评估是否存在狭窄或恶性肿瘤是必需的。无论如何，通过影像学检查来确定扩张肠袢是必要的。输入袢综合征的治疗一般选择手术，将胃空肠吻合改为Billroth I式或Roux-en-Y吻合，有时也可重新行胃空肠吻合术。

倾倒综合征和迷走神经切断后腹泻

倾倒综合征和迷走神经切断后腹泻可能是胃空肠吻合术后最常见的并发症，发生率高达5%~10%。患者症状在进食后立即出现，有些甚至在进食过程中出现，主要表现为从上腹部不适和隐约压迫感到突然出现大量出汗、心动过速、震颤和晕厥倾向。通常情况下，患者可能否认自己有上述症状，但通过进食或平卧可使他们感到缓解。有些患者可以适应症状，但其他患者无法耐受在进餐后即刻或者饭后30分钟内出现的头晕和心动过速。

倾倒综合征通常由因高张胃内容物迅速进入小肠而造成的空肠扩张所引起（图42.1）。症状开始通常是由于大量液体进入空肠造成空肠容量变化所致，之后出现的症状可能由发生在餐后1~2小时的高血糖引起。然后，高渗透性食物自胃腔快速进入肠道引起肠道和血管收缩联合反应，血容量下降可伴随症状出现，这在健康人中偶尔也可以见到。胃切除术的类型与该综合征无关，所有胃切除患者术后都可因大量高张液体导致该症状。

典型过程为：易感患者进食一顿高渗食物（通常是浓缩的单纯碳水化合物），这些食物迅速进入空肠，在空肠中引起液体量的突然变化，从而使血容

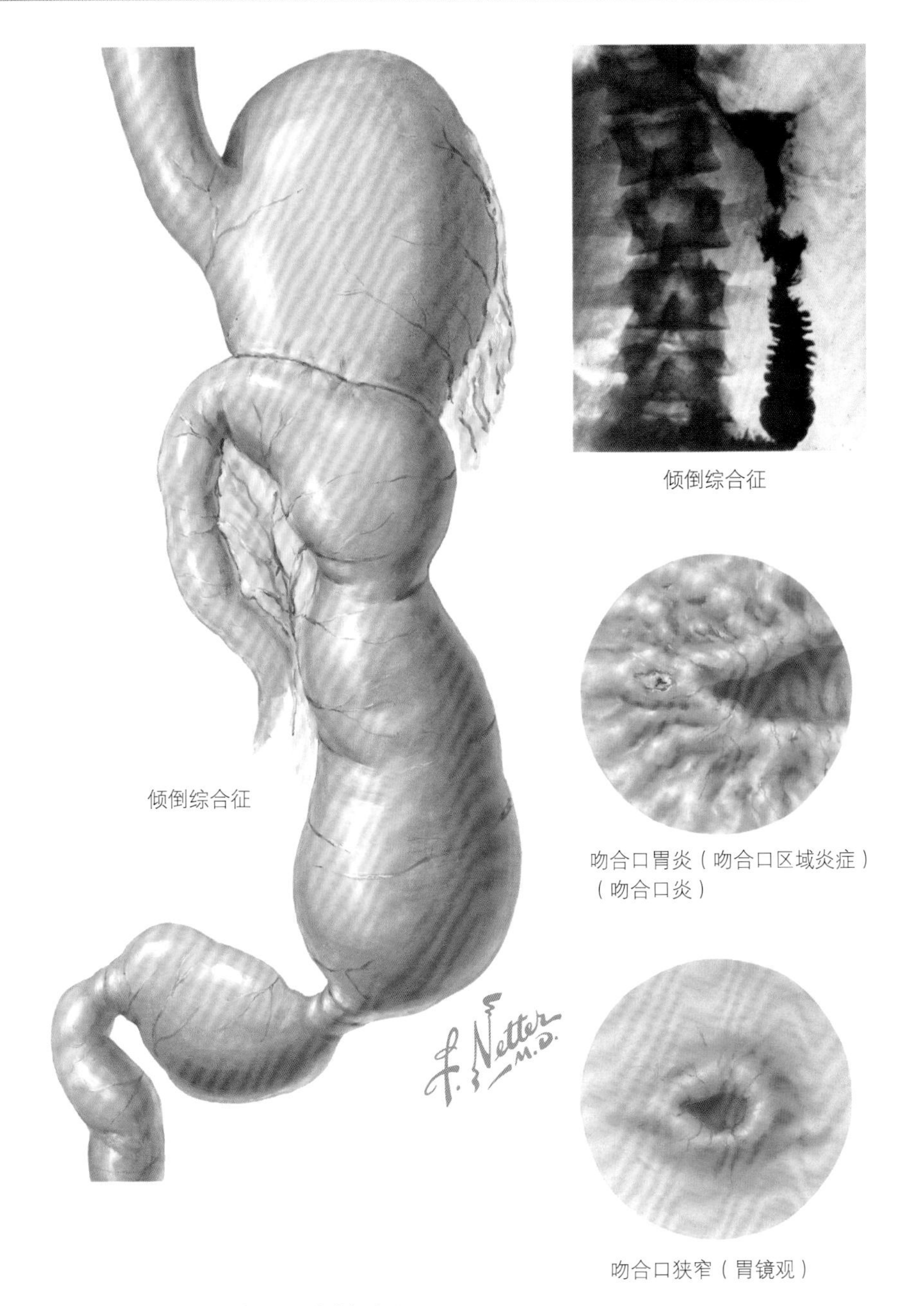

图 42.1　胃切除术后倾倒综合征

量发生大幅下降，继而出现腹胀、腹泻、不同程度的虚弱、头晕、出汗、苍白和心动过速。在这一阶段，患者通常是高血糖状态，但也有反应性低血糖和低钾血症情况出现。低血糖通常被称为倾倒综合征的“晚期”症状，它是由于血糖迅速升高，随后迅速下降而引起的。

倾倒综合征的治疗方法是精细的饮食管理，包括禁食单纯碳水化合物食物和液体，通常在 80% 的患者中有效。进食高纤维食物也可能有帮助，研究表明瓜尔胶（10 g）可预防该综合征，胶质粉每天 2 次、每次 5 g 通常有效。如果所有治疗措施都无效，则需要手术干预，但这种情况很少见。

胃切除术后建议所有患者少食多餐，最好每天进食 6 次，并限制单纯碳水化合物的摄入，增加食物中的蛋白质和脂肪含量。大多数患者可逐渐适应，低于 1% 的患者出现虚弱症状，可能需要转为 Roux-en-Y 手术。在手术之前，生长抑素诊断性治疗可能有效，现在可通过长效制剂减少注射次数。生长抑素可减缓胃排空，延缓葡萄糖及胰岛素的释放。然而，若需要长期生长抑素治疗，应首先考虑转为

Roux-en-Y 手术。

由于迷走神经切断术应用很少，其术后并发症发生率较低。然而，许多患者在接受迷走神经切断术后出现腹泻。通常患者可逐渐适应，在适应期可使用止泻药（例如可待因或洛哌丁胺）减轻症状。同样，如果症状严重，可尝试生长抑素治疗。

胆汁反流性胃炎

大量胆汁从胃空肠吻合口反流入残胃会引起残胃黏膜的严重炎症。患者会出现疼痛症状，偶伴呕吐。虽然胆汁反流性胃炎并不常见，但可能有很少一部分患者需要改为 Roux-en-Y 吻合。使用胃黏膜保护剂（如硫糖铝）治疗可能对部分患者有帮助。此外，也可尝试使用促动力药物加速胃排空。胃炎必须通过内镜检查证实，而且必须明确胃炎由胆汁反流引起，这有时较为困难，因此可能需要药物进行诊断性治疗甚至最后接受修正手术。

胃癌

据报道，接受胃大部切除术的患者在 15 年后罹患胃癌的风险增加了 2 倍，然而这些流行病学数据尚存争议，并且胃大部切除术与幽门螺杆菌感染或十二指肠内容物反流的关系尚不明确。尽管如此，许多临床医生认为胃切除术后患者应每 2~3 年进行一次内镜检查，但这也是有争议的。目前并没有明确的监测建议，取决于医生经验和患者的个体情况。

（Martin H. Floch 著 周鑫 译 付卫 审校）

其他资源

Kelly KA, Sarr MC, Hinder RA: *Mayo clinic gastroenterology surgery*, Philadelphia, 2004, Saunders.

Tanimura S, Higashino M, Fukunaga Y, et al: Laparoscopic gastrectomy for gastric cancer: experience with more than 600 cases, *Surg Endosc* 22: 1161–1164, 2008.

全胃切除的影响

几乎所有患者全胃切除术后都会有营养问题（图 43.1），全胃切除术通常用于治疗癌症，也可用于治疗外伤。

临床表现

全胃切除术后，患者体重很难再增加，而且大多数无法恢复至术前体重。另外一部分患者可能会出现特定营养物质缺乏。术后体重增加困难的患者，可能会出现餐后腹胀、厌食和恶心（很少呕吐，伴或不伴腹泻）。

诊断

根据病史可明确诊断，但当出现特定营养物质缺乏时，需要进行更详细的检查。在钡剂检查明确解剖改变后，还需要一套完整的生化检查来明确免疫状态、电解质水平和矿物质水平。

失去了胃的储存功能，患者就失去了正常饮食的能力，这就需要频繁少量进食和仔细地咀嚼及吞咽。胃的研磨作用已丧失，因此，咀嚼必不可少。肠道传输常常加速，由此产生的问题包括倾倒综合征和体重丢失。

特定营养物质缺乏是由吸收缺陷引起的，如脂肪泻、蛋白质营养不良、骨质疏松症和骨软化症、继发于维生素 B_{12} 缺乏或铁缺乏的贫血、低血糖以及维生素 A 缺乏。

术后并发症包括吻合口溃疡、输入袢综合征及肠套叠。胃抑菌功能的丧失导致小肠微生态改变或细菌过度生长。

诊断流程还包括对食物转运时间的研究，以帮助治疗管理；选择性吸收研究有助于确定小肠的吸收功能，如碳水化合物相关的木糖吸收试验、脂肪泻相关的粪便脂肪定量检测以及外周血维生素水平检测等。

治疗和管理

治疗十分明确，任何并发症如倾倒综合征都需要治疗，患者必须有足够的热量和营养摄入。应监测体重，鼓励患者高蛋白、高脂肪饮食，避免单纯碳水化合物饮食。在餐间和睡前进食零食通常有助于保持体重稳定。需要告知患者不需要使他们的体重激增，保持正常或偏低的体重指数就已足够。脂肪泻的患者摄入过多的脂肪会加重症状，摄入更容易吸收的脂肪比如中链甘油三酯，可能会对改善症状有帮助。

患者需要终生注射维生素 B_{12}，以维持足够的维生素 B_{12} 储备。对于有骨质疏松迹象的患者来说，充足的钙和维生素 D 对维持骨骼健康至关重要。一项研究显示，50% 的患者在胃大部切除术后会出现缺铁，因此，患者通常需要补充铁剂。全胃切除术后维生素 A 可能会耗尽，胃次全切除术后维生素 A 吸收不良，这类患者需要补充维生素 A。

当患者无法耐受或摄入足够食物时，需通过液体配方制剂补充。然而，不应该强制患者行空肠造口进行管饲或采用全胃肠外营养，这两种方式目前没有明确指征。

病程和预后

如果因恶性肿瘤行全胃切除术，其预后取决于肿瘤状态。如果肿瘤是可治愈的，或者因外伤行胃切除术，患者可以恢复良好并维持正常的生活状态。体重维持是常见问题，如前所述，患者需要经常摄入营养补充剂。所有全胃切除术患者应每天至少服用一片维生素片，并按需选择营养替代品。

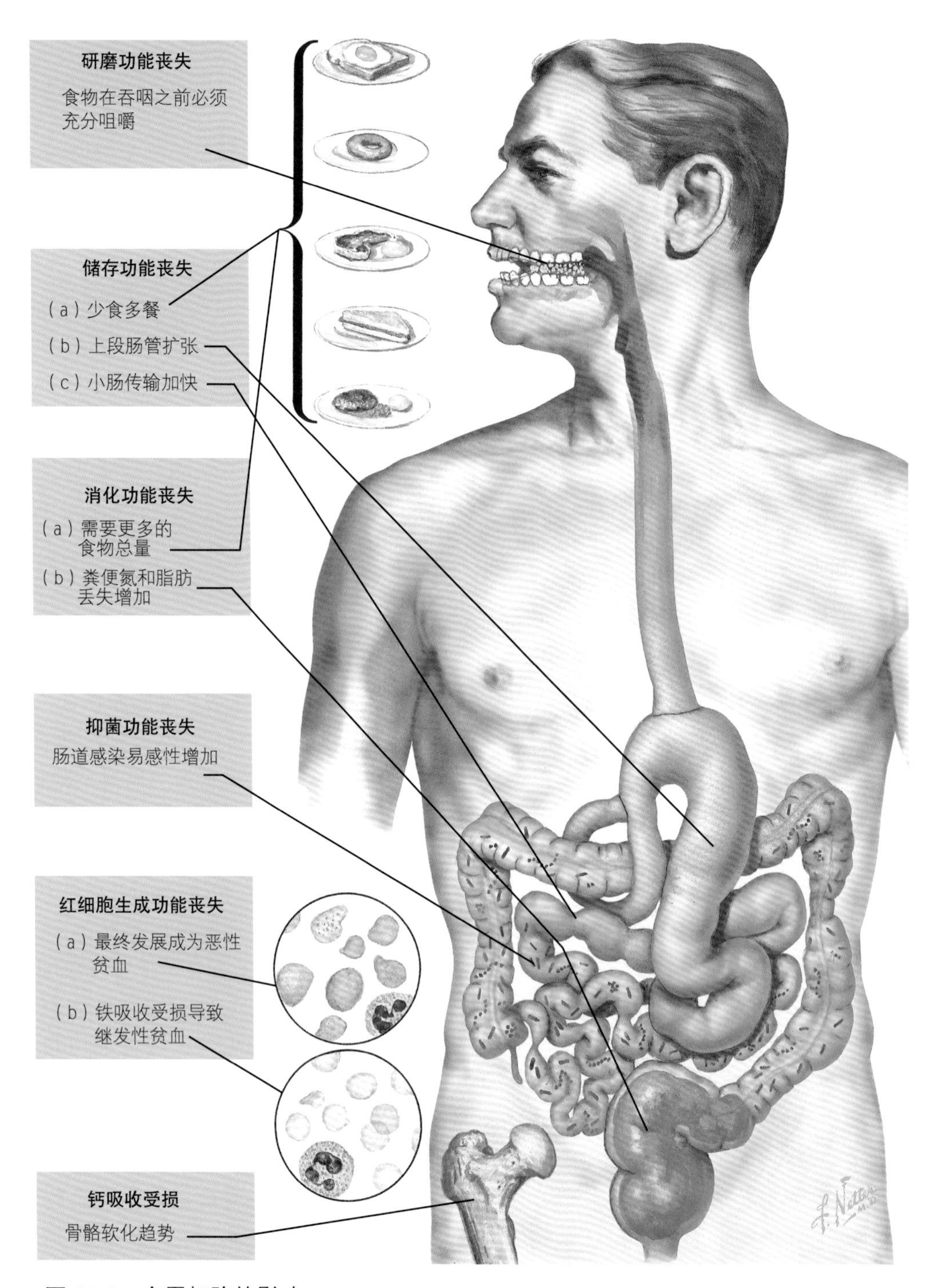

图 43.1 全胃切除的影响

（Martin H. Floch 著 周鑫 译 付卫 审校）

其他资源

Floch MH: *Nutrition and Diet Therapy in Gastrointestinal Disease*, New York, 1981, Plenum.

Hoffman WA, Spiro H: Afferent loop syndromes, *Gastroenterology* 40: 201–209, 1961.

Jenkins DJA, Gassull MA, Leeds AR, et al: Effect of dietary fiber on complications of gastric surgery: prevention of postprandial hypoglycemia by pectin, *Gastroenterology* 72:215–220, 1977.

Kiefer ED: Life with a subtotal gastrectomy: a follow-up study 10 or more years after operation, *Gastroenterology* 37:434–440, 1959.

Lundh G: Intestinal digestion absorption after gastrectomy, *Acta Chir Scand* 114(Suppl 231):1–83, 1958.

Metz G, Gassull MA, Drasar BS, et al: Breath hydrogen test for small intestinal bacterial colonization, *Lancet* 1:668–670, 1976.

第三篇

腹　壁

第44章

腹壁解剖

腹前外侧壁

在讲述腹壁前，明确腹部的解剖学范围非常重要。具体来说，腹部以膈为上界，下接盆腔。腹壁可以分为四个部分：腹前外侧壁、腹后壁、膈（腹腔的顶）和盆壁（腹腔的底）。

腹前外侧壁上连骨性软骨性肋弓，下达髋骨（图44.1）。腹壁可以通过收缩和舒张调节腹盆腔的容积以适应脏器体积的改变或调节腹内压。外科手术时通常经由腹前外侧壁进入腹腔。

腹前外侧壁由外到内可逐层分为皮肤、皮下组织、浅筋膜、肌肉及其相关筋膜、腹横筋膜、腹外筋膜和壁腹膜。

腹部皮肤厚度处于平均水平，但背侧皮肤通常略厚些。除脐部之外，腹部皮肤均较为松弛地附着于深部组织。浅筋膜（皮下组织）较为柔软并可移动，依患者的营养状态不同，其内含有的脂肪组织的数量和分布也有所不同。脐部以下区域的浅筋膜通常被认为由表浅脂肪层（Camper筋膜）和深部膜样层（Scarpa筋膜）构成。Camper筋膜与周围区域的脂肪层相延续，可以看到其与大腿的脂肪层相延续。Scarpa筋膜平行走行于腹股沟韧带的下方并与阔筋膜融合，在中线处则附着于白线。在耻骨结节内侧，两层筋膜均继续向泌尿生殖区延伸。在男性，这两层筋膜在阴囊处融合为一层含有平滑肌的组织，或者说，这两层组织从融合处开始形成阴囊。在耻骨联合的头侧，另外一些排列紧密而坚韧的束状Scarpa筋膜形成为阴茎系韧带，并向下延伸至阴茎的背侧和两侧。

从肉眼上很难把深筋膜的外层与腹外斜肌及其腱膜外表面的肌肉筋膜分辨开来。虽然在肌肉部分易于将二者分离，但在肌肉的腱膜部分却很难将二者分离。深筋膜附着于腹股沟韧带并与之融合、延伸形成阔筋膜。此外，在皮下腹股沟管浅环处，它与腹外斜肌内表面的筋膜汇合形成了精索外筋膜。在白线的下缘浅层，深筋膜外层逐渐增厚形成阴茎悬韧带，它将阴茎固定于耻骨联合和弓状韧带，继而延续为包绕阴茎的深筋膜。

腹外斜肌的神经支配来自第6~12（T6~T12）胸部脊神经的前主支。从肋间穿出至腹前外侧壁的第7~11（T7~T11）肋间神经走行于腹内斜肌和腹横肌之间。第12（T12）肋下神经也是这样走行。髂腹下神经起自第12（T12）胸神经和第1（L1）腰神经，参与该处的神经支配作用。

仅在男性发育的提睾肌是由腹内斜肌、可能还包括一部分腹横肌的下缘延伸而来，覆盖在睾丸和精索的外表面。提睾肌外侧的肌束更粗大，并附着于腹外斜肌腱膜下缘反折处的中部和腹内斜肌下缘。从这里开始，分散状的肌纤维及其之间的结缔组织（提睾肌的筋膜）呈环状延伸并覆盖于睾丸和精索外周，直至止于耻骨结节和腹直肌鞘的前层。提睾肌的神经支配来自生殖股神经的生殖（精索外）支，通常还有一支来自髂腹股沟神经的分支。提睾肌的作用是把睾丸向腹股沟管浅环的方向提起。

腹直肌通常与腹外斜肌、腹内斜肌和腹横肌的运动相配合，但在用力呼气和脊柱屈曲时则起主要作用。当盆腔和胸腔固定时，腹直肌的作用是收缩腹腔内脏器的体积以增加腹腔内压力从而协助排便或呕吐。

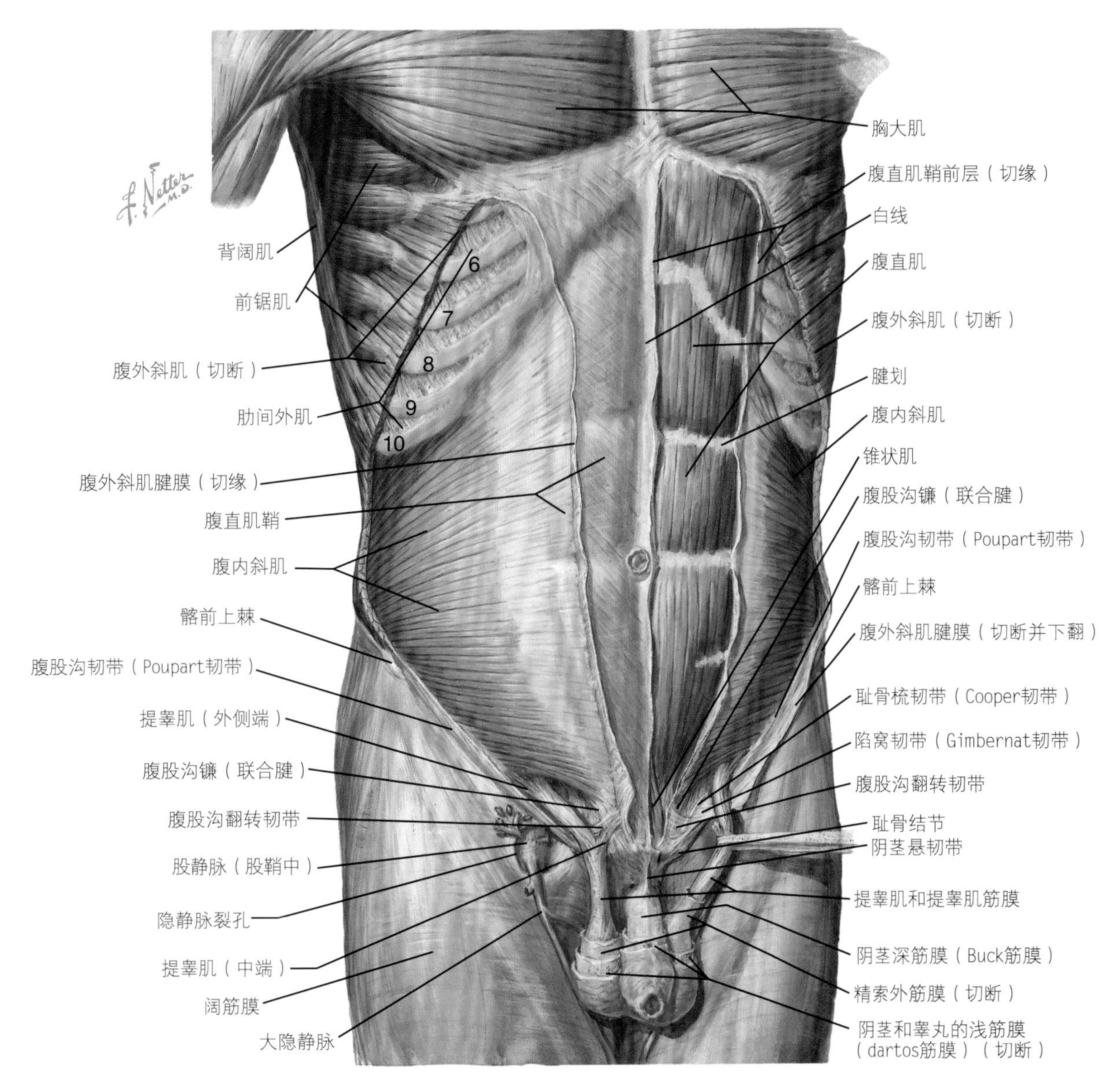

图 44.1　前腹壁：中间部位解剖

腹部分区和平面

可以人为地将腹部划分为几个区域（图 44.2）。通过经脐的两个假想平面（一个水平面，另一个为垂直面），就可以简单地将腹部分为四个象限：右上和左上象限及右下和左下象限。

另外一种更为详尽、利于描述的腹部分区方法是使用两个垂直面和两个水平面将腹部分为九个区域。两个水平面中头侧水平面之上的区域被两个垂直面分割开，其中央区域为腹上区，两侧区域则被称为左、右季肋区。在两个水平面之间的区域同样被分为中央的脐区和两侧的左、右腰区，或被称为左、右外侧区。尾侧水平面之下的中央区域被称为腹下区或者耻骨（耻骨上）区，两侧则分别是左、右腹股沟区或被称为左、右髂区。

虽然这种九分法定位比四分法要更加明确，但这样的定位仍然很笼统。有观点认为，上水平线（上横线）或水平面，位于胸骨上缘和耻骨联合上缘连线的中点；同时这个水平面穿过幽门，因此也被称为幽门平面。另有观点认为这个水平面位于剑突与脐连线的中点，同时穿过第 9 肋软骨的尖端、胆囊底部和第 1 腰椎椎体的下部。肋缘的最下端是一个非常重要的体表标志，这个平面叫做肋下平面。

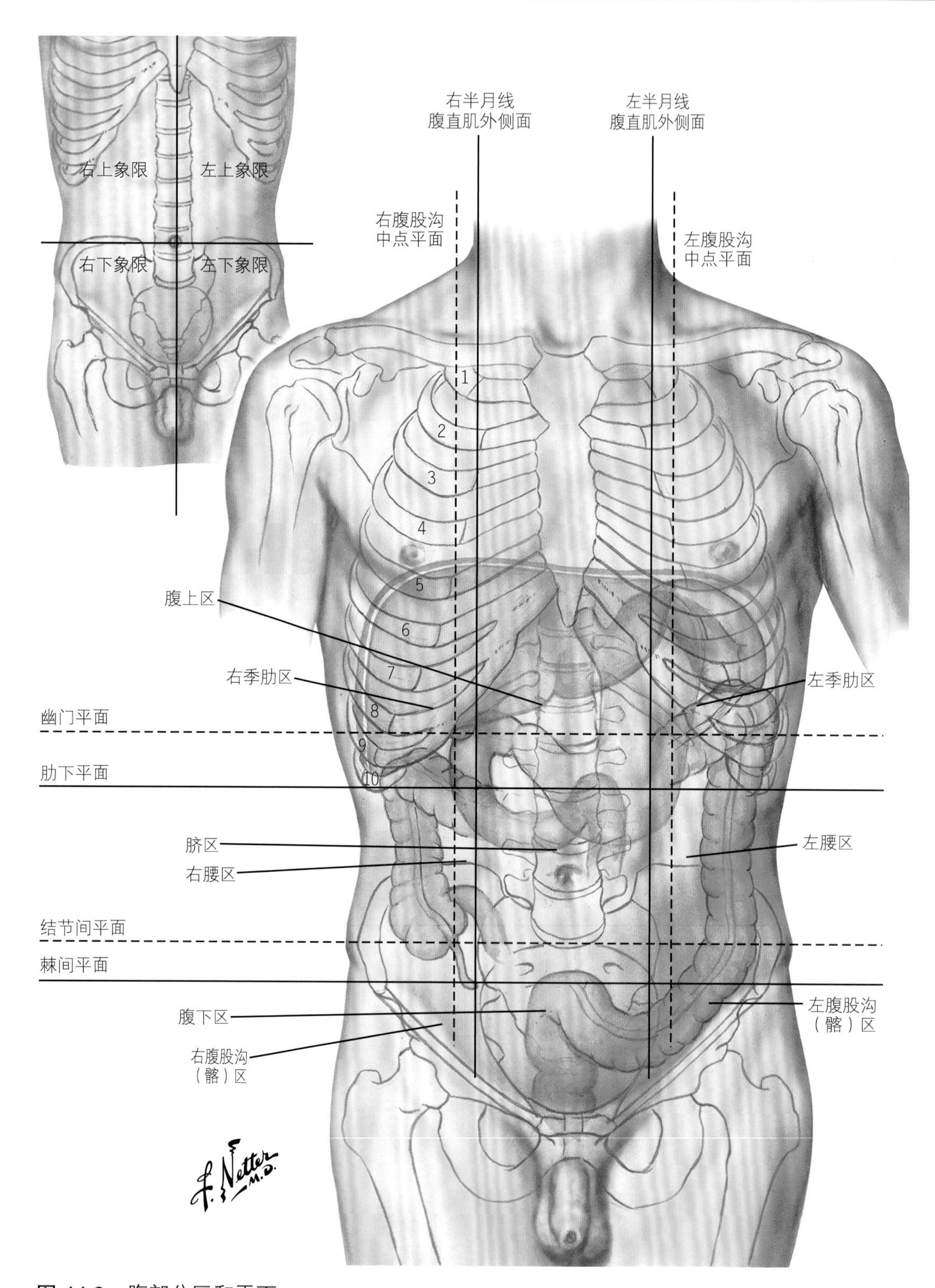

图 44.2 腹部分区和平面

有观点认为，左右各一的两个垂直平面分别位于正中矢状面和两侧髂前上棘连线中点的位置。另有观点认为两个垂直面分别通过腹直肌的外侧缘或半月线，如果连线继续向内向下行至耻骨结节，则可将整个腹股沟管划入腹股沟区。

腹股沟管

腹股沟管是一个长 3~5 cm 的斜行管道，穿过前腹壁的肌肉和深筋膜，位于腹股沟韧带上方并与之平行（图 44.3）。腹股沟管一端开口于腹股沟管内环，其位于髂前上棘和耻骨联合中间的腹横筋膜处；另一端开口于腹股沟管外环，其位于耻骨结节外上方的腹外斜肌的腱膜处。在男性，腹股沟管里走行着精索，后者由输精管及供应睾丸的血管和神经组成（图 44.4）。在女性，腹股沟管的解剖结构与男性相似，但发育得不如男性好。女性的腹股沟管里走行着子宫圆韧带，它终止于大阴唇。

腹股沟管内环是开口于腹横筋膜上的一个漏斗状结构，在此处腹横筋膜变成了精索最里面的被覆组织，即精索内筋膜。腹壁下血管正好位于腹股沟管内环的内侧。腹股沟管外环由腹外斜肌腱膜的纤维裂隙形成，一部分腹外斜肌腱膜的纤维跨过外环的内上方附着于耻骨联合，被称为外环（浅环）的上脚。一部分腹外斜肌腱膜的纤维跨过腹股沟管外环到达其外下方，被称为外环的下脚。

腹外斜肌的腱膜在其下缘发生返折，返折的下缘则形成了腹股沟韧带。覆盖在大腿前面的阔筋膜

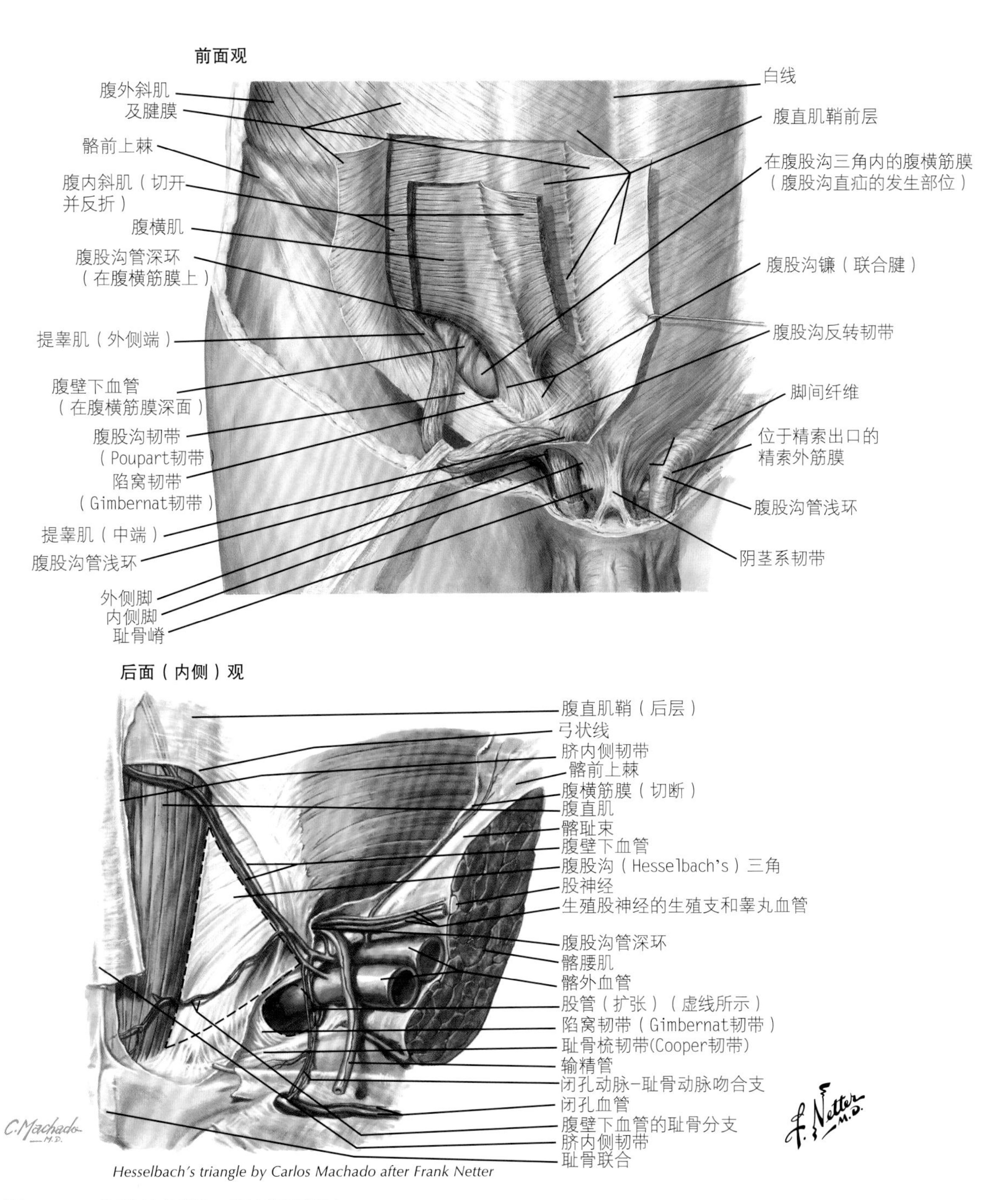

图 44.3 腹股沟区域：解剖示意图

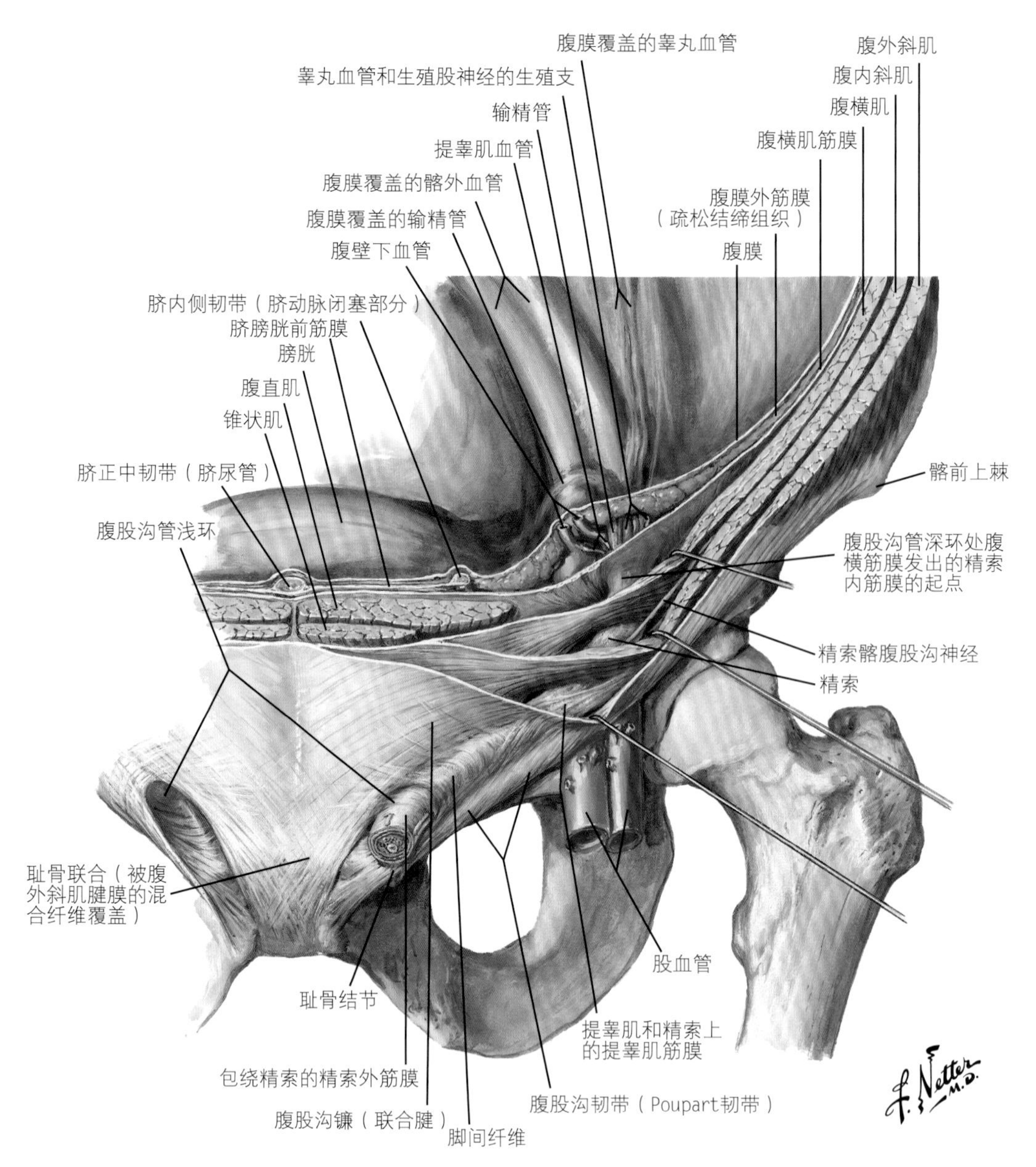

图 44.4 腹股沟管和精索

与腹股沟韧带的全长密切混合，腹股沟韧带的外侧半与髂筋膜在髂肌穿入大腿处融合，腹外斜肌腱膜最低处的纤维附着于耻骨梳最远端的外侧。腹外斜肌腱膜从腹股沟韧带的返折缘向后向上走行至耻骨梳的部分被称为腹股沟韧带的耻骨部分或者陷窝韧带。

腹股沟管可以被看作是一个有顶、有底，有前壁和后壁的管状隧道。两个开口分别是位于腹横筋膜上的管内口（位于外侧），即腹股沟管深环，和位于腹外斜肌腱膜上的管外口（靠近中线），即腹股沟管浅环。被脚间纤维加强的腹外斜肌腱膜覆盖于腹股沟管前壁的全长。起于腹股沟韧带及相关髂筋膜的腹内斜肌纤维在腹外斜肌腱膜深面形成了腹股沟管前壁的外侧 1/3 部分。腹股沟管底部的内侧 2/3 部分则由向下卷曲的腹外斜肌腱膜构成，并与陷窝韧带一起构成精索的支架。

腹股沟管后壁的全长由腹横筋膜构成。腹股沟韧带返折后朝向腹股沟管内侧缘走行于腹股沟浅环后方从而加固了这部分管壁，这部分即为反转韧带。腹直肌的肌腱与联合腱的后部融合。所有加固结构都位于腹横筋膜的前方。浆膜下筋膜与腹膜位于腹横筋膜后方并于腹股沟深环的深部延续。在腹股沟管的外侧缘，腹壁下动静脉走行于腹股沟管深环后面的腹膜外筋膜中。

腹股沟管的顶部主要由腹内斜肌最下部的纤维束构成，这些纤维束起始于腹股沟管的前方，略呈弓形逐步跨过腹股沟管并穿入腹股沟管的后方。在

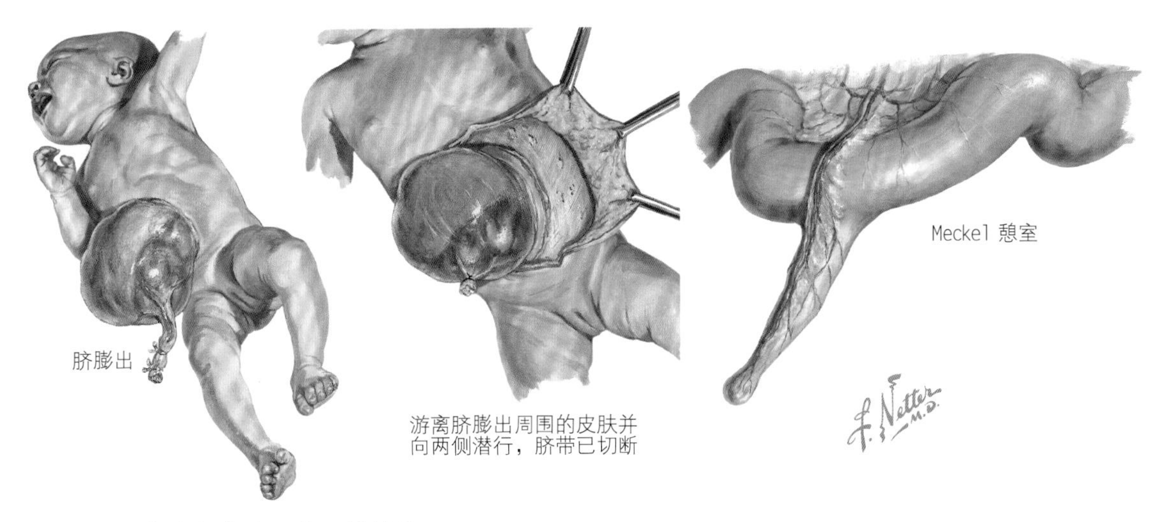

图 44.5　腹壁和腹腔：先天性缺陷

腹股沟管的外侧缘，腹横肌弓状缘的低位纤维束也以类似方式覆盖于腹股沟管。

腹前外侧壁上与腹股沟管相关的最薄弱的区域是腹股沟管浅环。腹股沟直疝就是从这个薄弱的区域穿出。这个区域多呈三角形，其外上侧以腹壁下血管为界，内上侧是腹直肌外缘，底边是腹股沟韧带，因此被称为腹股沟（Hasselbach）三角。

腹膜前间隙以腹膜为后界，以腹横筋膜为前界。间隙中包含了血管和神经结构以及与其伴行的结缔组织。腹膜前间隙的血管结构中包括髂血管。髂外血管先走行于腰肌内侧，然后穿过髂耻束和腹股沟韧带下方并移行为股血管。腹膜前间隙中走行着支配下腹壁、腹股沟和生殖器区域的 5 根主要神经。它们分别是髂腹下神经、腹下神经、髂腹股沟神经、生殖股神经和股外侧皮神经。

腹壁和腹腔的先天性异常

腹壁最常见的异常和先天性畸形是腹直肌分离。这包括位于左、右侧腹直肌之间的上正中线部位的腹壁膨出，这种由于腹白线薄弱引起的膨出一般不需要治疗，除非严重到腹直肌分离导致了上腹壁疝才需要治疗。

脐膨出可见于新生儿，它意味着脐环闭合时出现了缺陷，疝出的脏器通常被覆有羊膜囊。

腹裂是指脐旁腹壁的缺损，是由于体壁闭合失败导致的。腹腔脏器通过缺损处疝出，但疝出的肠管没有疝囊被覆。

卵黄管残迹可表现为与腹壁相关的畸形。在胎儿，卵黄管连接着中肠与卵黄囊。在正常情况下，它会闭锁并完全消失。但是任何部分或全部卵黄管的残留均可引发异常症状。

Meckel 憩室是卵黄管的肠端持续存留形成的（图 44.5），为真性憩室，憩室壁保留了肠壁的全层。

脐尿管的异常也可出现。脐尿管是胎儿时期连接发育中的膀胱和脐的结构。脐尿管通常于出生时闭锁，如果出生后仍然全部存留就会导致膀胱脐瘘，表现为尿液从脐部排出。如果能排除远端尿路梗阻，那么最佳治疗就是切除瘘管。

脐尿窦是由于脐尿管在脐末端没有正常闭锁所致。脐尿窦的存在可表现为少量尿液缓慢而持续地由脐部流出。

（Cristian Alejandro Milla Matute，Matthew Lange，
Emanuele Lo Menzo，Raul J. Rosenthal 著
王玉湘 译　田新霞 审校）

其他资源

Annibali R, Fitzgibbons RJ: Laparoscopic anatomy of the abdominal wall. In Phillips EH, Rosenthal RJ, editors: *Operative strategies in laparoscopic surgery*, Berlin, 1995, Springer, pp 75–82.

Annibali R, Quinn TH, Fitzgibbons RJ: Surgical anatomy of the inguinal region and the lower abdominal wall: the laparoscopic perspective. In Bendavid R, editor: *Prostheses and abdominal wall hernias*, Austin, Texas, 1994, Landes Medical, pp 82–103.

Chung BI, Sommer G, Brooks JD: 68. *Campbell-walsh urology: surgical, radiographic, and endoscopic anatomy of the male pelvis*, 2015, Campbell-Walsh Urology, pp 1611–1630.

Drake RL, Vogl AW, Mitchell AWM: 4. *Gray's atlas of anatomy*, 2012, pp 133–209.

Sabiston A: Abdominal wall, umbilicus, peritoneum, mesenteries, omentum and retroperitoneum. In Sabiston A, editor: *Textbook of surgery: the biological basis of the modern surgical practice*, ed 15, Philadelphia, 1997.

第45章

腹膜及相关疾病

腹膜

Peritoneum 起源于希腊语，peri 的意思是“环绕”，tonos 的意思是“延伸”。腹膜是广泛衬附于腹腔内壁的浆膜，反折的腹膜可以不同程度地覆盖腹盆腔脏器表面。浆膜层由密集的间皮细胞组成，表面积可达到 1.8 m^2。腹膜分为壁腹膜和脏腹膜。壁腹膜附着在腹壁的最内层、膈肌的腹面和骨盆上。脏腹膜覆盖腹腔内器官以及腹膜后器官的前方。男性的腹膜是封闭的，而女性的腹膜腔则通过输卵管的开口与外界相通（图 45.1、图 45.2）。

胚胎学

腹膜在妊娠第 5 周原肠期开始发育，在此期间内胚层、中胚层和外胚层形成。腹膜壁层起源于外胚层以及中胚层外层，脏腹膜起源于中胚层的内层以及内胚层。两者之间会形成两层间皮膜，其脏层部分将覆盖腹腔内器官表面和腹膜后器官前方。腹膜腔含有大约 100 ml 无菌液体，这些液体分布于内脏之间，能提供保护作用。腹膜内器官由腹膜韧带悬吊，Meyers 等描述了 11 条腹膜韧带和肠系膜，这些结构组成连续的解剖平面并指引腹腔内的液体循环，但这也导致炎症或肿瘤在腹腔内和腹腔外的播散。

解剖与生理学

网膜是一种保护性的腹膜皱襞，其血运丰富，可以隔离炎症、感染或恶性肿瘤。大网膜（胃结肠网膜或胃结肠韧带）是最大的腹膜皱襞，它从胃的大弯处垂下覆盖在腹部脏器上。左缘上端与胃脾韧带连续，右缘上端延伸至十二指肠第一部分。大网膜通常是一层薄而精致的弹性纤维组织；它通常也含有一些脂肪组织，而肥胖患者的大网膜通常含有大量脂肪。

胃下后方的小网膜囊和前上方的大网膜囊在胃大弯处向下汇合成为大网膜自由缘，并向上反折至横结肠表面。

小网膜（胃肝网膜或胃肝韧带）、肝胃韧带和肝十二指肠韧带从肝的后下方延伸到胃小弯和十二指肠的起始部。它的左侧部分很细薄，有时还有孔。右侧较厚，末端是游离的圆形边缘，其中包含胆总管、肝动脉和门静脉，胆总管居右，肝动脉居左，门静脉在它们后面，它们构成了网膜孔前缘。除这些结构之外，小网膜近胃小弯处还包含有胃左、右动脉及其伴行静脉、淋巴管和自主神经丛。形成小网膜前层并一直延续到胃的前上部的腹膜是大网膜囊腹膜，而形成小网膜后层并延续到胃的后下方的是小网膜囊腹膜。小网膜在肝门处与肝相连，并在肝门左侧延伸到静脉韧带窝的底部。

腹膜的血液供应和神经支配不同于内脏和腹壁。壁腹膜的血液供应来自肋间血管、腰血管和髂血管，脏腹膜的血液供应来自内脏血管。脏腹膜由自主神经支配，壁腹膜由躯体神经支配。内脏疼痛是模糊和定位不明确的，由内脏神经刺激引起。腹壁疼痛是尖锐和定位明确的，是由膈神经、胸腹神经、肋下神经或腰骶神经的直接刺激引起的，这种区别对于临床评估非常重要。

急腹症：急性腹膜炎

急腹症的评估和处理取决于临床医生是否有能力获取详细的病史和体格检查，进行鉴别诊断，并依据适当检查确定患者是否需要手术干预（图 45.3）。

急腹症或者腹膜炎可由任何局部的致炎因素引起，一般是感染因素（图 45.4）。但腹膜炎早期并不一定出现感染的症状，腹膜的炎症可以由很多因素造成，如细菌、真菌、病毒、化学性刺激和异物等。

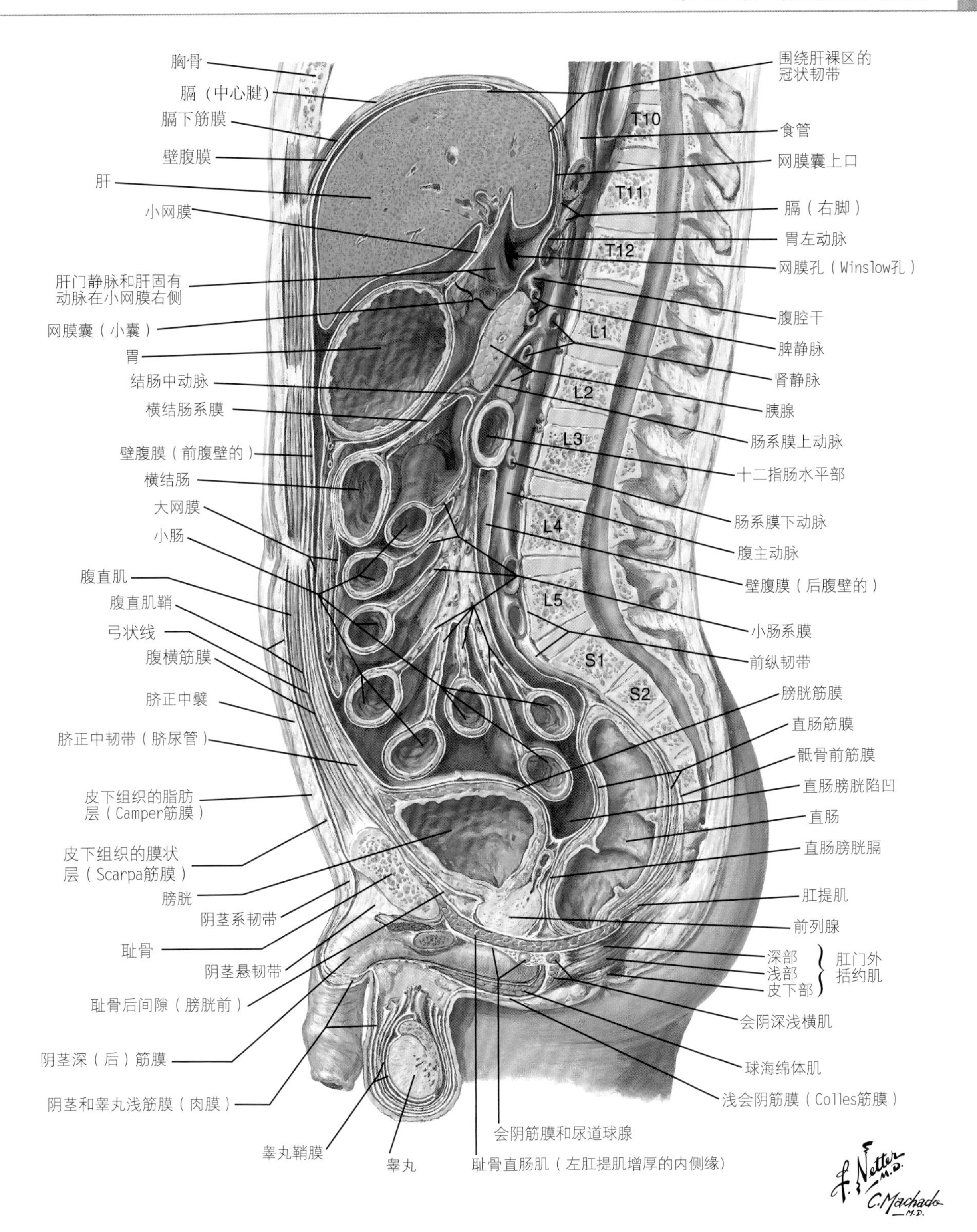

图 45.1　腹壁和腹膜（正中矢状位）

腹腔的液体循环可导致细菌、内毒素和炎性因子的吸收。

原发性腹膜炎是指非腹腔来源的单一微生物在腹水中定植引起的感染。继发性腹膜炎是指胃肠道及泌尿生殖系炎症或穿孔引起的腹膜感染。如果继发性腹膜炎治疗后，由于抗炎反应减弱，腹腔感染仍持续，称为第三腹膜炎。

诊断

腹膜炎的诊断基于病史、查体、实验室检查和放射学检查。早期症状取决于腹膜炎的严重程度和范围。临床上，疼痛可以是局限的或弥漫的，合并

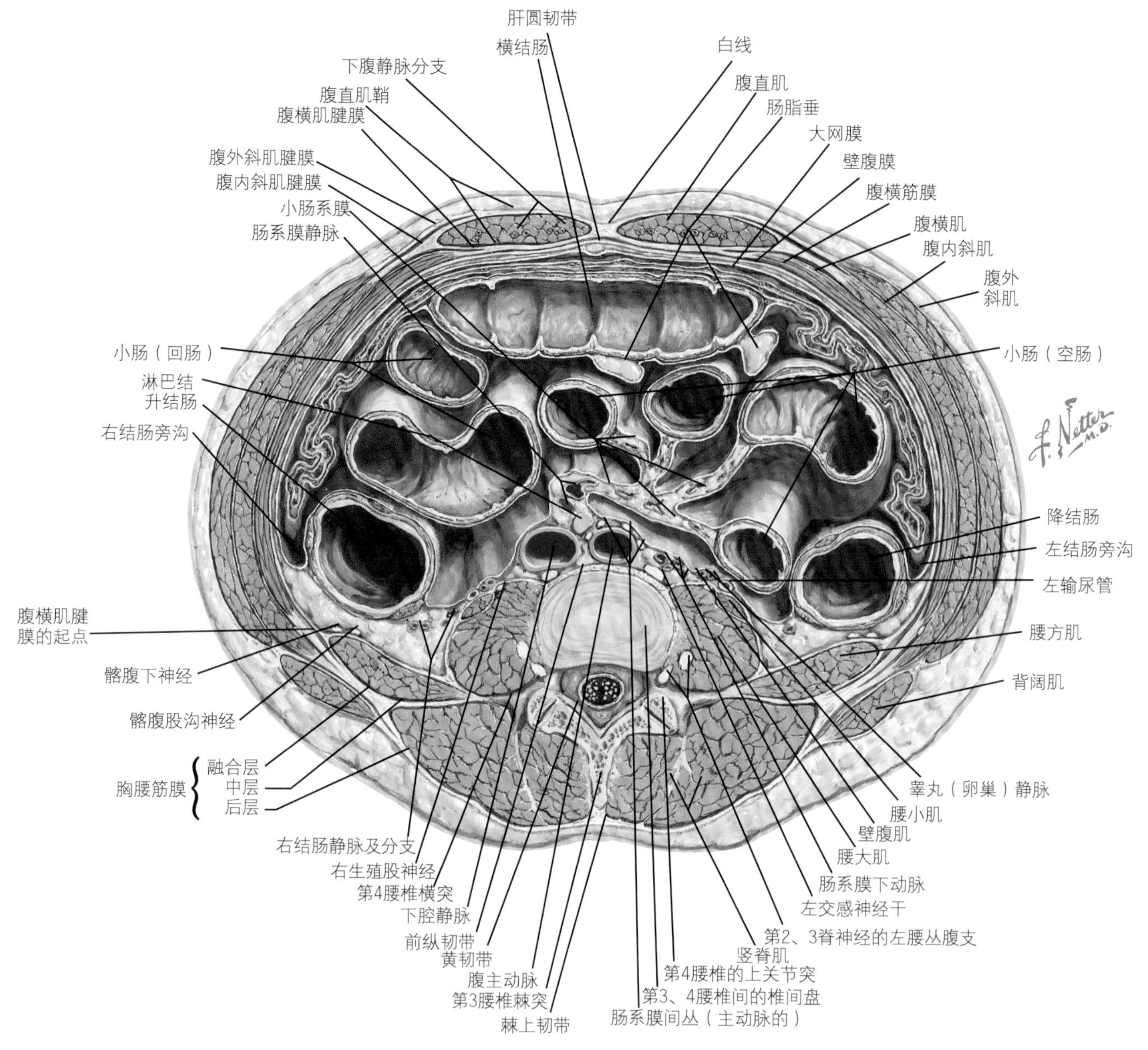

图 45.2 腹膜

膈下脓肿或积液的弥漫性腹膜炎可伴有肩痛。呕吐常发生在病程早期，可合并不适和发热。随着病情进展，腹胀会加剧。

急性腹膜炎的鉴别诊断包括阑尾炎、消化性溃疡穿孔、盆腔炎性疾病或卵巢囊肿破裂、憩室炎、肠缺血和穿孔、坏疽性胆囊炎或坏死性胰腺炎。

腹部X线平片出现膈下游离气体提示空腔脏器穿孔。对于需要进一步确诊的患者，应通过腹部超声和CT协助诊断。超声是评估急腹症的有效工具，可以快速扫查多个器官。多普勒显像可提示任何血管异常，包括栓塞或血栓形成部位、主动脉和内脏动脉瘤或动静脉瘘。

CT是一种安全、无创、有效的方法，能敏感地检测到游离空气、脓肿、钙化和腹腔积液，以及肠壁、肠系膜和腹膜后的详细信息，特别是肾、胰腺、十二指肠和主动脉。建议使用静脉和口服对比剂以评估梗阻、积液和血管情况，但应特别注意肾功能受损和/或对比剂过敏的患者。此外，MRI较为耗时，诊断价值通常不如CT。

慢性腹膜炎：腹膜结核

虽然结核性腹膜炎在西方国家并不常见，但2012年美国报告了1万例新病例。最易发生结核性

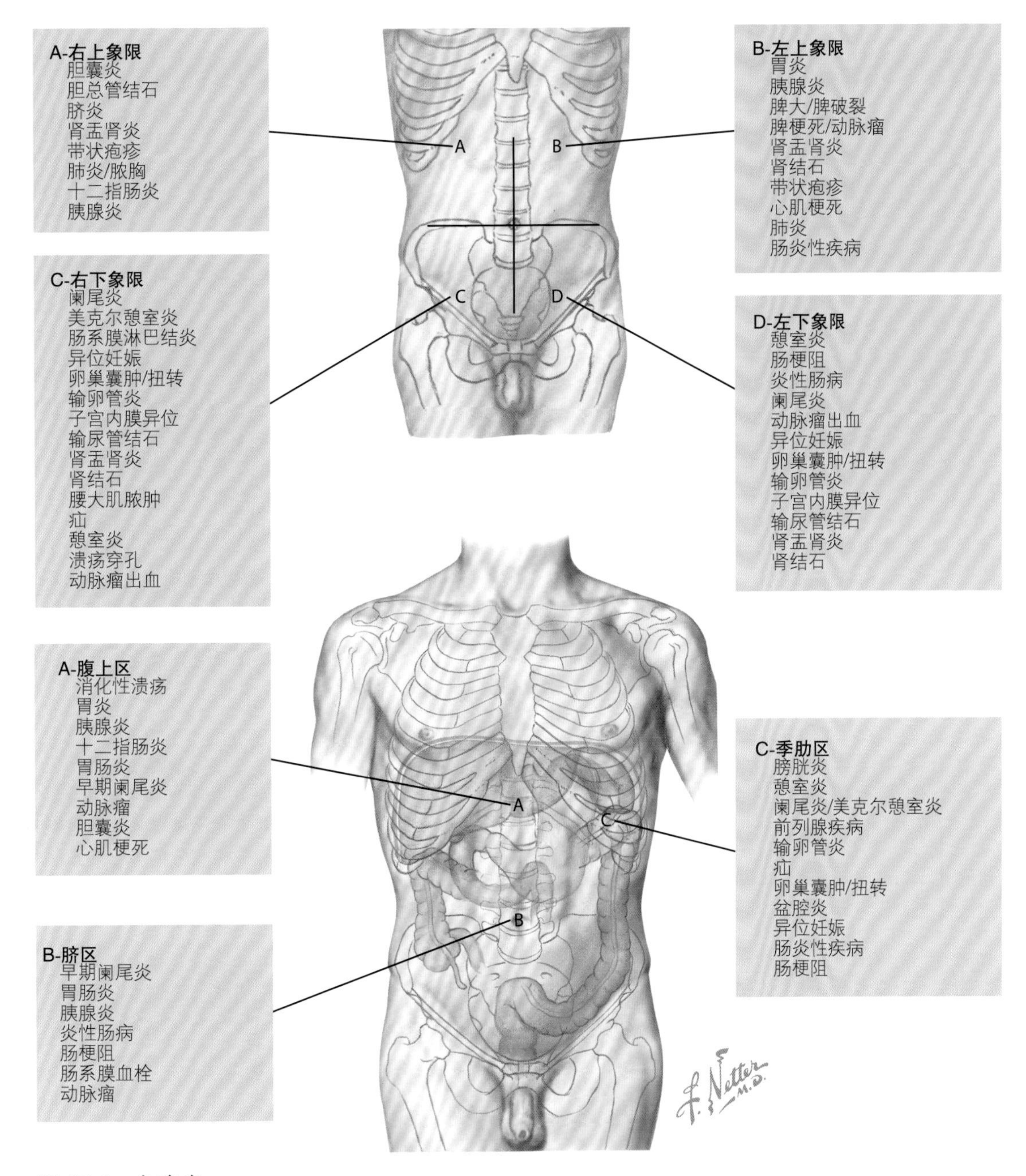

图 45.3　急腹症

腹膜炎的人群是免疫功能低下的患者，特别是 HIV 感染患者、监狱患者和流浪汉。腹膜结核（TB）是肺外结核的第六大常见部位，排在淋巴系统、小肠、骨、关节和脑膜之后，它来源于从肺部到腹膜的血行播散或从小肠结核传播的分枝杆菌。

诊断

结核性腹膜炎发病隐匿，持续数周至数月（图 45.5）。患者表现为进行性腹水、腹痛、发热、盗汗、乏力和厌食症。如果患者有结核病史，就应考虑结核性腹膜炎的诊断。患者的结核菌素皮试呈阳性，腹腔积液显示白细胞计数和淋巴细胞计数升高。腹腔镜下看到病灶和腹膜活检可确诊，病理显示干酪样肉芽肿。

治疗

治疗方法与肺结核相同，采用 6~9 个月疗程的异烟肼、利福平和吡嗪酰胺。通过内科治疗，症状会在几周内消失。如有穿孔、脓肿、窦道形成或梗阻，或内科治疗失败，应行手术治疗。

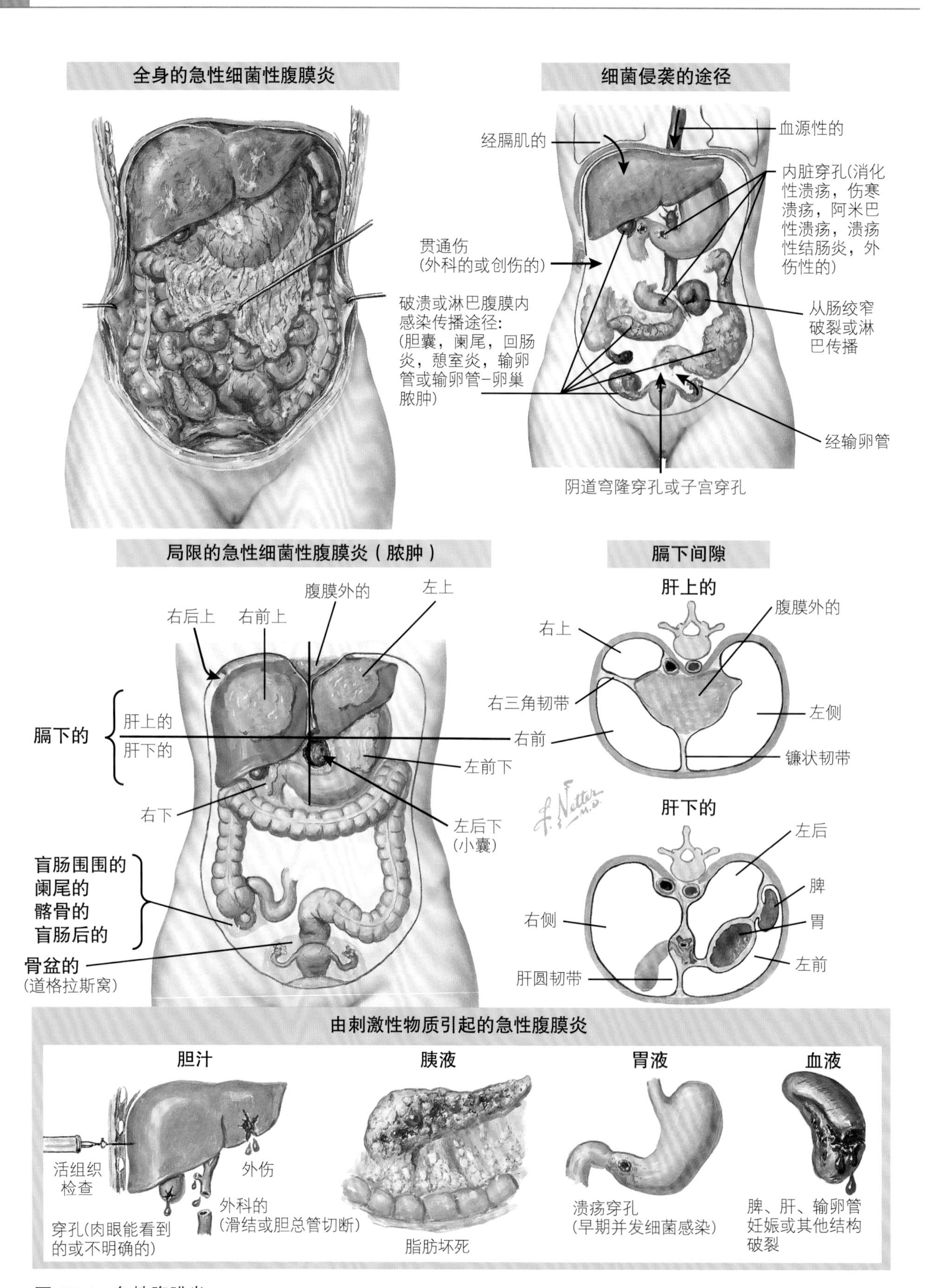
全身的急性细菌性腹膜炎
细菌侵袭的途径
经膈肌的
血源性的
内脏穿孔(消化性溃疡，伤寒溃疡，阿米巴性溃疡，溃疡性结肠炎，外伤性的)
贯通伤
(外科的或创伤的)
破溃或淋巴腹膜内感染传播途径:
(胆囊，阑尾，回肠炎，憩室炎，输卵管或输卵管-卵巢脓肿)
从肠绞窄破裂或淋巴传播
经输卵管
阴道穹隆穿孔或子宫穿孔
局限的急性细菌性腹膜炎（脓肿）
腹膜外的
左上
右后上
右前上
膈下的
肝上的
肝下的
右前
左前下
右下
左后下
(小囊)
盲肠围围的
阑尾的
髂骨的
盲肠后的
骨盆的
(道格拉斯窝)
膈下间隙
肝上的
腹膜外的
右上
右三角韧带
左侧
镰状韧带
肝下的
左后
脾
胃
右侧
左前
肝圆韧带
由刺激性物质引起的急性腹膜炎
胆汁
胰液
胃液
血液
活组织检查
外伤
外科的
(滑结或胆总管切断)
穿孔(肉眼能看到的或不明确的)
脂肪坏死
溃疡穿孔
(早期并发细菌感染)
脾、肝、输卵管妊娠或其他结构破裂

图 45.4 急性腹膜炎

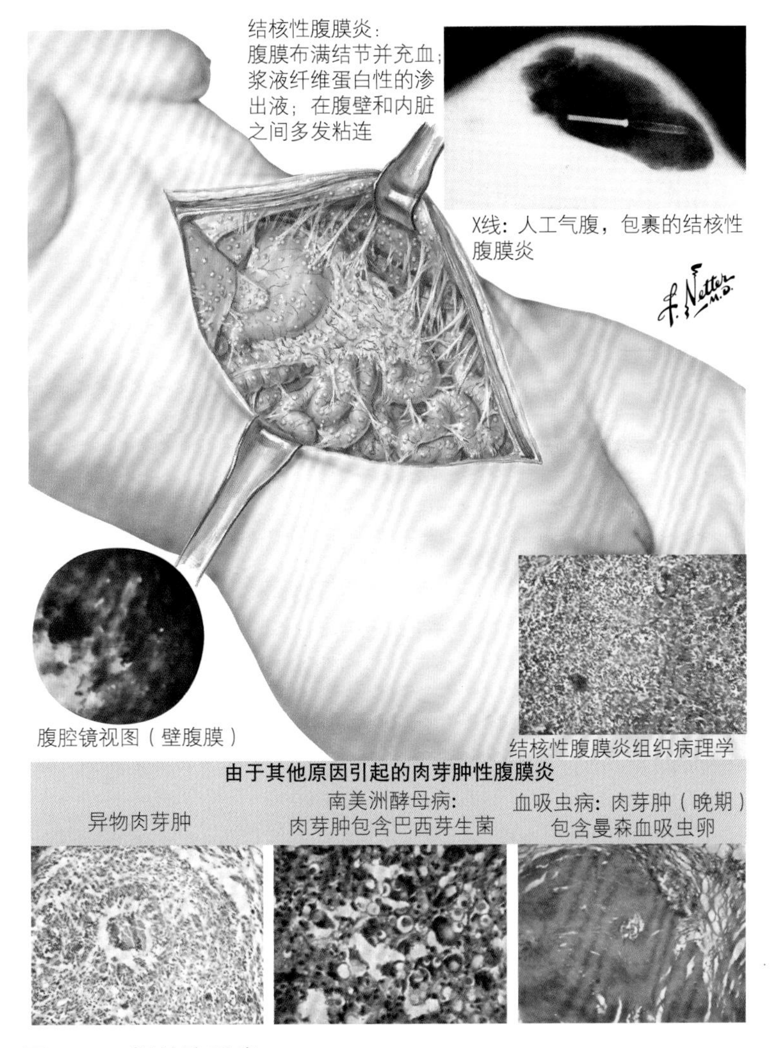

图 45.5 慢性腹膜炎

良性阵发性腹膜炎（家族性地中海热）

家族性地中海热（familial mediterranean fever，FMF）是一种常染色体隐性遗传的自身免疫病，以反复发作的发热和腹膜炎为特征（图 45.6），在有地中海背景的患者中最为常见，包括希腊人、意大利人、亚美尼亚人、土耳其人、北非人和犹太人。

FMF 是由 16 号染色体短臂上的地中海热（MEFV）基因突变引起的，MEFV 基因编码 Pyrin 蛋白，其功能是阻止抗炎反应。MEFV 的突变导致大量白细胞介素 1 的产生，从而放大了炎症反应。疾病相关蛋白之间的异质性可能是 FMF 患者出现不同表型的原因，急性 FMF 的触发机制尚不清楚。

临床表现

FMF 的表现为反复发热（高达 39.4℃），并伴有腹膜炎、胸膜炎或急性单关节滑膜炎，持续 24~72 小时后自行消退。对于临床医生来说，FMF 腹膜炎与外科急腹症难以区分，因此可能导致患者进行手术。FMF 的其他表现包括丹毒样红斑、无菌性脑膜炎、发热性肌痛和血管炎。

该病最重要的并发症是淀粉样变和由于淀粉样蛋白沉积到肾脏而导致的终末期肾脏疾病。此外，FMF 引起的盆腔粘连可能导致不孕症或流产。

诊断

FMF 是一种临床诊断，可通过基因检测确诊。反复发作自限性发热和腹膜炎患者应考虑此诊断。Livneh 标准有主要标准和次要标准，主要标准包括腹膜炎（全身性）、胸膜炎（单侧）或心包炎、单关节炎（髋关节、膝关节、踝关节）或单纯发热，次要标准（不完全发作）包括胸部、关节和四肢的发作。对于有明

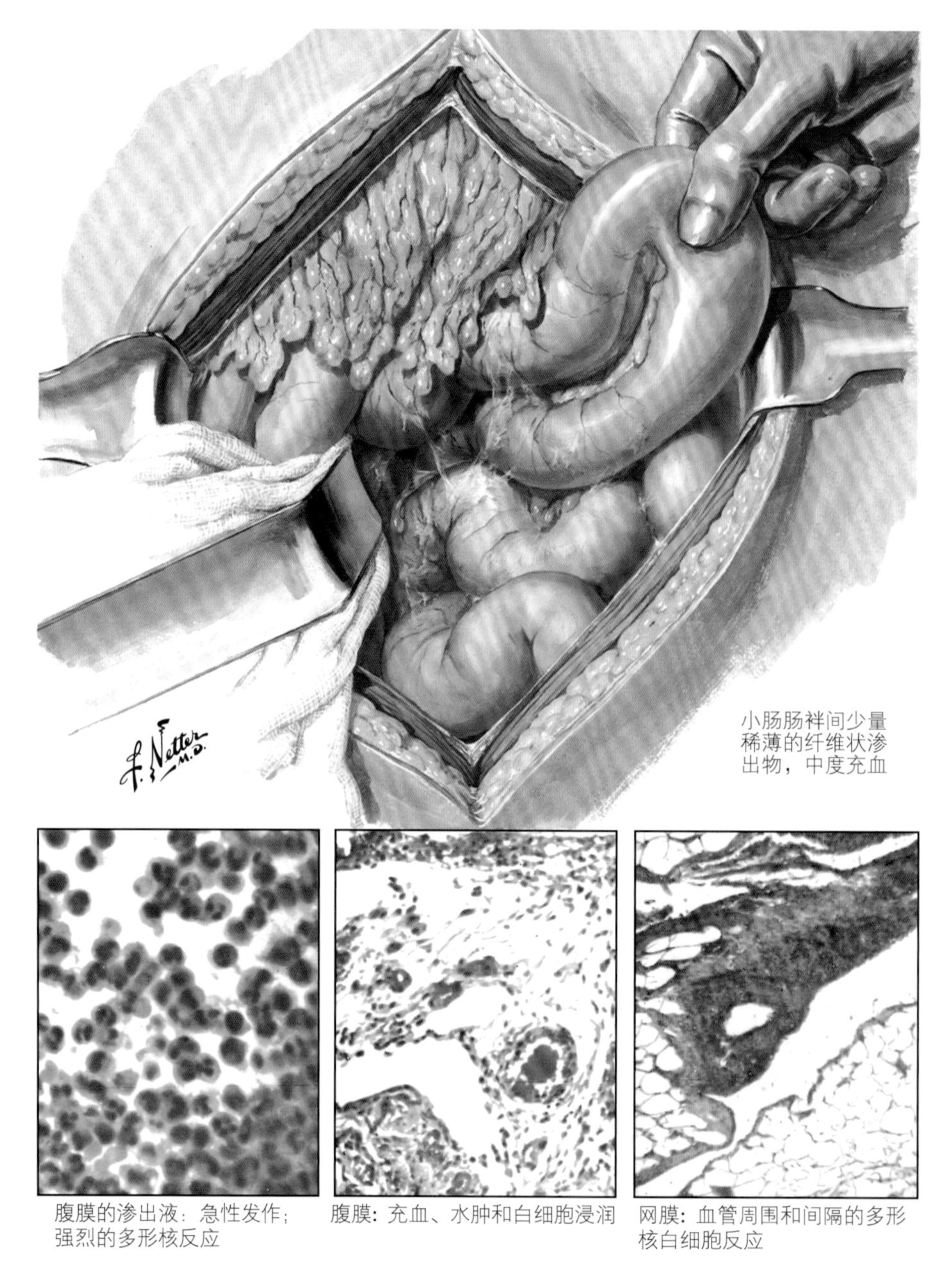

图 45.6 良性阵发性腹膜炎（家族性地中海热）

显家族病史的 FMF 或淀粉样变，可采用基因检测来支持诊断。相反，携带 MEFV 的突变体却并不一定伴随着临床症状。急性炎症标志物，如红细胞沉降率、C 反应蛋白和纤维蛋白原，在发作期间通常升高。

治疗

FMF 的治疗重点在于预防急性发作和淀粉样变的进展。可选择秋水仙碱用于预防性治疗。秋水仙碱抑制中性粒细胞并抑制炎症反应，可预防 60% 患者的发热，诱导缓解率高达 35%，并减少由淀粉样蛋白沉积引起的肾脏疾病。大剂量秋水仙碱可用于急性发作。在对秋水仙碱无反应的患者中，抗白介素（IL）-1 治疗已被证明是一种安全的选择。

腹膜肿瘤

硬纤维瘤

硬纤维瘤发现于 1832 年，为原发性腹膜肿瘤，是结缔组织来源的软组织肿瘤。硬纤维瘤可发生在躯干 / 肢体、腹壁或腹腔内、肠腔和肠系膜内。硬纤维瘤不会转移，但却有局部侵袭性。硬纤维瘤很少见，约占所有软组织肿瘤的 3%，多为偶发，并且 5%~15% 与家族性腺瘤性息肉病（FAP）有关。大多数患者是年轻男性。一般无症状，肿瘤生长缓慢，最终因局部侵犯出现症状。可通过活检确诊，组织学检查表现为梭形细胞，并且核β-连环蛋白、波形蛋白和平滑肌肌动蛋白着色。

硬纤维瘤的治疗选择是手术完整切除。腹腔内硬纤维瘤可出现在肠系膜根部，手术切除比较困难。如果不能切除，可采用多种治疗方式联合治疗，如非细胞毒性治疗包括非甾体抗炎药物（NSAIDs）和抗雌激素药物（他莫昔芬）、放射治疗或靶向化疗（伊马替尼）。

腹膜间皮瘤

恶性腹膜间皮瘤首次报道于1908年，是一种罕见疾病，占所有间皮瘤的10%~20%。在美国，每年大约有400例腹膜间皮瘤新病例，大多数与石棉接触直接相关。这种肿瘤起源于腹膜间皮细胞，具有侵袭性（图45.7）。多见于中年男性，患者表现为腹胀、腹围增加、厌食和体重减轻。CT显示腹膜和网膜增厚、肿块或结节，以广泛腹膜受侵为典型表现。经皮穿刺活检或腹腔镜活检可确诊。由于其罕见性，尚无标准的治疗方法，有文献支持减瘤手术和腹腔热灌注化疗（hyperthermic intraperitoneal chemotherapy，HIPEC）。

腹膜转移

原发性腹膜恶性肿瘤少见，大多数腹膜肿瘤是转移性的，来源于胃肠道肿瘤、卵巢癌或腹盆腔肉瘤。临床上，患者会出现腹围增大、厌食、体重减轻和腹水，姑息性腹腔穿刺术可以减轻患者症状，肿瘤负荷增加可引起梗阻性症状。腹膜癌的预后很差，如果不治疗，结肠直肠癌患者的中位生存期为5~8个月。减瘤手术和HIPEC可以选择性应用。

腹膜假性黏液瘤

腹膜假性黏液瘤（pseudomyxoma peritonei，PMP）的特征是腹膜弥漫分布黏性物质和黏液性腹水，称为“胶状腹部”。PMP可由阑尾或卵巢的低级别黏液性囊腺癌分泌大量含黏液的上皮细胞引起，也可由弥漫性腹膜黏液腺病（diffuse peritoneal adenomucinosis，DPAM）引起，后者由增生性黏液性上皮细胞构成。PMP十分罕见，发病率是1/1 000 000。组织学检查是重要的预后因素，DPAM 5年生存率为75%，腹膜黏液癌5年生存率为14%。

PMP在女性中更为常见，通常表现为进行性腹围增加。腹腔体液循环可导致PMP扩散，在腹腔的两种部位常见，包括腹水吸收区域（膈下和大网膜及相关区域）以及独立区域（腹盆腔皱褶处）。CT显示典型的肝脏表面皱褶、钙化斑块、腹水，可能还有低密度肿块。治疗包括对症减容，Sugarbaker等报道积极的手术减容和HIPEC治疗可提高总体生存率。

（Savannah Moon，Maria C. Fonseca，Emanuele Lo Menzo，Raul J. Rosenthal 著
李飞 译 周鑫 审校）

其他资源

Chow KM, Chow VC, Hung LC, et al: Tuberculous peritonitis-associated mortality is high among patients waiting for the results of mycobacterial cultures of ascitic fluid samples, *Clin Infect Dis* 35:409, 2002.

Chua TC, Moran BJ, Sugarbaker PH, et al: Early- and long-term outcome data of patients with pseudomyxoma peritonei from appendiceal origin treated by a strategy of cytoreductive surgery and hyperthermic intraperitoneal chemotherapy, *J Clin Oncol* 30:2449, 2012.

Evans R, Mouras M, Dvorkin L, Bramhall S: Hepatic and intra-abdominal tuberculosis: 2016 update, *Curr Infect Dis Rep* 18:45, 2016.

Eviatar T, Zaks N, Kukuy OL, et al: The effect of pregnancy on disease course in FMF, *Pediatr Rheumatol Online J* 11(Suppl 1):A63, 2013.

Giancane G, Ter Haar N, Wulffraat N, et al: Evidence-based recommendations for genetic diagnosis of familial mediterranean fever, *Ann Rheum Dis* 74:635–641, 2015.

Hall JC, Heel KA, Papadimitrou JM, Platell C: The pathobiology of peritonitis, *Gastroenterology* 114:185–196, 1998.

Kim J, Bhagwandin S, Labow DM: Malignant peritoneal mesothelioma: a review, *Ann Transl Med* 5(11):236, 2017.

Koskenvuo L, Peltomäki P, Renkonen-Sinisalo L, et al: Desmoid tumor patients carry an elevated risk of familial adenomatous polyposis, *J Surg Oncol* 113:209, 2016.

Lidar M, Yaqubov M, Zaks N, et al: The prodrome: a prominent yet overlooked pre-attack manifestation of familial mediterranean fever, *J Rheumatol* 33:1089, 2006.

Livneh A, Langevitz P, Zemer D, et al: Criteria for the diagnosis of familial mediterranean fever, *Arthritis Rheum* 40:1879, 1997.

Lopez N, Kobayashi L, Coimbra R: A comprehensive review of abdominal infections, *World J Emerg Surg* 6:7, 2011.

Low RN, Barone RM, Gurney JM, Muller WD: Mucinous appendiceal neoplasms: preoperative MR staging and classification compared with surgical and histopathologic findings, *AJR Am J Roentgenol* 190:656, 2008.

Nieuwenhuis MH, Casparie M, Mathus-Vliegen LM, et al: A nation-wide study comparing sporadic and familial adenomatous polyposis-related desmoid-type fibromatoses, *Int J Cancer* 129:256, 2011.

Padeha S, Berkun Y: Familial mediterranean fever, *Curr Opin Rheumatol* 28(5):523–529, 2016.

Sohar E, Gafni J, Pras M, Heller H: Familial mediterranean fever. A survey of 470 cases and review of the literature, *Am J Med* 43:227, 1967.

Sugarbaker PH: Management of peritoneal surface malignancy: the surgeon's role, *Arch Surg* 384:576–587, 1999.

Sugarbaker PH: Managing the peritoneal surface component of gastrointestinal cancer. Part 2. Perioperative intraperitoneal chemotherapy, *Oncology (Williston Park)* 18:207, 2004.

Sugarbaker PH, Ronnett BM, Archer A, et al: Pseudomyxoma peritonei syndrome, *Adv Surg* 30:233, 1996.

Van Baal J, Van de Vijver K, Nieuwland R, et al: The histophysiology and pathophysiology of the peritoneum, *Tissue Cell* 49:95–105, 2017.

van der Hilst JC, Simon A, Drenth JP: Hereditary periodic fever and reactive amyloidosis, *Clin Exp Med* 5:87, 2005.

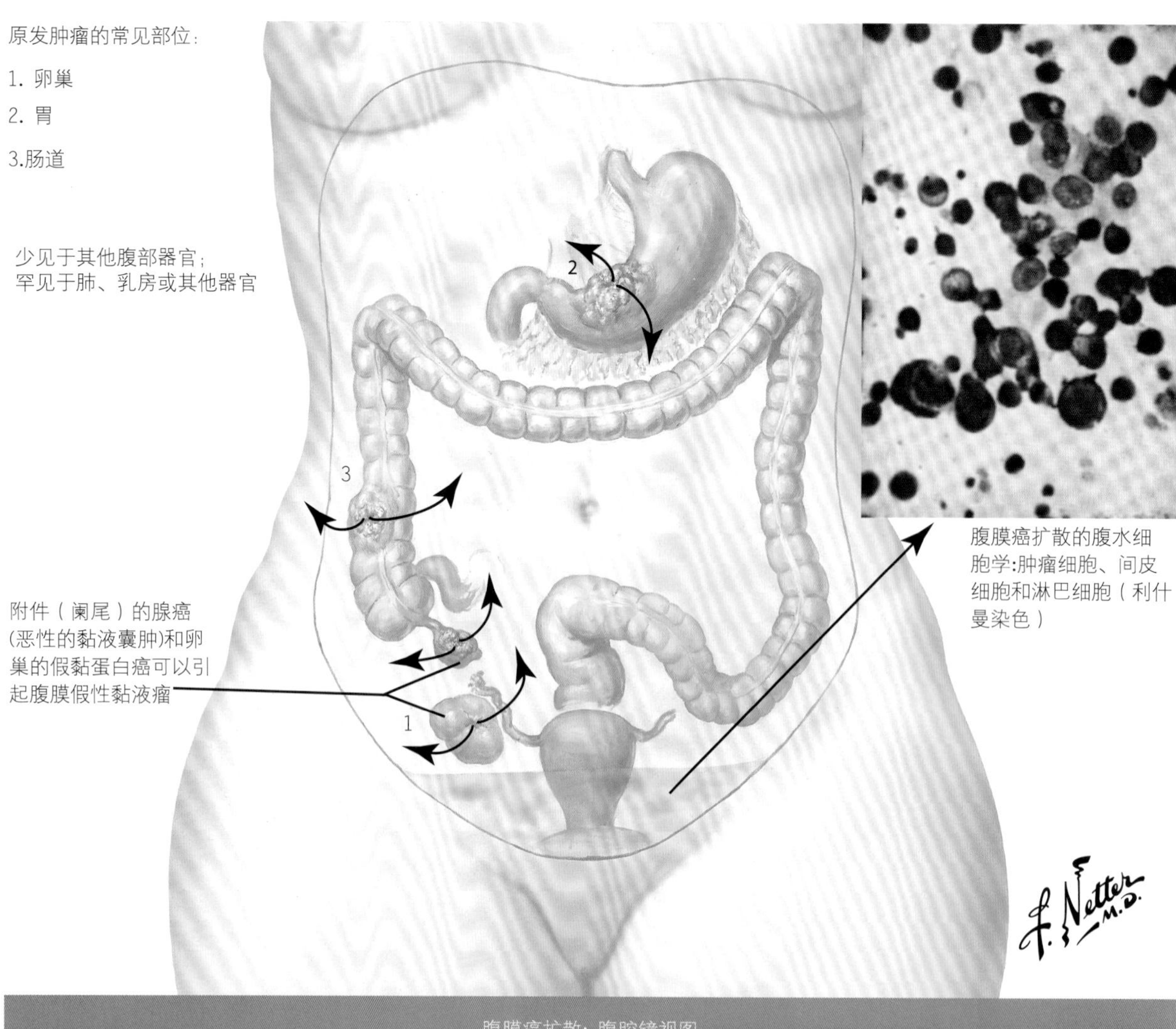
原发肿瘤的常见部位：
1. 卵巢
2. 胃
3.肠道
少见于其他腹部器官；
罕见于肺、乳房或其他器官
腹膜癌扩散的腹水细胞学:肿瘤细胞、间皮细胞和淋巴细胞（利什曼染色）
附件（阑尾）的腺癌(恶性的黏液囊肿)和卵巢的假黏蛋白癌可以引起腹膜假性黏液瘤
2
3
1

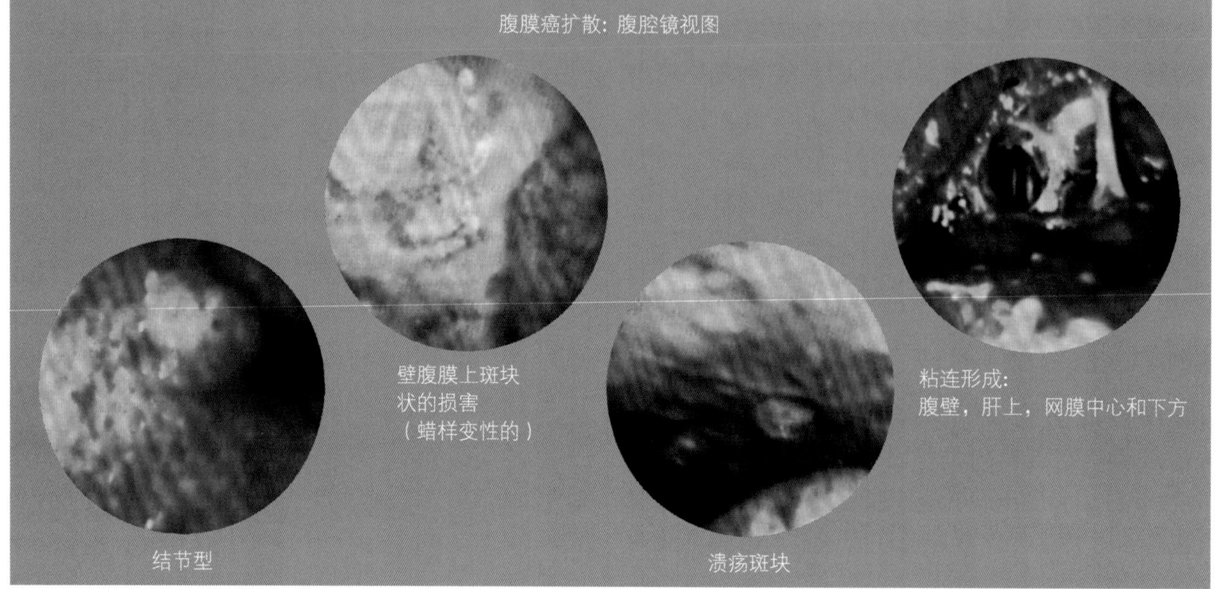
腹膜癌扩散：腹腔镜视图
壁腹膜上斑块状的损害（蜡样变性的）
粘连形成：
腹壁，肝上，网膜中心和下方
结节型
溃疡斑块

图 45.7 腹膜恶性肿瘤

第46章

肠系膜缺血和其他血管病变

肠系膜缺血

肠系膜循环在静息状态下接受的血容量大约为心排出量的25%，肠系膜缺血由肠管供血不足引起，通常分为急性和慢性，可以是局灶性缺血，表现为局部肠管缺血；也可以是广泛性缺血，表现为大多数肠管受累（图46.1）：

1. 急性肠系膜缺血的原因是血管闭塞或非闭塞性因素导致肠道动脉供血不足或静脉回流障碍所导致的肠道低灌注。

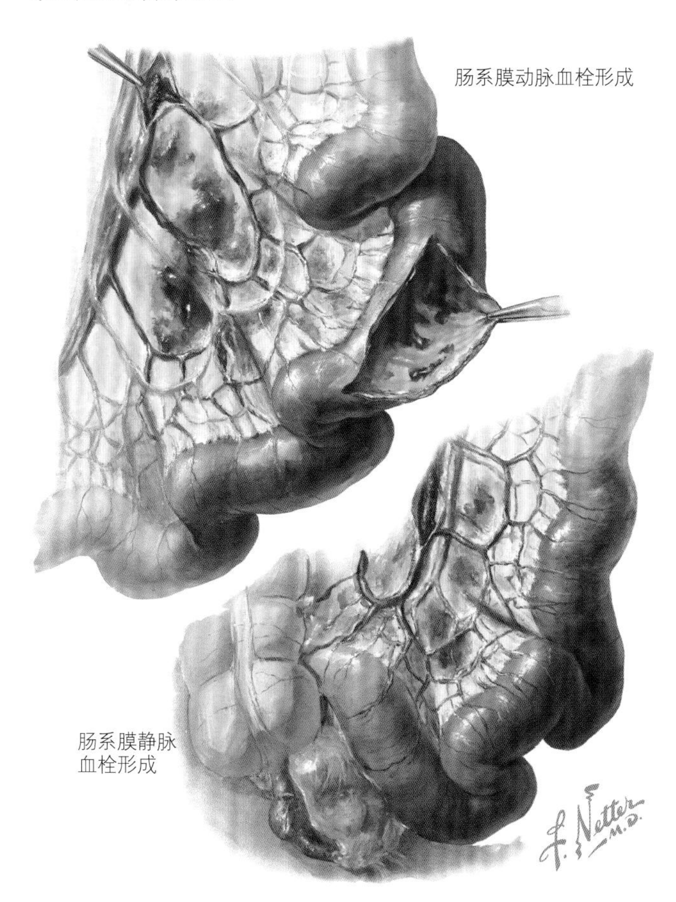

图46.1　肠系膜血管堵塞

2. 慢性肠系膜缺血是在肠系膜动脉长期进行性粥样硬化的基础上，由进食导致的间断性肠道相对供血不足引起。

病理生理

当肠管局部的氧和其他必需的营养供给不足以维持细胞代谢和细胞完整性时，肠道就会发生缺血性损害。血流量减少可以是体循环血容量的局部反应，也可能是由局部内脏血管病变引起。

肠系膜缺血受以下因素影响：

- 全身循环的状态以及侧支循环情况；
- 受影响血管的数目和直径，以及供应所支配肠管的能力；
- 血管床对缺血的自发反应、循环中的血管活性物质、局部体液因子、细胞代谢产物以及肠系膜血管对自主神经刺激的反应；
- 缺血持续的时间；
- 所支配肠管的代谢需求，由肠管的功能和菌群决定。

急性肠系膜缺血可分为闭塞性和非闭塞性。

闭塞性肠系膜缺血常常由腹腔干及肠系膜上动脉的血栓或栓子引起。肠系膜下动脉闭塞不常见，但仍能引起肠系膜缺血。另外，同一区域内肠系膜静脉闭塞也可引起。

1. 动脉栓塞占50%~60%，最常见的原因是左房或心室附壁血栓脱落，或瓣膜及近端主动脉病变。

2. 动脉血栓形成占20%，通常是慢性肠系膜缺血的急性发作，一般由动脉粥样硬化性疾病导致。

3. 肠系膜静脉血栓形成占10%，可以是特发性或继发于高凝状态（如遗传性疾病、恶性肿瘤、腹部手术）。

非闭塞性肠缺血是内脏灌注不足和血管收缩的结果，这种低灌注状态常见于急性冠状动脉综合征、心源性或感染性休克以及需要血管扩张性药物的患者。它通常影响结肠的分水岭区域，如脾曲和直肠乙状结肠交界处。

临床表现

急性肠系膜缺血最常见的临床表现是剧烈腹痛，通常先是脐周绞痛，然后发展为弥漫性持续性腹痛。急性肠系膜缺血的一个显著特征是腹部疼痛与体格检查不符合，并且发病初期腹膜炎体征不明显。有些患者虽然腹痛剧烈但查体却无异常发现。

呕吐、厌食、腹泻以及便秘也经常出现，但对诊断帮助不大。腹部检查也可显示腹胀，肠鸣音通常是正常的，甚至已出现严重梗死的患者也可如此。肉眼可见的胃肠出血较为罕见，除非是缺血性结肠炎。典型的实验室检查发现是白细胞增多。病程后期会出现肠坏疽，并伴随弥漫性腹膜炎、败血症和休克。

诊断

应结合不同影像学检查来协助诊断。肠系膜缺血患者的腹部平片可显示气液平面及扩张的肠管。肠壁积气、门静脉积气和腹腔游离气体的出现提示疾病进展至较晚阶段。

虽然诊断的金标准是血管造影术，最常见的诊断方法是 CT 血管造影和磁共振血管造影。CT 比磁共振更常用，因为它成本低、速度快并且较为方便。然而，磁共振血管造影术对肠系膜静脉血栓的诊断更敏感，对碘对比剂过敏者也是一种选择。

治疗和管理

初始治疗包括液体复苏、血流动力学监测和支持、纠正电解质异常、疼痛控制、抗凝和应用广谱抗生素。在不可逆的坏死和坏疽发生前，恢复血流灌注可使病变完全恢复。然而手术探查时往往已经发生梗死和透壁性坏死，只得进行肠切除。动脉栓塞术中应暴露并切开肠系膜上动脉（SMA），并尝试使用球囊导管取栓。静脉注射荧光素后行伍德灯检查以及多普勒超声可以协助评估肠管血运情况及肠管活性。最近，吲哚菁绿（ICG）荧光成像也被用于术中评估肠壁血运。

肠系膜动脉血栓形成可以采取血管重建，肠系膜旁路可以经主动脉或髂动脉建立，移植物选择大隐静脉。人工血管不能用于肠管坏死或腹腔内污染严重的患者。

非闭塞性缺血患者由于缺血肠段范围广泛往往出现大范围的肠坏死。手术指征的把握通常比较困难，因为这类患者一般会合并高龄、感染中毒性休克及其他严重的合并症，不适合手术。通常首选介入治疗，通过穿刺导管输注血管扩张药物，最常用的是罂粟碱。

对于任何急性肠系膜缺血患者，当肠道活力存疑时，通常在 24~48 小时后进行二次探查手术。

对于慢性肠系膜缺血患者，多年来一直采用以动脉内膜切除术和动脉旁路术为主的开放血运重建术。近几十年来，介入腔内治疗已成为有效的治疗方式。血管造影术可以显示肠系膜血管狭窄或闭塞的区域，通过注入药物、球囊扩张成形后放置支架可以改善肠道的灌注。

病程和预后

尽管采取了各种积极的治疗手段，急性肠系膜缺血的发病率和死亡率仍然居高不下。肠系膜静脉血栓形成的预后比动脉栓塞要好，但仍应警惕血栓进展导致梗死。这类患者术后通常需要抗血小板及抗凝治疗，以防止疾病的反复和进展。

其他血管病变

主动脉瘤

肾下主动脉瘤是目前最常见的主动脉瘤，男性更多见（男女比为 4：1），其他动脉瘤如髂总动脉瘤或髂内动脉瘤及腘股动脉瘤在患有腹主动脉瘤的患者中也很常见。

病因学

与动脉瘤有关的最常见的病理改变是动脉粥样硬化。高血压和吸烟是最常见的危险因素。其他不常见的病因有中层囊性坏死、梅毒、肺结核、细菌感染、动脉炎和外伤等。

临床表现

70% 的肾下腹主动脉瘤患者在最初发现时是无症状的，通常是在常规体检或影像学检查时偶然发现。突然发作的严重背部或腹部疼痛是动脉瘤扩张或破裂的典型症状。腹主动脉瘤破裂的发生率约为

20%~25%，这种灾难性疾病的典型临床表现是中腹部或弥漫性腹痛、背痛、腹部搏动性肿块和失血性休克。

治疗和处理

开放手术修补是腹主动脉瘤治疗的金标准。由于开放手术复杂并且死亡率和并发症发生率较高，腔内动脉瘤修补目前已成为腹主动脉瘤最常见的修补方式。男性动脉瘤直径大于 5.5 cm、女性动脉瘤直径大于 5.0 cm 是常见的手术适应证。

髂动脉瘤

髂总动脉瘤通常是由腹主动脉瘤延续而来或与之伴发，主要发生在有动脉粥样硬化的高危人群。髂动脉瘤的自然病程不良，可能因为在诊断时体积就较大，所以在诊断后几个月内发生破裂的比例很高。通常在使用分叉延伸移植物修补腹主动脉瘤的同时对髂动脉瘤进行腔内修补。

内脏动脉瘤

内脏动脉瘤是一种罕见但严重的血管疾病，最常见的受累血管依次为脾动脉、肝动脉、肠系膜上动脉、腹腔动脉、胃网膜动脉、空肠 - 回结肠动脉、胰腺动脉和胃十二指肠动脉。一般大于 2 cm 或有症状的内脏动脉瘤需要进行修补。

- 脾动脉瘤占内脏动脉瘤的 60%。有的脾动脉瘤患者会出现左上腹痛和上腹痛，腹部不适的发生率约为 20%。所有有症状或无症状但动脉瘤直径大于 3 cm 者均需进行修补。由于脾动脉瘤破裂风险非常高，育龄妇女或孕妇合并脾动脉瘤无论瘤体大小都应该进行修补。脾动脉瘤有多种修补方式，尽管开放性手术治疗（包括保脾和脾切除）是标准的治疗方法，但目前大多数脾动脉瘤都采用血管内栓塞和 / 或支架置入治疗。腹腔镜下动脉瘤结扎也可由熟练的微创外科医生操作。
- 肝动脉瘤占内脏动脉瘤的 20%，通常单发，约 80% 发生在肝外。肝动脉瘤几乎没有症状，少数患者表现为右上腹部和上腹部疼痛。
- 肠系膜上动脉瘤占常见的内脏动脉瘤的第三位，约占 5.5%，患者可出现腹部不适和疼痛，症状类似肠缺血性绞痛。
- 腹腔干动脉瘤占所有内脏动脉瘤的 4%，腹腔干动脉瘤可无症状，也可出现定位模糊的腹部不适。
- 胃和胃网膜动脉瘤占内脏动脉瘤的 4%，通常急性发作之前无先兆症状。
- 空肠、回肠和结肠动脉瘤占内脏动脉瘤的 3%，胰腺和胃十二指肠动脉瘤罕见，该类动脉瘤一般无症状，往往在因胃肠道出血行动脉造影时偶然发现。

（Morris Sasson，David R. Funes，Emanuele Lo Menzo，Raul J. Rosenthal 著
陆思懿 译　周鑫 审校）

其他资源

Brandt LJ, Boley SJ: Ischemic and vascular lesions of the bowel. In Sleisenger MH, Fordtran JS, editors: *Gastrointestinal disease* (vol 2), Philadelphia, 1993, WB Saunders, pp 1927-1962.
Cameron JL, Cameron AM (2017). *Current surgical therapy.* Philadelphia, PA. Elsevier. ed 12.
Cronenwett Jl, Johnston K (2014). *Rutherford's vascular surgery.* Philadelphia, PA. Saunders; ed 8.
O'Mara CS, Ernst CB: Physiology of the mesenteric circulation. In Zuidema GD, Shackelford RT, editors: *Shackelford's surgery of the alimentary tract,* ed 3, (vol 5), Philadelphia, 1991, Saunders.
Zinner MJ, Ashley SW: *Maingot's abdominal operations,* ed 12, McGraw-Hill Education, 2012.

第47章

消化道梗阻和肠管损伤

消化道梗阻

任何原因引起的消化道内容物自食管入口到肛门的推进障碍都可以诊断为消化道梗阻（图47.1）。消化道的疾病谱及其临床表现主要和所涉及的器官有关。因此，食管疾病的症状主要与吞咽有关；胃疾病以恶心和呕吐为主要表现；小肠、大肠的疾病主要与营养吸收和肠道运动的改变有关。

临床表现

消化道疾病最常见的症状是腹痛和排便习惯改变。腹痛是这些症状中最常见、最多变的，涉及多种疾病，其中有的病情轻微，而有的则威胁生命。

突然发作的腹痛常常是需要急诊治疗的严重疾病，而腹部的慢性不适通常与慢性疾病有关。腹痛性质的改变、特点、进展、部位以及与进食的关系在采集病史时同等重要。

排便习惯的改变可能是由肠动力异常或严重的器质性病变引起。既往排便正常的患者出现进行性加重的便秘，尤其是伴有体重减轻等全身症状时，常提示存在肠道梗阻，尤其是恶性梗阻。

病理生理学

在新生儿，各种先天性畸形都可以造成梗阻，包括食管或肠管异常、肛门闭锁、结肠旋转不良、中肠扭转、胎粪性肠梗阻和先天性巨结肠等。婴儿发生梗阻的早期症状包括流涎增多、伴有反流或呕吐的进食异常、腹胀和不排胎粪等。

十二指肠梗阻能在新生儿时期或者在1岁之内出现，但有时直到儿童时期才出现。梗阻通常就发生在Vater壶腹以远，有时也可能因为发生内疝导致嵌顿，或者由肠段嵌顿在膈肌的环形缺损中引起，这些缺损可以是先天性的、创伤造成的或由手术引起的。

食管疾病如失弛缓症可以影响液体和固体食物通过食管，如图47.1最上方所列，食管末端吻合或成形术后的纤维性狭窄也有报道。由肿块引起的食管外压也可引起食管梗阻。

胃的梗阻可能是由于摄入的异物在胃内积聚造成，如毛球症和胃石症，也可由肥厚性幽门梗阻或幽门区的消化性溃疡导致的痉挛性或瘢痕性狭窄，以及恶性肿瘤所引起。

小肠

小肠梗阻有四个典型症状：腹痛、呕吐、腹胀和停止排便。症状会因梗阻的解剖位置（近端或远端）、梗阻的程度（部分性或完全性）以及是否发生了绞窄而不同。

无论经口进入的异物或胆结石组成的异物都可以造成阻塞从而引起梗阻。小肠机械性梗阻的其他原因包括手术粘连、先天性腹膜索条、转移性肿瘤、粪石、Meckel憩室或粘连性腹膜炎（结核、滑石粉肉芽肿）等，有时小肠的原发肿瘤（癌、淋巴肉瘤、霍奇金病）（图47.1第四行）也会导致梗阻。医源性肠梗阻（吻合口狭窄、扭转或成角、吻合不当）由不当的外科操作造成。

大肠

大多数的大肠机械性梗阻是由大肠癌造成的。有时盲肠系膜长会导致盲肠扭转，而乙状结肠扭转常见于年迈虚弱的疗养院患者，直肠巨大异物（见于反常性行为或精神病患者）也可引起梗阻（图47.1第六行）。严重结肠梗阻的常见症状包括腹痛、腹胀、呕吐和停止排便。

结肠狭窄可能是由瘢痕纤维化（结肠炎、憩室

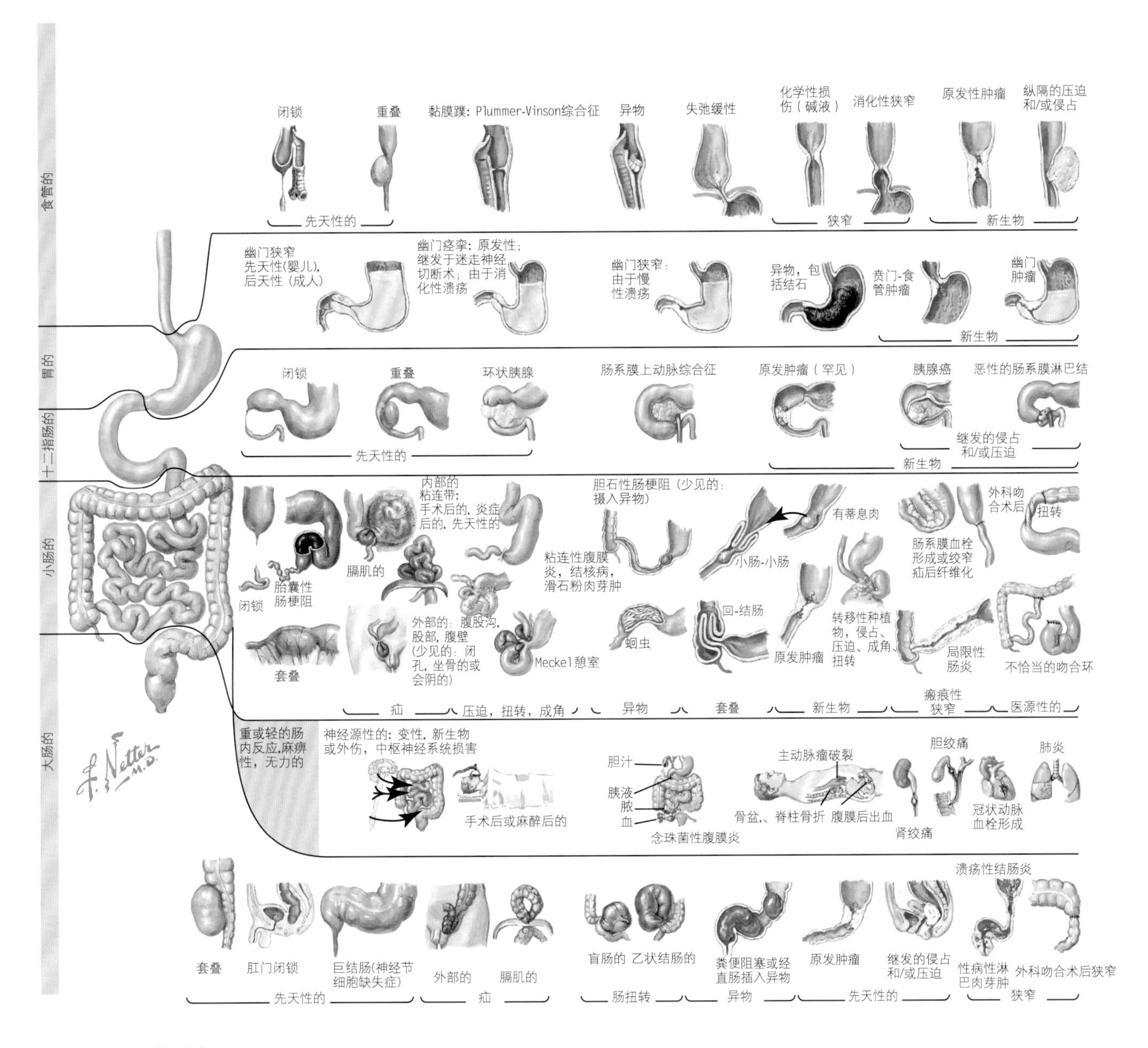

图 47.1　消化道梗阻

炎）或者手术并发症（吻合口狭窄）引起。肠外压迫通常由原发或转移性盆腔肿瘤引起，可造成直肠乙状结肠交界附近的结肠低位梗阻。

非机械性肠梗阻

非机械性的肠运动功能障碍曾被命名为反射性肠梗阻、肠动力不全或者麻痹性肠梗阻。患者可以出现胃潴留、停止排气排便、腹胀、肠鸣音消失的症状，影像学检查可以发现小肠和大肠积气、积液、肠腔扩张。

- 反射性肠梗阻见于多种中枢神经系统疾病的患者。手术麻醉、腹腔手术操作刺激、广泛的肋骨骨折和腹部闭合性损伤可以起肠蠕动迟缓。其他引起反射性肠梗阻的情况包括肾或胆绞痛、肺炎、卵巢囊肿扭转梗死、冠状动脉血栓形成以及腹膜后出血等。
- 麻痹性或无动力性肠梗阻最常见于化脓性腹膜炎。胃十二指肠内容物、胰液、胆汁以及出血进入腹腔也可能引起该类肠梗阻。

小肠外伤

小肠损伤在腹部贯通伤的患者中很常见（图 47.2），这类损伤的诊断和治疗相对容易和直接，

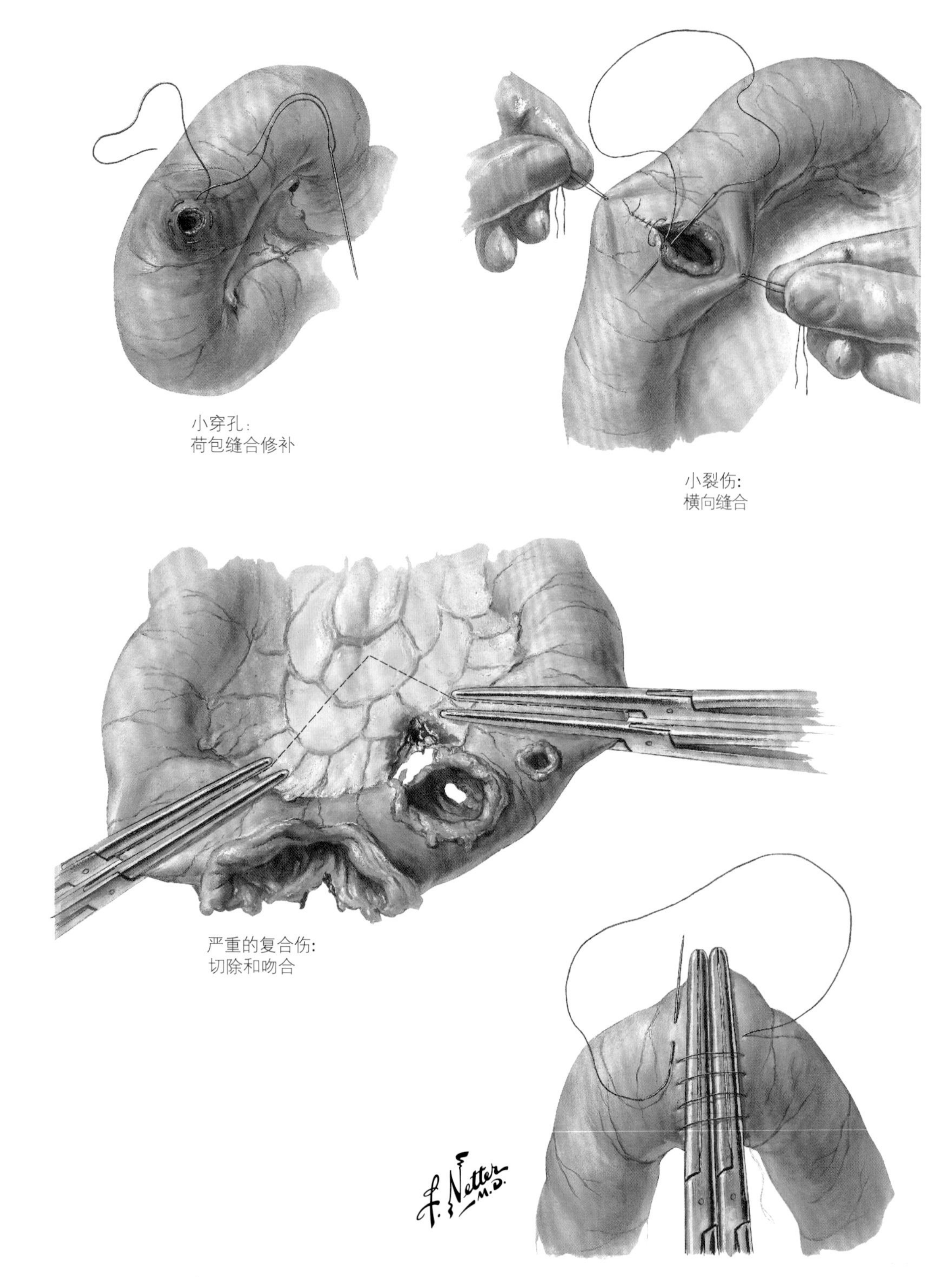

图 47.2 小肠外伤

但继发于腹部钝性伤的小肠损伤诊断相对困难。快速诊断和及时处理小肠损伤能显著减少术后并发症。

小肠长约 6.5 米，起始的 40% 为空肠，其后是回肠。回肠吸收维生素 B_{12}，并将胆盐重吸收入肝肠循环。因此，回肠损伤的远期影响比近端小肠损伤更复杂。由于远端小肠的厌氧菌含量较高，损伤后发生术后感染的风险更高。

临床表现

对小肠损伤的高度警觉有助于及时诊断，尤其是在腹部钝性伤时。对于头外伤患者，查体并不可靠。

由于占据了大部分腹腔且具有较高的活动度，小肠是贯通伤最容易损伤的腹腔脏器。

诊断和治疗

通常所有的腹部贯通伤都需进行开腹探查，检查自 Treitz 韧带至回盲瓣的全部小肠，同时应检查全部肠系膜及有无血肿。

发现的任何小肠损伤都应立即修补。较小破口应一期缝合，进针方向要垂直于肠管长轴，以避免术后肠管狭窄。如果一小段肠管发生多处损伤或破损较大，应行肠管切除后一期吻合（见图 47.2）。治疗肠系膜损伤的处理取决于相应肠管的活力。如果出现较大范围的肠管缺血或伴有其他严重损伤，应尽量缩小切除范围并进行有计划的二次探查手术，二期进行肠管吻合。

继发于闭合性腹部损伤的小肠损伤诊断较为困难。排除实质脏器损伤后，腹腔出现游离液体则高度提示小肠损伤。影像学检查有可能漏诊小肠损伤，尤其是在损伤早期。诊断性腹腔镜检查已被用于评估刀刺伤以及胸腹联合贯通伤后的腹腔损伤。小肠损伤的术后管理取决于其合并伤，术后应尽早恢复肠内营养。

结肠损伤

在腹部贯通伤中结肠是第二常见的损伤部位。虽然在腹部钝性伤中结肠损伤很少见，但是却有更高的并发症发生率并导致住院时间延长。此外，目前没有能够排除结肠钝性伤的可靠方法。因此，可疑累及结肠的腹部外伤应尽早选择手术治疗（图 47.3）。

治疗和预后

战场治疗得来的经验促使了结肠损伤治疗的进步，结肠损伤的死亡率已明显降低。自南北战

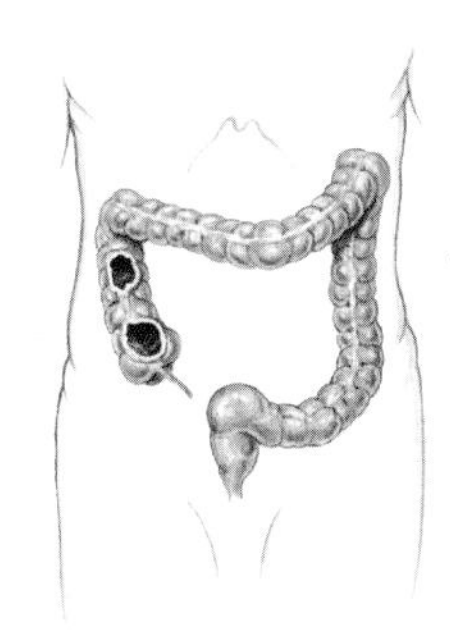

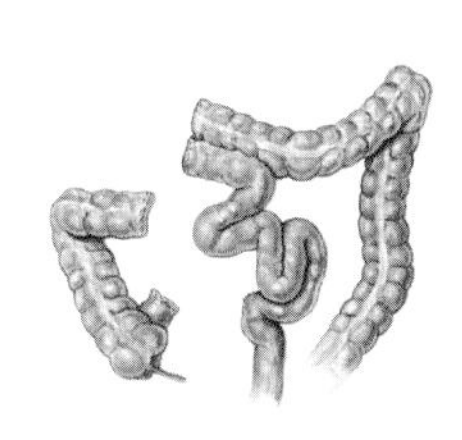

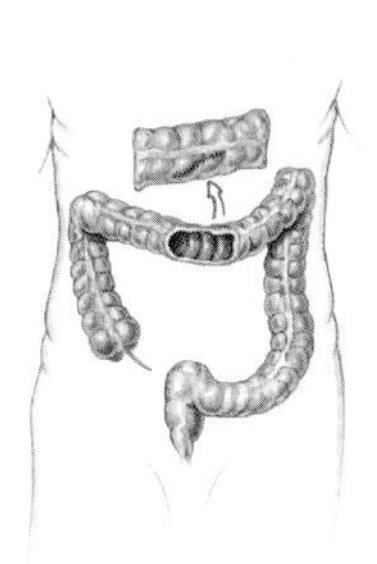

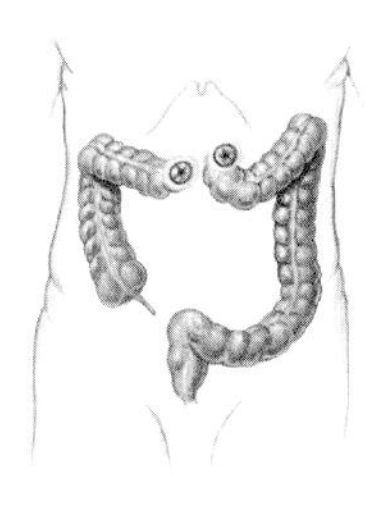

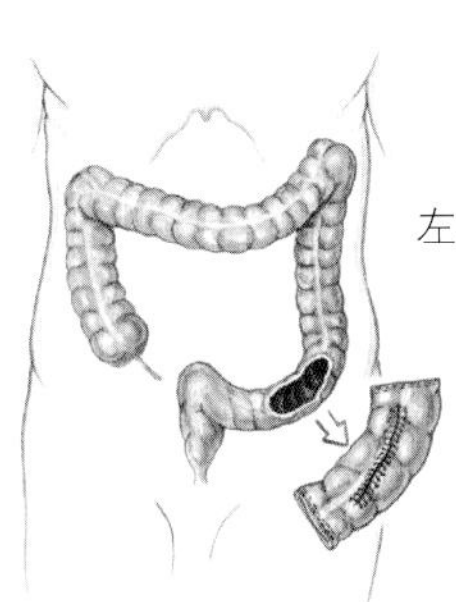

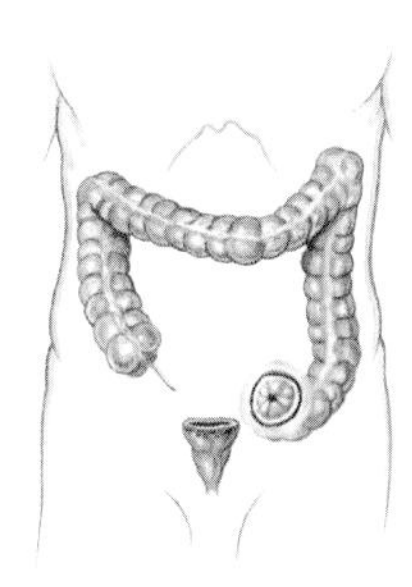

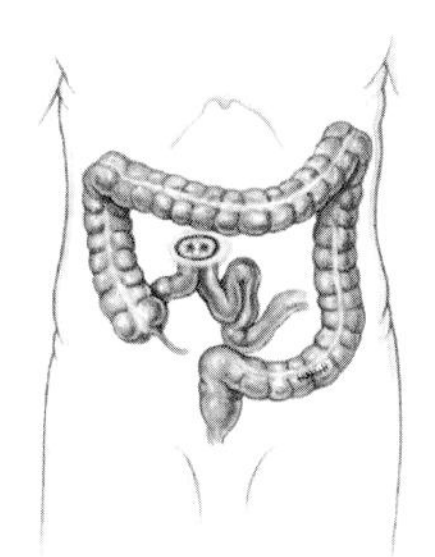

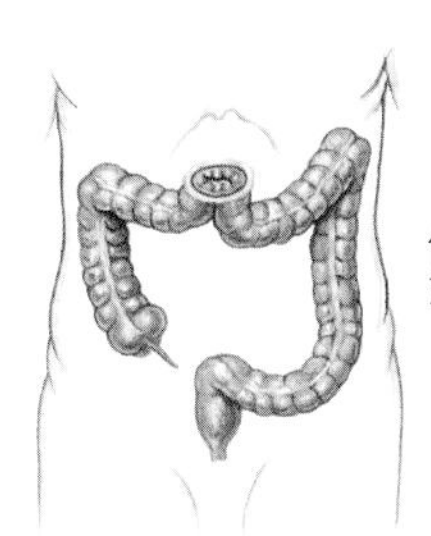

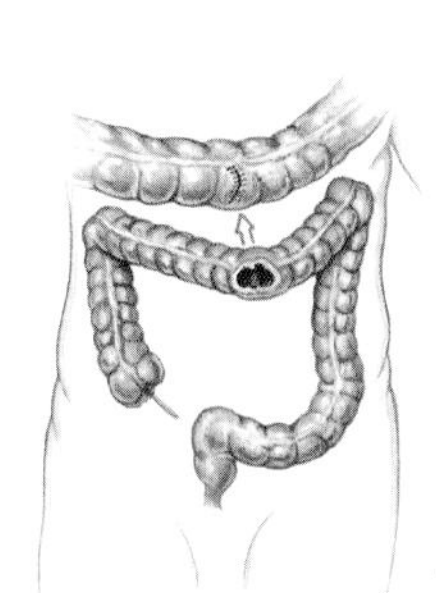

图 47.3　结肠外伤

争至越南战争，结肠损伤的致死率已由 90% 以上降至 10% 以下，促使这类患者生存率显著提高的因素包括：结肠造瘘术、液体复苏、血液制品和广谱抗生素的应用。与术中预防性应用抗生素相比，术前应用可以显著降低感染的发生率（分别为 7% 和 33%）。

战伤和日常创伤的受伤机制是两种创伤的主要区别。战伤通常是由高速武器和爆炸性装置造成，而日常创伤则多源于手枪、穿刺伤和钝性伤，因此日常创伤病情相对轻，预后更好。报道的日常结肠创伤的死亡率为 1%~3%。然而，结肠损伤患者术后早期死亡的原因可能是其他合并伤而不是结肠损伤。

最常用的评估结肠损伤严重程度的工具是穿透性腹部创伤指数和结肠损伤评分（Colon Injury Scale，CIS）。CIS 1~3 级的患者适宜一期修复，而 4~5 级的患者通常要通过粪便转流来治疗。

1979 年制定的结肠损伤强制造瘘标准后来受到了挑战。1996 的一项前瞻性随机试验结果显示，与粪便转流相比，一期修复有相似的脓毒症相关并发症发生率。此外，2002 年的一项 Cochrane 系统综述认为，在结肠贯通伤的处理中一期修复优于粪便转流。最新的创伤外科东方学会（Eastern Association for the Surgery of Trauma）关于腹腔贯通伤导致结肠损伤的外科治疗的共识推荐对损伤不严重的结肠贯通伤进行一期修复；而对损伤严重的结肠损伤，如果患者病情平稳且不伴有严重联合伤，建议行结肠切除吻合术；对于伤情危重或合并严重伴发伤的患者，选择肠切除和结肠造口术患者结局会更好（见图 47.3）。

结肠损伤的治疗必须要考虑到外科医生的经验、规范化的手术路径、损伤的机制和范围、患者的状态以及所有的伴发伤。另外，患者在术前都应给予预防性的抗生素治疗。

（Mauricio Sarmiento-Cobos，Hira Ahmad，Emanuele Lo Menzo，Raul J. Rosenthal 著
陆思懿 译 周鑫 审校）

其他资源

Al-Salamah SM, Mirza SM, Ahmad SN, Khalid K: Role of ultrasonography, computed tomography and diagnostic peritoneal lavage in abdominal blunt trauma, *Saudi Med J* 23:1350–1355, 2002.

Brohi K: *Injury to the colon and rectum.* http://www.trauma.org/abdo/COLONguidelines.html. (Accessed July 2003).

Bullard Dunn KM, Rothenberger DA, et al: In Charles Brunicardi F, editor: *Schwartz's principles of surgery*, ed 10, New York, NY, 2015, McGraw-Hill.

Cameron JL, Cameron AM: *Current surgical therapy*, ed 12, 2017, Elsevier.

Cayten CG, Fabian TC, Garcia VF, et al: *Patient management guidelines for penetrating intraperitoneal colon injury.* http://www.east.org. (Accessed 1998).

Chappuis CW, Dietzen CD, Panetta TP, et al: Management of penetrating colon injuries: a prospective randomized trial, *Ann Surg* 213:492–497, discussion 498, 1991.

Coleman JJ, Zarzaur BL: *Surgical management of abdominal trauma hollow viscus injury*, vol 97, 2017, Department of Surgery, Indiana University School of Medicine, Indianapolis, IN Surgical Clinics.

Fakhry SM, Brownstein M, Watts DD, et al: Relatively short diagnostic delays (<8 hours) produce morbidity and mortality in blunt small bowel injury: an analysis of time to operative intervention in 198 patients from a multicenter experience, *J Trauma* 48:408–414, 2000.

Filston H: Pediatric surgery. In Sabiston A, editor: *Textbook of surgery*, vol 2, Philadelphia, 1986, Saunders, pp 1253–1298.

Galandiuk S, Smith J, Billeter A, Jorden J: *Shackelford's surgery of the alimentary tract*, ed 7, 2013.

Gonzalez RP, Merlotti GJ, Holevar MR: Colostomy in penetrating colon injury: is it necessary?, *J Trauma* 41:271–275, 1996.

Isselbacber K, Podolsky D: Approach to the patient with gastrointestinal disease. In Fauci AS, editor: *Harrison's principles of internal medicine*, vol 2, ed 14, New York, 1998, McGraw-Hill, pp 1579–1583.

Karulf RE, Fitzharris G: *Colon trauma.* http://www.fascrs.org/coresubjects/2002/karulf.html.

Lannelli A, Fabiani P, Karmdjee BS, et al: Therapeutic laparoscopy for blunt abdominal trauma with bowel injuries, *J Laparoendosc Adv Surg Tech A* 13:189–191, 2003.

McQuay N, Britt LD: Laparoscopy in the evaluation of penetrating thoracoabdominal trauma, *Am Surg* 69:788–791, 2003.

Nelson R, Singer M: Primary repair for penetrating colon injuries, *Cochrane Database Syst Rev* (3):CD002247, 2002.

Pikoulis E, Delis S, Psalides N, et al: Presentation of blunt small intestinal and mesenteric injuries, *Ann R Coll Surg Engl* 82:103–106, 2000.

Rossi P, Mullins D, Thal E: Role of laparoscopy in the evaluation of abdominal trauma, *Am J Surg* 166:707–710, 1993.

Smith LE: Traumatic injuries. In Gordon PH, Nivatvongs S, editors: *Principle and practice for the surgery of the colon, rectum and anus*, ed 2, St Louis, 1999, Quality Medical Publishing, pp 1235–1284.

Stafford RE, McGonigal MD, Weigelt JA, Johnson TJ: Oral contrast solution and computed tomography for blunt abdominal trauma: a randomized study, *Arch Surg* 134:622–626, 1999.

Welch J, Moody FG: Mechanical obstruction of the small and large intestines. In *Surgical treatment of digestive disease*, ed 2, Chicago, 1990, Mosby-Year Book, pp 624–639.

Williams MD, Watts D, Fakhry S: Colon injury after blunt abdominal trauma: results of the EAST multi-institutional hollow viscus injury study, *J Trauma* 55:906–912, 2003.

腹壁与腹腔疝

疝这个词来源于希腊文“hernios”，原本是萌芽的意思。它的含义是脏器通过异常的缺损（通路）突入自然体腔，定义的关键是“通路”。实际上，疝在一些患者中突出不明显，特别是在患病早期。与疝通路相对应的部位就是疝囊颈。疝囊颈的尺寸和扩张的疝囊的容积决定了疝的大小。疝的类型由其部位和原因、疝内器官的移动性和其血供情况来决定（图 48.1）。

男性一生中发生疝的概率接近 20%，女性则为 0.2%。腹壁疝只发生在缺乏横纹肌支持保护的腱膜和筋膜部位。有些疝是因为肌肉萎缩或外科手术而继发的。常见的易形成疝的部位有腹股沟区、脐部、腹白线、半月线、膈和手术切口。其他类似的但却少见的部位有腹膜、上腰三角、下腰三角、骨盆的闭孔和坐骨孔等部位。

腹股沟疝

腹股沟疝是最常见的疝类型。出生后第一年的发病率最高，第二个稍低的发病高峰发生在 16~20 岁。男性一生中腹股沟疝的发病率为 27%，女性为 3%。在男性和女性中，大多数腹股沟疝是斜疝。疝囊通常由腹膜和薄弱的腹壁各层组成。疝环是确实存在的缺损，有时是体格检查中唯一可触及的异常征象。疝内容物可以是结肠和小肠的不同部位、膀胱、卵巢和网膜等组织。疝囊的近端是最窄的，因此被称为疝囊颈，而远端则称为疝囊底。

腹股沟斜疝

在妊娠期的最后三个月，如果精索突或鞘状突不能闭塞，就会为腹股沟斜疝的形成留下一条开放通道。然而，它不一定都会形成疝，其他因素也会使腹腔内的结构进入疝囊中形成疝。

另外，腹内压与形成腹股沟深环的肌肉和筋膜结构的阻力之间的差异也可以解释缺损的根源。这种常见的情况包括妊娠、腹水、肺气肿患者的慢性咳嗽以及外伤。

从解剖上讲，斜疝的疝囊位于精索的前上方，而深部的腹壁下血管也会向内侧移位。此外，突出的疝囊和变宽的深环改变了原本是垂直的两个腹股沟环之间的关系。

腹股沟直疝

腹股沟直疝与斜疝具有不同的病理生理机制。虽然直疝被认为是一种后天获得性疾病，在 40~50 岁的男性中发病率最高，但是先天性发育异常也被认为是一种因素，腹内斜肌较低部位的肌纤维应该是横向排列的而不是斜向排列的。因此，联合腱是在更高的平面上附着在腹直肌上，从而促进疝的形成。直疝的特征是在腹壁下血管内侧，从腹股沟管的后壁突出。

临床表现

腹股沟疝的症状迥异，可以没有任何表现，也可以表现为肠绞窄。在休息或平躺状态下，大多数疝没有症状。体力活动特别是腹内压升高时可引起胀、痛的症状，或仅仅是局部的膨出。有时，症状可能归因于所涉及的特定器官（如为膀胱时出现排尿困难，为乙状结肠时出现便秘）。导致直疝的主要因素包括腹内压的慢性升高（如肥胖、腹水、慢性咳嗽、便秘、职业或业余举重）和腹壁肌肉组织的萎缩（如营养不良、衰老）。直疝的症状通常比斜疝轻。

诊断

病史采集和体格检查就可明确诊断。体格检查应当在患者仰卧和直立位时进行。检查者的手指轻

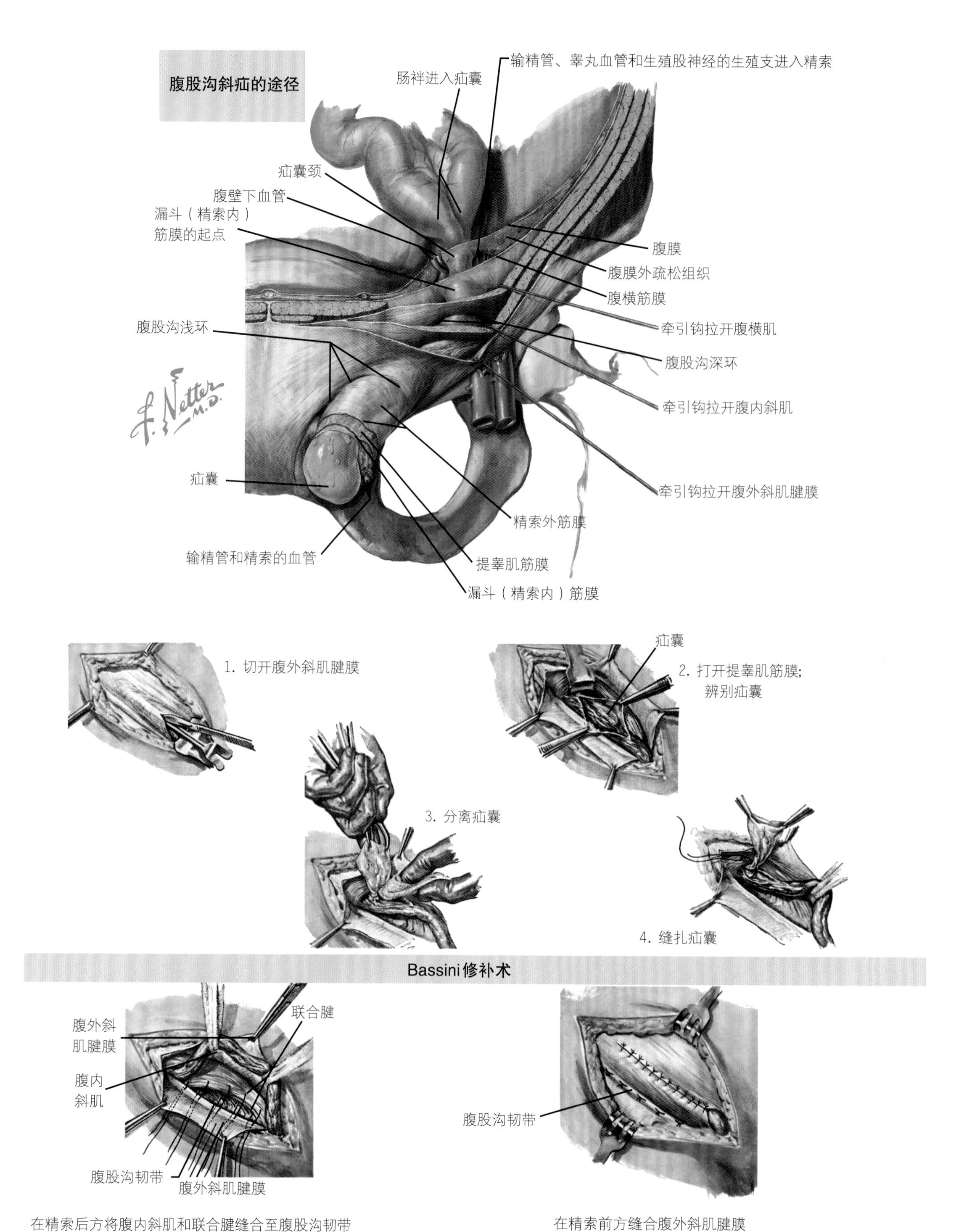

图 48.1 腹股沟斜疝和直疝

柔地抚按患者阴囊的皮肤，压住浅环，并鼓励患者突然增加腹部压力（Valsalva 动作，咳嗽）。

对于较小的疝，尤其是妇女和儿童，视诊通常比触诊更有意义。婴儿的体格检查更困难，但在浅环处若有一条增粗的索带，尤其是只出现在一侧时，就是疝存在的可靠证据。当儿童患有左侧腹股沟疝时，就有 50% 的概率同时发生双侧疝，但是对于右侧腹股沟疝似乎并不一定。

若合并有同侧阴囊肿胀时，医生必须考虑是否同时存在其他异常，例如鞘膜积液、精索静脉曲张或睾丸肿物等。这一点非常重要。

腹部 CT 扫描可帮助医生识别一些无法触及但有临床症状的腹股沟疝。

治疗和处理

外科手术已成为所有年龄段患者的首选治疗方法。婴儿的腹股沟疝修补术比成人手术要简单。实际上，婴儿的腹股沟深环和浅环位置相近，所以打开腹外斜肌腱膜是不必要的，并且是危险的，容易引起精索的损伤。由于女婴的疝囊较小，所以游离疝囊就更加困难，而且在圆韧带的前方分辨疝囊也更加困难。

多种疝外科手术技术已经被记载。意大利的 Bassini 和美国的 Halsted 在 18 世纪末制定了疝修补的基本原则。

Bassini 修补术是腹股沟疝修补术发展的基石。其内容包括把腹内斜肌、腹横筋膜和腹横肌复合体缝合到腹股沟韧带和髂耻束上，以加强腹股沟管的后壁。**Halsted 修补术**与 Bassini 手术几乎相同，只是将精索置于皮下，并额外修补了一层腹外斜肌腱膜。但这导致睾丸缺血和鞘膜积液的发生率升高。因此 Halsted 改良了原来的技术，这就产生了 Halsted Ⅱ或者 Ferguson-Andrews 术式。

1898 年 Lotheissen 描述了用耻骨梳韧带，或叫 Cooper 韧带，替代 Bassini 修补术中腹股沟韧带作为三层结构（腹内斜肌、腹横筋膜和腹横肌）的固定位置。40 年后，McVay 和 Anson 通过切开腹直肌鞘从而减少张力，将腹外斜肌在精索的浅方关闭，自此以后，这种改进较 Bassini 修补术被更为广泛地采用，尤其是在直疝修补术中。

直疝的治疗主要是外科手术，并有多种方法可采用。**Lason 修补术**中，在疝囊突出处做切口，并将切口延伸到腹股沟浅环。真正的修补是通过将联合腱缝合到腹股沟韧带或耻骨梳韧带来完成的，腹外斜肌腱膜在精索的浅面或深面叠瓦状地缝合关闭。

自从 20 世纪 50 年代人工合成补片的采用以来，无张力修补术（如 Lichtenstein 术）在腹股沟疝手术中的应用已呈指数倍地增加。聚丙烯（Marlex）补片最初只是作为传统修补术的补充，后来被扩展应用到一些更具挑战性的疝患者身上，如大的直疝或复发疝。其感染率据报道低于 2%，而复发率大约为 6%。后来，采用嵌合式修复补片的无张力修补术被引入进来。这项技术的优点包括术后疼痛减轻，复发率降低，快速恢复工作和正常活动，以及学习曲线短于传统修复术。虽然感染的可能性仍然是一个受关注的问题，但随后的一些试验并未显示使用补片会增加感染率；这些试验证明使用补片会降低复发率和减少术后长期疼痛的可能性。

20 世纪 90 年代初，腹腔镜修补术被引入腹股沟疝的治疗。与以前的手术方式相比其主要优点是术后疼痛轻，能更快地恢复工作。此外，腹腔镜疝手术具有独特的优势，可以在同一手术中进行双侧修补。腹腔镜手术的主要适应证是双侧疝和复发疝。在已描述的多种腔镜技术中，只有经腹腹膜前修补术（transabdominal preperitoneal，TAPP）和全腹膜外修补术（total extraperitoneal，TEP）是采用最多的腹腔镜手术。两者之间的主要区别在于进入腹膜前间隙的入路不同。在 TAPP 中，腹横筋膜是通过经腹腔的途径显露出来的，而 TEP 手术则完全在腹膜外游离。

目前，还有另外一种选择——机器人辅助技术。达芬奇机器人（Invinitive Surgical，Sunnyville，CA）于 2000 年推向市场。自此以后，泌尿外科和妇科主要将这种技术用于深部盆腔手术。机器人平台现已用于普通外科手术，被用于包括腹股沟疝在内的多种腹壁疝的修补。采用类似于 TAPP 腹腔镜技术的方法，可以连接机器人设备，使用该设备复位疝囊、植入补片并关闭腹膜缺损。在接受过机器人手术训练并熟悉机器人手术的外科医生手中，其手术效果类似于腹腔镜手术。

股疝

股疝是指腹部脏器通过股环突出的疝（图 48.2）。大多数患者都有疝囊。股疝通常是单侧的，以右侧多见。女性股疝的发生率是男性的 3 倍，但其总体发病率远低于腹股沟疝。

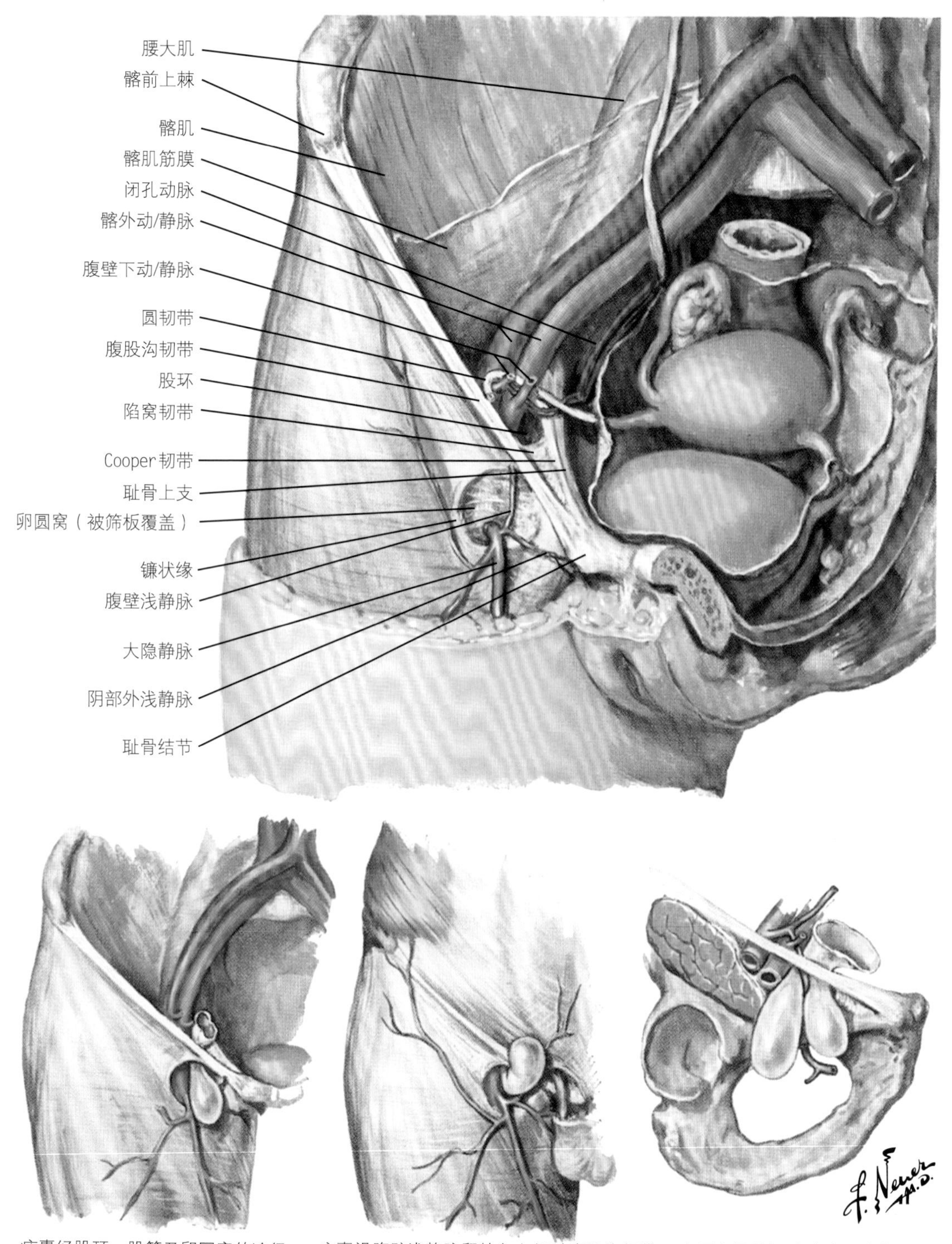

图 48.2 股疝的解剖

尽管股疝的确切病因尚不清楚，但有两种假说可以解释。第一种假说认为股疝是先天性的，起源于一个先天形成的疝囊。股疝在胎儿中的发现支持这一假说。相反，第二种理论认为腹内压升高才是股疝形成的关键，这可以解释为什么老年人、多产的妇女中股疝发病率较高，而且胚胎时腹膜膨出与疝囊是不同的概念。

从病理生理角度看，股管的前界是卵圆窝筛状板和腹股沟韧带，后界是耻骨肌上的阔筋膜和 Cooper 韧带，外侧界是股静脉，内侧界是陷窝（Gimbernat）韧带。

疝出的脏器将腹膜囊和腹膜前的脂肪组织推至

腹股沟韧带后方并穿过腹股沟（股）环，然后在卵圆窝的水平突出于皮下。在此处，疝出的脏器可以向上延伸到腹股沟疝出现的位置。但是疝囊颈部总是在腹股沟韧带下方、耻骨结节的外侧。因为这种原因，股疝可能会被误诊为腹股沟疝，如果直接向上并向浅环方向施加压力，则很难还纳疝囊。疝囊还可以在股血管前方（血管前疝）或血管后方下行（血管后疝）。当存在变异的闭孔动脉时，疝囊可以被分成两部分（双疝囊）。

临床表现

在发生嵌顿和绞窄之前，股疝通常较小且症状轻微。绞窄是股疝最常见的并发症，发生率是腹股沟疝的10倍。

诊断

股疝的诊断可以通过在腹股沟韧带下方、大腿内侧发现包块来做出。包块必须与闭孔疝、大隐静脉曲张、肿大的淋巴结、脂肪瘤和腰肌脓肿等相鉴别。

治疗和处理

股疝的唯一有效治疗方法是手术。与其他类型的疝相似，这些年来已经描述了多种手术方法，这表明缺乏一种能被广泛接受的股疝手术方法。通常，根据选择的进入疝的路径不同，可以分为经腹股沟路径和腹股沟下路径两种。两种方法也可以结合起来用。总体来说，腹股沟下路径解剖游离少，适合高危患者；经腹股沟路径需要解剖分离较多，但长期疗效更好。

大多数微创腹腔镜或机器人手术（TAPP或TEP）也可以创建股部间隙，因此可以通过这种方式进行股疝修补。但是，嵌顿和/或绞窄可能会使微创方法更加困难，需要更传统或开放的手术方法，尤其是在需要进行肠切除的情况下。

腹壁疝

切口（腹壁）疝通常是由既往手术切口愈合不良造成的（图48.3）。导致切口疝的因素很多，其中肥胖是主要原因。在切口愈合早期，肥厚大网膜的积聚和过多的皮下组织增加了手术切口的张力。此外，许多肥胖患者的肌肉含量和张力减少，这可能会削弱筋膜层从而无法代偿腹壁张力。

其他导致疝发生的因素还有高龄、营养不良、腹水、术后血肿或伤口感染、腹膜透析、妊娠以及其他引起腹内压升高的状态。某些抑制炎症反应的药物，例如类固醇和化疗药物，也可能导致伤口愈合不良。

切口疝的缺损很大，理论上很少发生嵌顿或绞窄。但疝内多发分割可能会损害疝内容物的完整性。此外，切口疝复发率和并发症发生率都较高，使其成为一个复杂问题。

治疗与处理

小的切口疝有时可以一期缝合修补，但是大多数切口疝最好使用合成材料来修补。有几种补片材料可供选择，其中可膨胀聚四氟乙烯（PTFE）、聚丙烯（Prolene）和聚酯是首选材料。手术修复的时机必须个性化，如果可能，患者身体状况应该处于最佳状态。术前准备包括减轻体重、戒烟、严格控制糖尿病、充足的营养以及避免使用影响伤口愈合的药物。既往污染伤口是使用合成材料的绝对禁忌，但有更多的证据表明，在疾病控制与预防中心（CDC）规定的Ⅱ类切口中这些材料可以安全使用。此外，目前新的可吸收合成生物材料可用于这些切口疝的修补。

腹壁疝修补术可以选择传统开放术式或微创（腹腔镜或机器人）术式。微创术式的优势一般包括减少伤口感染、减少住院时间和更快恢复工作。腹腔镜手术的局限性包括仅使用合成材料将缺损简单地桥接起来而不将其缝合拉拢，粘连松解相关并发症发生率更高，而且技术难度大。

脐疝

脐疝通常见于新生儿，在非裔患者中更常见。在美国，非裔美国人脐疝的发病率比高加索人高8倍。大多数的脐疝会自然闭合，但5岁以上儿童中仍持续存在脐疝则应手术治疗。

成人脐疝一般是后天获得性的，如前所述导致腹腔内压力升高的疾病可能会引起成年人的脐疝。脐疝很少发生嵌顿和绞窄。

单纯横行缝合缺损并适当缩小疝囊通常可以治愈较小的（<2.5 cm）脐疝。较大的缺损修补时必须使用补片来降低疝复发率。

Spigelian疝（半月线疝）

Spigelian疝是一种位于半月线外缘的腹壁缺损，半月线是位于腹直肌外缘和腹壁扁肌筋膜之间

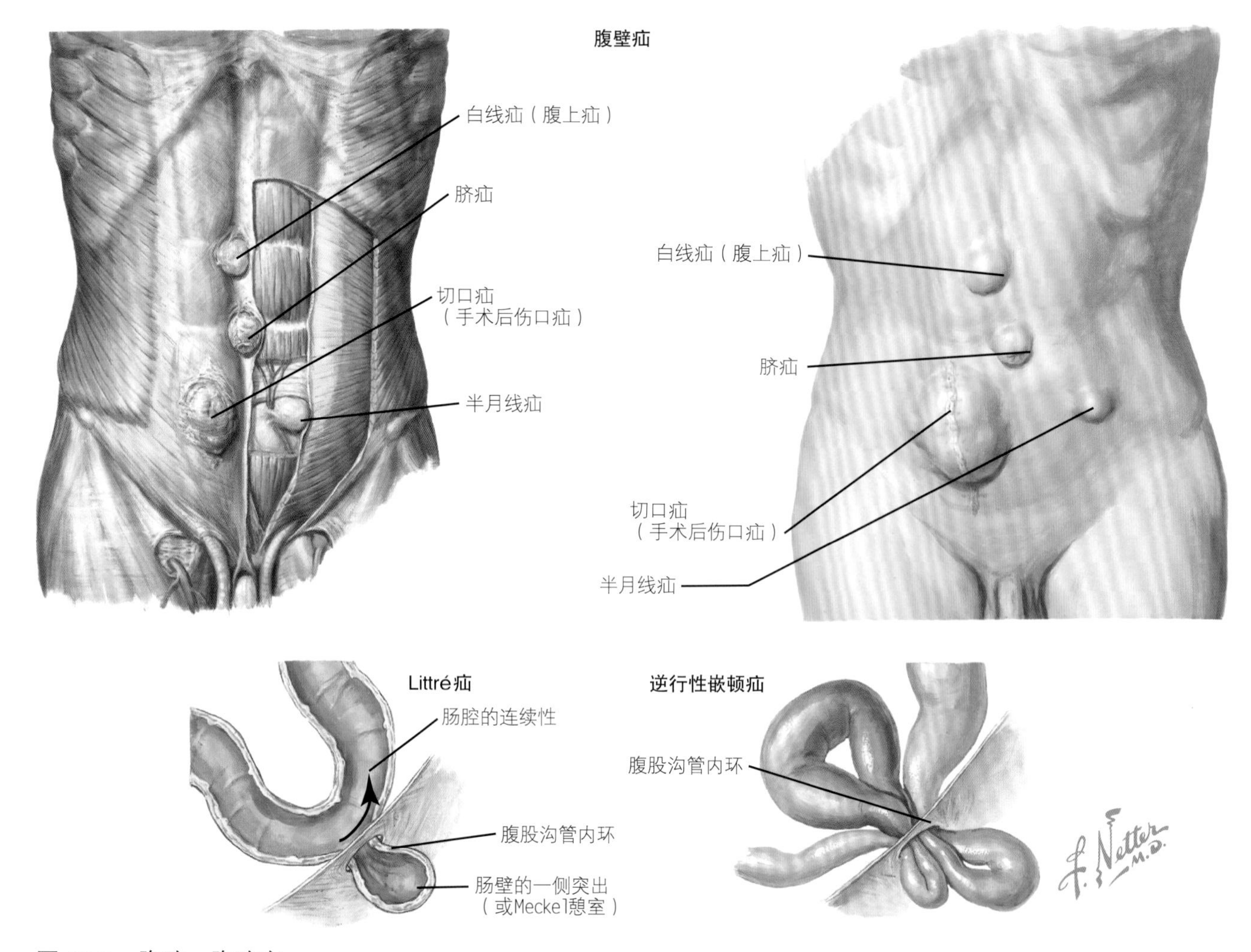

图 48.3 腹壁：腹壁疝

的区域，也称弓状线。半月线疝通常发生在腹直肌鞘半环线（Douglas 半环线）以下。Douglas 半环线以下腹直肌后鞘筋膜缺失而导致先天薄弱。半月线疝占所有腹壁疝的 0.12%~2%，常见的危险因素包括肥胖、慢性阻塞性肺疾病、既往手术史或腹部创伤史。

半月线疝可以在超声和 CT 检查时偶然发现，然而术前诊断准确率只有 50%。半月线疝术中可以通过缝合拉拢相邻组织成功修复，如果缺损较大，可以使用补片来加强腹壁。

腹上疝（白线疝）

腹上疝是脐水平以上腹白线的缺损，它通常很小，在肥胖患者中很难发现。最常见的症状是后仰时中线处有牵拉样的疼痛感。这种疝一般通过简单的缝合来修补，用或不用补片均可。然而外科医生必须警惕，可能存在不止一个缺损，因此必须对腹白线进行恰当的显露。

Richter 疝

任何对系膜缘的肠管突入疝囊形成的腹壁疝，都可称为 Richter 疝（肠管壁疝），这类疝的主要特点是肠管管壁只有一部分进入疝囊。肠梗阻的程度不同，症状和临床发展也各不相同。肠管绞窄时可表现为痛性包块，伴有腹胀、恶心和呕吐等症状。

虽然 Richter 疝主要发生在股管，但腹腔镜技术出现以后，由 Trocar 孔未修补导致的 Richter 疝发病率增加。正确评估肠管活性是疝修补术的关键。已失去活性的肠管应进行肠切除术。如果疝入疝囊的肠袢不止一个（通常是两个），就应该被认为是“W”型疝（逆行性嵌顿疝），或者称 Maydl 疝。

Littré 疝

Littré 疝的疝内容物一定是 Meckel 憩室，这种类型的疝很罕见，诊断也很困难。Littré 疝的临床表现是原腹壁疝处出现局部疼痛，并伴有肠梗阻、肠出血、穿孔、肠瘘或恶性肿瘤等。

腰疝、闭孔疝、坐骨疝和会阴疝

腰疝

腰疝较为罕见，腹腔内容物从后腹壁突出，发生在腰下三角（Petit）或腰上（Grynfeltt and Lesshaft）三角（图 48.4）。大多数疝发生在腰上三角，其边界上缘到第 12 肋骨，前方是腹内斜肌，后方是腹方肌，背阔肌构成顶部，腹横肌形成底部。腰上三角的疝通常发生于腹壁侧方的肾脏手术切口。腰下三角的疝常发生于年轻的健壮女性，疝内容物一般有脂肪、肠管、肠系膜或大网膜。24% 的腰疝患者的主要症状是肠管嵌顿。患者常因肋腹部包块就诊，并诉局部钝痛和沉重感。腰疝会逐渐增大，因此应在发现后及时修复。后天获得性疝可由直接创伤、穿透伤、切口愈合不良和脓肿引起。对于肋腹部有缺损的患者应该警惕腰疝可能，病情稳定而又怀疑有腰疝的患者应进行 CT 检查。

腰疝应与软组织肿瘤、脓肿、血肿和肾脏肿瘤相鉴别。小的腰疝可以进行单纯缝合修补，而较大疝的修补要求更高，可以进行叠瓦状缝合修补；但是，一些缺损大的疝可能需要使用补片、带蒂皮瓣或者游离皮瓣来修补加强。

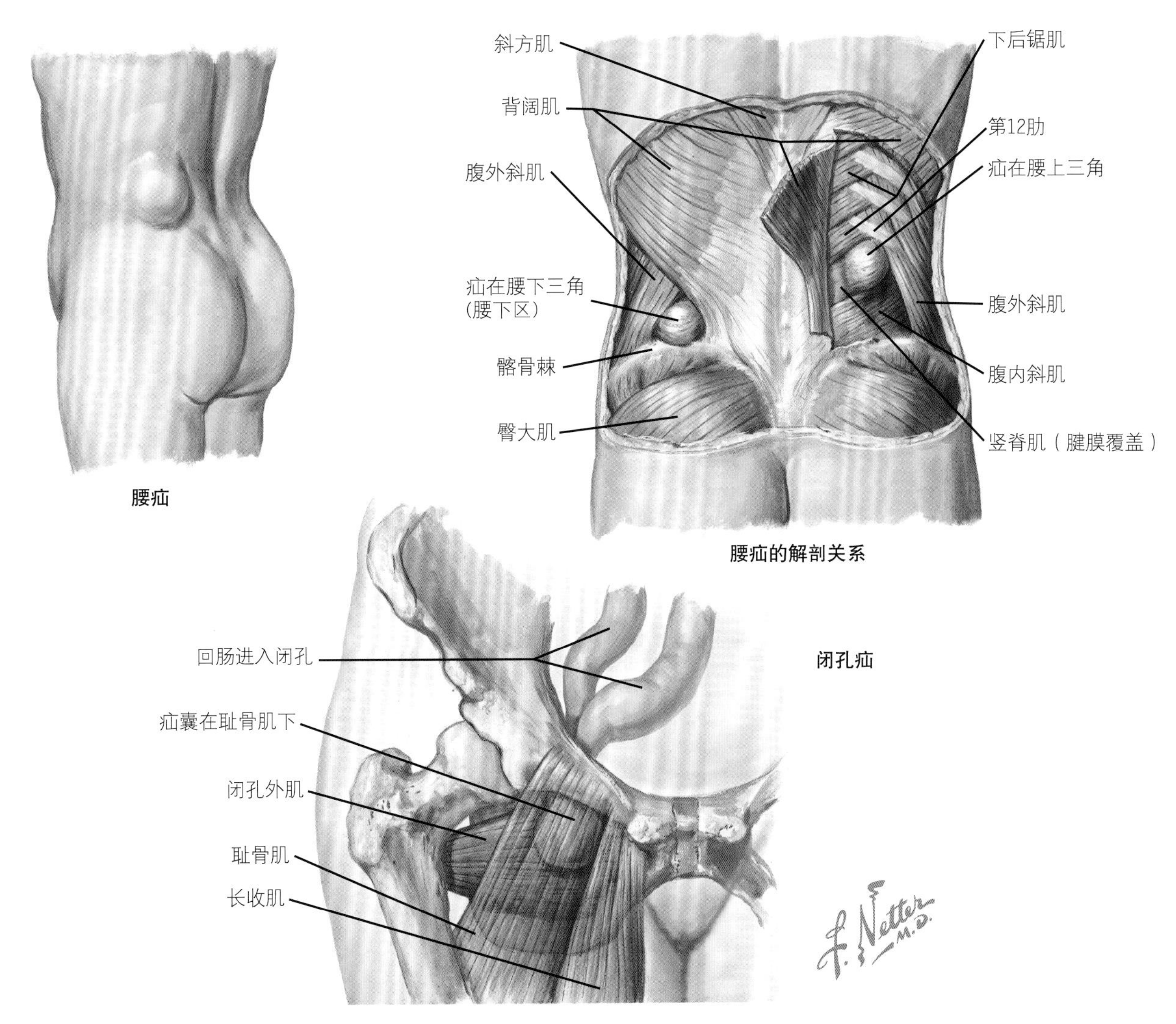

图 48.4 腰疝、闭孔疝、坐骨疝和会阴疝

闭孔疝

闭孔由坐骨支和耻骨支组成。闭孔管长 2~3 cm，宽 1 cm。闭孔管是一个坚韧的肌肉腱膜管道，由闭孔的内外膜形成，被闭孔内外肌包绕，其内走行被脂肪组织包绕的闭孔神经、动脉和静脉。闭孔膜的退化和闭孔管的扩张导致疝囊的形成，引起明显的肠梗阻和嵌顿。

闭孔疝分三个阶段。第一阶段是腹腔外组织和脂肪进入闭孔管的骨盆侧开口；第二阶段开始于内口处的腹膜形成凹陷，并进一步内陷发展为腹膜疝囊；第三阶段开始于器官（通常是回肠）进入疝囊并产生症状。疝绞窄时会出现三种体征，闭孔神经痛从腹股沟区放射到大腿前内侧面；Howship-Romberg 征是典型的绞窄性闭孔疝体征，见于 25%~50% 的确诊绞窄性疝，其特征是大腿内侧疼痛，偶尔臀部疼痛，大腿屈曲时通常能缓解疼痛；Hannington-Kiff 征是由于闭孔神经压迫导致的股内收肌反射缺失。

尽管超声和 MRI 也有助于诊断闭孔疝，但 CT 被认为是标准的诊断方法。鉴别诊断包括腰肌脓肿、股疝和会阴疝、肠梗阻、腹股沟淋巴结炎和髋关节的疾病等。

闭孔疝的修复有很多不同术式。当肠管活力可疑时，最好采用开放或经腹腔镜的经腹入路。当没有梗阻表现时，首选耻骨后（腹膜外）入路。使用补片可以更有效地封闭缺损。

坐骨疝

坐骨疝也被称为臀疝、坐骨切迹疝和骶骨坐骨疝。骨盆下缘的坐骨切迹被骶棘韧带和骶结节韧带分割为坐骨大孔和坐骨小孔。坐骨大孔又被梨状肌分开，形成梨状肌上间隙和梨状肌下间隙。因此，从解剖结构可以看出，坐骨疝有三个可能的开口。

临床上，患者的疼痛主要起源于骨盆，但偶尔会放射到臀部和大腿后部。由于疝囊较小，患者很少有突出、隆起或囊状物的体征。疝囊内可以包含小肠、输尿管或卵巢，已报道的其他疝内容物还有 Meckel 憩室、结肠和膀胱。梨状肌萎缩会增加发生坐骨疝的风险。

鉴别诊断包括脓肿、脂肪瘤和臀部动脉瘤。坐骨疝一般在术中诊断，大多数是通过经腹或经臀部入路进行修补。

会阴疝

会阴疝是另一个罕见的，但容易被识别出来的盆腔大手术的并发症。会阴疝有两种基本类型：原发性和继发性。原发性或前会阴疝由盆底结构的后天性薄弱导致，常见于有分娩史的中年女性，疝囊通过泌尿生殖膈的球海绵体肌内侧、坐骨海绵体肌外侧和会阴横肌的后侧疝出。继发性或后会阴疝，其缺损位于肛提肌和尾骨肌之间，其比较少见，占疝的 1%，与既往手术有关，特别是盆腔廓清术、腹会阴联合切除术和经会阴前列腺切除术。疝内容物可能包含肠管、网膜或膀胱。

会阴疝的常见症状是疼痛和可复性的包块，排尿困难也可能出现。鉴别诊断包括软组织肿瘤、囊肿、脓肿和血肿。会阴疝的外科修复方式有很多，但还没有一种标准入路。虽然可以采用经腹部或经会阴入路，但需要使用肌皮瓣或补片来进行缺损修复。

腹内疝

先天性腹内疝

大多数腹内疝是出生时即存在的解剖变异引起的（图 48.5）。继发于胚胎发育过程中肠管旋转异常而形成的疝是具有疝囊的，该类型的疝通常发生于十二指肠旁或结肠系膜。由于肠系膜或腹膜缺损而形成的疝没有疝囊，该类型的疝包括网膜孔疝、先天性小肠或大肠肠系膜缺损部位的疝以及更少见的通过子宫阔韧带缺损的疝。

外伤和既往腹部手术也会导致腹内疝。任何部位的腹内疝都很少能在手术前诊断，可疑的肠梗阻体征和相应区域内可触及肿块可能提示有腹内疝。术前 CT 扫描也可以发现肠系膜的“扭转”征或“漩涡”征，也可以提示存在腹内疝。腹内疝最典型的特征便是终生没有症状，只有在死后的尸体解剖中才被发现。

手术入路应该根据是否有肠绞窄或肠缺血来决定。外科医生必须意识到主要的供血血管往往穿过疝囊颈部，因此不能在疝囊颈部进行减压。另一方面，应该及时修补术中偶然发现的缺损，以防将来发展成为腹内疝。

（Kandace Kichler，Camila Ortiz Gomez，Emanuele Lo Menzo，Raul J. Rosenthal 著
冀晓旭 译 孙涛 审校）

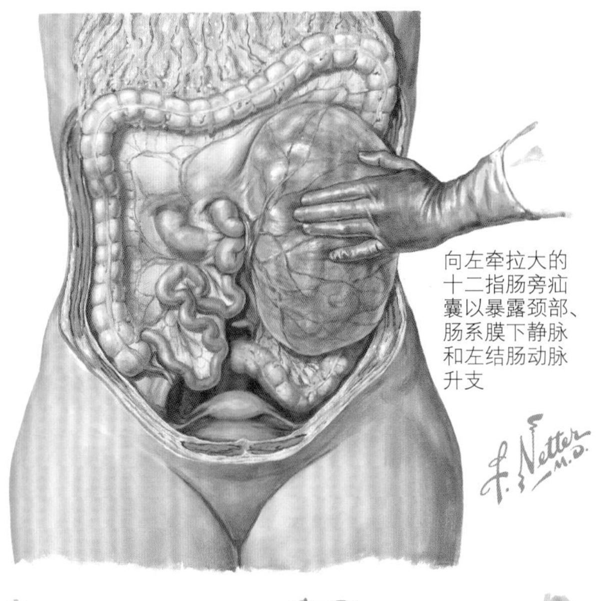

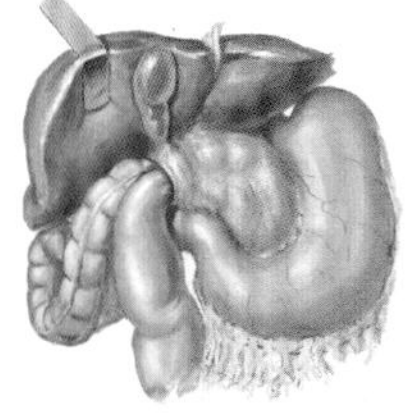

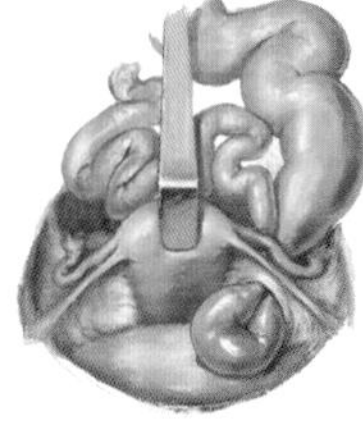

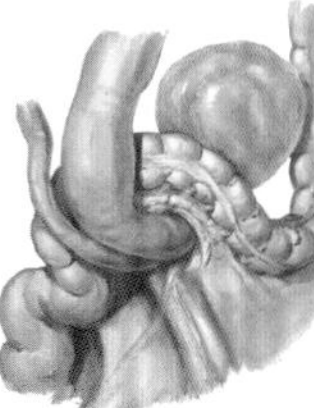

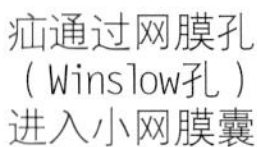

图 48.5 腹内疝

其他资源

Arregui ME, Nagan RF, editors: *Inguinal hernia: advances or controversies?* New York, 1994, Radcliffe Medical Press, pp 435–436.

Bendavid R: The shouldice method of inguinal herniorrhaphy. In Nyhus LM, Baker RJ, Fischer JE, editors: *Mastery of surgery*, ed 3, Boston, 1987, Little, Brown, pp 1826–1838.

Birgisson G, Park AE, Mastrangelo MJJ, et al: Obesity and laparoscopic repair of ventral hernias, *Surg Endosc* 14:1–5, 2001.

Brian EB, Kimball M: Traumatic lumbar hernia, *South Med J* 93:1067–1069, 2000.

Camps J, Nguyen N, Cornet DA, Fitzgibbons RJ: Laparoscopic transabdominal preperitoneal hernia repair. In Phillips EH, Rosenthal RJ, editors: *Operative strategies in laparoscopic surgery*, Berlin, 1995, Springer, pp 83–87.

Charles EJ, Mehaffey JH, Tache-Leon CA, et al: Inguinal hernia repair: is there a benefit to using the robot? *Surg Endosc* 32(4):2131–2136, 2017.

Cox TC, Huntington CR, Blair LJ, et al: Quality of life and outcomes for femoral hernia repair: does laparoscopy have an advantage? *Hernia* 21(1):79–88, 2017.

Dumanian GA, Denham W: Comparison of repair techniques for major incisional hernias, *Am J Surg* 185:61–65, 2003.

Eubanks S: Hernias. In Townsend CM Jr, Sabiston A, editors: *Textbook of surgery*, ed 16, Philadelphia, 2001, Saunders, pp 783–800.

Fallas MJ, Phillips EH: Laparoscopic near-total preperitoneal hernia repair. In Phillips EH, Rosenthal RJ, editors: *Operative strategies in laparoscopic surgery*, Berlin, 1995, Springer, pp 88–94.

Franklin ME Jr, Abrego D, Parra E: Laparoscopic repair of postoperative perineal hernia, *Hernia* 6:42–44, 2002.

Iraniha A, Peloquin J: Long-term quality of life and outcomes following robotic assisted TAPP inguinal hernia repair, *J Robot Surg.* 1–9, 2017.

John RM, Michael JO, William BS: Sciatic hernia as a cause of chronic pelvic pain in women, *Obstet Gynecol* 91:998–1001, 1998.

Julian EL, Bruce WR, James WJ: Obturator hernia, *J Am Coll Surg* 194: 657–663, 2002.

Julian EL, Kirien TK: Diagnosis and treatment of primary incarcerated lumbar hernia, *Eur J Surg* 168:193–195, 2002.

Katagiri H, Okumura K, Machi J: Internal hernia due to mesenteric defect, *J Surg Case Reports* 2013(5):2013.

Kyzer S, Alis M, Aloni Y, Charuzi I: Laparoscopic repair of postoperative ventral hernia, *Surg Endosc* 13:928–931, 1999.

Lee JS, John A, Gene LC, John ES: Obturator hernia, *Surg Clin North Am* 8:71–84, 2000.

Nyhus L: Recurrent groin hernia, *World J Surg* 13:541–544, 1989.

Öberg S, Andresen K, Rosenberg J: Etiology of inguinal hernias: a comprehensive review, *Front Surg* 4:52, 2017.

Read RC: Inguinofemoral herniation: evolution of repair by the posterior approach to the groin. In Nyhus LM, editor: *Shackelford's surgery of the alimentary tract*, ed 4, Philadelphia, 1996, Saunders, pp 129–137.

Rutledge RH: Cooper ligament repair of groin hernias. In Nyhus LM, Baker RJ, Fischer JE, editors: *Mastery of surgery*, ed 3, Boston, 1987, Little, Brown, pp 1817–1825.

Sanchez Montes I, Deysine M: Spigelian and other uncommon hernia repairs, *Surg Clin North Am* 83:1235–1253, 2003.

Schwartz SI: Abdominal wall hernias. In Schwartz SI, editor: *Principles of surgery*, vol 2, ed 7, New York, 1999, McGraw-Hill, pp 1437–1611.

Stigg KM, Rohr MS, McDonald JC: Abdominal wall, umbilicus, peritoneum mesenteries, omentum and retroperitoneum. In Townsend CM Jr, Sabiston A, editors: *Textbook of surgery*, ed 16, Philadelphia, 2001, Saunders, p 769.

Terranova O, Battocchio F: The bassini operation. In Nyhus LM, Baker RJ, Fischer JE, editors: *Mastery of surgery*, ed 3, Boston, 1987, Little, Brown, pp 1807–1816.

Waite KE, Herman MA, Doyle PJ: Comparison of robotic versus laparoscopic transabdominal preperitoneal (TAPP) inguinal hernia repair, *J Robot Surg.* 10(3):239–244, 2016.

Welsh DRJ: Inguinal hernia repair: a contemporary approach to a common procedure, *Mod Med* 2:49–54, 1974.

第49章

腹部手术入路

机器人手术

根据Halsted医生的经验，外科医生术中应当遵循以下三个原则对组织进行细致保护：无菌、止血和轻柔，术中注重细节操作的重要性远高于所有的术前准备，任何外科手术操作都应轻柔。

然而，近几十年来随着微创术式的不断转变，腹腔镜手术的应用也逐渐普遍。1901年Kelling历史上首次在狗身上使用内窥镜检查腹腔。大宗的人体腹腔镜手术由Jacobaeus首先报道，他在1911年报道了用“腹胸腔镜”检查腹部和胸腔。

近年来科技的发展使基于计算机辅助远程机械装置的机器人手术得以实现。“机器人”是指被编程来执行特定的、通常由人执行的任务的设备。与工业机器人不同，手术机器人在大多数外科手术中并非自动化工作，而是作为手术医生和患者之间的连接界面。

手术机器人主要是为了克服传统腹腔镜二维视野、器械弯曲度小和效能低等局限性而开发。手术机器人融合了高清成像系统、强大的计算机处理能力和更适合开腹手术技能向腔镜手术转化的先进机器人技术。符合人体工程学的工作站中能对具有7个级别弯曲度的手术器械进行精确控制，并具有手术解剖结构三维可视化、震颤消除和活动度测量等功能。

机器人辅助手术（robotic assist surgery，RAS）系统由三个主要硬件组件组成：

1. 床旁机械臂系统：包括在手术台上与患者直接连接的机械臂（1个摄像机臂，3~4个手术器械臂）。

2. 成像系统：通常包含一个显示器（用于床旁/助手视角）以及视频处理器、光源、二氧化碳气腹机等。

3. 外科医生控制台：包含一个“立体”或双目视觉显示器，提供可调节放大倍率和术野精细聚焦的三维图像，以及主要的操作手柄。

最新一代的手术机器人增加了第二控制台，从而增加了协助和教学的机会。助手位于床边根据需要更换器械和进行牵拉来协助手术进行。

所有考虑行RAS的患者都应常规进行手术准备，并仔细评估围手术期危险因素。术前应进行充分的患者教育，从而获得更满意的手术体验。

从生理学角度而言，RAS与标准腹腔镜手术类似，均需要在整个手术过程中建立和维持气腹来创造手术的操作空间。

手术者在术前必须确保RAS平台的所有三个组件都正常运行。一旦患者处于安全麻醉状态及合适体位，即可通过传统微创或非机器人腹腔镜方式建立手术通道，显示目标解剖结构。根据外科医生的个人偏好，可以通过Veress针、可视套管或开放直视的方法进入腹腔建立气腹。机器人可重复使用的套管尺寸从5 mm至13 mm不等。手术机器人内窥镜可以与标准的12 mm腹腔镜套管配套，也可使用可重复使用的机器人特制套管。手术机器人器械必须与可重复使用的机器人套管配套。

无论选择哪种入腹方式，建立气腹后都应对腹腔进行全面探查，仔细排除进腹过程中导致的腹部损伤，之后即可在腔镜直视下放置套管。手术套管的具体位置和数量/大小由具体手术要求和患者的解剖特点决定。与腹腔镜手术相同，在大多数情况下，双侧工作臂套管孔与手术部位应该呈三角关系，并同时考虑观察孔的位置。

在所有套管放置完毕后，应将手术台调整至适于预期操作的最佳体位。在此体位下，床旁机械臂系统的各个机械臂通过“机器人对接”操作做好手术准备。当床旁机械臂系统的中心柱位于手术目标正后方且摄像机位于手术目标组织正上方时，可达到最优可视化。然后按照需要将手术臂在患者体内分布并对接于指定套管。

以上是机器人手术最终的布局，摄像机和所有器械都直接朝向手术目标区域，床旁机械臂系统位于手术区域前方。主刀医生可以选择加入第四个机器人手术臂以及放置额外的床旁辅助套管。对接完成后，即可置入可弯曲的腹腔镜器械及内窥镜。

缺少触觉阻力和反馈是机器人手术的主要缺点。手术医生在控制台上唯一能感受到的只有视觉反馈。在 RAS 过程中必须保持所有手术器械均在手术视野中，并且由训练有素、经验丰富的助手来承担手术器械置入和移除也至关重要。此外，外科医生也应该有意识地减少手术过程中更换器械的次数，以减小意外伤害风险，最大限度地提高手术效率。

与腹腔镜手术相同，在 RAS 手术中通过将多个切口转化一个小切口，从而进一步降低手术创伤的“单孔”手术也非常流行。相比单孔腹腔镜手术中手术器械“交叉”反向、手术视野受限和不符合人体工程学等不足，RAS 平台特定手术臂精确控制能力、手术可视化的增强和人体工程学的改进，都有助于克服单孔腹腔镜手术中的这些不足。选择合适的患者、制订完备的手术计划和充分的设备调试是 RAS 手术成功开展的关键。

腹腔镜手术

腹腔镜技术被公认为是一项颠覆性的创新，并已在许多腹腔手术中取代了开腹手术成为首选。外科医师自 20 世纪 90 年代初开始使用腹腔镜技术治疗腹腔内和腹膜后病变。腹腔镜技术和设备在过去的 30 年里有了显著的改进，并成为腹部手术最常用的技术。

相比开腹手术，腹腔镜手术具有术后疼痛轻、伤口并发症（血肿、皮下积液、脂肪坏死、伤口裂开、内脏膨出和切口疝）发生率低、术后肠梗阻持续时间短以及住院时间短等显著优点，这些优点可以直接降低手术成本，从而抵消腹腔镜器械购置的初始成本。腹腔镜手术切口较小，最大程度保证了美观性，因此患者满意度更高。腹腔镜手术原理可以转化和延伸，现已在机器人和腔内手术等领域广泛应用。

适应证

诊断性腹腔镜检查；各种大型或小型胃肠道手术；腹腔非胃肠道手术及腹膜后手术；营养管放置术；减重手术；翻修手术；肿瘤分期。

禁忌证

不能耐受全身麻醉；未经矫正的凝血功能障碍；冰冻腹腔；血流动力学不稳定的重症患者。

病态肥胖和妊娠既往被认为是腹腔镜手术禁忌证，现已不再是禁忌。然而，特殊情况下需改变进腹方式和套管置入方式。

基本设备

- 腹腔镜手术吊塔（通常包括接气源的二氧化碳气腹机、显示器、光源、摄录机、电外科平台）
- 带电缆的摄像头
- 穿刺针（气腹针）
- 可视套管针
- Hasson 套管
- 气腹管
- 3 mm、5 mm 和 10 mm 的 0°、30° 和 45° 内窥镜
- 显示器（至少 2 台）
- 带进气阀门的 3 mm、5 mm、10 mm、12 mm 和 15 mm 套管
- S 形牵开器
- Kocher 钳
- 扁桃体钳
- 腹腔镜器械
- 负压冲洗装置
- 腔镜标本袋
- 能量装置和相应的电外科装置
- 除烟装置（FRED）
- 带 GU-6 针的 0-Vicryl 缝合线
- 带 P-24 针的 4-0 Vicryl 或 4-0 Monocryl 缝合线

技术细节

进腹

可通过开放式或封闭式技术进腹。尽管医生使用多种进腹方式，但多项研究表明各种入腹方式对于有经验的外科医生来说并无差异。每种方式对腹

腔脏器的损伤风险非常小但仍不可忽视，有关进腹方式对腹腔脏器损伤的研究显示，每种方式的应用率并无显著统计学差异。

开放式技术 开放式技术也被称为 Hasson 技术，由妇科医生 Hasson 于 1989 年首创。在脐下中线做 2 mm 横切口，电刀切开皮下组织，直至在白线处暴露前鞘。使用两个 Kocher 钳抓起白线两侧，提起前鞘，在 Kocher 钳间做垂直切口。切开前鞘后，将锚定缝线（通常为带 GU-6 针的 0-Vicryl 缝合线）缝合在前鞘的任一侧。钝性剥离暴露腹膜，使用两个扁桃体钳展开腹膜，在两钳之间用弯剪剪开腹膜，进入腹腔。经切口置入 10 mm Hasson 套管，直至凹槽与腹壁紧密接触，密封切口。使用先前置于前鞘的缝线将套管固定于腹壁。随后打开阀门，导入二氧化碳。

使用 Veress 针的封闭式技术 Veress 针是一种带有弹性保护外鞘的特殊工具，可防止锋利针头刺伤腹腔组织。Veress 针的尖锐部分具有穿透腹壁层的作用，不能进气。当腹壁阻力消失时，弹簧激活推动外鞘覆盖针尖，以保护腹内器官。用 11 号刀片切开皮肤后，使用 Veress 针穿刺入脐部上缘中线或左上腹的 Palmer 点。根据患者腹壁的脂肪厚度采用执笔式 45°~90° 角进针，直到感受到阻力。在穿透后鞘时操作者会有“突破感”，穿过腹膜时会有第二次“突破感”。一旦针进入腹腔，钝性护套将被激活，以防止刺伤腹腔器官。使用注射器进行抽吸以确定针尖未穿入腹腔器官，然后将 5 ml 盐水注入针头，如果针头前方未接触任何腹腔组织，注水过程将很顺利。安全穿刺后，以 1 L/min 的速度注入二氧化碳建立气腹，腹腔内压力达到 6~7 mmHg 时将注气速率增加至 5~6 L/min，调整腹内压力至 12~15 mmHg。随后移除 Veress 针，并替换为 5 mm 或 10 mm 套管和相应的 30° 电子内窥镜。

使用可视套管的封闭技术 可视套管由透明尖端和后面中空的管腔构成，腹腔镜直接进入管腔内。根据腹腔内病灶的位置，在脐上中线或左侧肋缘下切开。随后，将 0° 镜置入套管管腔，进入腹腔过程中能直接观察腹壁各层次。第一层为皮下脂肪层；其次为不同的筋膜和肌肉层（取决于切口位置）；随后为腹膜外脂肪层；最后为腹膜。穿过腹膜后，将 0° 镜更换为 30° 镜，并开始注入二氧化碳。

维持气腹

气腹建立和维持需要以 1 L/min 的低速率持续注入二氧化碳，直至压力达到 5~7 mmHg，随后以 3~4 L/min 的速率注入二氧化碳直至达到所需压力。通常气腹压力保持在 12~15 mmHg 时即可维持不受限制的充足操作空间。气腹压力可根据患者个体差异进行调整，对不能耐受高腹腔压力的患者应降低压力，对肥胖导致内脏脂肪过多的患者应增加压力。

套管的放置和移除

在进入腹腔后，一般直视下穿刺置入套管。应将套管与目标器官呈三角关系放置，从而实现最佳视野并避免器械交叉（图 49.1）。

在直视下移除套管并检查穿刺部位是否有皮下出血。

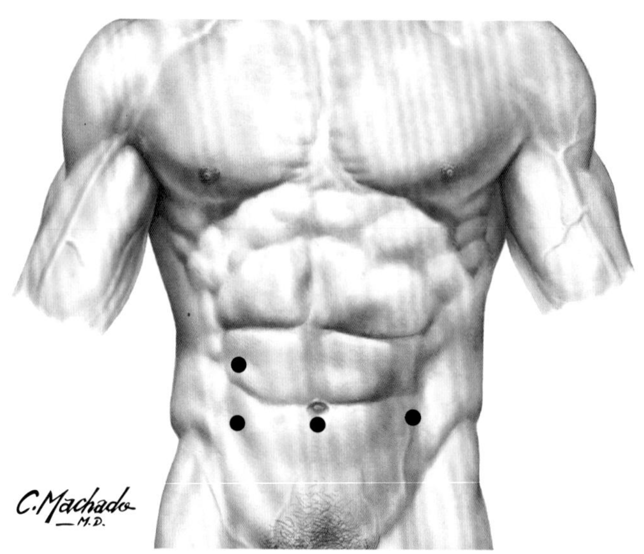

图 49.1 腹腔镜套管的放置

套管孔关闭

因为切口疝的发生率很低，5 mm 的套管孔通常仅在真皮处单层缝合。使用 4–0 可吸收缝线在皮下行单纯间断缝合，注意皮缘对齐。将线结埋于皮内，以避免线结外露使患者感到不适。

大于 10 mm 的套管孔应分两层进行关闭。可在腹腔镜下利用穿透缝合装置（Carter-Thomason）以 0-Vicryl 缝线行“8”字缝合。也可挡开皮肤和皮下组织，直视下使用带 0-Vicryl 缝线的 GU-6 针行“8”字缝合来关闭筋膜。随后，使用 4-0 可吸收缝线行间断或连续皮下缝合对齐皮缘。已有证据表明，中线以外部位的 12 mm 钝头套管孔可以不缝合筋膜，尤其是肥胖患者的脐上切口，因为此处发生切口疝的风险很小。

开腹探查手术

开腹探查仍然是许多腹腔外科疾病的主要治疗手段。不同入路的共同目的是最大程度暴露目的器官或区域并减少对患者的创伤。掌握腹腔解剖至关重要。因探查指征、切口位置和患者病史不同，切口的并发症情况也有明显差异。

当术前检查无法明确诊断、诊断性腹腔镜检查无法明确解释患者临床表现时，开腹探查术是最终的诊断手段。

适应证

开腹探查必须按照标准方式逐步进行，以正确诊断、治疗潜在疾病并尽量减少术后并发症。其适应证非常广泛。开腹探查的主要适应证包括腹腔内感染性以及创伤性、肿瘤性、机械性和功能性疾病的治疗。此外，开腹手术也是腹壁畸形修复术的部分操作。

相关解剖

如前几章所详细描述，腹壁中线从表层到深层包括以下结构：皮肤、Camper 浅筋膜、Scarpa 深筋膜、腹直肌前鞘、腹直肌、腹直肌后鞘、腹横筋膜和腹膜，以上结构在腹壁不同位置可能会有所不同。脐下方呈弓形或半圆形的 Douglas 线是腹直肌后鞘的下缘。在这一层面，腹直肌后鞘和腹横肌筋膜移至腹直肌前方，构成腹直肌前鞘。另一重要标志是呈半月形的 Spigelian 线，是腹直肌外侧与腹外斜肌内侧交汇处的腱性结构。横结肠系膜将腹腔分成结肠上区和结肠下区两部分。前者包含肝脏、胆囊、胃、脾和这些器官所伴随的神经和血管系统；后者包含结肠、小肠（含空肠和回肠）、女性生殖器官和腹膜后的膀胱，以及这些器官所伴随的神经血管系统。腹膜后区域包含十二指肠、胰腺、肾、肾上腺、主动脉和下腔静脉（IVC）。

手术技术

皮肤切口方向在条件允许的情况下应遵循 Langer 线方向，它们是皮肤上与胶原纤维的自然方向相对应的假想线，通常也与深层的肌肉纤维方向平行。一般首选手术刀进行皮肤切开，然而一项纳入了 11 项临床试验的系统评价和荟萃分析比较了 3122 例患者使用手术刀或高频电刀进行腹部切口的结果，发现使用高频电刀可显著降低术后 24 小时内的疼痛。此外，在不同层面多次使用手术刀进行切开可能会增加感染的发生率。

在进行切开时，无论选择何种腹部切口，都可考虑采用三步法控制浅表出血：

1. 开放切口所破坏的皮下小血管将会自行收缩，其失血通常可被生理反应控制；
2. 对于持续性出血，应根据需要谨慎电凝止血；
3. 对于腹壁下动脉等较大的血管，应该进行识别、钳夹和结扎。

切口类型

不同类型的切口可以显露不同的解剖结构，达到更高的效率和手术安全性。开腹探查可以选择垂直切口、横切口和斜切口。当需要最佳的腹腔视野时，垂直切口是首选，足以探查结肠上区和结肠下区。相反，根据手术需要，可以在腹部的任何一个象限进行横切口和斜切口。

垂直切口

顾名思义，垂直切口应遵循从头侧到尾侧的方向切开（图 49.2），既可以沿中线，也可以在中线以外。

中线切口 中线切口是开腹探查术的首选切口，因为它可以保护腹壁肌肉以最大程度地减少腹壁损伤。中线切口一般愈合良好，术后切口并发症发生率低。此外，由于中线切口沿缺乏神经和血管分布的白线走行，可以保护神经并减少出血，从而减轻术后疼痛。中线切口操作简单快速、显露良好。

由于腹壁的解剖学变异，中线切口过程中有可能会遇到胸腹静脉末端分支、浅表的腹壁下血管和腹壁上血管的出血。如果需要，中线切口可以向上朝剑突方向、向下朝耻骨结节延长。此外，为减少感染和减小瘢痕，切开时应避开脐部。

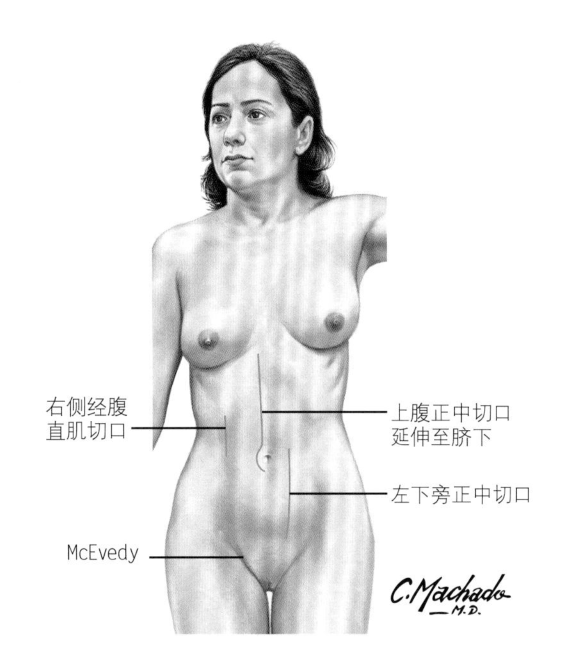

图 49.2 垂直切口的类型

脐上切口（上腹切口） 顾名思义，脐上切口从脐向正上方延伸，最高可达胸骨剑突，是结肠系膜上区器官（包括食管、胃、胆管、脾）显露的理想切口。进行脐上切口时，一般沿中线切开白线即可显露腹膜前脂肪层。切开腹膜后，应注意辨认、钳夹、离断和结扎肝圆韧带。

脐下切口（下腹切口） 脐下切口主要用于暴露结肠系膜下区的器官（包括小肠、结肠、阑尾、女性生殖器官、前列腺、泌尿系统和腹膜后器官）。进行脐下切口时，应注意 Douglas 线以下没有腹直肌后鞘，以避免发生肠管损伤。当切口延伸至耻骨显露锥状肌时，提示已接近膀胱，此时应谨慎操作避免损伤膀胱。

旁正中切口 旁正中切口显露比正中切口稍差。相比中线切口，旁正中切口费时费力、影响美观、伤口裂开风险高。正如前文所述，腹壁上血管会垂直向前进入腹直肌，在进行切开时应注意此处，同时放置引流管或者套管时也应该注意避开此处。为了避免损伤腹壁上血管，只有在获益大于手术风险时才考虑选择此切口。切口通常在中线左侧或右侧 2~3 cm 处，切开腹直肌前鞘，向外侧牵拉腹直肌，切开腹直肌后鞘，显露腹膜。与中线切口相似，旁正中切口可避免神经损伤和腹直肌横断。此外，旁正中切口还可沿肋缘下向剑突方向弯曲延伸，但现已很少使用。

经腹直肌垂直切口 经腹直肌切口与旁正中切口相似，但需垂直切开腹直肌。经腹直肌切口进腹迅速，并可以在既往旁正中切口基础上再次切开。然而，由于可能导致大量出血和神经离断，从而影响腹壁的完整性，其长度不应超过先前的旁正中切口。

横切口和斜切口

在遵循 Langer 线的情况下，相比垂直切口，横切口和斜切口美观性更好。这两种切口可以保留来自肋间神经的腹直肌分支，更利于减轻术后疼痛。如操作正确，横切口和斜切口可以很好地显露特定器官，但这两种切口对上腹部和下腹部脏器的显露有限。横切口和斜切口包括（图 49.3）：

- 肋缘下 Kocher 切口：右上象限（用于肝胆手术）
- 脐下 Pfannenstiel 切口：下腹部（用于妇科手术）
- McBurney 和 Rockie-Davis 切口：右下象限（用于阑尾切除术和肾移植）
- 肋缘下切口：左上象限左肋缘下切口（脾切除术）
- Rutherford-Morrison 切口：左下象限（用于肾移植）
- 胸腹联合切口：上腹部器官的充分显露（用于食管胃交界处显露）

Kocher（右肋缘下）切口 右侧肋缘下切口（Kocher 切口）显露胆囊和胆道系统，而左侧肋缘下切口显露脾脏。双侧肋缘下入路可显露整个上腹部，用于肝切除、肝移植、胃切除和前方入路肾上腺手术。切口位于剑突下方约 4 cm 处，并平行于肋缘斜向外延伸。该切口必须横断内侧的腹直肌和相应的筋膜

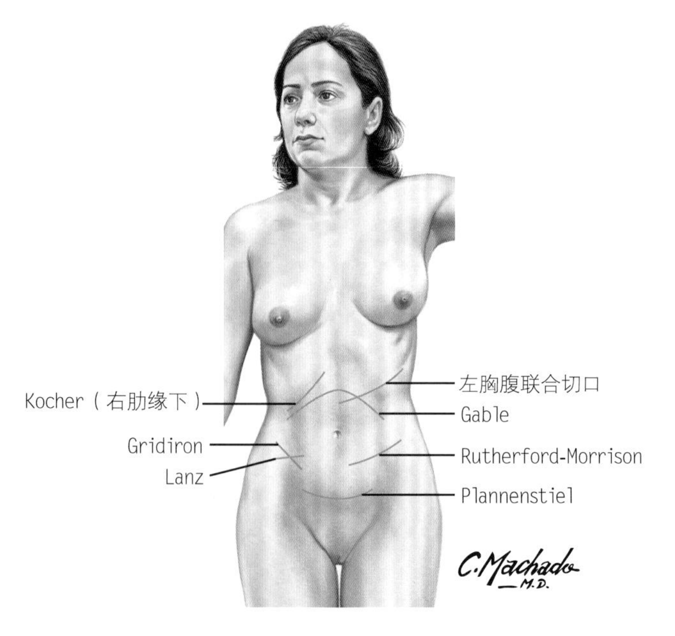

图 49.3 横向和旁正中切口

以及外侧的腹斜肌。由于该切口位于肋骨下方且需要横断肌肉，通常被认为是疼痛程度最重的腹部切口。

McBurney 和 Rockie-Davis 切口　McBurney 和 Rockie-Davis 切口都非常适用于阑尾切除术。相比 McBurney 切口为斜切口，Rockie-Davis 切口为横切口，美观性更好。由于这两种切口都可保护肌肉，切口并发症发生率均较低。此外，Rockie-Davis 切口也可用于肾移植。

Pfannenstiel 切口　Pfannenstiel 切口适用于妇科手术和需要进入耻骨后间隙的手术。近年来，由于其保护肌肉及美观性，该切口也被用于腹腔镜辅助手术（特别是结肠手术）中标本的取出。切口位于耻骨联合上方两棘突间，美观性好，但视野显露有限。

Rutherford-Morrison 切口　Rutherford-Morrison 切口位于左髂前上棘上方约 2 cm 处，并向中线斜行延伸。该切口适用于髂窝处肾移植（腹膜外入路）和血管手术中髂动脉的显露。

胸腹联合切口　胸腹联合切口可以充分显露上腹部内脏器官。当行左侧切口时，可显露左侧膈肌、胃食管（GE）交界处、远端胰腺和脾；当行右侧切口时，可显露右侧膈肌、肝胆解剖、IVC 和近端胰腺。

（Rene Aleman，Luis F. Zorrilla-Nu⊠ez，Mobola Oyefule，Emanuele Lo Menzo，Raul J. Rosenthal 著
周鑫 译　孙涛 审校）

其他资源

机器人手术

Díaz-Montes TP, Tanner EJ, Fader AN: Instrumentation, platforms, and basic principles of robotics. In Escobar P, Falcone T, editors: *Atlas of single-port, laparoscopic, and robotic surgery*, New York, NY, 2014, Springer.

Hagen ME, Curet MJ: The da vinci surgical® systems. In Watanabe G, editor: *Robotic surgery*, Tokyo, 2014, Springer.

Ohuchida K, Hashizume M: Overview of robotic surgery. In Watanabe G, editor: *Robotic surgery*, Tokyo, 2014, Springer.

Park CW, Portenier DD: Basic setup, principles, and troubleshooting in robotic surgery. In Kroh M, Chalikonda S, editors: *Essentials of robotic surgery*, Cham, 2015, Springer.

Schwartz SI: Chapter 1. A focused history of surgery. In Zinner MJ, Ashley SW, editors: *Maingot's abdominal operations*, ed 12, New York, NY, 2013, Mcgraw-Hill.

Spight DH, Hunter JG, Jobe BA: Minimally invasive surgery, robotics, natural orifice transluminal endoscopic surgery, and single-incision laparoscopic surgery. In Brunicardi F, Andersen DK, Billiar TR, et al, editors: *Schwartz's principles of surgery*, ed 10, New York, NY, 2015, Mcgraw-Hill.

Stetler JL: System control overview and instruments. In Patel A, Oleynikov D, editors: *The SAGES manual of robotic surgery*, Cham, 2018, Springer.

Surgical technique. In Ellison E, Zollinger RM Jr, editors: *Zollinger's atlas of surgical operations*, ed 10, New York, NY, 2016, Mcgraw-Hill.

腹腔镜手术

Ahmad G, Gent D, Henderson D, et al: Laparoscopic entry techniques, *Cochrane Database Syst Rev* (8):CD006583, 2015.

Baker RJ, Fischer JE: *Mastery of surgery*, Philadelphia, 2001, Lippincott Williams & Wilkins.

Dunne N, Booth MI, Dehn T: Establishing pneumoperitoneum: veress or hasson? The debate continues, *Annals of the Royal College of Surgeons* 93(1):22–24, 2011.

Soper N, et al: *The SAGES manual, Basic Laparoscopy and Endoscopy*, vol 1, ed 3, 2012, Springer Link.

Zollinger RM, Zollinger RM, Zollinger RM: *Zollinger's atlas of surgical operations*, New York, 2003, McGraw-Hill, Medical Pub. Division.

开腹探查手术

Ahmad NZ, Ahmed A: Meta-analysis of the effectiveness of surgical scalpel or diathermy in making abdominal skin incisions, *Ann Surg* 253:8, 2011.

Delcore R, Cheung L: *Acute abdominal pain. ACS surgery: principles and practice 2005*, Chicago, IL, 2005, BC Decker, pp 313–314. ISBN 9780974832746.

Grantcharov TP, Rosenberg J: Vertical compared with transverse incisions in abdominal surgery, *Eur J Surg* 167:260–267, 2001.

Ly J, Mittal A, Windsor J: Systematic review and meta-analysis of cutting diathermy versus scalpel for skin incision, *Br J Surg* 99:613, 2012.

Meeks GR, Trenhaile TR: Management of abdominal incisions, *J Pel Surg* 6:295, 2002.

Seiler CM, Deckert A, Diener MK, et al: Midline versus transverse incision in major abdominal surgery: a randomized, double-blind equivalence trial (POVATI: ISRCTN60734227), *Ann Surg* 249:913–920, 2009.

第四篇

小　肠

第 50 章

小肠解剖

小肠与末端回肠的形态与结构

小肠包括位于腹膜后的区段、十二指肠区段和由迂曲盘绕的空肠及回肠组成的肠系膜区段（图 50.1）。小肠的肠系膜区段个体差异性很大，功能上有差别，总长度差异也很大。成人小肠平均长度大约为 5 m（15~20 英尺），上部的空肠约占总长度的 40%，下部的回肠占 60%。

空肠起始于第 2 腰椎左侧的十二指肠空肠曲，偶尔会更偏头侧一些（参见第二篇），回肠在右髂窝处与结肠相连。十二指肠空肠曲位于腹膜腔内肠系膜下区的上方，有时部分区域会被横结肠系膜的附着区覆盖。小肠系膜连于腹壁的附着线从左上方起自十二指肠空肠曲，向右下方斜行，沿途跨越脊柱的腰椎段、椎骨前的大血管（主动脉和下腔静脉）、右侧腰大肌和右侧输尿管，最终到达回肠与结肠的连接处。

因为肠系膜在与腹后壁相连的附着线侧长度只有 15~20 cm（6~8 英寸），而在与小肠相连的肠管侧则有几米长（与小肠的长度一致），因此肠系膜像扇子一样朝向肠管展开。肠系膜由两层腹膜构成，从而使肠袢有很大的活动度。两层腹膜之间填充着结缔组织和脂肪组织，后者的含量可有较大的个体差异。在这些组织内还包埋有血管和淋巴管，与神经及肠系膜淋巴结一起走行在小肠和背侧腹壁之间。

大肠的各个部分呈马蹄铁样弓形分布，并且形成一个框架包绕着迂曲盘绕的小肠（参见第五篇）。但是在大肠框架的腹侧，特别是降结肠部分，常常与小肠的肠袢重叠在一起。同样，依据小肠的充盈状态以及其与盆腔脏器的关系，小肠肠袢可能向下凸入盆腔，或者，如果盆腔脏器极度扩张（如妊娠），小肠可以被推向上方。

大网膜的形状个体差异性很大，其位置也可灵活多变；它像围裙一样从胃大弯侧下垂于前腹壁和小肠之间。

大部分空肠肠袢位于左上方，而回肠肠袢位于右下方。因为只与肠系膜相连，小肠有很大的运动空间。正如经口导入橡皮管后行 X 线检查观察到的那样，依据肠管的充盈状态、肠蠕动以及体位的不同，同一个人的肠袢位置变化也可以很大。与其逐渐缩短的肠系膜相一致，唯一一段位置比较“固定”的肠管就是末端回肠，它从左向右跨过右侧腰大肌到达回肠与结肠连接的部位。

小肠的大体结构

小肠可自由移动的部分从十二指肠空肠曲延伸至回盲瓣口。这部分小肠包括空肠和回肠，这两部分互相移行、没有明显的分界；但是管腔直径和组织结构的逐渐变化都可以记录到这种移行和转变。与整个胃肠道一样，空肠和回肠的肠壁有几乎完全相同的 5 层结构，包括黏膜层、黏膜下层、环行肌层、纵行肌层和浆膜层（图 50.2）。

最内层的黏膜层肉眼即可见到厚厚的呈环形卷曲的皱褶，即环形皱襞、Kerckring 皱襞或环状襞。这些突入肠腔的皱襞高度差异很大，从 3 mm 到 10 mm 不等，垂直于肠腔的长轴呈横向走行。有的皱襞环绕肠腔全周，有的只环绕全周的 1/2 或 2/3，还有的皱襞呈螺旋状环绕肠腔两周甚至更多。这些皱襞并不是真正的瓣膜，它们突入肠腔内，在一定程度上可以减缓肠腔内容物的排空，但它们最重要的功能是增加吸收面积。由于在这些皱襞表面有被称为“绒毛”的细小指状突起，因此增加面积、促进吸收的原则更能得以充分体现。

黏膜固有层位于黏膜层表面上皮的下方，参与形成 Kerckring 皱襞和绒毛，主要由一层疏松的网状

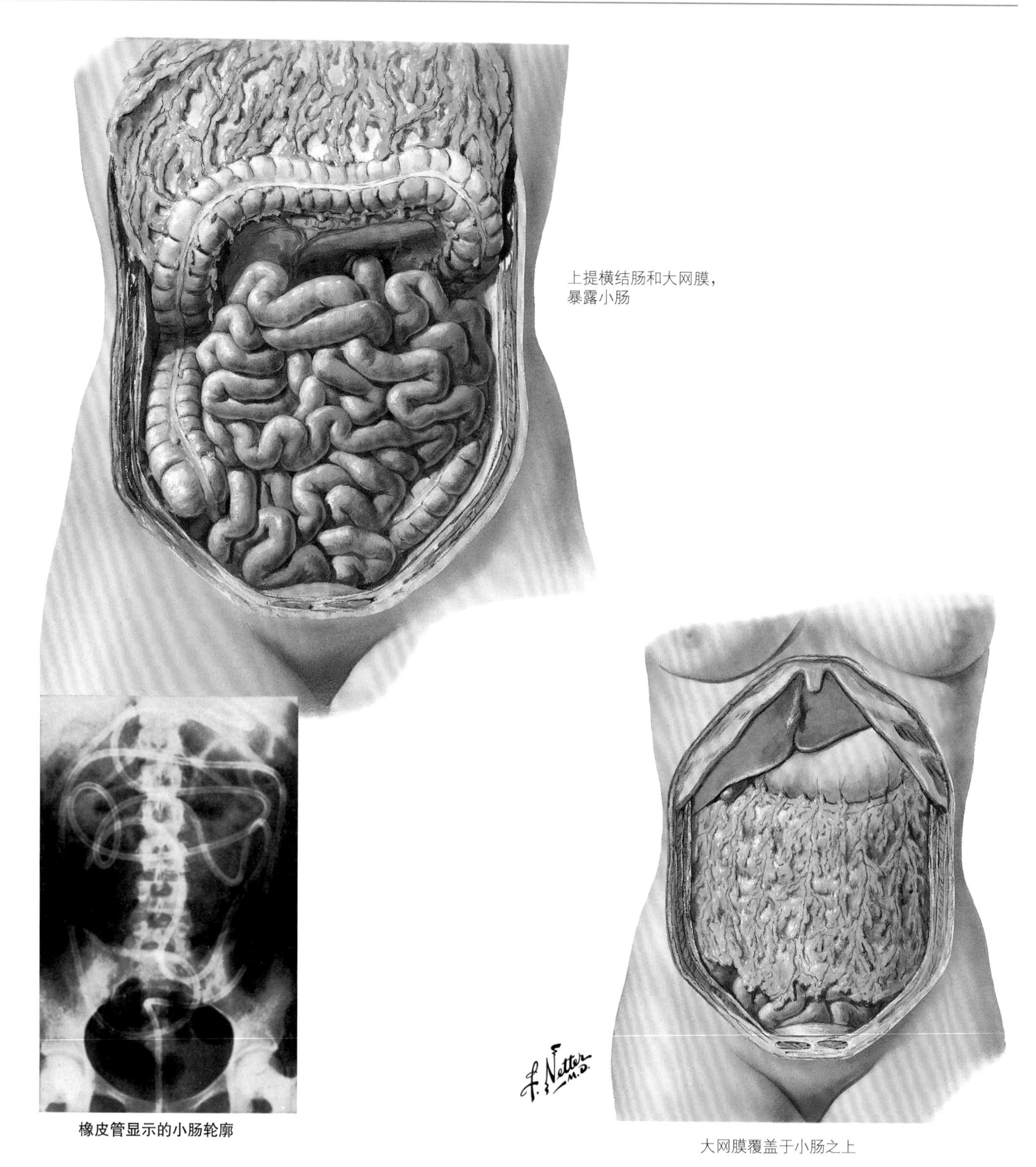

图 50.1 小肠的形态及与周围脏器的关系

结缔组织构成，在某些区域具有淋巴管样特征。黏膜固有层还含有一些来自于黏膜肌层的纤细的平滑肌纤维，它们呈放射状延伸至绒毛顶端。当这些肌纤维松弛时，绒毛表面是平坦的；当肌纤维收缩时，绒毛则变成锯齿状。这些肌纤维充当发动机维持着绒毛泵的功能。黏膜固有层中特别是绒毛的基质中还走行着血管的终末分支、绒毛的中央乳糜管（或淋巴管）和神经纤维。黏膜固有层中还包埋有许多孤立淋巴小结，后者可向深部延伸至黏膜下层。

黏膜肌层位于黏膜层和黏膜下层之间，由两薄层非横纹肌构成以保证活动性肌层回归原位。外层纵行肌比内层环行肌薄，从环行肌发出肌纤维到达绒毛中

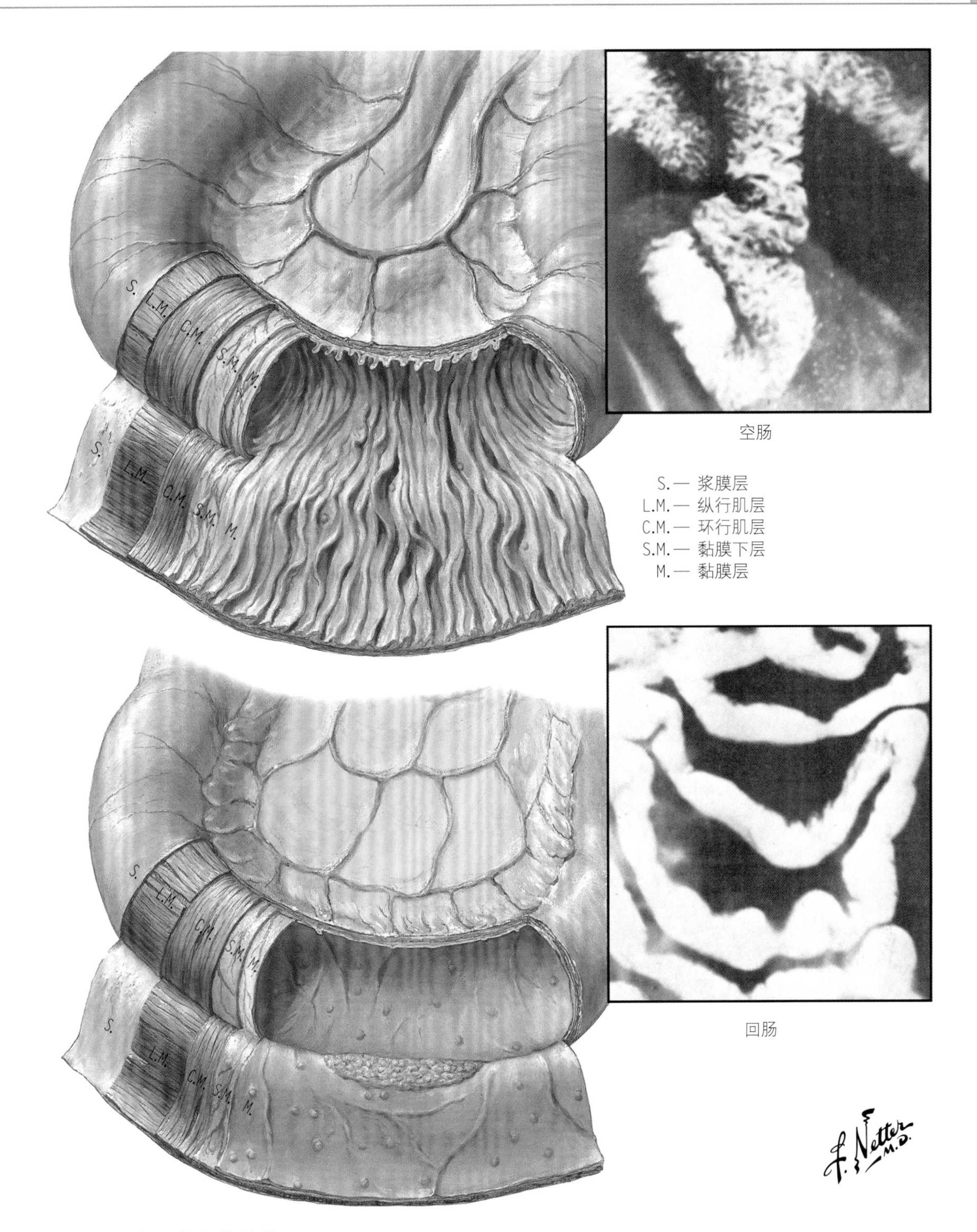

图 50.2 小肠的大体结构

心。黏膜下层由胶原结缔组织组成，这些纤维相互交错形成网格状网络。通过改变网格结构的角度，黏膜下层的网络系统就可以适应肠腔直径和长度的变化。黏膜下层含有丰富的大血管和毛细血管网、大量的淋巴管以及黏膜下 Meissner 神经丛。固有肌层由平滑肌细胞组成。内层较厚的环行肌和外层较薄的纵行肌之间由卷曲的移行肌束相连，移行束同时也担当了内外两层的分界线。在这两层之间分布着无髓神经纤维和神经节细胞构成的网络，即 Auerbach 肌间神经丛。

浆膜层由一层扁平的多角形上皮细胞和浆膜下疏松结缔组织构成。除了腹后壁上脏腹膜与扇形肠系膜表面两层浆膜连接处的狭长条带区域外，它几乎覆盖了整个肠管的全周。

空肠和回肠的尺寸和外观有所不同。回肠肠腔的直径比空肠细，肠壁比空肠薄。空肠平均直径为3~3.5 cm，回肠平均直径为2.5 cm甚至更细。因为这种差别，透过肠壁看回肠内容物比空肠更清楚。所以开腹时，空肠呈白色发红，而回肠的颜色不论在活体还是死后，均呈现较暗的色调。随着小肠的延伸，黏膜皱襞和绒毛的体积逐渐变小，且数量也逐渐变少，在回肠下段皱襞仅呈散在分布。

在空肠，淋巴组织只形成孤立淋巴小结，呈针尖样突出于黏膜表面。接近结肠时，淋巴小结越来越多且更加明显。此外，在回肠（且仅局限于回肠）出现了集合淋巴小结（Peyer小结）。Peyer小结的平均宽度是1~1.5 cm，长度从2 cm到10 cm不等，数量上存在较大的个体差异性，一般会有20~30个。回肠系膜含有更多脂肪组织，因此看起来比空肠系膜要厚。

小肠的显微结构

小肠整个黏膜表面被覆着0.5~1.5 mm长的突起，即小肠绒毛（图50.3）。大量的小肠绒毛（据估计空肠和回肠共有4百万个）使小肠黏膜呈现天鹅绒样外观。空肠绒毛比回肠绒毛长且宽。绒毛之间的凹陷形成了非分支小凹，每个小凹底部连接一个或两个管状结构，即肠腺或Lieberkuhn隐窝。

小肠内表面覆盖有一层单层上皮细胞，大部分是呈圆柱状或棱柱状的柱状细胞，其表面有一层发育良好的纹状缘。在这些柱状细胞之间散布着三种其他类型的细胞：杯状细胞、潘氏（嗜酸性颗粒）细胞和嗜银细胞。杯状细胞分泌碱性黏液覆盖于整个黏膜表面。随着小肠向大肠逐渐延伸，对健康有益的厌氧菌倾向于生活在这种黏液环境中，起着益生菌的作用。大部分杯状细胞位于Lieberkuhn隐窝中或绒毛底部，但也有一些位于绒毛上部。隐窝底部特征性的成分是潘氏细胞，由于细胞内颗粒的着色性状，也被称作嗜酸性颗粒细胞。它们可以分泌抗菌物质和生长因子。第三种细胞类型是肠嗜铬细胞（嗜银或亲银），它们含有嗜碱性染色颗粒，对银和铬具有很高的亲和力。它们位于Lieberkuhn隐窝内，现在普遍认为能够分化生成各种类型肠上皮细胞的干细胞即位于隐窝内。这些嗜铬细胞具有特定的神经内分泌功能。

在黏膜固有层里有多种类型的细胞，其中大多数来源于网状细胞。除了普通的结缔组织细胞外，还有淋巴细胞和浆细胞。淋巴细胞表现出显著的从上皮层向肠腔内迁移的趋势。这些细胞形成了体内最大的免疫保护群体。固有层里还有会对抗原发生反应的肥大细胞。Cajal间质细胞位于肠壁内。

胃肠道最重要的任务是吸收营养，以满足机体对热量和营养的需求。消化过程的各个关键步骤发生在小肠肠腔，接下来的吸收过程则通过这些小肠上皮细胞完成。被覆上皮细胞的小肠绒毛是完成吸收功能的基本单位。

小肠上皮细胞的腔面被覆有细小的棒状突起，称为微绒毛。每一个上皮细胞含有大约1000个微绒毛，这使得细胞表面积增加了24倍。微绒毛的平均长度为1 μm，宽0.07 μm。微绒毛的表面是一层连续的细胞膜，轴心含有原纤维，这些纤维通过一个被称为终末网的网状结构相互连接。微绒毛形成的层状结构可以在显微镜下观察到，但当上皮受损，如乳糜泻时，则常常脱失。

进食脂肪餐后不久，在微绒毛间隙即可见到细小的脂滴，随后这些脂滴出现在终末网内，这就是相伴发生的胞饮作用。接下来，脂滴继续行进至上皮细胞的胞体、进入由细胞内小管连接的囊泡——该管囊系统即为内质网，并在此处相互融合形成较大脂滴。脂滴继而穿过内质网到达细胞侧面，经由细胞间隙横穿基底膜进入小肠绒毛的中央乳糜管。微绒毛下方的细胞侧面由于终板的附着，轮廓显得不太规则。每个细胞侧面的细胞膜均呈折叠状，也就是说，相邻细胞的细胞膜相互交错嵌合。

末端回肠

末端回肠是小肠最远端的部分，通常位于右髂窝上方的盆腔内。它从左侧开口进入大肠的内侧肠壁（图50.4）。连接部尾侧或下方的大肠肠段是一个盲端，因此被称作盲肠。

在大多数人的回肠与大肠连接处，腹膜皱襞从回肠系膜末端部分开始延伸，跨过回肠的前方，到达盲肠和升结肠的底部。这个皱襞被称为回结肠皱襞或回盲上皱襞，其内含有盲肠前动脉，并且形成了回结肠窝或回结肠上窝的前壁。这个窝的后壁由末端回肠及其肠系膜构成。窝的开口朝下略偏向左侧。另外一个皱襞被称为回盲皱襞或回盲下皱襞，通常位于阑尾系膜前方，从末端回肠的下段或右侧延伸至盲肠。这个皱襞与阑尾系膜一起形成了另一个陷窝，即回盲窝，或被称为回盲下隐窝，其中阑尾系膜作为后壁，这个皱襞则作为内壁。回盲皱襞内没有重要的血管，因而

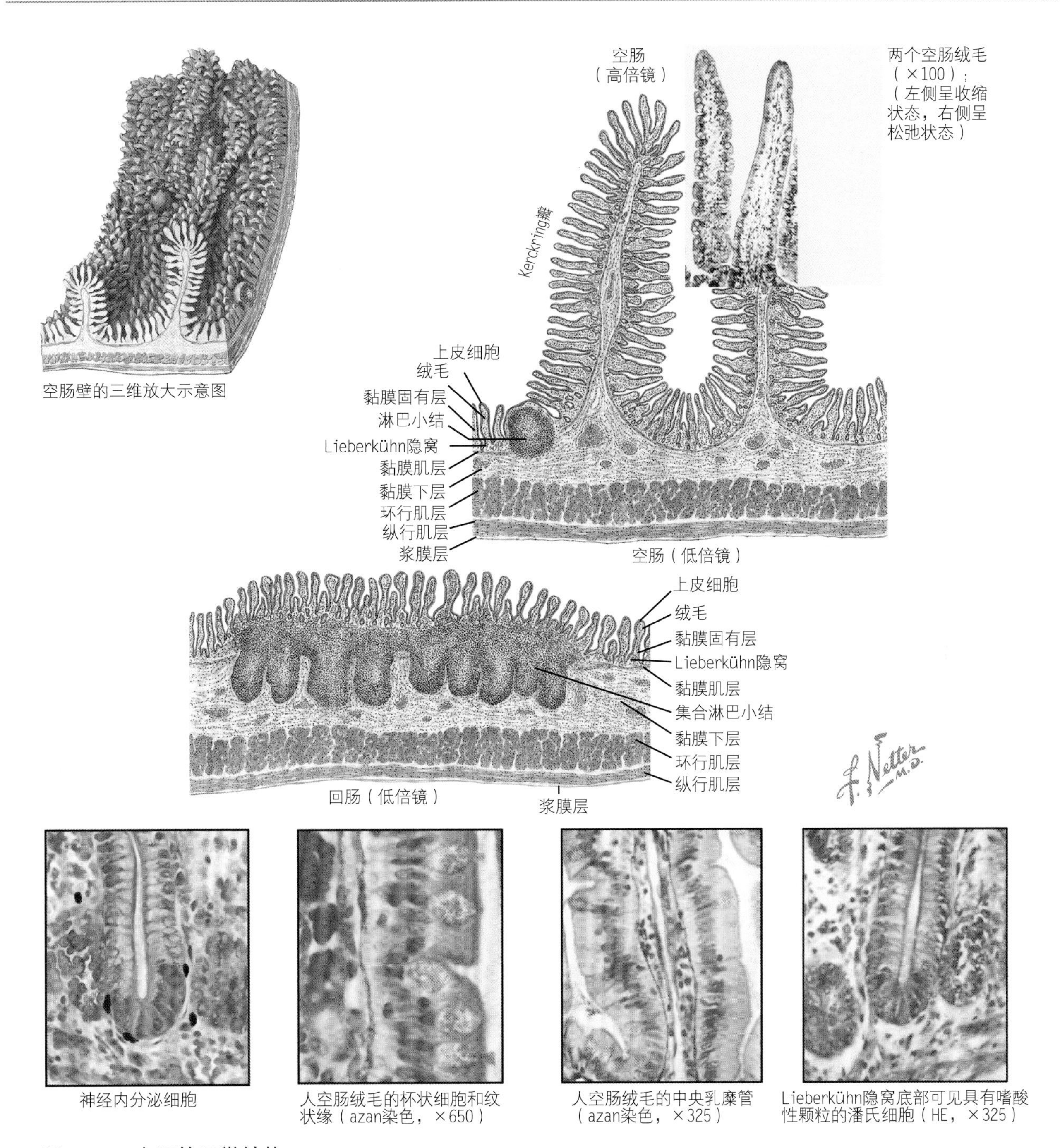

图 50.3 小肠的显微结构

被称为“无血管”的 Treves 皱襞。第三个腹膜延伸形成了阑尾系膜，即充当了阑尾的肠系膜。

在回盲连接处，末端回肠及其全层突入结肠，使得结肠肠壁内陷并在肠腔内形成回盲瓣。当尸检暴露该括约肌时，在大约 60% 的病例可以看到回肠口由两个几乎呈水平走行的皱襞围成，分别被称为回盲瓣的上唇和下唇。在上下两唇的两端即将融合的部位发出两条黏膜嵴沿着结肠肠腔水平延伸，使结肠呈新月形的球形外观。这些被称为回肠口（回盲瓣）系带的黏膜嵴，形成了盲肠和升结肠之间的分界线。在活体上，回肠可呈圆形的乳头状结构突入结肠，肠腔关闭时则呈星状外观，与宫颈突向阴道的形态相似。在内镜下观察，回盲瓣可以呈现关闭或开放状态，也可以随着运动改变形状。

目前认为，回盲瓣实际上具有真正的括约肌功能，因此可能会受到神经和激素的调控。解剖该部位的肌肉组织显示，来自结肠系膜带的肌纤维，一部分从结肠和盲肠向上到达阑尾，继而转向内侧到

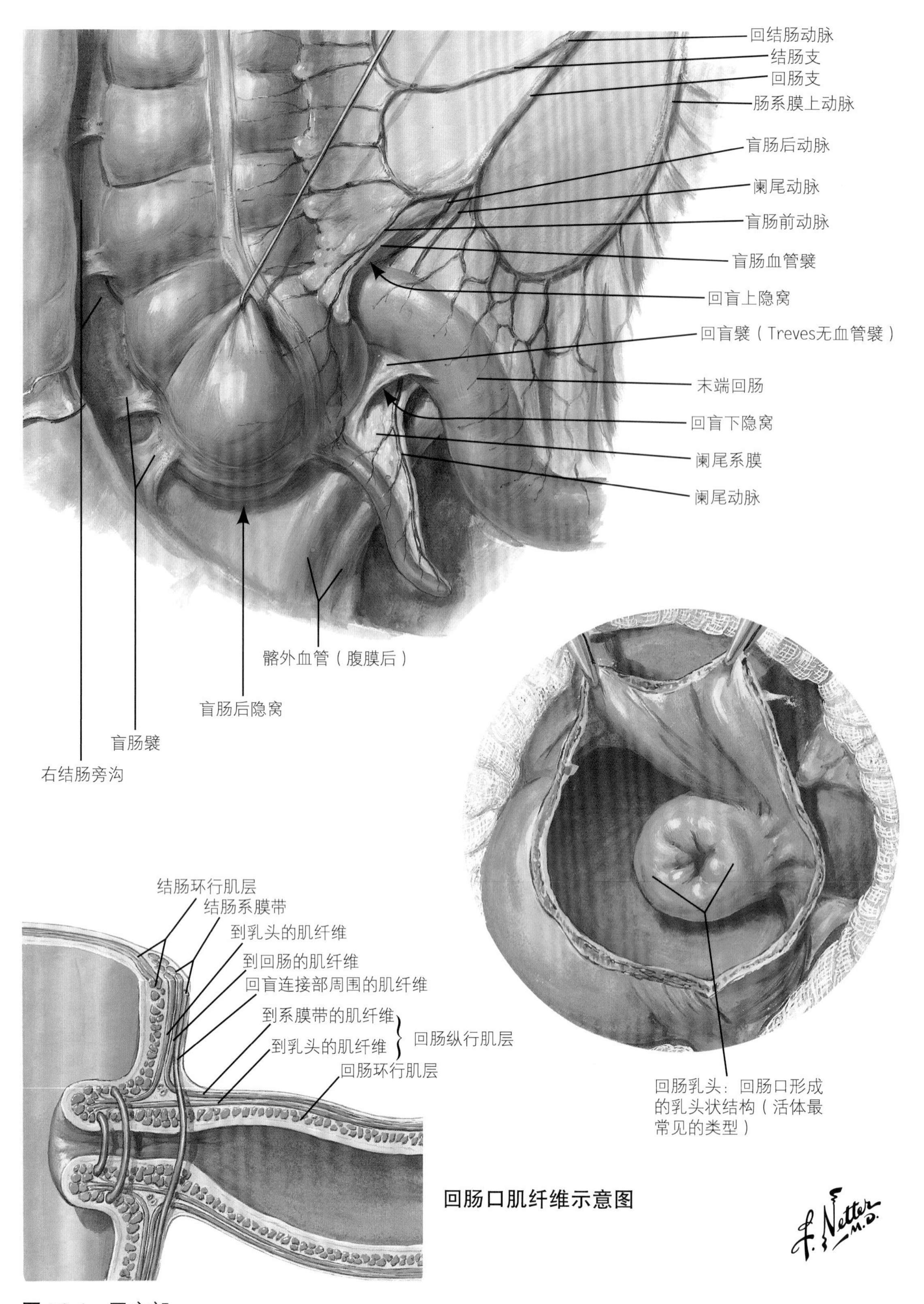

图 50.4 回盲部

达回结肠乳头；其他肌纤维则转向外侧与回肠的纵行肌相延续。同样，回肠的纵行肌束也兵分两路，一部分肌纤维进入乳头，另一部分则加入结肠系膜带的肌纤维。据推测环行肌层更为强壮，执行关闭括约肌的功能，而纵行肌层则执行开放功能。

从功能上来说，回盲瓣阻止了结肠的内容物反流回小肠。动力学研究证实末端回肠和它的肌肉结构执行了瓣膜功能，允许回肠内容物以脉冲形式排空。

小肠的血液供应和回流

小肠和大肠的血液供应个体差异性极大，在很多情况下，是不确定的和不能预测的。有关小肠血管的起源、走行、吻合和分布的变异非常常见、也非常显著，传统教科书的相关内容并不全面，甚至在很多方面有误导作用；上腹部内脏血液供应的相关内容也存在相似的问题。了解这些变异对这一领域的外科医生和诠释血管造影的放射科医生是非常重要的，这些内容会在解剖和影像学章节中详细讲解。

动脉循环

肠系膜上动脉发自腹主动脉前壁，一般在 L1（第 1 腰椎）中部的水平发出，但有时可降至第 2 腰椎的上 1/3 处发出。腹腔干和肠系膜上动脉的起点之间的距离从 1 mm 到 23 mm 不等，通常为 1~6 mm。因此，经常可以看到这两个血管的起点相互毗邻，但是罕见共同起源于同一条腹腔肠系膜主干。

肠系膜上动脉向下、向前走行，逐渐转向左侧，特别于下 1/3 段从左侧凸面发出数量不等（13~21 支）的动脉分支供应肠道，在回结肠动脉起点的上方发出 3~7 支不等（平均 5 支），下方发出 8~17 支不等（平均 11 支）。第一组动脉供应空肠，第二组供应部分空肠和全部回肠。供应空肠和回肠的小肠动脉走行在肠系膜的两层腹膜之间，分布模式如图 50.5 所示。

每根血管的走行都相当平直，间隔不同的距离发出多个分支，这些分支与邻近初级干血管的分支汇合形成一系列互相吻合的弓形结构，即动脉弓。从这些初级动脉弓上发出二级和更短的动脉，依次形成二级动脉弓。再下一级的动脉弓则是由更远端的动脉构成，虽然更加细小，但形成的方式是相似的。终末动脉弓则会发出细小且平直的血管（直动脉）。除了供应十二指肠第一部分的动脉弓比较小且发出的直动脉比较短之外，空肠的动脉又粗又长，依次建立了初级和次级动脉弓，并最终发出多条较长的直动脉。回肠动脉干逐渐变短，动脉弓逐渐变小，动脉的延伸性也逐渐减弱。

空肠和回肠的血管化模式有很大的不同。通过简单的观察，检查者通常就可以分辨出空肠和回肠。相较于回肠，空肠肠壁更厚，吸收面积更大，血管分支也更粗大。

起源于肠系膜上动脉的空肠第一分支可以很粗（直径 6 mm），并可分支形成 4 个长 6~8 cm、直径 3~4 mm 的大动脉弓。但其实很多情况下空肠第一分支很细（直径 1~2 mm），与胰十二指肠下动脉形成吻合或享有共同起源。空肠动脉粗大的初级分支可以分出细小的次级分支。肠系膜上动脉下属的各个小肠动脉分支的分布和管径即使在同一个人体内差异都很大，粗大的分支和纤细的分支随机交替，没有规律和顺序可循。虽然大家默认空肠动脉的第一分支和第二分支通过动脉弓相通，但是很多患者的第一分支和第二分支并未连接，因此这个动脉弓是缺失的。

解剖学研究显示直动脉从动脉弓发出到达小肠肠壁的过程中有很多变异，表现为直接进入肠壁、互相重叠或形成小的动脉弓（请参见文末“其他资源”），但结果都是为小肠提供丰富的血供，以满足其吸收功能的生物学需求。

静脉回流

参与小肠血液回流的静脉在数目、起点以及分布模式上，均与相应的伴行动脉一致（图 50.6）。因此，静脉被冠以相同的命名。肠系膜上静脉是个例外，因为它恰好在汇入门静脉之前与胃网膜右静脉汇合。其他肠系膜上静脉的分支均与肠系膜上动脉发出的分支同名。

在左半结肠和乙状结肠上段区域，其动脉起源于肠系膜下动脉，但相应的静脉则与相应的动脉分开，独立走行。该静脉向上直行，升至腹膜后，越过腰肌，到达十二指肠第四部分的左侧。随后继续沿胰体后方走行，在多数情况下（占观察例数的 38%）于脾静脉与肠系膜下静脉的汇合处汇入脾静脉（例如，在门静脉的起点处）。29% 的肠系膜下静脉汇入肠系膜上静脉，32% 的肠系膜下静脉汇入肠系膜上静脉和脾静脉的汇合处。在少数人体内还发现有第二个肠系膜下静脉。门静脉，特别是其分支的变异是极其重要的（参见第九篇）。

淋巴引流

小肠肠壁内的淋巴管起始于小肠绒毛的中央乳糜管。在绒毛的基底部，中央乳糜管汇入毛细淋巴管，引流了 Lieberkuhn 隐窝区域的淋巴液，由此在黏膜固有层中建立了精细的淋巴回流网络，其内已经形成了第一级淋巴管瓣膜。这个网络发出许多小分支，穿过黏膜肌层进入黏膜下层，在这里淋巴管继续延伸形成更大的网络。淋巴管瓣膜是这个网络中最引人注目的特征。大淋巴管通过淋巴网接收来

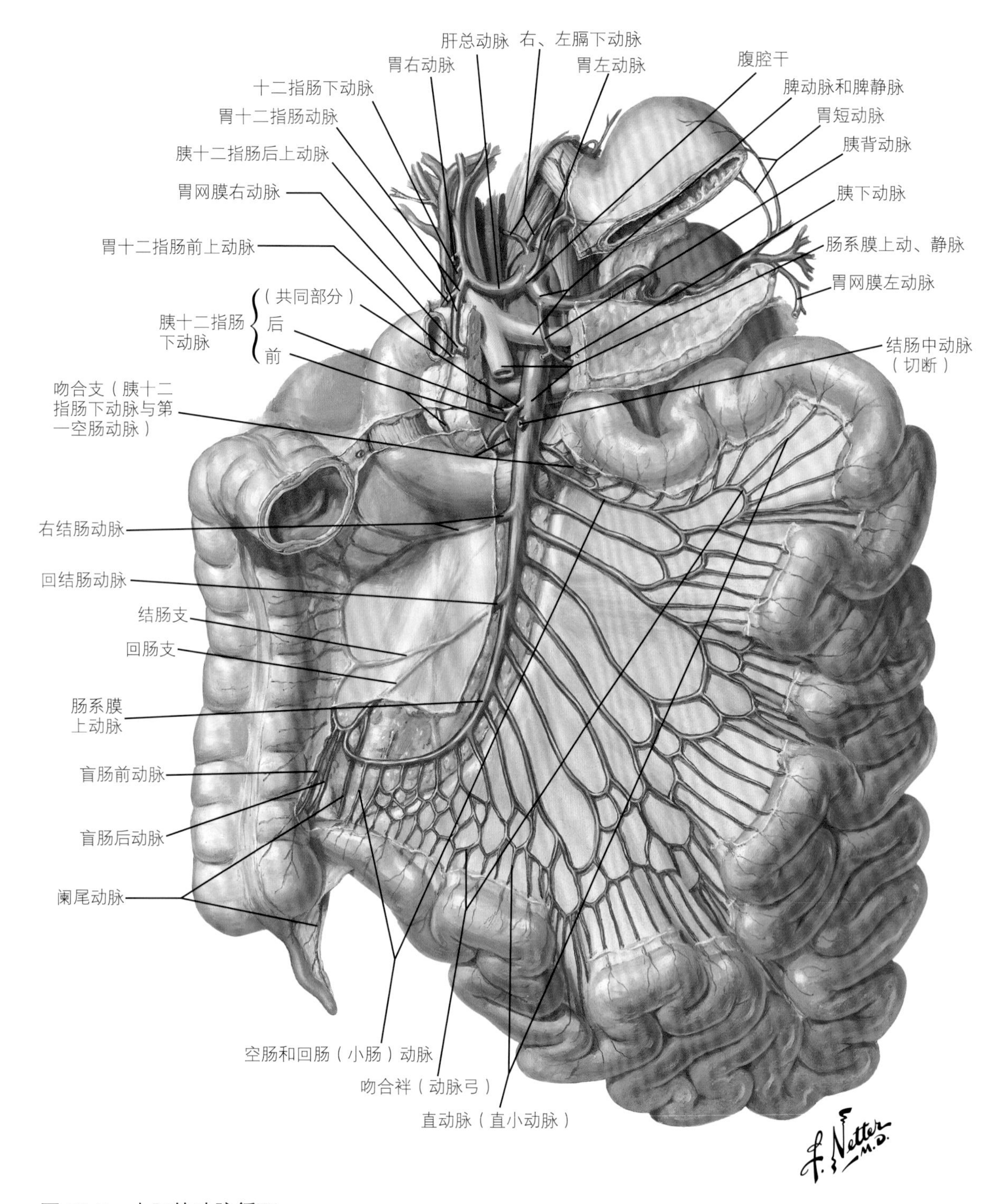

图 50.5 小肠的动脉循环

自肌层、浆膜和浆膜下层的淋巴液，它们和动脉、静脉一起跨过肠系膜的附着线离开小肠肠壁进入肠系膜。小肠的淋巴管长久以来被称为乳糜管或乳糜输送管，因为在进食含脂肪类的食物后，它们转运以乳化形式吸收的脂肪，因此看起来像乳白色的丝线。

肠系膜淋巴管通过大量肠系膜淋巴结引流，其数目大约有 100~200 个，构成了人体内最大的淋巴结集合。靠近肠系膜根部的淋巴结数目变多、体积变大。在肠系膜上动脉从腹主动脉发出的位置，肠系膜根部大淋巴管的分支输入肠系膜上淋巴结。部分从十二指肠发出的淋巴管穿过胰腺组织（参见第七篇）——流经胰腺头侧、尾侧和背侧的淋巴结到达胰头部。这些淋巴结中，位于上部的称为幽门下和胰上右淋巴结，位于下部的称为肠系膜根部淋巴结，

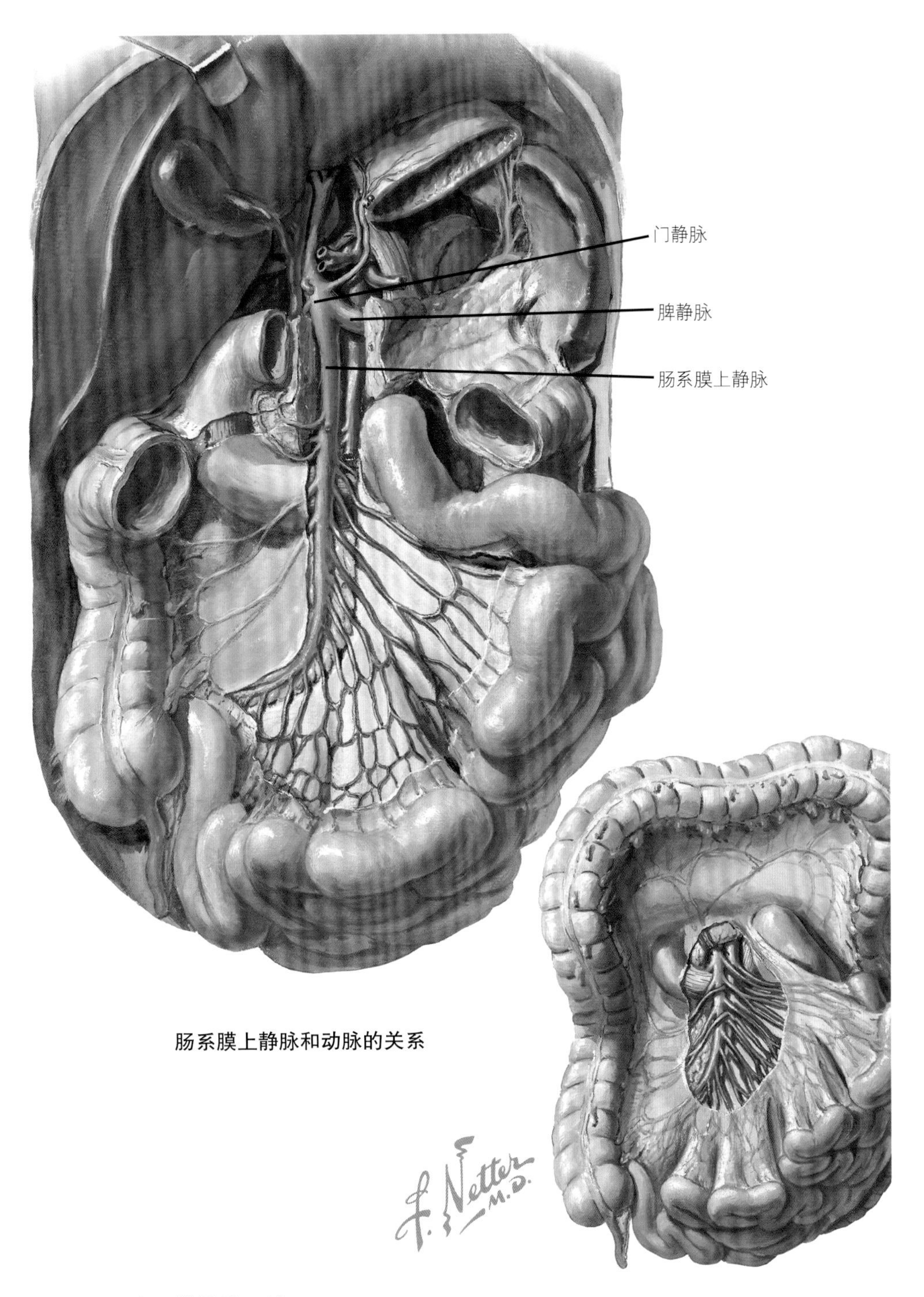

图 50.6　小肠的静脉回流

位于背侧的称为胰腺后淋巴结。淋巴液从这些淋巴结流出后输入腹腔淋巴结组。

来自肠系膜上淋巴结和腹腔淋巴结的淋巴液流经较短的小肠或胃肠道淋巴干，这些淋巴干有时会像河流的三角洲一样分成数支小的平行干，随后淋巴液流入乳糜池，这是胸导管起始部的囊状扩张。小肠淋巴干不仅引流了全部小肠的淋巴液，而且还汇集了腹腔和肠系膜上淋巴结引流的所有脏器的淋巴液，特别是来自胃、肝脏、胰腺和大部分大肠的淋巴液。

小肠和大肠的神经支配

支配小肠和大肠的神经包括交感和副交感神经

的传出和传入纤维（图 50.7 和图 50.8）。这些神经的分支包括腹腔神经丛、肠系膜上和肠系膜下神经丛以及下腹上和下腹下神经丛。下丘脑是调节内脏活动通路的起点和终端，与额叶皮质、扣带回和额叶眶区表面的运动前区有广泛的皮质连接。具有重要副交感功能的下行纤维束主要从下丘脑前区发出，与迷走神经背核的细胞及脊髓第 2~4 骶段的细胞形成突触。这些细胞的轴突组成了迷走神经和盆腔内脏神经的节前纤维（传出神经）并分布至多个脏器。迷走神经支配来自前肠和中肠的脏器，盆腔内脏神经则支配来自后肠的脏器。肠道的节前纤维传输至迷走神经和盆腔内脏神经，终止于肠神经丛的中转神经节细胞，这些神经节细胞的轴突形成了节后副交感纤维并与相应的交感纤维一起共同支配小肠壁的平滑肌、肠壁内血管和小肠腺体。

从中枢神经系统（CNS）下传的神经纤维，携带着支配小肠活动的交感神经冲动到达脊髓胸段最下面的 4~5 个节段至腰段最上面的 2~3 个节段，并与该处的侧角细胞进行中转接力。侧角细胞的轴突代表节前交感神经纤维，从相应节段的腹侧神经根发出，通过白交通支到达邻近交感神经干的神经节。一些神经纤维在这些神经节中进行中转，另一些神经纤维则直接跨过神经干，在其内侧加入胸段、腰段或骶段内脏神经的分支并终止于上述神经丛，随后与神经节细胞形成突触。这些细胞的轴突，即节后神经纤维则与供应小肠的各个动脉分支伴行。

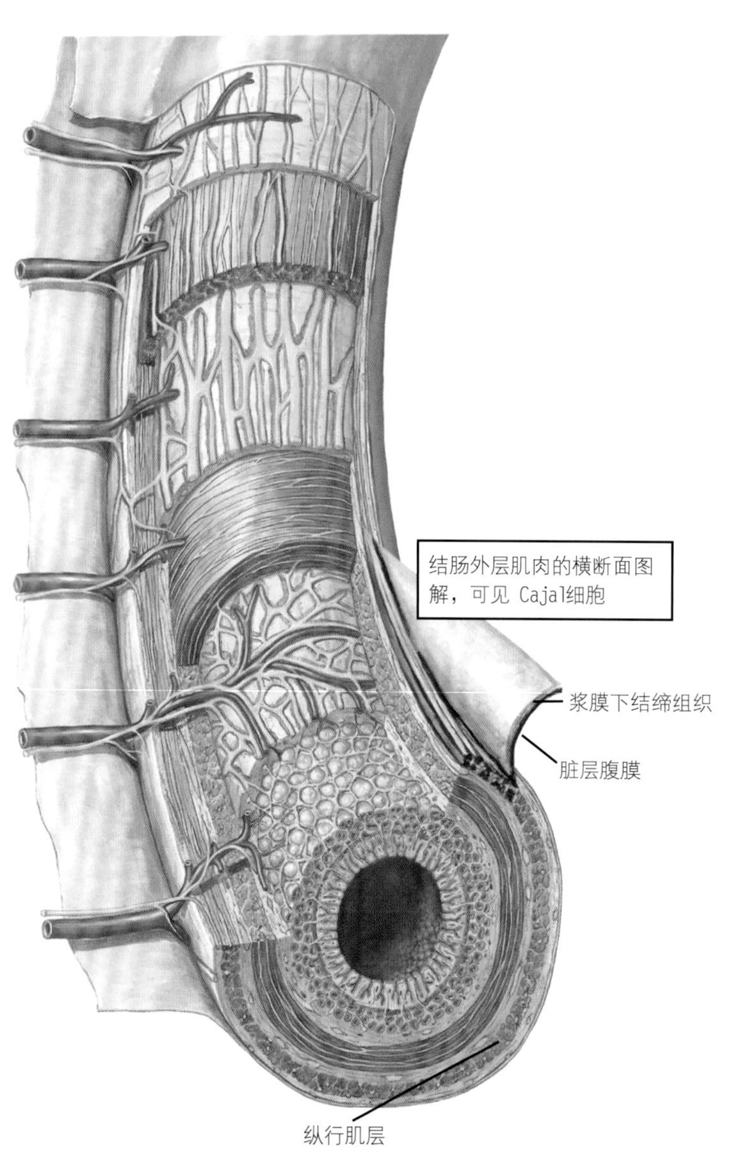

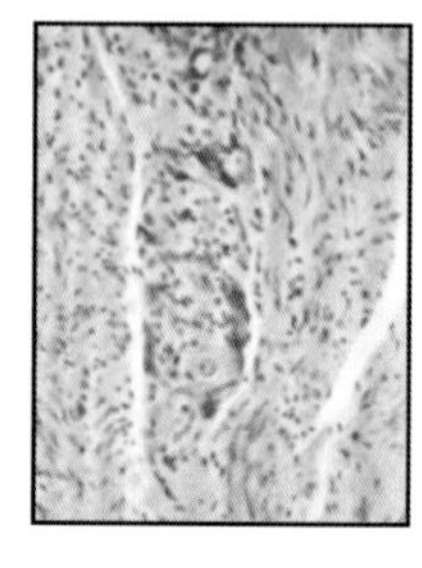

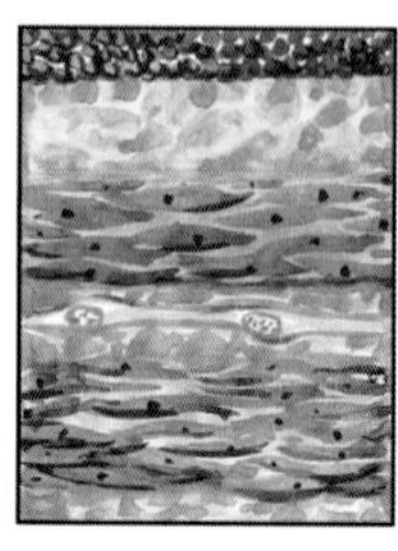

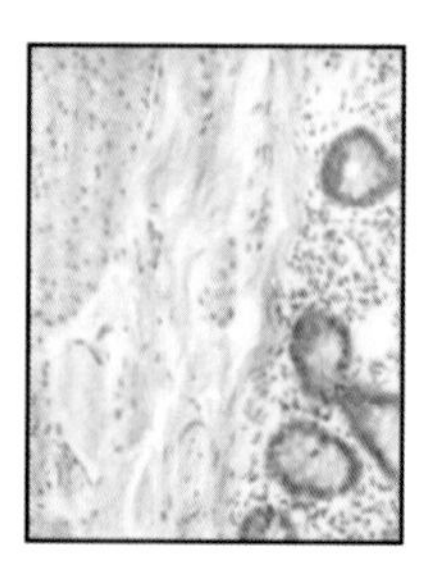

图 50.7 肠道的神经支配

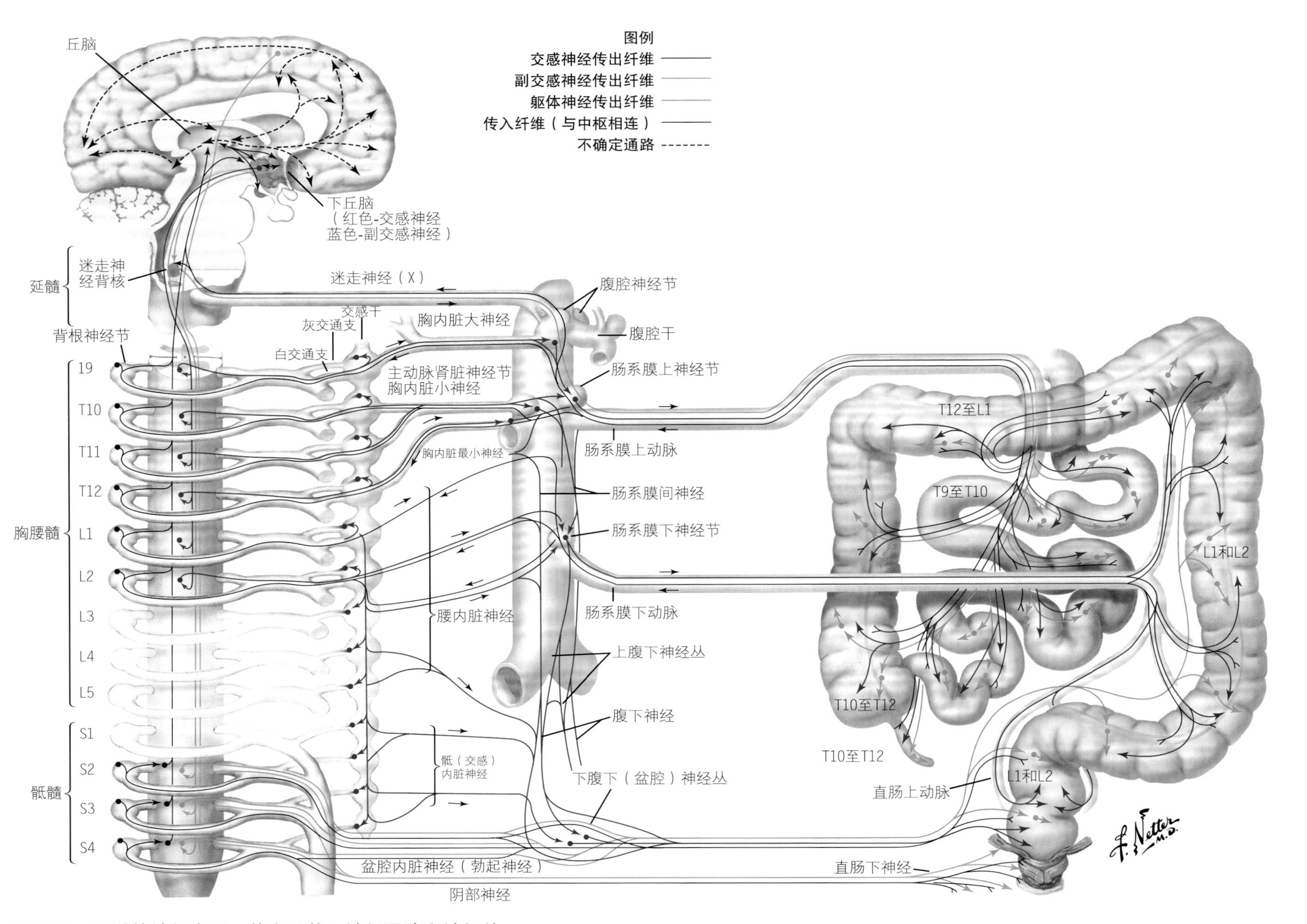

图 50.8　肠道的神经支配：传出及传入神经通路和神经丛

支配肠道不同区域的交感神经纤维的主要起源节段如图 50.8 所示。但由于重叠的原因，还有一小部分支配神经来自于相邻的节段。

某些消化功能可以由位于小肠壁内的简单反射弧调控，但其他反应则由中枢神经系统包括传入、中间和传出神经元参与的更加复杂而精确的反射弧介导。多量口径粗大的传入纤维横穿肠神经丛而没有转换神经元，由几乎相同的内脏交感神经和传导节前纤维或传出纤维的副交感神经向心性传递。传入纤维是由传导小肠节前纤维的脊髓神经节下属的迷走下神经节或背根神经节的假单极细胞的周围突形成的。中央突则进入脑干或脊髓。

虽然小肠对普通的触觉、疼痛或热刺激不敏感，但对牵张、缺氧、化学物质或其他刺激敏感。除了位于附近肠系膜的 Vater-Pacini 小体外，小肠缺乏皮肤神经末梢的特化结构。内脏传入神经纤维和传出神经纤维一样，其终末结构的确切模式仍有争议。但在黏膜、肌层和浆膜层已经发现呈旋涡状、束状、大型的、环状或游离神经末梢等多种表现结构。

支配从食管到直肠整个消化道的内源性神经是肠丛。肠丛由多个由神经纤维网连接的神经细胞群构成，可以分成肌间（Auerbach）神经丛和黏膜下（Meissner）神经丛。肌间神经丛比较粗大，神经纤维网较粗，交叉点的神经节也较大；而黏膜下神经丛的纤维网则较纤细，神经节也较小。肌间神经丛位于环行肌和纵行肌之间，主干（初级）网发出纤维束形成较为纤细的二级、甚至更为纤细的三级神经丛，这些神经丛及其分支走行在肌层内或相邻的肌层之间。一些来自于纵行肌肌间神经丛的纤维到达浆膜下神经丛并形成网状的浆膜下丛。黏膜下神经丛也分支形成浅表层和深部层。Cajal 间质细胞来自平滑肌而非来自神经元，它们形成了一个网络，与肌内、肌间神经丛和黏膜下层相互连接。小肠 Cajal 间质细胞对理解小肠动力学紊乱非常重要。

神经束包含了交感神经的节后纤维、副交感神经的节前和节后纤维、传入纤维和伸长的树突。树突也形成了复杂的网络。

肠系膜上神经丛是腹腔神经丛最下部分的延续，包绕着肠系膜上动脉的起始部。它由粗壮的神经细丝连接至腹腔神经节和主动脉肾神经节。体积较大的肠系膜上神经节通常位于同名动脉根部的上方，并与肠系膜上神经丛的起始部合并。主干神经丛分出多个次级神经丛并逐一对应于所有的动脉分支（胰腺十二指肠下、空肠、回肠、回结肠、右半和中段结肠），并且支配同名的肠道节段。神经和动脉除了在进出肠壁的方式上有所不同外，它们的走行路线都是相同的。血管朝向肠壁形成特征性的弓状结构，而神经则直接穿出肠壁不形成弓状结构。这个由神经节和神经丛构成的密集的网络和相应的动脉一样，遍布整个小肠和大肠。

下腹上神经丛（骶前神经）位于腹主动脉分叉的前方、左右髂总动脉之间，是从第 3 腰椎下缘延伸至骶骨上缘的扁平的双向神经束，于末端分为下腹神经的左右两组。这些神经继而分布于下腹下神经丛。

由后肠发育来的那段肛管中可见特化的感觉神经末梢，由痔下神经支配。Hilton 白线以上的区域没有感觉神经末梢，但终止于此处的传入神经拆分形成神经纤维或纤细的神经丛分布于上皮细胞之间。因此，在齿状线下方，黏膜的神经支配模式类似于皮肤；而在齿状线上方，黏膜则是由来源于与痔动脉伴行的肠系膜下和下腹下神经丛的交感神经以及来源于盆腔内脏神经的副交感神经支配。所有这些神经中均包含了到达肠道末端或从该处发出的传入和传出神经纤维。与肛管上下部具有不同的神经支配一样，其感觉反应也有所不同。肛管下部由躯体神经供应，对触觉、疼痛和温度刺激敏感，而肛管上部对上述刺激几乎没有反应，而是对张力的改变很敏感。因此，从实践出发，这种神经解剖特点解释了为什么肛瘘特别疼，而痔注射治疗时穿刺针进入黏膜时几乎没有感觉。

（Martin H. Floch 著　王玉湘 译　田新霞 审校）

其他资源

Bass LM, Wershil B: Anatomy, histology, and developmental anomalies of the small and large intestine. In Feldman M, Friedman LS, Brandt LJ, editors: *Gastrointestinal and liver disease*, ed 10, Philadelphia, 2016, Saunders-Elsevier, pp 1649–1678.

Dinning PG, Costa M, Brooks SJH: Colonic motor and sensory function and dysfunction. In Feldman M, Friedman LS, Brandt LJ, editors: *Gastrointestinal and liver disease*, ed 10, Philadelphia, 2016, Saunders-Elsevier, pp 1696–1712.

Dinning PG, Scott SM: Novel diagnostics and therapy of colonic motor disorders, *Curr Opin Pharmacol* 11:624–629, 2011.

Kornblith PL, Boley SJ, Whitehouse BS: Anatomy of the splanchnic circulation, *Surg Clin North Am* 72:1–30, 1992.

Rosenblum JD, Boytle CM, Schwartz IB: The mesenteric circulation: anatomy and physiology, *Surg Clin North Am* 77:289–306, 1997.

Semrin MG, Russo MA: Anatomy, histology, and developmental anomalies of the stomach and duodenum. In Feldman M, Friedman LS, Brandt LJ, editors: *Gastrointestinal and liver disease*, ed 10, Philadelphia, 2016, Saunders-Elsevier, pp 795–809.

第51章

小肠的分泌、消化和吸收功能

整个肠道的黏膜都分布着分泌细胞。十二指肠腺的分泌产物是一种碱性的、黄白色黏稠液体，主要成分是黏液。它的首要功能之一就是保护近端十二指肠免受胃食糜的腐蚀性作用。空肠和回肠腺体分泌的液体是肠液。这些上皮的分泌物还含有各种酶，包括肽酶、核酸酶、核苷酶、磷酸酶、脂酶、麦芽糖酶、蔗糖酶、乳糖酶和辅酶——肠激酶，后者可以激活来源于胰腺的胰蛋白酶原和糜蛋白原，使之分别成为有活性的胰蛋白酶和糜蛋白酶。肠液的分泌受到小肠上段酸性分泌物的影响、局部机械性和化学性刺激的影响，受到摄入的促胰液素、肠激肽、毛果芸香碱的影响；此外，交感神经切除也可以影响肠液的分泌。

消化

在蛋白质的消化过程中，食物中蛋白质的分解过程首先于胃部在胃蛋白酶的作用下开始进行，而胃蛋白酶的效能取决于胃的排空速度以及胃和十二指肠的 pH 值（图 51.1）。不过很显然，对于那些胃酸缺乏和胃肠道旁路手术后的患者来说，胃内蛋白质的水解过程对于大多数蛋白质的分解和吸收过程来说并非必需。胰腺的各种蛋白水解酶是以酶原的形式分泌的。在肠液中肠激酶的作用下，各种酶原被活化成胰蛋白酶、糜蛋白酶、弹力蛋白酶以及羧基肽酶 A 和 B。肠腔内各种酶的最终水解产物中，由 2~6 个氨基酸组成的短肽链占大约 2/3，单个氨基酸占剩下的 1/3。接下来的消化过程随着氨基酸和短肽的吸收在小肠细胞的刷状缘上继续进行。小肠细胞刷状缘中包含的数种肽酶，和胞质内的数种肽酶一起完成了氨基酸的消化和部分转运过程，以便将这些氨基酸用于代谢活动。

相较于单个氨基酸和三肽，二肽能被更迅速而有效地吸收。蛋白质的吸收主要发生在十二指肠和空肠，需要位于小肠细胞刷状缘上的一些复杂的转运系统和独立的钠离子依赖性、酸性或碱性氨基酸系统的参与。先天性的氨基酸转运功能障碍可以导致严重的生长发育紊乱以及营养方面的疾病。表皮生长因子、神经降压素、胆囊收缩素和促胰液素可以增强转运功能；相反，生长抑素和血管活性肠肽会削弱转运功能。

图 51.1 和图 51.2 的解释比较简单易懂。迄今为止，已有大量的研究力图阐明消化的机制。本章节的参考文献对过去 10 年中形成的知识体系给出了细致的讲解。例如，目前对蛋白质的吸收机制已经有了相当程度的理解。文献中提到蛋白质在经历了肠腔中的消化作用之后，还会发生一系列的生化级联反应。感兴趣的读者如果想详细了解最新进展，请参阅章节后面的文献。

关于维生素 B_{12} 的特殊吸收转运机制将在第二篇讨论。

碳水化合物中营养成分的消化和吸收过程一般包括多糖和寡糖在酶解作用下分解成为双糖和单糖。这一消化和吸收过程相对于蛋白质和脂肪来说比较简单。淀粉是所有植物性食物中最主要的能量提供者，它们主要包括直链和支链淀粉。食物中的碳水化合物还包括来自奶类的乳糖、来自水果和蔬菜的果糖、葡萄糖及蔗糖以及作为饮料添加剂的食糖。

非淀粉类的多糖难以被人类的酶所消化，它们构成了膳食纤维的主要成分。其他难以被人类的酶所消化因此不能利用的碳水化合物还包括果胶、树胶、木质素以及藻酸盐。这些物质很容易被肠道内的微生物群分解，其分解产物可以通过小肠和大肠的黏膜吸收（请参见第五篇）。

淀粉和食糖的消化过程随着唾液和胰液中淀粉酶的释放就开始了，这些酶可以裂解双糖和长链淀

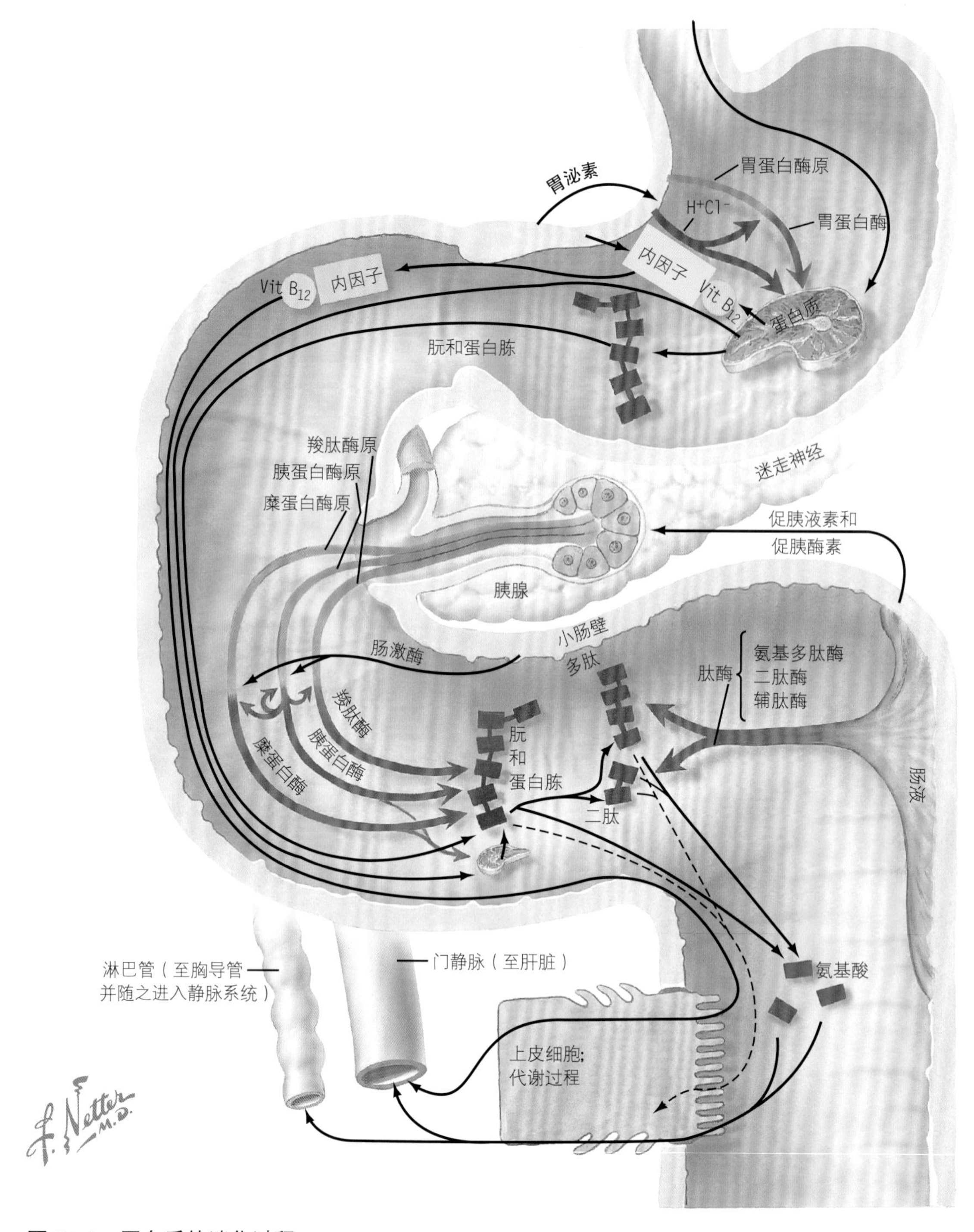

图 51.1 蛋白质的消化过程

粉的 α-1,4 糖苷键。唾液中淀粉酶的活性取决于咀嚼时间以及酶与食糜的混合程度，在胃中也是如此，取决于胃的搅拌程度。然而，淀粉最主要的酶解过程发生在近端小肠的肠腔内，是由释放至十二指肠的胰淀粉酶执行的。单糖和双糖被运送至小肠细胞表面的刷状缘，水解过程也在该处的细胞膜上发生。十二指肠和空肠刷状缘上的各种酶活性最强，这些酶包括乳糖酶、麦芽糖酶、蔗糖 - 异麦芽糖酶、异麦芽糖酶和海藻糖酶。这些酶可以将双糖分解成为葡萄糖、半乳糖和果糖，这些糖可以通过黏膜转运。转运过程包括主动转运和被动转运。转运机制仍然存在争议，但是大家公认存在一种主动的钠离子 - 葡萄糖共转运装置，而且大部分转运过程是钠离子依赖性的。

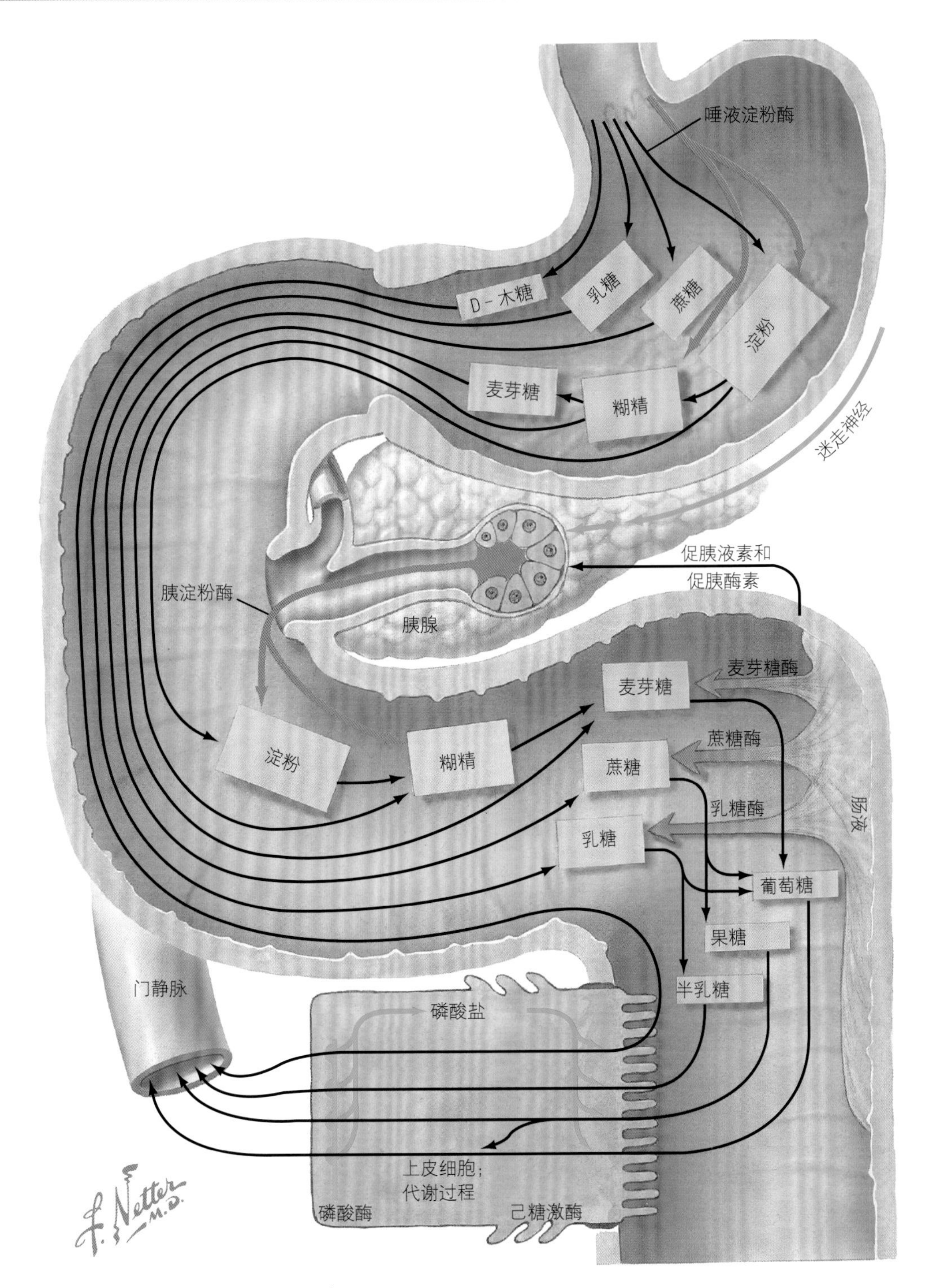

图 51.2　碳水化合物的消化过程

双糖酶缺乏会导致显著的腹泻和症状性综合征。双糖酶在内质网合成。典型的乳糖酶缺乏可导致乳糖吸收不良。蔗糖和果糖吸收不良较为少见，另一种少见而且所知甚少的疾病是海藻糖酶缺乏，是由于吸收了所摄入的蘑菇所致。

在脂肪的消化和吸收过程中，当脂肪进入胃腔时，胃的脂肪酶被激活并作用于 1- 酯键。然后脂肪随着食糜进入十二指肠，在这里，胰腺分泌的脂肪酶会发挥更大的作用，它主要作用于 1- 和 3- 酯键。大约 95% 摄入的脂肪会通过复杂的机制进入淋巴和血液系统而被人体吸收。在消化道管腔内脂肪被降解为乳化微滴，这种乳化微滴是在脂肪微滴表面包裹磷脂形成的。脂肪的分解过程始于胃内，但是胰腺脂肪酶的作用更大。辅脂酶、脂肪酶、磷脂酶和胆盐都在形成乳化微滴的复杂过程中起到了作用。脂肪微滴在这个过程中从脂溶相转化为水溶相从而被允许通过刷状缘进行运输。在这一过程中，甘油三酯分解成的甘油二酯和甘油一酯会与食物中已有的甘油二酯和甘油一酯一起被吸收。胆盐是一种理想的乳化剂，可以帮助形成乳化微滴。刷状缘表面的静止水层随时允许短链和中链脂肪酸的吸收，但是会限制长链脂肪酸的吸收。胆固醇以及甘油一酯、甘油二酯和甘油三酯都可以通过以上机制吸收。在小肠细胞内会重新合成甘油三酯，并依次合成脂蛋白和乳糜微粒。然后，这些成分经由淋巴管和肝门静脉进入血液循环。

脂肪消化和吸收的过程非常复杂。图 51.1 清晰描述了肠腔内发生的消化和吸收过程。在过去的 10 年中相关知识进展迅猛。例如，在 1993 年一个被称为 CB36 的分子被首次报道，现在我们已经知道它在脂肪酸的摄取中起了非常重要的作用。但 CB36 仅仅是我们所知道的有关肠黏膜脂肪消化知识的复杂进展中的一小部分。感兴趣的读者可以阅读相关文献，其中详细讲解了 CB36 和其他新发现的酶一起参与的分子级联事件。

现在也已明确小肠具有强大的能力通过发生肥大以及发展相关的转运系统去适应各种改变。同样，文后列出的文献对此均有详细描述。

（Martin H. Floch 著 王玉湘 译 田新霞 审校）

其他资源

Abumrad NA, Davidson NO: Role of the gut in lipid homeostatis, *Physiol Rev* 92:1061–1085, 2012.

Abumrad NA, Nassir F, Marcus A: Digestion and absorption of dietary fat, carbohydrate, and protein. In Feldman M, Friedman LS, Brandt LJ, editors: *Gastrointestinal and liver disease*, ed 10, Philadelphia, 2016, Saunders-Elsevier, pp 1736–1764.

Bishu S, Quigley EMM: Nutrient digestion, absorption and sensing. In Podolsky DK, Camilleri M, Fitz JG, et al, editors: *Yamada's textbook of gastroenterology*, ed 6, West Sussex England, 2016, Wiley-Blackwell, pp 538–555.

Mansbach CM, Siddiqi SA: The biogenesis of chylomicrons, *Annu Rev Physiol* 72:315–333, 2010.

Rao MC, Sarathy J, Sellin JH: Intestinal electrolyte absorption and secretion. In Feldman M, Friedman LS, Brandt LJ, editors: *Gastrointestinal and liver disease*, ed 10, Philadelphia, 2016, Saunders-Elsevier, pp 1713–1735.

Said HM, Trebble TM: Intestinal digestion and absorption of micronutrients. In Feldman M, Friedman LS, Brandt LJ, editors: *Gastrointestinal and liver disease*, ed 10, Philadelphia, 2016, Saunders-Elsevier, pp 1765–1787.

第52章

胃肠激素和神经递质

人类首次发现的胃肠道激素是促胰液素，发现于1902年。此后，有大量胃肠肽被定义为激素，其中多数已被证实，也有尚未被证实者，但都发挥着极其重要的功能。胃肠激素通过以下四种方式发挥作用：

（1）内分泌功能：上皮细胞分泌的物质进入血液循环，作用于远处器官组织。

（2）分泌功能：上皮细胞分泌的物质作用于细胞本身。

（3）旁分泌信号：细胞分泌的肽类物质作用于邻近细胞。

（4）神经分泌功能：神经元分泌带有肽的化学递质进入突触或其他类型的细胞，传递神经信号。

专栏52.1列出了胃肠道中的肽类和激素的作用。图52.1显示了肽类激素胃泌素、胆囊收缩素（CCK）和血清素的扩散和整合作用。

某些激素具有临床意义。胃泌素由特殊的G细胞产生，调节胃的分泌活动，它有两种主要形式，G_{34}和G_{17}，主要形成于胃窦，由肠嗜铬细胞分泌（见第38~41章）。食物刺激G细胞产生胃泌素并分泌入血，而胃泌素直接刺激壁细胞产酸。与其他营养物质相比，蛋白质和高蛋白食物对胃泌素的产生和胃的pH值影响更大。胃酸分泌过多会抑制胃泌素的释放，而胃液高pH值能很好地刺激胃泌素分泌。高胃泌素血症可见于多种病理状态，包括Zollinger–Ellison综合征（见第19章和第34章）。

促胰液素是一种27个氨基酸的多肽，可以刺激胰液和碳酸氢盐的分泌（见第七篇）。当十二指肠内pH值升高时，促胰液素的释放受到抑制。胃酸和食糜进入十二指肠时，刺激促胰液素的分泌。促胰液素由被称为S细胞的内分泌细胞在小肠中产生。

胆囊收缩素（CCK）由小肠的I细胞产生，当食物进入小肠时分泌到血液中。CCK具有多种作用，包括刺激胆囊和刺激胰腺分泌，也有助于调节胃肠运动。也有证据表明，CCK能引起饱腹感，因此这种激素可通过多种作用来帮助调节进食。CCK有多种形式，包括33–、58–和8–氨基酸肽，它们都具有相似的生物学活性。CCK–A受体主要位于胃肠道。而CCK–B受体存在于大脑中，临床上在胰腺功能测试时被用于刺激分泌。没有已知的疾病与CCK有关。

血管活性肠多肽（VIP，又称血管活性肠肽）在肠内具有广泛的活性。VIP作为血管扩张剂，可增加血液流动，放松平滑肌，刺激上皮细胞分泌。它也能作为一种化学信号，从神经末梢释放。VIP在化学上与促胰液素和胰高血糖素相关，是一种重要的神经递质。它不是由内分泌细胞或消化道产生的，而是由神经元产生和释放。VIP在某些水泻综合征（如Verner–Morrison综合征）中具有重要的临床意义，表现为VIP活性显著增强。

胰高血糖素由胰岛α细胞以及回肠和结肠的L细胞产生。它有多个受体，已知其参与葡萄糖稳态。

表皮生长因子（EGF）激素在整个胃肠道中大量存在，有助于调节细胞的生长和活性。表皮生长因子激素的作用复杂，主要通过旁分泌方式发挥作用，有些生长因子可能有自分泌作用。EGF是第一个发现的生长因子，由颌下腺和十二指肠的布氏腺分泌。EGF与胃肠道管腔细胞共同作用，调节细胞增殖，因此具有重要的营养作用。

最近发现的胃肠激素有胰淀素、胃饥饿素、瘦素和鸟苷素/尿鸟苷素。

瘦素由167个氨基酸组成，由脂肪细胞分泌。其血液水平通常可反映体内脂肪的总量。小部分瘦素是由胃的T细胞产生，不如脂肪细胞产生的具有临床效用。瘦素在生理学上与肥胖有关。肥胖的生

专栏 52.1 作用于胃肠道的肽类

主要功能为激素的胃肠肽
- 胃泌素
- 胃饥饿素
- 葡萄糖依赖性促胰岛素肽（GIP）
- 胰高血糖素和相关基因产物（GLP-1，GLP-2，肠高血糖素、胃泌酸调节素）
- 胰岛素
- 瘦素
- 胃动素
- 胰多肽
- 酪氨酸肽（PIY）
- 促胰液素

可作为激素、神经肽或旁分泌剂发挥作用的胃肠肽
- 胆囊收缩素（CCK）
- 促肾上腺皮质激素释放因子（CRF）
- 内皮素
- 神经降压素
- 生长抑素

主要作为神经肽的胃肠肽
- 降钙素基因相关肽
- 强啡肽及相关基因产物
- 脑啡肽及相关基因产物
- 甘丙肽
- 胃泌素释放肽（GRP）
- 神经介素 U
- 神经肽 Y
- 组氨酸异亮氨酸肽或组氨酸蛋氨酸肽
- 垂体腺苷酸环化酶激活肽
- P 物质和其他速激肽（神经激肽 A，神经激肽 B）
- 促甲状腺素释放激素（TRP）
- 血管活性肠肽（VIP）

作为生长因子的肽类
- 表皮生长因子
- 成纤维细胞生长因子
- 胰岛素样生长因子
- 神经生长因子
- 血小板源性生长因子
- 转化生长因子 - β
- 血管内皮生长因子

作为炎症介质的肽类
- 干扰素
- 白细胞介素
- 淋巴因子
- 单核因子
- 肿瘤坏死因子 - α

作用于神经元的胃肠肽
- CCK
- 胃泌素
- 胃动素

肠道产生的其他递质
- 乙酰胆碱
- ATP
- 多巴胺
- γ - 氨基丁酸（GABA）
- 组胺
- 5- 羟色胺（5-HT，血清素）
- 一氧化氮
- 去甲肾上腺素
- 前列腺素和其他二十烷酸

其他激素和神经肽
- 胰淀素
- 胃饥饿素
- 鸟苷和尿鸟苷素
- 瘦素

Modified from Bohorquez DV，Liddle RA：Gastrointestinal hormones and transmitters. In Feldman M,Friedman LS,Brandt LJ, editors：Gastrointestinal and liver diseases, ed 10, Philadephia, 2016, Saunders-Elsevier, pp36-54.

理学机制复杂，有兴趣的读者可以参考相关文献。

胃饥饿素是一种由胃产生的 28 个氨基酸的多肽。它是生长激素促分泌素受体的天然配体。它可能在食物摄取和抗原稳态的神经内分泌调节中起主要作用。同样，它十分复杂，感兴趣的读者可以参考相关文献。空腹或饥饿时其循环水平下降，进食后增加。

胃动素是一种由十二指肠内分泌细胞产生的 22 个氨基酸的多肽。它不是通过食物刺激释放的，而是随迁移复合运动同步分泌到循环中。已发现其与临床的某些腹痛和腹泻有关。其机制复杂，功能可参见章末“其他资源”。

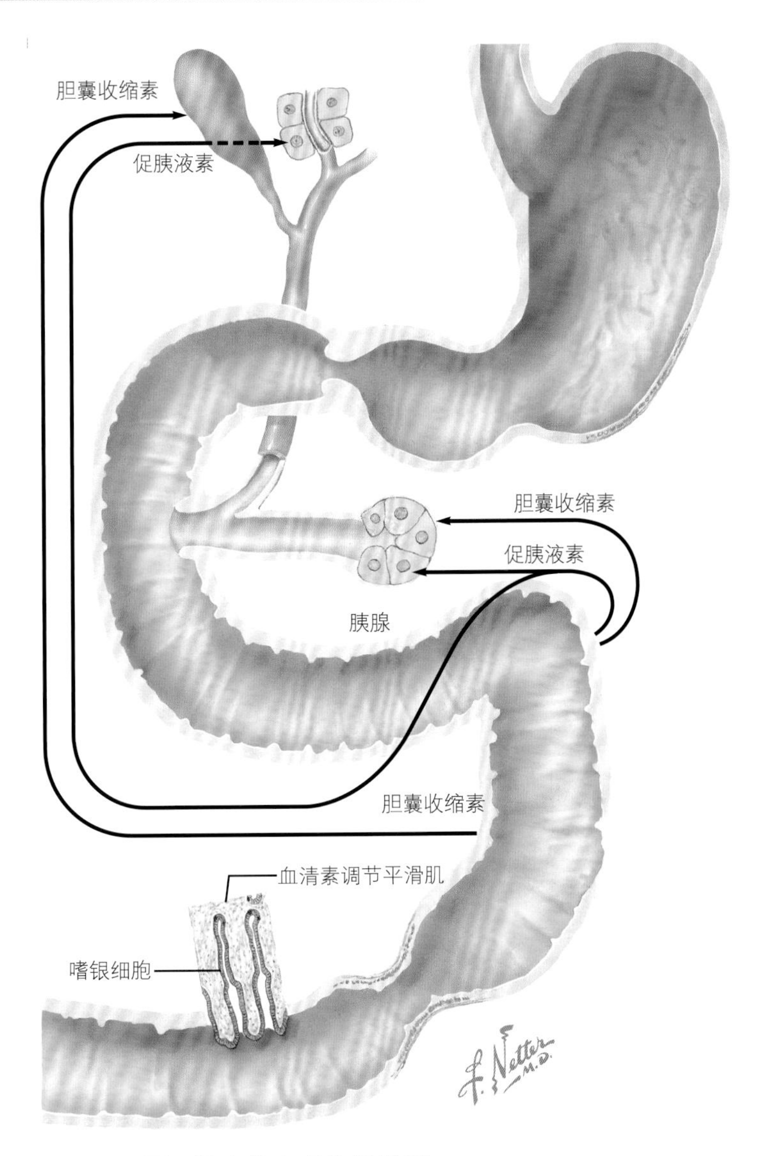

图 52.1 胃肠激素的生理作用举例

神经递质

乙酰胆碱在胆碱能神经元中合成，是胃肠运动和胰腺分泌的主要调节因子。它储存在神经末梢，通过去极化释放。同样，它在胃肠道的生理作用和功能是复杂的，有兴趣的读者可以阅读章末“其他资源”。

了解胃肠激素和神经递质的生理学有一定难度，感兴趣的读者可以参考相关文献。其他物质，如 VIP，现在认为通常与胃肠道的神经调节有关。尤其是血清素和生长抑素及其激动剂已被应用于临床。

生长抑素存在于中间神经元，通过引起肌肉松弛而起到抑制作用。血清素（5- 羟色胺，5-HT）存在于肌间神经丛，作为一种递质。最近，5-HT_4 和 5-HT_3 受体激动剂被用于治疗肠易激综合征（见第 58 章）。

（Martin H. Floch 著 李琳达 译 石雪迎 审校）

其他资源

Bohorquez DV, Liddle RA: Gastrointestinal hormones and transmitters. In Feldman M, Friedman LS, Brandt LJ, editors: *Gastrointestinal and liver disease*, ed 10, Philadelphia, 2016, Saunders-Elsevier, pp 36–54.

Cummings DE, Overduin J: Gastrointestinal regulation of food intake, *J Clin Invest* 117:13–23, 2007.

Feng J, Petersen CD, Coy DH, et al: Calcium-sensing receptor is a physiologic multimodal chemosensor regulating gastric G-cell growth and gastrin secretion, *Proc Natl Acad Sci USA* 107:17791–17796, 2010.

Mellitzer G, Beucher A, Lobstein V, et al: Loss of enteroendocrine cells in mice alters lipid absorption and glucose homeostasis and impairs postnatal survival, *J Clin Invest* 120:1708–1721, 2010.

Reimann F, Tolhurst G, Gribble FM: G-protein-coupled receptors in intestinal chemosensation, *Cell Metab* 15:421–431, 2012.

第 53 章

小肠影像

小肠长而曲折，但影像学检查可以使其可视化（图 53.1 和图 53.2）。小肠造影检查、计算机断层扫描（CT）肠道成像，以及内镜检查，如推进式小肠镜、胶囊内镜、双球囊电子小肠镜等都可以用来观察小肠。

小肠造影检查

给予患者约 500 ml 钡剂混悬液口服，在服前和服后立即进行连续 X 射线检查和拍摄，直到回肠末端显现。此检查一般在 1~2 小时内完成，但有的患者胃肠蠕动缓慢，可能需要数小时才能看到回肠末端。在透视下，放射科医生可以从多个视角看到回肠末端区域。空肠主要位于腹腔左侧，有特征性的褶皱，回肠位于腹腔右侧，较为平整，回肠末端外观正常，有时类似于鸟喙。空肠的宽度一般不超过 3~3.5 cm，回肠的最大宽度不超过 2.5~3 cm。钡剂造影检查可以诊断梗阻性病变、充盈缺损、异常黏膜和吸收不良表现（分散且膨胀的肠襻）。以上病变将在本篇的疾病专题中介绍。

小肠灌肠是将导管插入十二指肠，通过导管灌注钡剂入小肠，这种方式下放射科医生能够更好地控制拍照和图像的时间，更好地识别疑难病变。

计算机断层扫描（CT）

CT 技术目前广泛应用。检查前给予患者显影剂，CT 扫描就可以观察对比剂通过小肠的显影情况，类似于钡剂造影检查中识别病变的过程。更优的是，CT 还可以看到肠壁的厚度和肠壁周围的炎症反应。因此，许多放射科医生更倾向于 CT 而不是钡剂造影检查协助诊断。然而，如果必须仔细分辨特定的腔内病变，钡剂造影检查会更有帮助。此外，CT 对诊断阑尾炎、结肠病变和炎性病变也有极大帮助。

内镜

内镜检查是通过结肠镜来检查小肠最近端和末端小肠的情况。加上小肠镜和胶囊内镜，能够实现对整个肠腔的可视化检查。推进式肠镜是一种短的窥镜，可进入空肠近端或中段。如果需要观察近端小肠，使用这种仪器可以直接进行观察。长度可到达回肠末端的肠镜虽然已经面世，但由于操作仪器需要花费过多的时间，所以没有推广使用，且成功案例不足。

现在，无线胶囊内镜（wireless capsule endoscopy，WCE）正在大展身手。这是一个装有摄像头的小胶囊，可以捕捉连续的图像并存储到记录器中。患者吞下胶囊后即开始记录图像。随后，内镜医生或检验员必须仔细查看所有的图像。这个过程很耗时，但可以识别微小病变，如血管畸形出血、狭窄和溃疡。WCE 已成为识别不明原因消化道出血、早期克罗恩病和肠道小病变的常用检查方法。它也是其他影像学方法的良好补充，利用胶囊内镜发现病变，再通过 CT 小肠成像或直接小肠镜检查进行仔细确认（见图 53.2）。

由于双球囊小肠镜检查操作困难，耗时长，尚未得到广泛应用。可根据小肠病变部位的不同，选择从口或肛门进镜（上、下镜分开），并且需要使用球囊将内镜推进。双球囊小肠镜可用于确认 WCE 结果或发现不明原因消化道出血病因，它的优势是可以通过内镜取得活检标本。

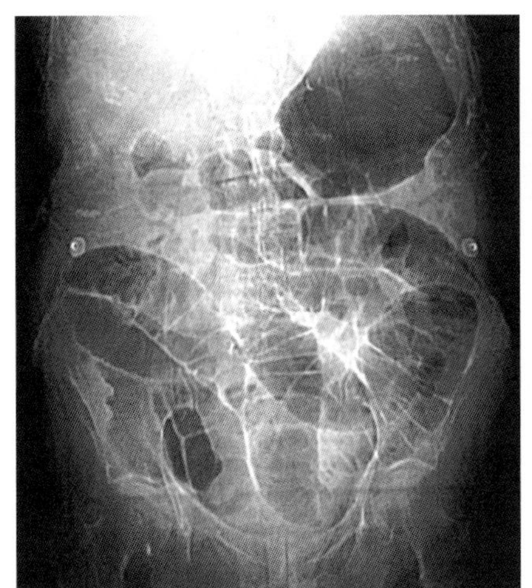
X线片显示充气膨胀的肠管

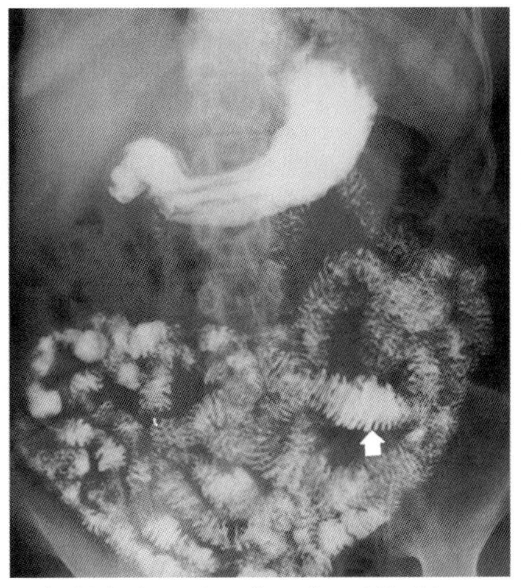
钡剂造影显示空肠的正常羽毛状形态。箭头所指是一段充满钡剂且皱襞正常的肠管

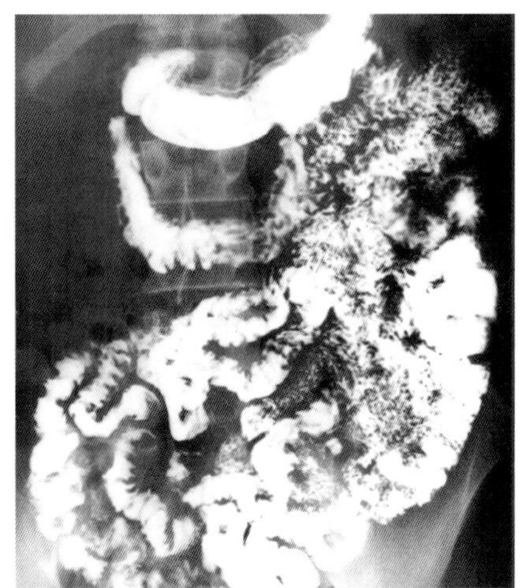
吸收不良综合征患者的钡剂造影表现为正常褶皱的消失、钡剂聚集和食物残余

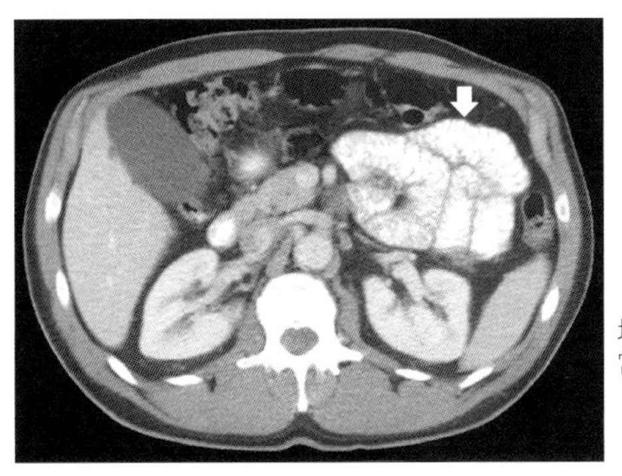
增强CT下的正常空肠形态

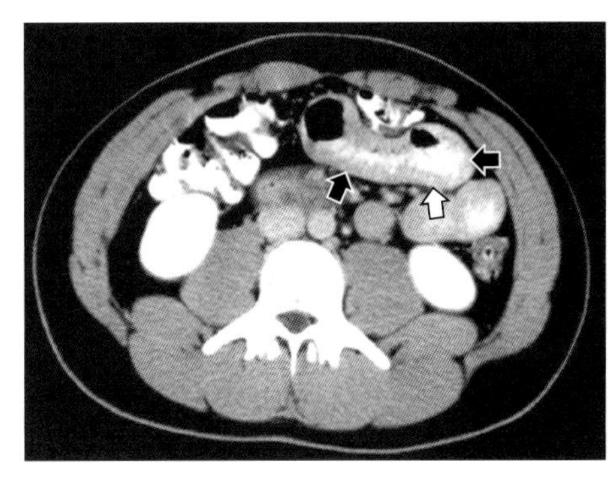
腹型过敏性紫癜的腹部增强CT图像。箭头所指的是异常的出血肠管

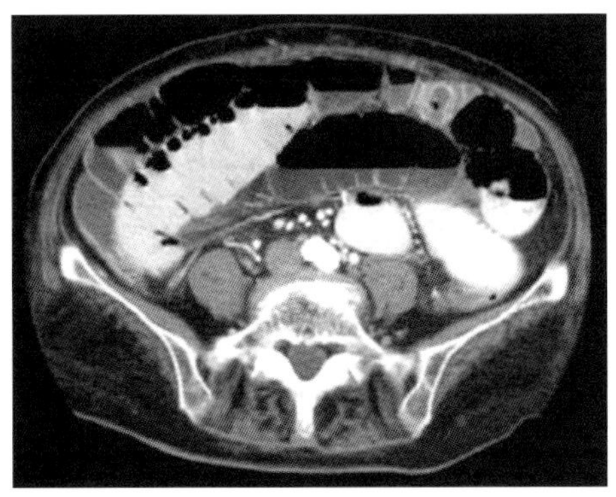
小肠梗阻患者的腹部CT图像。可见扩大的肠管及液平

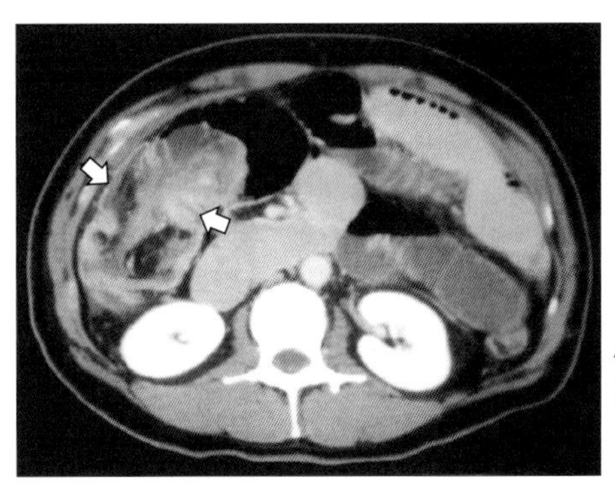
腹部CT显示肠套叠（箭头所指）引起的小肠梗阻

图 53.1　小肠的影像学图像

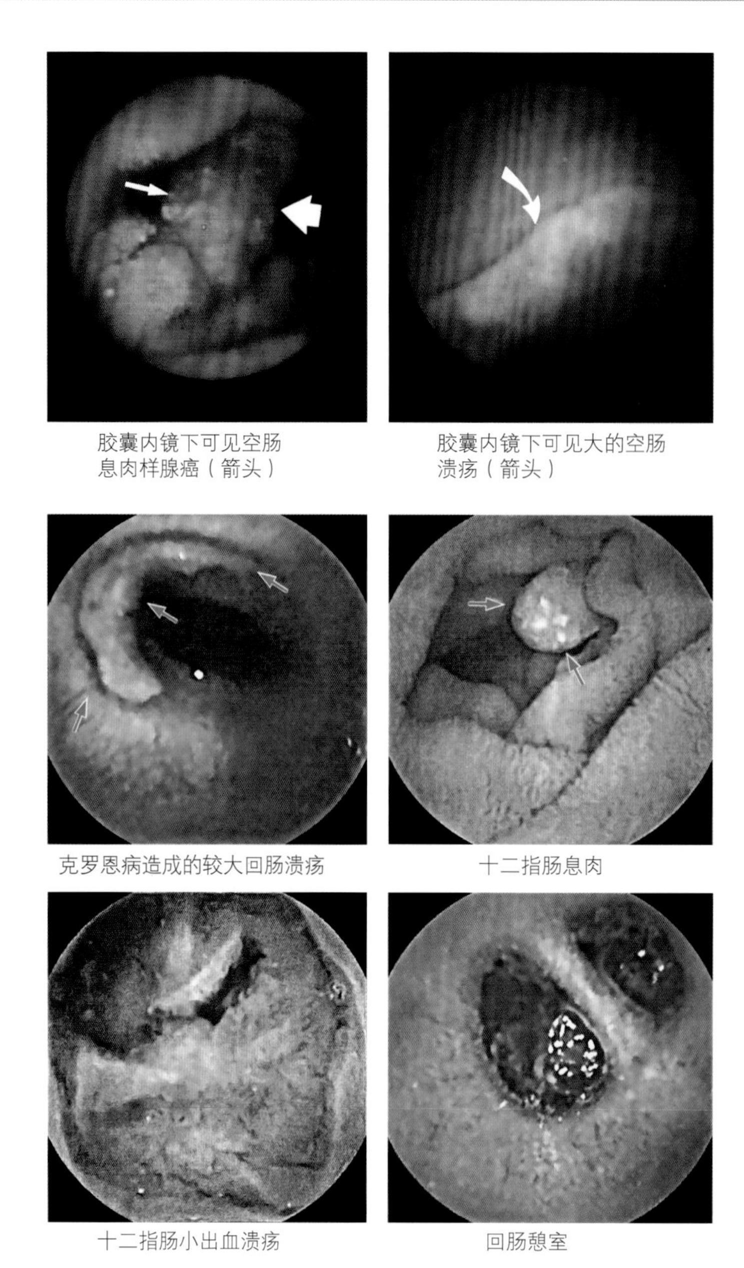

图 53.2 无线胶囊内镜检查

（Martin H. Floch 著 孙清华 译 宋志强 审校）

其他资源

de Latour RA, Kilaru SM, Gross SA: Management of small bowel polyps: a literature review, *Best Pract Res Clin Gastroenterol* 31:401–408, 2017.

Feigel DO, Cave D: *Capsule endoscopy*, Philadelphia, 2008, Saunders-Elsevier.

Gore RM, Levine MS: *Textbook of gastrointestinal radiology*, ed 3, Philadelphia, 2008, Saunders-Elsevier.

Gross SA, Stark ME: Initial experience with double-balloon enteroscopy at a U.S. center, *Gastrointest Endosc* 67(6):898–901, 2008.

Gustout CJ: Clinical update: capsule endoscopy, *Gastrointest Endosc* 10:1–4, 2002.

Mata A, Llach J, Castells A, et al: A prospective trial comparing wireless capsule endoscopy and barium contrast series for small-bowel surveillance in hereditary GI polyposis syndromes, *Gastrointest Endosc* 61:721–725, 2005.

Mizell JS, Turnage RH: Intestinal obstruction. In Feldman M, Friedman LS, Brandt LJ, editors: *Gastrointestinal and liver disease*, ed 10, Philadelphia, 2016, Saunders-Elsevier, pp 2159–2170.

Murino A, Despott EJ: Small bowel endoluminal imaging (capsule and enteroscopy), *Frontline Gastroenterol* 8:148–151, 2017.

Savides TJ, Jensen DM: Gastrointestinal bleeding. In Feldman M, Friedman LS, Brandt LJ, editors: *Gastrointestinal and liver disease*, ed 10, Philadelphia, 2016, Saunders-Elsevier, pp 297–335.

Tanaka S, Mitsui K, Tatsuguchi A, et al: Current status of double-balloon endoscopy: indications, insertion route, sedation, complications, technical matters, *Gastrointest Endosc* 66(3 Suppl):S30–S33, 2007.

第 54 章

内脏反射

内脏反射可以解释许多临床症状和体征。来自高渗乙状结肠的传入冲动可引发脑组织、支气管树、胃和腹部皮肤的反射。

内脏 - 躯体反射的传入支来自内脏，可能通过交感神经或副交感神经影响躯体结构。传出支则通常通过躯体神经或自主神经途径。在内脏 - 内脏反射中，传入和传出支可能同时包含交感神经和副交感神经，但它们可能仅由固有神经丛介导。躯体 - 内脏反射包括躯体传入和交感或副交感神经传出到内脏。

因为内脏感觉反射没有真正的传出支构成反射弧，所以内脏感觉反射不是真正的反射，而是感觉冲动从自主传入到躯体传入的分流或转移的结果。分流或转移发生的确切位置依靠推测。内脏感觉反射解释了牵涉痛和皮肤痛觉过敏的现象。在交感神经反射的情况下，痛觉过敏发生在由病变内脏神经供应来源的同一脊柱节段所支配的皮肤区域，而在副交感神经反射的情况下，它可能会出现在更偏远的部位。

图 54.1 显示了主要的内脏反射。这在临床医学中很重要，因为它们解释了为什么躯体或感觉刺激会引起胃肠道症状。肌肉或骨骼疼痛可引起呕吐，心理或感官刺激可引起腹泻，以及腹痛可引起头痛。临床医生需要记住，症状可能由远处的刺激导致，如表 54.1 中所列。

表 54.1 内脏反射的来源、作用及临床意义

反射	来源	作用	临床意义
内脏 - 躯体			
内脏 - 肌肉	腹部脏器病变	相应脊髓节段支配的自主肌肉和直立毛肌的收缩，包括颈部和喉肌肉	不自主的保护提示下方内脏受到刺激
内脏 - 腺体	腹部脏器病变	相应部位皮肤出汗	有助识别内脏受累程度
内脏 - 血管	腹部脏器病变	血管扩张；皮肤划纹症；相应皮肤组织的温热感	有助识别内脏受累程度
内脏 - 感觉	腹部脏器病变	相应皮肤痛觉过敏	解释了在没有肿胀的情况下，无法耐受紧身衣和感觉有压痛
内脏 – 内脏			
胃 - 回结肠和十二指肠 - 回结肠	食物进入胃和十二指肠	刺激回肠和结肠运动	导致喝咖啡后排便反射，肠易激综合征的餐后不适
食管 - 唾液和胃 - 唾液腺	食管和胃	阵发性流涎	食管肿瘤的线索
肠 - 胃	肠管扩张或刺激	胃抑制；胃窦痉挛	消化不良的机制之一，易怒，恶心
结肠 - 胃	结肠扩张或刺激	胃抑制；胃窦痉挛	肠易激综合征的上腹部疼痛，阑尾炎的呕吐
尿路 - 肠	泌尿道疾病	胃肠抑制和扩张	急腹症可能源自泌尿生殖系统
内脏 - 心脏	胃肠器官疾病	冠脉血流减少； 心律和 / 或心率的变化	胃肠道疾病可出现心肌异常（心动过速、心动过缓、心律失常）
内脏 - 肺	胃肠器官疾病	细支气管痉挛	是肠易激综合征时感觉呼吸困难的原因

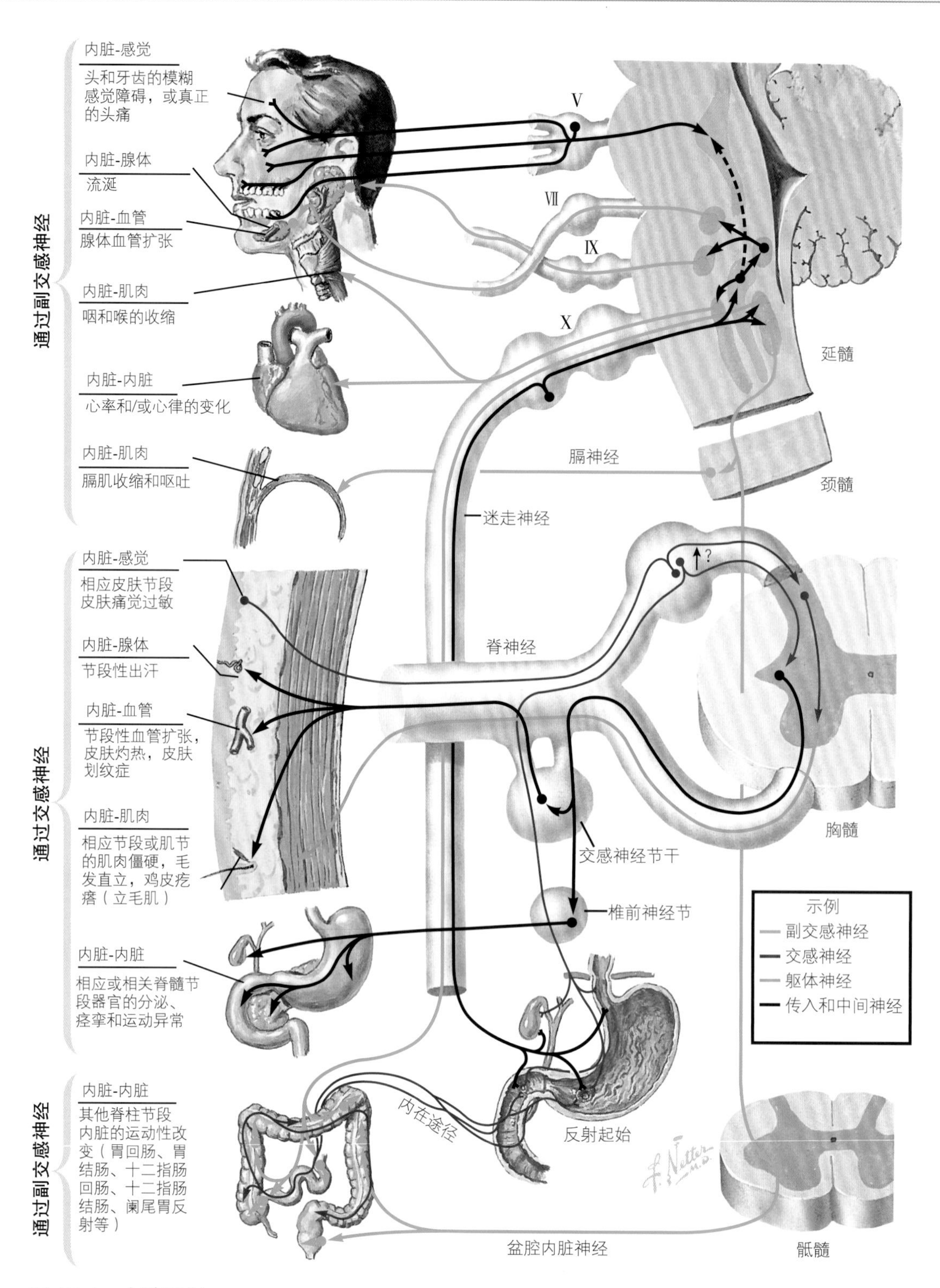

图 54.1 内脏反射

（Martin H. Floch 著 李琳达 译 石雪迎 审校）

其他资源

Farmer AD, Aziz Q: The brain-gut axis. In Podolsky DK, Camilleri M, Fitz JG, et al, editors: *Yamada's textbook of gastroenterology*, ed 6, Hoboken, New Jersey, 2016, John Wiley and Sons Ltd, pp 227–238.

Millham FH: Acute abdominal pain. In Feldman M, Friedman LS, Brandt LJ, editors: *Gastrointestinal and liver disease*, ed 10, Philadelphia, 2016, Saunders-Elsevier, pp 161–174.

Yarze JC, Friedman LS: Chronic abdominal pain. In Feldman M, Friedman LS, Brandt LJ, editors: *Gastrointestinal and liver disease*, ed 10, Philadelphia, 2016, Saunders-Elsevier, pp 175–184.

第 55 章

小肠的先天性畸形

先天性胃肠道疾病可能会引起肠梗阻（图 55.1），几乎所有的症状都常见于新生儿，需要尽快手术治疗。最常见的完全性梗阻或闭锁部位（先天性缺失或闭锁）是回肠，其次是十二指肠。闭锁、结肠旋转不良、肠扭转、胎粪性肠梗阻或肛门闭锁都可以引起肠梗阻。

临床特点

呕吐、不排便和腹胀是提示婴儿病情严重的临床三联征。某些闭锁症状在出生后 24 小时内出现，肠旋转不良、肠扭转和胎粪性肠梗阻症状出现较早，肛门闭锁的婴儿表现为不排大便。新生儿出生时应仔细检查明确诊断。

诊断

应对婴儿进行仔细的体检，必要时可以进行影像学检查明确诊断，有时需要通过上消化道或下消化道钡剂造影检查证实诊断。

治疗和处理

先天性病变造成的肠梗阻有可能危及生命，需要尽快外科干预。肠闭锁需要行小肠端－端吻合以重建肠道通畅性。肠旋转不良或肠扭转需要切断肠系膜，肛门闭锁需要通过手术创造大便通道。

胎粪性肠梗阻的临床表现可能不同于其他原因导致的先天性梗阻，因为大量胎粪会使肠道扩张形成不规则的肠袢，而不是像肠道闭锁一样引起病变部位的梗阻。胎粪性肠梗阻也可能继发于胰腺囊性纤维变，但此类疾病中胎粪性肠梗阻的发生率不到 10%。然而，与其他先天性肠梗阻立即表现出症状不同，这类疾病的梗阻症状可能发生在出生后的最初几个月。

预后

如果手术措施得当，一般预后良好。然而，婴儿和儿童的先天性疾病可能会影响其生长发育。早期的手术会对其家庭造成巨大的心理压力，并可能引起长期的心理社会问题。

胃肠道的其他畸形，比如腹壁缺损、肠重复畸形、肠系膜囊肿和卵黄管囊肿，比较罕见。先天性巨结肠病（Hirschsprung disease）将在第五篇单独讨论。

（Martin H. Floch 著　周鑫 译　孙涛 审校）

其他资源

Bass LM, Wershil BK: Anatomy, histology, embryology and developmental anomalies of the small and large intestines. In Feldman M, Friedman LS, Brandt LJ, editors: *Gastrointestinal and liver disease*, ed 10, Philadelphia, 2016, Saunders-Elsevier, pp 1649–1678.

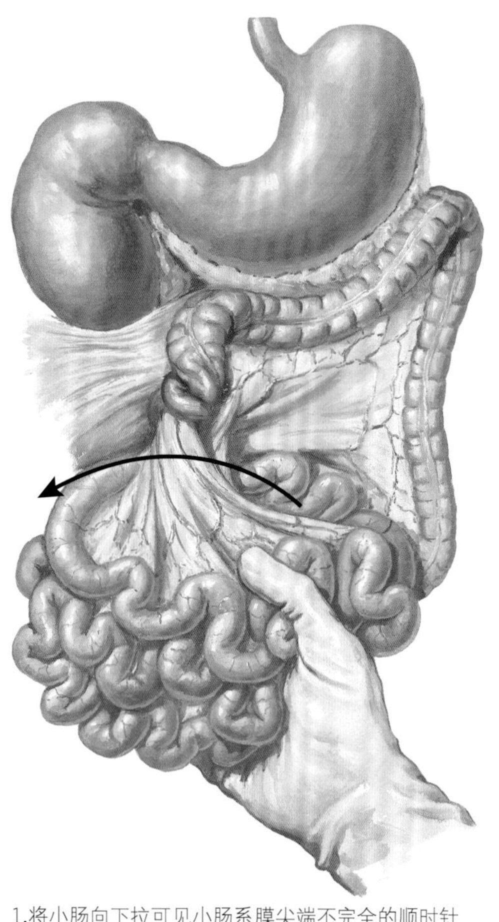

1.将小肠向下拉可见小肠系膜尖端不完全的顺时针扭转及绞窄；循逆时针方向可解除扭转（箭头所指）

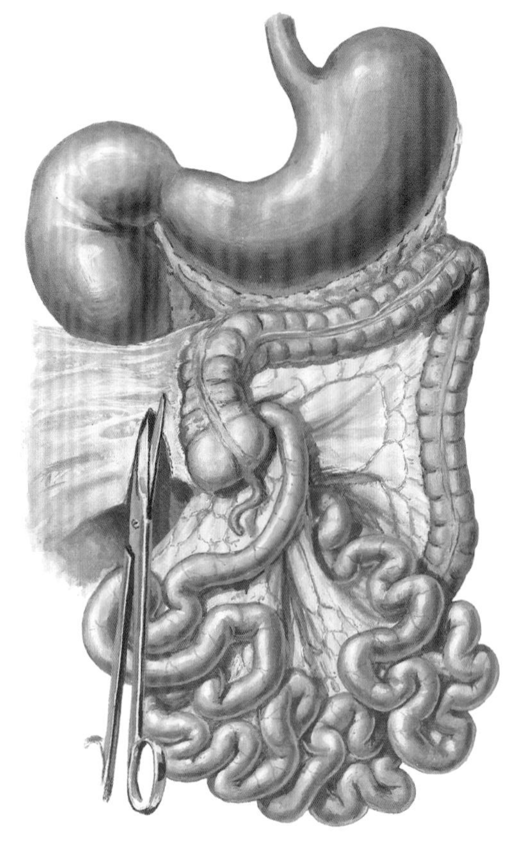

2.肠扭转解除；
剪开压迫十二指肠的腹膜带

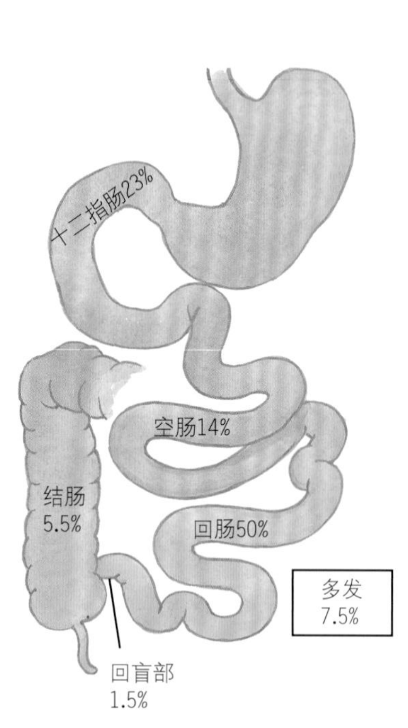

不同区域可能发生率（粗算）

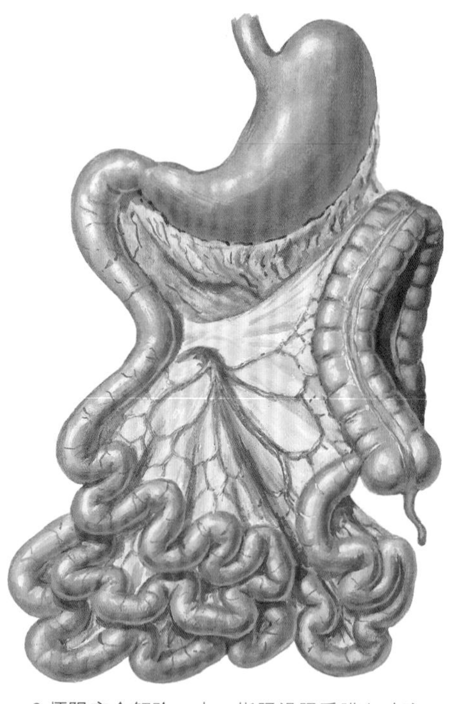

3.梗阻完全解除；十二指肠沿肠系膜上动脉根部下降；盲肠降至左下方

图 55.1 先天性肠道畸形，包括结肠旋转不良和中肠扭转

第 56 章

Meckel 憩室

卵黄囊在胚胎早期通过卵黄管（脐肠系膜管）与原始管状肠道相连，通常在胎儿生命的第 7 周左右消失。卵黄囊未能消失会导致体内形成各种残余物，最常见的是与回肠相连的囊状物或袋状物，以 Meckel 憩室最为常见（图 56.1）。

Meckel 憩室是最常见的先天性胃肠道病变，发病率在 1%~3%。它位于距回肠交界处近端 30~90 cm，附着在回肠壁的游离侧。憩室长 1~10 cm、宽 1~3 cm 不等。与获得性肠憩室不同，Meckel 憩室的壁由肠道各层组成，因此它是真正的憩室。黏膜内层通常为对应回肠黏膜，但可能含有异位的胃黏膜或含有可能引起严重并发症的胰腺组织结节。大多数患者的卵黄管会消失，但也可能会以纤维带的形式存在。若卵黄管未能消失，会形成脐肠瘘，通常在婴儿时期就可发现。

临床表现

根据并发症的不同，临床表现差异很大。大多数 Meckel 憩室患者没有症状，也没有并发症。但当患者出现症状时，其症状随病情不同而不同。典型的表现是肠道出血，在儿童中比较常见，常表现为红褐色大便。如果出血速度较慢，可能会出现黑便。当憩室内有异位胃黏膜时，曾有消化性溃疡的报道。Meckel 憩室所在部位如发生肠绞窄、肠套叠、肠扭转、肠嵌顿可形成疝，由疝引起的粘连与梗阻都有报道。这些均可呈现出急腹症或慢性腹痛的临床表现。另外，也有报道称憩室内会出现肿瘤，并可能出现腹腔内肿瘤的所有并发症。

诊断

通过 ^{99m}Tc 核素扫描可进行诊断。但如果怀疑是 Meckel 憩室，常进行计算机断层扫描（CT），通过影像学即可做出诊断。鉴别诊断包括阑尾炎、胆囊炎、憩室炎、输卵管炎，以及其他可导致结肠或胃十二指肠病变或小肠病变的炎症。虽然此病最常经 CT 发现，但有时也会在腹腔手术时发现。

治疗和管理

任何有症状的 Meckel 憩室均可通过手术切除治疗。现在可通过腹腔镜对病灶进行简单切除。正如 Sarasi 等所指出的，阑尾炎不易与 Meckel 憩室炎鉴别，因此外科手术是非常必要的。

病程和预后

Meckel 憩室的预后取决于病变类型，除肿瘤外，其他类型的畸变均预后良好。

（Martin H. Floch 著　孙清华 译　宋志强 审校）

其他资源

Rubin DC, Shaker A: Small intestines: anatomy and structural anomalies. In Podolsky DK, Camilleri M, Fitz JG, et al, editors: *Yamada's textbook of gastroenterology*, ed 6, Hoboken, New Jersey, 2016, John Wiley and Sons Ltd, pp 73–107.

Sanders LE: Laparoscopic treatment for Meckel's diverticulum: obstruction and bleeding is managed with minimal morbidity, *Surg Endosc* 9:724–727, 1995.

Sarosi GA: Appendicitis. In Feldman M, Friedman LS, Brandt LJ, editors: *Gastrointestinal and liver disease*, ed 10, Philadelphia, 2016, Saunders-Elsevier, pp 2112–2122.

St Vil D, Brandy ML, Panic S, et al: Meckel's diverticulum in children: a 20-year review, *J Pediatr Surg* 26:1289–1292, 1991.

Turgeon DK, Barnett JL: Meckel's diverticulum, *Am J Gastroenterol* 85:777–781, 1990.

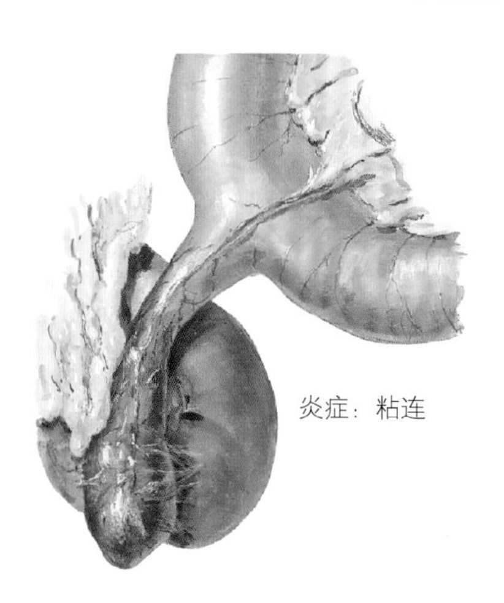

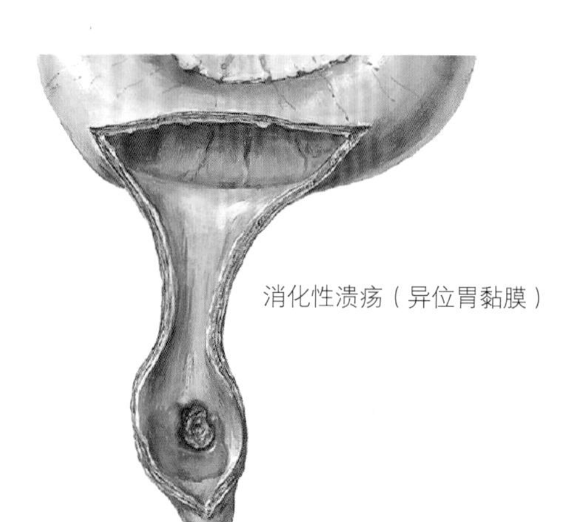

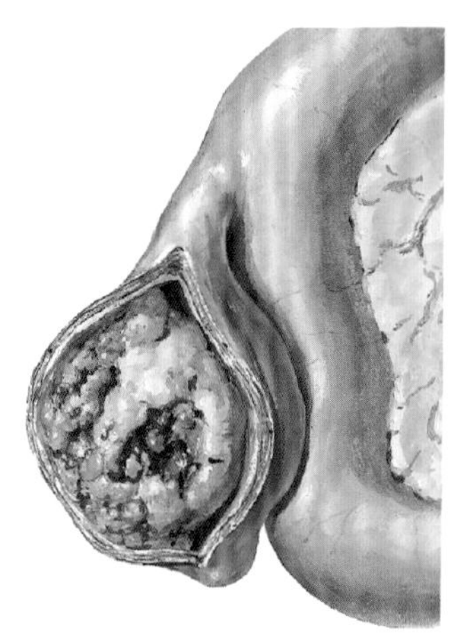

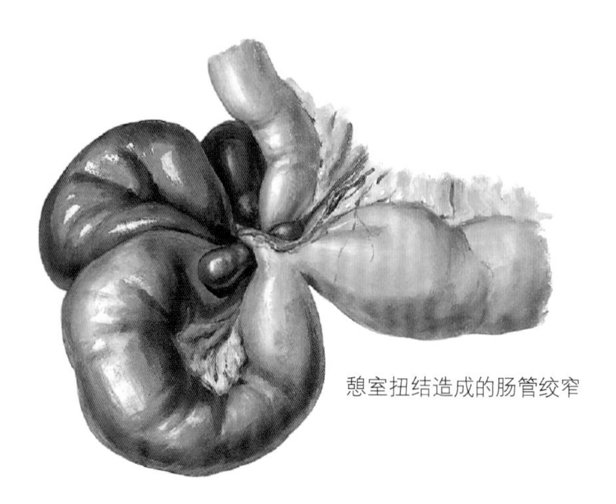

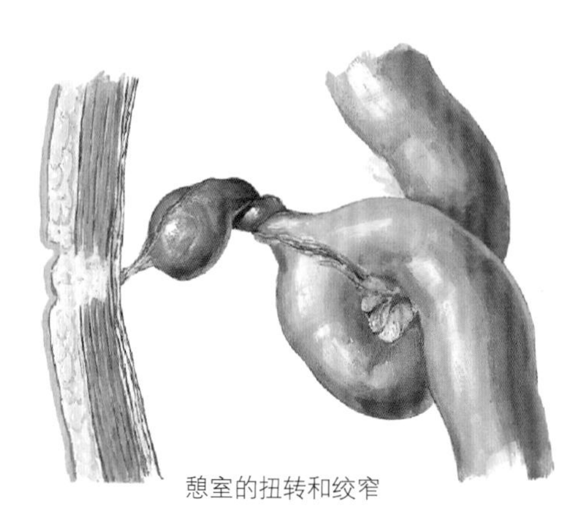

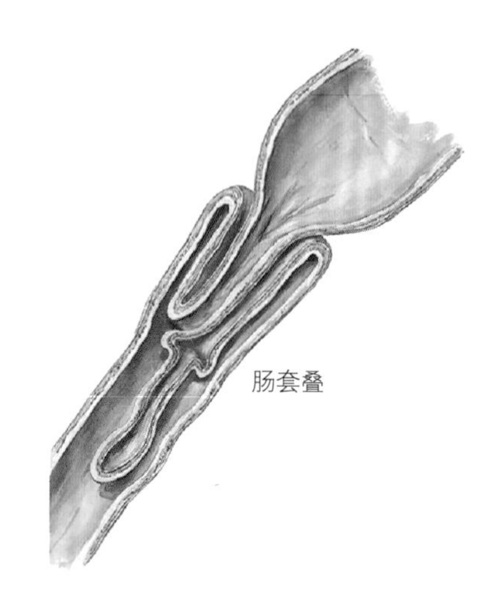

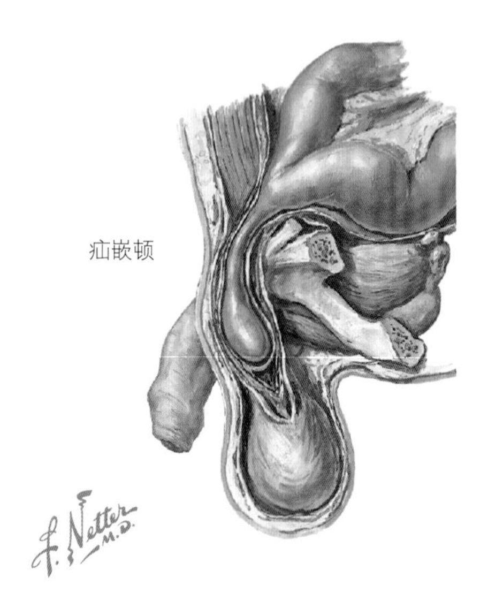

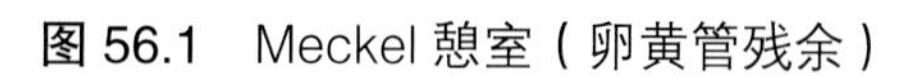
图 56.1　Meckel 憩室（卵黄管残余）

第 57 章

小肠憩室

小肠憩室是由一层或多层组织组成的中空盲囊（图 57.1），尸体解剖时的发现率从 0.2% 到 0.6% 不等。憩室在小肠远端区域较少见，其病因不明，但大多数似乎是获得性的且仅由黏膜层和黏膜下层组成。在 35%~44% 的患者中，结肠憩室与小肠憩室存在关联。并发症包括炎症和憩室炎、肠结石伴发肠梗阻、出血、穿孔、溃疡、细菌过度生长和多发性憩室。

临床表现

临床表现可能是无症状的或偶然发现，也可能是急性发病或慢性病程。患者会因为游离穿孔、肠扭转、肠梗阻或消化道出血引起的急腹症而就医治疗。慢性症状，包括消化不良、恶心、偶尔呕吐、轻微疼痛。胀气和腹泻可能是由细菌过度生长或与憩室相关的轻度炎症引起的。因此，其临床症状多而杂。

一旦确诊，应对疾病进行全面的评估。临床医生往往认为憩室是良性的，但它们也可会引起严重的后果。一旦憩室发生炎症，如 Meckel 憩室，可导致类似阑尾炎等炎症的急性腹腔感染。炎症对肠道血管的侵蚀可引起慢性出血或急性大出血。空肠憩室的临床病理与结肠憩室相似。空肠憩室与脂肪肝和巨幼细胞性贫血的相关性自 1954 年起就有报道。文献中有许多病例证明空肠憩室与细菌过度生长和吸收不良有关。许多空肠憩室的患者也有类似硬皮病的症状，如食管运动功能障碍和雷诺现象。

诊断

小肠钡剂造影检查或增强 CT 可协助诊断。当怀疑慢性贫血或细菌过度生长时，评估是否存在吸收不良可协助诊断（见第 62 章）。在细菌过度生长的患者中可出现贫血和脂肪泻。

治疗和管理

急性憩室患者需要进行手术治疗，一般行开腹手术，必要时行腹腔镜手术。细菌过度生长的治疗方法是长期抗生素治疗，可以每天使用氨苄西林、四环素或环丙沙星等第二代或第三代抗生素。建议间隔使用抗生素治疗，让肠道得到适当的休息。有的临床医生每隔一个月进行一次抗生素治疗。抗生素治疗可纠正小肠吸收不良和贫血。

病程和预后

憩室的预后与肠穿孔或大量消化道出血相似，取决于患者的年龄和临床症状的急性程度。细菌过度生长的患者经治疗后预后良好。仅仅无症状的空肠或小肠憩室是良性的，但临床医生应该注意此类病变，并且间断复查患者是否存在隐匿症状。

（Martin H. Floch 著　孙清华 译　宋志强 审校）

其他资源

Badnoch J, Bedford PD: Massive diverticula of the upper intestine presenting with steatorrhea and megaloblastic anemia, *Q J Med* 23:462–470, 1954.

DeBree E, Grammatikakis J, Christodoulakis M, Tsiftsis D: The clinical significance of acquired jejunal diverticula, *Am J Gastroenterol* 93: 2523–2528, 1998.

Jexarajah DR, Dunbar KB: Diverticula of the pharynx, esophagus, stomach, and small intestine. In Feldman M, Friedman LS, Brandt LJ, editors: *Gastrointestinal and liver disease*, ed 10, Philadelphia, 2016, Saunders-Elsevier, pp 397–406.

Krishnamurthy S, Kelly MM, Rohrmann CA, Schuffler MD: Jejunal diverticulosis: a heterogeneous disorder caused by a variety of abnormalities of smooth muscle or myenteric plexus, *Gastroenterology* 85:538–547, 1988.

Lobo GN, Braithwaite BD, Fairbrother BJ: Enterolithiasis complicating jejunal diverticulosis, *J Clin Gastroenterol* 29:192–193, 1999.

Rodriguez HE, Ziauddin MF, Quiros ED, et al: Jejunal diverticulosis in gastrointestinal bleeding, *J Clin Gastroenterol* 33:412–414, 2001.

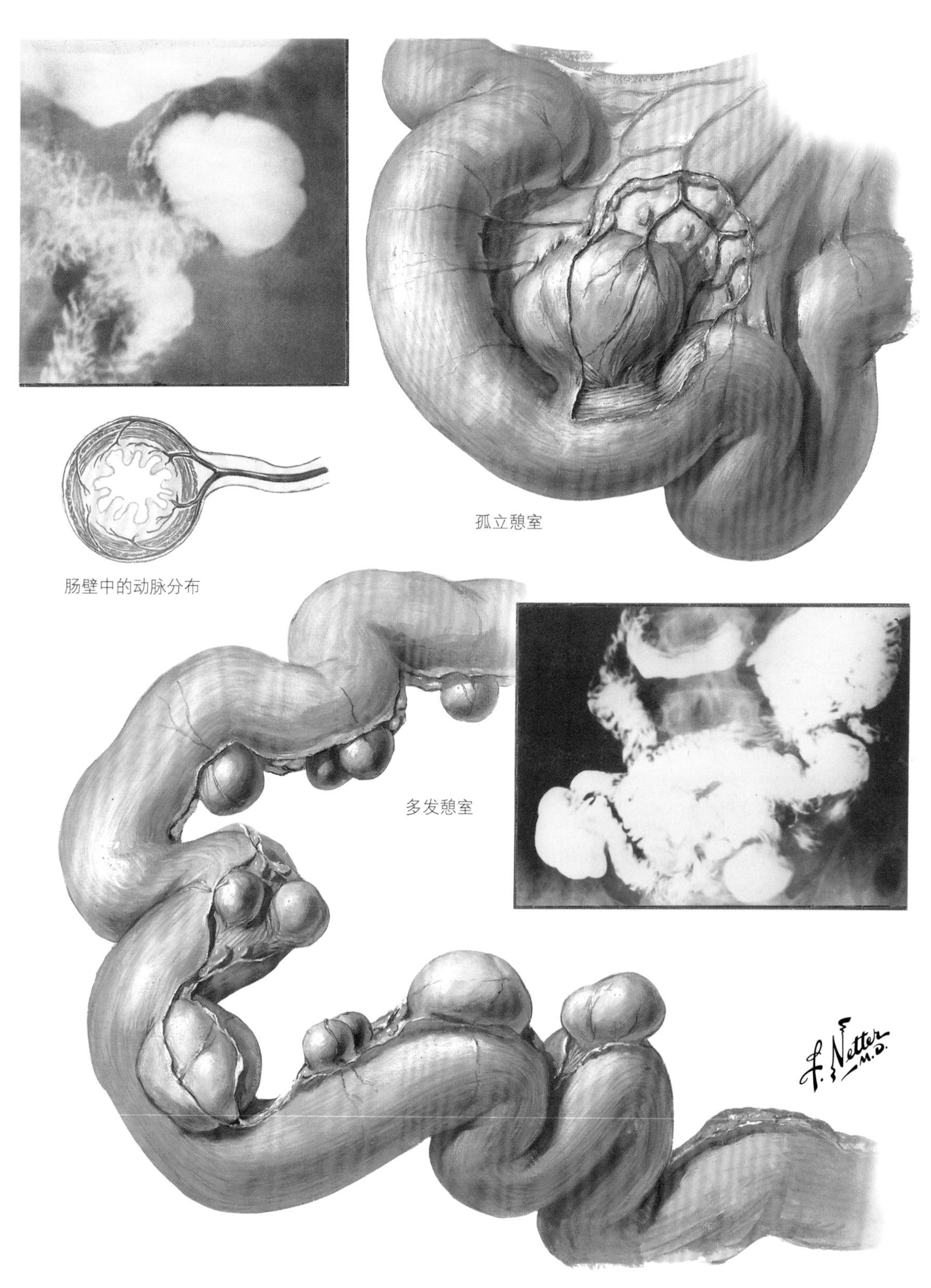

图 57.1 小肠憩室

第 58 章

小肠动力和运动障碍

许多患者因恶心、呕吐、腹痛或消化不良而进行全面的医学检查，但并没有发现异常（这些症状及其检查的细节见详见第二篇）。这时候患者可能有胃 - 十二指肠运动障碍（见第 4 章）。从胃窦部到十二指肠，再从十二指肠到小肠的渐进式运动，对于维持吸收、消化的正常功能，以及清洁肠道防止细菌过度生长非常重要（图 58.1）。

存在任何营养物质吸收障碍或细菌过度生长的迹象，都应进一步进行小肠动力的检查。真正的小肠转运障碍和运动障碍是罕见的，而且难以验证，这些评估主要是在专门的研究中心进行。然而，运动障碍是确实存在的，如果患者有任何小肠运动障碍的迹象，即可以进行相应的治疗。

小肠由内环行、外纵行两层平滑肌构成，受内在神经系统和受 Cajal 间质细胞功能影响的外在神经系统的支配。内在神经元的细胞体在肌壁内分为感觉（传入）神经元、运动（传出）神经元和中间神经元，而外在神经元则来自于迷走神经和脊神经起源的副交感和交感自主神经系统。

肠道转运和动力检查

乳糖呼气试验主要用于测量小肠吸收氢或碳标记物的能力，这些氢气或碳标记物是乳糖在小肠远端被分解释放出来的，因此，它实际上是一种对口 - 肠转运时间的测量。这些个检查最初应用于研究，临床应用较困难。一些机构也使用评估肠腔内标志物的运输时间来测量肠道转运时间，但这也主要是在研究机构中应用。钡剂造影和透视检查也用于检查转运功能，但无法精确测量转运时间，而对梗阻性病变有比较好的检查效果。在检查过程中，有时钡剂对比剂的运输时间可能短至 30~45 分钟，对于这一现象暂无合理的解释。

小肠测压术是一种在科研机构中熟练应用的技术。放置胃和十二指肠探针，可对胃窦、幽门和十二指肠的收缩程度进行测量。正常的运动模式是在空腹时肠道内发生有规律且连续的收缩（第三阶段），胃内约每分钟 3 个周期，十二指肠内约每分钟 11 个周期。有规律的连续收缩持续数分钟，并以复合运动波（migrating motor complex, MMC）的形式从胃窦向下传递到肠道。MMC 通过后有一个静止期（第一阶段），随后收缩变得不规则（第二阶段），这通常发生在空腹期间。进食后，胃和小肠的空腹运动模式立即被进食模式所取代，收缩活动增加，无复合运动波。小肠收缩的增加使肠道内的食物混合，增加吸收。尽管这些研究主要在科研机构进行，但在诊断肠梗阻和小肠细菌过度生长方面也有一定作用（见第 67 章），在区分肠肌病与神经病变、难治性的胃轻瘫，区分内脏疼痛综合征与其他动力障碍性疾病等方面也有一定的意义。

通常情况下，临床医生必须依靠钡剂检查或增强 CT 来观察小肠的运动。这些检查只能进行简单的评估，但可提示复杂病例需进行更进一步检查，对临床诊疗提供帮助。

诊断

与肠道动力功能紊乱有关的疾病有非溃疡性消化不良（见第 31 章）、肠易激综合征（见第 58 章）、慢性肠道假性梗阻（见第 57 章）、部分小肠梗阻（见第 56 章）、胃切除术后、妊娠、糖尿病、代谢紊乱、药物不良反应、硬皮病和其他结缔组织疾病、神经系统疾病、罕见肌病和胆道运动障碍。糖尿病及许多药物的使用均与神经元传递功能异常有关，从而导致收缩功能减弱或改变。

需要注意的是，有些患者可能需要在科研机构进

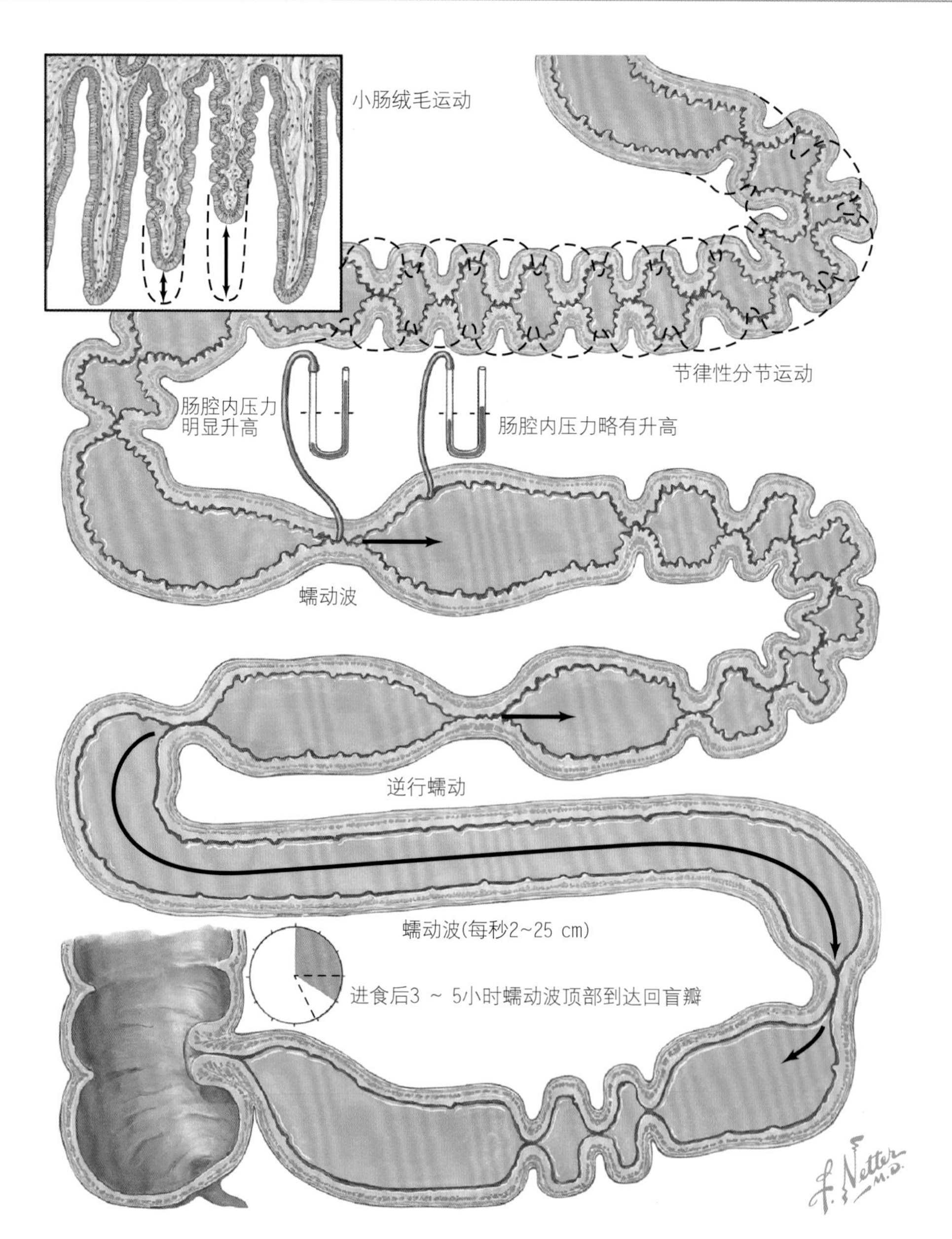

图 58.1 小肠动力和运动障碍

行必要的检测。这些患者通常有慢性症状，并且已经进行了常规的检查评估，但仍需要详细的研究和分析。

使用结肠镜检查可仔细地观察回肠末端。回肠末端看上去是嵌入结肠壁内的，有时可以看到肠壁飘动。然而，对患者的观察表明，回盲肠交界处起到了括约肌的作用，可以调节从回肠到盲肠的内容物流动，并防止内容物逆流。然而，这个结构是否仅仅是解剖学功能，还是有着将回肠内容物排入盲肠的肌肉收缩蠕动功能，这个问题尚有争议。目前，在临床上还没有发现任何与这种生理功能有关的疾病实例。

（Martin H. Floch 著　孙清华 译　宋志强 审校）

其他资源

Andrews JM, Brierly SM, Blackshaw LA: Small intestinal motor and sensory function and dysfunction. In Feldman M, Friedman LS, Brandt LJ, editors: *Gastrointestinal and liver disease*, ed 10, Philadelphia, 2016, Saunders-Elsevier, pp 1679–1695.

Bratton JR, Jones MP: Small intestinal motility, *Curr Opin Gastroenterol* 23:127–133, 2007.

Szarka L: Dysmotility of the small intestine and colon. In Podolsky DK, Camilleri M, Fitz JG, et al, editors: *Yamada's textbook of gastroenterology*, ed 6, Hoboken, New Jersey, 2016, John Wiley and Sons Ltd, pp 1154–1195.

Yamamoto T, Watabe K, Nakahara M, et al: Disturbed gastrointestinal motility and decreased interstitial cells of Cajal in diabetic db/db mice, *J Gastroenterol Hepatol* 23:660–667, 2008.

第59章

小肠机械性梗阻和动力性梗阻

肠道内容物因为机械性异常或功能障碍不能向前传输时就会发生肠梗阻。肠蠕动可能受腹腔内或者远隔部位病变导致的神经反射影响而消失。当梗阻性病变发生时，仍然会有一些肠蠕动存在，这种梗阻可能是不全性的或完全性的；如果伴发血运障碍，可能是单纯缺血，也可能是绞窄。

粘连是小肠梗阻最常见的原因（>50%），疝引起的小肠梗阻约占25%。粘连和疝都是由肠道外因素造成的，其他外源性因素还包括先天性束带、扭转、肠壁癌结节等。另外25%的小肠梗阻由炎症、套叠、肿瘤、异物及闭锁、狭窄等引起，这些病变由肠道原发。

肠道蠕动消失，其内容物传输停止，称为动力性肠梗阻。动力性肠梗阻常发生于术后，也和炎症、代谢及神经病变有关，还有可能由电解质紊乱及某些药物引发。肠道急性炎症如阑尾炎、憩室炎或腹膜炎可使肠道动力消失而出现动力性肠梗阻。动力性肠梗阻还和急性胰腺炎、肠缺血有关，有时也可能由造成系统性脓毒血症的胸部疾病引起。所有的疝（第三篇中讲述）都可引起肠梗阻且呈急性病程。

临床表现

急性肠梗阻的临床表现和病因有关，通常伴有腹痛、恶心、反射性呕吐。腹部查体可以发现肠蠕动增强，随后出现蠕动增强和减弱交替，后期蠕动逐渐消失。

动力性肠梗阻时，蠕动从一开始就消失，因此肠道异常安静，肠鸣音消失。随着肠道分泌增加、肠道气体聚积增加，腹胀越来越明显。机械性肠梗阻时，梗阻近端肠管扩张，而反射性肠梗阻时肠管扩张更为广泛。

肠蠕动消失时，吸收功能也随之减弱，肠黏膜通透性改变，细菌和毒素发生移位。水和电解质进入肠腔，会加重腹胀和呕吐。这对患者的整体影响是机体组织脱水和循环衰竭。患者可能会出现低血压、休克及脓毒血症。

轻度、间断发作的肠梗阻症状不严重，可能仅表现为反复发作的腹痛，然而腹痛及反复发作的腹胀会引起厌食，直至完全性肠梗阻时，肠道蠕动消失。不全肠梗阻时，患者还可能存在一些肠道运动，甚至会出现轻度腹泻。

诊断

肠梗阻的临床表现各不相同，从轻度的不全肠梗阻到危及生命的急性完全肠梗阻。影像学检查尤其是立卧位腹平片对判断梗阻的类型和程度非常重要，通常可以判断小肠有无梗阻以及是否累及结肠。动力性肠梗阻一般会累及结肠，机械性肠梗阻时液气平面和扩张的肠袢可以帮助判断梗阻部位。

CT可以清楚地显示梗阻部位并明确诊断，可以发现闭襻肠梗阻、绞窄、肠扭转、原发性及继发性肿物，并可以提示患者需要进行保守治疗或者外科手术。

如果诊断不明确，增强扫描可能会有帮助。增强CT可以发现梗阻部位的病变，但在CT没有明确发现时，可以进行钡剂对比造影。钡剂对比造影在小肠比在结肠更敏感，因为当钡剂到达结肠时水分被吸收，对比剂会变硬，影响对病变的观察。因此，钡剂不适用于可疑结肠病变的检查，此时应该使用可吸收对比剂。借助上述检查，小肠病变在治疗前就可以明确。

在肠管发生绞窄或即将发生坏疽前明确诊断非常重要，尤其是对于老年患者，在发生肠绞窄或坏疽之前常常没有明显症状。

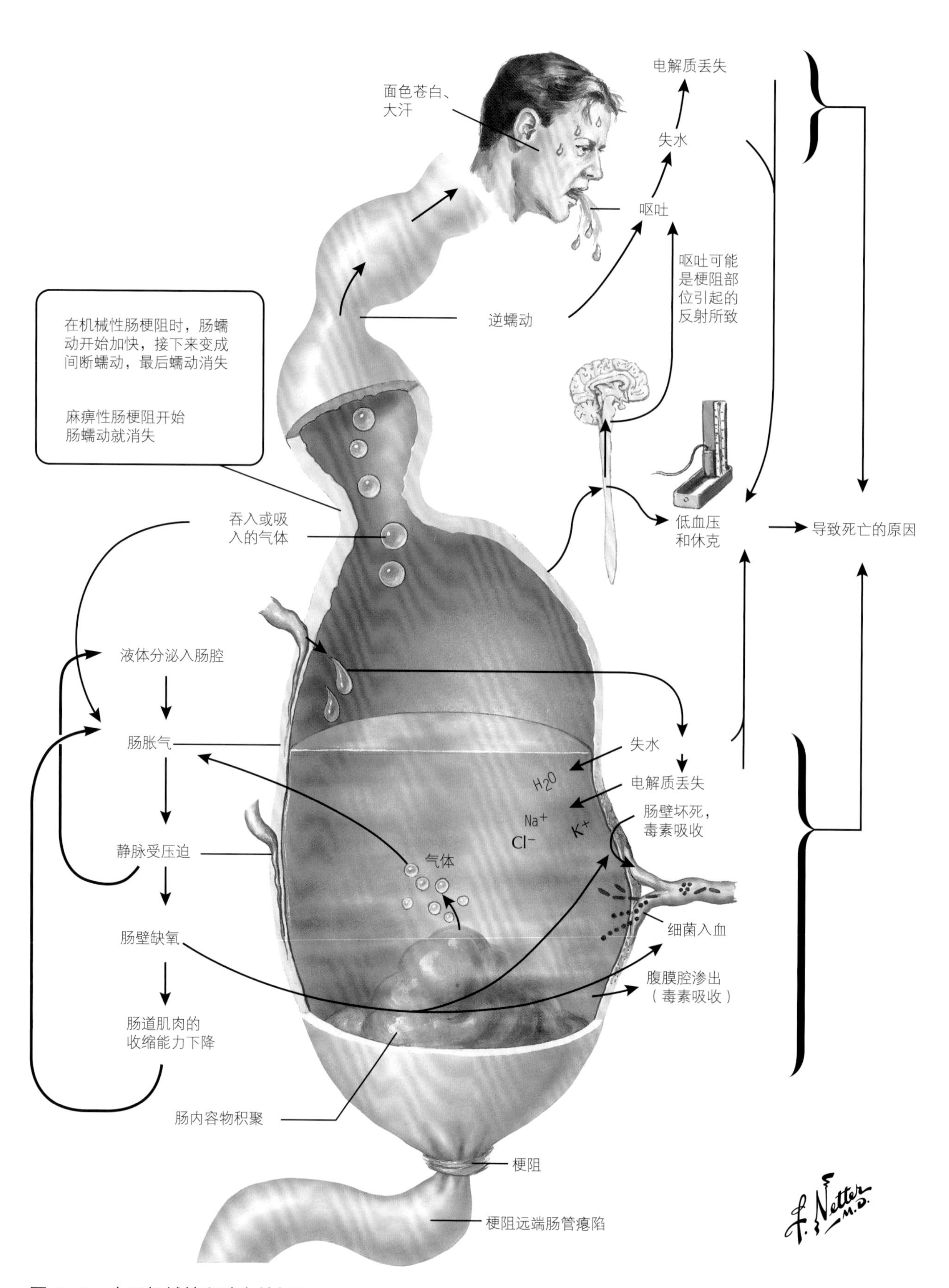

图 59.1 小肠机械性和动力性梗阻

治疗和处理

初始治疗包括胃肠减压减轻腹胀、补液、纠正电解质紊乱及抗生素控制感染并预防脓毒血症。对于动力性肠梗阻，尤其是术后肠梗阻，耐心等待和液体治疗是解决问题的关键。

如果患者为机械性肠梗阻，完全或不完全性肠梗阻都要考虑手术治疗。对于完全性肠梗阻，通常需行急诊手术以预防肠管坏疽。

病程和预后

动力性肠梗阻可发生于术后并持续数日，此时患者需要心理安慰、胃肠减压、补充电解质及营养支持治疗。如果原发病为良性病变，预后一般较好。如果原发病为恶性病变、严重的感染和脓肿或其他严重情况如重症胰腺炎，则预后不佳，死亡率较高。

如果及时手术解除梗阻，机械性肠梗阻预后较好。一旦发生肠坏疽，尤其是老年人，常预后不佳。同样，如果梗阻是由恶性病变所致，肠梗阻的预后取决于该恶性病变的预后。

腹腔镜技术飞速发展使诊断更容易、机械性肠梗阻手术创伤更小，术后恢复时间缩短。动力性肠梗阻常不需要手术，但是如果通过胃肠减压和补液、补充电解质治疗患者腹胀症状始终不能缓解，则需要手术减压和引流。

（Martin H. Floch 著 周鑫 译 孙涛 审校）

其他资源

Kelly KA, Sarr MG, Hinder RA: *Mayo clinic gastrointestinal surgery*, Philadelphia, 2004, Saunders.

Margenthaler JE, Longo WE, Virgo KS, et al: Risk factors for adverse outcomes following surgery for small bowel obstruction, *Ann Surg* 243:456–464, 2006.

Mizell JS, Turnage IH: Intestinal obstruction. In Feldman M, Friedman LS, Brandt LJ, editors: *Gastrointestinal and liver disease*, ed 10, Philadelphia, 2016, Saunders-Elsevier, pp 2154–2170.

O'Connor DB, Winter DC: The role of laparoscopy in the management of acute small-bowel obstruction: a review of over 2,000 cases, *Surg Endosc* 26:7–12, 2012.

第 60 章

慢性肠道假性梗阻

慢性肠道假性梗阻（chronic intestinal pseudo-obstruction，CIPO）是一种具有类似肠梗阻的症状和体征的临床综合征（图 60.1）。CIPO 患者没有机械性梗阻病变的征象。当前，CIPO 被认为是一种运动障碍，并可能与 Cajal 间质细胞（interstitial cells of Cajal，ICC）的功能紊乱有关。CIPO 可能与肠道或肠道外神经系统的许多疾病存在联系，包括神经系统疾病、小肠平滑肌病、内分泌和代谢紊乱，并可能由药物诱发（表 60.1）。内脏疾病和神经疾病与许多罕见的先天性病变有关，常称为原发性 CIPO。急性结肠假性梗阻（Ogilvie 综合征、假性结肠梗阻）则不同，常在危重患者和手术患者中出现。专栏 60.1 中的列表源自 Camilleri 教授的文献。Foxx-Orenstein 教授的文献给出的分类方法略有不同，但包含的疾病相同。

临床表现

CIPO 在任何年龄均可能发病。在婴儿期或幼儿期可发现发育异常和先天性病变。随年龄增长，可伴发全身性疾病，如硬皮病或副癌综合征。临床表现多为梗阻，常伴有腹胀、腹痛、呕吐、排便困难。当本病伴有内脏平滑肌病或神经病变时，腹痛是主要临床症状；少数情况下，可能会伴有巨十二指肠症或巨结肠等疾病，食管运动障碍可能同时存在。有的患者是以这些与 CIPO 相关的局部症状为

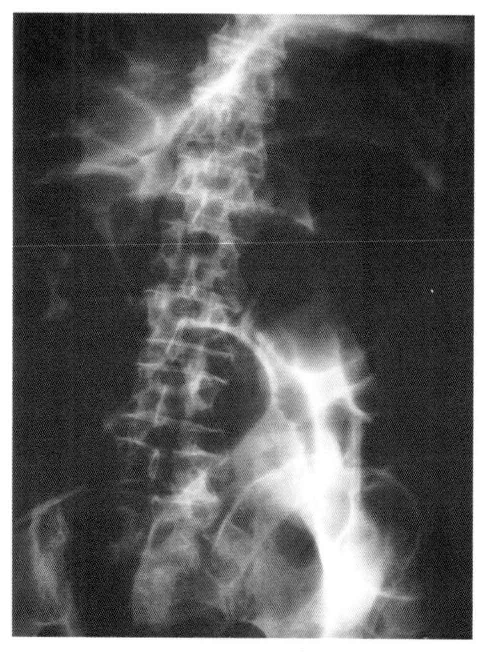

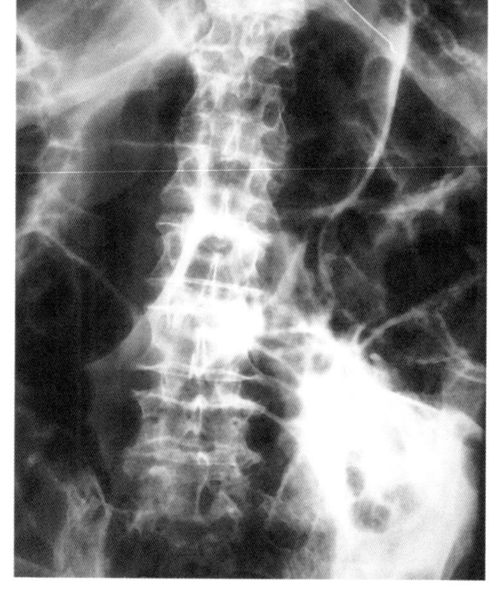

腹部X线片显示特征性的CIPO表现：严重的小肠和结肠肠管扩张

图 60.1　慢性肠道假性梗阻

专栏 60.1 CIPO 的临床病理分类

Ⅰ. 平滑肌功能紊乱
- A. 原发性
  - 1. 家族性内脏疾病
    - a. 1 型（常染色体显性）
    - b. 2 型（常染色体隐性，伴有眼睑下垂和外周眼肌麻痹）
    - c. 3 型（常染色体隐性，伴有全胃肠道扩张）
  - 2. 偶发性内脏疾病
  - 3. 先天性（婴幼儿期）
- B. 继发性
  - 1. 进行性系统性硬化症 / 多发性肌炎
  - 2. 肌营养不良综合征
  - 3. 系统性红斑狼疮
  - 4. 淀粉样变性
  - 5. 辐射损伤
  - 6. Ehlers-Danlos 综合征
  - 7. 线粒体肌病
- C. 弥漫性淋巴细胞浸润
- D. 其他（肌细胞内容物；肌动蛋白缺乏）

Ⅱ. 肠肌丛紊乱
- A. 家族性内脏神经病变
  - 1. 隐性，有核内包涵体（神经元核内包涵体疾病）
  - 2. 隐性（家族性脂肪过多伴基底神经节钙化和智力迟钝）
  - 3. 显性，无以上两种情形
  - 4. POLIP 综合征（多发性神经病变、眼肌麻痹、白质脑病、假性肠梗阻）
  - 5. 小儿短肠、旋转不良和幽门肥大
  - 6. 早年患有进行性神经系统疾病
- B. 偶发性内脏神经病变
  - 1. 恶化的、非炎症性的（至少两种类型）
  - 2. 恶化的、炎症性的［在肠基底层、有时在黏膜下层（或丛）中有淋巴细胞、浆细胞或两者兼有］
    - a. 副肿瘤性
    - b. 传染性（Chagas 病，巨细胞病毒）
    - c. 先天性
    - d. 孤立的轴突病变
- C. 发育异常
  - 1. 神经节细胞缺乏症（有时伴有小肠神经节细胞缺失）
  - 2. 发育停滞
    - a. 与肌肠丛分离
    - b. 智力迟钝
    - c. 其他神经系统异常
  - 3. 神经元性肠道发育不良
    - a. 与肠肌丛分离
    - b. 神经纤维瘤病
    - c. 多发性内分泌腺肿瘤，2b 型
- D. 强直性肌营养不良

Ⅲ. 神经系统疾病
- A. 帕金森病
- B. 自主神经功能障碍，家族性和散发性
- C. Epstein-Barr 病毒感染后完全自主或选择性的胆碱能功能障碍
- D. 脑干肿瘤

Ⅳ. 小肠憩室病
- A. 累及肌肉的内脏疾病
- B. 累及肌肉的进行性系统性硬化病
- C. 内脏神经病变合并神经元核内包涵体
- D. Fabry 病继发疾病

Ⅴ. 内分泌和代谢疾病
- A. 黏液性水肿
- B. 嗜铬细胞瘤
- C. 甲状旁腺功能减退
- D. 急性间歇性卟啉病

Ⅵ. 用药
- A. 麻醉剂（麻醉剂相关肠综合征）
- B. 抗胆碱能类
- C. 吩噻嗪类
- D. 可乐定
- E. 三环抗抑郁药
- F. 长春花生物碱，例如长春新碱
- G. 钙通道阻滞剂
- H. 胎儿酒精综合征

Ⅶ. 其他
- A. 空肠回肠旁路术
- B. 硬化性肠系膜炎
- C. 口炎性腹泻
- D. 棕色肠道综合征？

From：Camilleri M：Acute and chronic pseudo-obstruction. In Feldman M, Friedman LS, Brandt LJ, editors：Gastrointestinal and Liver Disease, ed 8, Philadelphia, 2006, Saunders-Elsevier, pp 2679–2702.

主，会造成诊断上的困难。此外，部分患者有细菌过度生长，表现有小肠吸收不良和腹泻，并且出现腹泻和便秘交替出现的情况。体格检查均可提示为伴有腹部饱胀的肠梗阻，无肠鸣音和腹部肠型。

诊断

病史和体格检查是确定是否存在神经系统等相关疾病的重要一环。体格检查常会发现体重减轻、营养不良，且与疾病的严重程度和病程有关。通过

腹部的X线片检查可以发现肠梗阻，患者通常有大而膨胀的肠襻，并伴有液平。钡剂造影检查或增强CT检查可以发现典型的梗阻性病变。胃排空试验或食管测压可进一步辨别，比如胃轻瘫或反流症状。医生应进行全面的甲状腺检查以及针对胶原蛋白和血管疾病的检查。最后，如有必要可在腹腔镜下进行肠肌深活检。

治疗和管理

CIPO患者的诊疗取决于他们是否有伴发病。对于自发性的患者和大多数有伴发病的患者，标准治疗方案有促动力剂、饮食控制和姑息手术治疗。当有严重营养不良问题时，可予肠外营养治疗。

药物治疗包括：甲氧氯普胺，每次10~20 mg，每日3~4次；多潘立酮，每次10~20 mg，每日3次或4次；奥曲肽，每日皮下注射50~100μg；红霉素，每次250 mg，每日3次。这些药物根据情况选择口服或静脉注射。

饮食治疗因具体病情而异。在急性期，可对患者进行静脉营养支持治疗。在慢性期，通常采用低脂低纤维饮食，少量多次进食，随着症状好转，可逐渐恢复正常饮食。

必要时可行姑息性手术治疗，对肠道减压、切除或分流无功能的部位。根据肠道受影响的程度和类型，可行结肠切除术。尽管小肠移植手术风险较大，且术后生存期有限，但它目前是病情严重或伴罕见情况患者的一种治疗方案。

病程和预后

当CIPO与另一种疾病伴发时，该疾病的预后常会改变。遗憾的是，当CIPO与严重疾病伴发时，通常预示病死率较高，患者可能在几个月到几年内死亡。对于自发性慢性病程的患者，缓解梗阻症状，并给予足够的营养支持，预后良好。有些患者在促动力药和营养支持的综合治疗下，可以维持生命，但生活质量下降。CIPO对儿童的发育有显著影响。

（Martin H. Floch 著　孙清华 译　宋志强 审校）

其他资源

Camilleri M: Acute and chronic pseudo-obstruction. In Feldman M, Friedman LS, Brandt LJ, editors: *Gastrointestinal and liver disease*, ed 8, Philadelphia, 2006, Saunders-Elsevier, pp 2679–2702.

Connor FL, DiLorenzo C: Chronic intestinal pseudo-obstruction: assessment and management, *Gastroenterology* 130:S29–S36, 2006.

Foxx-Orenstein AE: Ileus and pseudo-obstruction. In Feldman M, Friedman LS, Brandt LJ, editors: *Gastrointestinal and liver disease*, ed 10, Philadelphia, 2016, Saunders-Elsevier, pp 2171–2195.

Heneyke S, Smith VB, Spitz L, Milla PJ: Chronic intestinal pseudo-obstruction: treatment and long-term follow-up of 44 patients, *Arch Dis Child* 81:21–27, 1999.

Quigley EM: Chronic intestinal pseudo-obstruction, *Curr Treat Options Gastroenterol* 2:239–250, 1999.

Scolapio J, Ukleja A, Bouras E, et al: Nutritional management of chronic intestinal pseudo-obstruction, *J Clin Gastroenterol* 28:306–312, 1999.

Sutton DH, Harrell SP, Wo JM: Diagnosis and management of adult patients with chronic intestinal pseudo-obstruction, *Nutr Clin Pract* 21:16–22, 2006.

第 61 章

肠易激综合征与功能性胃肠病

肠易激综合征（irritable bowel syndrome, IBS）是一组功能性胃肠病中的一种疾病，表现为腹部不适或疼痛，常伴排便习惯的改变（图 61.1）。在全世界范围内，IBS 是消化疾病门诊就诊患者中最常见的症状综合征。据估算，在美国有超过 300 万人次是由于 IBS 而就诊。

在疾病分类上，IBS 是一种肠道疾病，属于一组功能性胃肠病，该组疾病包括：①食管疾病，如癔球症和功能性胸痛；②胃肠道疾病，如功能性消化不良（见第 31 章）、吞气症、功能性呕吐（见第 23 章）及功能性腹痛；③功能性胆道疾病，如 Oddi 括约肌功能障碍（见第 139 章）；④肛门直肠疾病，如肛门直肠疼痛和盆底功能障碍（见第五篇）。

随着对胃肠生理学认识的不断扩展，IBS 被认为是由肠道自主神经系统、肠神经系统及肠 - 脑轴的紊乱所引起。这种紊乱导致肠道异常运动和内脏高敏感。肠道的早期炎症可能是 IBS 发生的诱因。乳糖不耐受的发现已经将许多患者从 IBS 的范畴中剔除，并且随着科学的发展，可以肯定的是，存在其他因素可以解释某些特定患者群体的症状。食物敏感和食物过敏的广泛存在，以及该领域知识的逐步发展，使该领域将会在未来取得有益的进展。

临床表现

IBS 有三种典型症状：腹痛、腹泻、便秘。腹泻与便秘交替，或仅有腹泻 / 便秘均普遍存在。在女性患者的典型病例中，患者常常因与排便困难相关的复发性轻度腹痛寻求治疗。便秘常持续存在，并成为一个终身的问题。患者通常会经历多次就医，但未能发现显著的异常。腹痛常常在排便后缓解。患者可能会注意到，但也可能不会注意到大便的性质是否发生了变化，通常他们会描述为卵石样大便。然而腹痛是持续存在的，严重的腹痛令患者十分困扰，可能需要治疗来缓解疼痛。该类患者的特点是经常去就医，但体检却未能发现疾病。

另一种常见的症状综合征是严重腹泻，多见于男性患者，包括几乎失禁的稀水样便或爆发性排便。腹泻与严重的腹部绞痛有关，患者通常会描述为每次先排出成形大便，随后排出水样便。一旦腹泻停止，腹部绞痛通常也会停止。然而，有时腹部绞痛程度会很严重，并导致排便时出汗。

第三种形式是与腹泻相关的持续、复发性下腹痛，在腹泻减轻后，则出现持续数天不排便或伴有排便不尽感的便秘。据估计，许多患者从未向医生报告过这些症状，但如前所述，IBS 是消化科医生治疗的主要症状综合征之一。

诊断

在最新共识，如罗马Ⅱ和罗马Ⅲ标准中所表述的是在过去的 12 个月中，应该有 12 周或更长时间的腹部不适或疼痛，且必须具有以下特征中的 2 个或 3 个：排便后减轻，发作与排便频率的变化相关，和（或）发作与大便的粗细或外观的变化相关。该综合征可能与大便次数增加、大便性状异常、明显增加的排便用力，急迫感或排便不尽感、大便中黏液的出现或相关的腹胀和腹部不适的感觉有关。罗马标准规定使用这种症状综合征用于诊断 IBS。

一些临床医生坚持认为可以在没有仔细检查以排除器质性疾病的情况下诊断 IBS。然而，大多数人会坚持认为，在没有实验室和影像学评估的情况下，不应做出 IBS 的诊断。当然，必须除外便中带血，并且应该对大便中是否有白细胞和寄生虫进行简单的显微镜下评估。应进行筛查以排除甲状腺疾病和乳糖不耐受。支持者认为果糖不耐受是某些特定患者

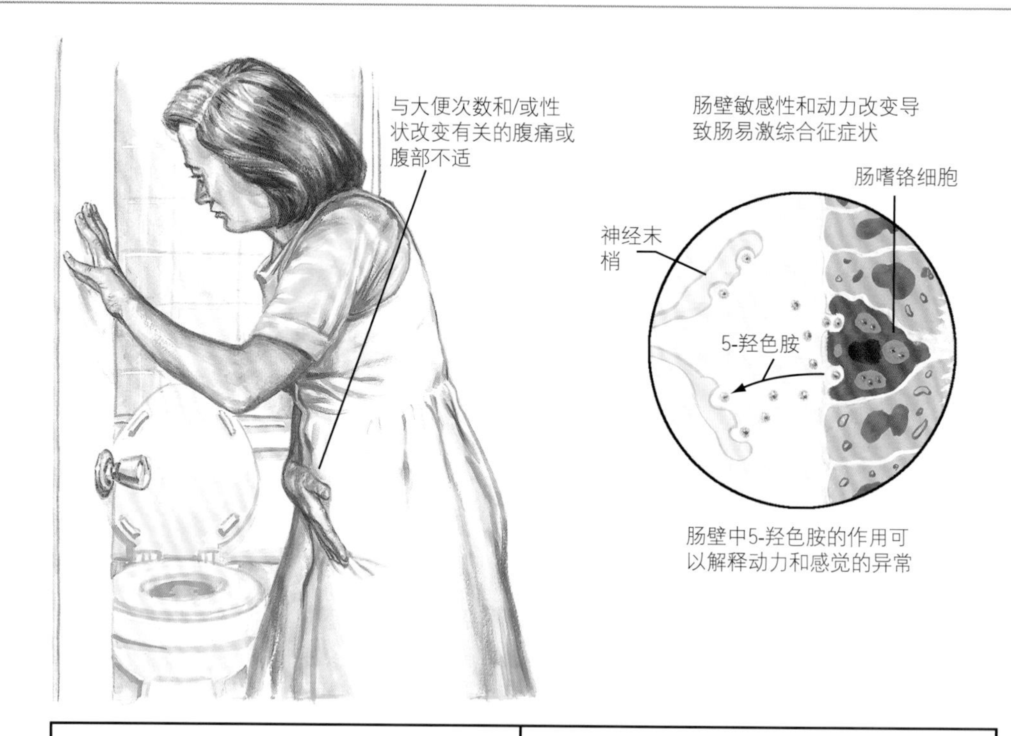

肠易激综合征的罗马II诊断标准*

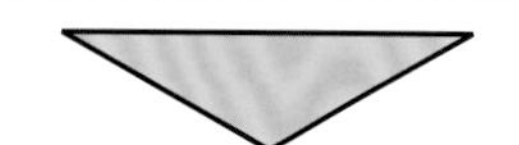

在过去的12个月中有12周**或更长时间的腹部不适或腹痛，并有以下3个特征中的2个以上：
a. 排便后减轻
b. 发作与排便频率的变化相关
c. 发作与大便的外观变化相关

*不存在可解释症状的结构或代谢方面异常
**不必为连续的12周

症状对IBS的诊断非必需，但可以增加诊断的可信度，并有助于鉴别IBS的亚组：

- 异常排便频率（>每天3次或<每周3次）
- 异常大便性状（粪块/干硬或稀便/水样便）占排便总数的1/4以上
- 异常排便过程（用力急迫感，或未排尽感）占排便总数的1/4以上
- 排出黏液占排便总数的1/4以上
- 腹胀或有腹胀感占天数的1/4以上

JOHN A.CRAIG AD
C. Machado M.D.
D. Mascaro

图 61.1 肠易激综合征（IBS）

的一个病因，如果可疑为该种情况，应予以排除。大多数临床医生会坚持进行结肠镜检查或钡剂灌肠评估，该类检查取决于可用的医疗资源。此外，许多人还坚持认为，应该对小肠进行钡剂筛查，或者根据可利用的医疗资源情况进行胶囊内镜检查或肠道计算机断层扫描。

由于IBS患者的症状是反复出现和持续的，所以建议对患者进行全面评估以便能够进行长期治疗。此外，检查结果阴性也可以消除患者患有器质性疾病的疑虑。IBS的鉴别诊断包括结肠恶性肿瘤、炎症性肠病、慢性感染、内分泌疾病和精神疾病。

近年来，在某些IBS患者中发现了小肠细菌增加或菌群紊乱，在经过治疗后可好转。基于此发现，诞生了细菌过度生长或肠道菌群紊乱的学说。做出细菌过度生长的诊断需要乳果糖耐受性试验阳性。直接细菌抽吸研究很少用于临床，但该项操作在研究中心进行时可以证明小肠细菌过度生长。另一种理论认为，正常的肠道菌群受到干扰，因此摄入益生菌将是有益的。这些学说目前仍未达成共识，但临床医生确实在根据这些理论进行治疗，结果各不相同。有很多实验证据表明益生菌、益生元与合生元有助于治疗这些患者。临床医生个人必须通过反

复实践或从文献中决定使用哪些药物进行治疗。

治疗和管理

目前没有单一的方法用于治疗肠易激综合征。治疗因症状的复杂性而异。由于肠易激综合征被认为是一种具有异常运动和异常内脏感觉的生物心理疾病，因此治疗方法各不相同。为了使治疗个体化，必须对症状做出相应处理，通常分为便秘、腹泻或与腹胀相关的疼痛几类。

便秘患者通常要首先接受高纤维饮食，即增加膳食纤维的摄入量，从西方饮食中通常的低量增加到正常建议的每天 25~35 g（见第十篇）。如果便秘难以解决，并且体检显示没有器质性原因，则必须使用泻药或刺激剂（见第 81 章）。新的治疗方法是使用 5- 羟色胺（$5\text{-}HT_4$）受体激动剂。替加色罗是一种有效的药物，但已从美国市场上撤出。

如果腹泻为主要症状，治疗方法是不同的。必须仔细评估这些患者的乳糖不耐受症，而一经排除后，则可以尝试抗胆碱能药物治疗。如果无效，可使用地芬诺酯或洛哌丁胺来减少排便次数；在社交活动之前使用某些药物是有所帮助的。剂量通常与药品说明书描述相同。患者可在离家前服用一片或两片。

$5\text{-}HT_3$ 拮抗剂治疗目前已被证明是有效的。阿洛司琼可有效减少结肠运动。3 型拮抗剂阿洛司琼和 4 型激动剂替加色罗是一线 5-HT 相关药物。我们可以预期，它们作为拮抗剂的未来发展将有助于 IBS 的治疗。

支持细菌过度生长学说的临床医生将在周期性治疗中使用利福昔明和其他抗生素。这些治疗已经出现了不同的效果，但结合细菌过度生长的有力证据来看，它们可能是有帮助的。

据报道，在一项双盲对照研究中，益生菌的支持者使用婴儿双歧杆菌的每日剂量治疗 IBS 取得了良好的效果。

腹痛和腹胀可能是症状无法得到控制的主要因素。当便秘或腹泻的治疗不成功且腹痛症状突出时，精神类治疗药物可能会有所帮助。大多数临床医生使用三环类抗抑郁药，如地昔帕明每次 50 mg、每日 3 次，或阿米替林每次 10~25 mg、每日 2 次，或于睡前使用。

病程和预后

肠易激综合征可能成为一个终身性疾病。这些患者可能在儿童时期就有腹痛，并伴有排便习惯改变，并在成年后出现相同的症状，或者他们可能寻求治疗持续多年的肠道感染后症状。症状可以通过治疗得到缓解，然后在数年后复发。然而，尽管患者的症状会持续终身，但通过理解、安慰和精心治疗，他们通常能够很好地适应自己的肠道症状。重要的是，许多有这些症状的患者从不就医，因为他们学会了控制症状。肠道动力性改变和内脏高敏感性似乎会存在很长一段时间，随着严重程度的加重甚至会终身存在，但大多数患者学会了控制和忍受这些症状。

（Martin H. Floch 著　张晋东 译　李渊 审校）

其他资源

Botschuijver S, Roeselers G, Levin E, et al: Intestinal fungal dysbiosis is associated with visceral hypersensitivity in patients with irritable bowel syndrome and rates, *Gastroenterology* 153:1026–1039, 2010.

Chey WD, Lembo AJ, Lavins BJ, et al: Linaclotide for irritable bowel syndrome with constipation: A 26-week, randomized, double-blind, placebo-controlled trial to evaluate efficacy and safety, *Am J Gastroenterol* 107:1702–1712, 2012.

Choi YK, Kraft N, Zimmerman B, et al: Fructose intolerance in IBS and utility of fructose-restricted diet, *J Clin Gastroenterol* 42:233–238, 2008.

Drossman D, Corrazziari E, Delvaux M, et al: *Rome III: the functional gastrointestinal disorders*, 3rd ed, McLean, VA, 2006, Degnon Associates.

Floch MH, Narayan R: Diet and the irritable bowel syndrome, *J Clin Gastroenterol* 35:S45–S54, 2002.

Ford AC, Quigley EM, Lacy BE, et al: Efficacy of prebiotics, probiotics, and synbiotics in irritable bowel syndrome and chronic idiopathic constipation: systemic review and meta-analysis, *Am J Gastroenterol* 109:1547–1561, 2014.

Ford AC, Talley NJ: Irritable bowel syndrome. In Feldman M, Friedman LS, Brandt LJ, editors: *Gastrointestinal and liver disease*, ed 10, Philadelphia, 2016, Saunders-Elsevier, pp 2139–2153.

Halvorson HA, Schlett CD, Riddle MS: Postinfectious irritable bowel syndrome: a meta-analysis, *Am J Gastroenterol* 101:1894–1899, 2006.

Hod K, Ringel Y: Treatment of functional bowel disorders with prebiotics and probiotics. In Floch MH, Ringel Y, Walker WA, editors: *The microbiota in gastrointestinal pathophysiology*, ed 1, New York, NY, 2017, Academic Press-Elsevier, pp 355–364.

Kashyap PC, Macrobal A, Ursell LK, et al: Complex interactions among diet, gastrointestinal transit, and gut microbiota in humanized mice, *Gastroenterology* 144:967–977, 2013.

Koloski NA, Jones M, Kalantar J, et al: The brain-gut pathway in functional gastrointestinal disorders is bidirectional: A 12-year prospective population-based study, *Gut* 61:1284–1290, 2012.

Posserud I, Stotser PQ, Bjornsson ES, et al: Small intestinal bacterial overgrowth in patients with irritable bowel syndrome, *Gut* 56:802–808, 2007.

Staudacher HM, Lomer MCE, Farguharson FM, et al: A diet low in FODMAPs reduces symptoms in patients with irritable bowel syndrome and a probiotic restores bifidobacteriaum species: a randomized controlled trial, *Gastroenterology* 153:936–947, 2017.

Videlock EJ, Chang L: Irritable bowel syndrome. In Podolsky DK, Camilleri M, Fitz JG, et al, editors: *Yamada's textbook of gastroenterology*, ed 6, Hoboken, New Jersey, 2016, John Wiley and Sons Ltd, pp 1495–1521.

Whorwell PJ, Altringer L, Morel J, et al: Efficacy of an encapsulated probiotic *Bifidobacterium infantis* 35624 in woman with irritable bowel syndrome, *Am J Gastroenterol* 102:1581–1590, 2006.

第62章

小肠评估

随着影像和组织病理学技术的快速发展，以及20世纪后期疾病和治疗模式的改变，对小肠功能和解剖的检测“标准”也发生了变化。在大多数医院门诊以及大学研究中心都可以进行关于小肠疾病检测方面的复杂评估。对疑有小肠疾病患者的评估应包括以下内容：

1. 详细的病史和体格检查，寻找吸收不良的病因和体检发现的线索；
2. 精细成像技术；
3. 必要时进行小肠黏膜活检；
4. 生化功能评估；
5. 粪便中寄生虫和感染性病因的分析。

在每种疾病中都会对病史、体检中的关键发现和分析进行相关描述。然而，当患者出现体重下降、腹泻、贫血或选择性吸收障碍的任何迹象或症状时，一定要怀疑患有小肠疾病的可能。

成像技术

在20世纪，钡剂造影研究应用于检测经典的吸收不良模式，包括小肠皱襞的消失、肠道扩张和食糜的分离。通过该技术可发现微观和宏观的变化。此外，小肠的其他疾病，包括肿瘤、狭窄和憩室也常被发现。

随着计算机断层扫描（CT）和肠道造影技术的发展，目前可以对肠道的特定区域进行复杂的成像，并显示肠壁的厚度和肠壁外的变化。CT提高了临床医生对许多疾病的评估能力。然而，有时仍然需要同时进行钡剂造影和CT检查。

内镜

小肠可以通过内镜进行直接观察，但是观察范围通常仅限于十二指肠（使用上消化道内镜）、近端空肠（使用推进式肠镜）和末端回肠（使用结肠镜）。可以观察整个小肠的小肠镜仅在特定机构使用，尚未获得广泛应用。

胶囊内镜是观察小肠黏膜的最佳方法（但不能用于活组织检查），并已被证明能成功识别出被标准放射学成像所遗漏的病变。它是胃肠道隐性出血的首选检查技术，以识别血管发育不良等病变，并可发现早期克罗恩病的溃疡，以及非甾体类抗炎药（NSAID）导致的溃疡病变。这些技术在第36章和相关疾病章节中进行讨论。

组织病理学

小肠活检对许多疾病的确诊至关重要。由于组织病理学评估适用于各种疾病，将在相应章节中讨论。

生化评估

很多复杂检测方法已被用于定义选择性吸收不良。然而，临床医生在实践中仍然可以依靠一系列简单的检测来确定肠道功能是否是导致吸收不良的原因。这些检测有助于区分胆源性、胰源性和小肠性吸收不良。

D-木糖吸收试验是碳水化合物吸收不良和小肠功能的一种检测方法（图62.1）。口服剂量为5 g或25 g木糖；然后收集5小时内尿液，以测定尿液中的木糖排泄量。在患者无失水情况且没有细菌过度生长证据的前提下，该试验能够可靠地评估小肠黏膜功能。然而，它不能用于肾病患者，同时必须确保收集足够的尿液。如果摄入剂量的排出量小于20%，并且不太可能出现假阳性结果时，则D-木糖吸收是确定小肠吸收不良的可靠试验。

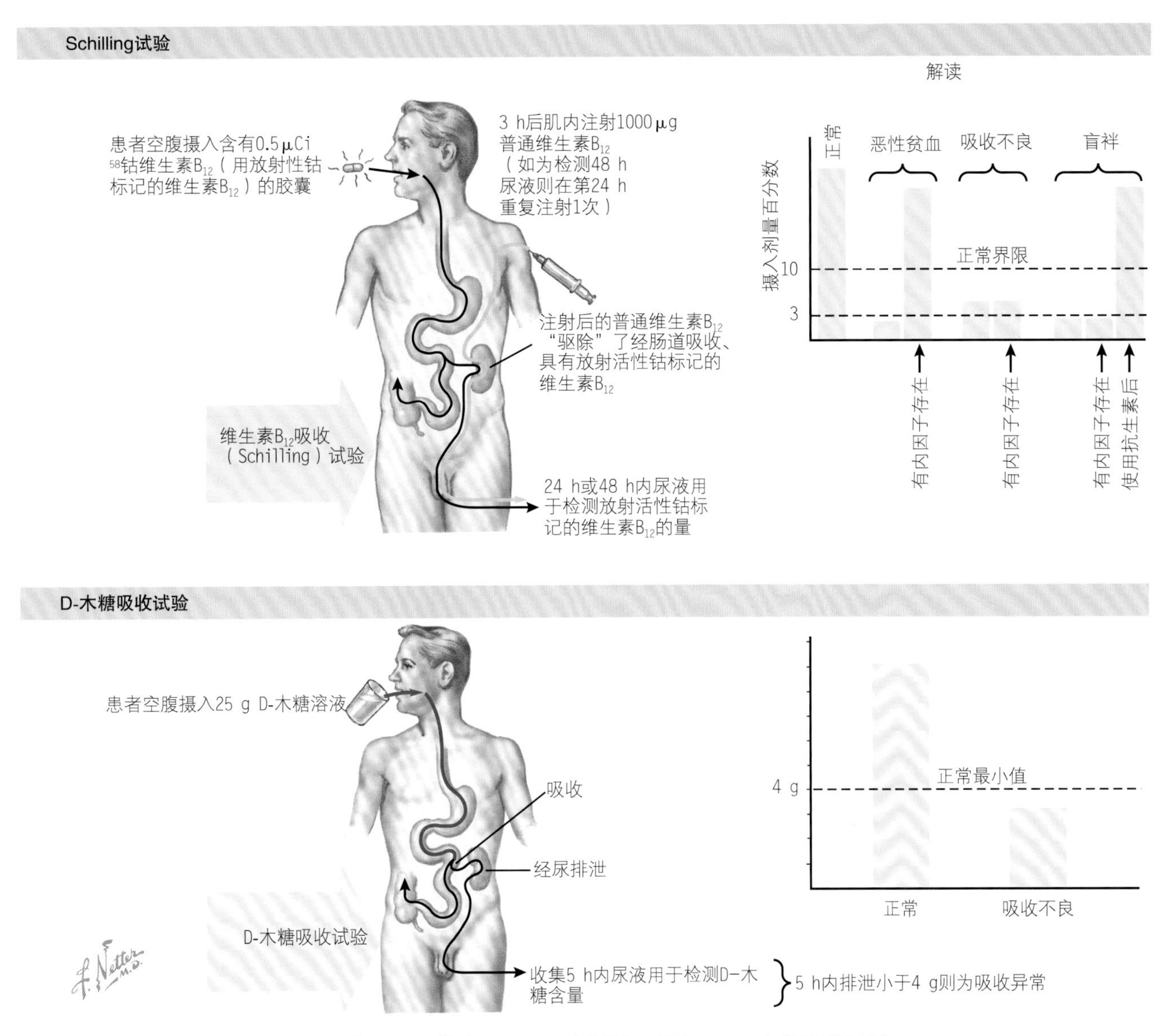

图 62.1 小肠评估：上图，维生素 B_{12} 吸收（Schilling）试验；下图，D- 木糖吸收试验

脂肪吸收不良最好通过 72 小时的粪便脂肪收集来确定，在此过程中患者摄入至少 60~80 g 脂肪。大便的收集也是一个社会问题。尽管如此，许多简单的容器可以帮助患者更容易地收集。大便应在冷藏条件下存放过夜。这项试验应认真完成，而且有诊断吸收不良的标准。正常情况下摄入的脂肪至少有 94% 被吸收；因此，将粪便中 6 g 脂肪排泄量用作正常值的上限是可靠的（诊断吸收不良标准的下限），6~8 g 为可疑，大于 8~10 g 表明有脂肪吸收不良。

D- 木糖试验阴性和脂肪试验阳性通常表明病因不是小肠性，而是胰源性或胆源性。粪便定量分析是标准；定性和半定性检测以及呼气试验在诊断脂肪吸收不良方面一致性较差。一些临床医生对血清中 β- 胡萝卜素的水平进行筛查，但这只是一项筛查试验。低 β- 胡萝卜素水平确实与吸收不良有很好的相关性，在某些甲状腺疾病中可以观察到其水平非常高。

乳糖吸收试验对于确定是否存在乳糖不耐受或吸收不良极其重要。

氢呼气试验是目前乳糖吸收试验的标准检测方法，在大多数实验室都很容易进行。在基线水平，高氢气值可能表明细菌过度生长或饮食中纤维物质摄入过多，但在摄入标准剂量的乳糖后呼出的氢气增加对乳糖不耐受和吸收不良的诊断是敏感且特异的。

蛋白质吸收不良的检测仍然很难进行。粪便中氮定量检测是很好的方法，但由于它需要收集粪便和实验室分析，故很少使用。实际上该项检测操作简单，但大多数临床医生并不使用。复杂的同位素试验用于实验室研究，很少用于临床实践。

Schilling 试验通常用于检测维生素 B_{12} 的吸收（图 62.1）。该试验的检测原理是当存在较大量的肠外途径给药时，肠道吸收的少量维生素 B_{12} 随尿液排出。因此，维生素 B_{12} 吸收可以通过在患者摄入含有 0.5 μCi 放射性 Co 标记的维生素 B_{12} 胶囊后，测定 24 小时尿液样本中的放射性 Co 标记的维生素 B_{12} 来评估。在给予试验剂量 3 小时后，患者接受 1 mg 常规维生素 B_{12} 的肠外给药。在健康人中，至少 10% 摄入的放射性物质在 24 小时内可出现于尿液中。在内因子缺乏的情况下，放射性 Co 标记的维生素 B_{12} 排泄量是最小的。当内因子与口服维生素 B_{12} 同时给药时，放射性 Co 标记的维生素 B_{12} 排泄量增加到正常水平。这是 Schilling 试验的第二部分，可将恶性贫血与吸收不良综合征区分开。第三部分通常用于鉴别细菌过度生长，要求患者在完成之前的部分后使用抗生素进行治疗。服用抗生素后，放射性 Co 标记的维生素 B_{12} 排泄量得到改善，则可能是细菌过度生长导致了吸收不良。同样，由于胰腺功能不全和缺乏游离 R 因子，也可能出现 Schilling 试验结果的异常。通过添加胰酶可对 Schilling 试验进行改进，如果将胰酶添加到口服剂量的放射性元素标记的维生素 B_{12} 中，结果可能恢复正常。

其他用于评估小肠功能的呼气和通透性试验是在研究中心进行。乳果糖呼气试验在第 61 章中进行了描述。

（Martin H. Floch 著 张晋东 译 田雪丽 审校）

其他资源

Benson JA, Culver PJ, Ragland S, et al: The D-xylose test in malabsorption syndromes, *N Engl J Med* 256:335–338, 1957.

Butterworth CE, Perez-Santiago E, Montinez de Jesos J, Santini R: Studies on the oral and parenteral administration of d(+) xylose, *N Engl J Med* 261: 157–162, 1959.

Faigel DO, Cave DR: *Capsule endoscopy*, Philadelphia, 2008, Saunders-Elsevier.

Gore RM, Levine MS: *Textbook of gastrointestinal radiology*, ed 2, Philadelphia, 2000, Saunders.

Hammer HF, Hammer J: Diarrhea caused by carbohydrate malabsorption, *Gastroenterol Clin North Am* 41:611–627, 2012.

Högenauer C, Hammer HF: Maldigestion and malabsorption. In Feldman M, Friedman LS, Brandt LJ, editors: *Gastrointestinal and liver disease*, ed 8, Philadelphia, 2016, Saunders-Elsevier, pp 1788–1823.

Holt PR: Intestinal malabsorption in the elderly, *Dig Dis* 25:144–150, 2007.

Ryan ER, Heaslip IS: Magnetic resonance enteroclysis compared with conventional enteroclysis and computed tomography enteroclysis: A critically appraised topic, *Abdom Imaging* 33:34–37, 2008.

Van de Kamer JH, ten Bokbel Huinik H, Weijens HH: Rapid method for determination of fat in feces, *J Biol Chem* 177:547–552, 1949.

乳糖、果糖与蔗糖不耐受

当小肠刷状缘缺乏乳糖酶时，会发生乳糖不耐受症。当乳糖酶缺乏者摄入乳糖时，不被消化的乳糖在小肠和大肠中发酵，导致腹胀、不适或腹泻（图 63.1）。

乳糖是在牛奶中发现的二糖，可以水解生成葡萄糖和半乳糖。1959 年 Holzel 描述了在婴儿中发现的乳糖吸收缺陷所致疾病。随后在成人中也发现了同样的临床表现。

乳糖不耐受的发病率在世界各地各不相同。非洲人和亚洲人后裔为 85%~100%，地中海人后裔为 40%~90%，英国人和北欧人后裔为 5%~20%。最初，这种巨大的民族和种族差异被认为是由于适应性而产生的，但目前基因差异被认为是更可能的原因。

乳糖在消化时，通常在小肠中被水解。在有症状的乳糖酶缺乏患者中，乳糖酶水平可能低于 3 U /g 肠组织蛋白。当肠道微生物发酵乳糖时，它们会产生鞣酸、乳酸、二氧化碳和氢气。此外，乳糖本身也在结肠中有渗透效应。

临床表现

临床表现因乳糖摄入量、吸收不良以及乳糖酶缺乏的程度而异。一些患者在摄入极少量乳糖时即出现临床症状，而另一些患者则不出现症状。就食物的实际摄入量而言，一些受试者可以耐受 1 杯牛奶，而其他人则不能。乳糖耐受性试验的基础剂量是 50 g 乳糖，相当于 4 杯牛奶。将此与症状结合来看，一些受试者可能从不出现腹泻，而另一些受试者会有严重的腹泻。不出现腹泻者在摄入乳糖后可能会有轻微的不适、腹胀或绞痛。

许多人都有乳糖不耐受的情况，但并不清楚乳糖酶缺乏的程度。此外，许多人被认为患有肠易激综合征（IBS；见第 61 章）。任何有餐后不适症状的患者都应该进行乳糖耐受性检测。

诊断

乳糖耐受性试验操作简单，其原理是乳糖吸收不良导致其被肠道细菌发酵产生氢气。被吸收的氢气可在呼出的气体中被回收。给予患者标准剂量的 50 g 乳糖（溶于水中）。测量基线氢气含量后，每 30 分钟收集一次呼出气体，持续 3 小时。氢气含量增加 10 ppm 被认为是阳性结果。在排除假阳性结果的情况下做出阳性诊断通常没有困难。有时由于饮食中的纤维含量非常高，或者小肠中的细菌过度生长，患者可能会被认为具有高基线氢水平。在鉴别诊断过程中需考虑到这一点。

如果小肠黏膜因急性感染而受损，乳糖酶缺乏可能是一过性的，会导致检测结果阳性。然而，在没有急性感染性疾病的患者中，阳性结果表明乳糖不耐受。这种缺陷主要发生于婴儿时期；然而，随着婴儿成长为儿童，小肠黏膜中的乳糖酶水平下降，成人或后天的酶缺乏变得明显。如果小肠黏膜受损，例如在乳糜泻等情况下，乳糖酶水平会下降。许多临床医生认为乳糖酶缺乏在炎症性肠病中发生率会增加，但真实情况是它仅在少数患者中存在。当可疑乳糖不耐受时，即应进行乳糖耐受性试验。

测定呼气中氢气水平是最准确的检测方法。最初使用的方法是通过比较葡萄糖耐量结果和乳糖耐量结果（即在患者摄入乳糖后测定血糖水平）做出诊断。现在已不需要抽血检测。氢呼气试验简便易行，应该被用于临床实践中。

治疗和管理

治疗和管理有两种选择。首先，对于极度敏感

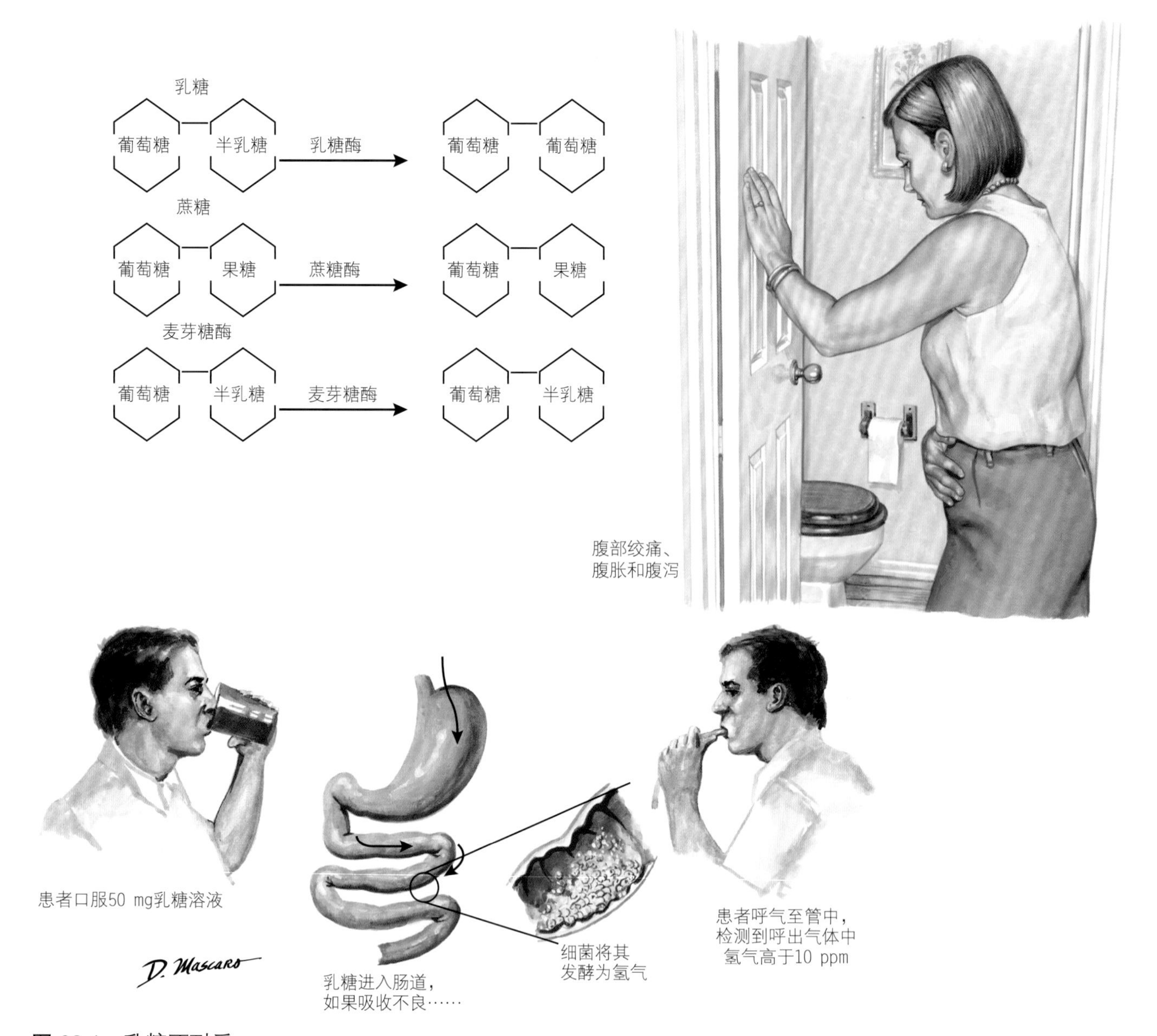

图 63.1 乳糖不耐受

的患者，从饮食中去除所有含乳糖的食物可能是必要的。对于那些仅为轻度敏感的人，可以摄入少量乳糖而不出现症状。

第二种选择是使用乳糖酶替代品。这种酶现在在世界各地作为非处方药都可以买到。此外，在许多工业化国家，牛奶和奶制品在生产时使用了经过酶预处理后的乳糖，并标识为“无乳糖”。

评价患者的饮食非常重要，以便对极度敏感的患者进行充分的教育，使其知晓哪些食物含有乳糖。这些食物大多数是乳制品，任何含有牛奶、奶酪或由牛奶或奶酪制成的产品都含有乳糖。在现代食品生产中，乳糖经常被用作填充剂；因此，必须仔细阅读所有标签，并且必须仔细分析所有商品，以确保它们不含乳糖。此外，一些制药公司在胶囊和药丸中添加乳糖作为填充剂，这可以诱发对乳糖极度敏感患者的症状。因此，对于这些敏感患者，应该检查胶囊或药丸的成分。

病程和预后

从饮食中去除乳糖应该可以缓解所有症状。如果不是如此，应该质疑诊断是否成立。乳糖酶替代品和无乳糖乳制品对乳糖不耐受患者有所帮助。患者教育和饮食控制通常会减轻症状。由于该疾病仅为一种可被纠正的不耐受症，因此预后很好。

从饮食中去除乳糖的患者应该注意保证足够的钙摄入量，因为许多人依赖牛奶和奶制品来补充钙。

果糖不耐受

果糖不耐受是由于先天性的代谢异常所致，或在成年后获得性发病。由于其罕见性，人们对果糖不耐受的认识比乳糖不耐受更少。有些人对蔗糖明显不耐受，在作为二糖的蔗糖被分解成游离葡萄糖和果糖时出现症状。果糖存在于某些水果中，尤其是蜂蜜。它也被添加到一些糖果中。

小肠中蔗糖酶缺乏，或肠细胞刷状缘对果糖吸收不良，会导致症状的产生。目前已经有关于引起腹泻、慢性腹痛和腹胀症状的报道。除了试验的底物为果糖外，对这种症状综合征的检测方法与乳糖呼气试验类似。呼出气体中氢气水平的增加表明吸收不良，通常与症状相关。

最佳的治疗方法是从饮食中去除果糖。对于多种症状的患者，蔗糖也需被去除。这类果糖不耐受人群比乳糖不耐受患者更难管理。

医生和患者对果糖不耐受的认识促进了更多病例被报告。在一些苏打水和人工调味饮料中可能含有多达 30 g 的果糖，因此重要的是要意识到果糖吸收不良和不耐受的可能性。一项建议患者减少蔗糖和果糖摄入的研究显著减少了肠易激综合征患者的症状。减少摄入量是不易做到的，但同时也是有益的。

（Martin H. Floch 著　张晋东 译　田雪丽 审校）

其他资源

Gibson PR, Newnham E, Barrett JS, et al: Review article: fructose malabsorption and the bigger picture, *Aliment Pharmacol Ther* 25:349–363, 2007.

Högenauer C, Hammer HF: Maldigestion and malabsorption. In Feldman M, Friedman LS, Brandt LJ, editors: *Gastrointestinal and liver disease*, ed 8, Philadelphia, 2016, Saunders-Elsevier, pp 1788–1823.

Mann NS, Cheung EC: Fructose-induced breath hydrogen in patient with fruit intolerance, *J Clin Gatroenterol* 42:157–159, 2008.

Pasricha PJ: Approach to the patient with abdominal pain. In Podolsky DK, Camilleri M, Fitz JG, et al, editors: *Yamada's textbook of gastroenterology*, ed 6, Hoboken, New Jersey, 2016, John Wiley and Sons Ltd, pp 695–722.

Ryan ER, Heaslip IS: Magnetic resonance enteroclysis compared with conventional enteroclysis and computed tomography enteroclysis: a critically appraised topic, *Abdom Imaging* 33:34–37, 2008.

Sahi T: Genetics and epidemiology of adult-type hypolactasia, *Scand J Gastroenterol* 29(Suppl):7–20, 1994.

Shepherd SJ, Gibson PR: Fructose malabsorption and symptoms of irritable bowel syndrome: guidelines for effective dietary management, *J Am Diet Assoc* 106:1631–1639, 2006.

腹　泻

自希波克拉底时代以来，“腹泻”一词就被用来指异常地频繁排稀便。然而，这是一种主观症状。患者认为任何排便次数增加或水样便均为腹泻。目前普遍认为，腹泻是指每天排便3次以上，或含有大量液体的水样便，或两者兼有。临床医生必须获得准确的病史，并确定患者所述并非大便失禁或其他情况。

腹泻时的大便量很重要，但通常很难测定。便秘的排便量少于100 ml/d。在西方社会，饮食中含有中等量的纤维，每天排便量约为200 ml。如果测量素食者或高纤维摄入量者的大便量，则可能为每天400 ml。在腹泻时，大量排水样便可超过500 ml/d，甚至可达1~2 L/d。

临床表现

急性和慢性腹泻的表现是不同的。急性腹泻患者频繁发作，可能会伴有发热、脱水、严重的腹部绞痛或无法控制的水样便。如果腹泻的病因是严重的肠胃炎，通常会伴有呕吐。

慢性腹泻患者经常出现腹部绞痛或腹胀以及与排便次数增加相关的不适。确定排便是否在夜间发生很重要，因为这通常预示着器质性疾病，而不是肠易激综合征（IBS）。慢性腹泻通常是指腹泻持续超过10~30天。慢性腹泻经常意味着重要营养物质的损失和吸收不良综合征的开始。

无论是急性还是慢性腹泻，患者均可能会出现中毒或脱水表现。当脱水成为主要临床表现时，患者已丢失了大量的水、电解质和体重。

诊断

在全世界范围内，腹泻的主要原因是急性或慢性感染。急性病毒或细菌感染可爆发性发生，伴有严重的水样腹泻；霍乱就是典型的例子。慢性腹泻的原因有：①乳糖和食物不耐受，②内分泌疾病如甲状腺功能亢进，③类癌分泌性肿瘤，④IBS。图64.1对腹泻的原因进行了分类。

急性感染所致的肠胃炎通常是自限性的，一般不需要做深入的鉴别诊断。然而，在普通诺沃克病毒、轮状病毒或细菌性食品污染的流行中，或在广泛的霍乱流行中，出于公共卫生目的则需要鉴别这些病原体（见第六篇）。

炎症性肠病（如慢性溃疡性结肠炎、克罗恩病和其他结肠疾病）之间存在明显的重叠（见第五篇）。这些疾病常表现有腹部绞痛；病程可能会是长期的；大便中可能带血，也可能不带血；大便中的感染性物质检测呈阴性，上述这些特点对于鉴别诊断很重要。虽然炎症性肠病的起病可能是急性的，但它通常会演变成慢性疾病，从而需要和图64.1中列出的其他代谢性病因相鉴别。IBS常常表现为腹泻而非便秘，如果患者各项检查结果为阴性，则最终可诊断为IBS。

当腹泻的原因不确定时，确定患者是否为所谓的渗透性或分泌性腹泻有助于明确病因。典型的渗透性腹泻表现为乳糖不耐受和镁盐或其他吸收不良药物的摄入量增加。典型的分泌性腹泻是由肠毒素引起，如霍乱和神经内分泌肿瘤，也可在肠道手术和肠道严重受损时出现。在鉴别诊断时，需要测定大便中的电解质和渗透压。结肠粪水的渗透压应接近体液的渗透压；因此其渗透压应不超过290 mOsm/kg。渗透性和分泌性腹泻可以通过“渗透性间隙”来区分。分泌性腹泻粪水中电解质可达到体液中电解质水平，而渗透性腹泻的粪水渗透压较低，通常由摄入非电解质物质引起。由于标本难以收集和摄入盐类成分造成的分析混淆，使粪便的电解质检测不切实际，故现在很少使用。正如在吸收障碍疾病中所讨论的，慢性腹泻患者的大便可能是大量而浑浊的，并可能

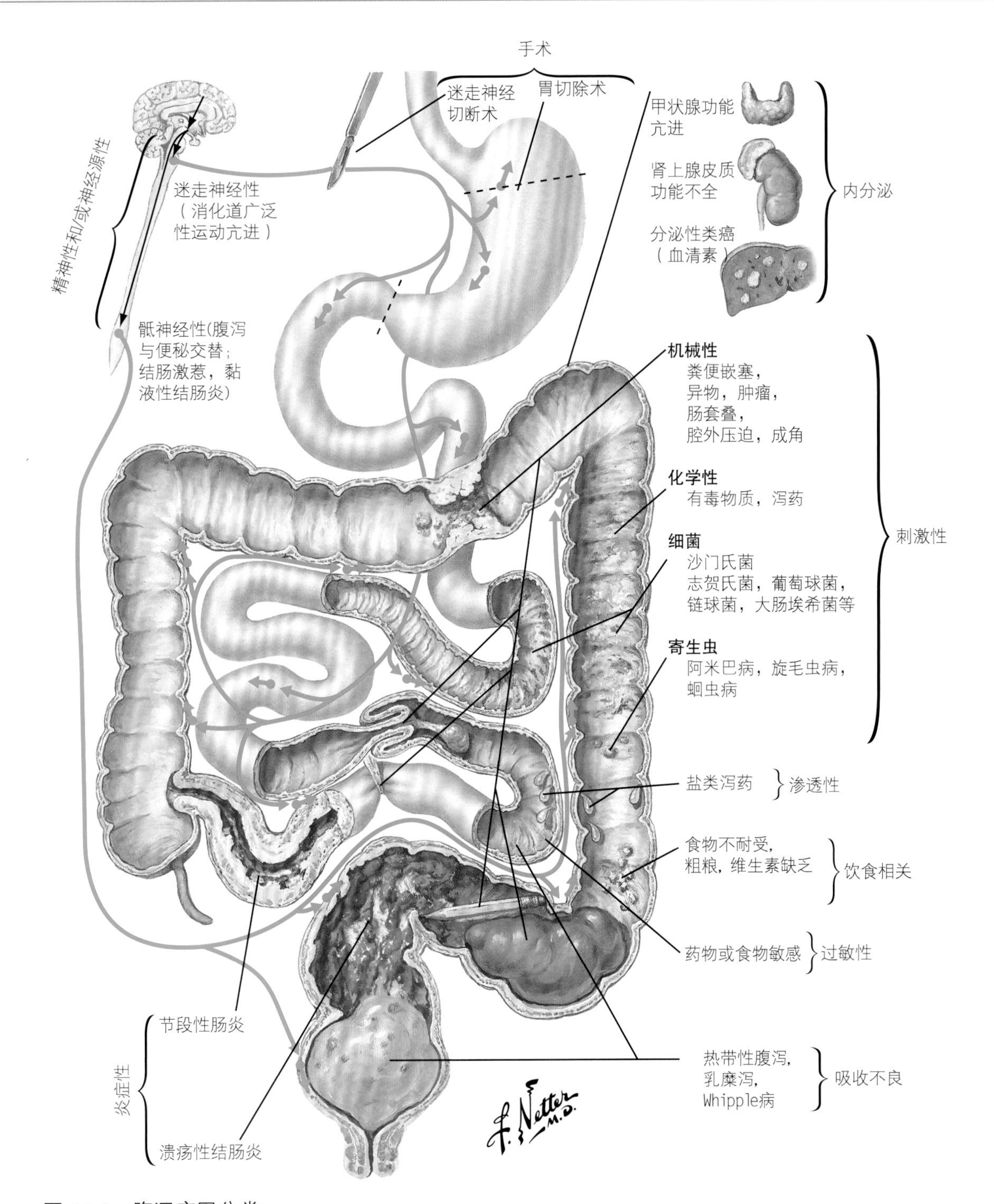

图 64.1 腹泻病因分类

含有脂肪，导致大便呈油性和恶臭味，这有助于鉴别诊断（见第 56 章和第 59 章）。

治疗和管理

急性腹泻的治疗主要是对症支持治疗。对于严重腹泻或回肠造口术患者，脱水速度会很快，可能需要静脉补充液体和电解质。大多数肠胃炎患者不需要如此积极的治疗。然而补液通常是必要的，而对于霍乱患者则是必需的。口服补液盐在东西方社会均被广泛使用，它主要由高钠 / 钾的电解质和一些促进小肠吸收的葡萄糖构成。最近，口服补液盐中增添了其他碳水化合物成分，以增强结肠对短链脂肪酸的吸收。这些溶液有助于水和电解质的积极吸收，以治疗腹泻性毒素引起的水和电解质排泌丢失。家庭口服补液配方通常每升含有 90~120 mEq 的钠、

25~35 mEq 的钾和 25~50 g 碳水化合物。

由于感染是常见的病因，医生和护理人员通常经验性使用抗生素治疗。不建议在病程短且没有明确的感染性病因时使用抗生素。当病程延长至 1 周时，通常给予氟喹诺酮类药物可能有效。正如第六篇所讨论的，是否治疗沙门氏菌病一直是有争议的。

非特异性止泻药可以减轻症状。最初对使用这种制剂会减少病原体清除的担心是没有根据的。最常用的药物是地芬诺酯，每次 2.5~5 mg，一天 4 次（qid）；洛哌丁胺，2~4 mg qid；可待因，15~60 mg qid 和阿片酊，2~20 滴 qid。最近，有研究表明益生菌能有效缩短急性腹泻的病程。推荐使用 *Lactobacillus* GG 等益生菌。

慢性腹泻的治疗和 α 肾上腺素能激动剂（如可乐定）、奥曲肽（生长抑素类似物）、胆汁盐结合树脂（如消胆胺）和车前子（用于固化粪便）的使用在本篇特定疾病章节以及第五篇和第六篇中进行讨论。

病程和预后

虽然大多数患者在数天内痊愈，但急性感染性腹泻可能会导致一些儿童和免疫功能低下或虚弱的患者死亡。因此，虽然严重脱水和血流动力学不稳定少见，但必须进行积极治疗。慢性腹泻的预后在每种特定疾病下讨论。

（Martin H. Floch 著　张晋东 译　李柯 审校）

其他资源

Cohen MB: Bacterial, viral, and toxic causes of diarrhea, gastroenteritis, and anorectal infections. In Podolsky DK, Camilleri M, Fitz JG, et al, editors: *Yamada's textbook of gastroenterology*, ed 6, Hoboken, New Jersey, 2016, John Wiley and Sons Ltd, pp 1196–1248.

Dupont HL: Diagnosis and management of Clostridium difficile infection, *Clin Gastroenterol Hepatol* 11:1216–1223, 2013.

Floch MH, Walker WA, Guandalini S, et al: Recommendations for probiotic use—2008, *J Clin Gastroenterol* 42(3 Suppl):S104–S108, 2008.

Hammer HF, Hammer J: Diarrhea caused by carbohydrate malabsorption, *Gastroenterol Clin North Am* 41:611–627, 2012.

Schiller LR, Sellin DH: Diarrhea. In Feldman M, Friedman LS, Brandt LJ, editors: *Gastroenterology and liver disease*, ed 10, Philadelphia, 2016, Saunders-Elsevier, pp 221–241.

Szajewska H, Skorka A, Ruszczynski M, Gieruszczak-Bialek D: Meta-analysis: *Lactobacilllus* GG for treating acute diarrhea in children, *Aliment Pharmacol Ther* 25:871–881, 2007.

Tesjeux HL, Briend A, Butzner JD: Oral rehydration solution in the year 2000: pathophysiology, efficacy, and effectiveness, *Baillieres Clin Gastroenterol* 11:509–515, 1997.

第 65 章

乳糜泻和吸收不良

任何影响营养物质的消化或小肠功能或损害肠道循环或运动的疾病都可能导致吸收不良综合征，它们包括系统血管性、感染或肿瘤性疾病（图 65.1），本章内容及本篇其他章节将对引起吸收不良综合征的常见肠道疾病进行讨论。

麸质肠病，又称乳糜泻，是一种因麸质过敏导致小肠微绒毛和绒毛损伤而产生的吸收不良综合征，它主要使绒毛结构发生异常，从而导致吸收不良。该疾病过程具有吸收不良综合征的典型体征和症状。当麸质肠病患者摄入麸质时，其小肠上皮细胞将受到损伤，小肠绒毛上皮细胞的成熟过程受到干扰，小肠黏膜将发生炎症反应，轻度的绒毛萎缩乃至绒毛完全消失导致萎缩样外观的黏膜。

了解这一典型疾病将有利于对小肠功能及其相关疾病的理解。几乎所有消化吸收异常的肠道表现，以及从皮肤病到恶性肿瘤的全身表现都可能与乳糜泻有关。

在 1888 年，Samuel Gee 首次将乳糜泻描述为“celiac affliction”，之后在 1908 年 Herter 报道了该病。最后，在 1950 年，Dicke 等发现从饮食中去除麸麦将会使患者的症状和体征消失。“乳糜泻”这一名词特指麸麦为其病因的疾病。有些患者患有难治性腹泻，但去除麸麦后仍不能缓解病情。其他与该病相关的病名包括“特发性脂肪泻”和“口炎性腹泻”。

乳糜泻在世界范围内均可发生，影响了全世界约 1% 的人口。其中，爱尔兰的发病率最高，但近期报道意大利也有很高的发病率。麸质肠病主要发生在欧洲、美洲、东亚以及澳洲。

当小麦、黑麦和大麦中的麸质接触到肠黏膜表面时，它们会反应生成导致黏膜损伤的醇溶蛋白。遗传学研究表明，患者必须携带有编码 HLA-DQ2 或 HLA-DQ8 蛋白的等位基因。然而许多人具有 DQ2 或 DQ8 人类淋巴细胞抗原基因（human lymphocyte antigen，HLA）表达却没有乳糜泻。而且乳糜泻的患者似乎能够耐受燕麦，而燕麦中含有一些存在于其他谷物中的生化成分。与燕麦一样，患者也能耐受大米、玉米、高粱和小米，而没有肠道绒毛的损伤。

临床表现

图 65.2 显示了与乳糜泻和严重吸收不良相关的所有可能的临床表现和体征 / 症状。脂肪泻引起的体重下降是该病重要的临床表现，但发生率较低。尽管体重下降这一临床表现不常见，但当患者出现贫血、骨质疏松症、不明原因的腹泻或任何维生素缺乏的表现时，在当前食物丰富的环境中，临床医生都应该考虑患者是否存在乳糜泻可能。随着大量血清学检查的进行，一些潜在的乳糜泻患者在隐匿性贫血、骨质疏松症和一些恶性肿瘤的患者中被逐渐辨识出来。

诊断

血清学检测提高了早期诊断乳糜泻和吸收不良综合征的能力。免疫球蛋白 A（IgA）肌内膜抗体和 IgA 组织转谷氨酰胺酶抗体的敏感性和特异性达到了近 98%。IgA 和 Ig G 抗麦胶蛋白抗体的敏感性和特异性虽然较低，但对疾病的诊断更有帮助。

乳糜泻的诊断标准依赖于小肠活检中的组织学表现。虽然对该疾病的了解最初主要通过插管或胶囊吸取的活检标本，但目前的活检标本主要通过内镜下获取。为了明确诊断，临床医生必须确保标本取自于十二指肠的第二或第三部分，从而避免因标本取自十二指肠近侧腺体导致判断错误。此外，必须获得足够大小的标本。但是，病变的组织学改变缺乏诊断的特异性，小肠绒毛的明显炎症或萎缩也

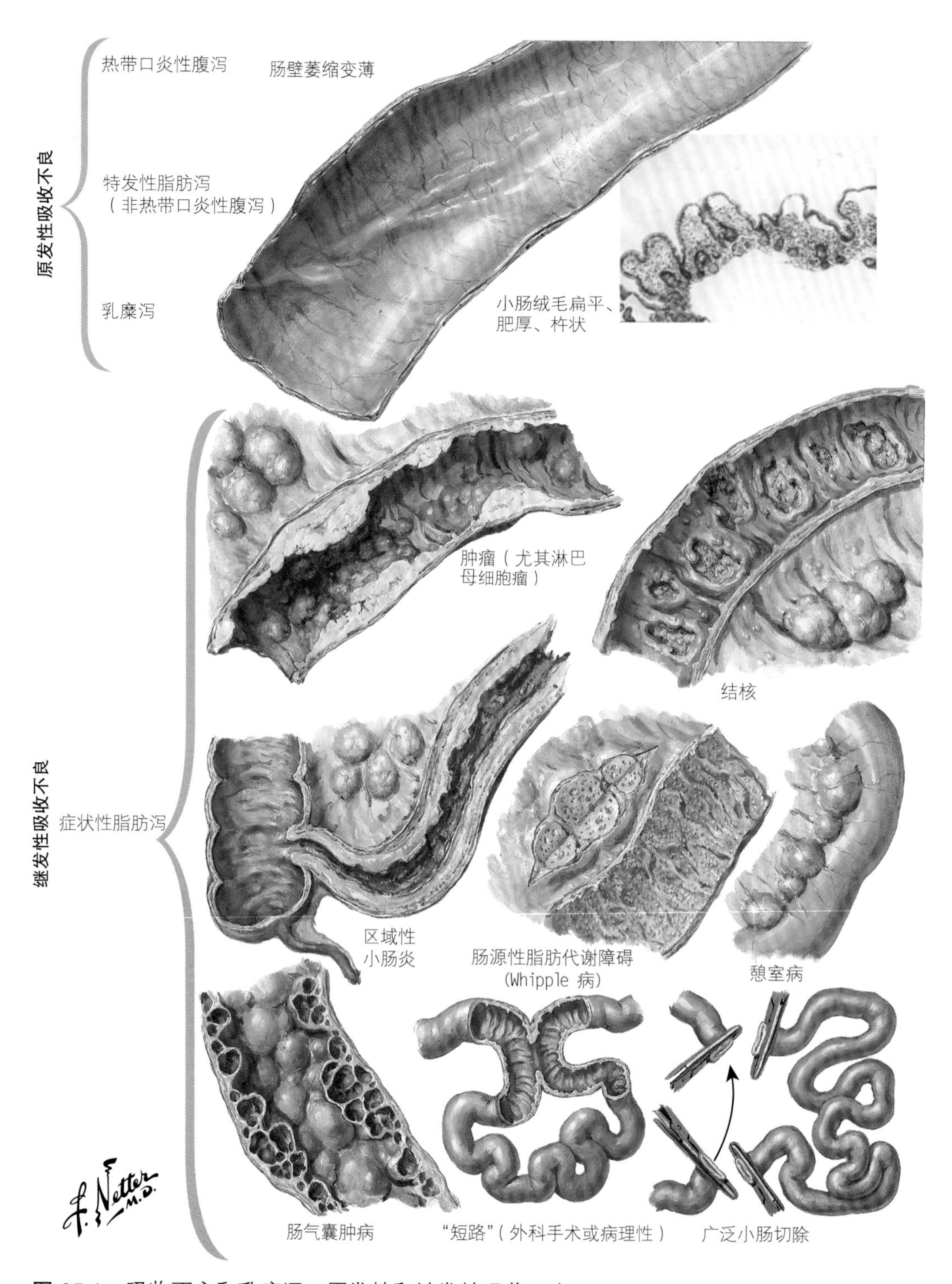

图 65.1 吸收不良和乳糜泻：原发性和继发性吸收不良

可能见于许多其他疾病，如热带口炎性腹泻和感染性肠病。显著的炎症反应也可见于淋巴增殖性疾病。

因此，尽管胶囊内镜已经成为疑难病例中协助诊断的有利工具，但是乳糜泻的诊断仍是十分困难的。

当血清学发现不确定时，其他小肠吸收功能的检测试验如 72 小时粪脂检测以及 D- 木糖醇吸收试验（见第 56 章）往往是有帮助的。虽然影像学在了解乳糜泻的早期阶段发挥过重要作用，但目前认为对于该病的诊断价值有限；但它仍然有助于排除可能继发于麸质肠病的病变（例如恶性肿瘤）或鉴别其他病因（如胶原病）。麸质肠病的诊断必须依赖于血清学、组织学以及小肠吸收不良的临床证据。最

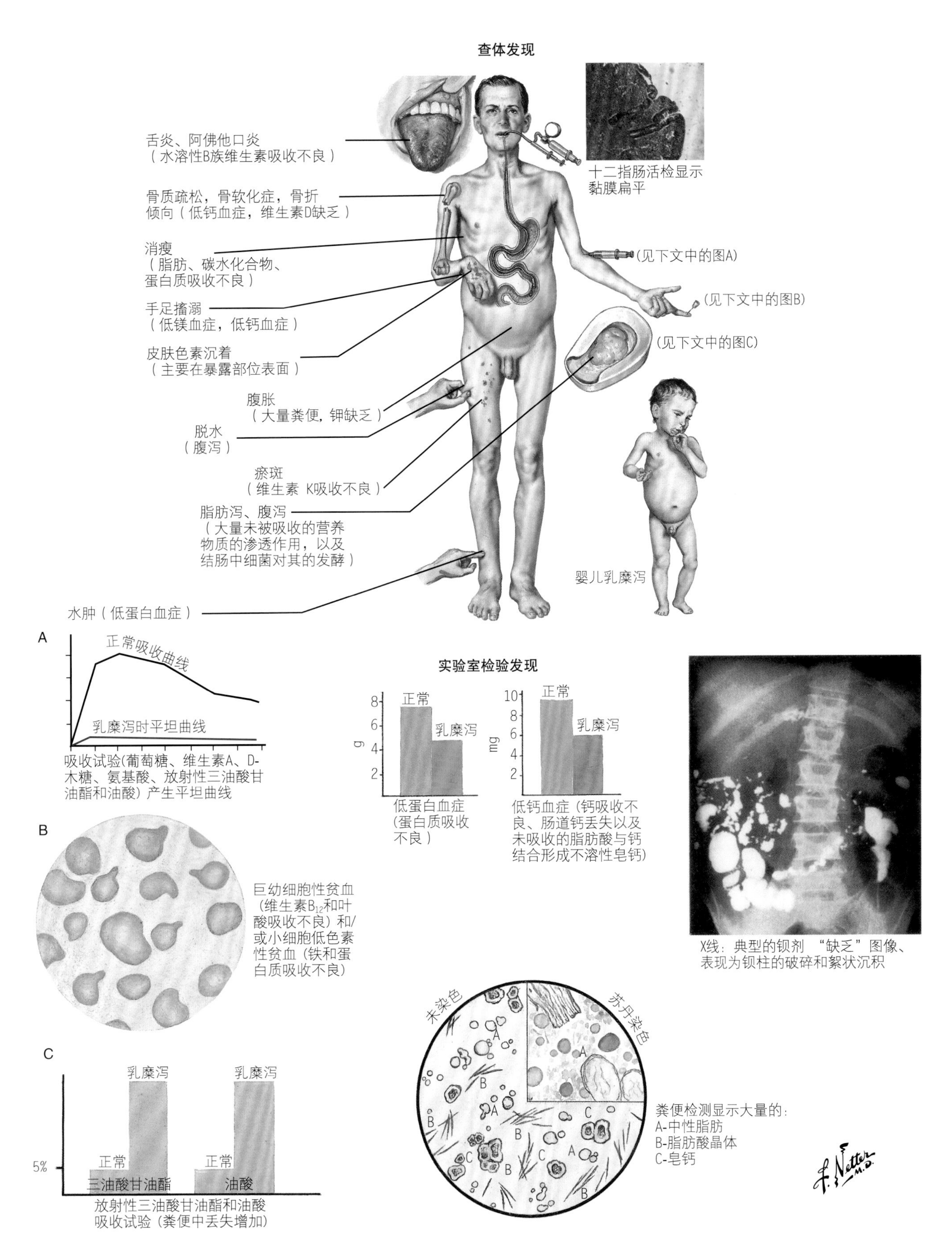

图 65.2　吸收不良的体征和症状

后，许多临床医生认为还需要通过去麸质饮食后临床症状得到改善来证实。

疱疹样皮炎是一种在四肢伸侧、躯干、臀部、颈部和头皮表面对称地产生丘疹水疱状病变的皮肤病，它常常在成年发病，80% 的患者与乳糜泻相关。然而，不到 10% 的乳糜泻患者会患有该种皮肤异常。

虽然偶有报道且没有乳糜泻的确切证据，与乳糜泻相关的其他疾病尚包括显微镜下结肠炎。令人担忧的是与乳糜泻相关的肠道淋巴瘤和其他恶性肿瘤的发病率在增加。我们需要对每位患者进行密切的追踪随访。

临床上已经认识到与乳糜泻有重叠现象的两个领域。首先是亚洲及非洲各国的热带吸收不良。这些患者也具有吸收不良的临床表现。

治疗和管理

乳糜泻的治疗主要是食用无麸质饮食。除此之外无其他治疗方法。避免食物中的任何麸质成分是必需的。所有的食谱都有明确的成分说明及建议。这有助于患者获取合适的谷物进行烹饪并遵循一定的饮食习惯。我们已经多次证明，小麦、大麦或黑麦一旦被摄入到小肠，肠道黏膜损伤便会在几个小时内发生。因此，当患者食用含有麸质的上述谷物时，他们便会受到攻击导致疾病发作。营养师非常擅长这种疾病的治疗，他们有许多健康宣教方法可以帮助指导患者。

对于难治性乳糜泻患者，一些临床医生已经尝试使用糖皮质激素进行治疗。

当患者病情严重时，辅助支持治疗是必需的，包括维生素的补充以及贫血患者铁或维生素 B_{12}（或叶酸）的补充治疗。因为许多乳糜泻患者均存在这些物质的缺乏，因此，任何营养配方可能都需要含有上述物质。

病程和预后

严格遵循无麸质饮食的患者预期寿命同普通人。然而，如果并发恶性肿瘤或不能遵从严格的饮食，则可能会导致严重的疾病状态甚至死亡。其中，大约有 3% 的麸质肠病患者会发生恶性肿瘤，这是一个非常庞大的数字。这一点应该足够提醒患者严格遵从无麸质饮食，但实际上依从性却普遍很差。很多患者不遵循的原因是因为他们没有任何症状。然而，乳糜泻患者相关恶性肿瘤和隐匿性疾病的发生率却很高，提示无麸质饮食是降低所有乳糜泻患者发病率和死亡率的关键。此外，更需谨记的是，许多患者没有症状直到出现并发症。

（Martin H. Floch 著 徐晓芬 译 李柯 审校）

其他资源

Benson JA, Culver PJ, Ragland S, et al: The D-xylose test in malabsorption syndromes, *N Engl J Med* 256:335–338, 1957.

Carroccio A, Mansueto P, Iacono G, et al: Non-celiac wheat sensitivity diagnosed by double-blind placebo-controlled challenge: exploring a new clinical entity, *Am J Gastroenterol* 107:1898–1906, 2012.

Collin P, Reunala T, Pukkla E, et al: Celiac disease–associated disorders and survival, *Gut* 35:1215–1220, 1994.

DuBois RN, Lazenby AJ, Yardley JH, et al: Lymphocytic enterocolitis in patients with "refractory sprue," *JAMA* 262:935–938, 1989.

Ghoshal UC, Mehrotra M, Kumar S, et al: Spectrum of malabsorption syndrome among adults & factors differentiating celiac disease and tropical malabsorption, *Indian J Med Res* 36:451–459, 2012.

Green PH, Cellier C: Celiac disease, *N Engl J Med* 357:1731–1743, 2007.

Holmes GK, Stokes PL, Sorahan TM, et al: Celiac disease, gluten-free diet, and malignancy, *Gut* 17:612–618, 1976.

Kelly CP: Celiac diseases. In Feldman M, Friedman LS, Brandt LJ, editors: *Gastrointestinal and liver disease*, ed 10, Philadelphia, 2016, Saunders-Elsevier, pp 1849–1872.

London KE, Scott H, Hansen T, et al: Gliadin-specific HLA-DQ restricted T-cells isolated from the small intestinal mucosa of celiac disease patients, *J Exp Med* 178:187–192, 1993.

Ramakrishna BS: Tropical diarrhea and malabsorption. In Feldman M, Friedman LS, Brandt LJ, editors: *Gastrointestinal and liver disease*, ed 10, Philadelphia, 2016, Saunders-Elsevier, pp 1873–1885.

第66章

Whipple病

Whipple病（惠普尔病）是一种全身性感染性疾病，主要侵犯小肠及其淋巴引流，但是它也有许多和典型的乳糜泻类似的肠外表现（图66.1）。George Whipple在1907年第一次描述了这一临床综合征，但是直到1991年及1992年，它的致病菌*Tropheryma whippeli*被分离和发现时，我们对该病病因的了解和治疗才逐渐清晰。核糖体RNA序列显示*T. whippeli*是一种与其他特异的微生物均不相关的新型放线菌。虽然感染这种细菌的确切过程目前尚不明确，但认为*T. whippeli*很可能是经口传播的。

临床表现

目前，在文献中仅有大约700例关于Whipple病的描述，其中许多来自康涅狄格州。该病的症状十分典型，治疗也容易获得，因此，当一个男性患者出现吸收不良症状时，都要想到关于该病的鉴别诊断。Whipple病大多发生在男性患者，原因不明。

Whipple病一个常见的肠外表现是关节炎。患者通常会寻求治疗关节肿胀的办法，可能同时伴有其他各种吸收不良综合征的临床表现，通常是脂肪泻，但也会表现为贫血或体重下降。在病程早期，患者可能有关节炎并伴随着腹胀和腹痛症状。患者可能无法清楚地描述脂肪泻，而主诉为腹泻。大约95%的Whipple病患者有体重下降、78%有腹泻、65%有关节痛、60%有腹痛。通常，关节痛比其他症状早几年出现。由于病原体会引起脂肪代谢障碍并累及淋巴结，因此，患者常有淋巴结肿大。

体格检查时，患者常有腹部压痛、皮肤色素沉着以及发热。当疾病进展，常常因诊断不明确或是将关节炎归因于关节老化，患者可能已有全面的营养不良表现。许多文献报道了中枢神经系统受累引起的神经系统表现以及衰老的迹象，包括痴呆、眼肌麻痹和肌阵挛。也有心脏受累的病例报道，常在尸检中发现纤维素性心包炎以及心内膜炎。

关节痛是Whipple病最主要的肠外表现，通常在疾病明显进展前数年出现。关节痛常常是游走性的，很少有炎症的表现。然而，关节腔穿刺可发现病原体以及充满脂质的巨噬细胞。

诊断

因为Whipple病导致的男性患者关节痛常常在吸收不良症状及体征出现前发生，因此对于男性关节痛患者想到这一疾病的诊断非常重要。患者一旦出现脂肪泻和体重下降，应该对可能导致吸收不良的所有疾病进行鉴别诊断。同样，当肠道疾病进展时，要对可能引起关节痛的疾病进行鉴别诊断。

一旦临床医生怀疑Whipple病，则需要通过小肠活检来明确诊断。所有在其他吸收不良疾病中阳性的实验室结果，在Whipple病中也可能是阳性的，活检标本是该病的特异性诊断依据。发现过碘酸希夫染色（PAS）阳性的充满脂质的巨噬细胞在诊断中具有特异性。同样的脂质沉积也发生在淋巴结。在电子显微镜下可证实细菌的存在。医生想到Whipple病的诊断是必要的，因为如果不及时治疗，该病是致命的。

治疗和管理

自从发现Whipple病由细菌引起后，单一抗生素治疗在大多数患者中被证明是成功的，但有很高的复发率。*T. whippeli*的生物学行为显然类似于分枝杆菌及其导致的慢性感染。因此，目前的推荐治疗方案（也是最有效的治疗方案）是初始治疗和长期治疗相结合。当前推荐的治疗方案是青霉素G联合链

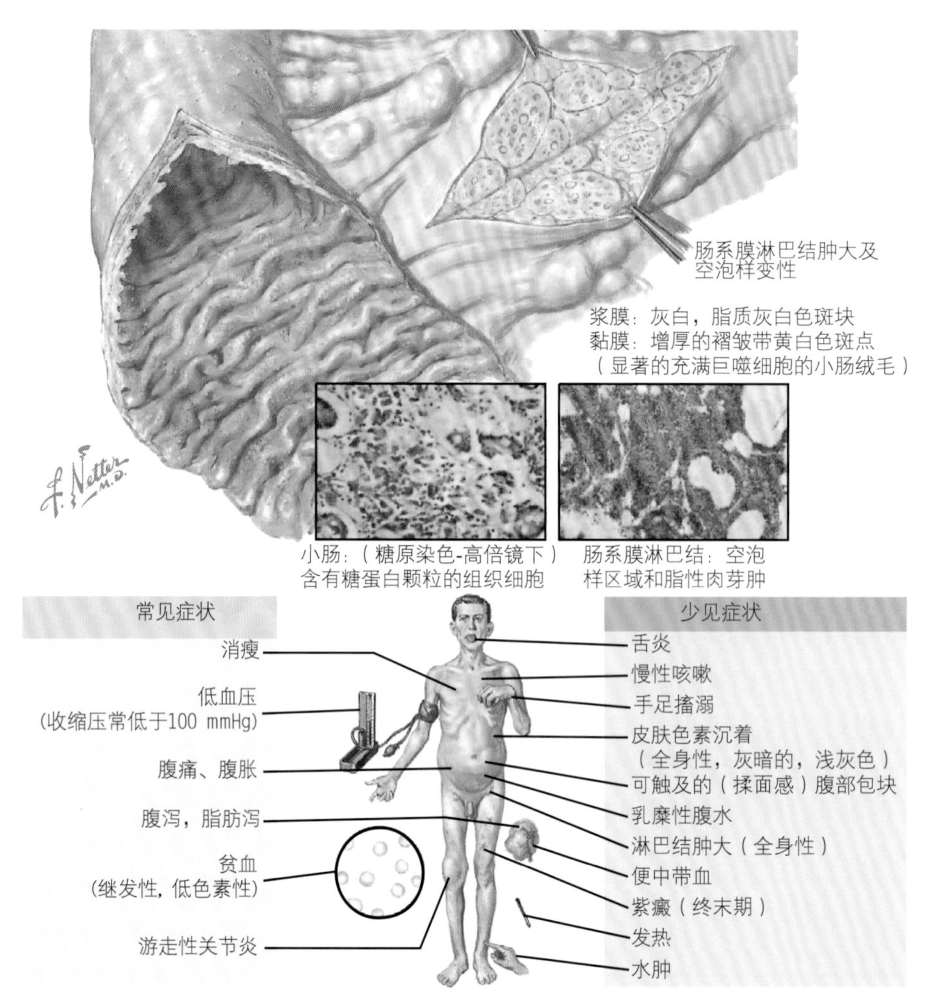

图 66.1 Whipple 病

霉素，每日 600~2400 万单位青霉素 G 静脉注射，联合链霉素 1 g 肌内注射，疗程 10~14 天。对青霉素过敏患者可使用头孢曲松，每日 2 g 静脉注射，疗程相同。为预防复发推荐的长期治疗方案是复方磺胺甲噁唑的维持治疗，160~800 mg 口服，每天 2~3 次，至少 1 年。四环素原本是治疗的首选药物，但因为复发率高，它已不再是治疗的一线药物。由于抗生素过敏及细菌对药物的敏感性问题，许多其他治疗方案也被使用并在文献中报道。如果要使用这些治疗方案，需仔细查阅文末的第一条和第二条参考文献。

病程和预后

在 Whipple 病第一次被提出，尚无抗生素治疗时，它是一种持续进展的致命性疾病。现在，抗生素的使用已使它成为可治愈的疾病。尽管治疗效果是显著的，但有一些神经系统症状如痴呆，可能最终不能被逆转。在疾病被完全治愈之前，PAS 染色阳性的巨噬细胞的消失是缓慢的，可能持续 1 年，在一些罕见病例中甚至持续长达 8 年。然而，大多数肠外表现和阳性体征会在 1 年内消失。重要的是要记住常常需要长程的抗生素治疗。

（Martin H. Floch 著　徐晓芬 译
李柯 审校）

其他资源

Bourke B, Hussey S: Chronic infections of the small intestine. In Podolsky DK, Camilleri M, Fitz JG, et al, editors: *Yamada's textbook of gastroenterology*, ed 6, Hoboken, New Jersey, 2016, John Wiley and Sons Ltd, pp 1249–1263.

Fenollar F, Puechal X, Raoult D: Whipple's disease, *N Engl J Med* 356:55, 2007.

Lagier JC, Lepidi H, Raoult D, et al: Systemic *Tropheryma whipplei:* clinical presentation of 142 patients with infections diagnosed or confirmed in a reference center, *Medicine (Baltimore)* 89:337, 2010.

Maiwald M, von Herbay A, Relman DA: Whipple's disease. In Feldman M, Friedman LS, Brandt LJ, editors: *Gastrointestinal and liver disease*, ed 10, Philadelphia, 2016, Saunders-Elsevier, pp 1886–1895.

第 67 章

小肠细菌过度生长

小肠细菌过度生长（small intestinal bacterial overgrowth，SIBO）综合征可能是由胃肠道动力障碍、肠道解剖结构改变甚至由胃酸分泌缺乏引起的。这种功能紊乱通常会引起吸收不良从而导致营养不良和体重下降。在健康的小肠，空肠的固有菌群在每毫升 10^2~10^5 个集落形成单位（colony-forming units,CFU）之间。细菌主要由需氧的革兰氏阳性菌和革兰氏阴性菌组成。沿着小肠到达回肠中段至回肠末端，菌群出现增殖，厌氧菌急剧增长并与需氧菌数量相当，在回肠末端，细菌总量可达到 10^8 CFU/ml 或 10^9 CFU/ml。肠道菌群和厌氧菌的增长将在第六篇讨论。

当小肠发生淤滞时，需氧菌和厌氧菌将会增殖（图 67.1）。肠道淤滞多是由于小肠长时间狭窄或排空延迟所致，另外空肠憩室中也有微生物存在。当需氧菌和厌氧菌增殖时，将会影响肠道吸收，竞争摄取营养物质，产生的代谢产物引起相应的症状。通常，肠道菌群的控制依赖于胃酸的分泌和正常的肠道运动。增殖的细菌可以竞争摄取维生素 B_{12}，另外，它们还可以合成和产生叶酸。胆汁酸肠肝循环受干扰引起的脂肪吸收不良、碳水化合物被细菌利用和由于吸收减少及被细菌利用所导致的蛋白质吸收不良共同导致了患者的吸收不良。由于细菌毒素的作用，腹泻可能增加。

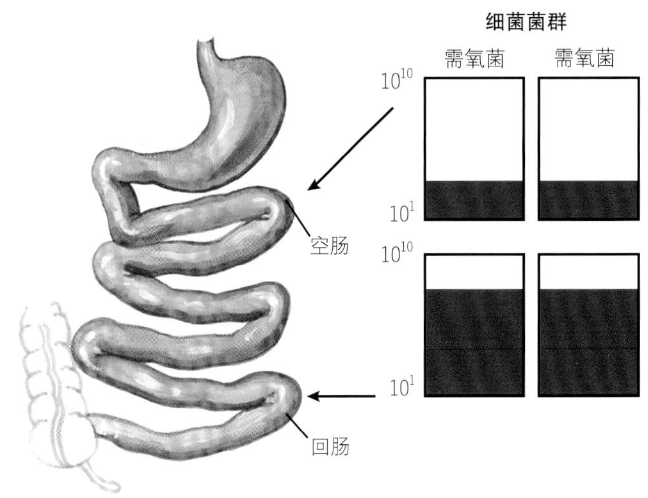

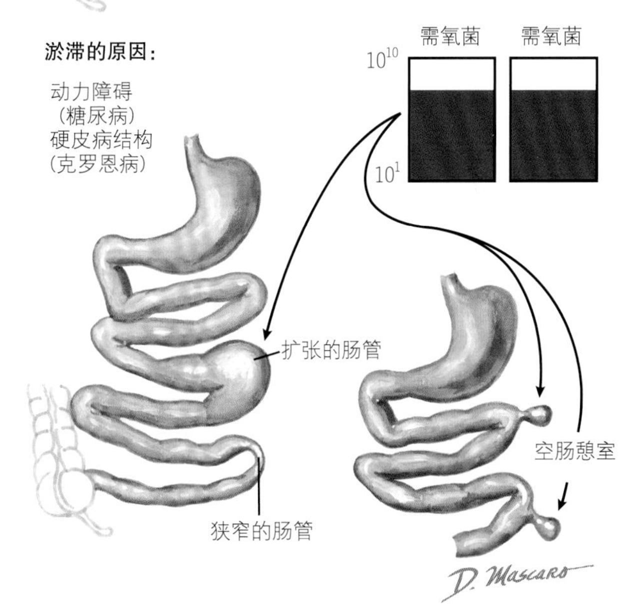

图 67.1　小肠细菌过度生长

临床表现

SIBO 综合征的临床特征会随着病因的不同而不同。例如，如果肠道淤滞是由克罗恩病导致的肠管狭窄伴肠腔扩张引起的，那么，在 SIBO 综合征出现前会有腹痛和排便习惯的改变。如果患者患有硬皮病，则 SIBO 综合征将伴随雷诺现象、食管运动功能障碍和便秘。如果患者有小肠憩室，则可能表现为吸收不良。在一些罕见病例，在其他症状出现之前，可能只表现为贫血或营养不良。

SIBO 的常见病因是解剖结构异常（如盲袢、憩室、狭窄）、动力障碍（如糖尿病肠病、硬皮病、假性肠梗阻），以及其他各种导致小肠病变和肠道淤滞的情况。

诊断

诊断依赖于明确引起小肠细菌过度生长的病因以及其导致的营养不良和吸收不良。影像学技术对于诊断小肠肠袢扩张、憩室和狭窄是必不可少的。在一些患者，可以证实小肠细菌过度生长的存在。大多数医疗机构不对小肠抽吸物进行菌落计数，但如果该技术可行，将有助于诊断。目前吸收不良的诊断通常通过呼气试验，包括碳 14（^{14}C）- 胆汁酸呼气试验、^{14}C- 木糖呼气试验、空腹氢呼气试验、乳果糖 - 氢呼气试验和葡萄糖 - 氢呼气试验。不同医疗机构对上述呼气试验的使用差别很大。

这些呼气试验的操作都相对比较简单，但 ^{14}C- 木糖呼气试验的敏感性和特异性最高。当口服 1g ^{14}C- 木糖后，超过 85% 的 SIBO 综合征患者在 1 小时内呼气中的 $^{14}CO_2$ 排出量增加。乳果糖 - 氢呼气试验和基线 H_2 水平的测试结果也可以是阳性的，但这些试验都不如木糖试验的敏感性高。然而，它们更适合于孕妇和儿童，因为这些试验通常不需要大量使用放射性同位素。此外，Schilling 试验结果在细菌过度生长中具有典型的阳性。

许多临床医生不进行详尽的检查。一旦他们证实有引起小肠细菌过度生长的解剖因素，就会进行抗生素试验性治疗，以确定症状是否可以纠正。当放射性同位素和吸收试验无法开展时，这将是一种有效的方法。

治疗和管理

应当想尽办法尝试纠正引起肠道淤滞或梗阻的原因。然而，在硬皮病、糖尿病或小肠动力障碍患者中，手术治疗通常比较困难且往往不可行。因此，长疗程抗生素治疗很有必要。大多数临床医生常采用抗生素的间歇交替治疗方案。这种周期性疗法已用于各种联合治疗，如每月用药 3 周、停药 1 周，或用药 1 个月、停药 1 个月的间歇治疗方案。这种周期性疗法已经逐步个体化。

用于治疗 SIBO 的抗生素包括阿莫西林 - 克拉维酸，每日 2 次（bid）；头孢氨苄 250 mg，每日 4 次（qid）联合甲硝唑 250 mg，每日 3 次（tid）；复方磺胺甲噁唑 bid 或氯霉素 250 mg qid。此外，环丙沙星、诺氟沙星和利福昔明近期也已成功应用于各种方案。生长抑素和促动力药物也被用于改善肠道运动功能障碍综合征。临床医生必须根据导致细菌过度生长的病因为患者制订个体化治疗方案。

非常重要的是，所选择的抗生素要具有良好的耐受性，患者可以周期性使用，从而缓解症状和改善吸收不良表现。有些患者短期治疗成功后便长时间中断治疗。每位患者都应密切随访。

营养缺乏需要被纠正。如果治疗成功，纠正了细菌过度生长可以改善继发的营养缺乏。然而，任何维生素及矿物质的缺乏都应该通过增加补充来纠正。正如吸收试验监测所发现的，当细菌生长减少时，大量营养物质和维生素的吸收可以纠正体重的下降。需要对营养状态（通常使用血清前白蛋白）、贫血和呼气试验的检测进行反复评估。

病程和预后

SIBO 的预后取决于导致细菌过度生长的疾病过程。如果是硬皮病，则其预后取决于硬皮病的自然病程。如果是克罗恩病或糖尿病，则所有合并症都会影响其预后。一旦发现能够治疗细菌过度生长的治疗方案，SIBO 便会得到有效控制，患者原发病的发病率及死亡风险均下降。

（Martin H. Floch 著 徐晓芬 译 李柯 审校）

其他资源

O'Mahoney S, Shanahan F: Enteric bacterial flora and bacterial overgrowth. In Feldman M, Friedman LS, Brandt LJ, editors: *Gastrointestinal and liver disease*, ed 8, Philadelphia, 2006, Saunders-Elsevier, pp 2243–2256.

Quigley EMM: Bacterial overgrowth. In Podolsky DK, Camilleri M, Fitz JG, et al, editors: *Yamada's textbook of gastroenterology*, ed 6, Hoboken, New Jersey, 2016, John Wiley and Sons Ltd, pp 1294–1304.

Quigley E, Quera R: Small intestinal bacterial overgrowth: roles of antibiotics, prebiotics, and probiotics, *Gastroenterology* 130:S78–S90, 2006.

Schiller LR: Evaluation of small bowel overgrowth, *Curr Gastroenterol Rep* 9:373–377, 2007.

第 68 章

短肠综合征

短肠综合征（short bowel syndrome，SBS）通常发生于肠切除术后剩余肠管不足 200 cm 时。小肠的长度正常为 450~500 cm，如小肠疾病导致大部分肠管切除，患者就可能出现短肠综合征（图 68.1）。有时切除的肠管不足 75%，剩下的小肠还比较长，虽然不会引起完全的 SBS，但患者还是会有 SBS 的某些症状，例如全回肠切除但空肠完整的患者会出现 Vit B_{12} 缺乏。

需要外科手术治疗的 SBS 病因包括血管病变、克罗恩病、肠扭转、放射性肠炎、肠道外伤以及肠道肿瘤。婴儿先天性肠闭锁和狭窄、肠扭转伴旋转不良以及坏死性肠炎也可能是发病原因。随着外科治疗的进步，其发病率和患病率正在增加，但好在这种综合征并不常见。据估计每年至少有 40 000~50 000 例 SBS 患者需要全肠外营养（total parenteral nutrition，TPN）治疗，而且至少还有相当数量的患者无须 TPN 治疗。

临床表现

该临床综合征通常分为 3 个时期：急性期、适应期和维持期。急性期在手术后即刻发生，此时患者需要补充大量的液体和电解质。SBS 的特点可以表现为低血容量、脱水、代谢性酸中毒、低蛋白血症以及钾、钙、锌、镁、铜、脂溶性维生素、叶酸、Vit B_{12} 的缺乏。

起病时间、病程以及病情轻重受多种因素影响，主要因素之一是其他器官有无受累，最重要的因素是术后结肠是否保留以及保留结肠的长度，此外，回盲瓣是否保留是另一个重要因素。

第 1 期持续数周至数月，之后患者进入第 2 期。患者在第 2 期的临床表现也有很大差异（见“治疗和管理”部分）。如果出现明显的电解质和矿物质缺乏，患者会有慢性脱水的表现。如果尝试通过增加摄入量来代偿时，又会出现腹泻和电解质丢失。由于微量元素和维生素逐渐缺乏，患者会出现轻微的皮肤以及血液系统异常，还会有乏力、头晕、步态不稳以及精神迟钝等症状。

诊断

术中即可明确 SBS 的诊断。如果 SBS 诊断不明确，临床医生在可以在询问相关病史后通过简单的小肠钡剂双重造影来确定肠管长度。剩余肠管长度小于 200 cm 或 120 cm 是临床诊断参数，而症状和营养缺乏是重要的诊断依据。如果剩余肠管超过 75%，发生 SBS 的可能性很小，但回肠切除可能引起某些特定的营养物质缺乏。一旦确定剩余的肠管不足 200 cm，就能明确临床症状与营养缺乏相关。因此，对贫血、铁和 Vit B_{12} 吸收、乳糖吸收和耐受的全面分析能为临床治疗提供明确指导。

治疗和管理

急性期至少持续 2 个月，必须经静脉补充电解质和营养成分。抗外分泌治疗很重要，包括质子泵抑制剂、抗动力药物，最好使用生长抑素类似物奥曲肽。在急性期应该对患者进行评估并开始全肠外营养（TPN）。

适应期会持续 2~24 个月，肠管长度以及绒毛高度略有增加以增加吸收面积。影响第 2 期的主要因素是结肠是否保留以及回盲瓣是否完整，空肠的适应能力优于回肠。

适应期结束后，患者即进入长期治疗期，也称维持期。在第 3 期，肠管变化很少，需要确定患者能经口进食的量以及对 TPN 的需要量。有的医生采

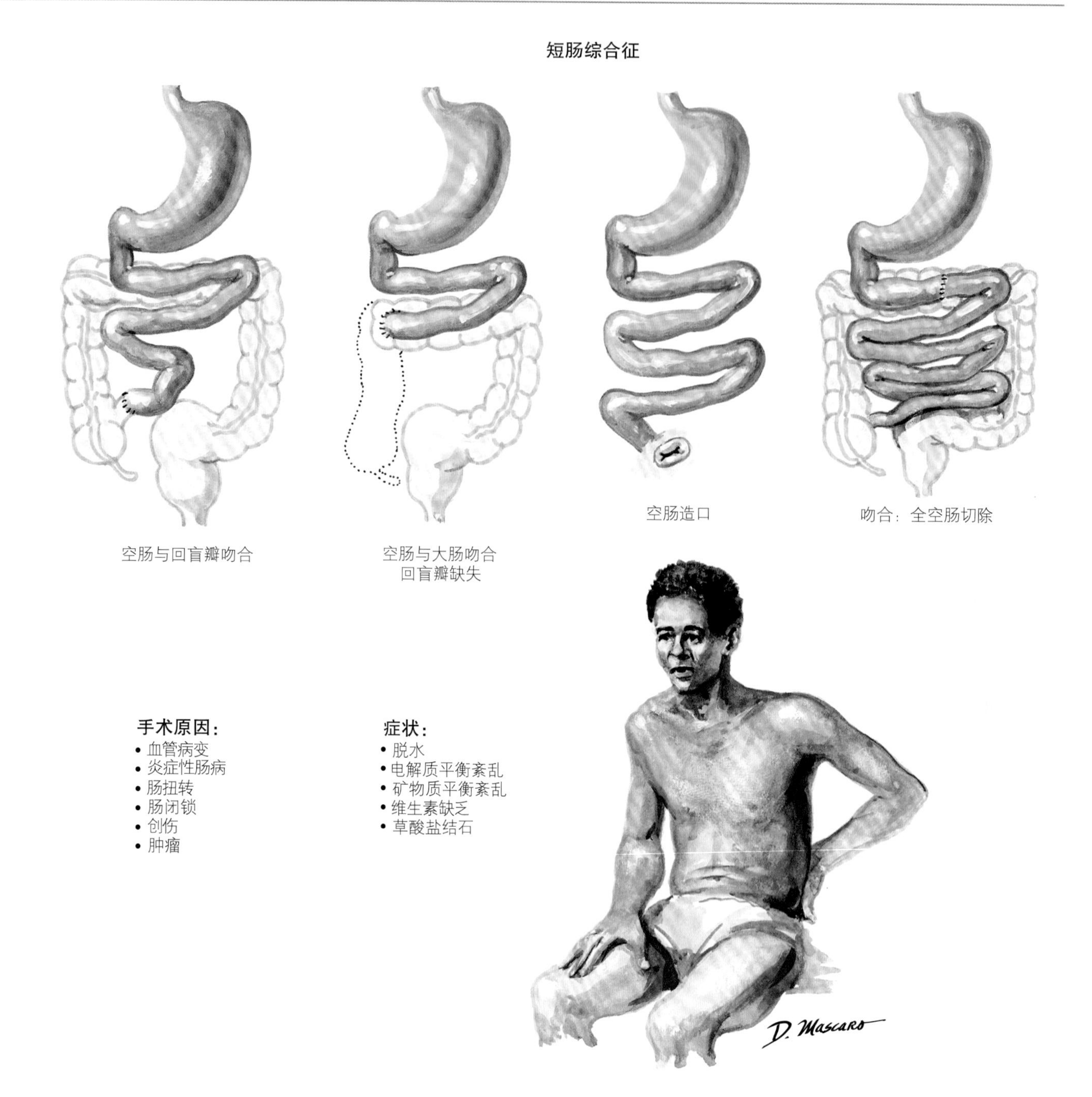

图 68.1 短肠综合征

取肠内营养和TPN交替进行的方式，有的医生则经皮放置胃造瘘管或肠造瘘管，在患者睡眠期间可以进行肠内营养。不过，这种方法会引起不适且影响社交。

经口摄入的量需要逐步反复调整，目标是获得足够的能量和蛋白质摄入以维持机体内环境稳定。蛋白质是关键的营养成分，其摄入量至少应保持在0.8~1.2 mg/kg。想要代谢这些蛋白质，必须保证足够的能量，通常使用碳水化合物和脂肪的组合。如果结肠保留，中链甘油三酯可以通过结肠黏膜吸收，在膳食中加入可能会有所帮助，否则就需要使用长链甘油三酯。脂肪的摄入可能会导致粪便中更多脂肪排出，在保留结肠的情况下常常会出现脂肪泻。考虑到短肠对胆汁酸盐的吸收有限，一般不需要胆汁酸盐来治疗脂肪泻，因此脂肪的吸收对维持能量需求至关重要。以单糖或复合多聚糖形式存在的碳水化合物是主要的能量来源，某些患者由于肠道菌群失调不能耐受单糖，会发生D-乳酸酸中毒，不过这种情况极其罕见。大多数患者可以耐受糖和复合多聚糖，这两者分别可满足 60% 和 70% 的能量需求。脂溶性维生素的吸收可能会出现问题，然而所有的维生素和微量矿物质都应该充分补充（见第 10 章）。

短肠综合征患者能够经口摄入的程度和量有很大个体差异，然而大多数患者在经过 2 年的适应期后往往需要补充性 TPN，严重病例可能需要完全 TPN。大多数患者可以经口摄入一些营养物质，很多人至少一半的营养物质需要通过 TPN 补充，因此需要永久性静脉置管。

结肠完整时，胆汁酸盐的减少可能导致草酸盐吸收的增加，引起草酸盐肾结石，因此这类患者应低草酸盐饮食。

抗动力药物在该病的任何时期都有帮助，包括地芬诺酯、洛哌丁胺、可待因、鸦片酊（见第 64 章）。

口服补液盐对部分病例也有帮助，在适应期可尝试口服 250 ml 到 1 L，如果存在特定电解质吸收困难，可服用更长时间。不过这种情况很少见，TPN 通常可以纠正这些问题。

如果短肠综合征患者可疑有细菌过度生长，导致 D- 乳酸酸中毒，则需要间断给予抗生素治疗，一般尝试 2 周或 1 个月的交替治疗（见第 67 章）。

有人认为生长激素可以增强肠道适应能力，但尚存争议，不过部分患者可能需要或可以尝试这种治疗。目前一般不推荐生长激素治疗，尽管可以给予小剂量试验性治疗。

病程和预后

如果完整保留十二指肠和至少 60 cm 的空肠或回肠，SBS 的预后一般较好。完整的回盲瓣可以减慢肠内容物通过，有助于水分和电解质的吸收，可以大大提高剩余空肠或回肠的吸收效率。另外，保留结肠有助于吸收电解质和某些矿物质，并且结肠的微生物也非常重要。如果保留结肠，可以发酵可溶性的纤维和不易消化的多聚糖，产生短链脂肪酸，主要是酪酸、丙酸和醋酸。此时结肠成为一个消化器官，而高达 10%~20% 的热量需求可以通过短链脂肪酸的吸收供给。健康的菌群可增加短链脂肪酸的生成，一些医生使用益生菌来提高结肠微菌落的转化效率。因此，保留结肠作为一个消化器官能改善 SBS 的病程和预后。

伴随疾病会显著影响该病的患病率和死亡率，一般伴有其他器官疾病的老年患者长期预后不佳。相关疾病或恶性肿瘤、严重的放射性肠炎以及难治性炎症性肠病都会增加患病率。慢性肝病相关并发症也会进一步增加患病率和死亡风险。

最后，小肠移植手术的推广为 SBS 患者的治疗带来了新的希望。尽管目前小肠移植仍是一种新技术，在特定病例中已经有较好的疗效。虽然小肠移植在 SBS 治疗中的地位仍有待证实，但 TPN 不能维持的难治性 SBS 患者仍可以尝试。

（Martin H. Floch 著　周鑫 译　付卫 审校）

其他资源

Buchman AL: Short bowel syndrome. In Feldman M, Friedman LS, Brandt LJ, editors: *Gastrointestinal and liver disease*, ed 10, Philadelphia, 2016, Saunders-Elsevier, pp 1832–1848.

Buchman AL, Scolapio J, Fryer J: AGA technical review on short bowel syndrome and intestinal transplantation, *Gastroenterology* 124:1111–1134, 2003.

DiBaise JK, Sudan B: Short bowel syndrome and small bowel transplantation. In Podolsky DK, Camilleri M, Fitz JG, et al, editors: *Yamada's textbook of gastroenterology*, ed 6, Hoboken, New Jersey, 2016, John Wiley and Sons Ltd, pp 1305–1323.

Steiger E: Guidelines for pharmacotherapy in short bowel syndrome, *J Clin Gastroenterol* 40:S73–S106, 2006.

Sundaram A, Koutkia P, Apovin CM: Nutritional management of the short bowel syndrome in adults, *J Clin Gastroenterol* 34:207–220, 2002.

第 69 章

食物过敏

“食物过敏”和“食物高敏感”其实是同义词，“食物过敏”与“食物不耐受”的区别在于前者是过敏、免疫反应（图 69.1），而“食物不耐受”不是免疫反应。过敏反应可以是急性的，并可能导致急性过敏性反应（但比较罕见），也可以是慢性的过程。

食物过敏的发病率很难确定，大约占整体人群的 2%，在儿童中可达 6% 左右，然而，实际上其发病率要比这高很多。因为，很多患者常常忽视了导致症状的食物而并没有寻求医疗帮助或医疗咨询。常见的引起过敏症状的食物主要有牛奶、鸡蛋、鱼、坚果、贝壳类、大豆、水果和小麦。儿童随着年龄的增长，过敏症状可能会逐渐消失。在成人中，最常见的引起食物过敏的食物是花生、树上的坚果、水果、鱼和贝类。

引起食物过敏的病理生理学机制目前已逐渐明朗，真正的过敏反应通常是由 IgE 介导，并有一定的遗传特异性。然而，这些发现并不是必需的，当去除饮食因素后过敏反应消失足以证明过敏反应的存在。虽然乳糜泻患者可以出现 IgG 抗体和 IgA 抗体，但这些抗体对于其他食物过敏的意义尚存争议。由 IgE 介导的即刻过敏反应，可以随着肥大细胞释放炎症介质而产生，但是，有些过敏反应并非 IgE 介导的，而是与肥大细胞释放组胺相关。因此，存在 IgE 介导和非 IgE 介导的两种过敏反应。同样，人们对过敏反应的生理学认知正不断更新，尤其在降钙素基因相关肽（calcitonin gene-related peptides，CGRP）这一领域，其伤害性感受的过程正不断被认知。

非 IgE 介导的食物过敏反应由 T 细胞介导，由 IgE 介导和非 IgE 介导的混合性过敏反应主要累及胃肠道，引起的疾病包括嗜酸性粒细胞性食管炎、嗜酸性粒细胞性胃炎或嗜酸性粒细胞性肠炎。

临床表现

过敏反应可表现为严重的急性过敏反应，如血管神经性水肿、荨麻疹、哮喘发作、过敏性鼻炎；或是没那么严重的反应，如皮疹、局限性水肿、偏头痛。过敏反应在胃肠道中可表现为急性胃肠炎的症状，或是慢性的上腹不适或腹泻症状。任何食物过敏原都可以引起这些急性和慢性的症状。可能与食物有确切关系的过敏反应可见于急性、严重、剧烈的过敏反应，引起瘙痒症的口腔过敏综合征，乳糜泻以及婴儿期饮食蛋白诱发的肠病或小肠结肠炎。

有些疾病综合征如婴幼儿胃食管反流病、嗜酸性粒细胞性食管炎或胃肠炎以及肠病，患者的临床表现有时不那么明显，但需要进一步检查。人们常常怀疑有食物过敏，但很难被证实或诊断。食物过敏的症状有可能比较轻微但却持久，往往令人苦恼。

诊断

急性反应和暂时的相关症状，如瘙痒、红斑更容易被诊断，而对于不典型症状的反应如偏头痛、腹泻则诊断比较困难。大多数过敏学专家和该领域的研究者都认为，可以通过以下一种或多种标准对食物过敏做出诊断：

1. 明确的病史和摄入食物后出现过敏反应；
2. 排除任何解剖、功能、代谢或感染性病因；
3. 出现某些与过敏一致的病理特征，如嗜酸性粒细胞增多；
4. 证实摄入的食物蛋白与症状之间存在关系，例如，临床试验性摄入或无意中再次暴露；
5. 有食物特异性 IgE 抗体的证据；
6. 常规治疗无效且去除饮食因素后症状改善。

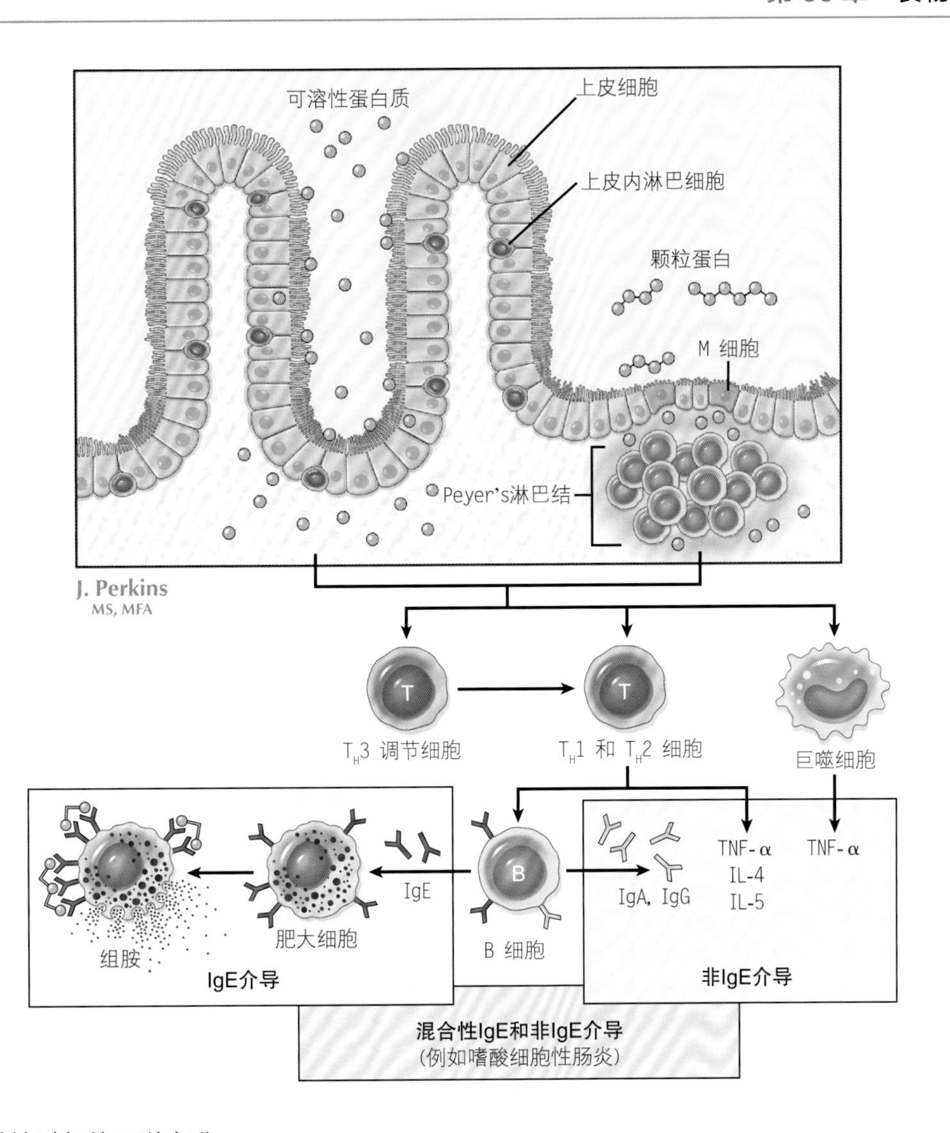

图 69.1　食物过敏引起的肠道紊乱。

该图显示了蛋白质通过小肠上皮进入并与 Peyer's 淋巴结中的淋巴细胞或巨噬细胞发生附着或产生反应的过程。根据 T 细胞或 B 细胞的不同，反应过程也会有所不同，T 细胞通过右侧框中列出的机制产生非 IgE 介导的反应，B 细胞也可以激发该反应过程或刺激 IgE 介导的反应过程并激活肥大细胞，也有混合性 IgE 和非 IgE 介导的过敏反应过程，如嗜酸性粒细胞性肠炎

一些临床医生依赖抗过敏药物如糖皮质激素或其他药物治疗过敏性炎症的反应来诊断食物过敏，但最终的诊断步骤还是依据去除食物因素后症状缓解，而再次摄入该食物后症状再次出现。

我们常用针对特异性 IgE 抗体或特殊食物的检查，如放射过敏原吸附试验（RAST）和皮肤点刺试验来进行初步测试，但它们的假阳性率高，常常会造成误诊。临床上也可应用其他辅助检查，如内镜活检、吸收试验和粪便嗜酸性粒细胞分析等，但是这些方法都不能用来明确诊断。在某些遗传过敏性疾病或可能存在严重急性过敏反应史的患者进行食物摄入的临床试验时，可采用特异的 IgE 抗体来排查发生严重急性过敏反应的可能性。对于无遗传过敏性疾病表现为慢性症状的患者，食物特异性免疫球蛋白试验结果通常是阴性的。皮肤点刺试验结果阴性最具诊断意义，其阴性预测值通常超过 95%，但是，其阳性结果的阳性预测值仅约为 50%。使用 RAST 对特定 IgE 进行体外测试有助于检测 IgE 介导的食物过敏，但植物科和动物种属之间的免疫交叉反应使试验结果的解读变得更加复杂。

通过去除某种食物以最终确定是否由该食物引起的过敏反应是非常关键的方法。这里有三种去除食物的方案：①去除一种或几种可疑引起症状的食物；②去除所有的食物，只留取被明确允许的食物；③使用氨基酸配方饮食或要素饮食。这些去除食物的评估方案需由经验丰富的过敏学专家来进行。如

果去除食物后症状仍未改善，则应该排除食物过敏的诊断。

诊断食物过敏需要在医师指导下进行口服食物试餐试验。通常，当考虑几种食物是引起过敏症状的原因，而食物特异性 IgE 检测结果为阳性，并且去除该种食物后症状得到缓解，那么，需要通过口服食物试餐试验对每种去除的食物进行敏感性诊断，从而确定允许进食的食物范围。对于有急性过敏反应但没有证据表明是由食物特异性的 IgE 引起该反应的患者，则应在医生监督下进行食物试餐试验并重新评价食物的安全性，防止皮肤针刺试验或 RAST 试验结果为假阴性。如果去除了某种特定食物后症状仍未缓解，且依然高度怀疑这种食物为过敏原的话，也需要再行食物试餐试验来进行验证。如果针对特异性 IgE 抗体的检测结果与疾病表现不一致，则口服食物试餐试验通常是诊断的唯一手段。大多数胃肠道高敏反应也属于这种情况。此外，如果患者产生了临床耐受，也需要口服食物试餐试验来证实。但是，口服食物试餐试验并不适于所有人，对某些患者应该谨慎甚至可能存在禁忌，这需要向食物过敏领域经验丰富的专家进行咨询、评估后决定。

对于益生菌的研究表明，某些儿童存在免疫反应缺陷，而益生菌中的有机成分可以通过刺激免疫反应，纠正婴儿期某些食物和儿童期牛奶引起的过敏反应。

治疗和管理

食物过敏治疗关键在于去除过敏原，正如上文所述，通过食物试餐试验可以确定是哪些食物引起这些症状，经验丰富的医生通过去除食物以及谨慎进行食物摄入试验的方法去验证，可以明确过敏原。

当无法确定引起过敏症状的食物时，一些临床医师常使用抗组胺药物，在某些非常特殊情况下，使用糖皮质激素治疗以控制症状。临床通常采用双盲安慰剂对照的方法进行食物试餐试验，一些专家认为这是诊断食物过敏的标准方法并可以确定需要去除的食物种类。

有些临床医生常使用肥大细胞稳定剂进行治疗，如色甘酸钠和富马酸酮替芬，对患者进行良好治疗管理的关键是加强对患者的宣教，认真指导患者如何避免食物中蛋白刺激性过敏原。

有证据表明益生菌可能对儿童牛奶过敏或遗传过敏性疾病的治疗有帮助，常使用的益生菌有鼠李糖乳杆菌，也称为乳杆菌 GG。

病程和预后

如果患者能够明确导致过敏反应的食物并且从饮食中去除这些食物，其过敏反应的预后良好。对于经历过过敏反应或严重过敏反应的患者，要确保其在可能接触过敏原时能够注射肾上腺素。对于慢性过敏反应的患者，尤其在不确定过敏原的情况下，可能对食物过敏的概念比较模糊。尽管目前对这一领域的研究存在很多争议，但是大多数有经验的过敏学专家都可以为患者制订一套特定的方案，使他们在去除过敏原食物的情况下，可以耐受良好的饮食习惯并能获得充足的营养。以往的研究经验表明，某些食物过敏反应可能是暂时的，因此，应在患者出现过敏症状一段时间（1 年）后再行过敏原检测，以确定过敏反应症状是否持续出现。

对婴儿食物过敏的研究表明，大多数患儿需要低过敏原配方奶粉进行喂养，患儿通常在 1~2 年内逐渐耐受，预后良好，这些患儿需要由儿科过敏学专家进行治疗。

（Martin H. Floch 著 徐晓芬 译 薛艳 审校）

其他资源

Atkins D: Food allergy: diagnosis and management, *Prim Care* 35:119–140, 2008.

Bischoff S, Crowe SE: Gastrointestinal food allergy: new insights into pathophysiology and clinical perspectives, *Gastroenterology* 128: 1089–1113, 2005.

Boyce JA, Assa'ad A, Burks AW, et al: Guidelines for the diagnosis and management of food allergy in the United States. Report of the NIAID-sponsored expert panel, *J Allergy Clin Immunol* 126(Suppl 6):S1–S58, 2010.

Brandtzaeg P: Food allergy: separating the science from the mythology, *Nat Rev Gastroenterol Hepatol* 7:380–400, 2010.

Isolauri E, Salminen S: Probiotics: use in allergic disorders, *J Clin Gastroenterol* 42:S91–S96, 2008.

Kirjavainen PV, Salminen SJ, Isolauri E: Probiotic bacteria in the management of atopic diseases: underscoring the importance of viability, *J Pediatr Gastroenterol Nutr* 36:223–227, 2003.

Nowak-Wegrzyn A, Sampson HA: Adverse reactions to foods, *Med Clin North Am* 90:97–127, 2006.

Sicherer SH: Advances in anaphylaxis and hypersensitivity reaction to foods, drugs, and insects, *J Allergy Clin Immunol* 119:1462–1469, 2007.

Spencer NJ, Magnusdottir EI, Jakobsson J, et al: CGRPa within the Trpv1-Cre population contributes to visceral nociception, *Am J Physiol Gastrointest Liver Physiol* 314:G188–G200, 2018. [Epub ahead of print].

Turner JR: Intestinal mucosal barrier function in health and disease, *Nat Rev Immunol* 9:799–809, 2009.

Wang J, Sampson HA: Food allergy, *J Clin Invest* 121:827–835, 2011.

第 70 章

嗜酸性粒细胞性胃肠炎

嗜酸性粒细胞性胃肠炎是组织嗜酸性粒细胞增多的疾病，发生于胃肠道，并与胃肠道症状相关（图 70.1）。最早于 1937 年对嗜酸性粒细胞性胃肠炎进行了描述，后来虽然经常有病例报告证实该综合征，但直到 1990 年才建立以下嗜酸性粒细胞性胃肠炎的定义标准：

1. 患者必须有胃肠道症状。
2. 必须在胃肠道的一个或多个区域进行活检证明嗜酸性粒细胞浸润。
3. 患者不应有胃肠道以外其他器官的嗜酸性粒细胞浸润。
4. 患者应除外寄生虫感染。

嗜酸性粒细胞性胃肠炎是一种相对罕见的疾病。实际发病率未知，但大多数胃肠病学家认为许多病例并未得到报道。典型的发病年龄是在 30~50 岁，也可能发生于任何年龄段，发病没有明显的性别差异。嗜酸性粒细胞浸润的原因未知。它通常与高过敏状态有关。嗜酸性粒细胞可能通过释放蛋白质和有毒物质而损害胃肠道。

尽管嗜酸性粒细胞存在于许多肠疾病中（例如寄生虫病、炎症性肠病），但是嗜酸性粒细胞性胃肠炎的唯一证据是在小肠中存在嗜酸性粒细胞浸润。因为它经常与多种过敏相关，所以认为嗜酸性粒细胞性胃肠炎患者对环境中的某些食物或物质过敏。但这种说法尚未得到证实。现在认为嗜酸性粒细胞性胃肠炎既是 IgE 介导的过敏反应又是非 IgE 介导的过敏反应。

临床表现

大多数患者胃和小肠的黏膜层和黏膜下层有嗜酸性粒细胞浸润。这些患者多因消化不良、腹泻和

症状： 消化不良、营养不良和吸收不良、腹泻、体重下降、过敏反应（哮喘）

病理表现

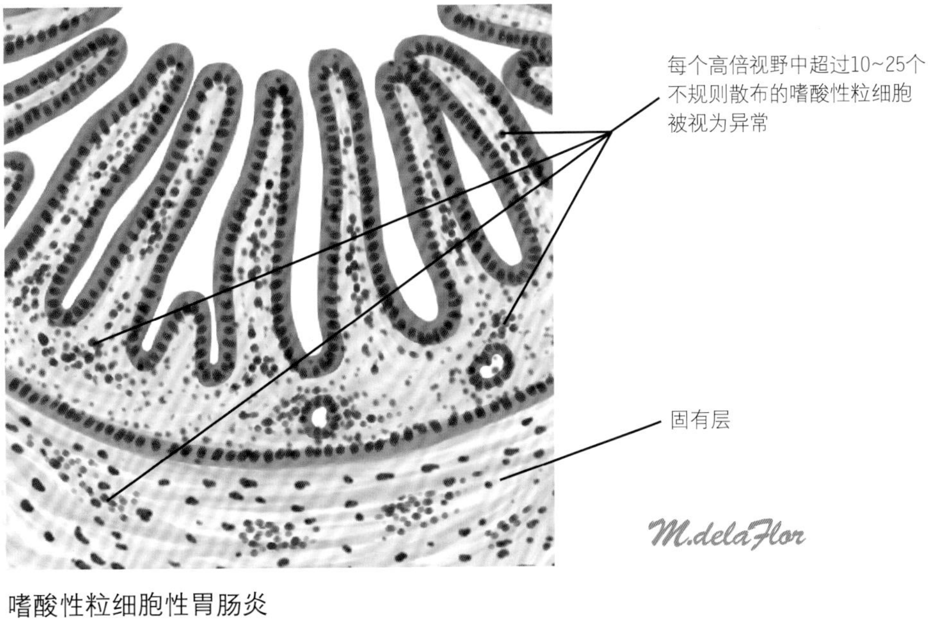

每个高倍视野中超过10~25个不规则散布的嗜酸性粒细胞被视为异常

固有层

M.delaFlor

图 70.1　嗜酸性粒细胞性胃肠炎

轻度间歇性的腹痛就诊。该综合征可能是间歇性的，也可能是长期的，并伴有体重减轻以及相关的营养不良和吸收不良。随着嗜酸性粒细胞浓度的增加，其对胃和小肠的损伤程度也会加重，糜烂和损伤会逐渐进展，但这些情况鲜有报道。在幼儿中，过敏常表现为轻度哮喘，特应性反应，严重花粉症或多种食物不耐受症。嗜酸性粒细胞性胃肠炎可以累及整个胃肠道。已经有诸如嗜酸性粒细胞性腹水和嗜酸性粒细胞性息肉这样的罕见个例报道。

嗜酸性粒细胞性食管炎是指仅有食管受累，通常被报道为单独的个例。它的表现不同于广义的嗜酸性粒细胞性胃肠炎。常有食管环的形成，多表现为慢性症状。可按严重的反流性疾病进行治疗，也需要局部治疗（请参阅第一篇）。

诊断

为了明确嗜酸性粒细胞性胃肠炎必须进行组织学诊断。一旦疑诊，必须行上消化道内镜检查，对食管、胃和小肠样本进行活检。临床表现会为疑诊提供依据。近 80% 的患者存在外周血嗜酸性粒细胞增多，但是大部分患者是轻度增多，常常被忽视。在诊断嗜酸性粒细胞性胃肠炎之前，必须除外寄生虫病。另外要对骨质疏松症或肠道寄生虫进行评估。排除可能引起嗜酸性粒细胞浸润的其他全身性疾病（如淋巴瘤、血管炎和 Addison 疾病）也很重要。嗜酸性粒细胞性胃肠炎的另一个伴随表现是低血清白蛋白血症。

诊断嗜酸性粒细胞性胃肠炎之前，需要除外其他疾病；因此，必须行胃肠镜检查。如果患者表现为腹泻，那么应寻找腹泻的病原体，并行结肠镜检查，同时获取活检标本并排除炎症性肠病。

病理组织学对于诊断至关重要。嗜酸性粒细胞浸润可能存在于炎症过程的任一阶段。因此，病理医师必须确定是否有异常嗜酸性粒细胞增加。通常，每高倍镜视野（hpf）嗜酸性粒细胞超过 10 个就认为是异常情况，但在典型的嗜酸性粒细胞性胃肠炎中，每高倍镜视野嗜酸性粒细胞通常超过 25 个。嗜酸性粒细胞可能会分散浸润，因此，应对多个区域进行活检。即使固有层和黏膜下层的嗜酸性粒细胞数量不高，上皮内嗜酸性粒细胞的出现对于嗜酸性粒细胞性胃肠炎的诊断也是一个强烈的提示。

嗜酸性粒细胞性胃肠炎不应与和高嗜酸性粒细胞综合征、弥漫性血管炎相混淆，后两者均有多个器官的受累。

治疗和管理

皮质类固醇是治疗嗜酸性粒细胞性胃肠炎最成功的药物。一旦确诊嗜酸性粒细胞性胃肠炎，可以开始相对较大剂量的泼尼松服用，然后在 1~2 周内逐渐减量。大多数患者反应显著，但多达 15% 的患者可能复发并需要增加剂量。许多患者每天需要 5~10 mg 的低剂量泼尼松维持治疗（类似于慢性哮喘的治疗）。

克罗莫林钠已被成功用于治疗嗜酸性粒细胞性胃肠炎。由于其安全性较高，所以经常在皮质类固醇激素之前使用。

如果检查提示食物过敏，则应消除任何可能引起过敏的食物，这将有助于嗜酸性粒细胞性胃肠炎的治疗。但是大多数嗜酸性粒细胞性胃肠炎患者找不到引起过敏的食物。

病程和预后

嗜酸性粒细胞性胃肠炎患者的预后极好。大多数患者对治疗的反应非常好，在初始治疗后或几个月内，他们可以停止服用泼尼松。即便病情复发，也通常很容易控制。

（Martin H. Floch 著 关馨 译 薛艳 审校）

其他资源

Bischoff SC, Mayer J, Nguyen OT, et al: Immunohistochemical assessment of intestinal eosinophil activation in patients with eosinophilic gastroenteritis and inflammatory bowel disease, *Am J Gastroenterol* 94:3521–3529, 1999.

Kalantar SJ, Marks R, Lambert JR, et al: Dyspepsia due to eosinophilic gastroenteritis, *Dig Dis Sci* 42:2327–2332, 1997.

Klein NC, Hargrove R, Sleisinger MH, et al: Eosinophilic gastroenteritis, *Medicine (Baltimore)* 49:299–304, 1970.

Pineton de Chambrum G, Gonzalez F, Canva JY, et al: Natural history of eosinophilic gastroenteritis, *Clin Gastroenterol Hepatol* 9:950–956, 2011.

Rothenberg ME, Habereth Y: Eosinophilic disturbances of the gastrointestinal tract. In Feldman M, Friedman LS, Brandt LJ, editors: *Gastrointestinal and liver disease*, ed 10, Philadelphia, 2016, Saunders-Elsevier, pp 454–463.

Sampson HA: Food allergies. In Feldman M, Friedman LS, Brandt LJ, editors: *Gastrointestinal and liver disease*, ed 10, Philadelphia, 2016, Saunders-Elsevier, pp 148–157.

Talley NJ, Shorter RG, Phillips SF, et al: Eosinophilic gastroenteritis: a clinical pathologic study of patients with disease of the mucosae, musculae, and subserosal tissue, *Gut* 31:54–61, 1990.

Washington MK, Peck RM Jr: Gastritis and gastropathy. In Podolsky DK, Camilleri M, Fitz JG, et al, editors: *Yamada's textbook of gastroenterology*, ed 6, Hoboken, New Jersey, 2016, John Wiley and Sons Ltd, pp 1103–1120.

第 71 章

小肠套叠

肠套叠是一部分小肠内陷套入到相连的远端小肠肠腔内（图 71.1），通常见于 4~10 个月的婴儿，一般由急性肠炎、变态反应或者是其他原因导致小肠活动过强而引起，在成人中常常是由息肉或恶性肿瘤、增大的 Peyer 袋或憩室（如 Meckel 憩室）所致，还有很多种少见的肠炎可以引起肠套叠。

肠套叠根据套入部和鞘部的肠管来分类，包括回肠回肠套叠、空肠回肠套叠、回肠结肠套叠，最常见的是回肠结肠套叠。有一种双层复套也可能会发生，就是鞘部作为一个套入部再套入另一段肠管，

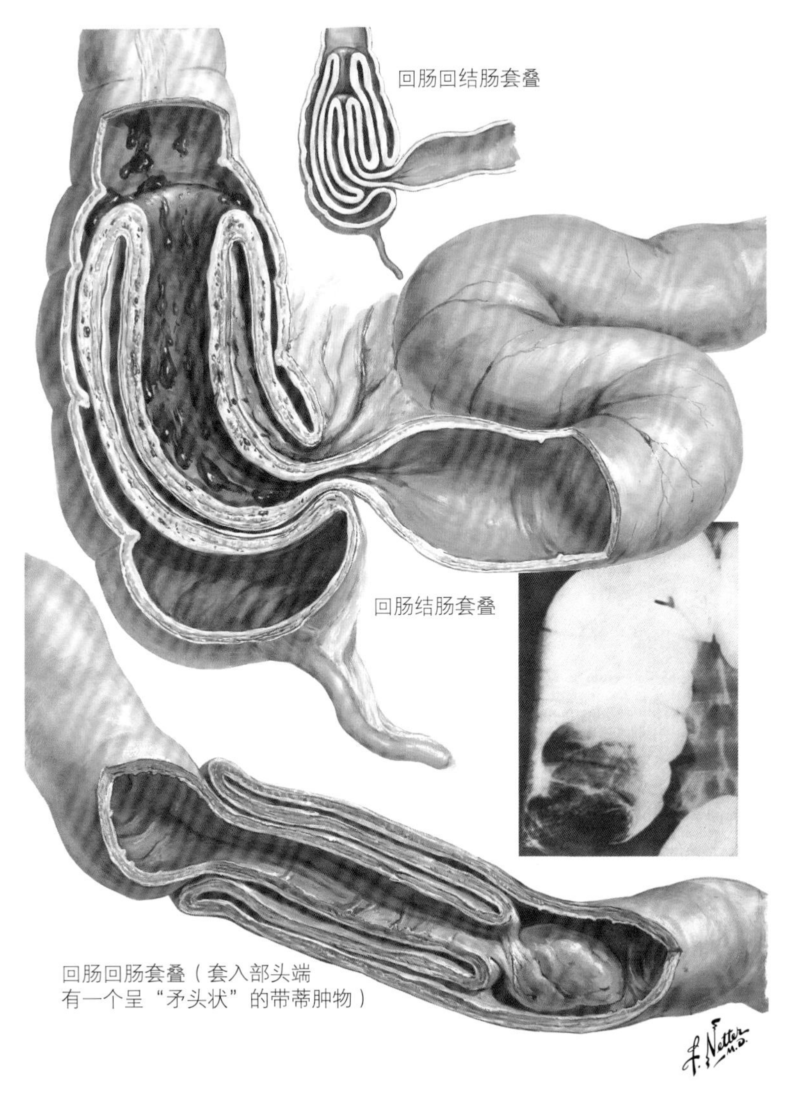

图 71.1　小肠套叠

比如回肠回结肠套叠。肠套叠时套入部能够在鞘部前进多远取决于套入部肠系膜的长度和活动度。套入部会受到压迫，随后出现水肿、腹腔渗出、血管绞窄，最终发展为肠管坏疽。

儿童肠套叠最常见的病因是相关感染，而成人最常见的病因是肿瘤，当然这不是绝对的。大约30%-50% 的小肠套叠和 50%~65% 的结肠套叠与恶性肿瘤有关。

临床表现

肠套叠起病较急，通常有突发的腹部绞痛，每10~20 分钟一次。患儿可以出现休克，大约 85% 的患儿可以在腹部触摸到可移动的包块。随着病情进展，会出现血便。成人有时发病较急，但往往表现为间断的腹部绞痛伴有恶心呕吐。当慢性病程持续超过 1 周时，患者会出现体重减轻，有时其慢性病程可能会误导临床医师。

诊断

通过影像学检查可以确诊。超声检查有帮助，而钡剂造影或增强 CT 通常可以证实肠套叠的存在。可以有不同的影像表现，包括典型的靶样病变、腊肠样肿块以及相关的梗阻表现。

治疗和管理

大多数婴儿和儿童的回肠结肠套叠可以造影时通过对比剂灌肠的压力复位。但是多数成人由肿瘤造成，往往需要手术治疗。有时为了防止出现缺血以及肠管坏疽，需要急诊手术。一旦肠缺血诊断明确，就应该立刻进行外科评估及治疗。术中找到套叠肠管，可以靠外力使套叠复位，然后切除任何可疑的病变，行端端或端侧吻合。目前可以进行腹腔镜手术，需要由经验丰富的医师完成。

预后

短期预后一般良好。如果套叠由肿瘤引起，预后就取决于肿瘤的类型。无论是成人还是儿童，大部分导致肠套叠的息肉都需要密切随访，必要时进行化疗。如果儿童肠套叠病因是由于病毒感染导致的肠管活动过强，急性感染被控制后，患儿预后良好。

（Martin H. Floch 著　周鑫 译　孙涛 审校）

其他资源

Maconi G, Radice E, Greco S, et al: Transient small-bowel intussusceptions in adults: significance of ultrasonographic detection, *Clin Radiol* 62:792–797, 2007.

Marinis A, Yaillourou A, Samanides L, et al: Intussception of the bowel: a review, *World J Gastroenterol* 15:407–411, 2009.

Mizell JS, Turnage RH: Intestinal obstruction. In Feldman M, Friedman LS, Brandt LJ, editors: *Gastrointestinal and liver disease*, ed 10, Philadelphia, 2016, Saunders-Elsevier, pp 2154–2170.

Rubin DC, Shaker A: Small intestine: anatomy and structural anomalies. In Podolsky DK, Camilleri M, Fitz JG, et al, editors: *Yamada's textbook of gastroenterology*, ed 6, Hoboken, New Jersey, 2016, John Wiley and Sons Ltd, pp 73–92.

Whitcomb DC, Lowe ME: Hereditary, familial, and genetic disorders of the pancreas and pancreatitic disorders in children. In Feldman M, Friedman LS, Brandt LJ, editors: *Gastrointestinal and liver disease*, ed 10, Philadelphia, 2016, Saunders-Elsevier, pp 944–968.

第 72 章

小肠良性肿瘤

小肠的良性肿瘤很少见。在一个系列研究中，共回顾分析了 22 810 例尸检，小肠良性肿瘤的发病率为 0.16%。肿瘤可能位于小肠的任何部位。在空肠中，间质瘤或平滑肌瘤更为常见，而在回肠中，腺瘤则更为常见。两者都是良性的，但具有相当大的恶性潜力。良性肿瘤可以是单个或多个。腺瘤、神经纤维瘤和血管瘤有家族性发病的特点。平滑肌瘤和腺瘤最常见，连同脂肪瘤、肌瘤、一些血管瘤和神经源性肿瘤，占病变的 2/3 以上（图 72.1）。

较罕见的良性肿瘤包括纤维瘤、淋巴管瘤、黏液瘤和骨瘤。肿瘤可以是管腔内、管腔外或壁内肿瘤。它们的大小可能从几毫米到 3 cm 不等。神经源性肿瘤倾向于多发，而腺瘤、脂肪瘤和平滑肌瘤则倾向于单发。小肠中的神经源性肿瘤可能是广泛性神经纤维瘤病（von Recklinghausen 病）的部分表现。

小肠的良性血管肿瘤包括真性血管肿瘤或血管瘤，以及先天性血管畸形或错构瘤。这些很难区分，其可能是广泛性血管发育不良的一部分。Rendu–Osler-Weber 综合征（遗传性出血性毛细血管扩张）是孟德尔遗传病，包括皮肤、黏膜和内脏的血管瘤。另一个孟德尔遗传病是 Peutz-Jeghers 综合征，其特征是胃肠道腺瘤、息肉病和黏膜皮肤色素沉着的不同类型（图 72.2）。这些息肉可能是腺瘤或错构瘤。

十二指肠布氏腺错构瘤和结节性淋巴样增生是良性肿瘤或息肉。两者都很罕见，而且通常无症状，但是需要组织学定义。

临床表现

通常，许多良性病变不会引起症状，或引起不能确立临床诊断的非特异症状。严重的临床症状通常以并发症的形式发病，例如肠梗阻，肿瘤坏死导致出血，感染，破裂或恶变（见图 72.2）。腔内肿瘤可能比腔外肿瘤更早地引起症状。管腔外病变可能会在出现症状之前体积变大。腔内息肉样肿瘤可能导致肠套叠造成梗阻。临床可以表现为急性梗阻性，或隐匿性，如轻度间歇性小肠梗阻以及腹痛，呕吐，腹泻或便秘的。症状的严重程度取决于梗阻的程度和肿瘤的部位。

肿瘤出血归因于肿瘤坏死致血管壁破损。出血可能是缓慢而隐匿的，或者可能是凶险的，并导致严重的胃肠道出血。管腔外肿瘤可能破裂进入腹膜腔，或者在蒂扭转后坏死，从而导致腹腔内出血或急腹症。在极少数情况下，壁内或腔外肿瘤形成瘘管连接肠腔与腹腔，从而导致腹膜炎。

小肠良性肿瘤可能发生恶变。据报道腺瘤性病变在多达 40% 的患者中发展成癌。同样，平滑肌瘤（间质瘤）正以越来越惊人的速度发展为平滑肌肉瘤。

诊断

通过钡剂造影或计算机断层造影可以很容易地诊断出大的肿瘤。但是，小的出血灶经常会被漏诊。小肠钡剂造影对于诊断通常会有所帮助。然而，现如今直视小肠内镜，双气囊小肠镜和胶囊内镜检查可以使内镜医师观察到这些细微病变。胶囊内镜检查已成为早期发现病变的首选方法。但是，根据临床症状，选择对小肠进行钡剂造影或计算机断层造影检查、内窥镜检查，必要时双气囊小肠镜和 / 或胶囊内镜检查。使用这些工具，应该可以做出诊断。

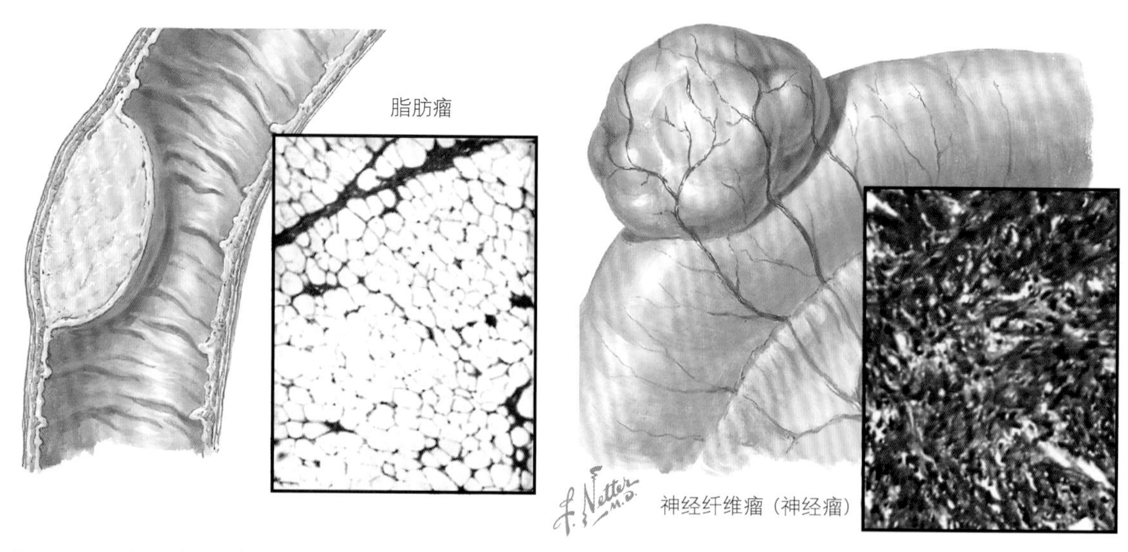

图 72.1 小肠良性肿瘤

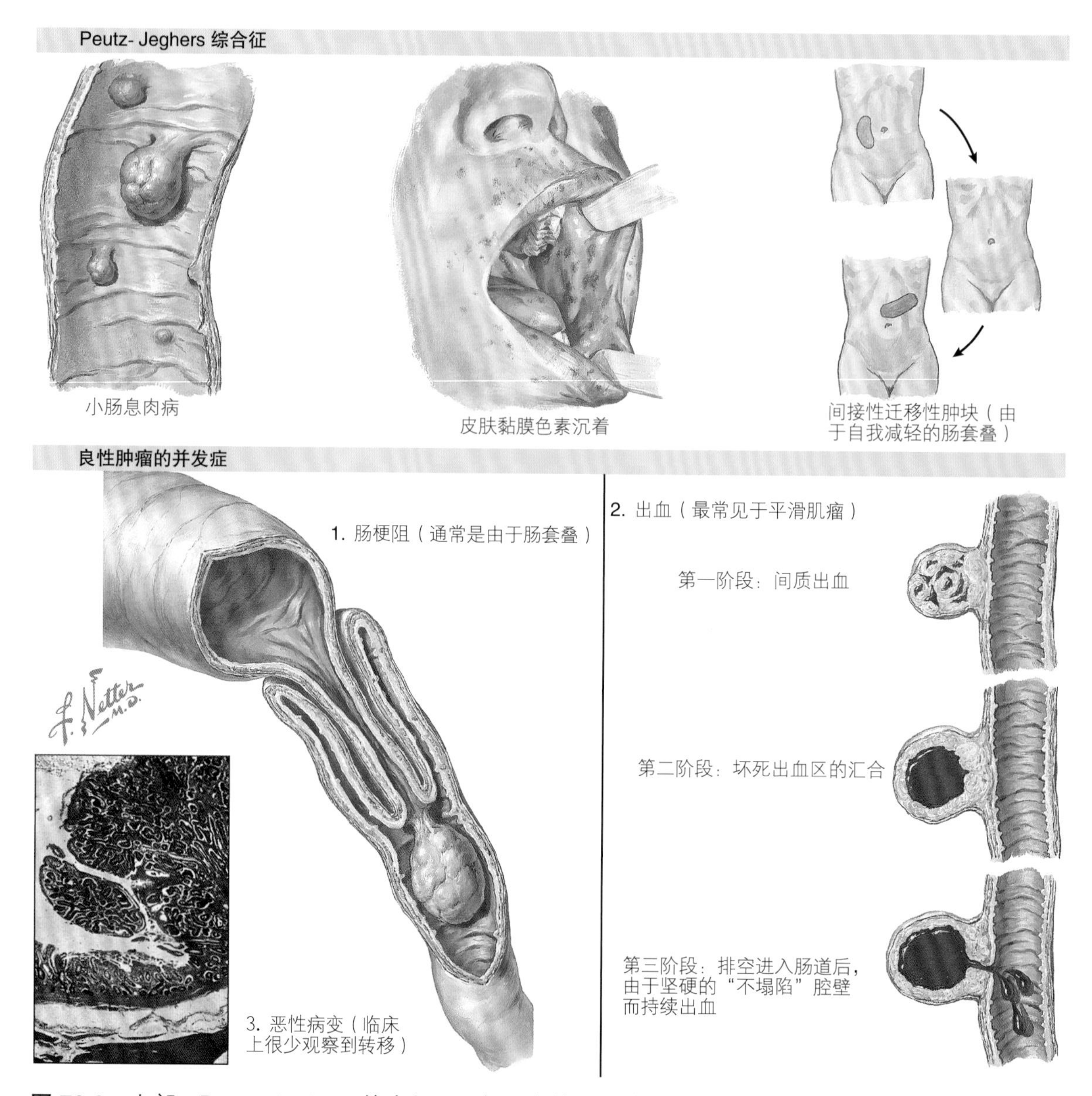

图 72.2 上部，Peutz- Jeghers 综合征；下部，良性小肠肿瘤的并发症

治疗和管理

大多数良性肿瘤无症状，因此可能在检查过程中偶然发现。但是，一旦发现肿瘤或出现症状，通常需要组织学诊断。腹腔镜手术有助于这些病变的诊断，但是如果病变很小，则可能需要开腹手术来确认。如果出现肠套叠、出血或穿孔等并发症，则需要急诊手术以清除病变。

病程和预后

小肠良性肿瘤患者的预后很好。但是，偶尔间质瘤被发现是平滑肌肉瘤，而良性腺瘤演变成腺癌（见第 73 章）。

（Martin H. Floch 著　关馨 译　田雪丽 审校）

其他资源

Banck MS, Kanwar R, Kulkarni AA, et al: The genomic landscape of small intestine neuroendocrine tumors, *J Clin Invest* 123:2502–2508, 2013.

Bilimoria KY, Bentrem DJ, Wayne JD, et al: Small bowel cancer in the United States: changes in epidemiology, treatment, and survival over the last 20 years, *Ann Surg* 249:63–71, 2009.

Bresalier RS, Belechaz B: Tumors of the small intestine. In Feldman M, Friedman LS, Brandt LJ, editors: *Gastrointestinal and liver disease*, ed 10, Philadelphia, 2016, Saunders-Elsevier, pp 2196–2212.

Dematteo RP, Ballman KV, Antonescu CR, et al: Adjuvant imatinib mesylate after resection of localised, primary gastrointestinal stromal tumour: a randomized, double-blind, placebo-controlled trial, *Lancet* 373: 1097–1104, 2009.

Feigel DO, Cave DR: *Capsule endoscopy*, Philadelphia, 2008, Saunders-Elsevier.

Gill SS, Heuman DM, Mihs AA: Small intestinal neoplasms, *J Clin Gastroenterol* 33:267–282, 2001.

Kanth P, Grimmett J, Champrine M, et al: Hereditary colorectal polyposis and cancer syndromes: a primer on diagnosis and management, *Am J Gastroenterol* 112:1509–1525, 2017.

Lappas JC, Maglinte DDT, Sandresagaran K: Benign tumors of the small bowel. In Gore RM, Levine MS, editors: *Textbook of gastrointestinal radiology*, ed 3, Philadelphia, 2008, Saunders-Elsevier, pp 845–851.

Maglinte DDT, Lappas JC, Sandresegaran K: Contrast imaging. In Gore RM, Levine MS, editors: *Textbook of gastrointestinal radiology*, ed 3, Philadelphia, 2008, Saunders-Elsevier, pp 755–764.

Mullady DK, Tan BR: A multidisciplinary approach to the diagnosis and treatment of gastrointestinal stromal tumor, *J Clin Gastroenterol* 47: 578–585, 2013.

Tanaka S, Mitsui K, Tatsaguchi A, et al: Current status of double-balloon endoscopy: indications, insertion routes, sedation, complications, technical matters, *Gastrointest Endosc* 66:S30–S33, 2007.

第 73 章

小肠恶性肿瘤

小肠恶性肿瘤罕见。在大型尸检研究中，它们的发生率低于 0.1%。尽管小肠是最大的胃肠器官，但在小肠中恶性肿瘤的发生率不到 5%，其原因尚不清楚。腺癌（非壶腹部）是最常见的恶性肿瘤，占恶性肿瘤的 30%~50%。

小肠恶性肿瘤多数发生在十二指肠或空肠。易患因素可能是酒精摄入、克罗恩病、乳糜泻和神经纤维瘤病。其中一个易患因素可能为先前存在的腺瘤，家族性腺瘤性息肉病（familial adenomatous polyposis，FAP）的患者中有 40% 以上在小肠近端有息肉，5% 以上发展成腺癌。图 73.1 显示了小肠恶性肿瘤的形态学类型和局部并发症。

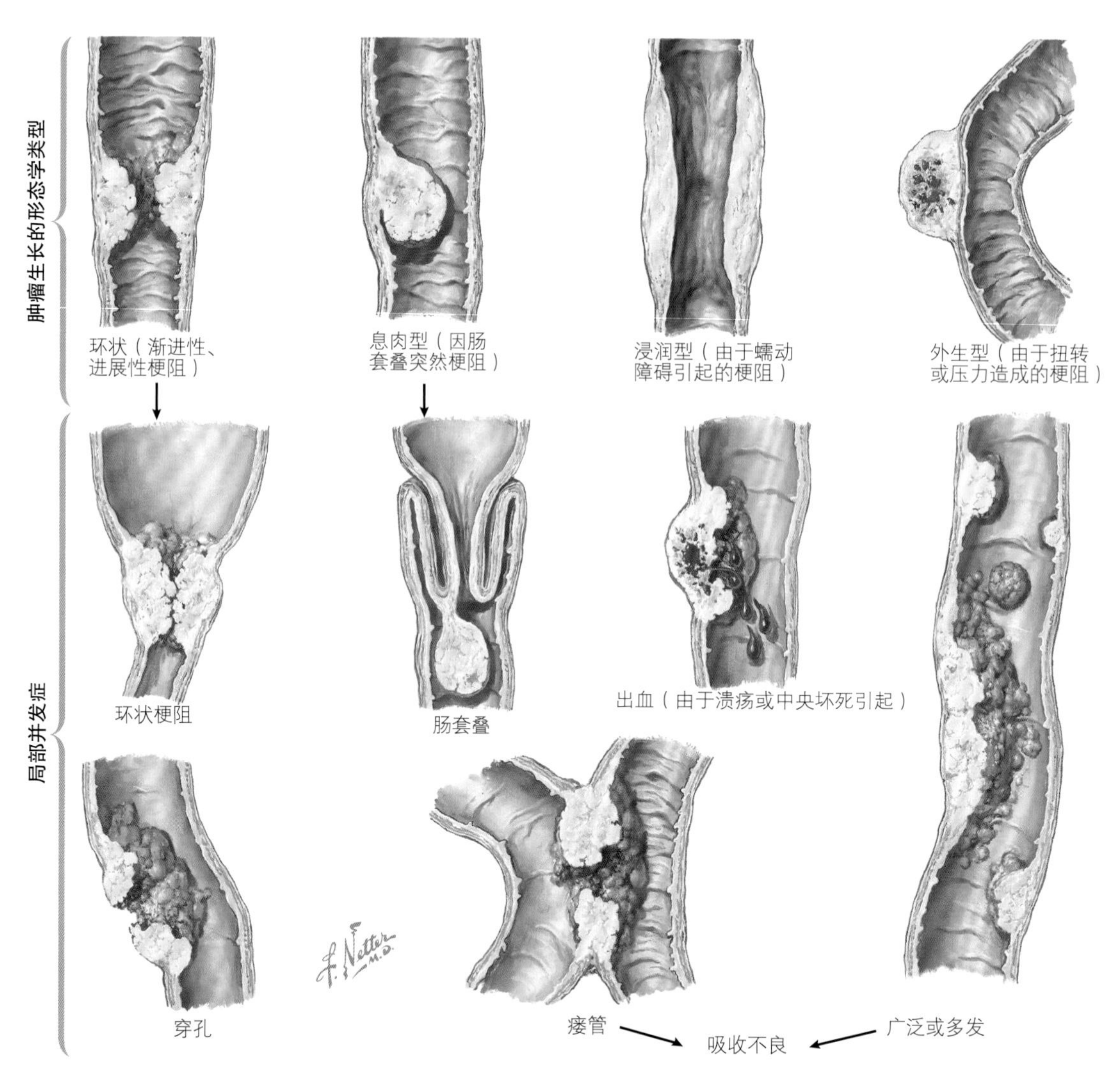

图 73.1　小肠恶性肿瘤

小肠恶性肿瘤绝大多数是壶腹癌与其他腺癌。此外，虽然小肠恶性肿瘤很少见，但壶腹部和小肠上段仍是家族性腺瘤性息肉病中结肠外恶性肿瘤最常见的发病部位。小肠恶性肿瘤中淋巴瘤的发生率占第三位，平滑肌肉瘤占第四位。淋巴瘤占所有小肠恶性肿瘤的 15%~20%，其中非霍奇金淋巴瘤最为常见。

平滑肌肉瘤现已被分类为胃肠道间质瘤（GISTs）。病理学家通常很难确定这些肿瘤是良性还是恶性的。分化通常基于有丝分裂指数。如果每 30 个高倍视野中有丝分裂少于 1 个，则转移率小于 1%。如果每个高倍视野中的有丝分裂超过 10 个，则转移率为 100%，5 年生存率降低至 5%，而没有 10 年生存率的报道。0~10 之间的有丝分裂指数的分级预示着 5 年生存率和转移率。GIST 引起了研究者极大的兴趣（参阅第 37 章），还有更多的研究报告。目前尚不清楚增加的报道是源于更好的诊断研究，还是发病率确实在增加。

临床表现

与小肠良性肿瘤一样，恶性病变的临床表现可能缓慢而隐匿。患者可能患有轻度贫血，缓慢的出血，轻度的腹痛，体重减轻，并且如果有较大的病灶浸润，逐渐发展为吸收不良或间歇性腹部绞痛。患者可能有阻塞性肠套叠或大量出血的急性症状。患有恶性病变的患者通常不寻求紧急治疗，但在数月内持续出现症状。

诊断

与良性肿瘤一样，影像学对于恶性肿瘤的诊断至关重要，通常很容易通过钡剂造影或计算机断层扫描对比评估来识别。由于其恶性的本质，这些肿瘤通常比良性肿瘤大，但肠镜、双气囊小肠镜和胶囊内镜可以在出现症状时较早诊断。由小病灶缓慢失血引起的轻度贫血可促使患者尽早就诊，早期诊断，预后更佳。

壶腹部病变可能累及胆管造成梗阻和黄疸。由于这些病变的位置，患者可能会尽早寻求治疗，并且可以尽早切除病变。当前的内镜和超声内镜（EUS）技术甚至可以进行内镜下切除。EUS 可以确定肿瘤的深度，是评估壶腹部病变的重要技术。

治疗和管理

所有肿瘤都必须切除。无论良性或恶性，必须进行组织学检查；因此，切除术势在必行。当肿瘤很小时，可以尝试通过内镜技术切除，在这些病例中可以应用 EUS。

一旦病灶被切除，组织学分析将决定需要何种类型的化疗。化疗发展迅速，首选药物必须通过最新的肿瘤学评估来确定。这对于腺癌、淋巴瘤和平滑肌肉瘤来说也是如此。

淋巴瘤的治疗通常更为复杂。应对原发性淋巴瘤进行分类，以便确定治疗方法。肿瘤科医生提供有关最新疗法的指导。

病程和预后

一项详细研究的结果表明，小肠腺癌的 5 年生存率是 30%，中位生存时间少于 20 个月。壶腹腺癌的预后较好，5 年生存率为 36%，对于早期切除的患者预后更好。

淋巴瘤的总体预后随疾病分期而变化很大。在晚期，5 年生存率通常为 25%~30%。然而，随着根治性手术和药物治疗的迅速改进，5 年生存率有所提高，据报道高达 60%~70%。但这些肿瘤患者的预后仍然不佳，化疗的进步可能会在将来改善预后指标。

（Martin H. Floch 著　关馨 译　田雪丽 审校）

其他资源

Bresalier RS, Belechaz B: Tumors of the small intestine. In Feldman M, Friedman LS, Brandt LJ, editors: *Gastrointestinal and liver disease*, ed 10, Philadelphia, 2016, Saunders-Elsevier, pp 2196–2212.

Cao J, Zuo Y, Chen Z, Li J: Primary small intestinal malignant tumors: survival analysis of 48 postoperative patients, *J Clin Gastroenterol* 42:167–173, 2008.

Howe JR, Karnell LH, Menck HR, et al: The American College of Surgeons Commission on Cancer and the American Cancer Society: adenocarcinoma of the small bowel—review of the National Cancer Data Base, *Cancer* 86:2693–2706, 1999.

Ito K, Fujita N, Noda Y, et al: Preoperative evaluation of ampullary neoplasm with EUS and transpapillary intraductal US: a prospective and histopathologically controlled study, *Gastrointest Endosc* 66:S740–S747, 2007.

Kanth P, Grimmett J, Champrine M, et al: Hereditary colorectal polyposis and cancer syndromes: a primer on diagnosis and management, *Am J Gastroenterol* 112:1509–1525, 2017.

Margalit O, Dubois RN: Neoplasm of the gastrointestinal tract. In Podolsky DK, Camilleri M, Fitz JG, et al, editors: *Yamada's textbook of gastroenterology*, ed 6, Hoboken, New Jersey, 2016, John Wiley and Sons Ltd, pp 587–616.

第74章

类癌综合征和神经内分泌肿瘤

80% 胃肠道神经内分泌肿瘤由肠嗜铬细胞类癌、十二指肠胃泌素 G 细胞肿瘤和直肠小梁 L 细胞类癌组成。较少见的神经内分泌肿瘤包括神经节细胞性副神经节瘤、生长抑素瘤、脂肪瘤和神经鞘瘤。病理学研究表明，类癌是代表肿瘤的一类疾病谱，可以起源于不同的神经内分泌细胞。

分泌 5- 羟色胺（5-HT）的小肠类癌与类癌综合征相关。这些神经内分泌肿瘤可能起源于前肠、中肠或后肠，构成肿瘤的肠嗜铬细胞可能分泌 5- 羟色胺、胃泌素或促肾上腺皮质激素。因此，它们可以产生不同的综合征。然而，类癌最常见的发病部位是胃肠道，而第二常见的部位是支气管系统。胃肠道内最常见的部位是小肠，其次是阑尾，直肠的发病率也很高。肿瘤通常小而颜色微黄。那些在阑尾发现的病变很少转移，而起源于小肠的病变恶性度更高。它们可以转移到胃肠道的任何部位，并且在食管、胃、胰腺和大肠中都有报道。

当肿瘤分泌大量的活性物质如 5- 羟色胺时，就会发生类癌综合征。当肿瘤变大或转移时，类癌就会出现症状。小于 1 cm 的类癌肿瘤很少转移。大于 2 cm 的病变应积极治疗。

直肠类癌不会导致类癌综合征，并且大多数是无症状的。

临床表现

在阑尾手术或检查过程中，经常会无意中发现类癌。类癌可以无症状的。在其他情况下，类癌可引起轻度的腹痛、出血或肠套叠，然后表现为间歇性腹痛或急性梗阻（图 74.1）。很少有类癌表现为明显的肿块。

当肿瘤分泌一种活性物质时，大约有 10% 的患者发生的症状称为类癌综合征。患者通常会出现间歇性腹部绞痛、腹泻、面部和全身发红，甚至出现支气管痉挛、发绀等胃肠外症状。

体格检查中，很少或偶尔会触及提示诊断的包块。但是，大多数情况下，除了发生急性肠套叠和梗阻时，一般体检没有其他发现。在类癌综合征患者中，体格检查可能发现三尖瓣疾病的杂音。类癌与三尖瓣叶固定有关，导致典型的杂音。左侧心腔疾病发生在 10%~15% 的患者中。患者出现的潮红、腹泻和三尖瓣杂音是类癌综合征的典型表现，且几乎都为病理性的。

诊断

如前所述，神经内分泌肿瘤通常是无症状的，在其他疾病的检查中被确认。然而，一旦出现症状，就必须进行影像学对比研究。这些检查可以显示肿瘤的部位。计算机断层扫描和磁共振成像也有帮助。生长抑素标记同位素扫描是一种有效的确定病变部位的方法。

从生化角度看，类癌综合征可以在 24 小时收集的尿液中发现 10 mg 以上的 5- 羟吲哚乙酸而得到明确诊断。

治疗和管理

切除很小的病变通常被认为治愈。大于 2 cm 的病灶，转移的可能性很大，需要立即治疗。必须切除原发灶和任何转移灶。手术切除转移性病变在某一方面可达治愈。化疗效果甚微。由有经验的医生给予化学栓塞和肝动脉栓塞的治疗是有效的。

一旦类癌综合征进展，药物治疗就很重要，尤其是无法通过手术完全切除的病变。生长抑素受体存在于 80% 以上的类癌肿瘤中。使用生长抑素或奥

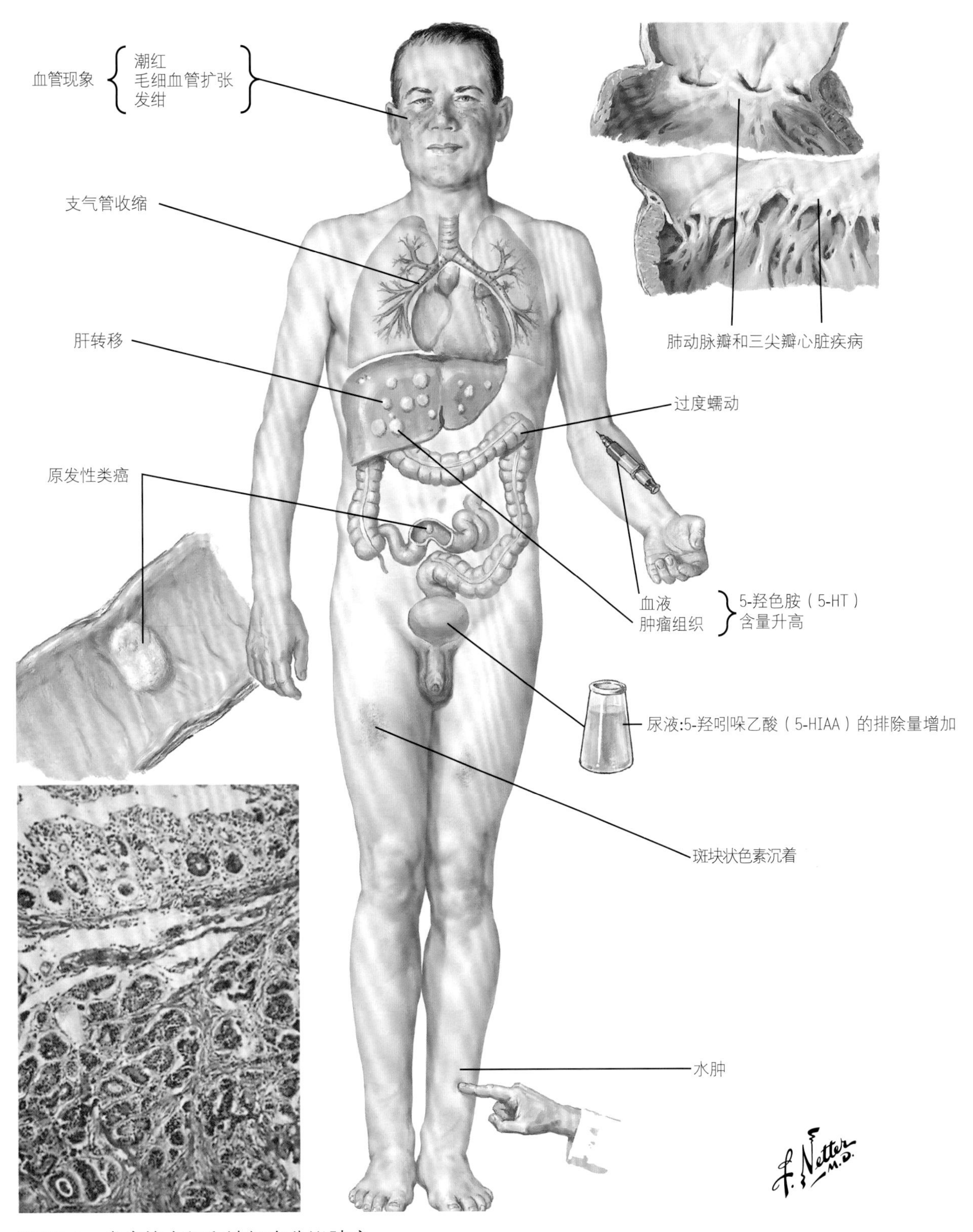

图 74.1　类癌综合征和神经内分泌肿瘤

曲肽已被证明在缓解类癌综合征症状方面非常有效。现在可以注射长效奥曲肽，使这种疗法更加可行和有效。其他抑制 5- 羟色胺合成的药物，如对氯苯丙氨酸和甲基多巴，已被用来阻止色氨酸向 5- 羟色胺的转化。但是，最有效的治疗方法是应用生长抑素。

病程和预后

小于 1 cm 的肿瘤切除后预后很好。但是，如果肿瘤生长在胃肠道的其他部位，则转移发生和预后不同。

如果是局限性的，胃类癌患者的 5 年生存率为 49%。对于胰腺病变，往往会变大，发现较晚，5 年生存率为 34%。小肠中的表现是多变的。当病灶大于 2 cm 时，报道的转移率为 33%~80%。结肠病变往往会发现得比较晚，因此 5 年生存率为 42%。直肠类癌的局部治疗效果良好。但是，如果病变大于 2 cm，则转移的可能性为 60 %~80 %。当直肠病变小于 1 cm 时，治愈率为 98%。

类癌的总体预后各不相同。类癌一旦演变为类癌综合征，预后很难判断。

（Martin H. Floch 著 关馨 译 田雪丽 审校）

其他资源

Falconi M, Bartsch DK, Eriksson B, et al: ENETS consensus guidelines for the management of patients with digestive neuroendocrine neoplasms of the digestive systems: well-differentiated pancreatic non-functioning tumors, *Neuroendocrinology* 95:120–134, 2012.

Jensen RT, Norton JA, Oberg K: Neuroendocrine tumors. In Feldman M, Friedman LS, Brandt LJ, editors: *Gastrointestinal and liver disease*, ed 10, Philadelphia, 2016, Saunders-Elsevier, pp 501–541.

Klimstra DS, Modlin IR, Coppola D, et al: The pathologic classification of neuroendocrine tumors: a review of nonmenclature, grading, and staging systems, *Pancreas* 39:707–712, 2010.

Kulke MH, Meyer RJ: Carcinoid tumors, *N Engl J Med* 340:858–868, 1999.

Modlin IM, Sandor A: An analysis of 8,305 cases of carcinoid tumors, *Cancer* 79:813–829, 1997.

Wang SC, Fidelman N, Nakakura EK: Management of well-differentiated GI neuroendocrine tumors metastatic to the liver, *Semin Oncol* 40:69–74, 2013.

第 75 章

回肠、结肠和胃肠造口

本章介绍内容为回肠造口和结肠造口。第 41 章至第 43 章和第 191 章介绍胃肠吻合术，第 93 章介绍回肠储袋 - 肛门吻合术。

全部或部分结肠切除术伴回肠或结肠造口术主要用于治疗炎症性肠病（inflammatory bowel disease, IBD）、家族性腺瘤性息肉病（familial adenomatous polyposis, FAP）、涉及盆腔器官的肿瘤和腹部创伤。过去曾有多种造口，例如 Kock 储袋造口术，现已很少使用。临时性结肠造口多见于结肠急性憩室炎和穿孔患者，一般在 3~6 个月后进行造口还纳手术。图 75.1 显示了肠道不同切除范围时，胃肠造口的不同功能。

自 Brooke 回肠造口术临床应用后，所谓的回肠造口功能障碍发生率显著降低，但其主要问题是胃肠炎或食物不耐受症患者会出现电解质紊乱。如果对结肠造口患者进行正确宣教，结肠造口不会影响正常生活。

临床表现

不同类型的胃肠炎都会导致造口排出物大量增多，患者会出现腹痛和排出物增加等临床症状，并迅速发生脱水，以上症状一般在胃肠炎治愈后即可消失。结肠造口术后除了造口和造口周围区域的护理外，一般很少出现问题。对于因大便失禁或严重便秘而接受结肠造口术的老年患者，结肠造口的管理是老年护理的重点。临床医生应始终注意由其他原因（如粘连或复发性恶性肿瘤）引起的并发症（如肠梗阻）。梗阻发生时，会出现回肠或结肠造口排出物明显减少的典型症状，同时合并腹胀和肠梗阻的其他表现。

诊断

正常回肠造口的每日排出量在 300~800 ml。个体的饮食情况可能会导致输出量的增加，但不应超过 1 L/d。当输出量急剧增加时，必须补充液体和电解质。氯化钠和钾的摄入量通常可以通过正常饮食来维持。该类患者的电解质丢失是一个主要的问题，因此应当适当增加盐分的摄入。

回肠末端切除可能导致维生素 B_{12} 吸收不良。维生素 B_{12} 的缺乏不易察觉，常表现为神经系统症状或典型的巨幼细胞性贫血，值得临床医生警惕。对这些患者而言，应当定期给予维生素 B_{12} 肌内注射。

治疗和管理

如前文所述，任何原因导致的回肠造口排出量增加时都需要补充液体和电解质。对于排出量显著增加的患者，应急诊入院经静脉补充液体和电解质。一般经临床评估后，大多数患者无须进行静脉补液，口服即可维持足够的摄入量。

世界卫生组织推荐的经典液体配方可以保证钠和葡萄糖的快速吸收，从而有效帮助患者维持液体和电解质平衡。患者可以购买基于该配方的 Pedialyte 等市售产品，也可以自行制备（如在 1 升液体中加入定量的盐和糖，以及所需的调味料）（参见第 64 章）。应对患者的血压进行仔细监测，以防止血管损害的发生。

有时需要行 X 线平片检查排除肠道梗阻，尤其是有粘连或恶性肿瘤病史的患者。乙状结肠造口有时必须行造口灌洗才能排空。造口灌洗是低位结肠造口患

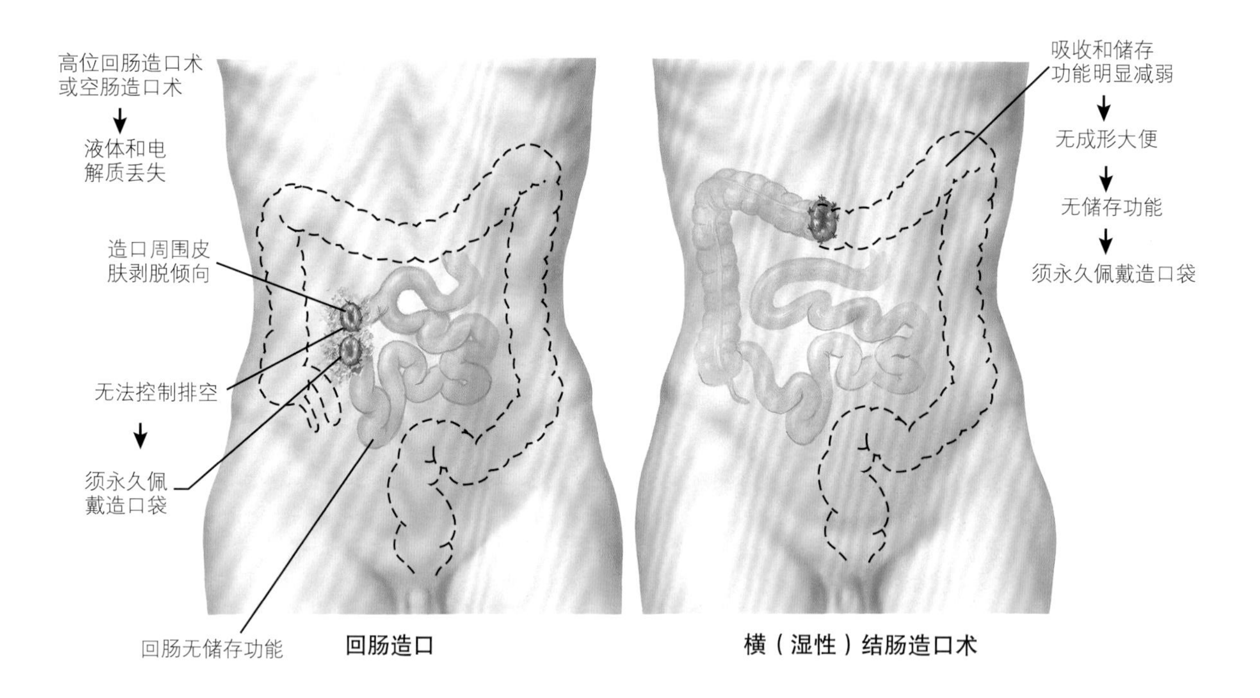

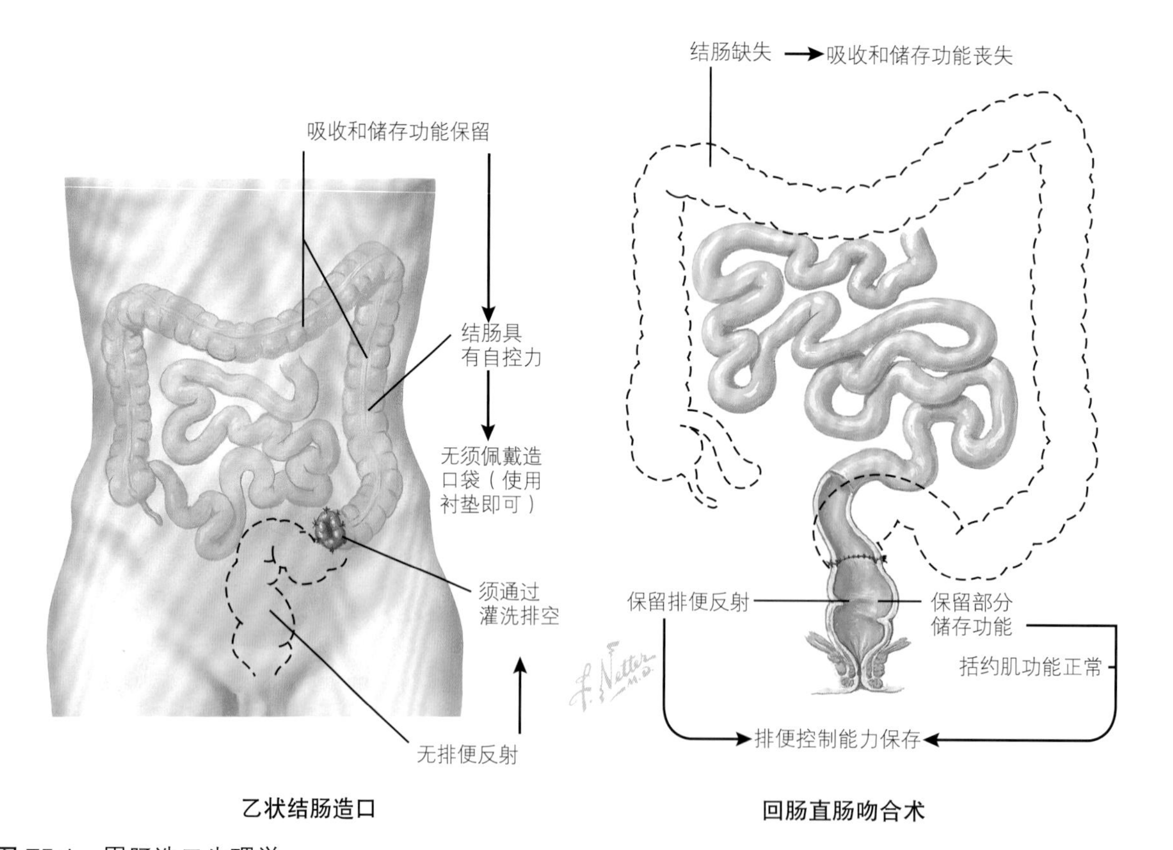

图 75.1 胃肠造口生理学

者常规护理的一部分，但不适用于横结肠造口患者。

应常规对造口周围皮肤进行护理，社区卫生服务中心可以指导患者护理造口周围皮肤的过敏或病变。

造口一般不需重建，但在某些情况下，造口可能会发生功能障碍或狭窄，必须进行重建。此时需要由外科医生评估，有时疼痛或者不全梗阻的症状会影响对造口的评估。

病程和预后

炎症性肠病、外伤或任何良性疾病患者行回肠造口术通常预后良好，且不影响正常生活；同样，因良性疾病患者而进行的结肠造口也不影响正常生活。然而，对于恶性肿瘤或FAP患者，造口术后需密切监测肿瘤复发。老年患者造口术后通常需要相应的老年护理。

（Martin H. Floch 著　周鑫 译　孙涛 审校）

其他资源

Araghizadeh F: Ileostomy, colostomy and pouchitis. In Feldman M, Friedman LS, Brandt LJ, editors: *Gastrointestinal and liver disease*, ed 10, Philadelphia, 2016, Saunders-Elsevier, pp 2062–2075.

Brooke BN: Management of ileostomy, including its complications, *Lancet* 2:102–104, 1952.

Kelly KA, Sarr MG, Hinder RA: *Mayo clinic gastrointestinal surgery*, Philadelphia, 2004, Saunders.

Steinhagen E, Colwell J, Cannon LM: Intestinal stomas-postoperative stoma care and peristomal skin complications, *Clin Colon Rectal Surg* 30: 184–192, 2017.

Weise WJ, Serrano EA, Fought J, Gennari FJ: Acute electrolyte and acid-based disorders in patients with ileostomies. A case series, *Am J Kidney Dis* 52: 494–500, 2008.

第五篇

结肠、直肠、肛门

第 76 章

结肠、直肠和肛门解剖

结肠和乙状结肠的结构和组织学

大肠的内径随它的功能状态的变化而变化。结肠被收缩沟分隔成囊袋状，形成结肠袋，因此肠腔可以交替隆起、收缩。大肠起始处（盲肠）内径最宽，越靠近直肠内径越窄。大肠的各个部分组成了整个大肠的马蹄形结构（图 76.1）。大肠的全长约 120~150 cm（4~5 英寸）。结肠由升结肠、横结肠、降结肠和乙状结肠四个部分组成。升结肠和降结肠位于腹膜后，横结肠和乙状结肠位于腹膜内。

升结肠平均长度约 15~20 cm（6~8 英寸），从回盲瓣上唇延伸到结肠右曲或肝曲，而后与横结肠相接。结肠右曲通常位于肝右叶的下面。横结肠长度从 30 cm 到 60 cm 不等，从结肠右曲延伸到结肠左曲或脾曲，位置更靠近颅侧。横结肠位于腹膜内，通过腹膜皱褶（肠系膜）和横结肠系膜与腹后壁相连，系膜在结肠左、右曲处最短，在横结肠中部最长。腹膜后位的降结肠长约 20~25 cm，从结肠左曲向下延伸到髂嵴或越过髂嵴到达髂窝，并继续沿左肾外侧缘和腰方肌之间的夹角，经髂肌上方，最终从腰大肌前方穿过，穿过股神经和生殖股神经后延续为盆腔结肠，或称乙状结肠，两者之间没有明显的分界线，在此处，结肠又重新位于腹膜内。降结肠前面被大网膜和盘绕的小肠所覆盖。

结直肠壁与整个肠道的结构一致，包括黏膜层、黏膜下层、双层肌层、浆膜下层和浆膜层或外膜（取决于其与腹膜的关系）。但结直肠的外观与小肠不同，一是其内径更大，二是其有三个典型的结构特征，即：①三条结肠带，②结肠袋，③肠脂垂。三条结肠带为纵向条带，大约 8 mm 宽，走行于全结肠，这是由于外纵行肌没有均匀包裹导致的。三条结肠带所在的区域纵行肌局部增厚，而在结肠带之间的纵行肌很薄。结肠带的命名取决于其与横结肠的位置关系。**结肠系膜带**位于横结肠背面与横结肠系膜附着处，并延伸至升结肠和降结肠的背中线处。**网膜带**位于横结肠腹侧面与大网膜的附着处，并沿升、降结肠的背外侧面走行。**独立带**是游离的，与肠系膜及大网膜的附着处无关，通常位于横结肠尾部表面和升、降结肠的内侧面。三条结肠带在阑尾与盲肠的连接处以及乙状结肠与直肠的交界处融合成完整的肌层，且在直肠近端，其前部和后部肌肉比侧面肌肉更为发达。通常在乙状结肠中部和下部，其后面、外侧面和前面的结肠带就合并为一条宽的纵行条带。

结肠袋是结肠带之间的大小不等的囊袋样结构。它们由环形收缩沟分隔而成，长短不等。结肠袋膨出的程度取决于结肠带的收缩程度，结肠带收缩越厉害，结肠袋就越明显，而在结肠带完全舒张的时候，则几乎看不到结肠袋。

结肠的第三个特征结构，即肠脂垂，由浆膜下葡萄样充满脂肪的小袋构成，其大小因患者的营养状况不同而异。在升、降结肠，肠脂垂通常排列成两列，但在横结肠，肠脂垂只沿独立带排成一行。肥胖患者的肠脂垂可以非常巨大。

在结肠袋间外表面的横沟位置，大肠内部黏膜层形成新月形的横向皱襞，称为结肠半月襞。这些半月形皱褶的长度通常和两条结肠带间的距离一致，也可能更长。小肠内的 Kerckring 皱襞仅包含黏膜层和黏膜下层，而结肠半月襞还包括环行肌层。

与小肠相比，大肠的黏膜没有绒毛状突起，但有深管状凹陷，而且越靠近直肠越深并达黏膜肌层。在黏膜下层，除了常见的血管、淋巴管、Meissner 黏膜下神经丛等结构外，还存在大量孤立淋巴小结，起源于固有层的网状组织并穿过黏膜肌层进入黏膜下层。大肠黏膜上皮由一层高柱状细胞构成，当在新鲜状态下进行固定时，其表面边缘呈膜状。可见

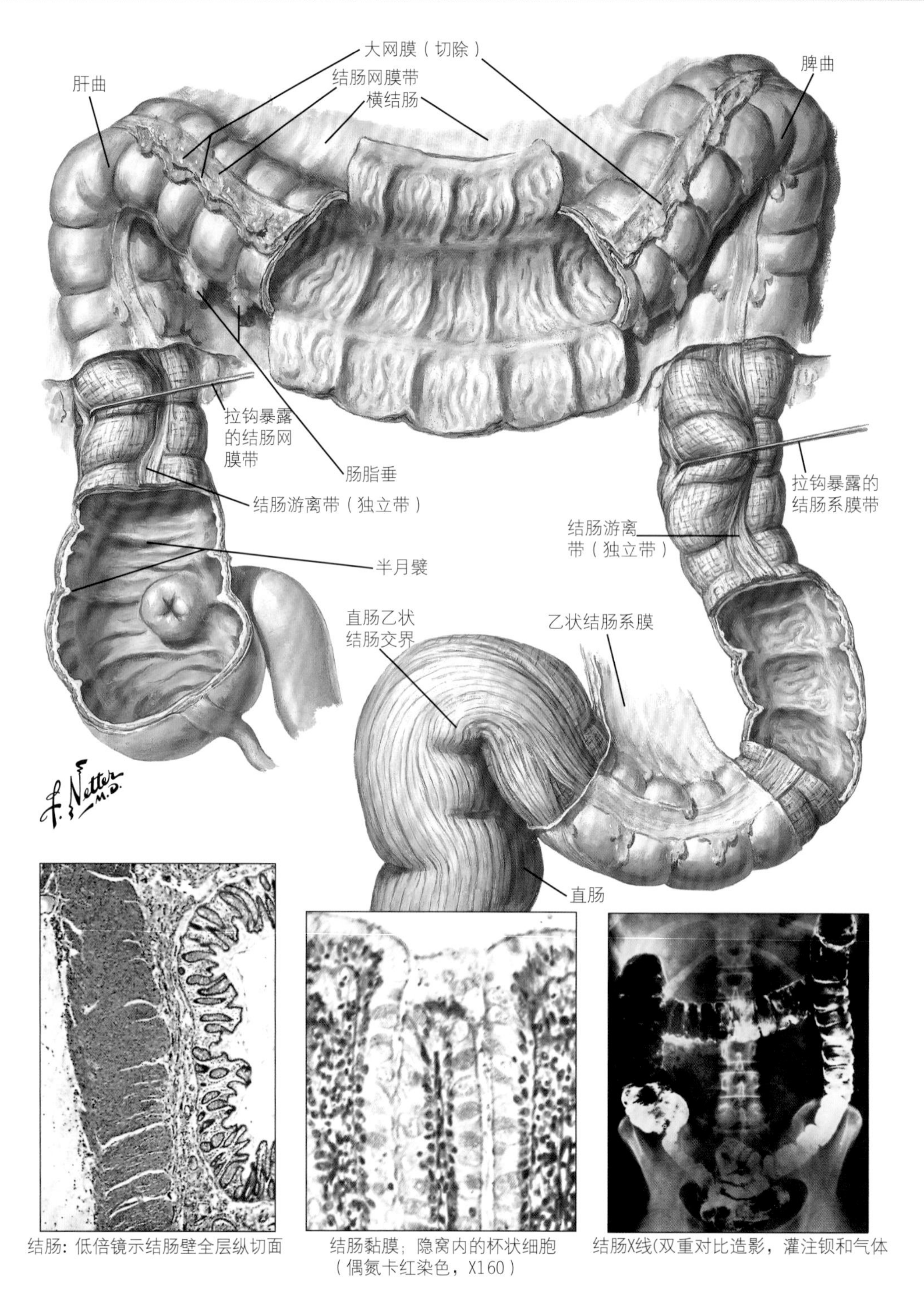

结肠：低倍镜示结肠壁全层纵切面

结肠黏膜；隐窝内的杯状细胞（偶氮卡红染色，X160）

结肠X线(双重对比造影，灌注钡和气体

图 76.1 结肠全貌和结构

大量杯状细胞，尤其是在隐窝的基底部。

与小肠相比，结肠上皮相对简单，但存在可产生 5- 羟色胺的肠嗜铬细胞，还有可产生 GLI/PYY 的 L 细胞，以及少量可产生生长抑素和大量其他物质的 D 细胞。

乙状结肠是结肠中一个特殊的部分，如第 83 章所述，它具有特殊的运动功能。在西方国家，乙状结肠憩室常见，并继发憩室炎（见第 90 章）。由于慢性憩室病，结肠镜医生常在肠镜通过该段区域时遇到困难。因此乙状结肠的解剖学结构十分重要（图 76.2）。

乙状结肠准确的起始位置，或者说降结肠移行为乙状结肠的位置是不确定的。乙状结肠通常被认为是降结肠与直肠之间的一段大肠，因与肠系膜相连，故可以自由移动。由于肠系膜变化很大，乙状结肠的范围也随之发生很大变化。一般认为乙状结

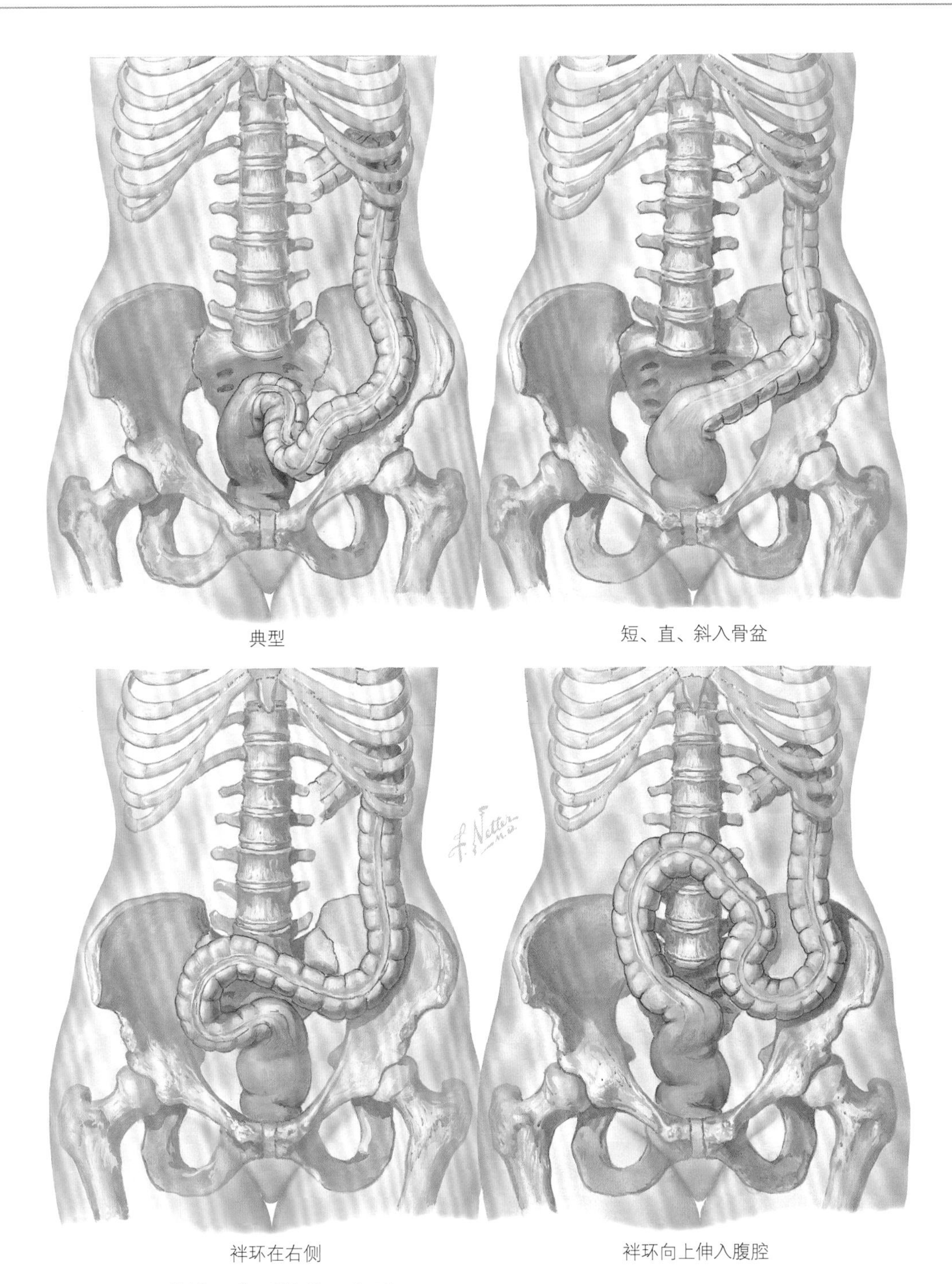

图 76.2 乙状结肠典型结构及变异

肠起始于左髂嵴和左侧腰大肌侧缘或小骨盆边缘。也有专家认为乙状结肠包括髂部结肠（即髂部没有肠系膜的一段）和骨盆部分（盆部结肠），而肠系膜起始于小骨盆边缘。带有肠系膜的乙状结肠通常在骨盆上口形成 Ω 形弯曲，朝向第 1 或第 2 骶椎（S1 或 S2）或骨盆右侧，最终在 S3 水平以锐角与直肠相连。但乙状结肠并不总是呈这种典型结构。

乙状结肠可能很短，直接斜插入骨盆，也可能很长，其袢状结构可延伸到右侧，或者在极端情况下，可高达腹部。它在成人中的平均长度约为 40 cm（16 英寸），儿童约为 18 cm。如上所述，其长度变化很大，乙状结肠可达到 84 cm 甚至更长。

肠系膜（即乙状结肠系膜）根部起点各异，但典型者其起始于左上髂窝，继续向下延伸数英寸，然后向中线走行，再向上达腰大肌上某点，在第 4 腰椎（L4）的稍左侧后向下进入骨盆。肠系膜附着线呈不规则、钝性的倒V形，在到达最高点后，乙状结肠系膜附着线转向尾侧，在髂总动脉分叉处越过左侧髂总动静脉前方。乙状结肠系膜的长度，即到肠壁根部的距离，极其多变。乙状结肠围绕血管蒂缠绕扭转，形成一个小的腹膜隐窝，即乙状结肠间隐窝，少数情况下，可以导致腹膜后疝。尽管如此，该隐窝对血管蒂有重要意义。左输尿管在腹膜后通过乙状结肠间隐窝后壁。这些位置关系都是变化的，但在该区域发生疾病时仍然有重要意义。

乙状结肠的袢环、拱形结构的变化使得器械的通过变得复杂，当该处发生疾病时，诊断也变得困难。憩室炎易与阑尾炎相混淆，而且憩室炎伴穿孔可累及输尿管和盆腔器官。

乙状结肠与结肠的其他部分的黏膜层和黏膜下层结构基本相同，环行肌和纵行肌的排列也基本一致，但乙状结肠最远端除外，此处大肠原本典型的三条扁平的纵行肌带（结肠带）散开形成了乙状结肠和直肠交界处完全环绕的纵行肌层。同一区域的环行肌层也增厚，有的甚至明显凸出，形成所谓交界处“括约肌”。但这种增厚是否具有括约肌的功能尚存疑。在乙状结肠的走行过程中，浆膜层肠脂垂的数量和大小都在逐渐减少。

乙状结肠的解剖学变异的重要性将在结肠镜检查部分进行讨论（详见第79章）。

直肠和肛管

要了解发生在直肠和肛门区域的众多疾病和病理情况，就需要先理解该部位的解剖学细节。排便功能问题、痔疮类血管疾病和炎症性肠病的继发问题都与该部位解剖学息息相关。

肠管的终末端包括直肠和肛门两部分，前者从乙状结肠和直肠交界处，即第3骶椎（S3）水平，向下延伸10~15 cm（4~6英寸）到肛直肠线（图76.3和图76.4）。腹膜也从乙状结肠继续向下延伸，但仅在直肠的前壁和侧壁延伸1~2 cm。偶尔可见很小的直肠系膜，但仅存在于靠近乙状结肠和直肠交界处。因此，直肠是真正意义上的腹膜后位器官。

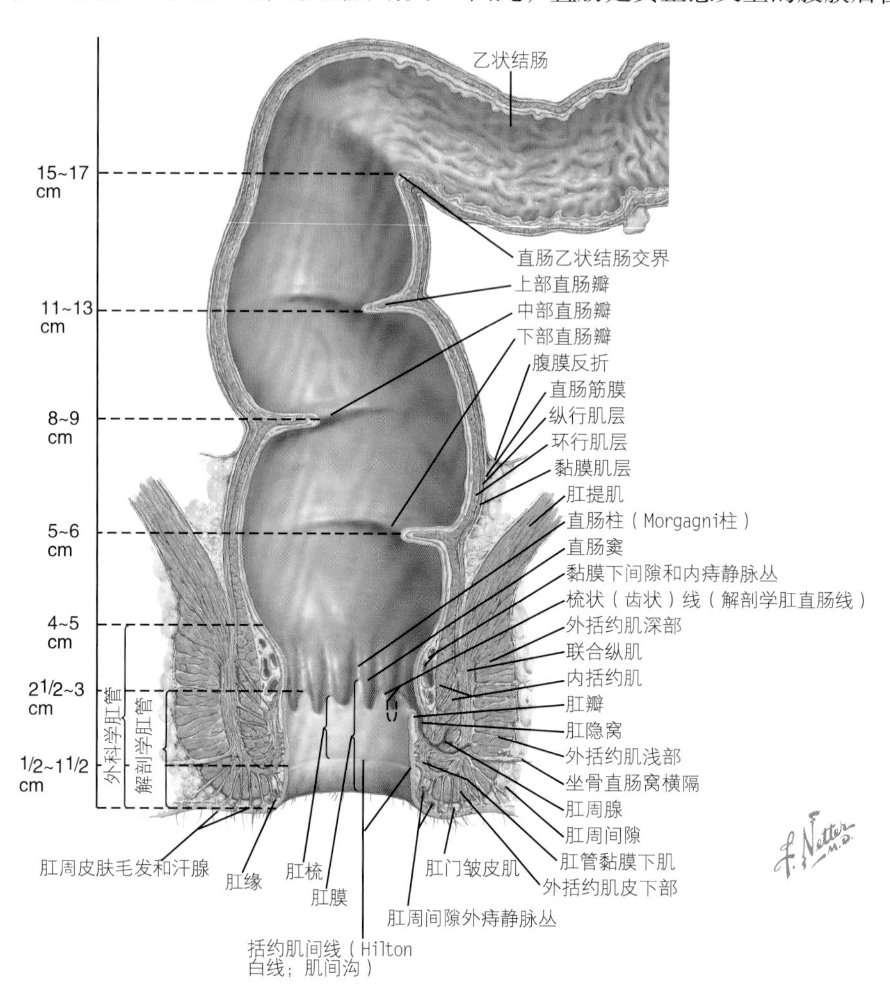

图 76.3 从直肠乙状结肠交界到肛缘的直肠

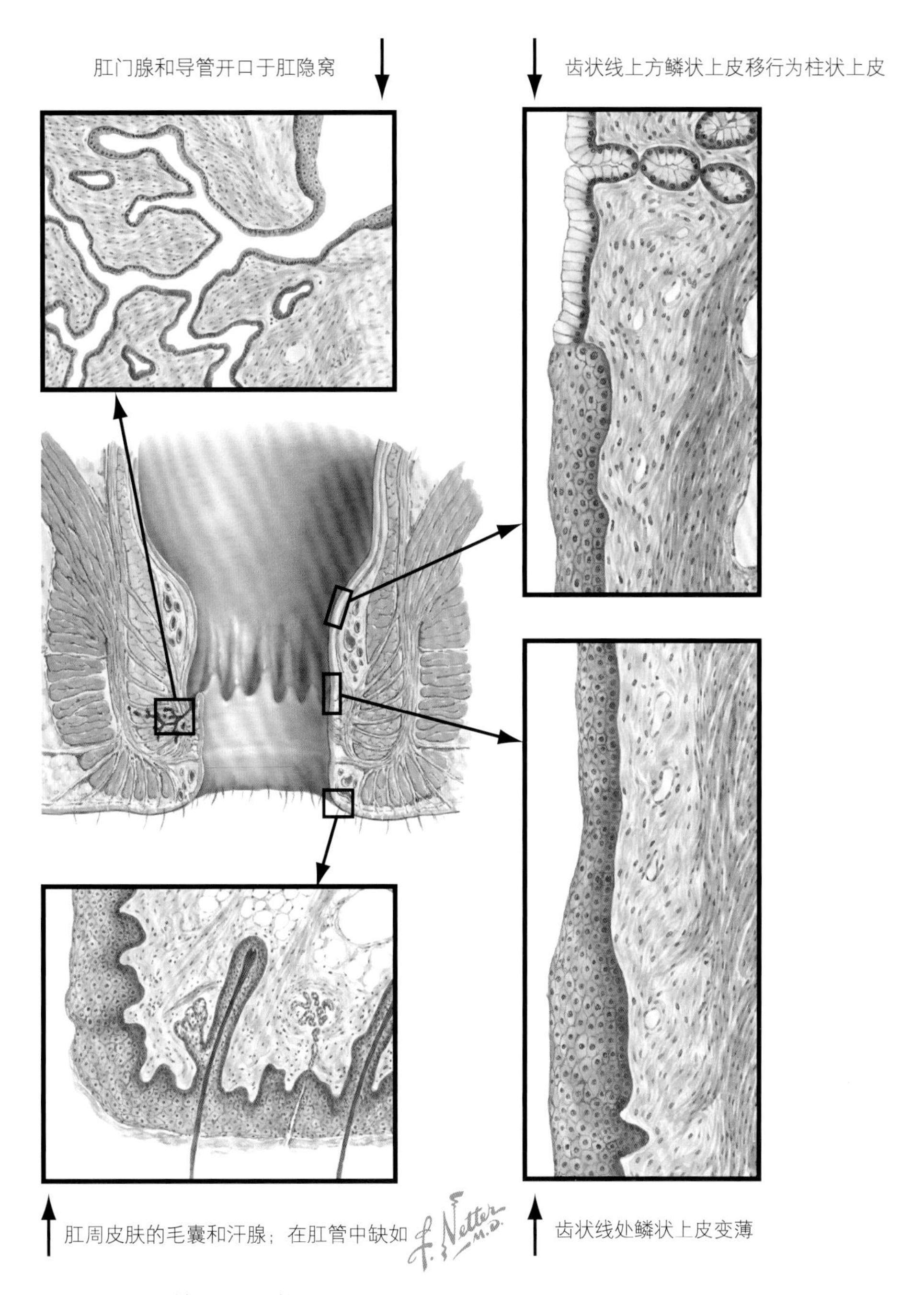

图 76.4 肛管的组织学

腹膜从直肠前上表面折返到男性的直肠和膀胱之间或女性的直肠和子宫之间的间隙中，分别形成直肠膀胱凹或直肠子宫凹。腹膜折返的深度有差异，男性平均为 7 cm，女性平均为 4 cm。直肠的长度和直径在不同人之间区别也很大，通常女性直肠比男性小很多。

直肠后壁贴附于骶骨前面向下延伸，直至骶尾关节处，在此大致与肛提肌平行。直肠前壁相对平直，平行并紧靠女性阴道后穹窿或男性尿直肠隔。直肠壶腹部通常有三个明显的侧弯，或称皱褶。三个皱襞与直肠内壁对侧的凹陷相对应，由黏膜和黏膜下层形成的新月形褶皱组成，包括环行肌层，但不包括纵行肌层。这些多少不等的显著皱襞被称作直肠瓣，环绕直肠大约 1/3~1/2 周。最上方和最下方的直肠瓣位于直肠左侧壁，其中最上方的直肠瓣位于直肠与乙状结肠交界处下方 4 cm 左右，而最下方的直肠瓣位于齿状线上方 2~3 cm 左右。中间的直肠瓣通常位于直肠右壁或腹膜折返部位的稍上方，距齿状线大约 6~7 cm。直肠镜检查可到达中间的直肠瓣。

直肠的括约肌部，即外科学肛管的上 1/3，起始于临床上可触及的肛管直肠肌环的上缘，通常位于肛缘上方约 4 cm 处，此处的直肠相对狭窄，而后向下延伸至解剖学意义上的肛管直肠线（齿状线），即直肠黏膜上不规则或波浪状的分界线，在肛缘上方约 2~3 cm 处。这条线被认为是内胚层形成的原肠和外胚层形成的原肛的连接处。然而，现在的组织学证据表明此胚胎结构并非骤变，而是在几厘米的范围内逐渐转变。尽管如此，齿状线仍旧肉眼可辨，环绕肠壁并形成 6~12 个向头端延伸的凸起以及位于其间的相同数量的尾部弯曲。齿状线向头端伸出的长度与直肠柱相关，长短不等，约 1~1.5 cm，包绕在其中的半岛状肛膜结构称肛柱。相互交错的直肠柱、直肠窦和肛柱在黏膜和外胚层组织的交界处形成了丰富的网状结构。有时，肛柱向直肠腔内形成乳头状突起，这些乳头状突起被称为肛乳头。大多数情况下肛乳头缺如，但当肛乳头存在且发生慢性感染时，通常会变得肥大且明显，类似纤维性息肉，甚至通过肛管脱出。

解剖学肛管起始于齿状线，延伸至肛缘或肛管外口的边缘或其周围。很难准确地界定肛管的末端，但基本与肛门皮肤边缘一致，毛发生长止于此处。

内痔静脉丛位于括约肌直肠部分的黏膜下层内，黏膜下间隙中。黏膜下层还含有丰富的淋巴管和神经末梢。与乙状结肠相比，直肠黏膜较厚。至外科学肛管时，颜色变得越来越红，血管也越来越多，最下部几乎呈紫红色。极度丰富的血管使其易发生出血性疾病。

直肠的立方或柱状上皮向下延伸至外科学肛管的上 1/3，在齿状线上方转变成不规则的复层鳞柱状上皮，直接覆盖在内痔丛、直肠柱和 Morgagni 窦上。这段上皮移行区有时被称作肛黏膜，并非突然出现，界限也不规则。

在肛管和直肠下段的上皮下肌肉起始处，可有单管状和分支状（葡萄状）腺体，被称为肛周腺、肌内腺和肛导管。通常，这些导管的开口通向肛门陷凹（肛隐窝）的底部，但导管和腺体可延伸不同长度到达邻近组织，甚至进入或穿过括约肌（“肌内”腺体）。它们可能对肛肠感染和瘘管的发生有重要意义。

肛门直肠部位的肌肉结构对于理解许多排便和括约肌控制的问题十分重要。联合纵肌在肛肠生理学、病理学和外科手术中具有极其重要的意义，它和肛提肌一起，通过肌纤维在整个联合纵肌上滑行来控制肛提肌和括约肌对肛管的作用。肌肉在外科学肛管上 1/3 处的肌间沟和筋膜板水平上的伸展可影响肛肠感染的扩散以及窦道的开口和主道。图 76.5 和图 76.6 有助于理解这其中的内在关系。

肛管最外面，同时也是最末端的肌肉是肛门外括约肌，由三层横纹肌构成。它分三个部分，即皮下部、浅部和深部，易于辨别。皮下部直径约 3~5 mm，在肛门边缘正上方的肛门口周围环绕一圈，很少能被触及，常通过其明显的带角的隆起识别。男性中，前部肌束延伸至中缝，皮下外部括约肌向后延伸与尾骨相连。女性中，皮下部更加发达，尤其是在前部形成明显的角状带，在会阴切开术中常被切开。皮下部通过联合纵肌的延长部与肛提肌功能联合，前者呈扇形在肛提肌中穿过，最末部分组成肛门皱皮肌肌纤维。浅部，即第二层，呈椭圆形，是肛门外括约肌三层肌肉中最大、力量最强的一层。这一层结构复杂，相互交错，起于尾骨尖，参与形成肛尾韧带的左右侧肌肉。肛门外括约肌的深部主要为环行肌束，通常不与尾骨相连，肌纤维呈袖套样在直肠末端环绕穿过，并与耻骨直肠肌紧密结合。

使直肠肛管保持在原位的主要力量来源于盆底的肌肉，即肛提肌。一般认为肛提肌由三部分组成，即耻尾肌、耻骨直肠肌和髂尾肌，这些肌肉形成一个横膈平面。如图 76.5 和图 76.6 所示，所有这些肌肉的活动都与正常排便有关。另外，当括约肌失去功能时，这些肌肉对于括约肌的再训练也非常重要。肛提肌参与稳定骨盆底，并作为支点，在提重物、咳嗽和排便时可以增加腹压。肛提肌与其他肌肉的联合作用对于维持直肠和泌尿生殖系统功能完好十分重要。

大肠的血液供应、淋巴引流和神经支配

与小肠一样，除直肠外，结肠的主要动脉血管通常与同名静脉血管并行，其中的静脉引流十分丰富（图 76.7 和图 76.8）。

按照传统的描述，中结肠动脉起始于胰腺下缘，进入横结肠系膜的右半部分，在距结肠壁不同距离处分为两支。一支向右与右结肠动脉升支吻合，另一支则向左行，与来自肠系膜下动脉的左结

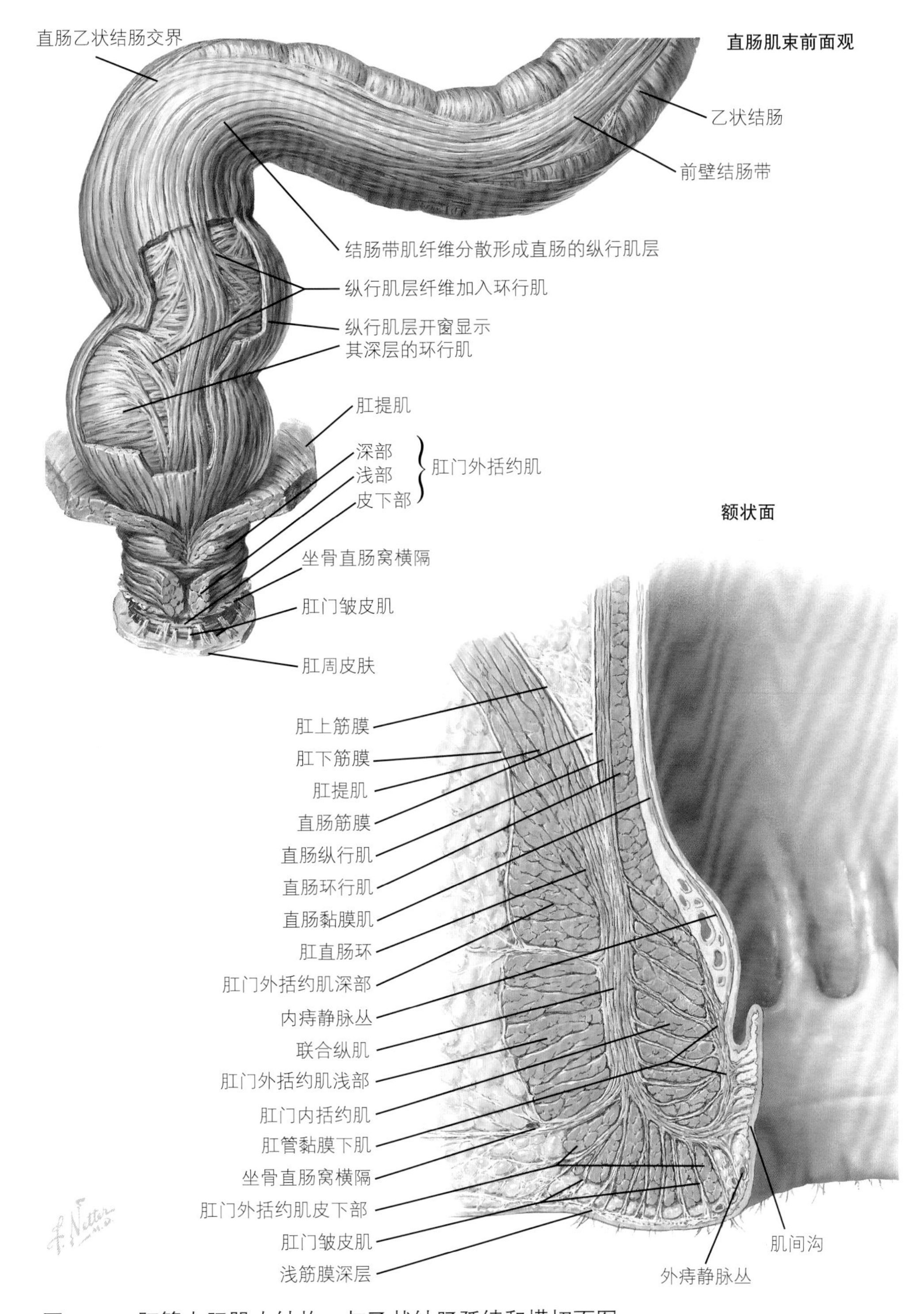

图 76.5　肛管直肠肌肉结构：与乙状结肠延续和横切面图

肠动脉的升支吻合（见图 76.7 和图 76.8）。中结肠动脉的两个分支都继续分支，形成初级和次级弓形分支，将直肠动脉血液引入横结肠。但并不是所有个体都是这样。作为肠系膜上动脉的独立的分支，中结肠动脉常常是缺如的。在这种情况下，该动脉通常被右中结肠干所取代，或者偶尔被左结肠动脉分支取代，后者有时可达肝曲。副中结肠动脉也可能存在，它一般起源于主中结肠动脉上方的主动脉，通常和左结肠动脉的分支相吻合，在左横结肠系膜处形成次级弓形结构。这些血管结构都可存在多种变异。

右结肠动脉通常起源于肠系膜上动脉，在系膜中间处分为与回结肠动脉吻合的下行支，以及与中结肠动脉右支吻合的上行支（见图 76.7 和图 76.8）。

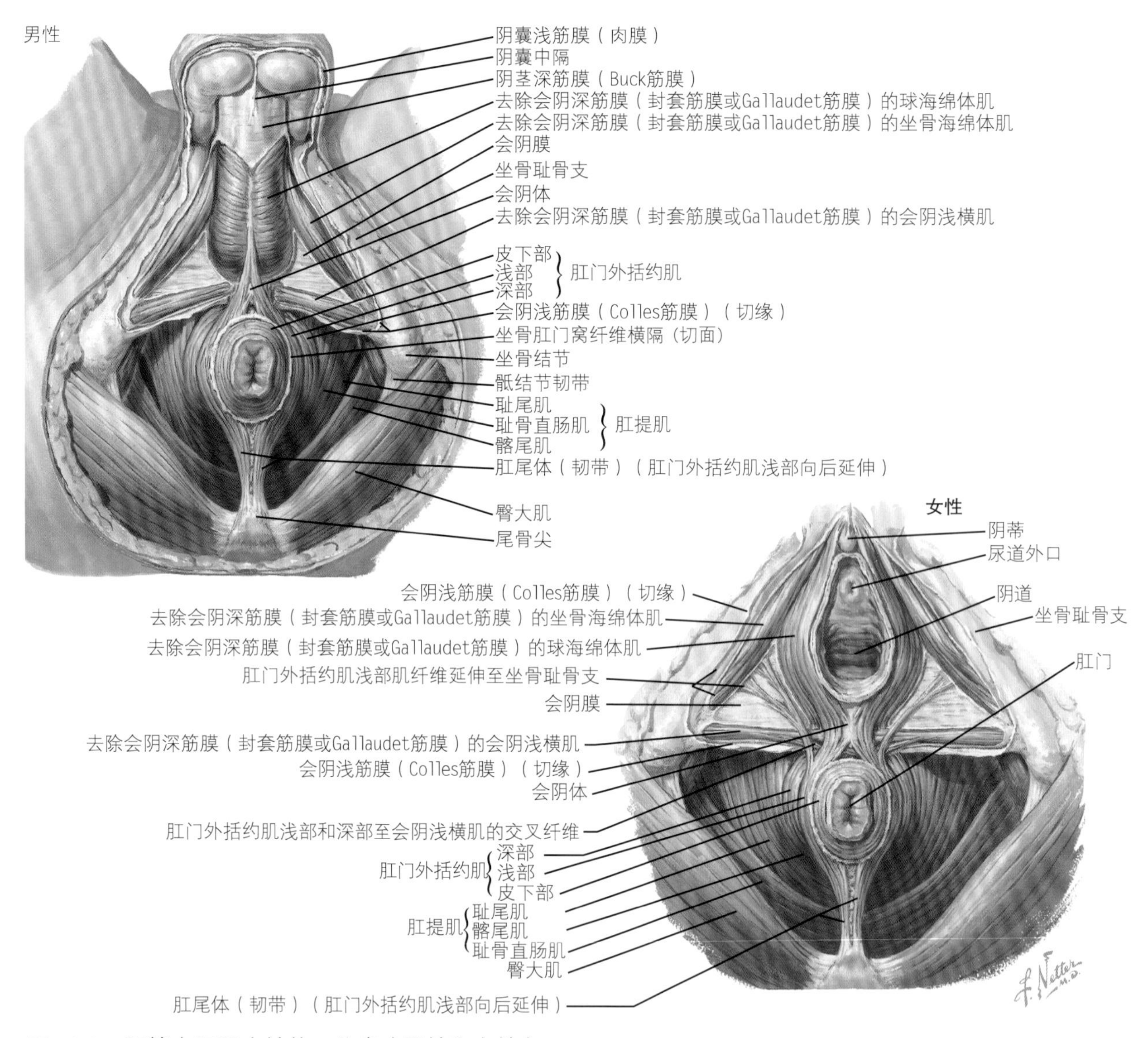

图 76.6 肛管直肠肌肉结构：盆底（男性和女性）

同样，这些血管结构也有很多变异。在高达 18% 的研究人群中，右结肠动脉完全缺如。从肠系膜上动脉到右半结肠的血供和从肠系膜下动脉到左半结肠的血供存在很多变异。但回结肠动脉——肠系膜上动脉向右的最后一个分支恒定存在。因此，一般说来有两条主要的动脉分支：结肠升支和回结肠降支。阑尾动脉有 10 种不同的起始位点和走行路线。

典型的肠系膜下动脉起源于主动脉的前壁或左侧，在主动脉分叉上方 3~5 cm 处，即第 4 腰椎（L4）的下 1/3 处。肠系膜下动脉向下分支形成乙状结肠动脉和直肠上动脉，使得直肠部位血供丰富（见图 76.7 和图 76.8）。乙状结肠动脉与右阴部动脉、直肠动脉和一些为盆部肌肉供应血液的血管共同形成了直肠和肛门区域丰富的血供环境。

主要动脉的静脉引流大多与动脉灌流相伴行，但直肠和肛门除外，此处也存在同名动静脉，但丰富的直肠内、外痔静脉丛主要引流黏膜、黏膜下和肛周组织的血液。静脉丛完全环绕直肠，但小静脉和大静脉最富集的区域是直肠柱。总体上，从静脉丛引流血液的血管在黏膜下层向上走行 10 cm。这些静脉的属支则穿过直肠肌层，与肌周静脉丛及直肠上静脉相连。因为这些发生在肌肉内的穿梭主要位于肌周静脉丛和直肠中静脉交通支的上部，显然后者有助于直肠内静脉丛的引流。静脉丛的血液主要通过直肠上静脉回流。

直肠内静脉丛的扩张会导致内痔的形成（见第 102 章）。直肠外静脉丛的扩张或血栓形成会导致外痔形成。这两个静脉丛被肛管黏膜下肌层和直肠的致密组织所分隔，但它们在这些组织中通过细长的血管相互联系，这些血管的大小和数量随着年

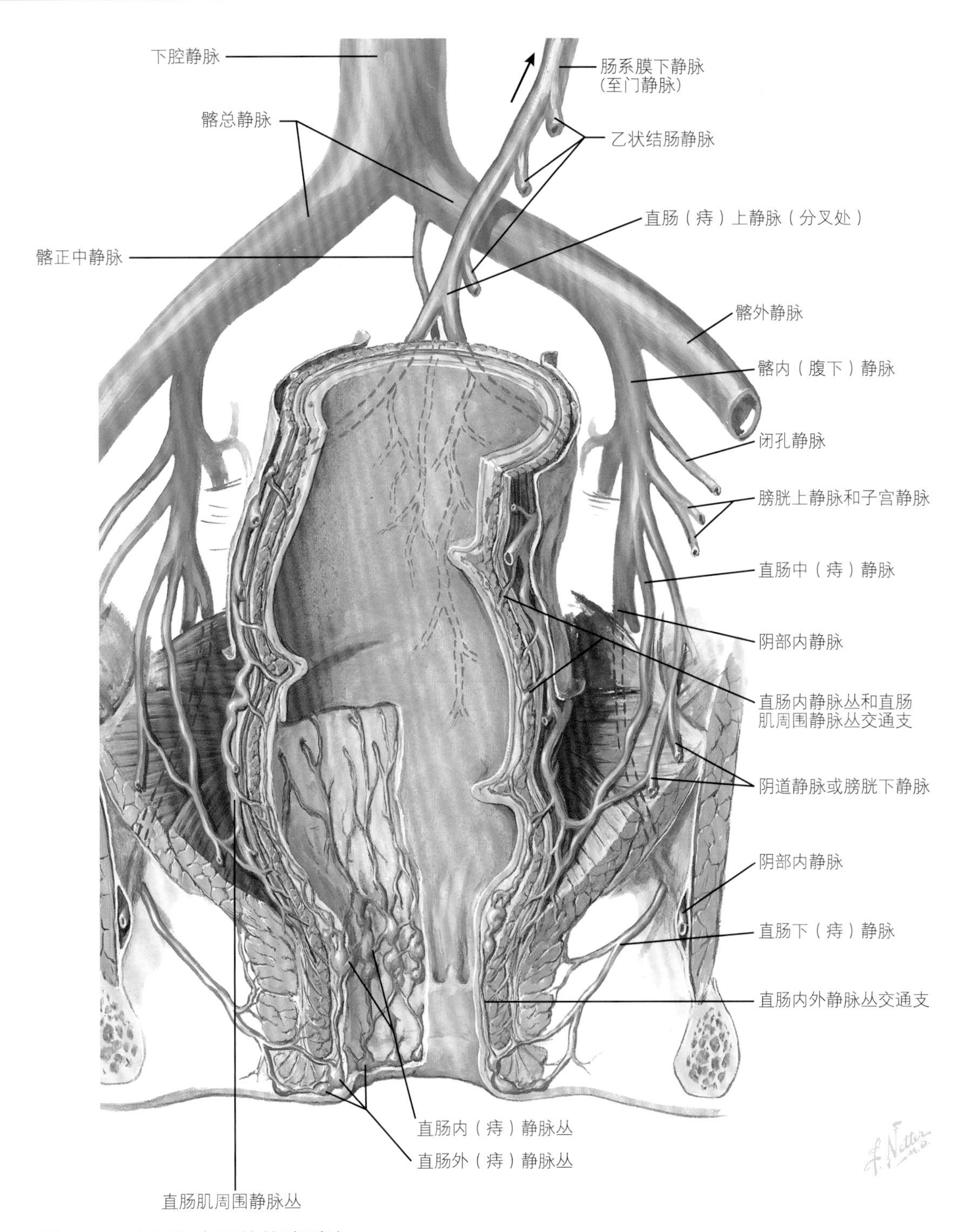

图 76.7　大肠和直肠的静脉引流

龄的增加而增加，在有痔的情况下，这些血管也会变得很大。另外，直肠下、中静脉和它们的引流血管——阴部内静脉都有瓣膜，而直肠上静脉瓣膜缺失。当肝硬化或其他原因导致门静脉高压症时，门静脉压升高，可能会引起直肠上静脉血液逆流。门静脉血流流经直肠上静脉后，经直肠静脉丛，然后被直肠下静脉带走，经髂内静脉回流。

淋巴引流

大肠的淋巴引流十分复杂。最重要的区域淋巴结是回结肠淋巴结、右结肠淋巴结、中结肠淋巴结和左结肠淋巴结，分别与大肠的各个节段有关。它们以一串淋巴结起始，统称为结肠周淋巴结，沿升结肠、横结肠和降结肠的内侧边缘分布，位于肠道相应节段背侧的腹膜后组织中，较小的一段位于乙

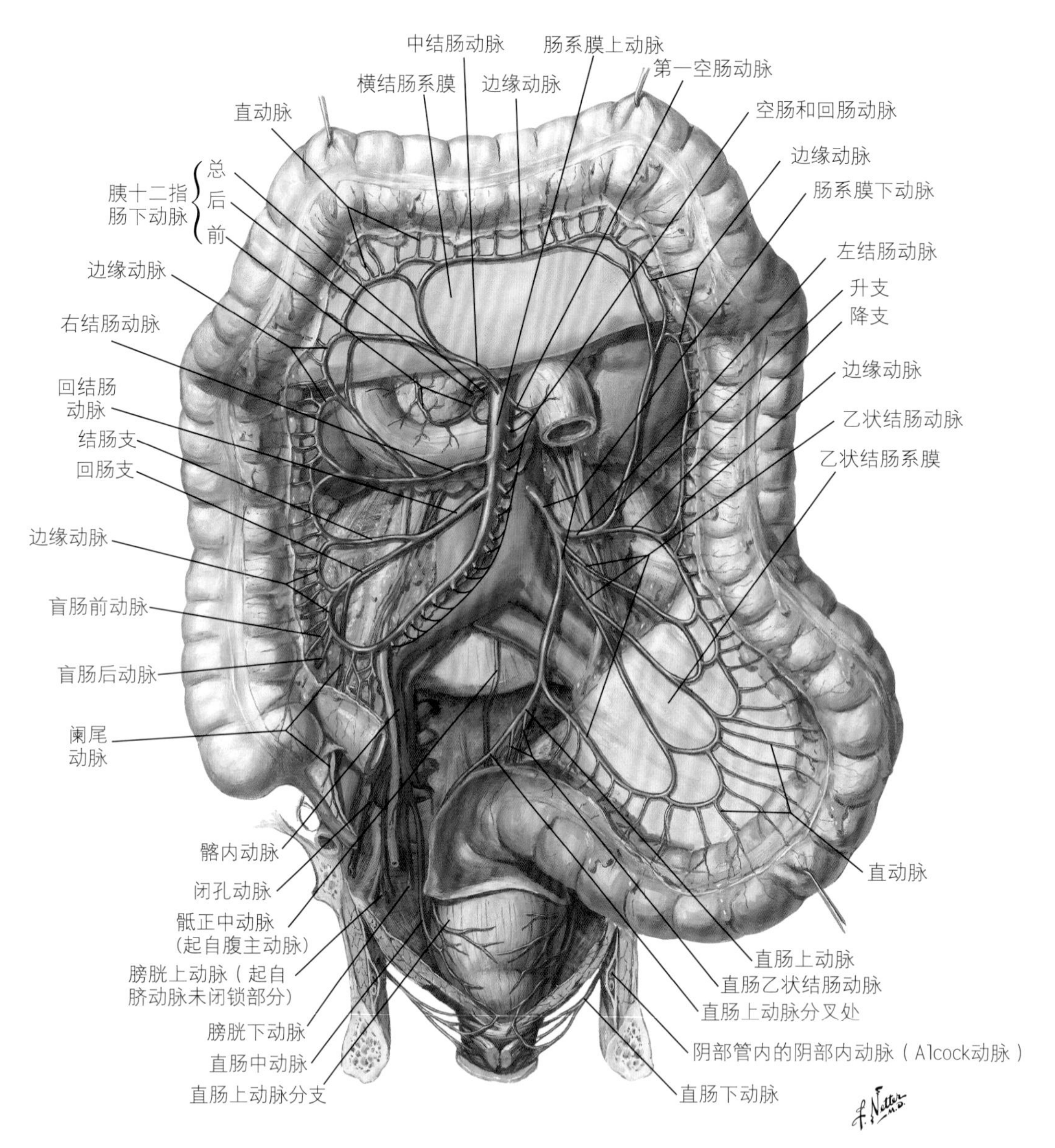

图 76.8 大肠的动脉循环

状结肠系膜中。每一组淋巴结的淋巴液注入淋巴管，这些淋巴管与各自相应的血管在中线方向上并行，朝向大的椎骨前血管。从直肠和肛管发出的淋巴管主要走向两个方向。肛管下部的淋巴管穿过腹膜，沿着阴囊或大阴唇以及股内侧缘，注入腹股沟上淋巴结，而肛管上部发出的淋巴管则向上引流至主动脉前和肠系膜下淋巴结。

神经支配

大肠的神经支配和小肠相似，包括中枢神经系统和结肠固有神经，在第四篇有详细介绍。

（Martin H. Floch 著 钟丰耘 译 石雪迎 审校）

其他资源

Bass LM, Wershil BK: Anatomy, histology, embryology, and developmental anomalies of the small and large intestine. In Feldman M, Friedman LS, Brandt LJ, editors: *Gastrointestinal and liver disease*, ed 10, Philadelphia, 2016, Saunders-Elsevier, pp 1649–1678.

Bharocha AE, Hasler WL: Motility of the small intestine and colon. In Podolsky DK, Camilleri M, Fitz JG, et al, editors: *Yamada's textbook of gastroenterology*, ed 6, Hoboken, New Jersey, 2016, John Wiley and Sons Ltd, pp 367–385.

Mills SE: *Histology for the pathologist*, 4th ed, Philadelphia, 2012, Lippincott, Williams and Wilkins.

Rao SSC: Fecal incontinence. In Feldman M, Friedman LS, Brandt LJ, editors: *Gastrointestinal and liver disease*, ed 10, Philadelphia, 2016, Saunders-Elsevier, pp 251–269.

Vmansky K, Matthews JB: Colon: anatomy and structural anomalies. In Podolsky DK, Camilleri M, Fitz JG, et al, editors: *Yamada's textbook of gastroenterology*, ed 6, Hoboken, New Jersey, 2016, John Wiley and Sons Ltd, pp 93–107.

第 77 章

结肠的分泌、消化和吸收功能及结肠菌群

结肠黏膜分泌一种乳白色、黏液样的碱性液体，主要由水、黏液和电解质组成（图 77.1），化学刺激和机械刺激都可以促进其分泌。由于结肠上皮可以作为金属物质（铅、汞、铋，可能还有银和钙）的排出通道，因此其也有排泄功能。黏液胶内含大量的黏蛋白、三叶因子、防御素、分泌型免疫球蛋白、电解质、磷脂、细菌、脱落上皮和许多其他尚未明确的物质。这层黏液胶主要由杯状细胞分泌，起保护作用。

结肠的消化功能十分重要。多少不等但通常是少量的、没有被空肠和回肠消化的脂肪、蛋白质、蛋白酶、蛋白胨和肽类物质可能在结肠菌群的作用下被消化，这些菌群含有可以降解这些物质的酶类。细菌的腐败作用可以产生脂肪酸。一些特定的氨基酸——主要是色氨酸，还有酪氨酸、苯丙氨酸和组氨酸——被消化后可以参与合成一些化合物，如甲基吲哚、吲哚、苯酚、甲氧苯酚和组胺。这些产物可以被黏膜少量吸收并转运到肝进行解毒，这部分物质通常以硫酸盐和葡糖醛酸苷的形式从肾排出，其余大量的物质则残留在肠腔内并随粪便排出。粪便难闻的气味由吲哚、甲基吲哚、硫醇、硫化氢和胱氨酸的分解产物导致。粪便的颜色主要来源于胆色素的细菌还原产物——粪胆素。

结肠中最主要的酵解反应是对淀粉和非淀粉类多糖（如纤维素）的分解。这些物质不是由人体自身的酶类分解，而是依靠微生物的酶，并产生重要的物质——短链脂肪酸（short-chain fatty acids，SCFAs）。丁酸、乙酸和丙酸的分子比大概是 20 : 60 : 20。富含纤维的饮食中，大量的非淀粉类多糖为菌群提供了营养，因此产生了更多的 SCFAs。由于摄入的可溶性和不溶性膳食纤维的量不同，食入的多糖类物质中被吸收的部分占 5%~20%，也因此可以产生 300~800 mmol 的 SCFA，可以给人体提供 5%~10% 的能量。绝大多数麸皮和不溶性纤维不会被分解，而是在粪便中堆积并保持水分。丁酸是结肠细胞的首选能量来源，而乙酸和丙酸被吸收进入肝循环后参与胆固醇的合成和调节。

结肠的主要吸收功能是吸收到达盲肠的大量的含钠液体，以此来平衡水和电解质的排泄。精密的 Cl^--HCO_3^- 和 Na^+-K^+ 交换机制促进了人体稳态的平衡。Na^+-H^+ 交换则促进了钠的吸收，此过程由细胞间的环磷酸腺苷（cAMP）和钙离子调控。此外，NO、蛋白激酶、细胞骨架蛋白等物质也会影响 Na^+-H^+ 交换的过程。最终，到达盲肠的平均 1500~2000 ml 的液体通过结肠的水排泄过程被吸收，同时，根据膳食纤维和粪便中纤维（来源于细菌或者不溶性的麸皮）所占的体积的不同，最终形成 100~400 ml 的粪便。SCFAs 是结肠腔内的主要产物，在水盐吸收的平衡中发挥了重要的作用，促进了钠盐的吸收。SCFAs 看来可以很容易地进行跨膜扩散，并通过多种机制被吸收。其他一些水溶性的物质也可以通过该机制被吸收，因此有些药物可以通过直肠给药，如水合氯醛、抗胆碱能药、氧杂蒽类药物、洋地黄苷等。

肠 - 肝循环（enterohepatic circulation）包括胆汁酸和胆汁分泌入小肠上部，并主要在回肠被吸收。升结肠中，该吸收过程在一定程度上继续，初级胆汁酸和次级胆汁酸在此被重吸收。

总的来说，大肠的一个主要功能是吸收液体并维持电解质平衡，该过程主要发生在升结肠。结肠菌群的主要作用则是通过酵解淀粉和非淀粉类多糖产生 SCFAs。SCFAs 是结肠细胞的主要能量来源并通过肠 - 肝循环被吸收，进而影响胆固醇代谢。膳食纤维的作用是给大肠菌群提供营养，增加粪便物质的体积，保持粪便体积和内容物的稳定，从而维持结肠的正常运动与功能。

结肠菌群

消化道及腔道内的生物构成了一个生态单元，通常被称为肠道微生态。生态单元的代谢与功能会对人体产生影响。其包括4个相互作用的组成成分，即肠壁、分泌到肠腔内的液体、进入肠道的食物以及肠道菌群。

厌氧培养技术和RNA/DNA技术可以鉴定人体中最常见的需氧微生物和厌氧微生物。大约有500种生物寄居于大肠中，健康的肠道中包含了大约100万亿微生物。虽然在回肠末端有大量的菌群，但结肠中菌群最多，而厌氧微生物的数量大约是需氧微

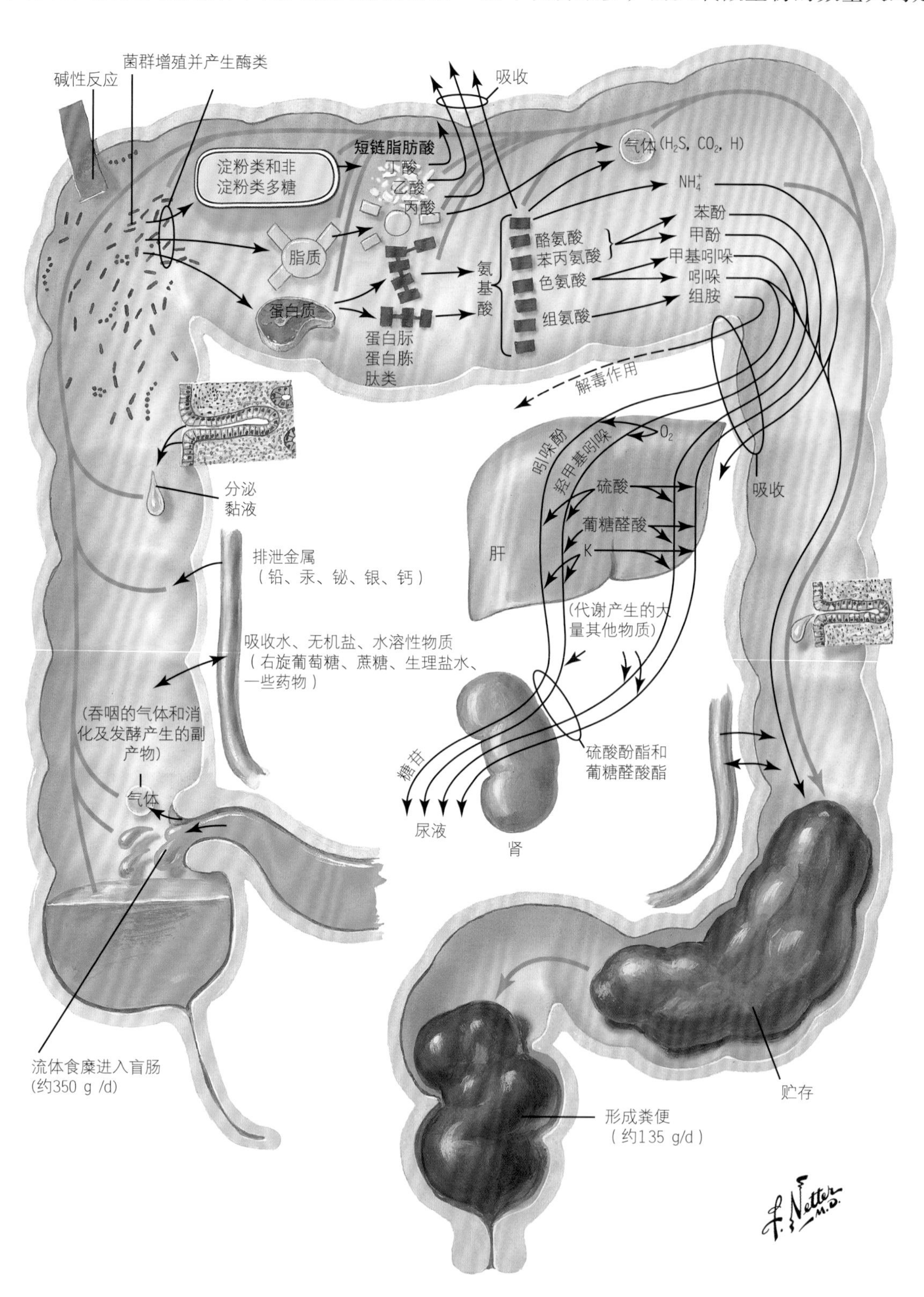

图 77.1 结肠的分泌、消化和吸收功能与结肠菌群

生物的 100~1000 倍。新技术使我们能够确定厌氧优势环境中的微生物是 5 种拟杆菌属和厚壁菌门的生物。主要的厌氧微生物包括厌氧球菌、拟杆菌属、优杆菌属、双歧杆菌属、乳酸菌属、韦荣球菌和梭菌属。主要的需氧菌属于埃希菌属、肠球菌属、链球菌属、芽孢杆菌属、柠檬酸杆菌属和克雷伯菌属。

已知的肠道菌群的主要功能是酵解碳水化合物并将部分脂肪和蛋白质转化为代谢废物。目前已知碳水化合物酵解产物可被吸收并占所有吸收能量的 5%~10%。此外，细菌的另一个主要作用是解共轭键和转化胆汁酸进入肝肠循环。

（Martin H. Floch 著　钟丰耘 译　石雪迎 审校）

其他资源

Carroll IM, Ringel-Kulka T, Siddle JP, et al: Alterations in composition and diversity of the intestinal microbiota in patients with diarrhea-predominant irritable bowel syndrome, *Neurogastroenterol Motil* 24:521–530, E248, 2012.

Cummings J: Quantitating short-chain fatty acid production in humans. In Binder HJ, Cummings J, Soergel KH, editors: *Short-chain fatty acids*, London, 1994, Kluwer Academic, pp 11–19.

Floch MH, Gershengoren W, Freedman LR: Methods for the quantitative study of the aerobic and anaerobic intestinal bacterial flora in man, *Yale J Biol Med* 41:50–59, 1968.

Hill C, Shanahan F: The enteric microbiota. In Feldman M, Friedman LS, Brandt LJ, editors: *Gastrointestinal and liver disease*, ed 10, Philadelphia, 2016, Saunders-Elsevier, pp 28–35.

Ho SD, Shekels LL: Mucin and goblet cell function. In Koch TR, editor: *Colonic diseases*, Totowa, NJ, 2003, Humana Press, pp 53–71.

Moote WEC, Holdeman LB: Human fecal flora: the normal flora of 20 Japanese-Hawaiians, *Appl Microbiol* 27:961–979, 1974.

Parkes GC, Rayment NB, Hudspith BN, et al: Distinct microbial populations exist in the mucosa-associated microbiota of sub-groups of irritable bowel syndrome, *Neurogastroenterol Motil* 24:31–39, 2012.

Ramaswamy K, Harig JM, Soergel KH: Short-chain fatty acid transport by human intestinal apical membranes. In Binder HJ, Cummings J, Soergel KH, editors: *Short-chain fatty acids*, London, 1994, Kluwer Academic, pp 93–103.

Sundin J, Rangel I, Fuentes S, et al: Altered faecal and mucosal microbial composition in post-infectious irritable bowel syndrome patients correlates with mucosal lymphocyte phenotypes and psychological distress, *Aliment Pharmacol Ther* 41:342–351, 2015.

Vandeputte D, Falony G, Vieira-Silva S, et al: Stool consistency is strongly associated with gut microbiota richness and composition, enterotypes and bacterial growth rates, *Gut* 65:57–62, 2016.

Wells AL, Sauliner DMA, Gibson GR: Gastrointestinal microflora and interactions with gut mucosa. In Gibson GR, Roberfroid MB, editors: *Handbook of prebiotics*, Boca Raton, Fla, 2008, CRC Press/Taylor & Francis Group, pp 13–38.

第 78 章

益生菌、益生元和微生物群

益生菌是食物中活的微生物的补充，它能够改善菌群平衡，有利于机体的健康（图 78.1）。益生菌通常为乳酸杆菌属或双歧杆菌属，但也有些酵母菌例如酿酒酵母菌也被用作益生菌。益生菌通常以酸奶、胶囊或粉剂形式给药，并具有以下特征：

1. 它们是来源于人类的细菌。
2. 依赖于肠道生存。
3. 能够抵抗胃的分泌物、盐酸和肝脏的胆酸。
4. 能够产生黏附蛋白，这种物质可以帮助它们黏附于人类的肠细胞上，同时有助于上皮细胞抵御病原的侵袭。
5. 有定植于人类肠道的能力，特别是定植在黏膜层。
6. 能够产生抵抗微生物的物质，并且能够拮抗致癌物质和致病菌。
7. 大剂量使用益生菌是安全的。

益生菌的概念由 Metchnikoff 率先提出，他指出衰老与肠道腐败细菌的产物有关，并因这一理论获得了 1907 年的诺贝尔奖。他提出可以使用好的细菌来阻止肠道腐败，并增强酵解的有益作用。在 20 世纪后半叶，Kiploff 指出了乳酸杆菌的重要性，随后 Roetger 也强调了乳酸杆菌的治疗作用。Parker 首先使用了“益生菌”（probiotics）这一术语，并最终被 Stillwell 认可。在 1989 年，Fuller 将益生菌定义为“通过改善肠道微生物平衡，起到有益机体作用的微生物补充剂”。研究表明，益生菌的益处可能来源于局部肠道效益和由肠道效益带来的全身系统作用 。

大量的微生物被用做益生菌，可以用单独一种菌，或合用多种菌（专栏 78.1）。从关于益生菌的人和动物的研究和轶闻中表明，表 78.1 中所列出的益生菌可能都是有益的。关于益生菌有越来越多的研究和报道，而本文所描述的是已被人们接受在临床上有重要作用的益生菌。

专栏 78.1　益生菌

乳杆菌属	双歧杆菌属
嗜酸 *L.*	壮年型 *B.*
嗜淀粉 *L.*	动物型 *B.*
酪蛋白 *L.*	植物主集素 *B.*
卷曲型 *L.*	双歧 *B.*
产气 *L.*	短型 *B.*
约翰氏 *L.*	婴儿型 *B.*
副酪蛋白 *L.*	长寿型 *B.*
植物型 *L.*	
路透氏 *L.*	
鼠李糖型 *L.*	
其他乳酸杆菌	
粪肠球菌	
膜样白霉菌样菌	
嗜热链球菌	
非乳酸杆菌	
蜡样杆菌	
大肠杆菌 Nissle 链	
丙型细菌 freudenreichii 型	
嗜糖真菌样细菌 cerevisiae 型	
嗜糖真菌样细菌 boulardii 型	

Modified from Floch MH, Hong-Curtiss J: Probiotics in functional foods and gastrointestinal disorders, *Curr Treat Opt Gastroenterol* 5:311-321, 2002.

益生菌可以改善免疫状态。益生菌的生长可以显著增加免疫球蛋白 A（IgA）的产生，而 IgA 可以辅助治疗以及预防儿童时期的感染性腹泻。益生菌，如乳酸杆菌 GG 和酵母菌，还能辅助治疗特应性疾病和牛奶过敏，可以用来预防以及治疗抗生素相关腹泻，以及相当比例的住院患者使用抗生素治疗后出现的难辨

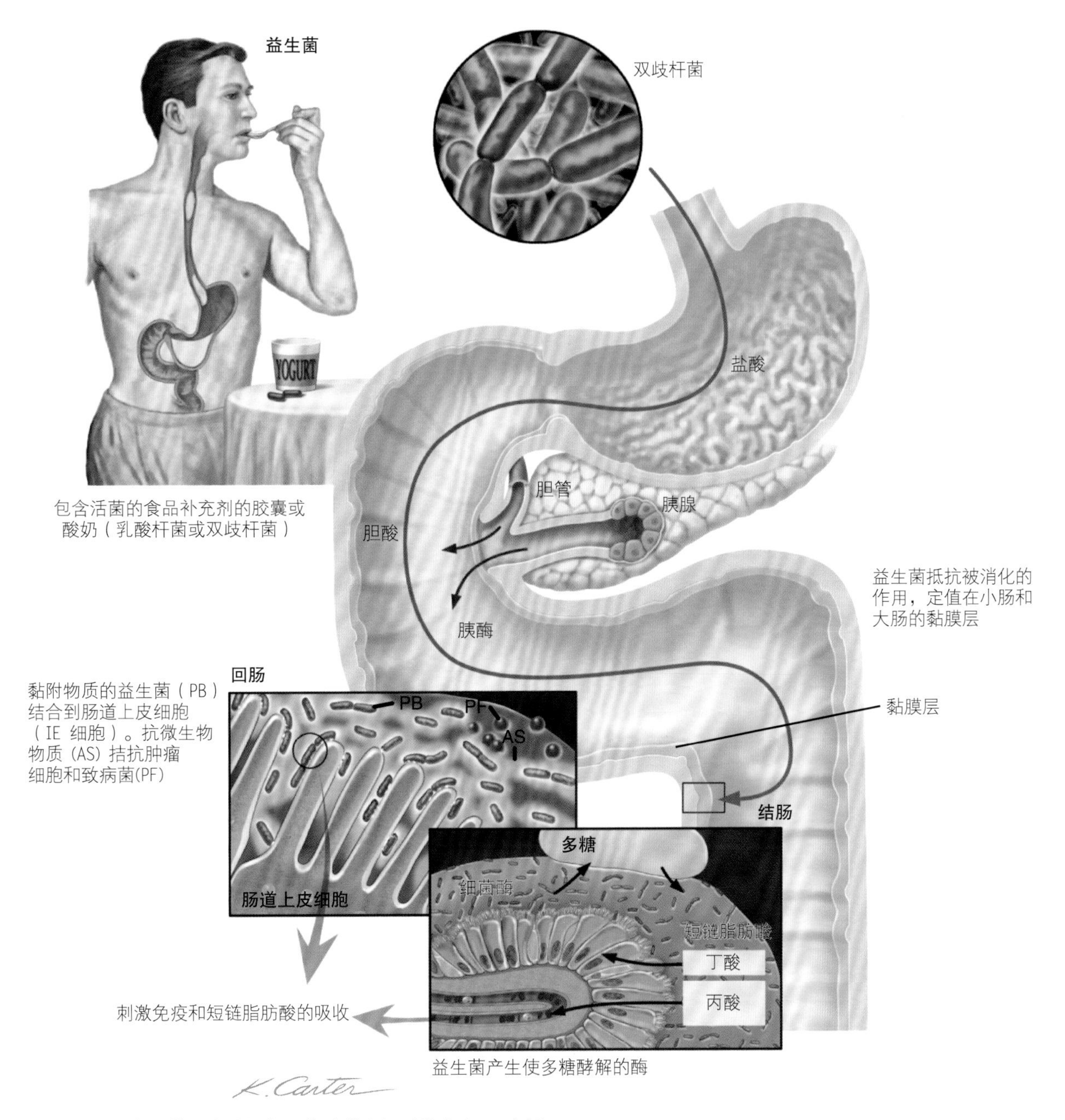

图 78.1　益生菌如何协助吸收功能以及影响大肠功能

梭状芽孢杆菌性结肠炎。

进食酸奶和口服嗜酸性乳酸杆菌可以成功地预防和治疗泌尿生殖系统感染。尽管有一些研究表明阴道内使用和口服不同微生物制剂可以有很好的效果，但并不确切。一种 8 种益生菌的混合物 VSL#3 已被成功地用于治疗储袋炎（见第 93 章）。有用大肠杆菌属 Nissle 菌治疗炎症性肠病的案例，也有将乳酸杆菌和双歧杆菌联合使用的。益生菌在肠易激患者中也会被使用；有报道表明酸奶制品中含有的婴儿双歧杆菌、动物乳酸杆菌、植物乳酸杆菌都可以改善肠易激综合征的症状（表 78.1）。

胃肠道是一个生态单位，益生菌的应用以及所进食的食物明显影响胃肠道生态。细菌菌群的改变可以导致疾病的发生，而应用益生菌和益生元对某些患者来说可以改变疾病的进程。益生元领域刚刚兴起，而使用益生元产品来培育有机物目前刚刚被证实是有效的。益生菌和益生元的组合被称为共生。

益生元的定义是在 1995 年首次被 Gibson 和 Roberfroid 提出，之后一直延续至今。“不易消化的饮食成分通过选择性刺激结肠中一定数量的细菌的生长和 / 或活性，而有益地影响机体，从而改善机体健康。”这一定义中包括了天然物质以及化学生产的

表 78.1 临床相关的益生菌

益生菌	临床相关作用
嗜酸乳杆菌	预防霉菌性阴道炎的复发
嗜酸乳杆菌 LCI	黏附在人肠上皮细胞，维持肠道菌群的平衡，增强肠道的免疫功能
嗜酸乳杆菌 NCFO174	治疗便秘及消化食物的消化酶减少，并且预防放疗相关性腹泻
嗜酸乳杆菌 NFCM	治疗乳糖不耐受，产生细菌素，降低粪便中酶的活性，有高乳糖酶活性
酪蛋白乳酸杆菌 Shirota	平衡肠道菌群，减少粪便中酶类，控制浅表的膀胱癌
鼠李糖乳酸杆菌 GG	治疗和预防轮状病毒感染性腹泻，治疗梭状芽孢杆菌感染性结肠炎的复发，预防急性腹泻和抗生素相关性腹泻，治疗特应性和牛奶过敏性湿疹
双歧杆菌	治疗轮状病毒及其他病毒性腹泻，平衡肠道微生物群
Reuteri 型乳酸杆菌	菌群定居于肠道内，缩短轮状病毒性腹泻的病程
嗜糖真菌样细菌 boulardi 型	治疗和预防梭状芽孢杆菌性结肠炎和抗生素相关性腹泻
Nissle 大肠埃希菌	用于炎症性肠病，维持缓解期
8 种菌混合物 VSL#3	减少储袋炎的复发
植物型乳酸杆菌 婴儿型双歧杆菌	减少肠易激综合征症状

Modified from Floch MH, Hong-Curtiss J: Probiotics in functional foods and gastrointestinal disorders, *Curr Treat Opt Gastroenterol* 5:311-321, 2002.

物质，而这一定义目前仍被接受，因此在该定义下，许多膳食纤维物质被包含其中。

膳食纤维在许多文献中都有定义，但这取决于所使用的化学分析和该分析下产生的物质。Trowell 提出的关于膳食纤维的经典定义被总结为“不含淀粉的植物，并且是不被人类的酶消化的多糖”。这个定义虽然简单，但非常好，它包括了细胞壁物质例如纤维素、半纤维素、果胶、木质素以及细胞内多糖例如树胶和黏质。“抗酶解淀粉”一词被经常使用，它指的是不会被消化酶消化，而能到达人的结肠发挥作用的淀粉。

我们通常认为益生菌是安全的，有一些益生菌已获得专家共识，并推荐使用，这些益生菌见表 78.1。

微生物群

Turnbaugh 等已发表相关报道，强调了微生物群的重要性。现在，许多已发表的文献都概述了微生物群在胃肠道中的作用以及它们的功能、生理作用和相关用途。显然，微生物群对调节宿主的健康状况、免疫反应和代谢反应至关重要。随着研究的进一步发展，关于微生物群的重要性以及它们和疾病关系的相关信息将受到越来越多的关注。目前针对微生物群已经有了广泛的研究，我们现在已知的微生物群可用于治疗梭状芽孢杆菌所致疾病以及肝脏疾病。这些都是非常重要的进步，感兴趣的读者可以进一步阅读文末的参考文献。

（Martin H. Floch 著 卢思琪 译 李渊 审校）

参考文献

Biblioni R, Fedorak RN, Tannock GW, et al: VSL#3 probiotic-mixture induces remission in patients with active ulcerative colitis, *Am J Gastroenterol* 100:1539–1546, 2005.

Brandt LJ, Aroniadis OC, Mellow M, et al: Long-term follow-up of colonoscopic fecal microbiota transplant for recurrent *Clostridium difficile* infection, *Am J Gastroenterol* 107:1079–1187, 2012.

Donohue D: Safety of probiotic organisms. In Lee YK, Salminen S, editors: *Handbook of probiotics and prebiotics*, ed 2, Hoboken, NJ, 2009, John Wiley & Sons, Inc, pp 75–95.

Eiseman B, Silen W, Bascom GS, et al: Fecal enema as an adjunct in the treatment of pseudomembranous enterocolitis, *Surgery* 44:854–859, 1958.

Floch MH: The role of prebiotics and probiotics in gastrointestinal disease, *Gastroenterol Clin North Am* 47:179–191, 2018.

Floch MH, Binder HJ, Filborn B, Gershengoren W: The effect of bile acids on intestinal microflora, *Am J Clin Nutr* 25:1418–1426, 1972.

Floch MH, Montrose DC: Use of probiotics in humans: an analysis of the literature, *Gastroenterol Clin North Am* 34:547–570, 2005.

Floch MH, Ringel Y, Walker WA: *The microbiota in gastrointestinal pathophysiology; Implications for human health, Prebiotics, Probiotics, and dysbiosis*, Cambridge, MA, 2017, Elsevier Inc.

Floch MH, Walker WA, Guandalini S, et al: Recommendations for probiotic use—2008, *J Clin Gastroenterol* 42:S104–S108, 2008.

Floch MH, Walker WA, Madsen K, et al: Recommendations for probiotic use—2011 update, *J Clin Gastroenterol* 45:S168–S171, 2011.

Floch MH, Walker WA, Sanders ME, et al: Recommendations for probiotic use—2015 update; proceedings and consensus opinion, *J Clin Gastroenterol* 49:S69–S73, 2015.

Gibson CR, Roberfroid MB: Dietary modulation of the human colonic microflora: introducing the concept of prebiotics, *J Nutr* 125:401, 1995.

Gibson GR, Roberfroid MB: *Handbook of prebiotics*, Boca Raton, Fla, 2008, CRC Press/Taylor & Francis Group.

Gionchetti P, Rizzello F, Morselli C, et al: High-dose probiotics for the treatment of active pouchitis, *Dis Colon Rectum* 50:2075–2084, 2007.

Guandalini S: Probiotics for prevention and treatment of diarrhea, *J Clin Gastroenterol* 45:S149–S153, 2011.

Hamilton MJ, Weingarden AR, Sadowsky MJ, et al: Standardized frozen preparation for transplantation of fecal microbiota for recurrent *Clostridium difficile* infection, *Am J Gastroenterol* 107:761–767, 2012.
Lee CH, Steiner T, Petrof EO, et al: Frozen vs. fresh fecal microbiota transplantation and clinical resolution of diarrhea in patients with recurrent *Clostridium difficile* infection: a randomized clinical trial, *JAMA* 315:142–149, 2016.
MacFarlane GT, Cummings JH: Probiotics and prebiotics: can regulating the activities of intestinal bacteria benefit health? *BMJ* 318:999–1003, 1999.
Miele E, Pascarell F, Giannetti E, et al: Effect of a probiotic preparation (VSL#3) on induction and maintenance of remission in children with ulcerative colitis, *Am J Gastroenterol* 104:437–443, 2009.
Miloh T: Probiotics in pediatric liver disease, *J Clin Gastroenterol* 49:S33–S36, 2015.
Reid G: Probiotics, agents to protect the urogenital tract against infection, *Am J Clin Nutr* 73:437S–443S, 2001.
Shukla S, Shukla A, Mehboob S, Guha S: Meta-analysis: the effects of gut flora modulation using prebiotics, probiotics and synbiotics on minimal hepatic encephalopathy, *Aliment Pharmacol Ther* 33:662–671, 2011.
Sood A, Midha V, Makharia GK, et al: The probiotic preparation VSL#3 induces remission in patients with mild to moderately active ulcerative colitis, *Clin Gastroenterol Hepatol* 7:1202–1209, 2009.
Spiller GA: *CRC handbook of dietary fiber in human nutrition*, ed 2, Boca Raton, FL, 1992, CRC Press, pp 15–18.
Surawicz CM, Brandt LJ, Binion DG, et al: Guidelines for diagnosis, treatment, and prevention of *Clostridium difficile* infections, *Am J Gastroenterol* 108:478–498, 2013. quiz 499.
Szajewska H, Guarino A, Hojsak I, et al: Use of probiotics for management of acute gastoenteritis: a position paper by the ESPGHAN working group for probiotics and prebiotics, *J Pediatr Gastroenterol Nutr* 58:531–539, 2014.
Tannock GW: *Probiotics: a critical review*, Wymondham, UK, 1999, Horizon Scientific Press.
Tap J, Derrien M, Tomblom H, et al: Identification of an intestinal microbiota signature associated with severity of irritable bowel syndrome, *Gastroenterology* 152:111–123, 2017.
Thomas DW, Greer FR: American academy of pediatrics committee on nutrition, American academy of pediatrics section on gastroenterology, Hepatology, and nutrition. Probiotics and prebiotics in pediatrics, *Pediatrics* 126:1217–1231, 2010.
Turnbaugh PJ, Ley RE, Hamady M, et al: The human microbiome project, *Nature* 449:804–810, 2007.
Tursi A, Brandimarte G, Papa A, et al: Treatment of relapsing mild to moderately active ulcerative colitis with probiotic VSL#3 as adjunctive to a standard pharmaceutical treatment: a double-blind, randomized, placebo-controlled study, *Am J Gastroenterol* 105:2218–2227, 2010.
Wong VW, Won GL, Chim AM, et al: Treatment of nonalcoholic steatohepatitis with probiotics. A proof-of-concept study, *Ann Hepatol* 12:256–262, 2013.

第79章

肛门镜、乙状结肠镜和结肠镜

当前医疗条件下，肛门、直肠和结肠检查简便且痛苦较小。具体检查方式由临床具体情况决定。例如，便纸上染鲜血或便后滴血一般仅需要肛门镜或乙状结肠镜检查，而不是结肠镜。慢性腹泻或腹痛、间断梗阻的症状则需要结肠镜检查（图79.1）。

世界范围内，利用内镜技术预防、筛查癌症存在一定的差异。多数消化科医师支持结肠镜检查作为首选，但是一些国家仍采用便隐血联合乙状结肠镜作为结肠癌筛查手段。但是对于有高危因素（如结肠癌家族史）的患者，建议结肠镜检查。

肛门镜

肛门镜可检测肛管的解剖和异常。肛门镜为硬式内镜，可较短（直肠镜）或长达10 cm（肛镜）。检查前准备措施较简单，患者左侧卧位并将臀部暴露，检查者指诊后将肛门镜轻轻地插入患者的直肠。如果患者疼痛明显或显著肥胖指诊困难时，不宜行肛门镜检查，可择期在麻醉下行乙状结肠镜或结肠镜检查。当肛门镜或直肠镜插入后，可对肛门环和远端直肠进行观察。为了更好地展开臀部，必要时可采用膝胸卧位。特别是肥胖伴直肠不适的患者。

乙状结肠镜

硬式乙状结肠镜现在已不再应用。软式乙状结肠镜的研发，使患者可在清醒状态下左侧卧位接受检查，尽管部分医师仍喜欢给予少量镇静药物。服用泻药或灌肠等完善肠道清洁准备后，乙状结肠镜可在直视下插入直肠。

直肠瓣可直接观察，通过一定的技巧可观察到近端乙状结肠并到达降结肠。除非乙状结肠明显痉挛或巨大憩室等使进镜受阻的情况，乙状结肠镜一般可插入60 cm（24英尺）。通过乙状结肠时，多数患者会感到疼痛。25%的患者其乙状结肠都是弯曲的，使经验较少的检查者进镜难度较大。如果这部分患者必须进行全乙状结肠检查，则可在镇静状态下进行结肠镜检查。顺利通过难度较大的乙状结肠，依赖于充分的训练和旋转镜身、调整患者体位等技巧（可参见“其他资源”）。

抽吸标本可用于细菌和寄生虫检测。慢性腹泻、寄生虫感染、一些系统性疾病则需要收集黏膜活检标本。

结肠镜

随着技术和检查技巧的进步，现在可以同时对末端回肠和全结肠进行观察。结肠镜检查适应证很广泛，从息肉和肿瘤筛查到明确结肠相关症状的病因（图79.2）。

结肠镜检查前必须进行充分的准备，包括充分的健康教育和肠道准备。检查前2天进食低纤维素饮食，检查前1天仔细清洁肠道。肠道清洁剂包括镁盐、不能吸收的碳水化合物、平衡电解质组成的大容量液体。肠道清洁的效果由患者的耐受性和医务人员解释说明的能力决定。

常规结肠镜检查一般均在镇静状态下进行。虽然偶有患者选择在清醒状态下接受检查，但是一般都需要给予少量镇痛和镇静药物。当患者特别焦虑或不能配合时，需进行全身麻醉。

为了防止结肠镜检查造成的细菌感染风险，心脏人工瓣膜术后、既往心内膜炎病史或近期心瓣膜手术的患者，术中和术后需要应用预防性抗生素。尽管存在一定争议，人工关节、起搏器植入术后、二尖瓣脱垂不建议常规使用抗生素。预防性抗生素

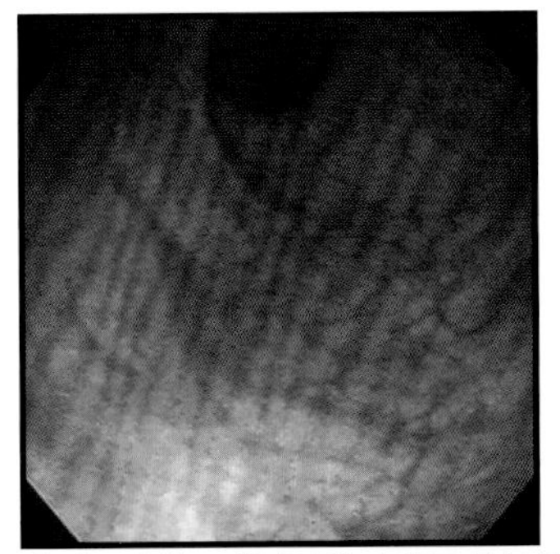
黏膜下血管正常表现和直肠乙状结肠皱襞

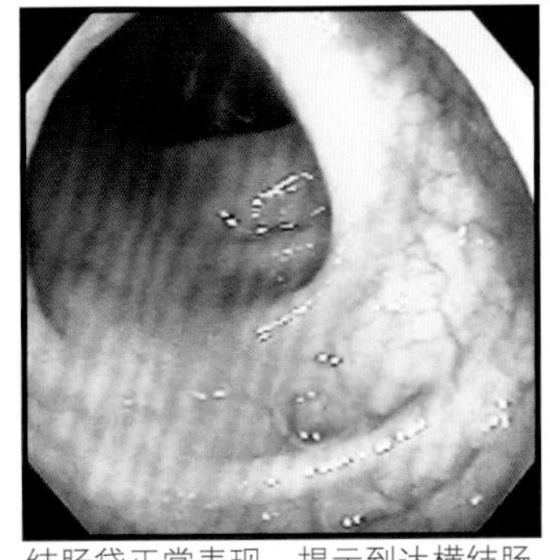
结肠袋正常表现，提示到达横结肠

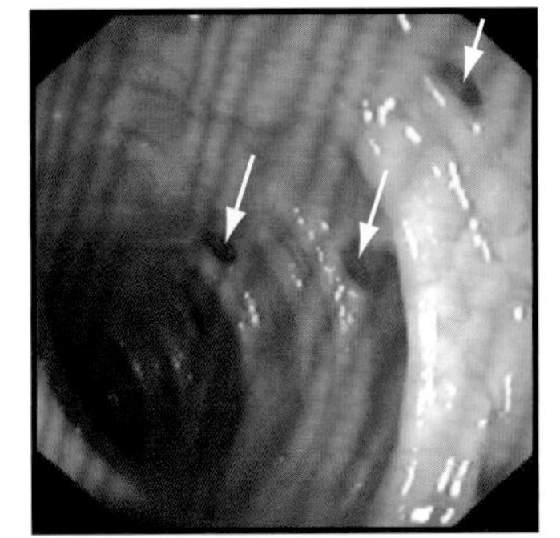
箭头提示乙状结肠憩室开口

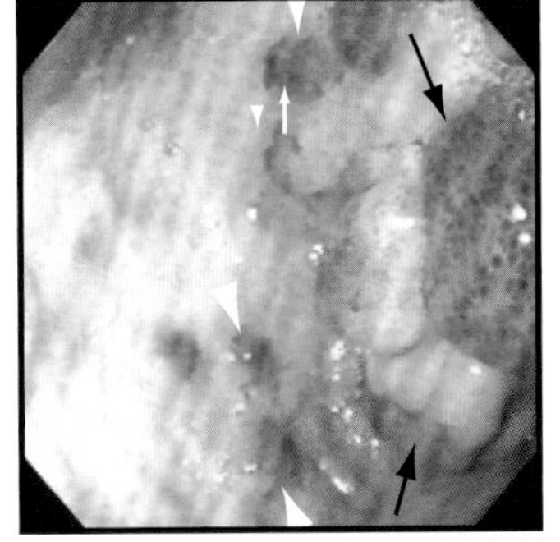
白色箭头提示小的腺瘤。黑色箭头提示邻近的息肉型腺癌

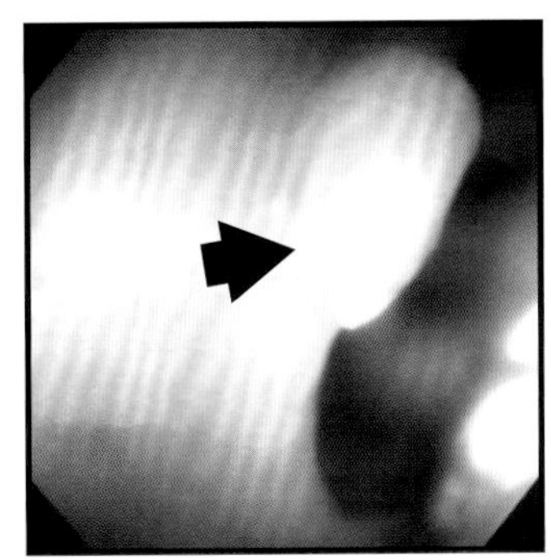
箭头提示结肠袋上的良性腺瘤

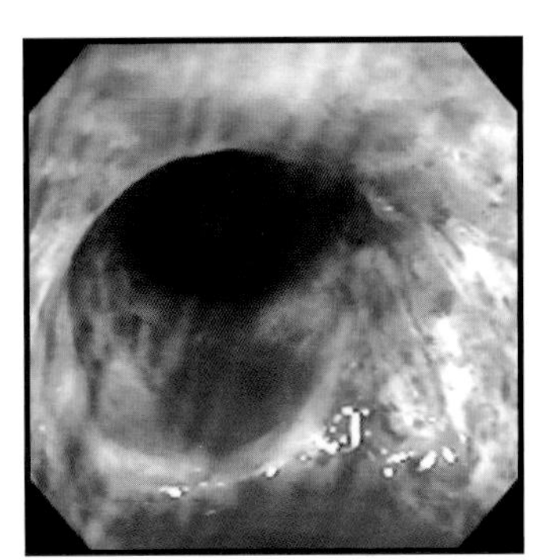
重度溃疡性结肠炎的黏膜表现

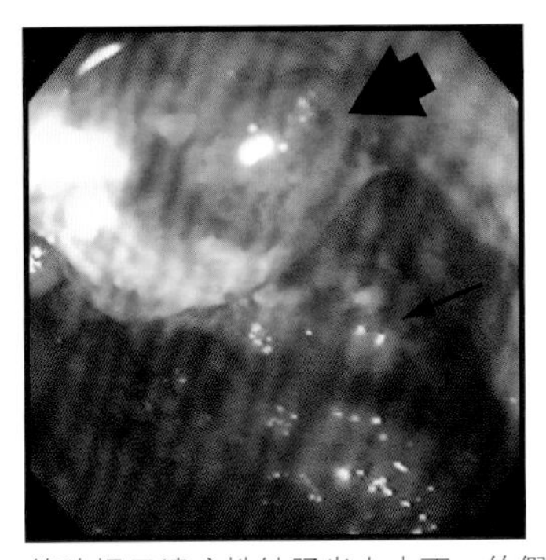
箭头提示溃疡性结肠炎大小不一的假息肉

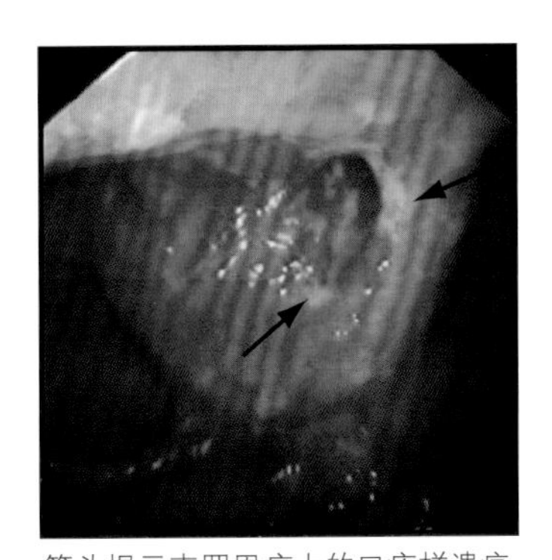
箭头提示克罗恩病大的口疮样溃疡

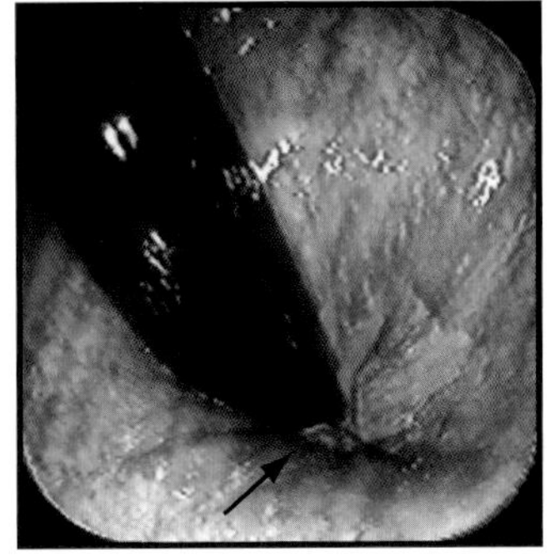
直肠翻转镜身图像，可见到齿状线。箭头提示小的痔

图 79.1　肛门镜、乙状结肠镜和结肠镜下正常及不同病变表现

一般于操作前 10~30 分钟静脉给药，常用 1 g 阿莫西林和 80 mg 庆大霉素。其他患者一般为操作前及操作后数小时口服抗生素。

结肠镜操作必须进行充分的培训。当熟练掌握内镜技巧后，结肠镜可充分观察全结肠及回肠末端，并在可疑部位取活检。治疗性结肠镜涵盖非常广泛，包括息肉切除、狭窄扩张、改善乙状结肠扭转、术中内镜等，这些操作将在第五篇不同章节进行详细阐述。

通过困难的乙状结肠，冗长的脾曲、横结肠、肝曲均是结肠镜检查的难点。有经验的内镜医师可以进镜并观察末端回肠，当发现病变时可取活检。25 000 例诊断性结肠镜统计显示，出血、穿孔等并发症的发生率仅为 0.35%。

为了更好地观察肛管，操作中翻转镜身观察是一个很重要的技巧，可以清楚地显示直肠及肛门口。由于内镜插入后直肠和肛管处于收缩状态，一些小的病变容易漏诊。倒镜观察有利于直肠腔充分展露，从而发现这些小的病变，同时取活检更为容易。

色素内镜或窄带成像技术（NBI）等先进技术已在大学或者研究中心应用于临床，但尚未达到普及。胶囊内镜的应用价值逐渐上升。

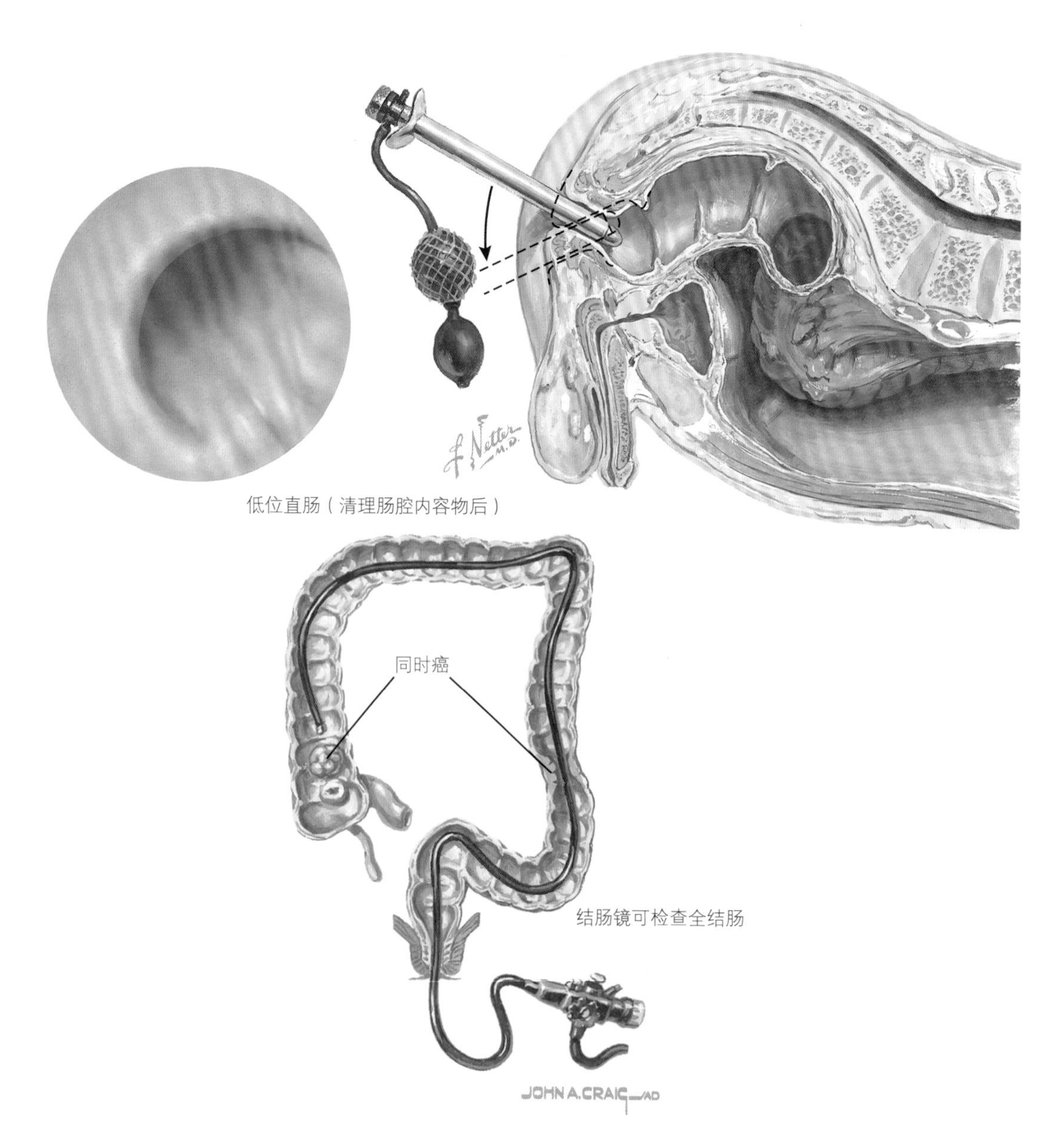

图 79.2 肛门镜、乙状结肠镜和结肠镜

其他显像方法

射线成像技术仿真结肠镜有一定的作用，但一般仅用于不能耐受或拒绝行直接结肠镜观察的患者。

（Martin H. Floch 著 王迎春 译 宋志强 审校）

其他资源

ASGE Standards of Practice Committee, Banerjee S, Shen B, et al: Antibiotic prophylaxis for GI endoscopy, *Gastrointest Endosc* 67:791–798, 2008.

Barkun A, Chiba N, Enns R, et al: Commonly used preparations for colonoscopy: efficacy, tolerability, and safety—a Canadian association of gastroenterology position paper, *Can J Gastroenterol* 20(11):699–710, 2006.

Bass LM, Wershil BK: Anatomy, histology, embryology, and developmental anomalies of the small and large intestine. In Feldman M, Friedman LS, Brandt LJ, editors: *Gastrointestinal and liver disease*, ed 10, Philadelphia, 2016, Saunders-Elsevier, pp 1649–1678.

Cotton PB: *Advanced digestive endoscopy*, Malden, Mass, 2008, Wiley-Blackwell.

McQuaid KR, Laine L: A systemic review and meta-analaysis of randomized, controlled trials of moderate sedation for routine endoscopic procedures, *Gastrointest Endosc* 67:910–923, 2008.

Rex DK: Is virtual endoscopy ready for widespread application?, *Gastroenterology* 125:608–614, 2003.

Rex DK, Lieberman D: ACG colorectal cancer prevention plan: update on CT-colonography, *Am J Gastroenterol* 101:1410–1413, 2006.

Vargo JJ II: Preparation and complications of gastrointestinal endoscopy. In Feldman M, Friedman LS, Brandt LJ, editors: *Gastrointestinal and liver disease*, ed 10, Philadelphia, 2016, Saunders-Elsevier, pp 677–685.

Waye JD, Rex D, Williams CB: *Colonoscopy: principles and practice*, Malden, Mass, 2008, Wiley-Blackwell.

Williams CB: *Practical gastrointestinal endoscopy: the fundamentals*, ed 5, Oxford, England, 2003, Blackwell.

第 80 章

腹腔镜手术与开腹手术

腹腔镜（腹膜镜）是依赖经腹壁进入腹腔的内镜设备对腹腔及其内容物进行直接检查的操作（图 80.1），适用于不能通过简单方法明确诊断的胃肠及妇科疾病，其主要价值在于能够避免探查性开腹手术。

硬质腹腔镜推动了现代腹腔镜的发展。腹腔注气后，操作者将套管置入腹腔，腹腔镜则经由套管进入腹腔对肝脏及其他腹腔内器官进行检查。目前腹腔镜已经取代了腹膜镜，后者是一个能将图像由其尖端传至显示器的软质内镜。视频腹腔镜技术已

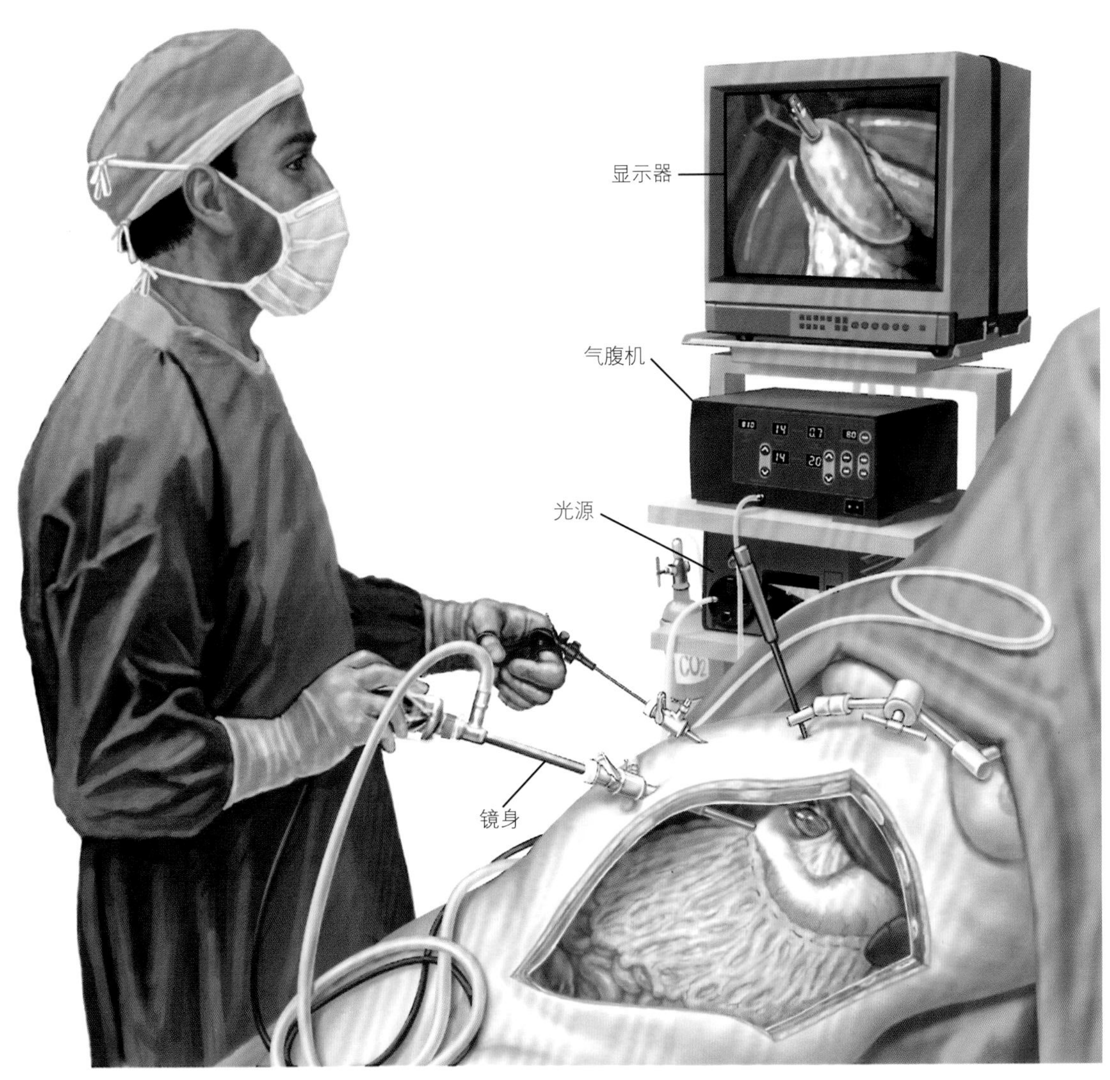

图 80.1 腹腔镜（腹膜镜）

经取得了很大的进步，现今涵盖了腹腔镜下治疗与手术操作。诊断性腹腔镜的适应证很广而且在不断增加，包括肝脏评估、未明确诊断的急慢性腹痛及不明原因的腹水。腹腔镜也可用于恶性肿瘤分期，并可借助影像检查引导获取肝脏活检标本或任何可疑病变的标本。

腹腔镜在创伤和疾病治疗的应用指征也在迅速拓展。除了必须要开腹的复杂病例，腹腔镜胆囊切除术已被广泛接受为首选术式。随着腔镜技术的发展，熟练的腹腔镜外科医师可以进行胆总管探查。目前得益于腹腔镜外科医师临床技能的提升，诸如脾和结肠等复杂器官的腹腔镜手术已成为常规并将变得更加普及。此外，腹腔镜腹股沟疝修补术在很多医院已作为标准术式。

随着胃底折叠术在胃食管反流病中的应用，腹腔镜下胃底折叠术已成为很多医院的标准术式。然而，这一手术需要由熟练的腹腔镜外科医师实施。同样，代谢外科医师同样也借助腹腔镜来完成他们的大部分手术（见第 41 章和第 191 章）。

腹腔镜探查和治疗性的腹腔镜操作正变得更加简单，技术的进步和外科技能的提升会使之成为大多数腹部手术的标准方案。

腹腔镜的主要优势在于其损伤比开放手术小。结合 CT 和 MRI，腹腔镜检查能发现小至 1 mm 的病变。此外，腹腔镜下直接活检相对安全，能尽可能减少出血。但腹腔镜技术仍存在不足，对于有腹部既往手术史并有多处粘连的患者，很多腹腔区域无法探查。腹膜后及部分腹腔内器官可能难以直视。腹腔镜外科医师的经验很重要，个人经验越多，能完成的腹腔镜操作就越多。

虽然腹腔镜操作可以在没有麻醉的情况下进行，但应警惕并发症，因此患者必须能耐受全身麻醉。也可采用局部麻醉配合静脉镇静或氧化亚氮吸入。大多数临床医师选择使用氧化亚氮来建立气腹，但仍有人选择二氧化碳。腹腔镜镜头直径为 2~10 mm，有些是斜面镜。腹腔镜外科医师使用的其他标准器械有剪刀、持物钳、探针、持夹器、手术钳、牵开器和活检钳等。

切开腹壁建立气腹，一般将患者置于截石位和 10°~15° 的 Trendelenburg 卧位。置入腹腔镜的切口取决于患者的状况及既往手术史。

（Martin H. Floch 著 周鑫 译 孙涛 审校）

其他资源

Katada N, Hinder RA, Raiser F, et al: Laparoscopic Nissen fundoplication, *Gastroenterologist* 3:95–104, 1995.

Kelly NA, Sarr MG, Hinder RA: *Mayo clinic gastrointestinal surgery*, St. Louis, 2003, Elsevier.

O'Conner DB, Winter DC: The role of laparoscopy in the management of acute small-bowel obstructions. A review of over 2000 cases, *Surg Endosc* 26:12–70, 2012.

Parra JL, Reddy KR: Diagnostic laparoscopy, *Endoscopy* 36:289–293, 2004.

Scheidbach H, Schneider C, Huegel O, et al: Laparoscopic sigmoid resection for cancer, *Dis Colon Rect* 45:1641–1647, 2002.

Zorron R, Carvalho G: Laparasocopy and laparotomy. In Podolsky DK, Camilleri M, Fitz JG, et al, editors: *Yamada's textbook of gastroenterology*, ed 6, Hoboken, New Jersey, 2016, John Wiley and Sons Ltd, pp 2693–2702.

第 81 章

粪便检查

尽管患者、医生和实验室人员倾向于回避粪便评估，但通过直接的粪便检查以及显微镜、化学检查可以提供大量有用的信息（图 81.1）。

肉眼和显微镜检查

无胆汁粪便（陶土样大便）提示胆道梗阻；柏油样便提示可能存在消化道出血；红色粪便提示出血部位位于下消化道。患者所述的粪便形状通常是可靠的，因此医生可以不自己观察粪便，也能得出适当的推断。腹泻时粪便是松散的水样便，但吸收不良综合征患者的粪便通常量大、有油腻感，并常粘在马桶上。Bristol 粪便分型清楚地描述了粪便的形态和特征，这在临床以及科学研究中起到了很大的作用（图 81.2）。粪便的特征分别在第 64 章（腹泻）和第 85 章（便秘）中有详细全面的讨论。

当有炎症细胞（多形核细胞或嗜酸性粒细胞）时，粪便的显微镜检查非常有助于进行鉴别。此外，显微镜检查也可通过发现虫卵或囊蚴来判断寄生虫感染。

化学分析

化学分析在诊断粪便隐血试验中非常重要。目前有很多不同的试验方法，所有的试验方法都是使用类似于标准愈创木油试验方法。以下情况可能会出现假阳性的结果：患者在试验前进食大量红肉，或进食大量含有过氧化物酶的蔬菜及水果（如西兰花、哈密瓜、花椰菜、萝卜、芜菁等）。另外也有报道，服用大量铁剂、维生素 C、阿司匹林和非甾体抗炎药（NSAIDs）也会造成粪便隐血试验假阳性的结果。使用浸有愈创木油的载玻片来进行试验是目前最常使用的试验方法。当试剂和玻片陈旧过期时也会造成试验假阴性的结果。

粪便的重量有重要的意义，大多数吸收不良综合征及因代谢异常造成腹泻的患者粪便量显著增加。纤维素摄入过少的患者，其粪便重量可低于 100 g，而高纤维膳食者的粪便量可达 300~400 g。粪便电解质分析可反映出粪便渗透压，这有助于鉴别不同的腹泻类型。分泌性腹泻可利用粪便渗透压来确定诊断。对于分泌性腹泻，其粪便渗透压（约为 290 mOsm）存在渗透压差，渗透压可通过计算得出，约为 Na^+ 和 K^+ 浓度之和的 2 倍。一般来说分泌性腹泻的渗透压差一定小于 125 mOsm，通常小于 50 mOsm。如果渗透压平衡，即没有渗透压差，则提示为分泌性腹泻。

粪便的化学分析对评价小肠吸收不良、胰源性腹泻以及代谢性疾病非常重要，但通常需要收集 72 小时的大便。有一些试剂盒可用来做粪便脂肪分析（详见第 62 章）。常规的粪便脂肪染色结果不可靠，因此目前不再推荐使用。

细菌和寄生虫检查

粪便培养非常重要。行粪便培养的粪便应尽可能新鲜，这样更利于实验室人员选择适当的培养基把细菌培养出来。粪便培养是鉴定致病菌的首选方法，其结果在急性疾病状态中非常可靠。通过鉴定梭状芽孢杆菌产生的毒素可以鉴定梭状芽孢杆菌，实验室一般同时鉴定 A 毒素和 B 毒素，因为后者常常被忽略。寄生虫的鉴定详见第六篇。

抗原及遗传因子的粪便检查

幽门螺杆菌（Hp）的粪便抗原试验可确定 Hp 的

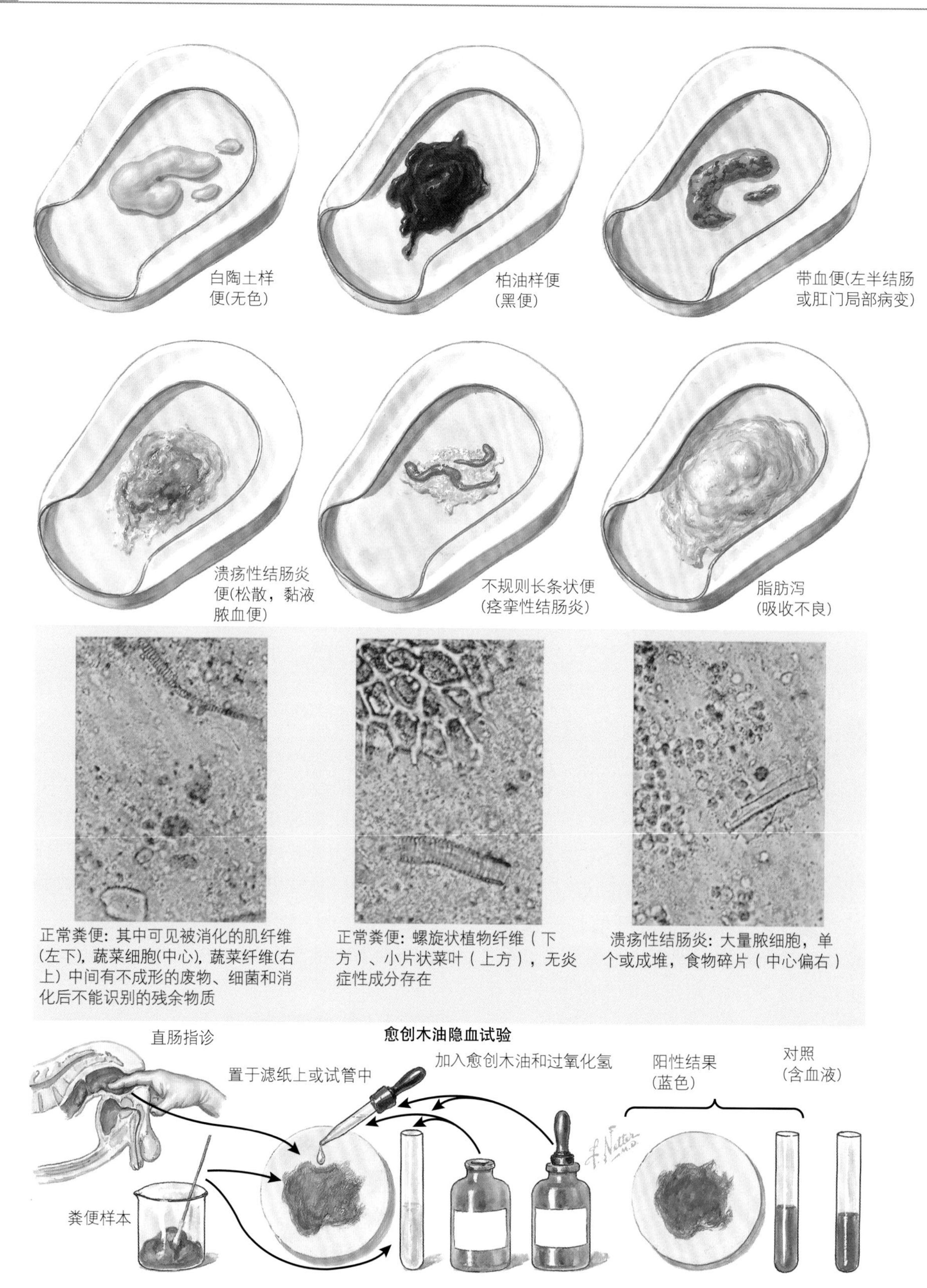
白陶土样
便(无色)
柏油样便
(黑便)
带血便(左半结肠
或肛门局部病变)
溃疡性结肠炎
便(松散，黏液
脓血便)
不规则长条状便
(痉挛性结肠炎)
脂肪泻
(吸收不良)
正常粪便: 其中可见被消化的肌纤维(左下), 蔬菜细胞(中心), 蔬菜纤维(右上) 中间有不成形的废物、细菌和消化后不能识别的残余物质
正常粪便: 螺旋状植物纤维(下方)、小片状菜叶(上方)，无炎症性成分存在
溃疡性结肠炎: 大量脓细胞，单个或成堆，食物碎片(中心偏右)
愈创木油隐血试验
直肠指诊
置于滤纸上或试管中
加入愈创木油和过氧化氢
阳性结果
(蓝色)
对照
(含血液)
粪便样本

图 81.1 粪便检查

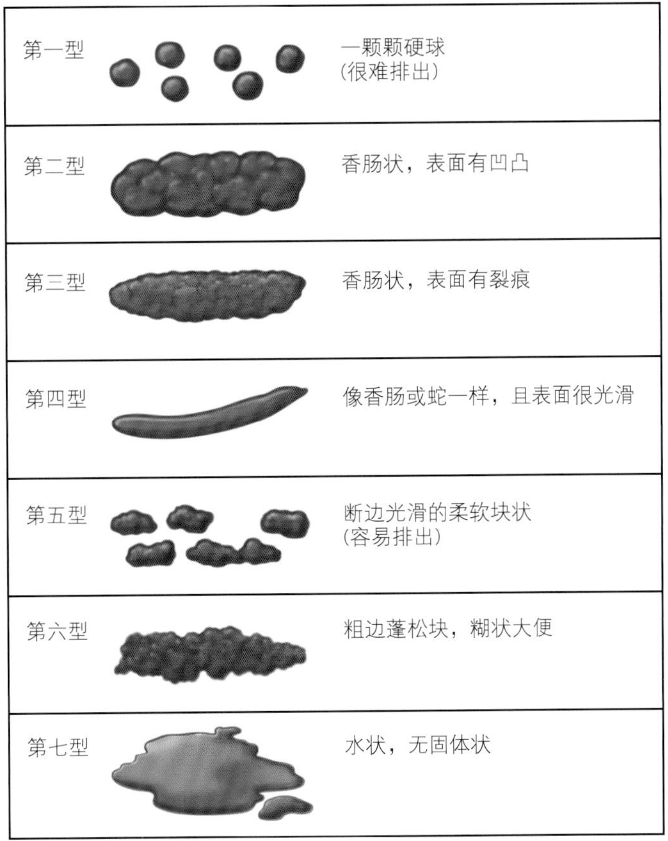

Bristol Stool Form Chart created by Heaton and Lewis at the University of Bristol. Originally published in Scand J Gastroenterol, 32(9):920-924,1997.

图 81.2 Bristol 粪便分型

现症感染，其敏感性与其他方法相同，而 Hp 粪便抗原试验在诊断和治疗胃炎以及消化性溃疡时非常有用。蓝氏贾第鞭毛虫粪便抗原试验对于该病原虫的诊断非常可靠，但蓝氏贾第鞭毛虫存活于十二指肠，在粪便中很难找到。

许多实验室正在开展粪便水试验（fecal water tests）检查，这项试验检查通过在粪便中找到结肠癌细胞，进行结肠癌的筛查。虽然这项实验室检查并未在临床中使用，但其发展迅速，未来会变得非常重要。同样的，虽然目前临床上尚无有效的针对细胞遗传分析的粪便试验方法，但相信这项试验方法在未来也会非常重要。

（Martin H. Floch 著 卢思琪 译 姚炜 审校）

其他资源

Ford CC, Talley NJ: The irritable bowel syndrome. In Feldman M, Friedman LS, Brandt LJ, editors: *Gastrointestinal and liver disease*, ed 10, Philadelphia, 2016, Saunders-Elsevier, pp 2139–2153.

Haine CF, Sears CL: Infectious enteritis and proctocolitis. In Feldman M, Friedman LS, Brandt LJ, editors: *Gastrointestinal and liver disease*, ed 10, Philadelphia, 2016, Saunders-Elsevier, pp 1896–1929.

Hecht GA, Gaspar J, Malaspin M: Approach to the patient with diarrhea. In Podolsky DK, Camilleri M, Fitz JG, et al, editors: *Yamada's textbook of gastroenterology*, ed 6, Hoboken, New Jersey, 2016, John Wiley and Sons Ltd, pp 725–756.

Nair P, Langerholm S, Dutta S, et al: Coprocytobiology: on the nature of cellular elements from stools in the pathophysiology of colonic disease, *J Clin Gastroenterol* 36:S84–S93, 2003.

Rao SSC, Camilleri M: Approach to the patient with constipation. In Podolsky DK, Camilleri M, Fitz JG, et al, editors: *Yamada's textbook of gastroenterology*, ed 6, Hoboken, New Jersey, 2016, John Wiley and Sons Ltd, pp 757–780.

Schiller LR, Sellin JH: Diarrhea. In Feldman M, Friedman LS, Brandt LJ, editors: *Gastrointestinal and liver disease*, ed 10, Philadelphia, 2016, Saunders-Elsevier, pp 221–241.

第 82 章

肠道出血

消化道出血是指上消化道或下消化道急性或慢性的失血（图 82.1）。急性失血可能危及生命，而慢性失血可能进展缓慢，或仅表现为隐匿性失血。当消化道每日失血量达 50 ml 时可以被代偿，这时并不表现出贫血，但出血可能提示消化道病变。本章讨论下消化道出血；第 35 章讨论上消化道出血（详见第四篇）。

下消化道出血是指 Treitz 韧带以下部位的出血，占全部消化道出血的 1/4~1/3。下消化道出血的发病率随年龄的增长而增加，从 30 岁到 90 岁，出血的发病率可增加 200 倍。男性的发病率通常高于女性。下消化道出血的死亡率小于 5%，而上消化道出血的死亡率高于下消化道出血。

临床特点

如果患者有贫血，检查他或她的粪便隐血是非常重要的。如果结果呈阳性，必须要排除消化道疾病引起的贫血。一旦上消化道疾病排除了，必须考虑肠道病变，并进行相关的检查。患者的大便如果有可见的血液，则提示严重的出血。肠道出血时可以排出鲜血，也可以表现为黑便。黑便说明血液有暴露于消化道的活动，提示病变部位通常位于 Treitz 韧带以上，但来源于小肠或直到盲肠的出血也可表现为黑便。大便带鲜血提示严重的出血，重要的是，不要把因服用铁剂、铋剂或黑莓类食物而引起的黑便误认为是消化道出血。此外，进食大量红甜菜也可以排出红色大便。

隐匿性出血的患者消化道症状很少，然而，有上消化道症状时，要先进行上消化道的检查。一些严重贫血的患者可能比较虚弱，如果粪便隐血阳性，则说明消化道出血已经存在一段时间了。表现为便血或鲜血便的急性直肠出血的患者可能以晕厥起病，或以便池中充满鲜血为表现。急性直肠出血的患者须立即进行监护。

诊断

一旦确定为肠道出血，则应该对下消化道进行全面的检查。如果患者有贫血或隐匿性出血，则应按顺序进行诊断性检查。如果出血量较大，必须立即进行诊治工作，稳定患者病情并除外上消化道出血。病史采集和体格检查都是必需的，明确患者是否存在与出血相关的腹痛或腹泻症状或患者是否存在其他消化道症状是非常重要的。必须检查肛门环，包括通过肛门镜检查除外严重的直肠内出血或痔疮出血。

一旦患者情况稳定，一些医师倾向于完善放射性核素显像明确出血部位位于左半结肠或右半结肠。这通常要求出血速率超过 1 ml/min。不同医院报道了不同核素显像的成功率，与此同时，一些医师倾向于对患者行乙状结肠镜或结肠镜检查。内镜检查已经取代了钡剂灌肠检查。

内镜检查前需要清洁肠道，然后进行仔细地观察。文献报道，急诊肠镜可对 74%~90%的患者做出结肠病变的最终诊断。如果出血量较大，并考虑外科手术干预，一些医师倾向于在肠镜检查前让患者完善血管造影检查。

通过血管造影确定病变部位后，可进一步行聚乙烯醇栓塞或动脉注射血管加压素。一些研究报道以上方法的有效率可达到 79%。目前血管造影的医师能够将同轴导管插入血管，然后利用微线圈将栓塞剂送达病变部位。这项技术降低了栓塞导致肠道缺血的风险。

肠道出血最常见的病因是结肠憩室病，其次是血管发育异常、癌症或息肉以及炎性肠病（IBD）。

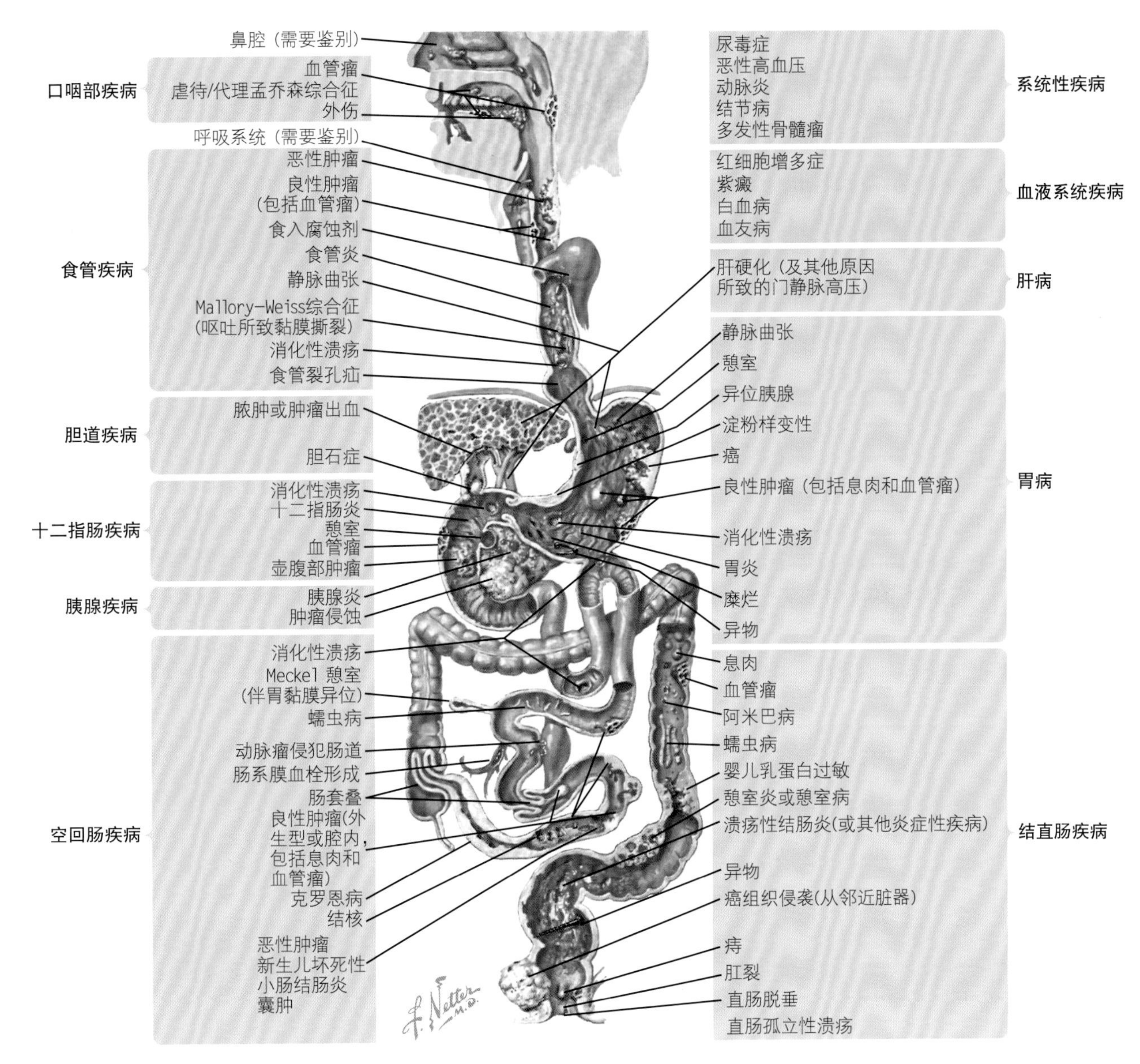

图 82.1　消化道出血：病因和表现

肛门直肠、痔疮以及肛裂出血是引起大量出血或贫血的少见病因，虽然也有一些报道指出它们有 9% 的发生率。其他引起出血的少见原因有 Meckel 憩室、肠套叠、缺血性结肠炎、感染或放射性肠炎以及一些罕见病变如直肠 Dieulafoy 病和直肠孤立性溃疡。结肠和直肠的静脉曲张也有较少的报道。

出血部位通常位于左半结肠，但也有一些是右半结肠引起的出血，因此如果考虑外科手术，明确病变部位非常重要。

治疗和处理

要针对病因进行相应的治疗。憩室是肠道出血最常见的原因，超过 80% 的患者通过少量输血，出血即可停止且预后很好。如果发生持续大量的出血，必须完善影像学或血管造影检查明确病变部位位于左半或右半结肠，以便正确地进行结肠切除术。血管发育异常通常需要栓塞治疗，或在结肠镜下行烧灼或消融。一些肿瘤性病变可通过内镜切除，如果内镜下不能切除，则需要手术切除该病变。IBD 的治疗在第 91、95 和 97 章描述。肛门直肠疾病可通过适当的方法进行局部治疗（详见第 102 章和第 105 章）。

80% 的患者出血可以自行停止且死亡率小于 5%，因此便血的预后很好。

如果确定出血部位不在结肠而来源于小肠时，考虑可能是由小肠肿瘤引起，可以通过小肠造影或小肠镜明确诊断。随着胶囊内镜的出现，小肠造影无法显示的血管扩张或由于克罗恩病引起的小的病变都可以被发现。目前，胶囊内镜是评估隐匿性消化道出血和一些情况下的活动性小肠出血的首选检查。行胶囊内镜检查的时间距出血发生时间越近，诊断效果越好。IBD的治疗方案有赖于以上这些检查的结果。如果出血持续存在，则需要手术切除病灶。Meckel憩室引起出血时，需要手术干预，其预后较好。如果出血是由于小肠肿瘤引起，则通常需要切除，其预后取决于肿瘤的性质（详见第四篇）。

病程和预后

不同原发病引起的肠道出血，其病程和预后会有所不同。良性疾病通常预后较好。如果是肿瘤引起的出血，预后则取决于肿瘤的类型。有一小部分表现为慢性缺铁性贫血的患者，反复出现粪便隐血阳性，被称为“隐匿性失血者”。未确定病因时，需输血及维持治疗以保证远期的预后。

（Martin H. Floch 著 卢思琪 译 张静 审校）

其他资源

Ghassen KA, Jensen DM: Approach to the patient with gastrointestinal bleeding. In Podolsky DK, Camilleri M, Fitz JG, et al, editors: *Yamada's textbook of gastroenterology*, ed 6, Hoboken, New Jersey, 2016, John Wiley and Sons Ltd, pp 797–818.

Jensen DM, Machicado GA, Jutabha R, Kovacs TO: Urgent colonoscopy for the diagnosis and treatment of severe diverticular hemorrhage, *N Engl J Med* 342:78–82, 2000.

Kim ST, Nemcek AA, Vogelzang RL: Angiography and interventional radiology. In Gore RM, Levine MS, editors: *Gastrointestinal radiology*, Philadelphia, 2008, Saunders-Elsevier, pp 117–140.

Savides TJ, Jensen DM: Gastrointestinal bleeding. In Feldman M, Friedman LS, Brandt LJ, editors: *Gastrointestinal and liver disease*, ed 10, Philadelphia, 2016, Saunders-Elsevier, pp 297–335.

Strate LL, Ayanian JZ, Kotler G, Syngal S: Risk factors for mortality in lower intestinal bleeding, *Clin Gastroenterol Hepatol* 6:1004–1010, 2008.

Wald A: Other diseases of the colon and rectum. In Feldman M, Friedman LS, Brandt LJ, editors: *Gastrointestinal and liver disease*, ed 10, Philadelphia, 2016, Saunders-Elsevier, pp 2298–2315.

第 83 章

大肠的动力及动力障碍

正常的结肠动力涉及很多组织结构功能的协调整合：包括中枢神经系统（central nervous system，CNS）、结肠神经系统、结肠、乙状结肠和直肠的环形及纵行非随意肌以及骨盆和直肠的随意肌。这一神经肌肉活动的复杂系统进一步和来自上消化道及小肠产生的冲动整合在一起，并同时受胃肠激素的影响（见第 58 章）。

不同类型的结肠运动可以被区分开（图 83.1）。在牵张感受器激活之前，当末端回肠排空其内容物时，盲肠肌肉容受性舒张，这样可以容纳足够多的肠道食糜。结肠其他部位也会产生适应性舒张来提供和粪便量相应的容受空间，这样就不会产生不适感和过早的只有直肠充满时才会发生的推进性蠕动。尤其是降结肠具有**储存粪便**的功能，而正是这一功能，使得患者能够耐受结肠造瘘术并使这一手术方式得以应用。

结肠纵行肌带（结肠带）的收缩使得肠段缩短并形成结肠袋，这样残余食糜能够在肠内停留足够的时间以便吸收水分和已消化的物质。结肠环行肌的收缩会在结肠袋内形成小的凹陷，帮助完成上述过程。结肠环行肌和纵行肌的收缩过程类似于小肠肠段的运动节律。有非推进性的节段收缩和起源于近端结肠向远端传导的推进性收缩，这种推进性收缩使得一些结肠袋消失。类似空肠和回肠的蠕动，大的蠕动波每天仅发生 2~3 次，它由胃结肠反射启动（或与胃结肠反射有关），其作用是推进结肠内容物进入乙状结肠和直肠。

结肠的神经支配和小肠相似（见第 53 章）。外在神经系统对内在神经网络产生影响，这种内在神经网络似乎可以自主地发挥作用并协调蠕动进程所必需的相邻肠段的运动。但在许多病理状态下，这些影响可能会发生改变。副交感神经增强肌肉收缩而交感神经抑制肌肉收缩的概念目前已经被接受为肌肉工作原理的假说，对于肠道平滑肌运动这一假说也已经被接受，但当考虑到结肠的内在神经系统时，情况就变得更为复杂了。

了解肠道**组织间隙 Cajal 细胞**的功能能够帮助我们进一步了解结肠的生理功能。作为平滑肌的起搏细胞，Cajal 细胞有两个重要的功能：控制平滑肌活性和介导或增强肠道神经元的作用。Cajal 细胞遍布于整个肌肉，它们起源于平滑肌，是非神经元性细胞。

饮食因素会影响局部的转运；固体食物会延缓盲肠和升结肠的转运，而混合性食物，特别是液体的，会在升结肠和横结肠内储存。结肠内容物的容量及密实程度影响肠道排空速率，也影响排便的频率及粪便的重量。化学性物质和肠管扩张会刺激肠道蠕动。抗蠕动波有助于让结肠内容物停留在肠腔内。

结肠内容物的**转运**通常比较缓慢，从盲肠转运到直肠需要超过 24~48 小时。一般来说，男性的转运速度比女性快，年轻女性的转运速度比中年或老年女性快。不同个体的推进性蠕动差别很大。肠内容物倾向在乙状结肠停留，说明乙状结肠是储存的场所。在某些患者，放射线观察下可见到升结肠或横结肠的转运明显延迟。随着升结肠内容物的增加，逆向蠕动减弱，并让路给朝向肛侧的推进性收缩。

直肠、肛门和盆底的功能在第 84 章中讨论。

结肠测压基本仅限于一些研究中心使用，目前还没有证实该技术在临床应用中的适应性和有效性。这些研究中心能够证实消化间期移行运动复合波的异常并认为这种异常和功能紊乱有关。使用动力学监测和电子恒压器技术有助于理解结肠的生理功能，但目前还不适用于临床。

结肠动力性疾病

临床医生关心的 3 种主要结肠动力性疾病是：

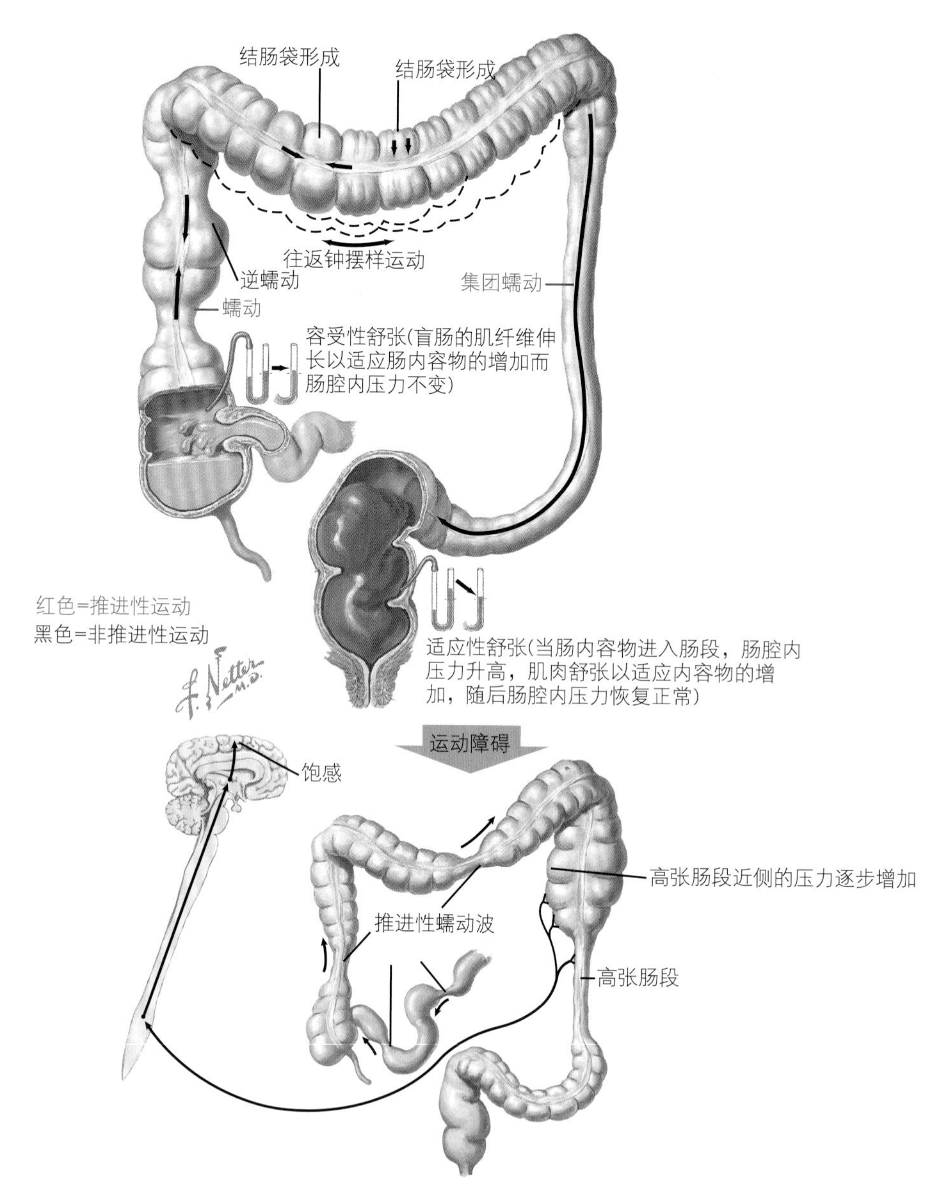

图 83.1 大肠的动力和动力障碍

便秘、腹泻和肠易激综合征，相关内容在第 61、第 64 章和第 85 章中讨论。肛门和直肠的动力障碍在第 84 章中讨论。

结肠运动障碍可继发于某些非动力性疾病，如内分泌性疾病和神经性疾病。此外，一旦肠道患病，容易出现肠道动力紊乱，进而引起消化和吸收功能的改变。当急性或慢性疾病引起的肠道炎症打破神经肌肉活动的平衡和严重地改变结肠动力时，上述情况就会发生。

（Martin H. Floch 著 卢思琪 译 李柯 审校）

其他资源

Bharucha AE, Hasler WL: Motility of the small intestine and colon. In Podolsky DK, Camilleri M, Fitz JG, et al, editors: *Yamada's textbook of gastroenterology*, ed 6, Hoboken, New Jersey, 2016, John Wiley and Sons Ltd, pp 367–389.

Dinning PG, Costa M, Brookes SJH: Colonic motor and sensory function. In Feldman M, Friedman LS, Brandt LJ, editors: *Gastrointestinal and liver disease*, ed 10, Philadelphia, 2016, Saunders-Elsevier, pp 1696–1712.

Rao SSC, Parkman HP, McCallum RW: *Handbook of gastrointestinal motility and functional disorders*, New York, 2015, Slack Inc.

Szarka L: Dysmotility of the small intestine and colon. In Podolsky DK, Camilleri M, Fitz JG, et al, editors: *Yamada's textbook of gastroenterology*, ed 6, Hoboken, New Jersey, 2016, John Wiley and Sons Ltd, pp 1154–1195.

第 84 章

正常排便与大便失禁的病理生理学

正常排便

蠕动波将左半结肠的内容物推入直肠通常被认为是排便顺序活动中的最初现象（图 84.1）。

当食物残渣在直肠内积聚时，会出现排便冲动；通常排便间隔时间可从每天几次到每隔 4~5 天一次。当一个神经和反射功能完好的健康人的直肠内容物达到约 400 ml 时，排便的冲动通常无法控制。大多数人每天都会产生便意，通常是在早上睡醒后，站直身体，四处走动，于早餐后出现。进食食物和液体有利于启动**集团蠕动**（胃结肠反射）。直肠内压力的增加导致肛门括约肌松弛，此时外括约肌会自主收缩，起到抵消作用，从而允许延迟排便；长时间的延迟排便可能会导致便意的强度暂时减弱。整个排便动作包括直肠和盆部肌肉的一系列收缩和放松。

当出现便意时，人们通常采取下蹲姿势，这有利于腿部肌腱的反射收缩。下蹲姿势也有助于腹内压力的增加，这是通过收缩和固定膈肌、关闭声门和收缩腹壁肌肉来实现的。外括约肌不再自主收缩，随着直肠收缩力增加，粪便被排出，会导致直肠内压在 100~200 mmHg。同时，盆底肌收缩，产生力量

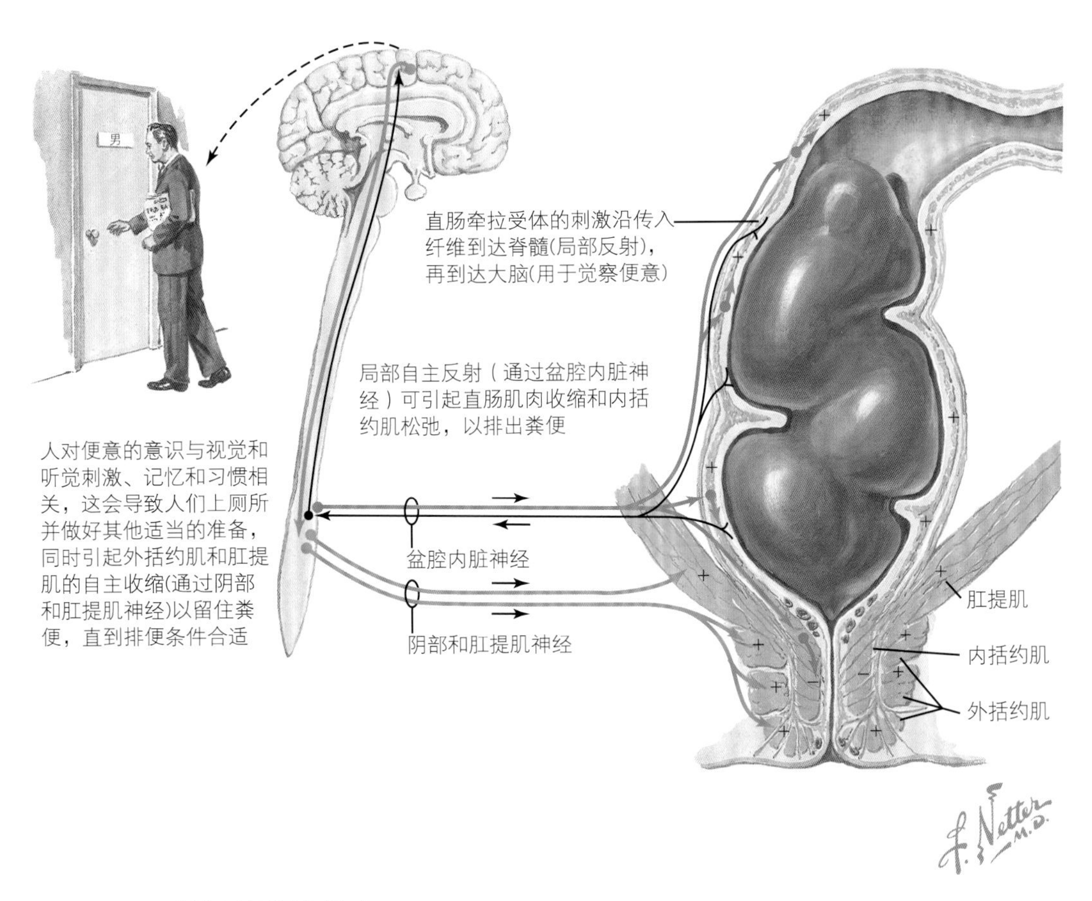

图 84.1 导致排便的顺序活动

可增加腹内压。左半结肠内容物或其一部分可以在单次连续蠕动进程中被排空；或者，肛门 - 直肠结构可能会在第一次排空后恢复到静息状态，直到结肠的另一次收缩将更多的粪便物质送入直肠。

这一整合功能涉及运动皮质神经元、交感和副交感神经通路以及许多反射机制（图 84.2）。肌电图研究表明，盆底肌肉在排便时作为一块肌肉发挥作用，而耻骨直肠肌产生的肛门直肠角可对粪便产生功能性阻碍，以防意外排便。

肛门括约肌、直肠的相关疾病和功能失调以及肛门测压将在第 104 章中讨论。

大便失禁

在腰交感神经起始处上方横断脊髓——即脊髓休克，该过程迅速发生并持续数周，其间直肠和括

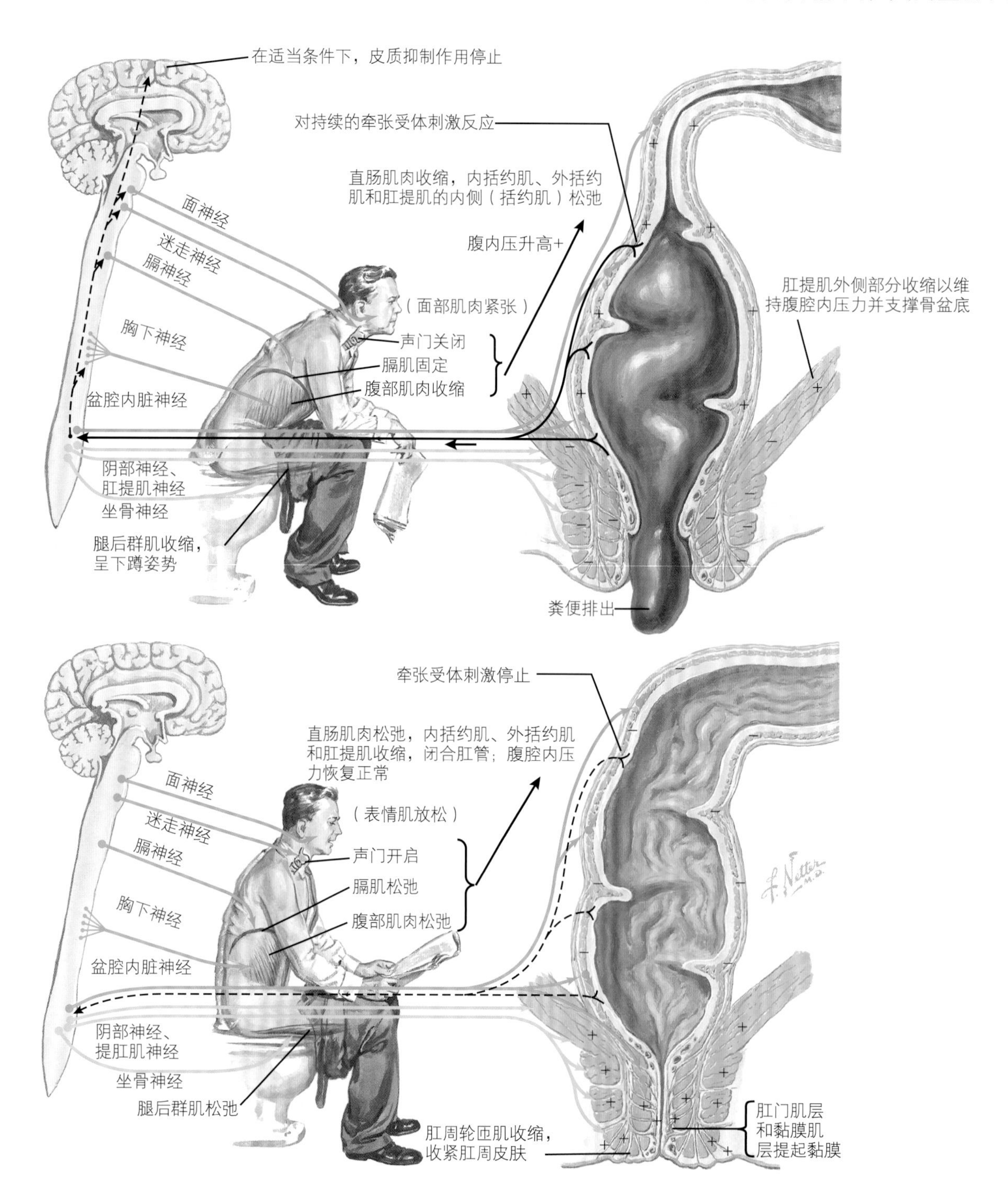

图 84.2 排便时神经元的功能和解剖学联系

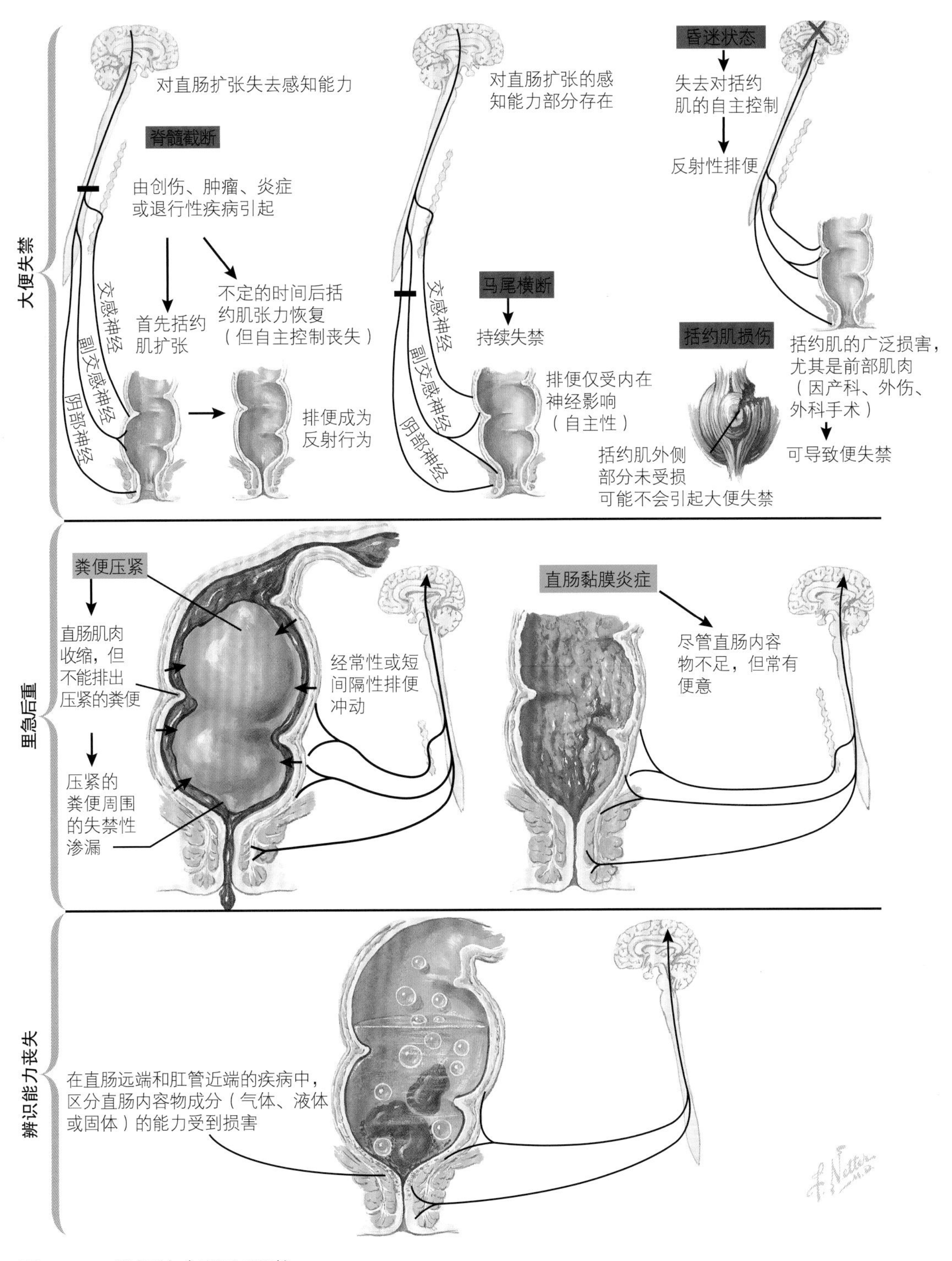

图 84.3　排便的病理生理学

约肌完全瘫痪，患者大便失禁（图 84.3）。此后，括约肌张力恢复，通过腰骶中心反射排便。由于不能随意收缩外括约肌，也不再感觉到直肠扩张，患者的排便过程也无法控制。这给截瘫患者带来了一个棘手的问题，通常是通过定期使用灌肠和用手指抠除来处理。

当脊髓损伤累及马尾神经时，骶神经被破坏，反射消失，排便成为无意识的行为或完全依赖于机体固有的神经调控机制。在这些患者中，直肠仍然对扩张有反应，但力量有限，已经扩张的括约肌进一步松弛，使粪便得以排出。如果横断在腰交感神经输出以下平面，患者可能会有一些对直肠扩张的意识，而在没有骶神经输出的情况下交感神经连接的持续存在可能会导致直肠收缩迟缓。

直肠内有排泄物本身并不足以刺激排便的冲动。肠内容物必须足够多，才能超过人特有的肠扩张刺激阈值。在许多有规律排便的患者中，指诊检查显示直肠内有相当多的不同质地的内容物。然而在明显扩张的直肠内发现大量内容物积存，尤其是在老年人，表明直肠肌肉失去紧张性，这可能是由于长期以来忽视或抑制排便冲动的习惯，或者是涉及排便反射的神经和肌肉通路的退化。肛管引起疼痛的病变（例如溃疡、瘘管，痔疮静脉血栓形成）可通过刺激括约肌痉挛和自主抑制以避免带来的疼痛，造成排便受阻。

饮食因素显著影响排便。摄食高纤维饮食的人（每天 30~50 g）大便稀且容易排便，而摄食低纤维饮食的人大便又小又硬，且频次低。纤维的类型也会影响粪便和排便的特性。富含难溶性纤维的饮食，例如非洲玉米，会产生柔软的水样粪便，而高溶性纤维的饮食会因发酵而产生更多的气体，导致粪便更软，呈凝胶状。

直肠的扩张常常会引起反复的、几乎连续的排便冲动（里急后重），但是粪便坚硬如岩石状的特征阻止了其通过括约肌而成形。如果不能通过直肠灌注油或表面活性剂如磺基琥珀酸二辛酯钠（琥珀辛酯钠）来治疗，则通常需要进行手指抠除。

在直肠中几乎不存在内容物的情况下，不断的排便冲动可能是由于直肠受到的外部压迫，体内肿瘤，或者直肠黏膜的炎症所致。

当由于大量粪便导致人体对肛门外括约肌失去自主控制时，便会发生大便失禁（请参见第 107 章）。这种情况通常呈快速、突然的发作。在感染性腹泻和肠易激综合征中会发生此种快速发作。大便失禁也可发生于肛门括约肌或盆部肌肉组织受损时（见第 104 和第 105 章）。大便失禁是粪便非自主控制下通过肛门，其以遗粪的形式在人群中发生率可达 7%，然而以大便失禁的形式则发生率不足 1%，尽管在疗养院中大便失禁发生率高达 50%。遗粪通常由肛门括约肌的某些异常引起，但是大量的粪便失禁是由于肛门括约肌的损害或严重的神经病变导致的。

详细的查体包括对肛门环的检查。如果大体病理不确定，则盆腔磁共振成像（MRI）、钡剂排便检查、肛门超声检查和肛门测压可能会有所帮助；如果需要手术，可以使用肌电图或阴部神经末梢运动潜伏期测试。这些检测在医院可能不容易实现，主要在大学或研究中心开展（请参阅“其他资源”）。

失禁的治疗取决于其病因。如果存在肛门疾患，则应用有关肛门疾病的相应章节中讨论的治疗方法。如果是由其他情况引起的，则按照具体情况提供治疗，但是通常会形成一种通用治疗模式，可进行苯乙氧基化物或洛哌丁胺的临床试验。根据失禁的程度，患者可能依赖于直肠结肠栓或使用尿不湿。研究表明，经常用于疗养院的尿不湿有助于减少无法确定病因的患者大便失禁的发生率。

应用生物反馈训练来控制失禁的尝试已获得了一些成功经验。当需要加强盆部肌肉时，上述方法可能会非常有用。

最后，还有一些外科手术替代方法可以用来增强肌肉组织或通过造口术绕开直肠。

（Martin H. Floch 著 王昊翔 译 贺慧颖 审校）

其他资源

Bharucha AE, Hasler WL: Motility of the small intestine and colon. In Podolsky DK, Camilleri M, Fitz JG, et al, editors: *Yamada's textbook of gastroenterology*, ed 6, Hoboken, New Jersey, 2016, John Wiley and Sons Ltd, pp 367–389.

Bharucha AE, Wald A: Anorectal disease. In Podolsky DK, Camilleri M, Fitz JG, et al, editors: *Yamada's textbook of gastroenterology*, ed 6, Hoboken, New Jersey, 2016, John Wiley and Sons Ltd, pp 1629–1652.

Dinning PG, Costa M, Brookes SJH: Colonic motor and sensory function. In Feldman M, Friedman LS, Brandt LJ, editors: *Gastrointestinal and liver disease*, ed 10, Philadelphia, 2016, Saunders-Elsevier, pp 1696–1712.

Rao SSC, American College of Gastroenterology Practice Parameters Committee: Diagnosis and management of fecal incontinence, *Am J Gastroenterol* 99:1585–1604, 2004.

Wald A: Clinical practice. Fecal incontinence in adults, *New Engl J Med* 356:1648–1655, 2007.

便　秘

便秘通常定义为每周排便少于3次。罗马Ⅱ标准中的功能性便秘的定义则要求在过去12个月中有症状的时间不少于12周，并且存在至少以下指标中的两项，即排便费力、块状或坚硬的粪便、排便不尽感、肛门直肠阻塞感以及每周排便少于3次。

便秘是一种症状。因此，对于排便的感觉及粪便量的描述具有主观性。

研究表明，美国每年约有250万患者因便秘就医。生活在工业化国家中的大多数人每天排便1次，重量从120 g到130 g不等。但存在很大的个体差异。通常，大便重量与肠道传输时间相关，大多数便秘患者通常存在结肠传输时间延长。

便秘的病因或病理生理机制可分为6类：①膳食纤维摄入不足；②药物引发的便秘；③代谢和内分泌疾病；④神经系统疾病；⑤累及肠道的局部或全身性疾病；⑥功能性疾病或肠易激综合征（IBS）（图85.1）。

临床表现

由于便秘是一种主观性描述，因此患者描述的差异性很大。根据定义，便秘必须有排便量的减少或排便频率的减少。便秘的产生通常有相关的病因。如果患者没有器质性疾病，那么便秘通常是功能性胃肠病的部分表现，患者往往有很多功能性疾病所致的症状。如果便秘是由于器质性疾病引发，那么症状可能与代谢性、神经性或局部疾病有关。例如，患有帕金森病的患者，疾病导致的震颤会伴有便秘；伴有严重直肠疼痛的患者，则很可能有肛管疾病；严重的甲状腺功能减退所致的便秘，则患者会主诉乏力和其他一些内分泌紊乱的症状。

诊断

便秘的诊断取决于最初的病史和体格检查结果。如果体格检查有阳性体征，则其相关疾病通常可以解释便秘的病因。如果体格检查没有阳性体征，则需要进一步询问病史、进行结肠镜检查或肠道钡剂检查，以及通过使用不透射线标记物或结肠闪烁照相测定肠道传输时间从而明确便秘的病因。全面评估肛门直肠功能需要对直肠肛管进行检查，必要时进行直肠肛管测压和排粪造影检查。

肠道传输时间对功能与症状评估的重要性在于可以做出是器质性梗阻性疾病还是功能障碍性疾病的诊断。肠道传输时间的测定很简单，需要吞服Sitz标志物，然后通过腹部X线平片追踪5天。临床医生据此评估是否存在缓慢、均匀的传输，或存在梗阻以及是否需要进一步评估。

治疗和处理

如果便秘有器质性病因，则必须积极治疗原发病。通常很难避免患者同时需要使用的治疗药物。例如患者正在接受麻醉和缓解疼痛的治疗，便秘也需要同步治疗。便秘的治疗主要包括饮食、行为、药物及外科治疗。第86章介绍了用于治疗便秘的药物（见专栏86.1）。

如果便秘是由于缺乏膳食纤维引起的，那么**饮食治疗**通常有效。如果患者能够耐受，没有腹部不适症状，膳食纤维的摄入量应增加至每日20~25 g。膳食纤维的量应逐渐增加。在第188章中列出了食物中所含的膳食纤维量。根据患者的工作和饮食习惯，通常推荐早餐进食高纤维谷物，同时推荐增加

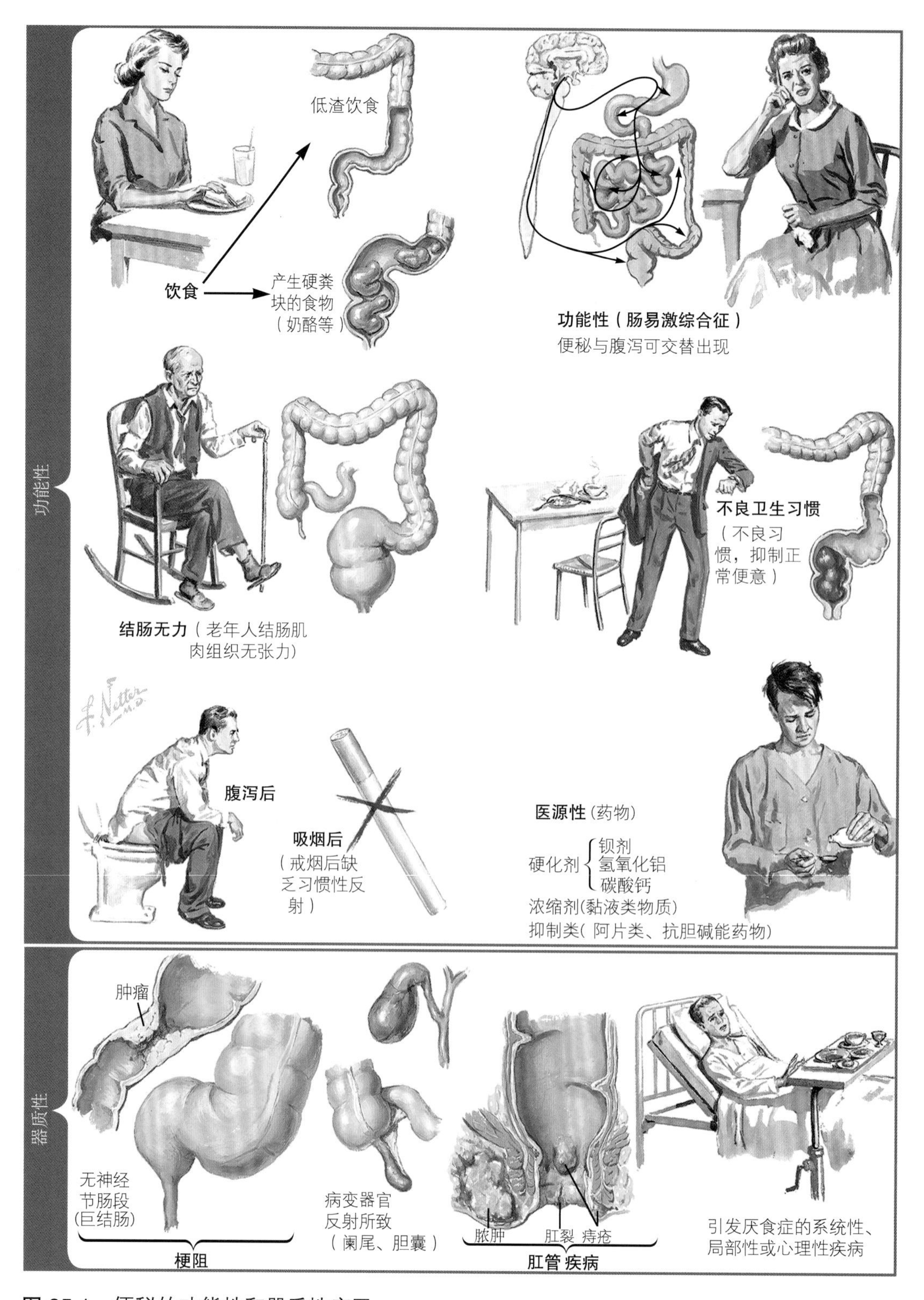

图 85.1　便秘的功能性和器质性病因

水果、蔬菜和谷物的摄入量。1 份高纤维早餐谷物加上 4~5 份的水果或蔬菜即可达到维持正常结肠功能所需的平均每日 25 g 膳食纤维。

当膳食纤维不能解决便秘问题时，则需要进行**药物治疗**。可选的药物均列在药物处方表中，分为七类：容积性泻剂、软化剂、润滑剂、盐类泻药、刺激性泻药、高渗性泻药和促动力性药物（请参阅第 86 章）。对于内科医生来说，选出适合的治疗药物组合仍具有挑战。最近，5-HT_4 拮抗剂的研究显示出一些希望，尽管替加色罗（Zelnorm）对某些患者确实有所帮助，但仍从美国市场撤出。氯离子通道吸收阻滞剂鲁比前列酮（Amitiza）已被证明对某些患者有帮助。

对于儿童便秘患者，行为改变和再训练可能对多达50%~75%的患者有帮助。灌肠和缓泻剂常用于排空肠道，当儿童学会定期排便后逐渐停用。

对于患有功能性疾病和某些精神性疾病的患者，治疗患者的心理状态就可以成功治疗便秘。

适合手术治疗的患者很少，但某些患者可能获得成功。对器质性疾病如先天性巨结肠等所致的便秘，则需要手术治疗。一些严重结肠无力（结肠慢传输型便秘）患者对各种治疗方法都效果不佳，对一些非常难治的病例，偶尔采用回直肠吻合术或盲肠造瘘术。

功能性便秘和药物引起便秘的治疗通常有一定的难度。一些患者仅需要简单的缓泻剂，而另一些患者则需要不同缓泻剂联合使用。临床医生在治疗时应从单药开始，选择七类药物中的一类，然后添加一种润湿剂或渗透性泻药。如果治疗无效，可以添加刺激性泻药。例如开始可以每天或每隔一天服用氢氧化镁（镁乳）或聚乙二醇（MiraLax）。如果无效，可以尝试添加润湿剂或渗透性泻药物，如乳果糖。如果仍然失败，可以尝试使用刺激性泻药例如番泻叶提取物，或尝试使用鲁比前列酮等新药。

病程和预后

大多数单纯便秘的患者可以通过饮食手段治疗，增加可溶性纤维、不可溶性纤维或同时增加两者的摄入量。当此治疗方法失败且无法确定病因时，则需要结合行为治疗或药物治疗。手术疗法只在极少数患者中使用。

（Martin H. Floch 著 鲁晓芳 译 顾芳 审校）

其他资源

Bharucha AE, Pemberton JH, Locke GR 3rd.: American gastroenterological association technical review on constipation, *Gastroenterol* 144:218–238, 2013.

Lembo AJ: Constipation. In Feldman M, Friedman LS, Brandt LJ, editors: *Gastrointestinal and liver disease*, ed 10, Philadelphia, 2016, Saunders-Elsevier, pp 270–296.

Lembo AJ, Schneier HA, Shiff SJ, et al: Two randomized trials of linaclotide for chronic constipation, *New Engl J Med* 365:527–536, 2011.

Rao S, Lembo AJ, Schiff SJ, et al: A 12-week, randomized, controlled trial with a 4-week randomized withdrawal period to evaluate the efficacy and safety of linaclotide in irritable bowel syndrome with constipation, *Am J Gastroenterol* 107:1714–1724, 2012.

Rao SSC, Camilleri M: Approach to the patient with constipation. In Podolsky DK, Camilleri M, Fitz JG, et al, editors: *Yamada's textbook of gastroenterology*, ed 6, Hoboken, New Jersey, 2016, John Wiley and Sons Ltd, pp 757–780.

Singh S, Heady S, Coss-Adame E, Rao SS: Clinical utility of colonic manometry in slow transit constipation, *Neurogastroenterol Motil* 25:487–495, 2013.

Szarka L: Dysmotility of the small intestine and colon. In Podolsky DK, Camilleri M, Fitz JG, et al, editors: *Yamada's textbook of gastroenterology*, ed 6, Hoboken, New Jersey, 2016, John Wiley and Sons Ltd, pp 1154–1195.

第86章

药物对结肠的作用

民俗和社会一直保留这样的观点，即规律排便对健康至关重要。因此，人们尝试通过使用作用于胃肠道，尤其是结肠的缓泻剂和药物来维持排便规律及良好的排便体验（图86.1和专栏86.1）。

药物可能会引起结肠损伤。灌肠会损伤结肠黏膜，尤其是当灌肠液中加入损伤性成分例如过氧化氢或碱性肥皂时。常规泻剂，例如含有番泻叶的泻剂可能会使肠道着色并引起结肠黑便病。口服避孕药、血管加压素、麦角胺、可卡因、右旋安非他命、洋地黄、抗精神疾病药物和阿洛司琼均已证明可引起肠道缺血和缺血性结肠炎。非甾体类抗炎药、COX-2抑制剂、某些抗生素和化疗药可导致肠道单发或多发溃疡。频繁使用及滥用泻药可能会导致“泻药性结肠”。滥用泻药会导致结肠变短或扩张。

药物可以直接或间接影响肠道的运动和分泌功能。经典的拟副交感神经类药物乙酰甲胆碱和通过阻断胆碱酯酶活性而抑制乙酰胆碱水解的药物（**毒扁豆碱**和**新斯的明**）会刺激肠道收缩。**阿托品**和大量人工合成的抗胆碱药可阻断副交感神经刺激传递至效应器官，从而抑制肠道收缩。刺激或抑制交感神经的药物对胃肠道的作用低于其他系统。因此，拟交感神经药必须用非常大的剂量才可以影响胃肠动力。神经节阻滞剂干扰神经冲动在交感神经节和副交感神经节突触的传递，从而抑制肠道收缩。

吗啡以及所有阿片类药物数个世纪来一直被用作止泻药，它可以减少肠道的运动，增加肠道肌张力，尤其是对大肠的作用更为明显，有时会引发肠痉挛，这是阿片类药物引起腹部不适的原因。

无数种促进排便的药物和制剂被称为通便药，经常被列为“泻剂”或“泻药”。泻药根据不同的机制或作用进行分类，通常是临床医师治疗选择的依据（见专栏86.1和第83~85章）。

专栏86.1　泻药的种类

增加大便体积的药物
- 麦麸（小麦纤维）：保留水分
- 洋车前草（卵叶车前子）：滋养和增加微生物群
- 瓜拉那豆
- 梧桐子
- 甲基纤维素（惰性化学制品）

不吸收糖类
- 乳果糖（渗透性，滋养微生物）
- 乳糖醇（渗透性）

盐类（提取水分）
- 柠檬酸镁
- 氢氧化镁（$Mg[OH]_2$）
- 硫酸盐
- 硫酸钠（$NaSO_4$）

聚乙二醇（保留水分）
- 洗肠：1 L
- 日常用量：250 ml

蒽醌类药物
- 芦荟
- 鼠李叶
- 番泻叶
- 蓖麻油

多酚化合物
- 酚酞
- 比沙可啶
- 匹可硫酸钠

清洁剂
- 多库酯钠

液体石蜡（润滑剂）
- 矿物油

促动力剂（刺激运动）
- 替加色罗[a]（$5\text{-}HT_4$ 拮抗剂）

氯离子通道阻滞剂
- 鲁比前列酮（Amitiza）

[a] 从美国市场撤出

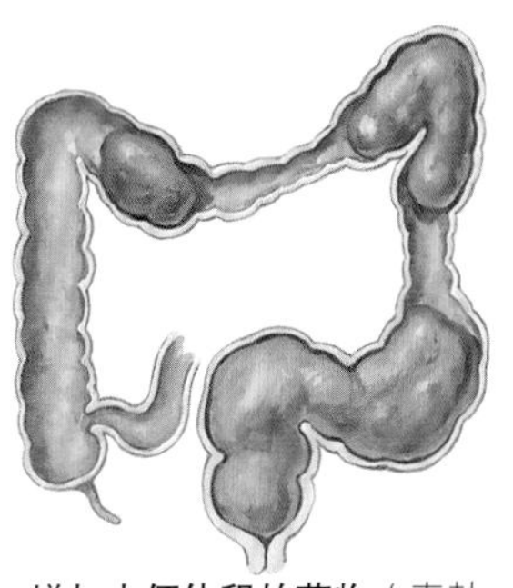

增加大便体积的药物（麦麸、洋车前草、甲基纤维素）增加大便体积，通过扩张肠管促进蠕动

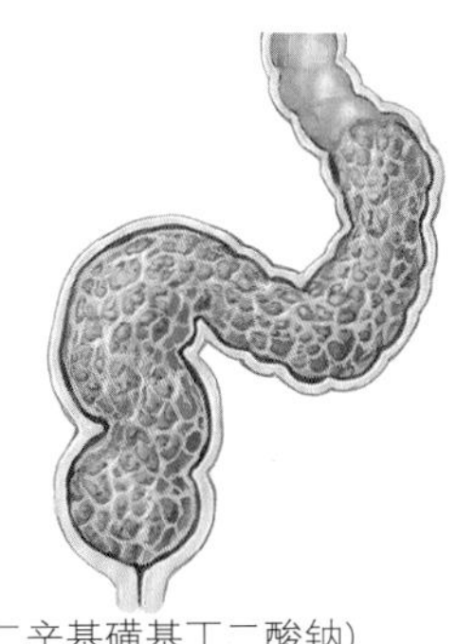

润湿剂（二辛基磺基丁二酸钠）通过包裹及分散成分颗粒来软化大便

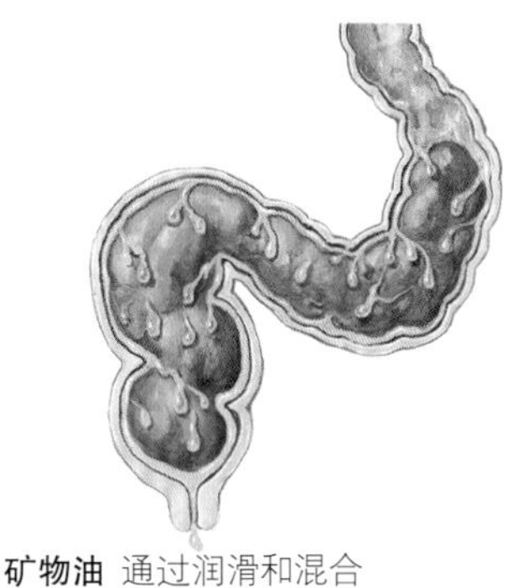

矿物油 通过润滑和混合大便使之软化

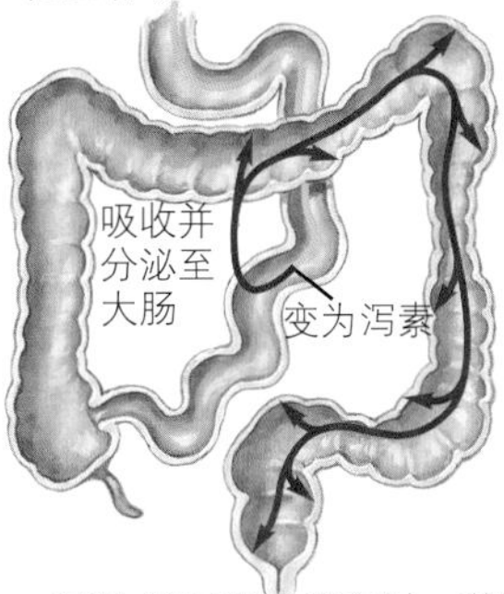

泻素（鼠李叶、番泻叶、芦荟）刺激大肠蠕动和肠道分泌

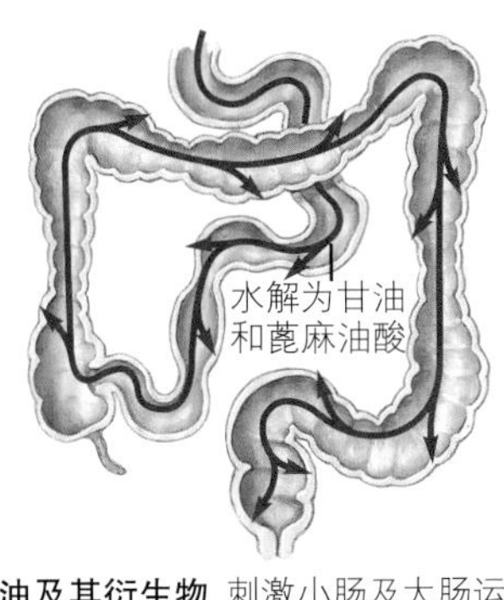

蓖麻油及其衍生物 刺激小肠及大肠运动

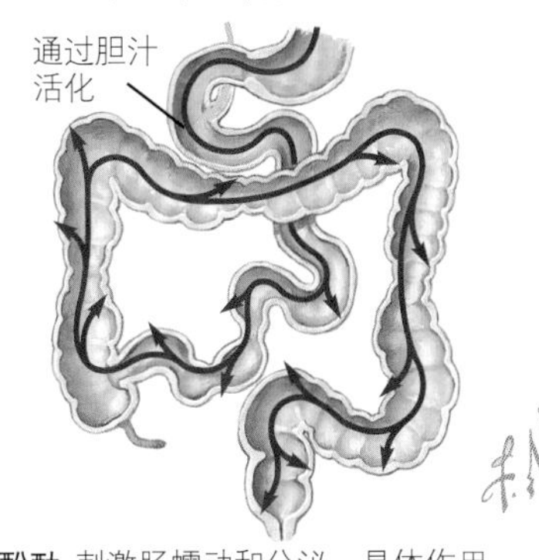

酚酞 刺激肠蠕动和分泌，具体作用部位尚不明确，可能作用部位广泛

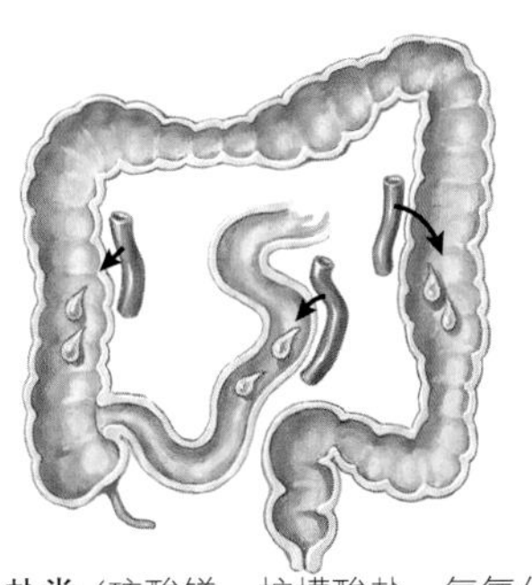

盐类（硫酸镁、柠檬酸盐、氢氧化物、磷酸钠）通过高渗作用使水进入并保持在肠腔，同时有一定刺激作用

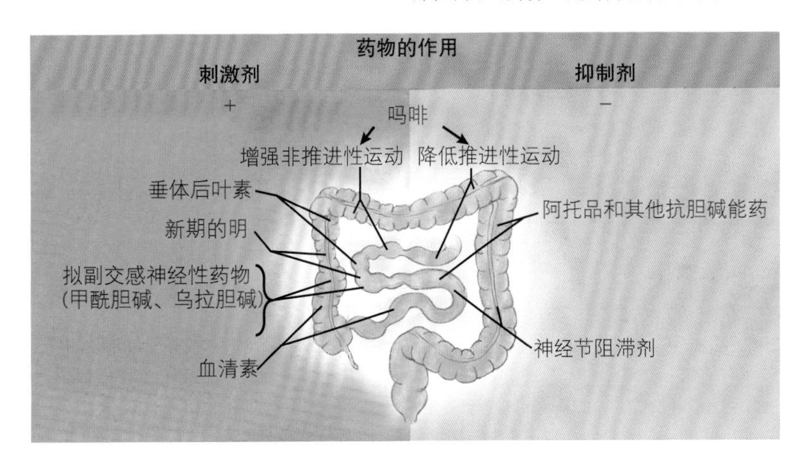

图 86.1　药物对结肠的影响

（Martin H. Floch 著　鲁晓芳 译　顾芳 审校）

其他资源

Drossman DA, Morris CB, Edwards H, et al: Diagnosis, characterization, and 3-month outcome after detoxification of 39 patients with narcotic bowel syndrome, *Am J Gastroenterol* 107:1426–1440, 2012.

Lembo AJ: Constipation. In Feldman M, Friedman LS, Brandt LJ, editors: *Gastrointestinal and liver disease*, ed 10, Philadelphia, 2016, Saunders-Elsevier, pp 270–296.

Schiller LR, Sellin JH: Diarrhea. In Feldman M, Friedman LS, Brandt LJ, editors: *Gastrointestinal and liver disease*, ed 10, Philadelphia, 2016, Saunders-Elsevier, pp 221–241.

第87章

巨结肠和先天性巨结肠

巨结肠分为先天性和获得性两类。先天性为Hirschsprung病，包括经典型、短节段型、超短节段型以及全结肠神经节细胞缺乏症（图87.1）。

获得性巨结肠包括许多疾病。特发性获得性巨结肠没有病因，通常与急性Oglivie综合征相关（另见第60章）。获得性巨结肠还与多种神经系统疾病、肠道平滑肌疾病及代谢病有关（另见第59章）。

先天性巨结肠通常在婴儿期即有表现（但目前也有在青春期和成人才出现症状的报告）。男性比女性更为多见，经典型患者在直肠或乙状结肠存在缺乏神经节的肠段，其近端肠管扩张。肛管测压结果通常有异常。病理生理学改变归因于受累肠段缺乏神经节细胞。据报道可以是显性遗传，也可以是隐性遗传。此外，患者可表现为特发性经典型巨结肠。

临床表现

便秘是促使患儿父母或患者本人就医的症状。就诊的患儿中，功能性便秘远比无神经节巨结肠多，鉴别诊断应考虑这两种情况。他们的临床症状和体征可以有很大差异，但典型病例容易识别。功能性便秘的患儿看起来健康、外表正常，而无神经节巨结肠的患儿通常呈现出慢性病容，伴腹部膨隆，以及营养障碍所致生长发育不良的表现。生长发育正常的病例可以至青春期出现症状，罕见的情况下至成人期（至40岁）才出现临床表现。

典型表现是儿童期和青春期从未有正常排便，需要使用泻药和灌肠来排便。偶尔会表现为腹泻，在粪便堵塞的基础上排水样便。直肠检查肛门括约肌可表现为正常或松弛。可触及粪便或扩张的直肠，通常粪便堵塞会很严重，直肠括约肌可以非常紧。

诊断

根据婴儿期的典型表现，通常很容易诊断。然而，幼儿期、青春期或成年期患者的诊断更加困难。钡剂灌肠的典型表现为狭窄的肠段及其近端肠管扩张。在非典型病例中，无神经节细胞的肠段或狭窄的肠段非常短，并且可能仅累及肛门内括约肌。

直肠乙状结肠镜和结肠镜检查可显示扩张的乙状结肠。如果肠道扩张的时间过长，尽管没有梗阻性病变的存在，也可能难以完成全结肠的内镜检查。如果存在慢性的粪便堵塞，则检查中会发现黏膜外伤性溃疡。钡剂灌肠可以显示狭窄的肠段证实疑似诊断，但在进行手术前需要进一步评估。

生理性检查的典型表现是直肠扩张后肛门括约肌无法放松。这项检查对于狭窄肠段不易发现的患者可能有所帮助。但是，目前测压法并未得到广泛应用。

Hirschsprung病的确诊需要依靠活检标本显示某一肠段或肠段中斑块状区域缺乏神经节细胞。通常首选细针或穿凿活检，但确诊往往需要更深的活检。如果在结肠活检病理中观察到神经节细胞则可排除Hirschsprung病。

获得性巨结肠往往与先天性巨结肠（Hirschsprung病）相混淆。当直肠严重扩张，要怀疑短肠段Hirschsprung病的可能，最终确诊依靠活检和组织学发现。当两种疾病难以区分时，全层活检非常必要。

治疗和处理

典型患者的治疗选择是手术。手术的目标是建立规律排便。因此，无神经节的肠段必须切除。

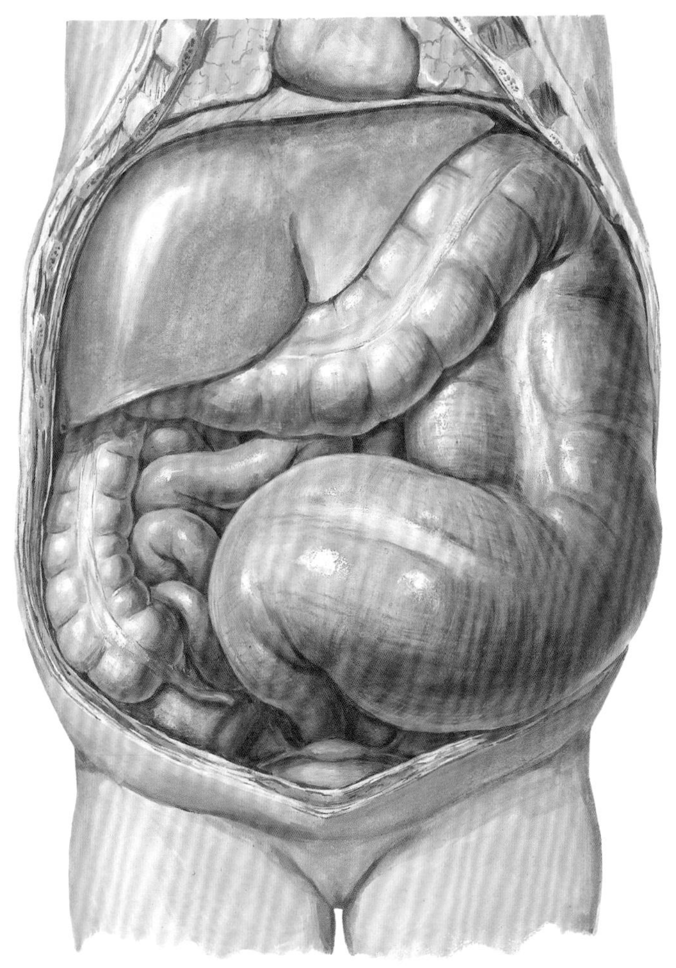

乙状结肠和降结肠的明显扩张和肥厚；横结肠中度受累；远端缩窄肠段

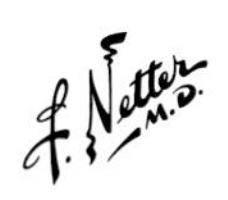

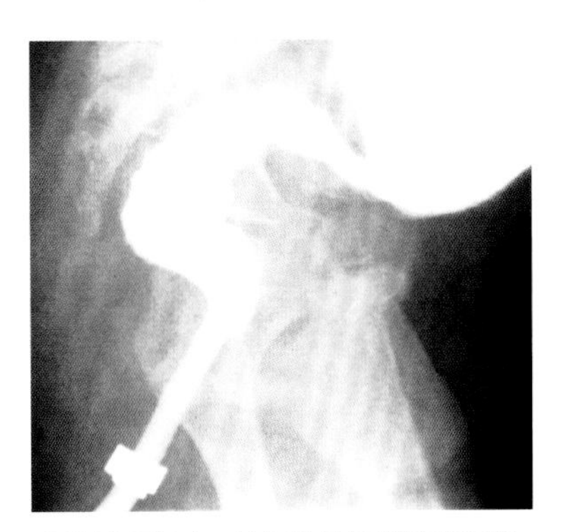

钡剂灌肠检查；特征性的远端缩窄肠段

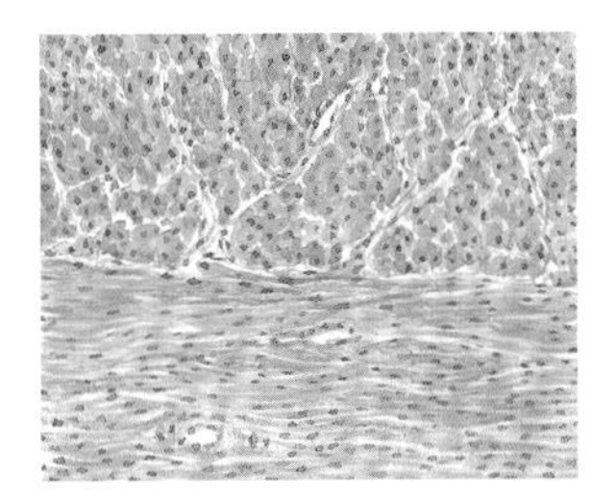

神经节细胞缺乏

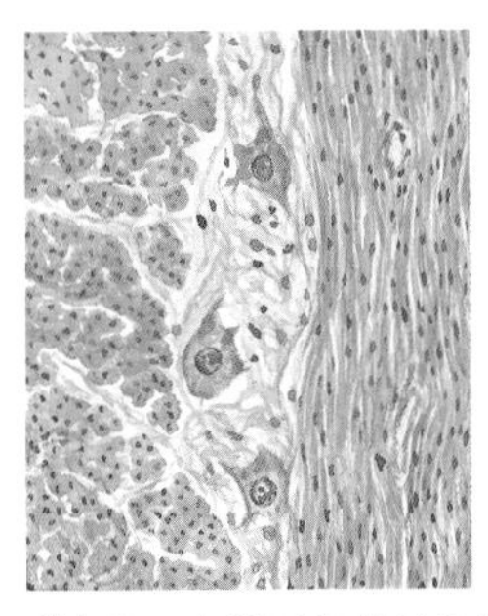

分布于纵行和环行肌层间的神经节细胞

图 87.1 巨结肠（Hirschsprung 病）

病程和预后

如果患者在幼儿时期和青春期的临床表现和检查所见不典型，患者往往会尝试各种泻药治疗。成年患者会反复使用泻药甚至灌肠治疗。部分患者可以通过泻药和灌肠排便以达到舒适，并确保肠道不扩张及梗阻，维持正常的消化和吸收功能。

由于疾病的临床表现差异很大，泻药的使用也因人而异，因此病程和预后也各不相同。典型的 Hirschsprung 病患者在经过成功的手术治疗后，往往预后良好。长期随访研究表明，治愈率约为 90%，但某些病例会存在粪便残留。不同患者病程和预后差异很大，在老年人群中差异尤为明显，但切除无神经节肠段的患者，往往预后良好。

（Martin H. Floch 著 鲁晓芳 译 顾芳 审校）

其他资源

Barnes PRH, Lennard-Jones JE, Howley PR, Todd IP: Hirschsprung's disease and idiopathic megacolon in adults and adolescents, *Gut* 27:534–541, 1996.

Bass LM, Wershil BK: Anatomy, histology, embryology, and developmental anomalies of the small and large intestine. In Feldman M, Friedman LS, Brandt LJ, editors: *Gastrointestinal and liver disease*, ed 10, Philadelphia, 2016, Saunders-Elsevier, pp 1649–1678.

Foxx-Orenstein AE: Ileus and pseudo-obstruction. In Feldman M, Friedman LS, Brandt LJ, editors: *Gastrointestinal and liver disease*, ed 10, Philadelphia, 2016, Saunders-Elsevier, pp 2171–2195.

Kim HJ, Kim AY, Lee CW, et al: Hirschsprung disease and hypoganglionosis in adults: radiologic findings and differentiation, *Radiology* 247:428–434, 2008.

第 88 章

乙状结肠及盲肠扭转

肠扭转是指某段肠管围绕其系膜发生旋转（图 88.1），常常会引起闭袢性梗阻并可导致肠管缺血。由于其他部分的大肠固定于后腹壁，原发性结肠扭转一般发生于乙状结肠和盲肠。

乙状结肠扭转

乙状结肠扭转在西方国家是较为少见的肠梗阻原因，多见于中老年人。在东欧及亚洲该疾病更为常见，可能由饮食习惯不同导致。有进食大量蔬菜习惯的地区乙状结肠扭转的发病率较高。摄入富含高纤维的蔬菜会产生较多的粪便残渣，使肠管冗长并扩张，更易于发生扭转。

在美国，乙状结肠扭转的患者往往伴有便秘并且经常使用泻药，在阿尔茨海默病、帕金森病等神经精神疾病患者中发生的频率更高。慢性扭转的症状可能与平时的便秘难以区分。然而乙状结肠扭转往往是突发症状，伴有下腹痛、便秘和腹胀。如出现血运障碍，肠管缺血和腹膜炎体征会迅速进展。急性扭转可能并发缺血和穿孔，需要进行快速评估。

一旦出现高度可疑的腹胀，需要立即对腹部进行影像学评估（图 88.1 X 线片）。单纯性梗阻的病例中可见典型的乙状结肠肠袢扩张。直肠内一般没有粪便，但其他结肠肠袢有可能扩张。60% 以上的患者可以通过腹部 X 线片确诊。如果诊断存在疑问，可吸收对比剂灌肠的方法有助于确诊。不能进行钡剂灌肠，因为其可能导致穿孔。CT 也有助于迅速确诊。

乙状结肠扭转的治疗包括尝试灌肠、直肠置管和软质乙状结肠镜或结肠镜使乙状结肠减压和复位。软质乙状结肠镜治疗的成功率在 95% 到 98% 之间，取决于内镜医生的经验。结肠镜只有在乙状结肠镜太短不能到达可疑病变区域的情况下使用。若肠管出现缺血，应慎重考虑急诊手术以纠正血运问题。

少数病例的症状轻微且反复，需要进行全面评估。较长的乙状结肠肠袢容易扭转，需要进行手术纠正，肠袢的扭转可能仅被偶然发现。

乙状结肠扭转的复发率约为 40%，内镜减压后复发率更高。因此，如果症状复发，应考虑选择性切除冗长的乙状结肠。同时，需要考虑患者是否卧床或者生活能否自理。伴有缺血和肠管坏死的患者死亡率很高（>50%）。外科评估与手术时机对预测每位患者的病程和进展十分关键。

盲肠扭转

盲肠扭转是指盲肠从明显异常的附着处向系膜侧的异常旋转，可使其活动度增加（图 88.2）。在西方国家盲肠扭转的发病率较低，约占肠梗阻病例的 1%。与乙状结肠扭转相似，盲肠的扭转常见于日常进食大量蔬菜和高纤维食物的人群。大量粪便引起的肠管内容物持续增多可能是该病的病因。

在胚胎发育的第三阶段，肠管旋转不良导致盲肠和升结肠不能牢固地附着于后腹壁是该病的诱发因素。肠系膜的扭转可能较为松弛且能自行复位，而并非完全扭转。然而一旦出现完全性扭转，血管会出现绞窄而导致肠管坏疽。

升结肠内容物过多而未扭转时可能会出现一种特有的盲肠扭转类型，称为"浮动盲肠"，约占盲肠扭转病例的 10%。尽管浮动盲肠并不是真正意义上的扭转，但它可以出现相同的症状。

一般盲肠扭转的患者较乙状结肠扭转的患者年轻，多为 20~40 岁。发作时常伴有突发的腹中部剧烈疼痛，很快会有呕吐。疼痛是持续性的，但会间歇性加重。间断性疼痛较为少见。如果疼痛减轻，

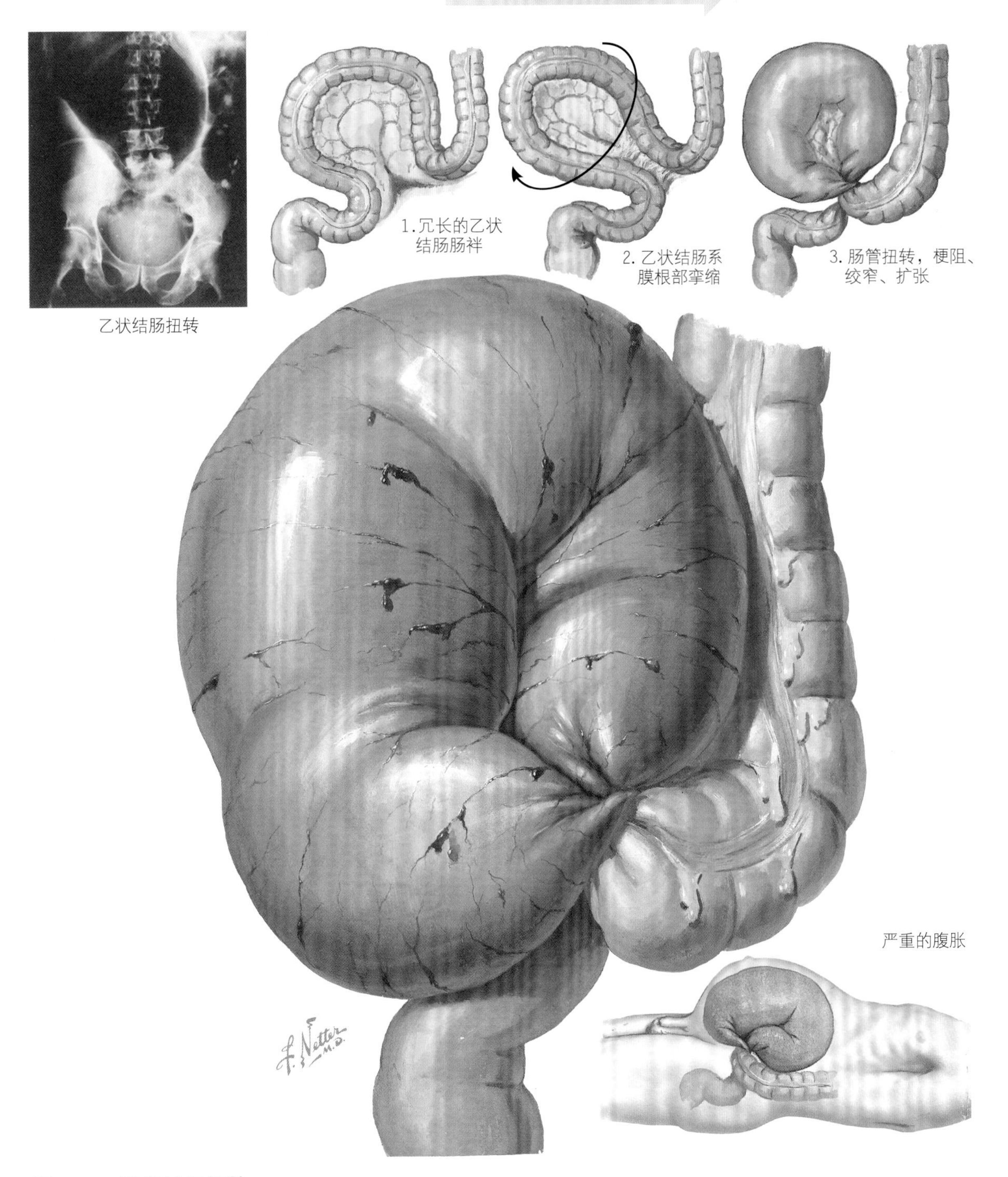

图 88.1 乙状结肠扭转

可能是扭转已经自行复位，但短时间内仍可能会再次发作。体检可见腹部膨隆，在大多数患者中，盲肠扩张导致腹部正中可触及明显隆起的鼓音区域，这一点比较典型。

盲肠扭转的最佳诊断方法是腹部 X 线平片检查，表现为腹部正中显著扩张的圆环影，可伴有气液平面。盲肠近端的回肠肠袢可能会出现梗阻。腹部平片结合临床表现能够证实 50% 患者的诊断，部分患者需要泛影葡胺灌肠或 CT 对梗阻区域进行定位。即使完善所有检查，也只能明确 60%~90% 患者的诊断。然而，根据腹痛、腹胀、呕吐、便秘和肠管扩张的症状，足以制订急诊开腹探查手术的决策。有研究报道高达 25% 的患者在开腹手术时肠管已经坏疽。因此，在高度怀疑盲肠扭转时应立即手术。一旦明确诊断，特别是怀疑肠管发生坏疽时，应立即行开腹探查和肠管切除手术。如果能排除腹膜炎和肠管坏疽，可尝试利用结肠镜进行扭转复位。然而结肠镜复位盲肠扭转的成功率要低于乙状结肠扭转。因此，大多数外科医生认为当怀疑盲肠扭转时应立即手术，手术复位后进行盲肠固定能够预防复发。根据患者具体情况，可行右半结肠切除以防止复发。

盲肠扭转的死亡率高达 10%，如果出现坏疽，死亡率可达 40%，这些统计数据表明了早期手术在治疗盲肠扭转中的必要性。

（Martin H. Floch 著 周鑫 译 孙涛 审校）

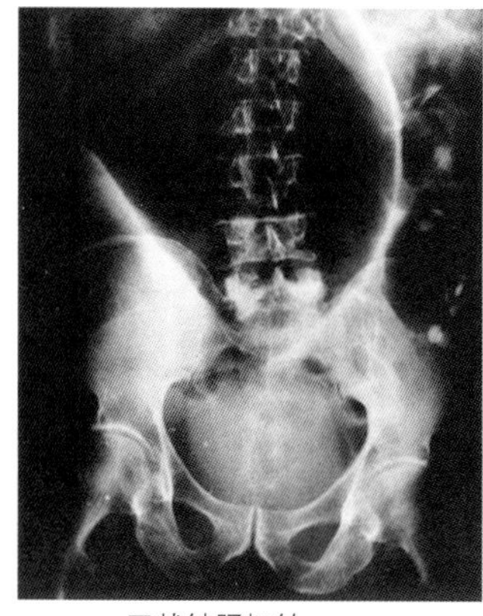
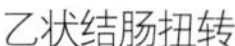

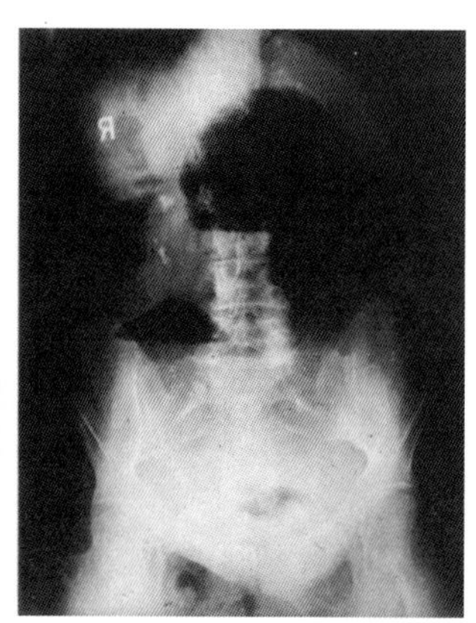

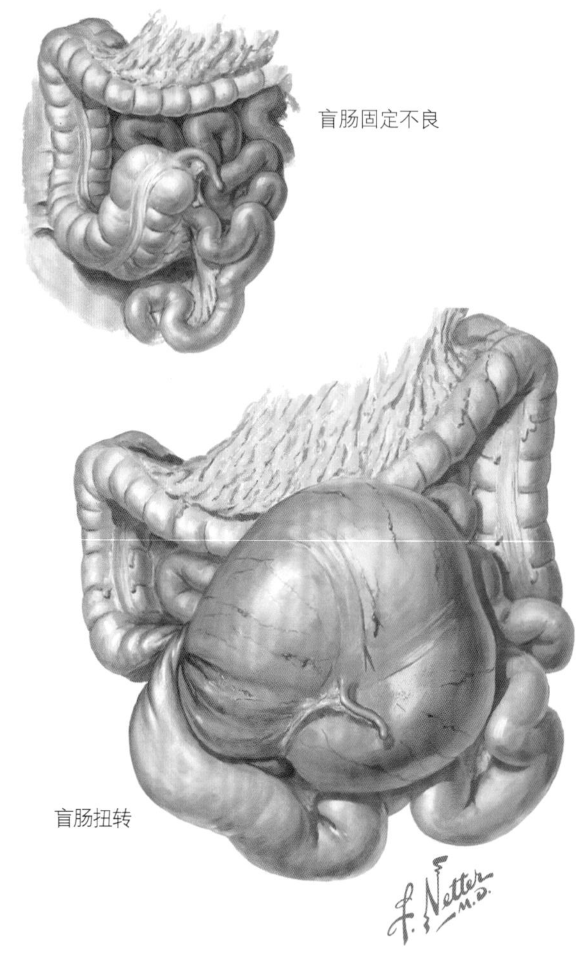

图 88.2 盲肠扭转

其他资源

Delabrousse E, Sarlieve P, Sailley N, et al: Cecal volvulus, CT findings and correlation with pathophysiology, *Emerg Radiol* 14:411–415, 2007.

Mizell JS, Turnage RH: Intestinal obstruction. In Feldman M, Friedman LS, Brandt LJ, editors: *Gastrointestinal and liver disease*, ed 10, Philadelphia, 2016, Saunders-Elsevier, pp 2154–2170.

Umansky K, Mathews JB: Colon: anatomy and structural anomalies. In Podolsky DK, Camilleri M, Fitz JG, et al, editors: *Yamada's textbook of gastroenterology*, ed 6, Hoboken, New Jersey, 2016, John Wiley and Sons Ltd, pp 93–107.

第 89 章

阑尾疾病：炎症、黏液囊肿和肿瘤

阑尾炎是西方国家开腹手术最常见的原因，发病率约是东方国家的 10 倍。

阑尾是盲肠的一部分，它的腹部标记通常位于髂前上棘到脐连线的中外 1/3 交界处（麦氏点）。然而，由于胚胎发育和盲肠移动性等因素，阑尾可能位于腹腔的任何区域（图 89.1）。此外，阑尾形态狭长，可位于盲肠后，也可坠入盆腔。阑尾的结构层次与肠道其他部位相同，但它未被脏腹膜覆盖，由纵行肌层包裹全周。

阑尾管腔阻塞后诱发感染是急性阑尾炎的病因。在起始阶段，急性阑尾炎局限于黏膜层，表现为黏膜水肿、充血及白细胞浸润。炎症很少出现消退，而是更容易累及阑尾的其他层次导致化脓性阑尾炎，此时整个阑尾会变得肿大，并会有纤维蛋白和脓性渗出物覆盖阑尾。阑尾壁内可形成脓肿，导致坏疽性阑尾炎。阑尾全层坏死和腐烂能诱发穿孔，感染物溢入腹腔引发腹膜炎，可能导致阑尾周围脓肿或弥漫性腹膜炎。由于阑尾的位置不同，感染物可波及盆腔以及腹腔的任何部位。

化脓性炎症很少能在没有医疗干预的情况下吸收，炎症导致的管壁纤维化可导致黏液积聚形成囊肿或者黏液囊肿。此类囊性肿瘤一般是良性的，但必须与腺癌相鉴别。恶性肿瘤可播散到整个腹腔引起腹腔假性黏液瘤。

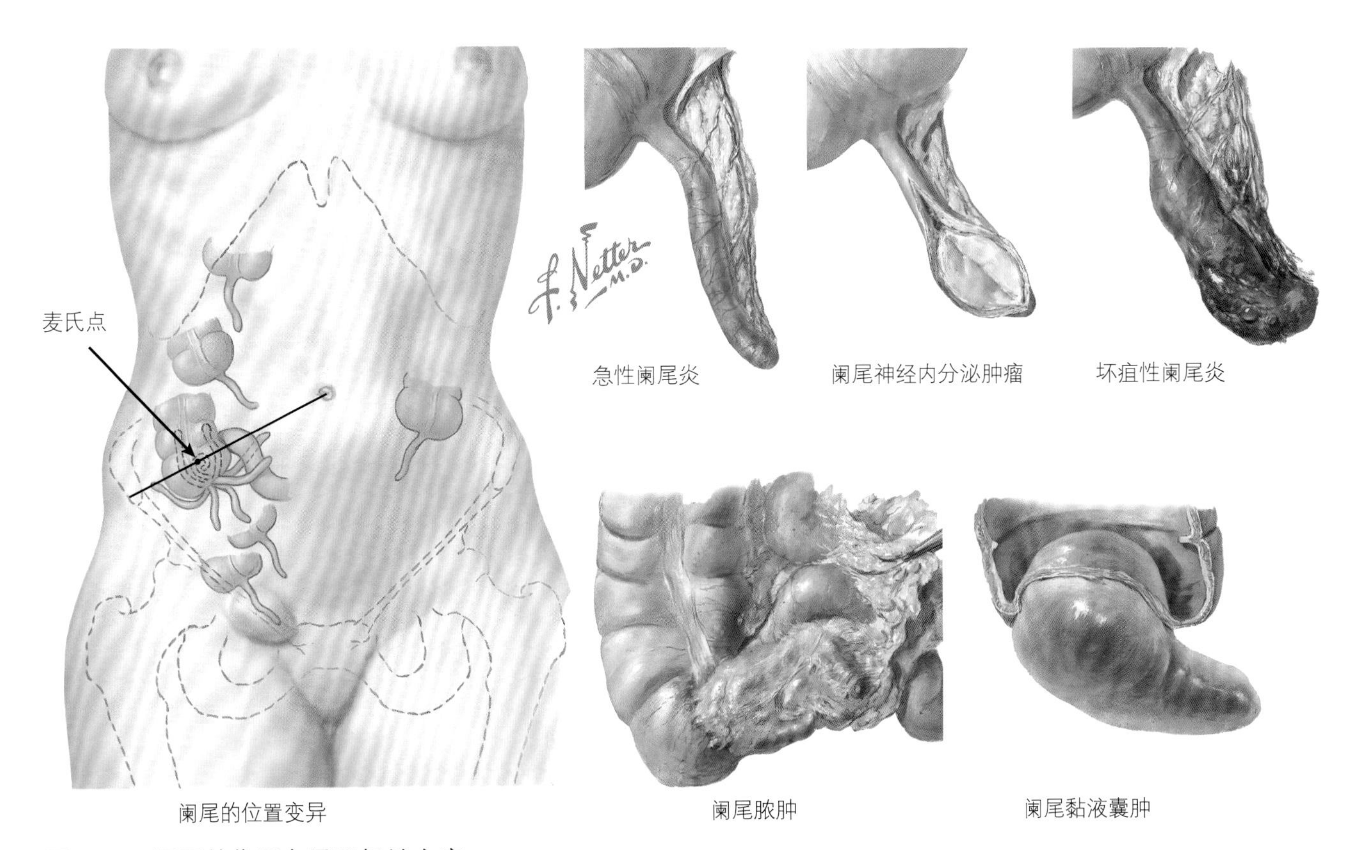

图 89.1 阑尾的位置变异及相关疾病

临床表现

阑尾炎典型的临床表现是脐周疼痛，疼痛可放射至右下腹并伴有恶心或呕吐。病程常超过24小时且伴有发热，但疼痛往往是持续的且逐渐加剧，伴有明显的恶心或呕吐。然而大多数病例临床表现并不典型，症状常不明显。老年人阑尾炎的症状可能会被掩盖，直到出现严重穿孔才表现出急性体征。此外，阑尾可能位于腹腔的不同部位，导致其症状并不典型，如左下腹疼痛、右上腹疼痛，甚至出现左上腹疼痛（图89.1）。

所有表现为急性腹痛或轻度恶心和呕吐的患者都应考虑到阑尾炎的诊断，阑尾炎不会引起剧烈呕吐或腹泻，因此不应与严重的急性胃肠炎混淆。

诊断

临床表现提示阑尾炎时应考虑外科干预，有研究指出诊断过程越复杂，阑尾穿孔的概率越大。大约20%的患者会有如前所述的不典型表现，临床实践表明，单纯开腹或腹腔镜探查手术的效果优于观察等待。

鉴别诊断包括梅克尔憩室炎、盲肠憩室炎、肠系膜淋巴结炎和回肠炎。其他病因，如肾脏、乙状结肠和妇科疾病，可以通过仔细的体检和影像学检查进行鉴别。

计算机断层扫描（CT），尤其是螺旋成像已成为阑尾炎最准确的诊断手段，敏感性超过90%，在诊断不明确时作用更大。超声检查也具有较高的准确性，但该检查依赖于操作者水平，而且不同医疗机构间也有差异。但是，当妊娠患者怀疑有阑尾炎时应避免X线检查，可进行超声检查。螺旋CT能够明确诊断并排除穿孔、脓肿等并发症或肾脏及妇科疾病。

单纯的白细胞计数也有助于诊断，大约80%的阑尾炎患者白细胞计数会升高。如果白细胞计数正常，应鉴别其他可能引起疼痛的原因。

治疗和处理

治疗即手术切除阑尾，但是如果发生穿孔，则可能需要对局部脓肿进行引流。罕见有寄生虫如蛲虫等引发阑尾梗阻导致阑尾炎，此时应同时治疗寄生虫感染与阑尾炎（见第六篇）。

通常小切口即可完成单纯阑尾切除，有腹腔镜手术经验的外科医生可以熟练地完成腹腔镜阑尾切除术，手术方式选择取决于患者的情况和外科医生的喜好。只要不出现并发症，这两种手术方式都能取得不错的效果。

病程和预后

只要诊断明确且未出现穿孔，患者通常可以在24~48小时内出院，并可在2周内恢复正常活动。而一旦发生穿孔，死亡率会升高，尤其对于老年人。并发症的发生率高达12%~20%，老年患者的死亡率可达30%。因此医生需要进行早期诊断和干预以防止并发症发生。

除黏液囊肿和囊腺癌外，阑尾肿瘤的发生率并不低（见第99章）。阑尾神经内分泌肿瘤是最常见的阑尾肿瘤（见第74章）。

（Martin H. Floch 著　周鑫 译　孙涛 审校）

其他资源

Kelly K, Sarr M, Hinder R: *Mayo Clinic gastrointestinal surgery*, Philadelphia, 2004, Elsevier.

Sarosi GA Jr: Appendicitis. In Feldman M, Friedman LS, Brandt LJ, editors: *Gastrointestinal and liver disease*, ed 10, Philadelphia, 2016, Saunders-Elsevier, pp 2112–2122.

Sherman CB, McQuaid K: Approach to the patient with acute abdomen. In Podolsky DK, Camilleri M, Fitz JG, et al, editors: *Yamada's textbook of gastroenterology*, ed 6, Hoboken, New Jersey, 2016, John Wiley and Sons Ltd, pp 781–796.

Silen W, editor: *Cope's early diagnosis of the acute abdomen*, ed 22, New York, 2010, Oxford University Press.

Squires R, Poster R: Acute abdomen. In Townsend CM, Beauchamp RD, Evers BM, Mattox KL, editors: *Sabiston textbook of surgery: the biological basis of modern surgical practice*, ed 19, Philadelphia, 2012, Elsevier.

第 90 章

憩室病

结肠憩室病

结肠憩室病是由于黏膜层通过肌层缺陷处疝出的一种获得性疾病（图 90.1）。缺陷通常位于血管穿过肌层接近黏膜下层的平面。这些血管进入的位置是固定的，从系膜侧结肠带两侧穿入，因此憩室通常沿着肠壁呈两行平行分布。肠脂垂（网膜）也在这一段呈环周分布。

憩室的产生可能源于肠管的强力推进作用，产生这种强力推进作用的原因是不协调的肠蠕动或低纤维素饮食导致的肠腔内容物不足引起的肠腔内压增加。憩室可发生于除直肠外的全部结肠。通常多见于左侧结肠，尤其是乙状结肠。在西方社会中，结肠憩室在 40 岁以下的人群中相对罕见，但在 60 岁以上很常见（60%）。在饮食中膳食纤维含量很低的西方国家，结肠憩室的发生率很高；可能由于膳食纤维的摄入减少导致结肠内容物减少，肠壁收缩产生的压力无法传递到肠腔内容物，而是作用于肠壁上。因此，憩室的形成与膳食纤维缺乏有关。乙状结肠肌肉收缩力最强的事实支持乙状结肠憩室发生率较其他部位更高的理论。伴随着慢性憩室的形成，结缔组织和弹性蛋白沉积逐渐增加，致使乙状结肠增厚，在大量弹性蛋白沉积处肠管的硬度也有所增加。

尽管憩室在年轻时可能就已经形成，但那时通常没有症状。

临床表现

如果患者因为其他临床原因（如消化道出血、肠易激综合征）进行钡剂造影、腹部 CT 检查或结肠镜检查时发现憩室，通常认为憩室和患者的临床症状无关。在西方国家中，大约 60% 大于 80 岁的人有明显的无症状憩室形成。此外，有很高比例的肠易激综合征患者有憩室形成，但是没有憩室炎（见第 90 章）。

很多医生认为憩室不会引起临床症状，而实际上它们可能引起轻微症状。另外，许多憩室患者有不适症状，但没有发展为急性或慢性憩室炎。部分患者可能主诉左下腹轻度的钝痛或排便习惯改变。有些曾被认为是肠易激综合征的患者可能会有便秘或腹泻。然而，除非患者的体温和白细胞计数升高或影像学发现证实憩室痉挛，憩室极少被想到会引起上述症状。

根据其自然病程，憩室病现在分为无症状型、单纯型和复杂型。

诊断

憩室的诊断需要依靠钡剂灌肠造影检查、腹部 CT 或结肠镜检查。如果偶然发现憩室，不需要进一步的评估。然而，如果患者有症状，在钡剂灌肠造影检查或腹部 CT 检查中发现憩室，则需要进一步完善结肠镜检查。完善白细胞计数和仔细监测患者症状以分辨相关的炎症也是必不可少的。

治疗和处理

当偶然发现憩室时，大多数临床医生都不做处理。由于低膳食纤维饮食可能导致憩室，因此建议所有有憩室的患者将其膳食纤维摄入量增加至 25~35 g/d（见第 188 章）。目前没有证据表明增加膳食纤维的摄入可以逆转憩室的形成，但是增加的膳食纤维应该能够延缓憩室的进展和降低肠壁的压力。

病程和预后

在西方国家，随着年龄的增长，憩室的发生率也随之增加，到 85 岁时，60% 的人有憩室。研究还显示，5%~20% 憩室的患者将出现和憩室相关的炎症。无症状憩室是良性的，病程和预后良好。

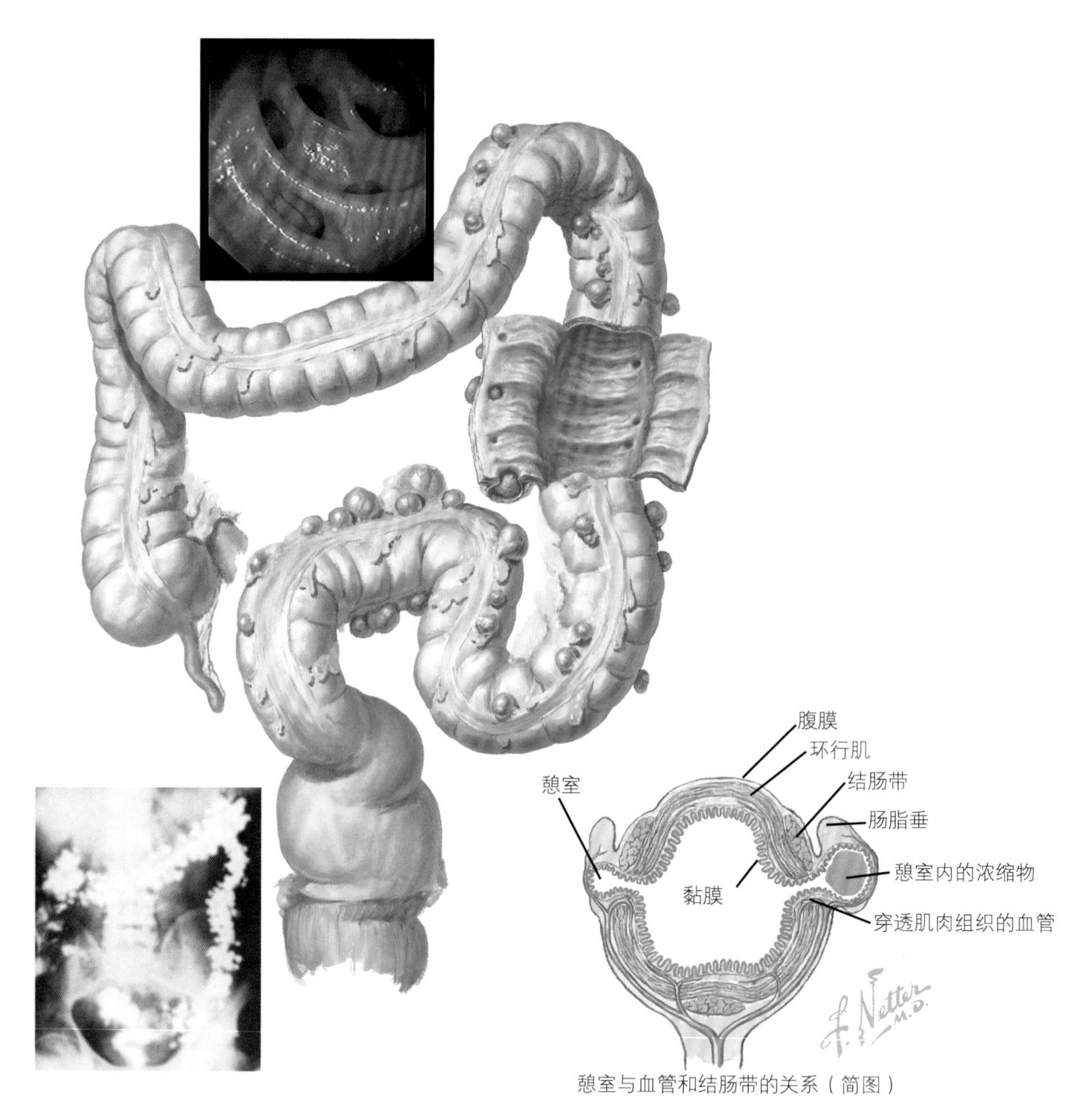

图 90.1 结肠镜下看到的憩室

而对于确实存在并发症的憩室患者而言，病程和预后各不相同。

憩室炎及其并发症以及憩室出血

憩室炎

憩室形成可以被认为是病程的第一阶段，憩室病首先表现为憩室形成，而后出现憩室炎及其并发症（图 90.2）。但憩室炎及憩室周围炎仅发生在很少一部分患者中，原因不明。有人认为憩室炎的形成与阑尾炎类似，是由于憩室口部的阻塞所致，但目前该理论已被摒弃，有些学者认为在临床出现憩室炎之前已经存在了慢性炎症。

一旦憩室炎进展，则可能出现临床症状或导致并发症，如结肠周围炎（微脓肿）、结肠周围蜂窝织炎、结肠周围脓肿、盆腔或腹腔内脓肿、游离穿孔导致肠梗阻、肠瘘、菌血症或败血症。这些并发症中的任何一种都可能在憩室炎后出现。

临床表现

临床表现主要取决于炎症的程度和范围。最常见的表现是左下腹痛伴低热、轻度的白细胞增多和顽固性便秘。然而，临床症状的差异取决于炎症的严重程度。

如果病变局限于左下腹，患者将表现为左下腹痛。疼痛程度可轻可重，通常伴有排便次数减少或肠梗阻。偶尔患者会有轻度腹泻。如果梗阻症状持续存在，则可能会出现恶心、呕吐。根据憩室发生的不同部位，疼痛累及范围可能跨过腹中线或波及耻骨上和

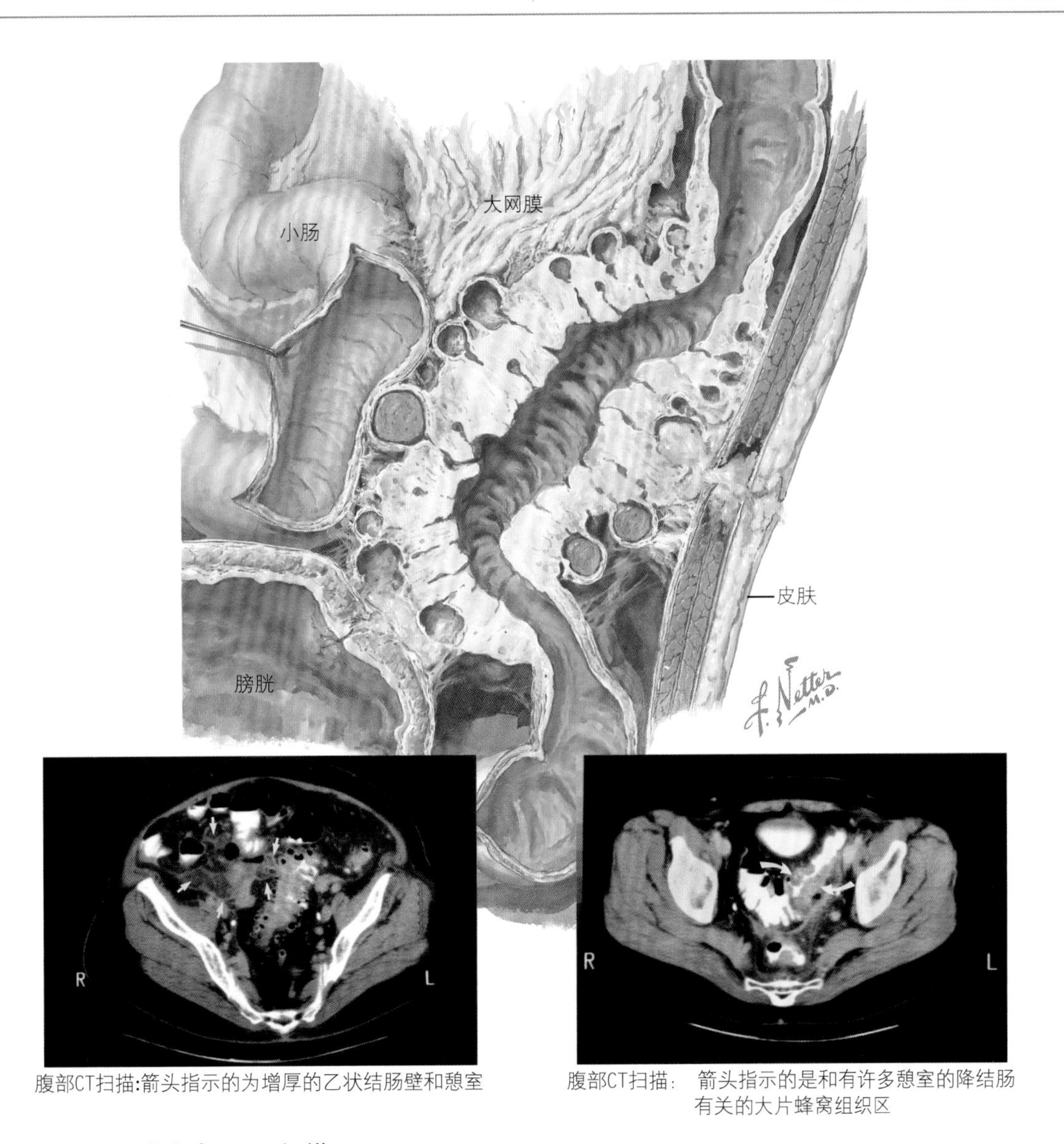

腹部CT扫描:箭头指示的为增厚的乙状结肠壁和憩室

腹部CT扫描：箭头指示的是和有许多憩室的降结肠有关的大片蜂窝组织区

图 90.2 憩室炎：CT 扫描

右半结肠。发热通常为低热，但是当体温高于 38.8℃时，表明病情加重，可能出现了菌血症或败血症。

典型表现是左下腹压痛伴或不伴可触及的肿块。然而，如果有反跳痛或肿块压痛明显，提示可能有脓肿形成。弥漫性反跳痛提示出现腹膜炎和穿孔。直肠检查通常无明显发现。

诊断

实验室检查提示白细胞计数升高，且以多形核粒细胞为主。对于老年人或免疫缺陷的患者，可能不出现白细胞增多。根据症状（梗阻多于炎症），主要需要鉴别的疾病包括结肠癌、妇科起源的盆腔肿瘤和不典型阑尾炎。这一点放射学评估至关重要。因为存在灌肠时压力增加导致穿孔或对比剂外漏的风险，因此并不是钡灌肠检查的适应证，反而可能是禁忌证。目前，腹部 CT 是最佳的检查方法，它可以显示脓肿的形成位置、穿孔的迹象以及与憩室相关的肠壁增厚。此外，腹部 CT 检查还可以通过显示憩室邻近的肠系膜的灰色区域而清楚地显示病变范围。结直肠检查通常没有发现，并且可能需要行盆腔检查除外妇科疾病。总之，腹部 CT 检查有助于明确诊断。

在极少数情况下，憩室炎很难与克罗恩病或肿瘤进行鉴别。当憩室和克罗恩病同时累及乙状结肠时，只有病理学家通过病理检查才能诊断为重叠综合征。由于结肠镜检查和钡灌肠检查一样，可能会导致穿孔，因此在行诊断性结肠镜检查之前应先予以积极治疗。有时，尤其是在怀疑感染中毒或穿孔的情况下，需要进行手术干预，此时腹腔镜检查能够明确诊断。

憩室炎在年轻人中不常见，尤其对于 40 岁以下的人群。但当这个年龄段的人群患有憩室炎时，情况可能非常严重，这类患者过去有2/3需要手术干预。但是，最新的研究表明，年轻患者的病情逐渐趋于减轻，也可以考虑采用保守治疗方法。

治疗和处理

没有合并症的憩室炎通过肠道休息、抗生素治疗以及进食流食到低纤维饮食再到高纤维饮食的逐渐过渡来治疗。然而一旦出现并发症，就需要加大治疗力度。患者可能需要住院治疗，最好选择静脉输注抗菌谱足以覆盖需氧菌和厌氧菌的抗生素。目前大多数医院使用庆大霉素联合另一种广谱抗生素。

如果脓肿形成，应考虑经皮引流。如果经皮引流不成功或仅作为临时治疗措施，则必须进行外科手术。手术适应证包括：无法控制的脓毒症、穿孔、梗阻、肠瘘、无法控制的出血以及经抗感染治疗后仍然持续存在憩室炎症状。目前，两阶段治疗方案最为普遍。可先进行结肠造口术，经过一段时间（通常为数月）后，再重新建立肠道的连续性。但是，对于病变肠段很短、炎症轻微或仅有症状而无脓肿炎症表现的患者，可采用一期手术切除术。

病程和预后

治疗上有一些需要注意的地方。对于存在免疫缺陷的憩室炎患者可能没有多少体征和症状，因此可能延误治疗，导致发病率和死亡率急剧增加。因此当患者出现腹痛、发热或顽固性便秘时，我们应高度重视。

憩室炎症状的复发率为7%~45%。目前认为高纤维饮食会降低复发率，70%首次复发的患者对药物治疗有反应，但到第三次发作后仅6%的患者对药物治疗有反应。因此，有些人推荐无并发症的憩室炎在发作两次后应予切除乙状结肠。但是，复发性憩室炎的治疗方法也在不断改变，现在有些人认为，如果患者不存在并发症的话，可以进行医学随访。根据早期的报道，有些人使用美沙拉嗪来减少复发，但目前相关研究仍在进行中。不同人群的死亡率为3%~35%。早期诊断、适当治疗和必要时的外科手术干预至关重要。

憩室出血

憩室是西方国家引发结肠大出血的最常见病因。约3%~5%的憩室患者会出现严重失血。在大多数患者中，出血来自单个憩室。出乎意料的是，出血的憩室通常位于右侧且无炎症。最常见的发现是憩室壁变薄伴血管侵蚀。患者的典型表现为下消化道大出血。

正如标准的检查方案，消化道出血也有标准的治疗流程，但医生应确定出血的部位是左半结肠还是右半结肠，因为有可能需要外科手术。因此，应综合使用放射性核素显像、血管造影及结肠镜检查来确定出血的位置。钡剂灌肠造影在评估出血部位上毫无价值。

治疗上，通过动脉造影术注射硬化剂以阻塞出血血管。如果治疗失败，出血没有得到控制，则必须进行外科手术。通常使用血管造影发现出血部位，通过静注血管加压素或血管栓塞达到止血效果。如果这些措施不成功，需要外科手术。术中准确识别出血肠段并切除，再出血的风险极低。节段性肠段切除术的死亡率比半结肠切除术低。根据患者的年龄和基础病的情况不同，手术的死亡率为9%~11%。当无法确定出血部位时，病死率会增加到约35%，此时必须考虑全结肠切除术。幸运的是，大多数患者出血会自发停止，大出血相对较少。

（Martin H. Floch 著　鲁晓芳 译　李柯 审校）

其他资源

Alny TP, Howell DA: Diverticular disease of the colon, *N Engl J Med* 302:324–329, 1980.

Bhukel TP, Stollman NH: Diverticular disease of the colon. In Feldman M, Friedman LS, Brandt LJ, editors: *Gastrointestinal and liver disease*, ed 10, Philadelphia, 2016, Saunders-Elsevier, pp 2123–2138.

Everhart JE, Ruhl CE: Burden of digestive diseases in the United States part II: lower gastrointestinal diseases, *Gastroenterology* 136:741–764, 2009.

Floch CL: Diagnosis and management of acute diverticulitis, *J Clin Gastroentol* 40:S136–S144, 2006.

Floch MH, White JA: Management of diverticular disease is changing, *World J Gastroenterol* 12:3225–3228, 2006.

Hughes LE: Postmortem survey of diverticular disease of the colon, *Gut* 10:326–335, 1969.

Painter NS, Burkett BP: Diverticular disease of the colon: a 20th century problem, *Clin Gastroenterol* 4:3–21, 1975.

Sheth AA, Longo W, Floch MH: Diverticular disease and diverticulitis, *Am J Gastroenterol* 103(6):1550–1556, 2008.

Strate LL: Diverticulosis and dietary fiber: rethinking the relationship, *Gastroenterology* 142:205–207, 2012.

Strate LL: Lifestyle factors and the course of diverticular disease, *Dig Dis* 30:35–45, 2012.

Strate LL, Modi R, Cohen E, Spiegel BM: Diverticular disease as a chronic illness: evolving epidemiologic and clinical insights, *Am J Gastroenterol* 107:1486–1493, 2012.

Tursi A: New physiopathological and therapeutic approaches to diverticular disease of the colon, *Expert Opin Pharmacother* 8:299–307, 2007.

第91章

溃疡性结肠炎

溃疡性结肠炎（ulcerative colitis，UC）是一种病因不明、以弥漫性大肠黏膜炎症为特征的疾病（图91.1）。该病的病变范围、严重程度及临床过程差异很大，很多方面的知识尚不完善。UC的发病率和患病率因地区和种族而异。大多数研究都是在北美和英格兰进行的，其发病率从0到10/10万不等，患病率高达200/10万人。

毫无疑问，环境和遗传因素造成免疫反应的改变，从而导致肠黏膜的炎症。虽然感染致病源确实会导致急性结肠炎，但尚没有一种微生物被确定为慢性特发性结肠炎的病因。同样肯定的是，遗传因素对克罗恩病的影响比对UC更大。而UC患者的T细胞和细胞因子都发生着确定无疑的改变。病变可能局限于直肠（直肠炎），也可能从直肠延伸到左半结肠，进而达到横结肠（广泛结肠炎或全结肠炎）。

临床表现

UC的主要症状通常是腹泻，常伴有便血。发病可能是突然的，也可能是排便习惯逐渐改变。急性起病者通常与感染性疾病相混淆。实际上，许多早期对慢性UC的描述是发生在痢疾杆菌感染之后，但是当感染病原菌清除后，慢性疾病开始逐步显现。随着发病及疾病进展，患者可伴随出现体温升高、下腹部绞痛以及体重逐渐下降。如果便血严重，患者可出现贫血。如果症状持续加重不缓解，患者会出现厌食、恶心和偶尔呕吐，从而导致体重减轻和营养不良，这些情况也取决于患者就诊的时机。病变的肠管扩张并表现为中毒性巨结肠者罕见。

UC的不典型表现包括累及皮肤、关节、眼睛或者肝脏，并可先于结肠表现出现。儿童则可仅仅表现为发育迟缓。

诊断

腹泻和便血是主要临床表现，因此需要对腹泻进行全面评估，包括便培养、便找虫卵和寄生虫，以及与贫血和感染源相关的血液检测。完善初步筛查后，则需要进行内镜检查。UC的内镜检查和活检可以通过乙状结肠镜进行，但是许多胃肠病专家使用结肠镜对全结肠进行全面评估。然而，对于那些起源于直肠并向左半结肠进展的UC来说全结肠镜检查并非必要。

活检显示UC典型的非特异性病变，需要与感染、缺血以及克罗恩病相鉴别。黏膜活检可能很难区分溃疡性结肠炎和克罗恩病。作为临床诊断工具，血清标志物的检测对诊断是有帮助的。核周型抗中性粒细胞胞浆抗体（antineutrophil cytoplasmic antibody，pANCA）升高有助于诊断。已有经典病例描述，抗酿酒酵母抗体（anti-*Saccharomyces cerevisiae* antibody，ASCA）亦对诊断有帮助，pANCA阳性结合ASCA阴性对于UC诊断的阳性预测值为88%~91%。一些新的标志物正在评估，但仍存在争议。

影像学检查能有所帮助，但不能确诊。CT显示肠壁增厚，钡剂灌肠显示黏膜典型的毛刺样改变、狭窄或者结肠袋消失。然而，组织学诊断仍然是必要的。因此，尽管钡剂灌肠对某些病例有帮助，但大多数临床医生仍然选择结肠镜检查。对于急性或中毒性UC患者，钡剂灌肠和结肠镜检查可能会对其造成创伤，因此需要谨慎，可选择乙状结肠镜进行初步评估。

治疗和管理

多种药物治疗有效。初始治疗通常为各种抗炎药物，例如柳氮磺胺吡啶（既往首选）或者美沙拉嗪。如果病情无法控制，临床医师会使用皮质类固

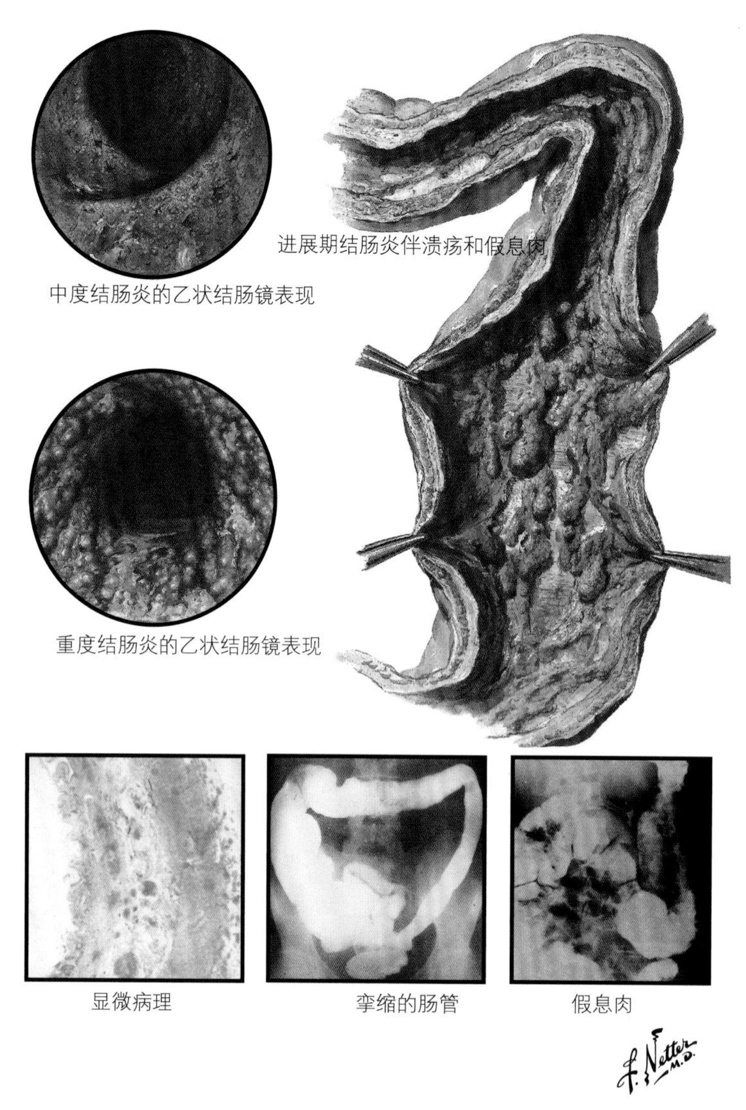

图 91.1 溃疡性结肠炎：乙状结肠镜和放射学表现以及进展期疾病

醇或布地奈德，继而应用免疫抑制剂，包括 6- 巯基嘌呤或硫唑嘌呤、甲氨蝶呤和环磷酰胺。部分中心用益生菌成功治疗了某些病例。最近，抗肿瘤坏死因子制剂和生物制剂应用到治疗中。这些药物通常在研究中心中使用，但许多临床医师尝试应用于其他药物初始治疗失败的患者。这些生物制剂包括英夫利西单抗（类克，杨森）、阿达木单抗（修美乐，艾伯维）、培塞利珠单抗（希敏佳，优时比）、戈里木单抗（欣普尼，杨森）、那他珠单抗（Tysabri，比奥根）、维得利珠单抗（安吉优，武田）以及最近的乌司奴单抗。这些都正处于实验中。

如果药物治疗失败，病情暴发或者出现严重并发症（例如严重出血、中毒性巨结肠），则需要手术治疗。和 UC 相关的其他情况，包括各种并发症、合并妊娠以及恶变等将另行讨论。

病程和预后

经过基础抗炎或免疫抑制剂治疗后，UC 患者的病程通常是良性的，可以在门诊进行抗炎或者免疫抑制治疗。大学以及研究中心可以使用复杂的指标来评估治疗的过程和终点，但大多数临床医生在日常工作中不使用这些指标。如果患者在发病的第一年即需要入院接受治疗，那么其再次入院和手术治疗的可能性会增加。据估计，30% 的 UC 患者需要接受手术，其终生结直肠癌发病率接近 6%，癌症相关死亡率约为 3%。考虑到 UC 的发病率和患病率，这些百分比是很有意义的，患者需要意识到在其疾病的漫长过程中可能发生的各种事件。

UC 或炎症性肠病（IBD）的组织学诊断并不明确，通常很难做出（图 91.2）。此外，单纯黏膜活检并不能明确鉴别 UC 和克罗恩病。然而，满足一定标准则可做出诊断。UC 的确诊依据包括：

- **黏膜结构紊乱**，即隐窝变形，伴或不伴有隐窝萎缩。严重者可见黏膜糜烂和溃疡。
- **固有层炎性细胞浸润**，包括通常描述为“慢性”炎性细胞的淋巴浆细胞以及“急性”炎性细胞的中性粒细胞或者嗜酸性粒细胞。所谓的隐窝脓肿通常出现在急性期，隐窝内出现中性粒细胞（见图 91.2）。白细胞（WBC）浸润程度轻重不等。一个经常被描述而不特异的特征是上皮内大量的中性粒细胞或淋巴细胞，而在固有层的浸润并不严重。基底浆细胞增多，隐窝下区域中至少有 3 个浆细胞视为有意义的发现。
- **黏液缺失、基底部潘氏细胞化生和大量嗜酸性粒细胞浸润**也是 UC 的病理表现。仔细分析临床表现和组织学发现，隐窝萎缩、隐窝变形、基底浆细胞增多和大量单核细胞浸润以及肝曲远端的潘氏细胞化生是 UC 的重要表现，敏感性大于 99%，特异性大于 97%。此外，上皮样肉芽肿对克罗恩病诊断的敏感性为 86%~94%，特异性为 97%~100%。

其他可通过黏膜活检诊断的结肠炎虽然与 UC 鉴别困难，但其均有各自的特点。感染性结肠炎可引起急性炎症反应，但很少有隐窝变形。慢性缺血性结肠炎可表现出与 UC 相似的溃疡，但通常还有固有层纤维化，而典型的炎症反应很少或缺失。慢性放射肠炎和慢性移植物抗宿主病可以引起类似的反应，但患者有明确的病史。非甾体抗炎药（NSAIDs）可引起急性或慢性结肠炎，包括显微镜下结肠炎、淋巴细胞结肠炎和胶原性结肠炎，但很少存在隐窝结构紊乱。

临床和内镜下发现大量嗜酸性粒细胞会混淆 UC 的诊断，需要与嗜酸细胞性胃肠炎相鉴别（见第 70 章）。在许多 UC 患者中，活检病理显示很多嗜酸性粒细胞，其数量和分布不同。传统上来讲，嗜酸性粒细胞代表机体对过敏或寄生虫病产生的反应。然而，它们在 UC 中出现的意义并不明确，临床上也没有特征，因此不需要特殊治疗。

异型增生

UC 患者黏膜活检诊断的异型增生分为高级别、低级别和不确定的异型增生。研究显示，病理医师间的理解有很大分歧，各个医疗机构之间的报道也不尽相同。尽管很难区分这三个级别，但还是有标准可循。临床医生必须强调病理医师对标本的解读对于正确诊断的重要性。

低级别异型增生定义为“核聚集”，伴有核多形性和核深染。腺体结构没有明显异常。**高级别异型增生**则具有更明显的核多形性、核深染和分层，伴或不伴有结构异常，如表面绒毛状改变。如图 91.2 所示，如果对低级别和高级别异型增生没有明确界定的话，那么诊断将十分困难，甚至是武断的。当有明显的炎症反应和修复时，很难区分反应性改变和真正的异型增生。这些患者则诊断为不确定的异型增生。

异型增生通常与腺瘤相似，二者难以区分。所谓的散发性腺瘤如果发生在 UC 病变区域内，则会对临床决策产生影响。如果散发性腺瘤发生在远离活动性 UC 的区域，比如发生在左半结肠炎患者的右半结肠，那么这种散发性腺瘤则认为是真正良性的。发生异型增生的 UC 患者往往病程更长（超过 10 年），并且更多见于病情活动的患者。

炎症性肠病的异型增生与监测

现已明确结肠炎相关的结肠癌的部分分子因素（见图 91.2）。肠道很可能遵循从无异型增生到不确定的异型增生，再到低级别异型增生、高级别异型增生，最后进展到癌这样一个进展过程。**非整倍体**（DNA 组成的改变）和微卫星不稳定性的发生，肿瘤抑制基因如 *APC* 和 *p53* 发生突变。除了 *p53* 基因功能外，其他基因调控的改变，如诱导 *K-ras* 癌基因，以及其他肿瘤抑制基因功能的丧失，促使腺瘤进展为癌。

因此，问题是仔细的监测是否能预防 IBD 患者的癌变。大多数病理学家和临床胃肠病学专家认为 UC 患者中结直肠癌发病率增加提示需要密切随访和监测。绝大多数专家认为如果在第一次结肠镜检查中没有发现异型增生或腺瘤，则每 2 年对患者进行一次监测是安全的。由于病史超过 10 年的 UC 患者癌变发病率会增加，因此需要每年进行一次随访监测。虽然没有进行随机临床试验，但一些队列研究和病例报道表明，监测在预防癌变方面确实有作用。结肠镜监测需要彻底评估全结肠，包括每隔 5~10 cm 取黏膜活检标本。医生对所需的活检标本的数量有不同意见，但大多数人同意至少应取样 10 个部位。低级别异型增生是否需要手术仍存在争议，但大多数人都认为，高级别异型增生或在活动性疾病中出现腺瘤都是全结肠切除术的指征。

肠外表现

UC 的肠外表现多种多样，并发症可能很严重，

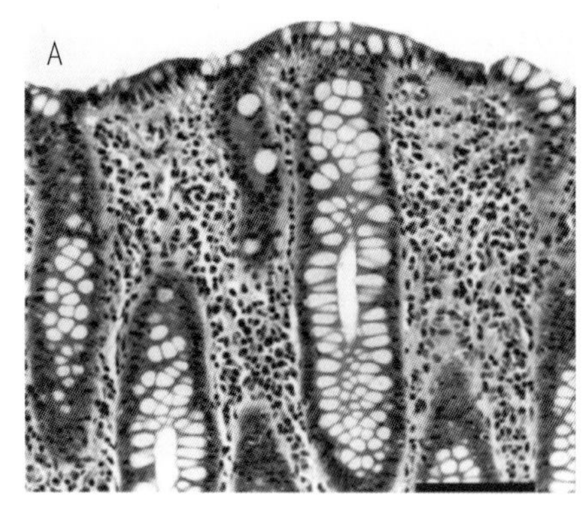

固有层单细胞核浸润
(A) “轻度”单核细胞浸润的上限

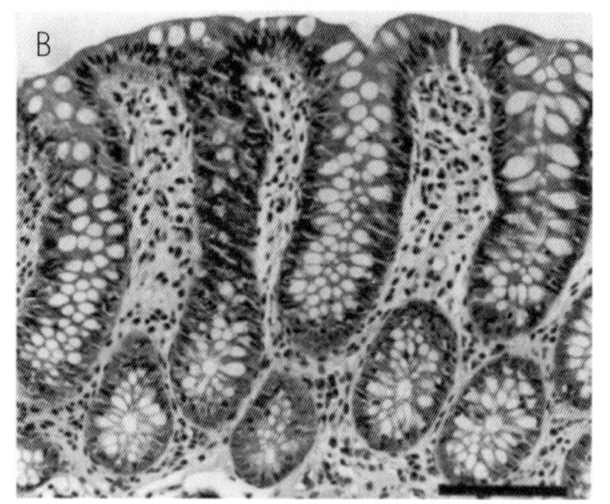

(B) “最小”单核细胞浸润的上限

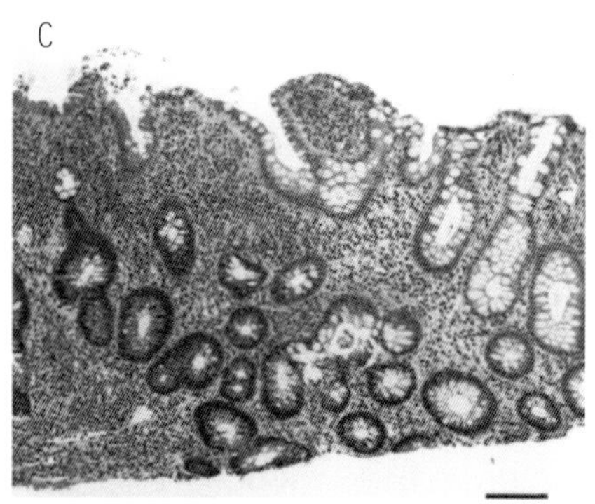

(C) 严格定义为“局灶性”单核细胞浸润的界限图（HE 染色；标尺=100μm）

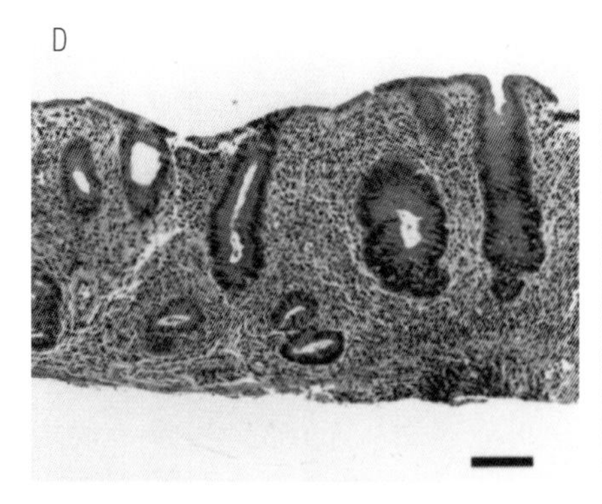

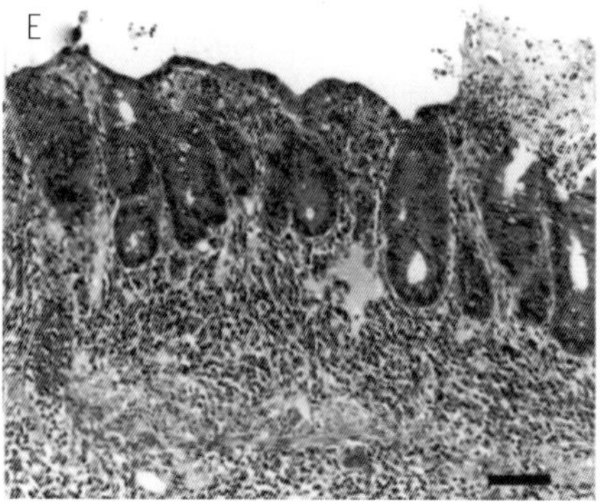

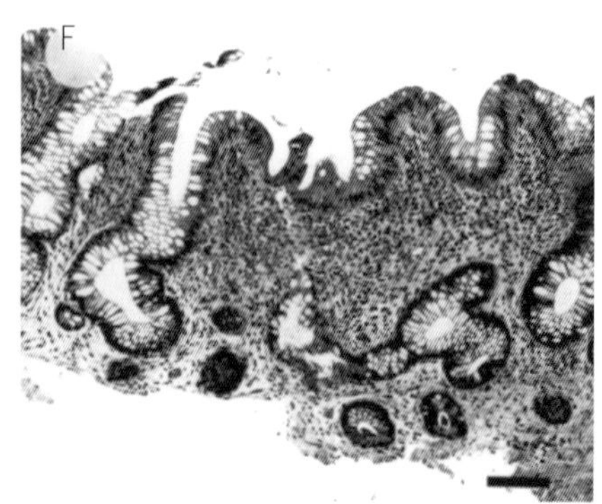

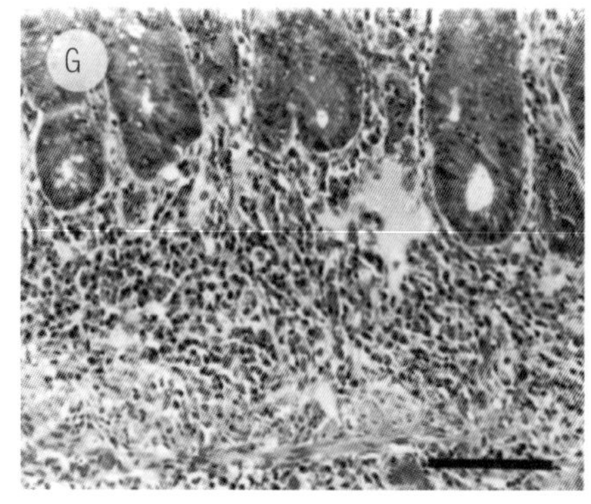

隐窝结构异常与基底浆细胞增多(D 和 E)。典型的隐窝萎缩，其特征是隐窝之间的距离通常增大超过一个隐窝直径(D)，或隐窝与黏膜肌层之间的距离普遍增大(E)。
(F) 典型的隐窝破坏，隐窝分支不平行。(G) 典型的基底浆细胞增多(HE 染色；标尺=100μm)

图 91.2 溃疡性结肠炎：组织学诊断和异型增生（Schematic modified from Itzkowitz S:Colon carcinogenesis in inflammatory bowel disease: applying molecular genetics to clinical practice，*J Clin Gastroenterol* 36:S70–S74，2003；histologic image from Tanaka M，Riddell RH，Salto H，et al: Morphologic criteria applicable to biopsy specimens for effective distinction of inflammatory bowel disease from other forms of colitis and of Crohn’s disease from ulcerative colitis，*Scand J Gastroenterol* 34:55–67，1999.）

发病率和死亡率都很高（图 91.3）。这一章列出了所有并发症，但具体的详细讨论可能需要在全书或相关文献中寻找。

一项对 1000 多名 UC 患者的流行病学研究表明，肠外表现的总体患病率为 21%，并且发病率随着病情的加重而增加。大约 25% 的患者出现一种以上的结肠外表现。结肠外表现的原因尚不清楚，专栏 91.1 列出了最常发生的部位。另外，文献还有包括支气管、肾和泌尿生殖道、心脏、内分泌和神经系统的个案报道。

这些结肠外表现的临床表现与没有 UC 的患者的典型表现相同。其表现可能不伴有疾病活动期，但是更常见的是随着疾病活动发生率增加。因此，重点是治疗原发病，从而改善肠外表现。

坏疽性脓皮病是一种需要强化治疗的典型肠外表现，其治疗需要使用糖皮质激素，虽然肠病本身不一定需要这样的治疗。再一次强调，每种肠外表现都需要结合文献经验进行个体化治疗。生物制剂已经被越来越多地应用于激素治疗效果不好的情况以迅速控制症状。

另外重要的是，疾病表现可以变换。最好的例子是硬化性胆管炎，其可在 UC 发生前出现，据推断，这是与 UC 患者免疫反应紊乱有关的自身免疫过程的一部分。硬化性胆管炎可进展至肝衰竭等肝脏并发症，最终需要肝移植。UC 患者能够耐受肝移植。通过移植过程中的联合治疗，UC 本身也能得到控制，患者不仅原发 IBD 疾病能够维持缓解，并且还能维持移植后稳定甚至康复。研究显示多达 4% 的

专栏 91.1　溃疡性结肠炎的肠外病变发病部位

关节（7%）[a]
- 关节炎
- 骶髂关节炎
- 强直性脊柱炎
- 肥大性骨关节病
- 骨质疏松症 / 骨软化症
- 肉芽肿性滑膜炎
- 类风湿关节炎
- 骨坏死
- 类固醇性肌病

皮肤（2.6%）
- 结节性红斑
- 坏疽性脓皮病
- 银屑病

眼（1.6%）
- 葡萄膜炎 / 虹膜炎
- 巩膜炎
- 脉络膜视网膜炎
- 视网膜血管病

肝胆（11%）
- 原发性硬化性胆管炎
- 脂肪变性
- 胆石症
- 胆管癌
- 自身免疫性肝炎
- 胆管炎

[a]UC 患者受影响的百分比。

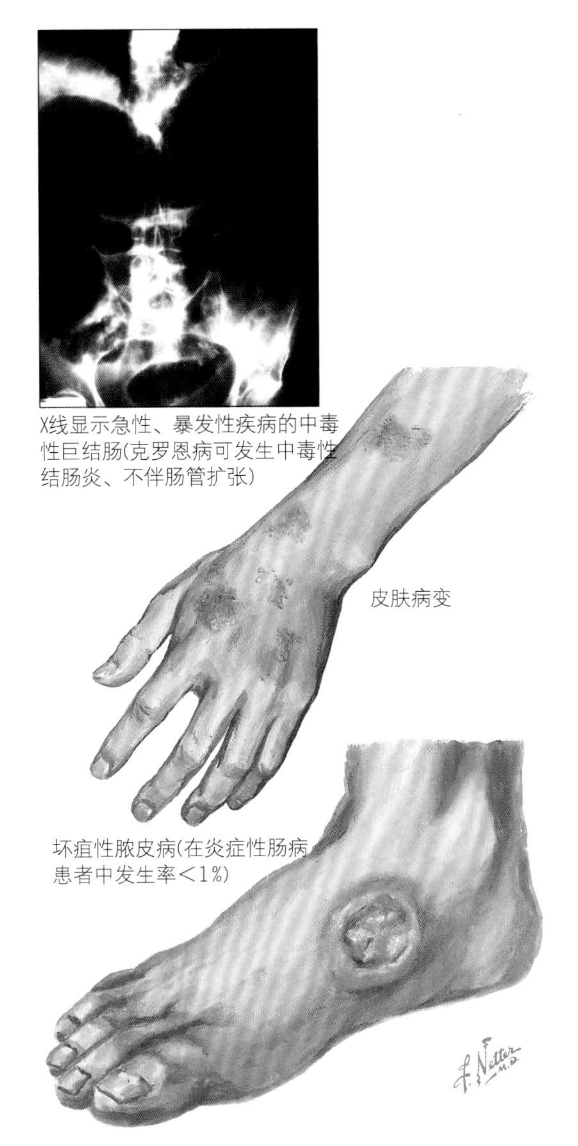

图 91.3　溃疡性结肠炎：肠外表现和并发症

IBD 患者合并硬化性胆管炎。

IBD 患者骨质疏松症的发病率也有所增加。糖皮质激素和某些免疫抑制剂的应用会加重骨质疏松症。因此，患者需要摄入钙和维生素 D 以及其他刺激骨骼生长的药物。

主要并发症

UC 的主要并发症是大出血、伴或不伴肠管扩张的穿孔、癌变以及肛周疾病。肠道大出血虽然并非像以往认为的那样常见，然而一旦发生药物不能控制的出血，则往往需要行结肠切除手术。更为普遍的是慢性失血并伴有贫血。缺铁性贫血最常见，可以进行补铁治疗。柳氮磺胺吡啶治疗中出现的维生素或叶酸缺乏亦可通过相应补充进行治疗。

中毒性巨结肠往往会出现游离穿孔，因此，当药物治疗中毒性肠管扩张失败时，要尽早进行手术治疗。结肠直径大于 6~7cm 提示中毒性结肠。当患者出现发热、腹胀、脉率快或白细胞计数显著升高时，需要急诊手术。事实上，在患者病情稳定的情况下可以尝试药物治疗，但需要密切观察以防穿孔发生，因为穿孔的死亡率可以高达 40%~50%。令人惊讶的是，中毒性巨结肠通常由某些药物所引起（如阿片类药物、抗胆碱能药物），并且通常出现在结肠炎的早期。游离穿孔可以由小病变所致，需要外科进行良好的个体化支持和干预。再次强调，其发病率和死亡率都很高。

UC 发生的狭窄大多数很短（<2~5 cm）。一旦出现狭窄，临床医生应鉴别病变是局部的（例如瘢痕形成所致）还是由恶性浸润引起的。如能通过活检或者切除病变区域获取标本以除外恶性肿瘤，那么部分狭窄可以通过放置支架来治疗，须避免漏掉恶性病变。

肛周疾病在 UC 患者中较为常见。与 UC 相关的主要问题是肛管刺激，以及由此引起的肛窦炎、肛裂和肛周刺激。控制腹泻是控制肛管刺激的关键。随着疾病得到控制，肛周疾病也会消退。肛周疾病的治疗将在第 102、104 和 105 章讨论。

诸多肠外表现和疾病并发症影响 UC 患者的生活质量。尽管其中大多数并不危及生命，但会给患者带来巨大负担。面对疾病的反复，患者需要安慰和频繁的心理治疗。当生活质量受到严重影响时，应考虑行结肠切除术。然而，部分并发症或肠外表现，如硬化性胆管炎，甚至在全结肠切除术后仍有发生。所幸肠外表现和并发症的发生率不到 50%，未出现肠外表现和并发症的患者不影响生活。

脓肿和瘘管在克罗恩病（20%~40%）中比非特

异性 UC 中更常见（见第 95 和第 96 章）。

粪菌移植能够成功缓解 UC，并已被多次证实，但是此项治疗尚处于应用的早期阶段。

外科治疗

美国胃肠病学会关于 UC 治疗的指南指出，“手术的绝对适应证是大出血、穿孔和明确或者高度怀疑癌变。手术的其他适应证包括：①伴有或不伴有中毒性巨结肠的重症结肠炎，挽救治疗药物无效；②患者症状虽然未达重症，但药物难以缓解症状或无法耐受糖皮质激素的副作用。”

尽管临床适应证似乎很清楚，但对于疑似肿瘤这一点尚不明确。部分临床医生认为低级别异型增生是结肠切除术的指征，大多数医生认为高级别异型增生是 UC 患者行全结肠切除术的明确指征。

临床特征

最终，那些接受强化药物治疗以及需要大剂量的糖皮质激素或药物治疗的 UC 患者，无论其治疗是连续的还是间断的，都必须考虑手术。选择往往取决于患者。有些患者不愿面对慢性疾病的生活方式限制而选择手术，而另一些患者则害怕手术。然而，手术可以缓解 UC 患者的症状并治愈疾病。

诊断

临床医生在建议 UC 患者手术时必须明确其诊断。结肠镜检查可以清楚地评估病变的范围，组织学和活检标本可以做出最后的诊断。然而，高达 20%~50% 的患者诊断尚不明确。外科医生不能确定这些患者是结肠型克罗恩病还是 UC，其手术方式则很难确定。血清学检查对克罗恩病和 UC 的特异性分别为 97%~100% 和 80%~90%。因此，血清中高滴度的 ASCA 水平则要高度考虑结肠型克罗恩病的诊断。如果时间允许应行小肠检查。对于急性出血或者急性穿孔的患者，应采取两步手术方案，先行回肠造瘘术，随后再植入回肠储袋。所有参与患者评估的医生都应该明确是按照 UC 还是结肠型克罗恩病治疗。

治疗和管理

据估计，大约 30% 的 UC 患者需要接受手术治疗。近 10 年来，回肠袋吻合术已成为治疗的首选。然而，部分患者没有合适的部位做储袋，或者存在相对禁忌证。对于这些患者，全结肠切除加回肠造口术是首选的治疗方法（见第 92 章和第 93 章）。无论采用哪种方法，除非患者是变异型或未定型，或者手术后出现小肠型克罗恩病，否则疾病将不会再复发。回肠造口术是一种安全的手术，长期的分析表明，尽管部分患者出现储袋炎，回肠储袋仍然是安全的。即使是硬化性胆管炎患者也可以进行手术。

图 91.4 显示了回肠造口术的位置和不保留肛门的直肠切除术。通常分两步进行。回肠造口术后，患者需要经过数月的恢复，再行直肠切除及会阴关闭。与其他手术相比，这种手术对性功能影响较小，而且不影响女性生殖功能。回肠袋肛管吻合术在第 93 章中具体描述。

（Martin H. Floch 著 刘珣 译 李军 审校）

其他资源

Abaghizadeh F: Ileostomy, colostomy and pouches. In Feldman M, Friedman LS, Brandt LJ, editors: *Gastrointestinal and liver disease*, ed 10, Philadelphia, 2016, Saunders-Elsevier, pp 2062–2075.

Bohl JL, Sobba K: Indications and options for surgery in ulcerative colitis, *Surg Clin North Am* 95:1211–1232, 2015.

Collins PD, Mpofu C, Watson AJ, Rhodes JM: Strategies for detecting colon cancer or dysplasia in patients with inflammatory bowel disease, *Cochrane Database Syst Rev* (19):CD000279, 2006.

Costello SP, Soo W, Bryant RV, et al: Systemic review with meta-analysis: faecal microbiota transplantation for the induction of remission for active ulcerative colitis, *Aliment Pharmacol Ther* 46:213–224, 2017.

Derwa Y, Gracie DJ, Hamlin PJ, Ford AC: Systemic review with meta-analysis: the efficacy of probiotics in inflammatory bowel disease, *Aliment Pharmacol Ther* 46:389–400, 2017.

Ferrante M, Declerck S, De Hertogh G, et al: Outcome after proctocolectomy with ileal pouch–anal anastomosis for ulcerative colitis, *Inflamm Bowel Dis* 14:20–28, 2008.

Fichera A, Finlayson E, Magglori L, Michelassi F: Surgical treatment of inflammatory bowel disease. In Podolsky DK, Camilleri M, Fitz JG, et al, editors: *Yamada's textbook of gastroenterology*, ed 6, Hoboken, New Jersey, 2016, John Wiley and Sons Ltd, pp 1450–1478.

Hanauer SB: Combination therapy for inflammatory bowel disease, *Gastroenterol Hepatol* 13:296–298, 2017.

Hanauer SB, Podolsky DK: Ulcerative colitis. In Podolsky DK, Camilleri M, Fitz JG, et al, editors: *Yamada's textbook of gastroenterology*, ed 6, Hoboken, New Jersey, 2016, John Wiley and Sons Ltd, pp 1378–1417.

Olsson R, Danielsson A, Jarnerot G, et al: Prevalence of primary sclerosing cholangitis in patients with ulcerative colitis, *Gastroenterology* 100: 1319–1323, 1991.

Osterman MT, Lichtenstein GR: Ulcerative colitis. In Feldman M, Friedman LS, Brandt LJ, editors: *Gastrointestinal and liver disease*, ed 10, Philadelphia, 2016, Saunders-Elsevier, pp 2023–2061.

Tanaka M, Riddell RH, Saito H, et al: Morphologic criteria applicable to biopsy specimens for effective distinction of inflammatory bowel disease from other forms of colitis, and of Crohn's disease from ulcerative colitis, *Scand J Gastroenterol* 34:55–67, 1999.

Vleggaar FP, Lutgens MW, Claessen MM: The relevance of surveillance endoscopy in long-lasting inflammatory bowel disease (review), *Aliment Pharmacol Ther* 26(Suppl 2):47–52, 2007.

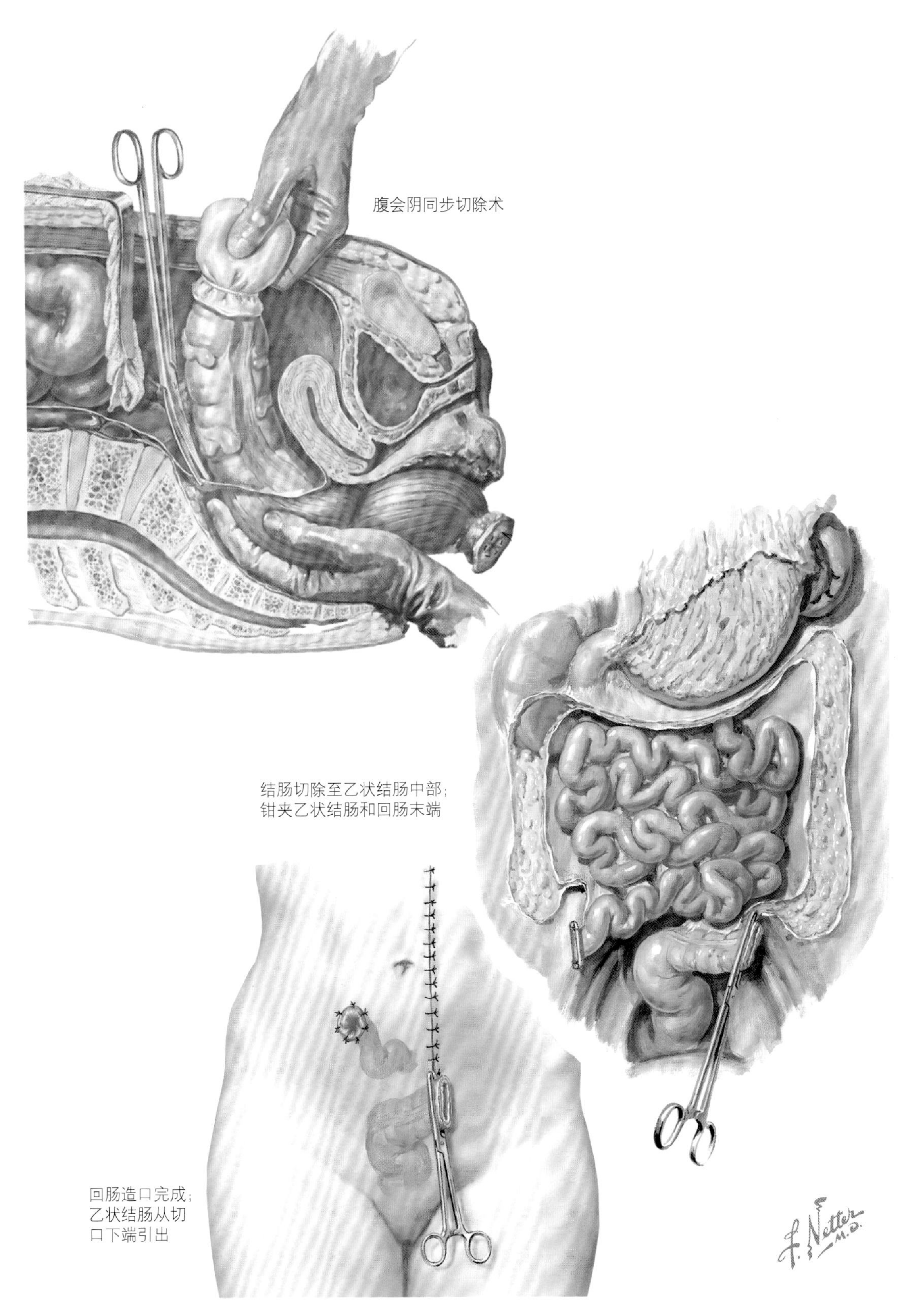

图 91.4　溃疡性结肠炎：外科治疗

第 92 章

回肠造口和结肠造口

很多疾病会导致结肠造口，包括肿瘤引起的肠梗阻、严重的憩室炎、严重的难治性便秘和外伤。回肠造口也相同，但是永久性回肠造口仅适用于溃疡性结肠炎和结肠弥漫性息肉病患者，尽管回肠储袋肛管吻合术（ileal pouch anal anastomosis，IPAA）是目前首选的手术方案（见第 93 章），但有些患者不适合此手术或者不能耐受回肠储袋而转为回肠造口。回肠造口和结肠造口可以是永久性的，也可以是暂时性的，这取决于临床适应证。

因为失用了结肠，回肠造口比结肠造口更容易出现并发症。结肠造口的排泄物通常是持续或间断排出，通过简单的护理就能保持清洁和通畅。回肠造口的排泄物会持续流出，取决于饮食情况，一般 800~1000 ml/d，胃肠炎患者回肠造口的排泄物可能会显著增加。回肠造口的并发症包括吸收功能障碍、造口前回肠炎、造口周围炎和造口梗阻。

临床特点

仔细设计的回肠造口通常位于右下腹，大多数患者护理这个部位的造口较为方便。图 92.1 展示了在造口处安装造口装置的方法。大部分患者会适应造口装置，每天清空数次。

诊断

梗阻性病变的诊断与任何肠梗阻的诊断是相同的。然而，回肠造口患者初期可能会有梗阻症状，然后由于肠管扩张和肠道分泌物增加，回肠造口的排泄物早期可能会增加。用小指或内镜检查可以确认扩张的回肠，影像学检查可进一步证实。如果有器质性梗阻存在，就应该再次手术。

虽然造口前回肠炎极少发生，但合并该并发症的患者也可能出现机械性梗阻的症状。这些患者可能会出现脱水，有时会伴有贫血，回肠黏膜可能会有溃疡表现。有人认为造口前回肠炎通常是克罗恩病复发的表现，然而目前仍然很难确定其病因究竟是造口部位梗阻还是克罗恩病复发。

治疗和管理

当可疑有梗阻或造口前回肠炎时，应根据病因行内镜检查和内外科治疗。如果是炎症引起的，药物治疗可行。如果是机械性梗阻，须行手术干预并考虑切除造口。

造口周围皮肤的护理是术后常规，大多数医疗机构有专业护士对患者进行教育。如果出现皮肤病损，可以在患处使用润肤膏并进行皮肤护理。

大部分接受回肠造口的患者可以正常生活，少数患者需要还纳造口。大多数研究表明，约 90% 的患者回肠造口术后是满意的，但是有些患者需要对造口进行再次修整。患者会改变饮食习惯，限制摄入不能被人体消化酶消化的食物，如含有不溶性纤维素的高纤维素食物，包括水果和谷物。大部分患者会充分咀嚼食物，以防食物阻塞造口。尽管如此，许多临床医生仍然诊治过因吞咽未咀嚼的坚果而导致梗阻的患者。因此，患者应学会该做什么和不该做什么。

病程和预后

预后由导致回肠造口或结肠造口的主要疾病决定。恶性肿瘤可能预后不良，良性疾病或外伤患者可以正常生活。发生胃肠炎时，结肠造口脱水风险较小。必须对回肠造口患者进行规律随访，如果肠炎严重，无法通过单纯药物控制回肠造口排出量，一般需要经静脉补充液体和电解质。

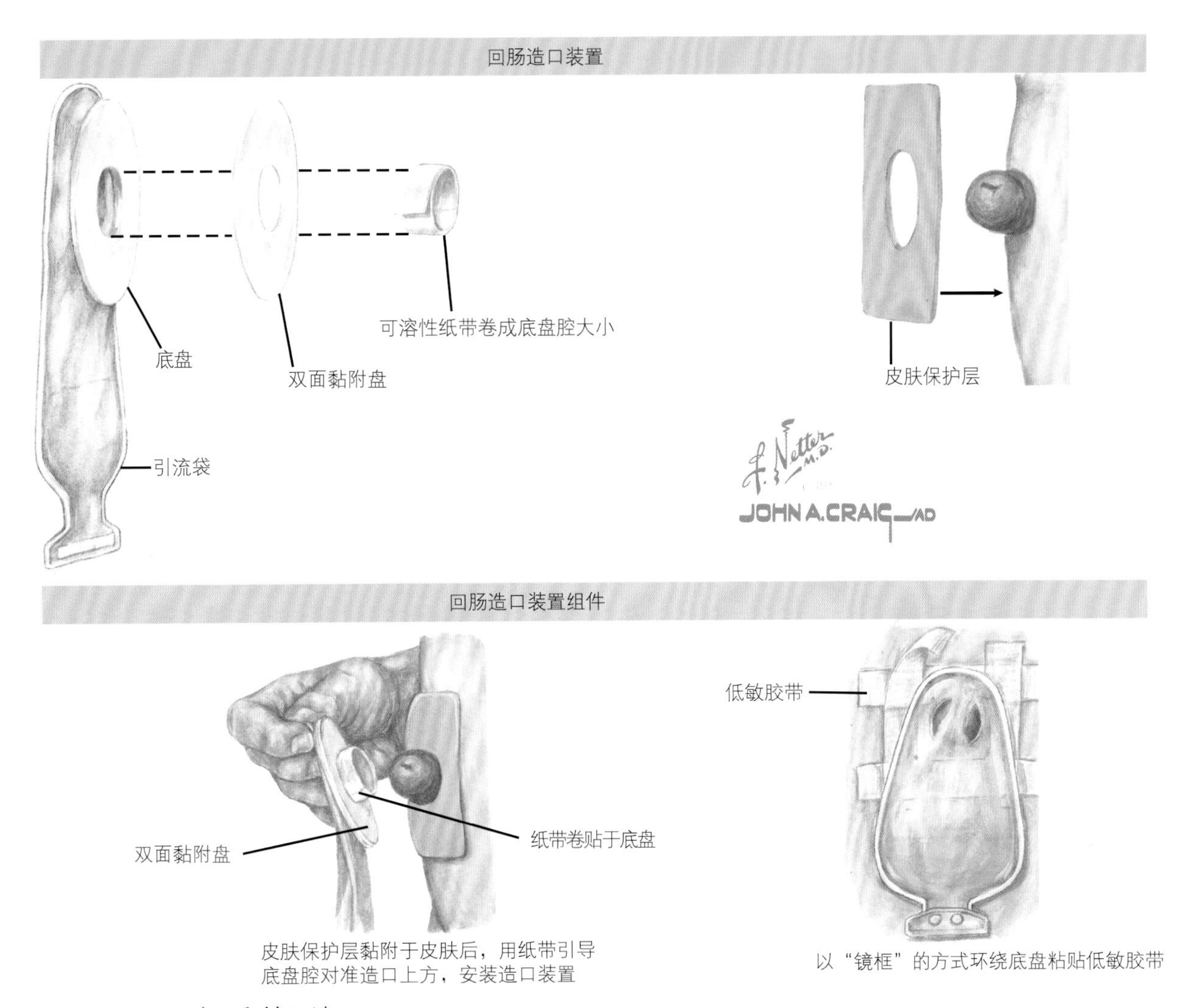

图 92.1　回肠造口和结肠造口

（Martin H. Floch 著　周鑫 译　孙涛 审校）

其他资源

Abaghizadeh F: Ileostomy, colostomy and pouches. In Feldman M, Friedman LS, Brandt LJ, editors: *Gastrointestinal and liver disease*, ed 10, Philadelphia, 2016, Saunders-Elsevier, pp 2062–2075.

Evans JP, Brown MH, Wilkes GH, et al: Revising the troublesome stoma: combined abdominal wall recontouring and revision of stomas, *Dis Col Rect* 46:122–126, 2003.

Fulham J: Providing dietary advice for the individual with a stoma, *Br J Nurs* 17:S22–S27, 2008.

Gordon P, Nivatvonas S: *Principles and practices of surgery: colon, rectum and anus*, New York, 2007, Informa Healthcare.

Steinhagen E, Colwell J, Cannon LM: Intestinal stomas-postoperative stoma care and peristomal skin complications, *Clin Colon Rectal Surg* 30: 184–192, 2017.

第 93 章

回肠储袋肛管吻合术与储袋炎

需要行结肠切除术治疗的溃疡性结肠炎或家族性腺瘤性息肉病（FAP）患者首选手术方式是重建性全结直肠切除术和回肠储袋肛管吻合术（ileal pouch anal anastomosis，IPAA）。“储袋”可以代替直肠储存粪便，并避免回肠造口后肠内容物持续排出。虽然回肠 - 直肠黏膜吻合仍有争议，但大多数外科医生更倾向于直肠黏膜全切除后将回肠黏膜吻合于齿状线处。此步骤最好通过手工缝合完成，但有的外科医生选择使用吻合器。

常用的回肠储袋有三种：J 形、S 形和 W 形，其中，J 形回肠储袋最为常见（图 93.1）。然而，接受该手术的患者中至少发生过一次储袋炎的比例高达 40%，其中 60% 的储袋炎再次复发，但仅有 15% 的储袋炎患者会发展成为慢性病程，需要长期治疗。

行 IPAA 的 FAP 患者储袋炎比率很低，此外，具有肠道外表现的结肠炎患者储袋炎发生率更高，原发性硬化性胆管炎患者患储袋炎的可能性最高。

临床表现

储袋炎会引起腹泻、下腹痛和血性分泌物。患者可能会出现发热及相关不适和恶心等症状。有些患者会出现体重减轻、盗汗或肠外关节炎。在对患者进行常规乙状结肠镜检查时，会发现部分活动性储袋炎患者症状不明显或无症状。

诊断

储袋炎的诊断需要由临床表现（病史）、内镜检查和组织学检查三个方面构成，许多医生使用储袋炎疾病活动指数来诊断，该指数根据一系列标准进行打分（专栏 93.1）。分数≥7 分提示存在储袋炎。临床医生也使用该指标来监测治疗效果。

专栏 93.1　储袋炎活动指数 [a]

标准	得分
临床病史	
排便次数较平时增加 1~2 次	1
排便次数较平时增加 3 次以上	2
每日便血	1
偶发排便急迫或腹部痉挛	1
常发排便急迫或腹部痉挛	2
发热	1
内窥镜检查	
水肿	1
颗粒状	1
质脆	1
血管消失	1
黏液	1
溃疡	1
组织学表现	
轻度 PMN 浸润	1
中度 PMN 浸润及隐窝脓肿	2
重度 PMN 浸润及隐窝脓肿	3
低倍视野下溃疡面积小于 25%	1
低倍视野下溃疡面积大于等于 25% 且小于 50%	2
低倍视野下溃疡面积大于等于 50%	3

[a] 得分≥ 7 分提示储袋炎；PMN：多形核粒细胞

阳性的组织学检查结果是储袋炎的诊断标准，但病理学家对此仍有争议，且大多数带有储袋的患者均会伴随轻度炎症。因此，储袋炎疾病活动指数为该疾病的诊断提供了帮助。严重的储袋炎病例会伴有隐窝脓肿和溃疡等急性炎性浸润的组织学表现。然而，如果炎症和溃疡仅通过常规乙状结肠镜检查

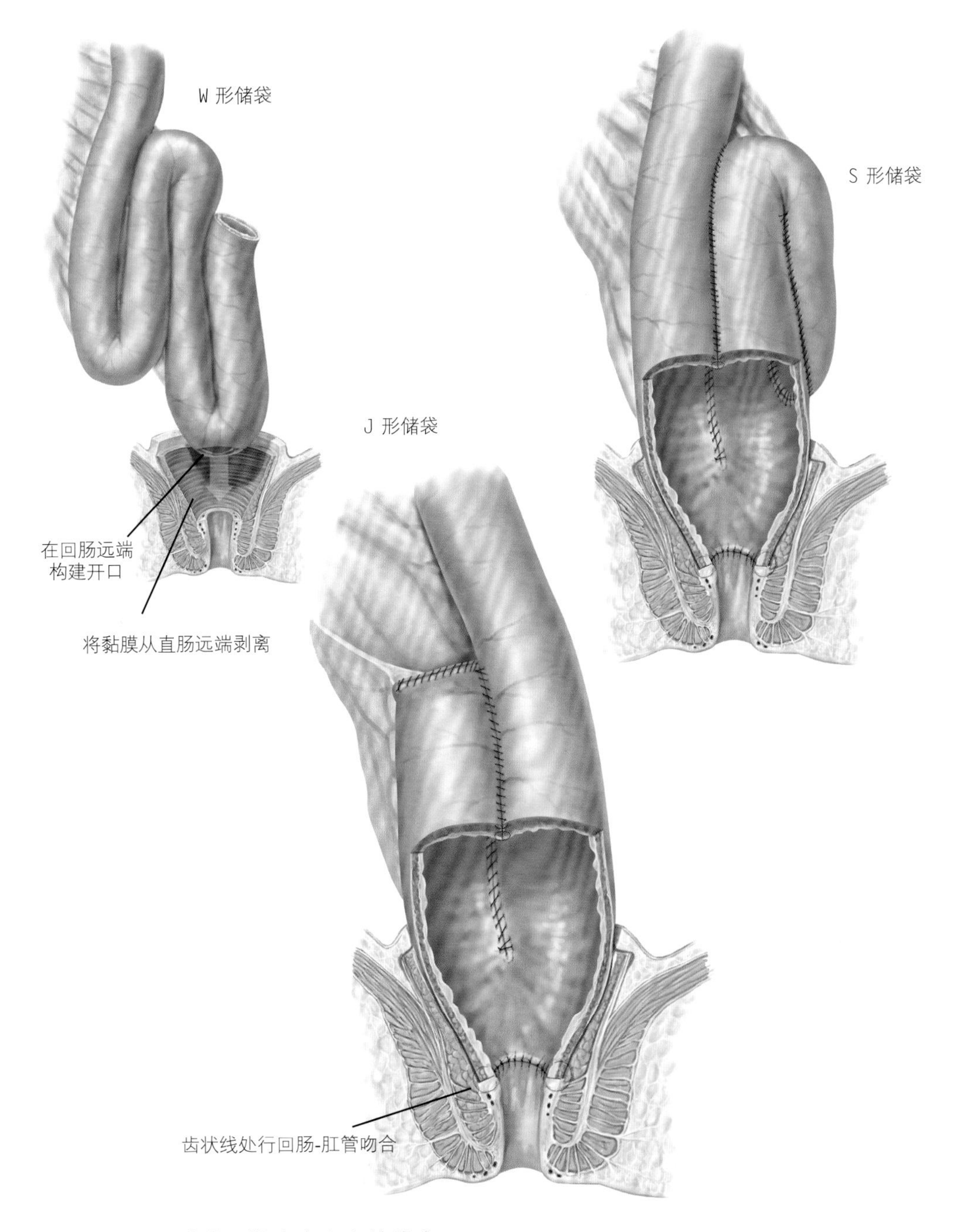

图 93.1 回肠储袋肛管吻合术和储袋炎

发现，患者没有储袋炎相应的临床症状或者排便增多及直肠出血表现，大多数医生并不会将其诊断为储袋炎。因此，临床表现（病史）对于储袋炎的诊断至关重要。克利夫兰诊所将储袋炎疾病活动指数 <7、除症状外几乎没有储袋炎证据的病症定义为“储袋易激惹综合征”。

治疗和管理

如前文所述，60% 的储袋炎患者症状会反复发作，并且高达 15% 的患者表现为严重的长期病程。

储袋炎的主要治疗药物是甲硝唑。既往研究表明，使用甲硝唑后储袋的细菌菌群发生了变化，其中需氧菌增加，厌氧菌减少，正常益生菌减少。甲硝唑可以使得储袋炎症状得到明显缓解，但亦容易复发。在无法使用甲硝唑或可能引起并发症的情况下，可以选择使用环丙沙星和氨苄西林等广谱抗生素，也可以使用美沙拉嗪等其他抗炎药物，有的患者需类固醇药物灌肠或全身使用以控制症状。

益生菌制剂有较好的应用前景，一项研究表明该制剂的使用几乎可以完全缓解储袋炎症并维持无症状状态。然而，该治疗方法需要每天使用大剂量的由 8 种益生菌组成的药物 VSL#3。近年来的研究已证实了此类疗法的有效性，但仍需进行长期评估。

既往研究表明甲硝唑是治疗活动性储袋炎的有效药物，而 VSL#3 对慢性储袋炎有显著的缓解效果。通过合理使用抗生素和益生菌等制剂，储袋炎症状可得到有效控制。

储袋炎可能继发非典型增生，因此对储袋应进行监测。由于 IPAA 在临床的广泛应用仍不足 10 年，目前储袋异型增生的发生率仍不明确。然而有的患者出现了储袋上皮的非典型增生，说明必须对储袋进行常规监测。

一般不需要行储袋切除和回肠造口手术，但有研究表明高达 2%~3% 的患者进行过储袋翻修。

病程和预后

IPAA 术后预后良好。梅奥诊所报道该手术成功率高达 94%，约有 10% 的患者发生了夜间尿失禁，48% 的患者至少发生过一次储袋炎，储袋 1 年和 10 年累计失效率分别为 2% 和 9%。最常见的早期术后问题是肠梗阻、尿路感染和伤口感染。

3% 的男性患者术后出现阳痿和逆行射精症状，储袋术不会影响女性的怀孕和分娩。

（Martin H. Floch 著　周鑫 译　孙涛 审校）

其他资源

Abaghizadeh F: Ileostomy, colostomy and pouches. In Feldman M, Friedman LS, Brandt LJ, editors: *Gastrointestinal and liver disease*, ed 10, Philadelphia, 2016, Saunders-Elsevier, pp 2062–2075.

Fichera A, Finlayson E, Magglori L, Michelassi F: Surgical treatment of inflammatory bowel disease. In Podolsky DK, Camilleri M, Fitz JG, et al, editors: *Yamada's textbook of gastroenterology*, ed 6, Hoboken, New Jersey, 2016, John Wiley and Sons Ltd, pp 1450–1478.

Floch MH: Probiotics, irritable bowel syndrome, and inflammatory bowel disease, *Curr Treat Opt Gastroenterol* 6:283–288, 2003.

Gionchetti P, Rizzello F, Venturi A, et al: Oral bacterial therapy as maintenance treatment in patients with chronic pouchitis: a double-blind, procedure-controlled trial, *Gastroenterology* 119:305–309, 2000.

Osterman MT, Lichtenstein GR: Ulcerative colitis. In Feldman M, Friedman LS, Brandt LJ, editors: *Gastrointestinal and liver disease*, ed 10, Philadelphia, 2016, Saunders-Elsevier, pp 2023–2061.

Sandborn WJ, McLeod R, Jewel DP: Medical therapy for induction and maintenance of remission in pouchitis: a systemic review, *Inflamm Bowel Dis* 5:33–39, 1999.

Sandborn WJ, Tremaine WJ, Batts KP, et al: Pouchitis after ileal pouch anastomosis: a pouchitis disease activity index, *Mayo Clin Proc* 69: 409–413, 1994.

第 94 章

溃疡性结肠炎和克罗恩病的鉴别要点

依据科学数据对**炎症性肠病**（inflammatory bowel disease，IBD）进行的分类还没有被接受。早期分类试图将 IBD 分为两类：①溃疡性结肠炎（ulcerative colitis，UC）和克罗恩病（Crohn disease，CD）；②胶原性结肠炎、嗜酸性结肠炎、白塞病、一过性结肠炎、显微镜下结肠炎、瓣口回肠炎、储袋炎和孤立性直肠溃疡。上述这些疾病都没有明确的病因，因而容易产生重叠和混淆。

大多数权威专家将 IBD 分为 UC、CD 和未定型结肠炎。然而，IBD 的研究仍然没有明确的分类，主要的临床困境是患者可能并存多种疾病，如憩室炎和 CD 重叠出现。由于每种结肠炎的病因尚不明确，且 UC 和 CD 最为常见，所以本章将着重讨论此二者之间的区别要点，这对临床决策和疾病预后至关重要。UC 和 CD 的治疗方法有诸多相似之处，但也存在细微的差异，临床医生应该掌握这些区别（图 94.1）。

UC、CD 和未定型结肠炎之间存在大量的重叠表现，有时难以鉴别。然而随着环境的变化和更多信息的获得，IBD 的疾病类型也会发生变化，但下面这些鉴别要点已经沿用了几十年。

主要症状

UC 患者经常会出现腹泻，伴有黏液脓血便，有时可能表现类似感染性胃肠炎，但抗感染治疗后腹泻仍持续不缓解。罕见的情况下，肠外症状也可以是首发表现，如游走性关节痛、坏疽性脓皮病或急性中毒性巨结肠等。

CD 患者通常表现为腹痛和排便习惯改变，可能出现腹泻。CD 结肠炎的表现与 UC 类似，但当 CD 进展时很多患者都会出现结肠外表现。如果病变累及小肠，会出现腹痛、发热、腹部包块和贫血。肠外症状包括关节痛或肝病可能是患者的主诉。

基因和遗传学

UC 和 CD 都是多个基因参与的复杂遗传病。关联分析发现了 IBD 易感基因的一些独特区域，有些对 CD 特异，有些对 UC 特异，有些则对两者都有特异性。位于 12 号染色体长臂上的 IBD 基因Ⅱ更多地出现在 UC 患者中，而位于 16 号染色体长臂上的 IBD 基因Ⅰ则包含了 CD 易感基因 *NOD2/CARD15*。在欧洲的患者中，易感基因 *NOD2/CARD15* 内主要有 3 个编码区多态性表型。有一个风险等位基因的拷贝意味着患者有 2~4 倍罹患 CD 的风险，但如果携带了双倍拷贝，那么风险就会增加到 20~40 倍。发病年龄早、回肠受累、伴肠腔狭窄的患者多携带 *NOD2/CARD15* 等位基因。目前对于这两种疾病的遗传研究正在不断进行中，详细可查阅参考文献。

种族、人种、家族和双生子的研究表明 UC 的发病率和患病率正趋于平稳，而 CD 的发病率却呈上升趋势。此外，非白种人罹患 CD 的比率一直比较低，每 10 万人中 CD 的患病率在白种人为 43.6，黑种人为 29.8，拉美裔人为 4.1，亚洲人为 5.6。此外，研究表明在美国生活的犹太人风险最高，发病率增加 2~4 倍，患病率增加 2~9 倍。家系研究显示 IBD 有家族聚集现象，这表明遗传因素在其中起了重要作用。一级亲属的发病风险大约增加 10~15 倍，两种疾病的风险是重叠的，一个家庭成员可能患 CD，另外一个成员可能患 UC。此外，无症状的家庭成员血清学阳性率似有增加。据报道，单卵双生的双胞胎同时患有 CD 的比率高达 42%~58%，这是支持遗传学说的一个重要依据。

溃疡性结肠炎

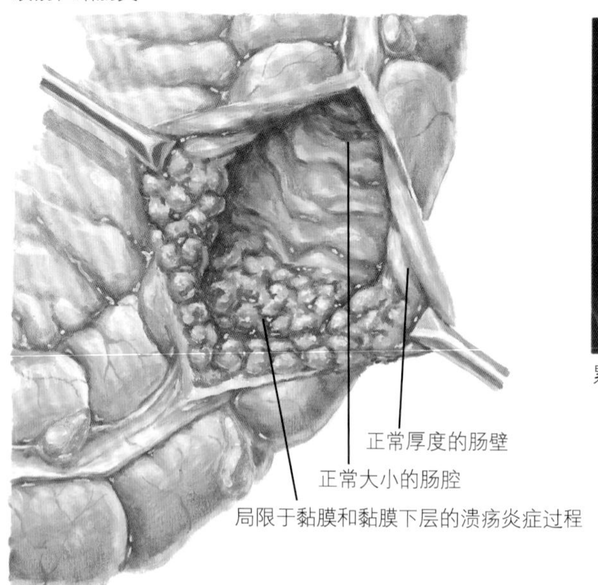

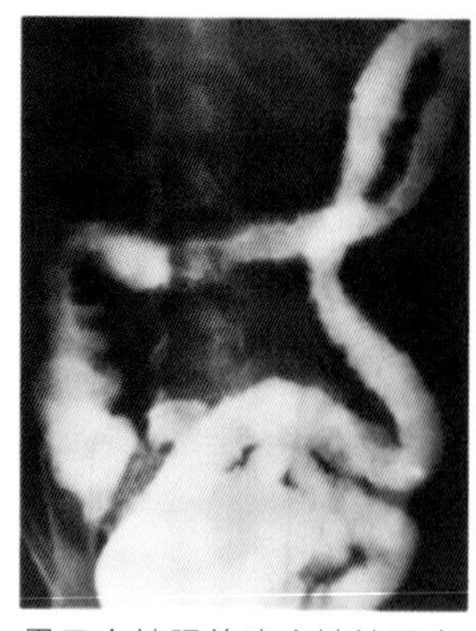

累及全结肠的溃疡性结肠炎，为连续性病变（直肠总是受累）

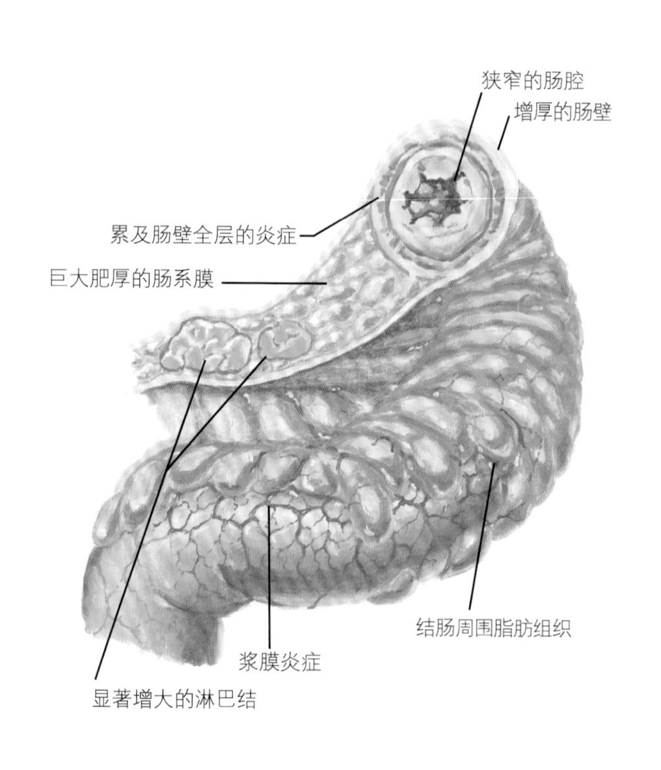

克罗恩病

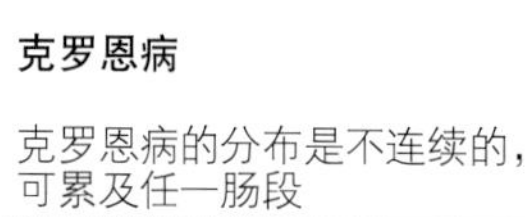

克罗恩病的分布是不连续的，可累及任一肠段

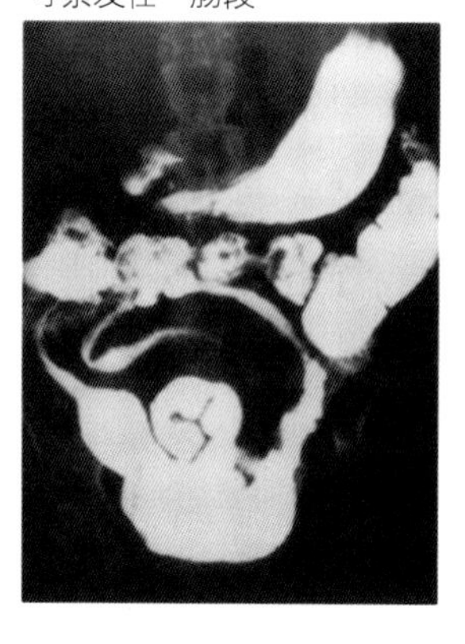

图 94.1 溃疡性结肠炎和克罗恩病的鉴别要点

大体和微观病理学

UC 是一种局限于结肠的弥漫性黏膜炎症，几乎总是累及直肠，并从直肠开始向上扩展，多呈连续性病变，很少跳跃节段发病。对大量 UC 患者的研究表明，约 45% 的患者累及直肠和乙状结肠，37% 累及整个结肠，17% 仅累及左半结肠。由于病变局限于黏膜层，因此黏膜活检即可显示其组织学特征。虽然一些病例容易混淆，但绝大多数的典型表现常常可以区分出急性限制性感染性疾病。UC 患者表现为隐窝结构紊乱、隐窝萎缩、淋巴细胞浆细胞混杂和中性粒细胞浸润，伴有不同程度的嗜酸性粒细胞增多。虽然隐窝脓肿经常出现，但并不是 UC 的病理学特征。

当病变仅累及结肠时，CD 的主要表现可能与 UC 相似，但经常表现为阿弗他样溃疡，CD 的溃疡要深于 UC 的溃疡。CD 表现为结肠透壁性全层炎。典型的组织学特点为肉芽肿和其他各种组织学改变，包括那些类似于 UC 的表现。然而 CD 的特征性表现是全层透壁炎，这仅靠简单的黏膜活检是无法获得的，在更大的标本上才会有此体现。而且因为 CD 的这一特性，大体标本上可以看到纤维化、狭窄和经典的“跳跃征”，直肠可以受累或不受累。特征性表现包括比 UC 更深的溃疡。一旦小肠发生病变，则可确定无疑是 CD。

活检组织中，CD 的特征是覆盖在派尔集合淋巴结（Peyer patch）上的上皮细胞中的 M 细胞变化、突出的淋巴细胞聚集、黏膜下淋巴管扩张和肉芽肿等，而 UC 患者无此表现。

内镜表现

UC 的典型内镜表现是质地脆弱的黏膜微小溃疡，可以局限于直肠（直肠炎），也可以沿结肠向上延伸。

CD 的内镜表现可与 UC 类似，但 CD 的溃疡更深，在正常黏膜和病变部位之间有跳跃区域，而且直肠表现正常。红斑和溃疡散在分布于整个结肠。

血清学

尽管血清学结果并非总是阳性的，但终归是有帮助的。大约 80% 的 UC 患者和 45% 的克罗恩病患者核周抗中性粒细胞胞浆抗体（perinuclear antineutrophil cytoplasmic antibody，pANCA）阳性。抗酿酒酵母抗体（Anti-*Saccharomyces cerevisiae* antibody，ASCA）存在于 60%~70% 的 CD 患者中，且为特异性抗体，但很少出现于 UC 患者中。

如果单纯的黏膜活检不能明确诊断，且缺乏典型的“跳跃征”，那么 ASCA 阳性和 pANCA 阴性有助于确定 CD 的诊断；而 pANCA 强阳性和 ASCA 阴性有助于确定 UC 的诊断。这种组合检测可能对 95%~96% 的患者有预测价值，而且新的抗体也在开发测试中，可能对某些病例有用。

虽然临床医师不能轻易地观察到 UC 和 CD 的血清学差异，但前者更多的是由抗体介导的超敏反应，而后者表现为持续的伴有 IL-12、γ 干扰素和 TNF-α 升高的 Th1 型反应。

未定型结肠炎

虽然有明确的临床和组织学指标来区分 UC 和 CD 结肠炎，但一些 UC 患者在接受回肠储袋肛管吻合术（ileal pouch anal anastomosis，IPAA）后残余小肠仍可发展为 CD。这些患者被归类为未定型结肠炎。在某些患者中，发病初期临床医师并不能确定结肠炎的具体类型，但在疾病发展过程中，可以观察到 CD 和 UC 的转化。

另一个不确定的区域是憩室疾病和结肠炎重叠。如果它们从病理上很难区分而且似乎是同时发生的，那么切除该病变区域即可治愈。因此，病理表现可能让我们产生困惑，但病程表明该疾病既不是典型的 UC，也不是 CD（见第 90 章）。

（Martin H. Floch 著 刘作静 译 李军 审校）

其他资源

Ferrante M, Henckaerts L, Joossens M, et al: New serological markers in inflammatory bowel disease are associated with complicated disease behavior, *Gut* 56:1394–1403, 2007.

Osterman MT, Lichtenstein GR: Ulcerative colitis. In Feldman M, Friedman LS, Brandt LJ, editors: *Gastrointestinal and liver disease*, ed 10, Philadelphia, 2016, Saunders-Elsevier, pp 2023–2061.

Sands BE, Siegel CA: Crohn's disease. In Feldman M, Friedman LS, Brandt LJ, editors: *Gastrointestinal and liver disease*, ed 10, Philadelphia, 2016, Saunders-Elsevier, pp 1990–2022.

Sartor RB: Mechanisms of disease: pathogenesis of Crohn's disease and ulcerative colitis, *Nat Clin Pract Gastroenterol Hepatol* 3:390–407, 2006.

第 95 章

克罗恩病及其并发症与外科治疗

克罗恩病是一种以肉芽肿为特征的胃肠道跨壁炎症性疾病。主要累及结肠和回肠（区域性肠炎），但可能累及胃肠道的任何部分（图 95.1）。大约 40% 的患者累及小肠和大肠，30% 的患者只累及小肠，25% 的患者累及大肠。

克罗恩病在女性中的发病率似乎略高于男性。在西方国家，目前的发病率为每 10 万人中有 6~10 人，患病率为每 10 万人中有 130 人，报告显示发病率正在上升。日本、南美和非洲的发病率则要低得多。

克罗恩病的病因尚不清楚。然而，大多数专家认为由感染因素、环境因素或药物因素（非甾体抗炎药）触发，导致在特定遗传背景下异常免疫炎症反应的发生。大多数病例的诊断年龄在 40 岁以下。但这种疾病经常被漏诊，或直至出现并发症后才被确诊。

克罗恩病引起跨壁炎症，在胃肠道表现为“跳跃性分布”。小肠或大肠的正常区域可能与病变区域相邻（图 95.1）。跨壁炎症可导致内瘘或外瘘。本病具有明显的遗传易感性；多达 25% 的患者有克罗恩病家族史。在参与致病微生物免疫反应的单核细胞中，发现 16 号染色体上的 *NOD2/CARD15* 似乎是导致易感性增加的原因。

临床表现

克罗恩病的主要症状是腹痛、腹泻或排便习惯改变以及体重减轻。表现出的症状差异很大。而溃疡性结肠炎（UC）患者，腹泻是最主要的表现。排便习惯改变因肠道受累部位不同而有所不同。当末端回肠受累时，主要表现为右下腹疼痛，可与阑尾炎混淆。有时，腹痛可能是弥漫性的，但腹痛部位会因肠道受累的部位而有所不同。

由于克罗恩病的症状长期存在，大多数患者会出现体重减轻。根据克罗恩病的严重程度不同，可伴有肠梗阻症状，出现便秘、腹胀；由于瘘管形成出现肛周直肠引流物；或在极少数情况下，出现贫血，由失血和吸收不良所致。临床表现与累及的胃肠道部位相关。

体格检查可能没有阳性发现或者右下腹部有包块。克罗恩病患者可能有弥漫性腹部压痛，也可能有肠梗阻的体征或伴贫血、皮肤黏膜苍白及发热。同样，体格检查的发现取决于病变累及的严重程度。有时会有不典型的肠外表现。

诊断

最初的实验室检查可能显示贫血、红细胞沉降率加快和 C 反应蛋白升高、白细胞和血小板增多，同样，这些都取决于疾病的严重程度。如果患者出现了体重下降和腹泻，可能会存在低蛋白血症。

诊断的下一步是胃肠道检查。根据症状决定是否进行内镜检查。如果患者有腹泻，结肠镜检查可能会显示典型的阿弗他溃疡和“跳跃征”。组织学检查可进一步证实诊断。大多数结肠镜可到达末端回肠，可以在该区域进行活检，以证实是否存在末端回肠炎。

钡剂造影检查或 CT 可以进行胃肠道成像。这两种检查可以诊断克罗恩病，也可以补充其他检查的发现。钡剂造影检查可能显示典型的肠腔狭窄或炎症水肿。克罗恩病最常发生在回肠末端，但病变呈跳跃性分布。钡剂造影检查可显示肠腔狭窄和肠瘘。由于症状的非特异性，临床医生可能更倾向于 CT 检查，或用 CT 检查作为钡剂造影检查的补充。典型的 CT 表现可以发现脂肪垫沉积增加以及肠管外有“脏污”区域。肠壁显示有增厚的区域，与疾病累及的部位有关。

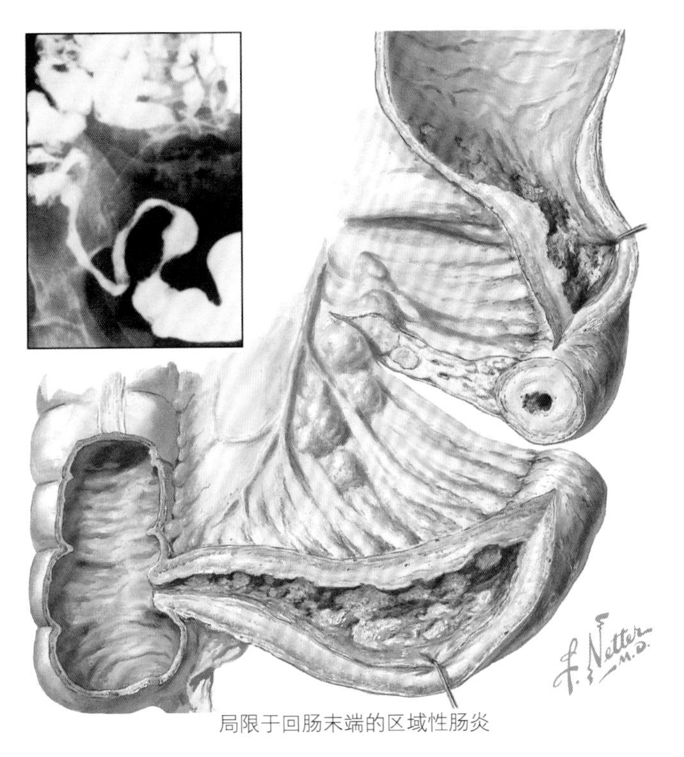

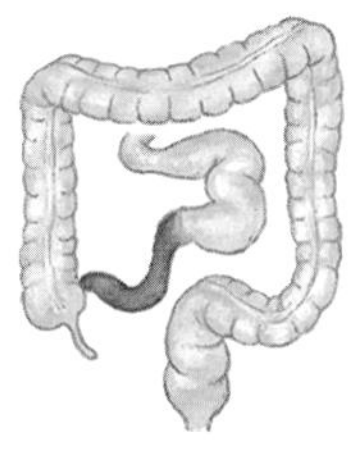

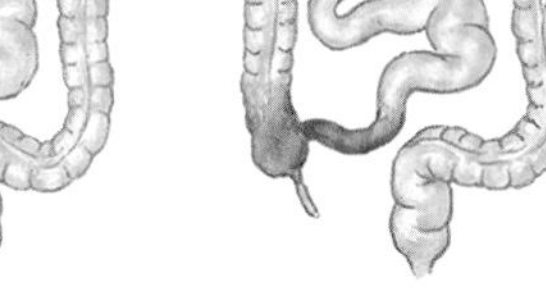

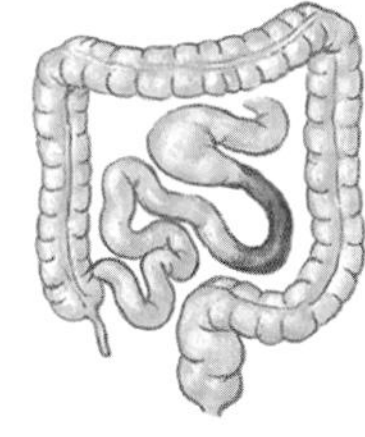

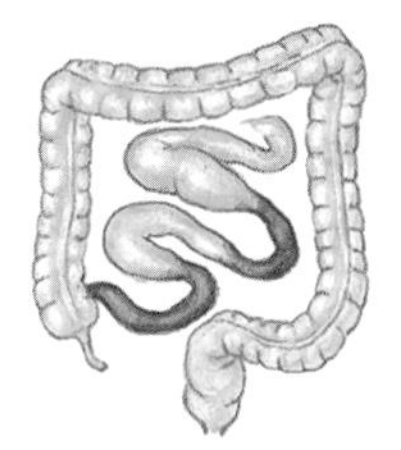

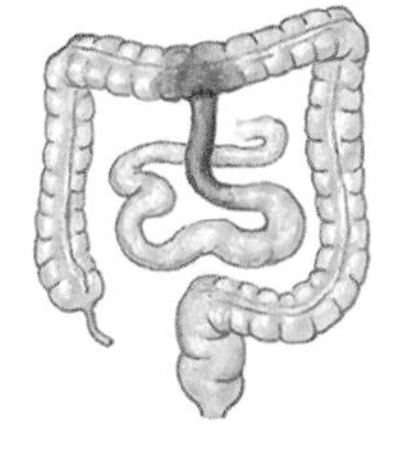

图 95.1　克罗恩病（区域性肠炎）

如果患者有肛周或肛管疾病，除了结肠镜检查外，还应进行肛门镜检查，以确定瘘管和肛裂的部位。

血清学标志物检查有助于确定诊断。60%~70% 的克罗恩病患者抗酿酒酵母抗体（ASCA）水平升高。ASCA 的特异性大于 95%。如果核周抗中性粒细胞胞浆抗体（pANCA）阴性，患者几乎可以肯定患有克罗恩病。

胶囊内镜检查正在得到广泛认可，它可以显示小肠溃疡和狭窄。因为有些病变微小，小病变在钡剂造影或 CT 扫描中可能会被忽略。推进式小肠镜检查，由于能够探及的深度有限，往往不能完成对整个小肠的观察。双气囊小肠镜检查对不能确诊的病例可能有帮助，并且可以取活检。胶囊内镜检查有阳性发现，如果同时血清学标志物阳性，则强烈提示患者患有克罗恩病。

大约 25% 的患者出现肠外表现。这可能使克罗恩病复杂化，肠外表现可能出现在疾病过程中的任何时候，或者可能是首发表现，临床医生必须对此保持警惕。累及的脏器包括皮肤、眼睛、肝脏和肌肉骨骼系统。此外，据报道，消化道的其他区域包括口腔、食管、胃和十二指肠也可以受累。最明显的肠外表现是坏疽性脓皮病和肛周皮赘（皮肤）、葡萄膜炎、虹膜炎和结膜炎（眼睛），以及周围关节炎、骶髂关节炎和骨质疏松症（骨骼）。如果克罗恩病发病年龄较大，原发性硬化性胆管炎可能是克罗恩病的首发表现。

有些疾病表现类似克罗恩病，包括肠淋巴瘤、其他恶性肿瘤、肠结核以及慢性耶尔森菌感染等。实验室检查和内镜检查可以很容易鉴别这些疾病。

治疗和管理

克罗恩病的药物治疗包括许多免疫抑制剂（见第 97 章）。营养治疗在第十篇讨论。

克罗恩病患者的营养治疗不同于溃疡性结肠炎患者。克罗恩病患者可以通过要素饮食获得缓解，而溃疡性结肠炎患者则不能。虽然营养治疗起效缓慢，而药物治疗起效更快，但营养治疗是有效的治疗方法。当病程迁延导致日常生活发生变化时，让患者维持药物治疗很困难。手术是有效的治疗方法，可以缓解症状，但也有其局限性。

病程和手术治疗的预后

虽然克罗恩病导致病情反复发作和生活质量下降，但不会明显缩短患者的寿命。据统计，70% 的患者经历过手术治疗。但大多数患者可以通过药物治疗方案来达到缓解。如果反复手术并切除肠管，有可能发生短肠综合征。

克罗恩病相关的营养不良和贫血问题可导致儿童发育不良。积极的药物和营养支持治疗能使大多数患者保持良好的生活质量。

克罗恩病最常见的并发症包括脓肿和瘘管、梗阻和肛周病变（图 95.2）。脓肿见于 15%~20% 的患者，并且起源于感染部位。瘘管更常见，见于 20%~40% 的患者，大多数是肠 - 肠瘘或肠 - 皮肤瘘。

抗生素和药物治疗可能有帮助，但最终需要外科治疗。肠梗阻是一种常见的并发症，虽然可以尝试肠道支架和扩张治疗，但需要外科手术干预以缓解进展性梗阻，这种情况最常见于小肠。肛周病变是最难治疗的并发症。抗生素、肠道休息和强化药物治疗（包括抗肿瘤坏死因子）使瘘管愈合的疗效不同。出血和游离穿孔偶有发生。有时会出现隐匿性出血。

据估计，60% 的克罗恩病患者在确诊后 10 年内需要进行手术治疗。这些数据是几十年前的研究结果，而新的、更强的药物治疗也许能够避免部分手术治疗。尽管如此，手术适应证仍很多，而且对某些患者手术的必要性显而易见（专栏 95.1）。

专栏 95.1 克罗恩病手术适应证
内科治疗失败
部分或完全性肠梗阻
肠瘘
有症状肠瘘
肠 - 皮肤瘘
肠 - 膀胱瘘
肠 - 阴道瘘
腹腔脓肿
炎性包块
出血
穿孔
会阴疾病
肛周脓肿
药物治疗无反应的浅表瘘
药物治疗无反应的复杂瘘

From Hurst RB: Surgical management of inflammatory bowel disease. In Cohen RV, editor. *Inflammatory Bowel Disease*, Totowa, NJ, 2003, Humana Press, pp 157–200.

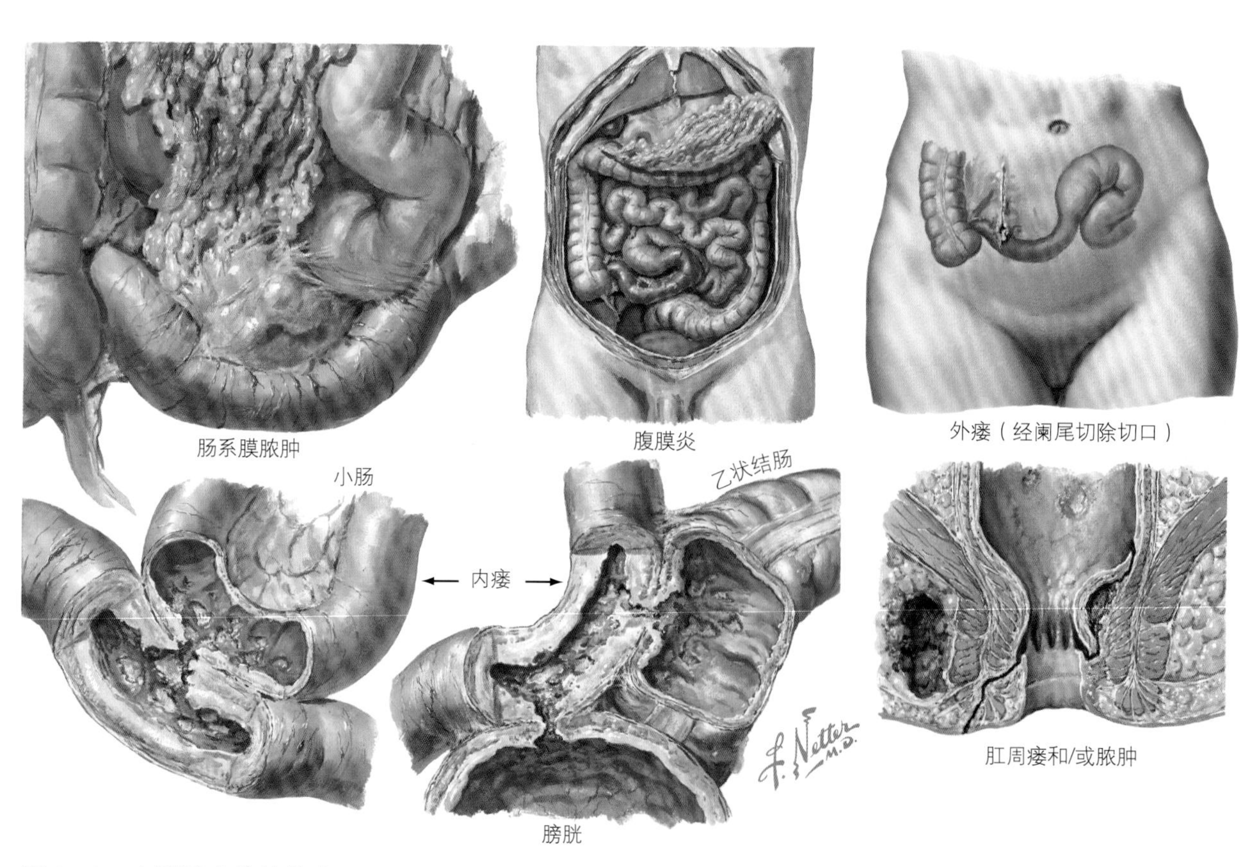

图 95.2 克罗恩病的并发症

并发症的临床表现

每种并发症的临床表现各不相同。根据症状和体征，如疼痛、体温升高、腹部肿块和直肠异常，结合 CT 检查结果能够确定诊断，并可提示下一步所需的治疗，如药物治疗或者外科治疗。

当需要切除肠管以解除肠梗阻时，应尽量减少切除肠管的长度。但因为克罗恩病的病变呈跳跃性分布，所以有时必须切除多个肠段。严重的复发性肠梗阻需要大范围切除病变肠管并导致短肠综合征（见第 68 章）。

如果没有明显的症状，肠 - 肠瘘和内瘘不是手术的适应证。皮肤瘘、膀胱瘘或阴道瘘因为累及其他系统器官，可能需要更积极的药物治疗或者手术治疗。

如果腹腔内形成脓肿，药物治疗可能仍然有效。但如果脓肿无法控制，则需要手术引流和切除病灶。

肛周病变的治疗在第 96 章讨论。

最后，必须强调的是克罗恩病患者并发结肠和小肠腺癌的风险增加。如果病理提示出现异型增生，应认真考虑手术切除问题。病变位于结肠更容易操作。但如果可疑病变位于小肠，则必须进行进一步检查明确。如果病变提示是肿瘤性病变，则应行手术切除治疗。

术后病程及预后

手术治疗并不能治愈克罗恩病。回肠切除术后 1 年内镜下复发率为 28%~73%，术后 3 年内镜下复发率为 77%~85%。

不同机构的研究显示的回肠切除术后复发率有所不同。大多数临床医生认为克罗恩病将在 5 年内复发。遗憾的是，如果需要重复手术，可能会出现短肠综合征和吸收不良。复发最有可能发生在切除区域附近。目前还没有大规模研究评估新型生物制剂防止切除后复发的有效性。

克罗恩结肠炎的外科治疗包括肠段切除、结肠次全切除加回肠 - 直肠吻合术，或者由于诊断不确定行回肠 - 直肠 - 肛管吻合术以及全结肠切除加回肠造口术。既往的研究报道显示大约 75% 的患者在术后 10 年复发；同样，新的治疗方法需要长期研究来明确是否可以避免重复手术。而且，对于克罗恩结肠炎患者，不推荐全结肠切除加回肠 - 肛管吻合术，因为在新的储袋区域复发率很高。很遗憾，一些未定型结肠炎患者接受了全结肠切除术加回肠 - 肛管吻合术，结果导致回肠炎复发。腹腔镜手术可用于克罗恩病的治疗和回肠结肠切除。早期研究表明，腹腔镜手术可降低轻微并发症的发生率，缩短术后恢复时间。腹腔镜手术的适应证与开腹手术的适应证没有区别。

（Martin H. Floch 著　索宝军 译　顾芳 审校）

其他资源

Borelli O, Cordischi L, Cirulli M, et al: Polymeric diet alone versus corticosteroids in the treatment of active pediatric Crohn's disease: a randomized controlled open-label trial, *Clin Gastroenterol Hepatol* 4:744–753, 2006.

Colombel JF, Sanborn WJ, Rutgeerts P, et al: Adalimumab for maintenance of clinical response and remission in patients with Crohn's disease: the CHARM trial, *Gastroenterology* 132:52–65, 2007.

Fichera A, Finlayson E, Maggiori L, Michelassi F: Surgical treatment of inflammatory bowel disease. In Podolsky DK, Camilleri M, Fitz JG, et al, editors: *Yamada's textbook of gastroenterology*, ed 6, Hoboken, New Jersey, 2016, John Wiley and Sons Ltd, pp 1450–1478.

Froehlich F, Juillerat P, Pittet V, et al: Maintenance of surgically induced remission of Crohn's disease, *Digestion* 76:130–135, 2007.

Johnson T, Macdonald S, Hill SM, et al: Treatment of active Crohn's disease in children using partial enteral nutrition with liquid formula: a randomized controlled trial, *Gut* 55:356–361, 2006.

Melmed GY, Targan SR: Crohn's disease: clinical manifestations and management. In Podolsky DK, Camilleri M, Fitz JG, et al, editors: *Yamada's textbook of gastroenterology*, ed 6, Hoboken, New Jersey, 2016, John Wiley and Sons Ltd, pp 1418–1449.

Murphy SJ, Ullman TA, Abreu MD: Gut microbes in Crohn's disease: getting to know you better?, *Am J Gastroenterol* 102:397–398, 2008.

Sanborn WJ, Rutgeerts P, Enns R, et al: Adalimumab induction therapy for Crohn disease previously treated with infliximab: a randomized trial, *Ann Intern Med* 146:829–838, 2007.

Sands BE, Siegel CA: Crohn's disease. In Feldman M, Friedman LS, Brandt LJ, editors: *Gastrointestinal and liver disease*, ed 10, Philadelphia, 2016, Saunders-Elsevier, pp 1990–2022.

Siebold F: ASCA: genetic marker, predictor of disease, or marker of a response to an environmental agent?, *Gut* 54:1212–1213, 2005.

克罗恩病肛周病变

克罗恩病肛门直肠病变包括肛裂、溃疡、脓肿、瘘管、狭窄、水肿性皮赘和良性皮赘（图 96.1）。总体患病率为 36%，克罗恩病结肠受累者占 46%，小肠受累者仅占 25%。通常，这些病变可能会在肠道病变之前出现。

临床表现

患者可能只有轻微的腹泻，或有严重的直肠疼痛或隆起的脓肿。简单的皮赘可以长大、无痛性，也可以导致直肠变形（“大象耳朵”）。此时的疼痛很严重，需要紧急治疗。

直观体检可以发现病变。检查局部压痛和瘘管排出物很重要。有时直肠检查难以完成，但可以检查肛门环，而且常常在不进入肛门环的情况下就可以发现小肛裂。如果有隆起的大脓肿，则非常容易被发现。

诊断

要诊断肛裂，必须看到肛裂。当肛门指诊有明显触痛时，要怀疑肛裂的存在。肛门镜检查可能需要延迟进行或在镇静的情况下进行。在没有对肛门环进行内镜检查的早期患者中，排除恶性病变非常重要，可在麻醉下进行直肠检查。

治疗和管理

如第 102 章至第 107 章所述，对肛裂、水肿性皮赘和相关痔疮问题可以进行局部治疗。局部治疗可能有效，如果没有改善，则需要外科手术。坐骨直肠脓肿需要及时切开引流。大部分可以治愈，但多达 35% 的患者发展为肛瘘。尽管很多克罗恩病病变不能治愈，但大多数可以临床缓解。

肛周病变的治疗目标是减轻局部疼痛和保留括约肌。虽然脓肿必须引流，但瘘管的存在并不一定需要更进一步的手术。积极的治疗有助于病变痊愈。局部清洁、坐浴、栓剂和清洁药膏都有效。

肛裂和瘘管经抗生素治疗可以愈合。甲硝唑对 75% 的患者有效，但疗程可达数月，而且有复发的倾向。肛周病变也可以通过充分控制原发病得以痊愈，因此，需采取积极的免疫抑制或生物治疗。

如果药物治疗失败，则需要手术引流、挂线和放置蘑菇导管。这种疗法通常需要数月，但愈合缓慢。少数情况下需要更积极的手术，包括瘘管切开术。如果肛周病变严重，出现便失禁，则需行直肠切除术。无粪便通过有助于愈合。

（Martin H. Floch 著　索宝军 译　顾芳 审校）

其他资源

Abdelnaby A, Downs JH: Diseases of the anorectum. In Feldman M, Friedman LS, Brandt LJ, editors: *Gastrointestinal and liver disease*, ed 10, Philadelphia, 2016, Saunders-Elsevier, pp 2316–2336.

Beck DE, Roberts PL, Saclarides TJ, et al, editors: *The ASCRS textbook of colon and rectal surgery*, 2nd ed, New York, 2011, Springer.

Ingle SB, Loftus EV Jr: The natural history of perianal Crohn's disease, *Dig Liver Dis* 39:963–969, 2007.

Keighley MRB, Williams NS: *Surgery of the anus, Rectum and colon*, 3rd ed, Philadelphia, 2007, Saunders Ltd.

Sands BE, Siegel CA: Crohn's disease. In Feldman M, Friedman LS, Brandt LJ, editors: *Gastrointestinal and liver disease*, ed 10, Philadelphia, 2016, Saunders-Elsevier, pp 1990–2022.

Steele SR: Operative management of Crohn's disease of the colon including anorectal disease, *Surg Clin North Am* 87:611–631, 2007.

Vermeire S, Van Assche G, Rutgeerts P: Perianal Crohn's disease: classification and clinical evaluation, *Dig Liver Dis* 39:959–962, 2007.

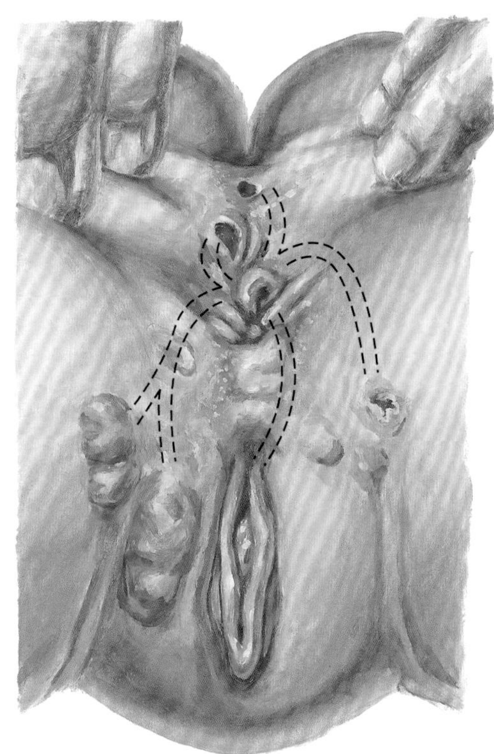

非常见部位（通常是多发）肛瘘、脓肿、溃疡和水肿性痔疮性皮赘

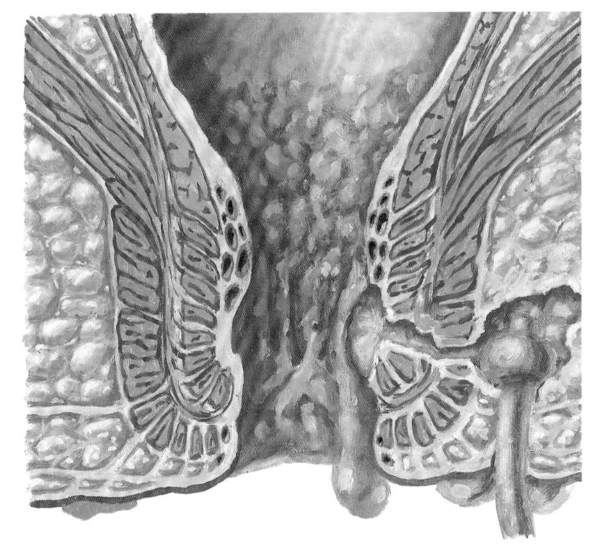

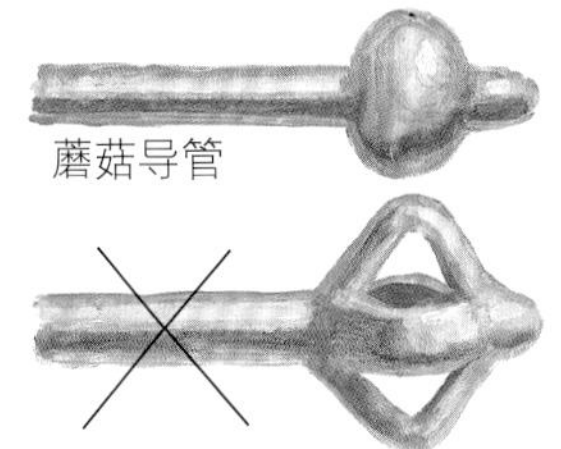

将小的蘑菇导管放在尽可能靠近肛门的地方排出脓肿，以避免形成长瘘管

Malecot导管（纤维组织可以长入导管内，使取出困难）

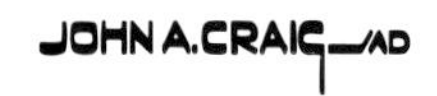

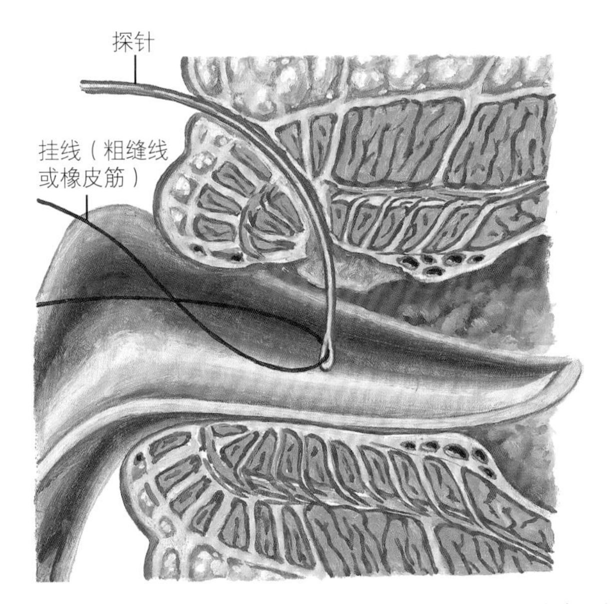

放置挂线控制瘘管败血症（避免瘘管切开伤口，愈合不良）

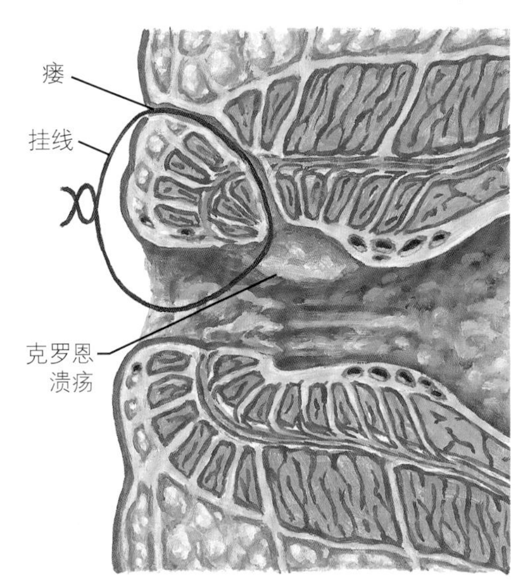

在内部和外部开口之间保留挂线，以防止脓肿形成和括约肌功能的进一步破坏

图 96.1　克罗恩病肛周病变

第 97 章

炎症性肠病的药物治疗

治疗炎症性肠病（inflammatory bowel disease，IBD）的药物在溃疡性结肠炎（UC）和克罗恩病（CD）治疗中的应用类似，但主要有两方面的差异。直肠灌注的局部药物对 UC 有效，但一般对 CD 无效，尤其是 CD 回肠炎。营养治疗例如用以诱导缓解的要素及聚合物饮食对 CD 有效，但对 UC 无效。尽管有这些差异，但大多数药物都可以用于 UC 或者 CD 的治疗。临床医生的用药经验有助于有效控制病情。重要的是，美国 FDA 可能只批准了这些药物的某些用途，但大多数临床医生基于文献使用这些药物。

UC 的治疗因疾病的严重程度和累及范围而不同。疾病活动期的治疗比非活动期更积极（专栏 97.1）。没有活动期的临床症状提示病情完全缓解，指没有病理改变的迹象或伴有轻度慢性炎症。无论哪种情况，均推荐维持治疗。

选择局部治疗有赖于患者的耐受性和医生用药偏好。灌肠剂或栓剂对急性期和维持期的治疗通常都有效。有些患者无法耐受局部治疗，需口服药物治疗。对重症或暴发性患者，需静脉用药。对 UC 患者，营养治疗除了维持足够的能量和营养摄入之外，没有其他作用。

UC 的治疗药物同样适用于 CD，只是有一些不同（专栏 97.2）。肛周疾病发病率增加，治疗需要不同的方案，英夫利昔单抗的疗效更为显著，而且在 CD 治疗中的应用更早。此外，当患者或医生不愿使用糖皮质激素治疗时，充分的肠道休息及要素或聚合物流食能有效诱导缓解。尽管营养治疗起效较慢，但很多研究证明了其有效性。

专栏 97.1 列出了经证实的 IBD 药物治疗方案。

专栏 97.1　活动性溃疡性结肠炎的药物治疗：控制症状或诱导临床缓解

轻到中度

- 远端结肠炎
  - 柳氮磺吡啶或 5- 氨基水杨酸（5-ASA）（口服或局部）
  - 局部糖皮质激素（或联合口服）
- 全结肠炎
  - 柳氮磺吡啶或 5- 氨基水杨酸（5-ASA）口服

中到重度

- 远端结肠炎
  - 局部或口服 5-ASA
  - 局部糖皮质激素（或联合口服）
  - 泼尼松

重度到暴发性

- 远端结肠炎或全结肠炎
  - 英夫利昔单抗或其他生物制剂（阿达木单抗、赛妥珠单抗、那他珠单抗）
  - 静脉糖皮质激素
  - 静脉环孢素

维持治疗

- 远端肠炎
  - 柳氮磺吡啶或 5-ASA（口服或局部）
  - 硫唑嘌呤或 6- 巯基嘌呤（6-MP）
- 全结肠炎
  - 柳氮磺吡啶或 5-ASA 口服
  - 硫唑嘌呤或 6-MP

专栏 97.2 活动性克罗恩病的药物治疗：诱导临床缓解或控制症状

轻到中度

- 柳氮磺吡啶或 5- 氨基水杨酸（5-ASA）
- 甲硝唑
- 泼尼松
- 硫唑嘌呤或 6- 巯基嘌呤（6-MP）
- 英夫利昔单抗或其他生物制剂

重度

- 泼尼松
- 静脉糖皮质激素
- 全静脉营养或要素饮食
- 英夫利昔单抗或其他生物制剂[a]
- 静脉环孢素

肛周或瘘管病变

- 甲硝唑或其他抗生素
- 硫唑嘌呤或 6-MP
- 英夫利昔单抗或其他生物制剂[a]
- 暂时全静脉营养

维持治疗

- 柳氮磺吡啶或 5-ASA
- 甲硝唑或环丙沙星
- 硫唑嘌呤或 6-MP
- 英夫利昔单抗或其他生物制剂[a]

[a] 阿达木单抗、赛妥珠单抗、那他珠单抗

Modified from Stein RB, Hanauer SB: Medical therapy for inflammatory bowel disease. *Gastroenterol Clin North Am* 28:297, 1999.

药物治疗

氨基水杨酸

氨基水杨酸类药物的作用依赖于其活性化合物 5- 氨基水杨酸（5-ASA）。在过去，柳氮磺吡啶是首选药物，它依靠细菌作用从磺胺嘧啶中分解出 5-ASA。由于 10%~15% 患者不能耐受，从化合物中去除磺胺的需求促进了其他 5-ASA 药物的发展。

因此，结合型、非结合型或经直肠给药的氨基水杨酸药物以及可每天一次使用的剂型应运而生。几种缓释的美沙拉嗪制剂可用于小肠，而所有其他氨基水杨酸药物以及缓释剂对结肠有效。此外，这些不同形式的氨基水杨酸药物的疗效相当，报道的缓解率和维持率在 35%~95%。

记住 5-ASA 药物的不良反应非常重要。5-ASA 药物可以引起腹泻，有些临床医生不喜欢在严重的急性 UC 患者中使用这些药物。许多报道显示 5-ASA 药物会损伤肾功能，因此对接受长期治疗的患者应监测肾功能。

糖皮质激素

糖皮质激素是 IBD 诱导缓解的最有效药物，但并不适合维持治疗。许多慢性或重症的患者需要长期糖皮质激素治疗，这样可能会出现相关的并发症。如果患者出现激素依赖，应尽力使用免疫调节剂替代糖皮质激素。

越来越多的报道称单一疗程的静脉糖皮质激素治疗，与其他维持治疗方法一样，也能有效诱导缓解。但这种治疗方法需要更多的研究支持。当病变局限于直肠或远端结肠时，局部糖皮质激素同样会迅速起效。局部应用糖皮质激素或美沙拉嗪是直肠炎的首选治疗。

免疫调节剂

硫唑嘌呤或 6- 巯基嘌呤（硫唑嘌呤代谢后的活性产物）是 UC 和 CD 维持治疗的有效药物。使用剂量不同，但必须仔细检查有无血液系统并发症。不过已证实长期应用这些药物是相对安全的。当患者病情严重需住院治疗且对静脉糖皮质激素治疗无反应时，可应用环孢素治疗。环孢素能诱导症状缓解，之后患者可改为口服环孢素或其他免疫抑制剂。这是很强的治疗，这些患者的病情已经接近全结肠切除术或外科手术治疗的标准。

甲氨蝶呤已较少应用，研究结果喜忧参半。诱导症状缓解需要使用大剂量甲氨蝶呤。一些医生在其他治疗失败时选择甲氨蝶呤。

生物制剂

英夫利昔单抗（抗肿瘤坏死因子 α 抗体）已证实能可有效治疗 CD 和 UC，须通过静脉注射使用。通常采用 5 mg/kg 或 10 mg/kg 体重剂量，间隔 2 周用药一次，共 3 次。然后决定是否给予每 8 周一次的

表 97.1 证实有效的治疗炎症性肠病的口服药物

药物	作用部位	溃疡性结肠炎	克罗恩病
氨基水杨酸			
局部（灌肠剂或栓剂）			
美沙拉嗪	直肠到远端结肠	++	
偶氮键化合物			
柳氮磺吡啶（磺胺嘧啶 +5-ASA）	结肠	++	++
奥沙拉嗪（5-ASA 二聚体）	结肠	++	++
巴柳氮（5-ASA + 4-ABBA）	结肠	++	++
美沙拉嗪			
延迟释放（亚沙可 Asacol）)	回肠、结肠	++	++
多基质传输系统（利亚达 Lialda）	回肠、结肠	++	++
持续释放（颇得斯安 Pentasa）	胃至结肠	++	++
类固醇			
局部			
氢化可的松栓剂	直肠、远端结肠	++	++
氢化可的松、泼尼松、倍他米松灌肠剂	直肠、远端结肠		
全身（口服或静脉）			
泼尼松、甲泼尼松龙、氢化可的松	胃至结肠	++	++
免疫调节剂			
硫唑嘌呤	胃至结肠	++	++
6-MP	胃至结肠	++	++
环孢素	胃至结肠	+	+
甲氨蝶呤	胃至结肠	+	+
抗生素			
甲硝唑	胃至结肠	+	++
环丙沙星	胃至结肠	+	++
生物制剂			
英夫利昔单抗（静脉）（抗 TNF-α）	胃至结肠	++	++
那他珠单抗（α_4 整合蛋白）	胃至结肠	++?	++
阿达木单抗	胃至结肠	++?	
赛妥珠单抗	胃至结肠	++?	

ABBA：4- 氨基苯甲酰 -β- 丙氨酸；5-ASA：5- 氨基水杨酸；6-MP：6- 巯基嘌呤；TNF：肿瘤坏死因子

+ 有效；++ 很有效

长期维持治疗。由于可能会发生过敏反应和血液系统并发症，英夫利昔单抗的使用必须谨慎。不过因在类风湿关节炎中广泛应用，胃肠病学家对其安全性有信心。英夫利昔单抗能有效用于无法耐受其他维持治疗或糖皮质激素治疗的患者，现在已成为不使用糖皮质激素的治疗方案。

那他珠单抗是一种 α_4 整合素抑制剂，早期的研究显示能有效诱导缓解和改善生活质量。但是由于出现了进行性多灶性脑白质病的病例，该药被撤市。现在那他珠单抗已重新投放市场，并且与英夫利昔单抗、阿达木单抗、赛妥珠单抗一起成为生物治疗的选择。正在开展广泛的研究以明确最佳的生物制剂以及确定 IBD 生物制剂有效的临床指征。

淋巴瘤发病率的增加被认为与应用英夫利昔单抗有关，但近期的评估提示免疫调节剂可能与之相关，即将进行深入评估。

安慰剂

所有关于生物制剂的短疗程或长疗程的临床试验均与安慰剂进行了对比。临床试验中安慰剂有效率为 5%~50%。因此前述提及所有药物的疗效均有统计学意义。但是确有部分患者接受安慰剂治疗以后进入缓解期并且无需后续治疗能够维持缓解。

非药物治疗

药物之外的其他治疗包括益生菌、鱼油、营养补充剂和抗氧化剂。在使用这些治疗的特定疾病相关章节中会提及。然而，必须强调这些治疗不属于药物，也没有经过适用于制药行业的严格质控。

妊娠和生育

IBD 多见于年轻人，因此对妊娠和生育的担忧会一直存在。

按妊娠药物分级可将多数药物分为 A、B 、C、D 四个等级。实际的疾病过程仅轻微增加了自发性流产的可能性。统计学数据显示柳氮磺吡啶、美沙拉嗪和糖皮质激素在孕期看起来是安全的。而且，最近一项研究显示 6-MP 的安全性也具有统计学意义。柳氮磺吡啶会影响精子，所以禁用于有生育意愿的男性。影响精子生成的其他药物信息所知甚少。生物制剂的长期影响也尚不清楚。

药物分级随着信息更新会发生变化，因此给妊娠患者开具处方的医生和分发药物的药房应当核实药物的妊娠分级。

（Martin H.Floch 著　刘文正 译　顾芳 审校）

其他资源

Behm BW, Bickston SJ: Tumor necrosis factor-alpha antibody for the maintenance of remission in Crohn's disease, *Cochrane Database Syst Rev* (1):CD006893, 2008.

Francella A, Dyan A, Bodian C, et al: The safety of 6-mercaptopurine for childbearing patients with inflammatory bowel disease: a retrospective cohort study, *Gastroenterology* 124:9–17, 2003.

Hanauer SB, Podolsky DK: Ulcerative colitis. In Podolsky DK, Camilleri M, Fitz JG, et al, editors: *Yamada's textbook of gastroenterology*, ed 6, Hoboken, New Jersey, 2016, John Wiley and Sons Ltd, pp 1378–1417.

Ho GT, Smith L, Aitken S, et al: The use of adalimumab in the management of refractory Crohn's disease, *Aliment Pharmacol Ther* 27:308–315, 2008.

Melmed GY, Targan SR: Crohn's disease: clinical manifestations and management. In Podolsky DK, Camilleri M, Fitz JG, et al, editors: *Yamada's textbook of gastroenterology*, ed 6, Hoboken, New Jersey, 2016, John Wiley and Sons Ltd, pp 1418–1449.

Osterman MT, Lichtenstein GR: Ulcerative colitis. In Feldman M, Friedman LS, Brandt LJ, editors: *Gastrointestinal and liver disease*, ed 10, Philadelphia, 2016, Saunders-Elsevier, pp 2023–2061.

O'Sullivan NA, O'Morain CA: Nutritional therapy in Crohn's disease, *Inflamm Bowel Dis* 4:45–53, 1998.

Sands BE, Siegel CA: Crohn's disease. In Feldman M, Friedman LS, Brandt LJ, editors: *Gastrointestinal and liver disease*, ed 10, Philadelphia, 2016, Saunders-Elsevier, pp 1990–2022.

Targan SR, Feagan BG, Fedorak RN, et al: Natalizumab for the treatment of active Crohn's disease: results of the ENCORE trial, *Gastroenterology* 132:1672–1683, 2007.

第 98 章

显微镜下结肠炎（淋巴细胞性或胶原性结肠炎）

显微镜下结肠炎是一种综合征，患者具有：①慢性腹泻；②结肠镜检查正常和黏膜外观正常；③组织学证据显示固有层细胞浸润增多；④以下两项有其中一项：ⓐ典型的淋巴细胞性结肠炎，表现为上皮内淋巴细胞增多和固有层细胞浸润增多，或ⓑ胶原性结肠炎，表现为上皮层之下的胶原带增厚 >10 mm（图 98.1）

显微镜下结肠炎难以定义，但是大量的报道阐明了该综合征。起初描述为“胶原性”结肠炎，伴有水样泻和胶原沉积。之后发现许多慢性水样泻的患者有淋巴细胞浸润以及明确的上皮内淋巴细胞浸润。在过去的 10 年中，许多患者被描述为伴有水样泻、对治疗有反应，只有固有层细胞浸润增多。值得注意的是，水样泻和结肠镜检查大体上无异常发现是这种综合征的特点。活检标本的组织学检查未显示溃疡性结肠炎常见的隐窝变形。

一项研究发现水样泻的患者中有 9.5% 是显微镜下结肠炎。据报道显微镜下结肠炎的发病率为 4.2/10 万，其中淋巴细胞性结肠炎的发病率是胶原性结肠炎的 3 倍。病因仍不清楚，可能与毒物、药物、潜在的自身免疫性肠病和各种疾病（如乳糜泻）有关。几乎 30% 的乳糜泻患者有某种形式的显微镜下结肠炎，据此推测这两种疾病可能有相似的病因。

临床表现

显微镜下结肠炎的核心特征是水样泻，一般在 60 岁出现。除了腹泻，不足 50% 的患者有腹痛，不足 30% 的患者有体重下降。研究显示可能与兰索拉唑、考来烯胺（消胆胺）、奥美拉唑、非甾体消炎药及乳糜泻有关。

水样泻能导致严重的后果，许多患者出现低钾血症。全身性炎症少见。显微镜下结肠炎在女性中的患病率是男性的 2 倍。

诊断

诊断需依靠组织病理学检查。通常情况下，当患者出现轻度腹泻且结肠镜检查正常时会被诊断为肠易激综合征，因为黏膜外观正常所以不进行活检。要明确水样腹泻患者是否为显微镜下结肠炎时，必须进行结肠黏膜活检。更详细的研究将有助于明确这种疾病的发病和患病情况。

显微镜下结肠炎的组织病理学一直存在争议。最初的标准是“胶原沉积增多”，之后增加了“存在上皮内淋巴细胞”作为标准。现在公认的诊断标准是淋巴细胞和浆细胞增多以及固有层可能出现嗜酸性粒细胞，有相应的临床表现并对治疗有效。病理学家必须明确是否存在隐窝变形。如果有隐窝变形，则诊断为非特异性溃疡性结肠炎。

治疗

去除任何引起显微镜下结肠炎的病因至关重要。最常用的药物是美沙拉嗪和布地奈德，最近的研究更支持后者。已进行了次水杨酸铋、抗生素和其他药物的临床试验，5- 氨基水杨酸（5-ASA）可以诱导缓解。一些专家喜欢在使用美沙拉嗪之前采用次水杨酸铋治疗 4~8 周。如果次水杨酸铋和美沙拉嗪无效，可能需要泼尼松诱导缓解。部分报道显示钙通道阻滞剂或许有帮助。

通过治疗或去除可疑病因后，要在显微镜下证实患者的情况已经恢复至正常，这一点很重要。

淋巴细胞性结肠炎

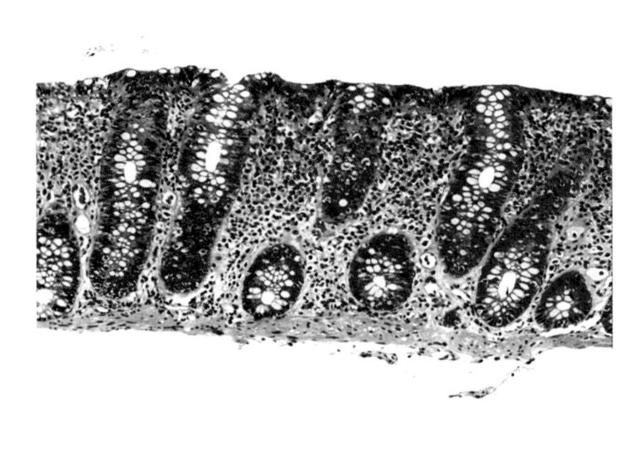

淋巴细胞性结肠炎在低倍镜下的表现为固有层淋巴细胞和圆形细胞浸润增多，隐窝正常

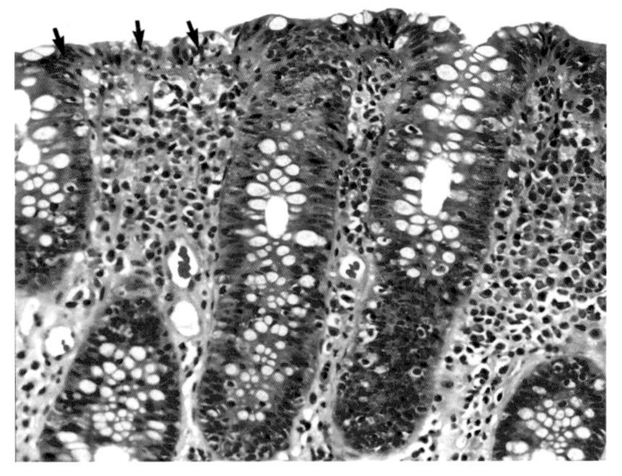

淋巴细胞性结肠炎在高倍镜下的表现(与左图为同一患者和活检标本)，箭头所示为典型的上皮内淋巴细胞浸润

胶原性结肠炎

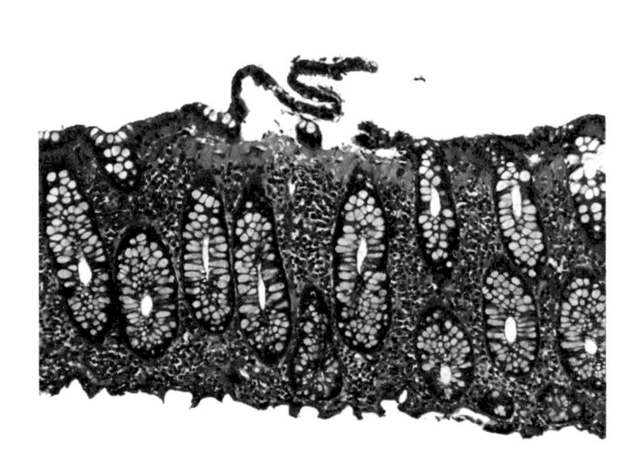

胶原性结肠炎的结肠活检标本[三色染色(蓝色)]显示上皮下胶原层增厚

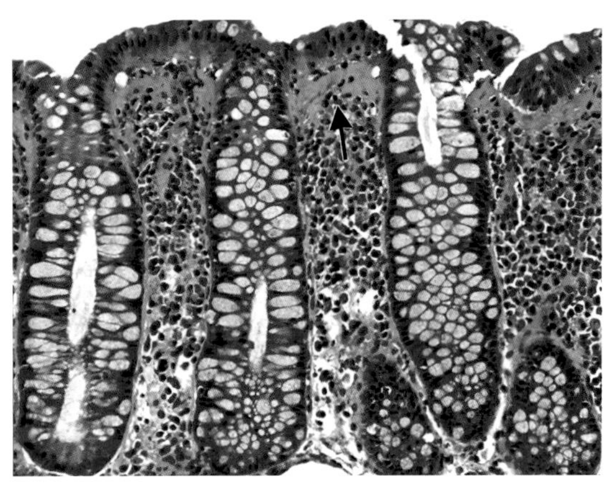

胶原性结肠炎在高倍镜下的表现可见胶原层增厚(粉红色)和固有层淋巴细胞浸润增多。箭头所示为增厚胶原层中的细胞成分(成纤维细胞的细胞核)

图 98.1 显微镜下结肠炎：淋巴细胞性和胶原性（感谢 Marie Robert 博士提供这些显微镜照片）

病程和预后

最近的大规模研究显示，难以确定组织病理学与临床病程的相关性。似乎所有的显微镜下结肠炎临床表现都相近，病程是良性的。多数患者对美沙拉嗪、布地奈德、次水杨酸铋以及需要使用的糖皮质激素或试验性治疗药物治疗有反应。

70% 以上患者的腹泻长期缓解。然而，部分患者缓解后可以复发，需要重复治疗。无论哪种情况，预后都很好。

（Martin H. Floch 著 刘文正 译 顾芳 审校）

其他资源

Lindstrom CG: Collagenous colitis with watery diarrhea: a new entity, *Pathol Urol* 11:87–91, 1976.

Pardi DS, Loftus EV Jr, Smyrk TC, et al: The epidemiology of microscopic colitis: a population-based study in Olmstead County, Minnesota, *Gut* 56:504–508, 2007.

Stewart MJ, Seow CH, Storr MA: Prednisolone and budesonide for short- and long-term treatment of microscopic colitis: systematic review and meta-analysis, *Clin Gastroenterol Hepatol* 9:881–890, 2011.

Stroehlein JR: Microscopic colitis, *Curr Treat Options Gastroenterol* 3:231–236, 2007.

Wald A: Other diseases of the colon and rectum. In Feldman M, Friedman LS, Brandt LJ, editors: *Gastrointestinal and liver disease*, ed 10, Philadelphia, 2016, Saunders-Elsevier, pp 2297–2315.

Yen EF, Pardi DS: Microscopic colitis and other miscellaneous inflammatory and structural disorders of the colon. In Podolsky DK, Camilleri M, Fitz JG, et al, editors: *Yamada's textbook of gastroenterology*, ed 6, Hoboken, New Jersey, 2016, John Wiley and Sons Ltd, pp 1479–1494.

第99章

结肠肿瘤：结肠息肉和结肠癌

结肠息肉

结肠息肉是指任何高于结肠黏膜表面的隆起性病变（图99.1）。它可以是任意大小、无蒂或有蒂以及良性或恶性病变。良性息肉分为肿瘤性、非肿瘤性和黏膜下病变。肿瘤性息肉通常被认为是癌前病变，大部分是腺瘤。腺瘤根据组织学特征可分为管状、绒毛管状或绒毛状；息肉可表现为低级别或高级别异型增生。息肉中的高级别异型增生通常指“黏膜内癌（恶性）”，或原位癌。

非肿瘤性息肉包括黏膜性、增生性、炎性（假息肉）、错构瘤性和其他少见类型。黏膜下息肉（译者注：一般称为黏膜下肿瘤）指脂肪瘤、淋巴组织聚集、平滑肌瘤、血管瘤、纤维瘤，以及少见的子宫内膜异位症、肠气囊肿症、深在性囊性结肠炎或转移性病变。

世界各国结直肠肿瘤的患病率各不相同：美国：30~40/10万；欧洲：15~30/10万；南美洲和亚洲：<510/10万。患病率因研究人群的不同而异。

遗传性息肉综合征显示结直肠肿瘤有遗传因素（见第100章）。正常结直肠黏膜向肿瘤发展与*APC*基因的缺失有关，进展至癌与*K-ras*、*DCC*和*p53*基因表达活性有关。遗传因素复杂，感兴趣的读者可参阅章末的“其他资源”。据统计，高达20%的肿瘤性息肉有遗传效应。高质量的流行病学数据显示饮食因素通过影响肠道菌群和肠道微生物的关系在息肉发生中起重要作用。高脂餐、大量红肉摄入和低纤维素饮食与肿瘤性息肉的高发病率有关。澳大利亚患者低脂饮食联合高麦麸摄入饮食可减少息肉复发率，而单独增加高麦麸摄入或单独低脂饮食并不会减少息肉复发率。研究尚未达成一致结论，但是高纤维低脂饮食地区肿瘤性息肉的发生率很低提示这些营养因素的作用。也有研究认为饮食中的致癌物和微量元素缺乏与息肉发生有关，但因果关系的证据尚不足。

息肉通常发生于直肠、乙状结肠和降结肠。右半结肠的息肉发病率似乎在增加。大部分息肉可能从腺瘤发展为腺癌。扁平腺瘤有恶变潜能，息肉异型增生严重程度与其大小有关。内镜医师很重视扁平息肉，因其恶性潜能且内镜下识别和完全切除都具有挑战性。息肉组织学上绒毛状成分的癌变率更高。因此，扁平腺瘤以及绒毛状成分为主的息肉患者发生癌变的风险更高。

增生性息肉或炎性息肉患者亦有发生癌变的风险。锯齿状息肉兼具增生性和腺瘤的成分，发生率日益增加而且有恶变倾向。多数黏膜下息肉是良性的。许多类癌、转移性病变、黑色素瘤、淋巴瘤和卡波西肉瘤患者有结肠恶性息肉样的表现。淋巴组织增生可以引起吸收不良综合征，没有恶性的临床意义。

临床表现

结肠息肉一般表现为隐匿性出血或大出血。症状与结肠息肉的位置有关，可以引起肠套叠或肠梗阻；因此，息肉几乎不引起疼痛。息肉通常是因为其他症状做结肠镜或钡剂灌肠检查时发现的。如果息肉很大（现已少见），患者可能发生排便习惯改变甚至肠梗阻。大息肉很少是良性的。与良性息肉不同，恶性息肉可危及生命。

以下三项是重要的息肉恶变危险因素：①大小（>2cm）；②组织学（绒毛状）；③异型增生程度（重度）。

筛查

结肠息肉的诊断方法包括乙状结肠镜、结肠镜、钡剂灌肠或仿真结肠镜（图99.2）。当症状提示需要进行息肉检查或预防结直肠癌进行筛查时，就可做出诊断。筛查可发现小病灶并在其发生癌变之前切除。

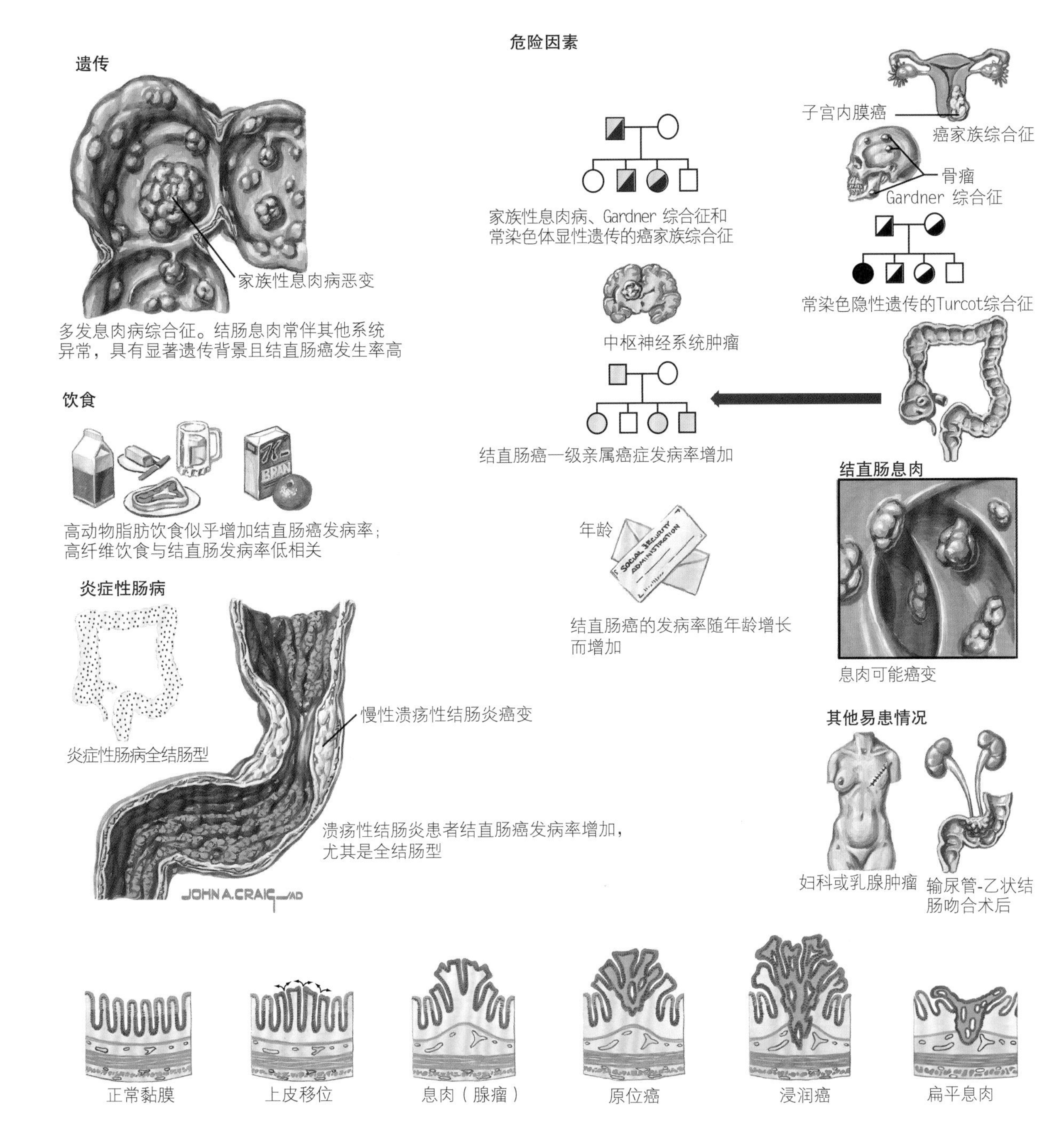

图 99.1　结肠肿瘤：结肠息肉

筛查方法包括粪便隐血试验、直肠指诊、乙状结肠镜、结肠镜和仿真结肠镜。这些方法都可以发现病灶，但结肠镜检出率最高、可进行活检以及切除病灶明确息肉的性质。因此，大多数胃肠病医师选择结肠镜进行筛查。研究表明，在经济条件有限或无法行结肠镜检查时，粪便隐血试验联合乙状结肠镜检查对于预防结肠癌病死率方面与结肠镜或钡剂灌肠检查同样有效。内镜检查和粪便检查另见第 79 章和第 81 章。但是现在有一项纳入退伍军人为期 10 年评价结肠镜和粪便免疫化学检查法对于降低结肠癌病死率的有效性研究。这项研究刚开始，并将在 10 年内结束。我们希望这项临床研究可以回答哪种筛查方法更好以及筛查间隔多长时间。

治疗和管理

息肉一旦发现即应切除。多数 <3 cm 的息肉可以内镜下切除。活检钳、圈套器、黏膜下注射水后息肉抬起切除、分片切除和电凝灼烧都可以有效切除息肉。息肉应予完整切除，切下的组织应送检病理组织学评估是否存在原位癌。病理组织学的重要性

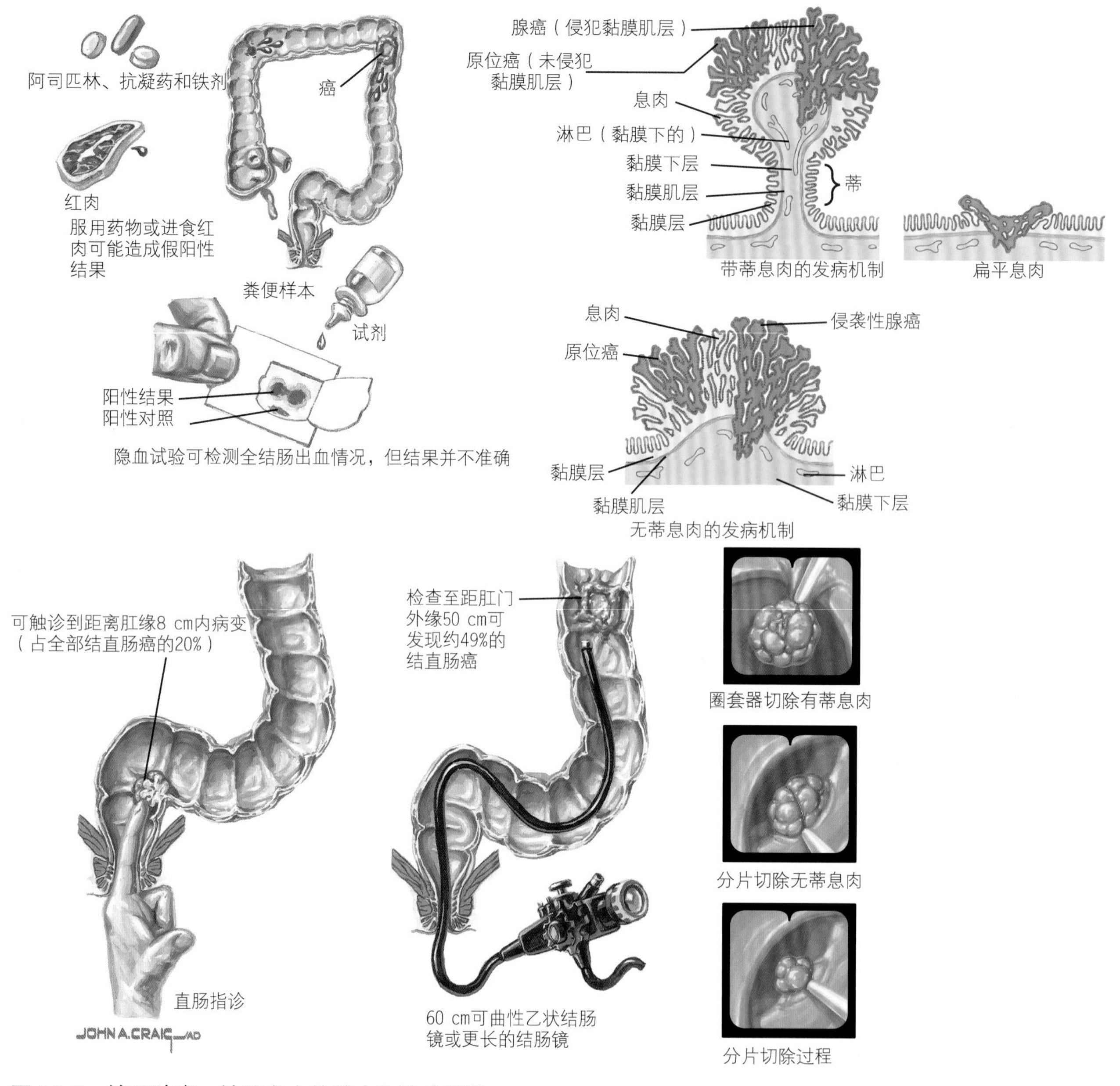

图 99.2 结肠肿瘤：结肠息肉的筛查和治疗手段

在于确定全部的肿瘤组织和重度异型增生或锯齿状病变已完全切除而没有转移的可能。组织学及其与遗传和生长因子［例如：微卫星不稳定、遗传性非息肉病性结直肠癌（hereditary nonpolyposis colorectal cancer，HNPCC）］的相关性很重要（见章末“其他资源”）。筛查相关的并发症发生率很低。

息肉切除后，需要多久复查结肠镜？如果可疑未完全切除或结肠镜检查问题多，应在 1 年内复查结肠镜。然而，如果仅 1 枚息肉，是否可以 3~5 年内再复查肠镜？近期研究发现小肿瘤可以快速进展。内镜医师或患者可能想 3 年内复查，但如果镜下表现良好，在间期每年检测粪便隐血，结肠镜筛查时间亦可延长至 5 年。指南意见很明确，但因患者的健康状况和环境而存在差异。

息肉患者应该进行预防性治疗，可以应用药物预防复发。建议患者保持适当的体重，减少摄入不饱和脂肪酸含量高的食物，增加高膳食纤维食物。阿司匹林 81 mg /d 可能有助于减少癌症发生风险。其他药物，例如非甾体类抗炎药（如舒林酸、COX-2 抑制剂），以及补充钙剂在统计学上显示出一定的有效性。但小剂量阿司匹林是目前最广为接受的化学预防药物。

病程和预后

在美国，健全的筛查体系联合结肠镜下切除息肉及小病灶，辅以化学预防药物的措施，可以降低结肠癌发病率和相关的死亡。在其他国家，发病率和病死率较为稳定，但不同环境及经济条件的地区各有差异。

化学预防药物包括阿司匹林、塞来昔布以及现在的他汀类药物。这些药物可能导致心血管并发症和消化道出血，内科医师需要给予患者个体化建议是否使用药物预防以及选择哪种药物。

结肠癌

在饮食和生活方式相似的西方国家，结肠癌是发病率高且病死率高的主要疾病之一。目前认为结肠癌是一种因暴露于环境中的致癌物而发生的获得性遗传性疾病。遗传不稳定性导致基因突变而引起肿瘤克隆增殖。结肠癌不受稳态生长调控，随时间及累积致癌物暴露而增加。临床结果显示结肠癌发病率随着年龄增加而呈指数级增长。结直肠癌病死率一般从 50 岁开始的 10 年内缓慢增加，之后随年龄增长而快速上升。2001 年美国有 56 700 人死于结直肠癌。结肠癌人群中发病率差异很大，从 3/10 万人到 35/10 万人不等。

白种人升结肠癌和盲肠癌（男性 22%；女性 27%）和乙状结肠癌（男性 25%；女性 23%）发生率最高。亚洲一些不发达国家的结肠癌发病率是 3~4/10 万人，而美国某些地区是 35/10 万人。流行病学调查显示高脂餐、肉食为主、低纤维素饮食与世界各地结肠癌发病率不同相关。钙、硒和抗氧化维生素可能降低发病率，但是尚未被充分证实。

结直肠癌可发生于整个大肠。大约 45% 发生于直肠和乙状结肠。但右半结肠发生比例似乎在增加，25% 发生于盲肠和升结肠。*K-ras*、*APC*、*DCC* 和 *p53* 基因突变已经被证实与恶变相关。其他重要的遗传学发现逐渐被揭示。综合征例如 HNPCC 综合征、林奇综合征也被发现和认知。具有典型表现的家庭成员需要密切随访。息肉病综合征患者结直肠癌风险很高。

临床表现

对于有结肠癌、息肉病或炎症性肠病（IBD）家族史的患者，若出现便血、排便习惯改变、梗阻表现或贫血伴便隐血阳性等，需高度怀疑结直肠癌可能（图 99.3）。

诊断

临床上怀疑结肠癌的患者必须进行结肠镜评估。查体包括直肠指诊等有阳性发现，可能提示需要结肠镜评估。如果患者存在肛门直肠病变（见第 101 章），可通过直肠镜或乙状结肠镜确诊。即便患者存在低位结肠病变，仍应进行全结肠镜检查，因为 30% 的患者可能同时存在其他部位病灶，在全面了解息肉或恶性病灶在全结肠的分布情况后进行治疗。如果不能行全结肠检查，在除外梗阻后可应用可吸收的对比剂或钡剂行气液双重对比灌肠造影。为明确诊断需要获得大块活检标本。后续需要进行腹部和胸部 CT 评估肿瘤分期以指导治疗。超声内镜有助于判定病变是否浸润管壁全层以及是否有淋巴结转移而评估疾病分期，特别是直肠病变。

许多病变可有类似结肠癌的表现，包括良性肿瘤、憩室炎、IBD、寄生虫引起的炎性包块和其他类型的结肠肿瘤（例如淋巴瘤、类癌、卡波西肉瘤和累及腹膜的外源性病灶）。当无法直接活检时，为制订合理的治疗方案必须要通过腹腔镜或开腹手术进行活检。

需要进行全面的血液生化检查确定患者是否存在贫血。癌胚抗原（CEA）水平可能升高，并且 CEA 水平与预后有一定的相关性。

结直肠癌的诊断是重要的临床挑战之一，但目前的预防和治疗措施是有效的。最新数据发现美国结直肠癌发病率是稳定的，很可能与细致的筛查方案有关。对于存在疑似病灶或高风险背景的患者都应进行结肠镜筛查。粪便隐血试验、乙状结肠镜和钡剂灌肠已被大型筛查项目证实是有效的。但是，大部分胃肠病医师首选结肠镜检查。如果无法行结肠镜检查，粪便隐血试验和乙状结肠镜可用于筛查，气钡对比造影可用于诊断评估。对比研究显示其在检测大的、恶性病灶方面要优于检测小的、良性息肉病灶。事实上，在结肠镜出现前，气钡对比造影是手术前常规的评估方法。

分期

为结肠癌患者制订正确的治疗方案必须要确定疾病分期。恶性病变可能局限于息肉内，通常称为

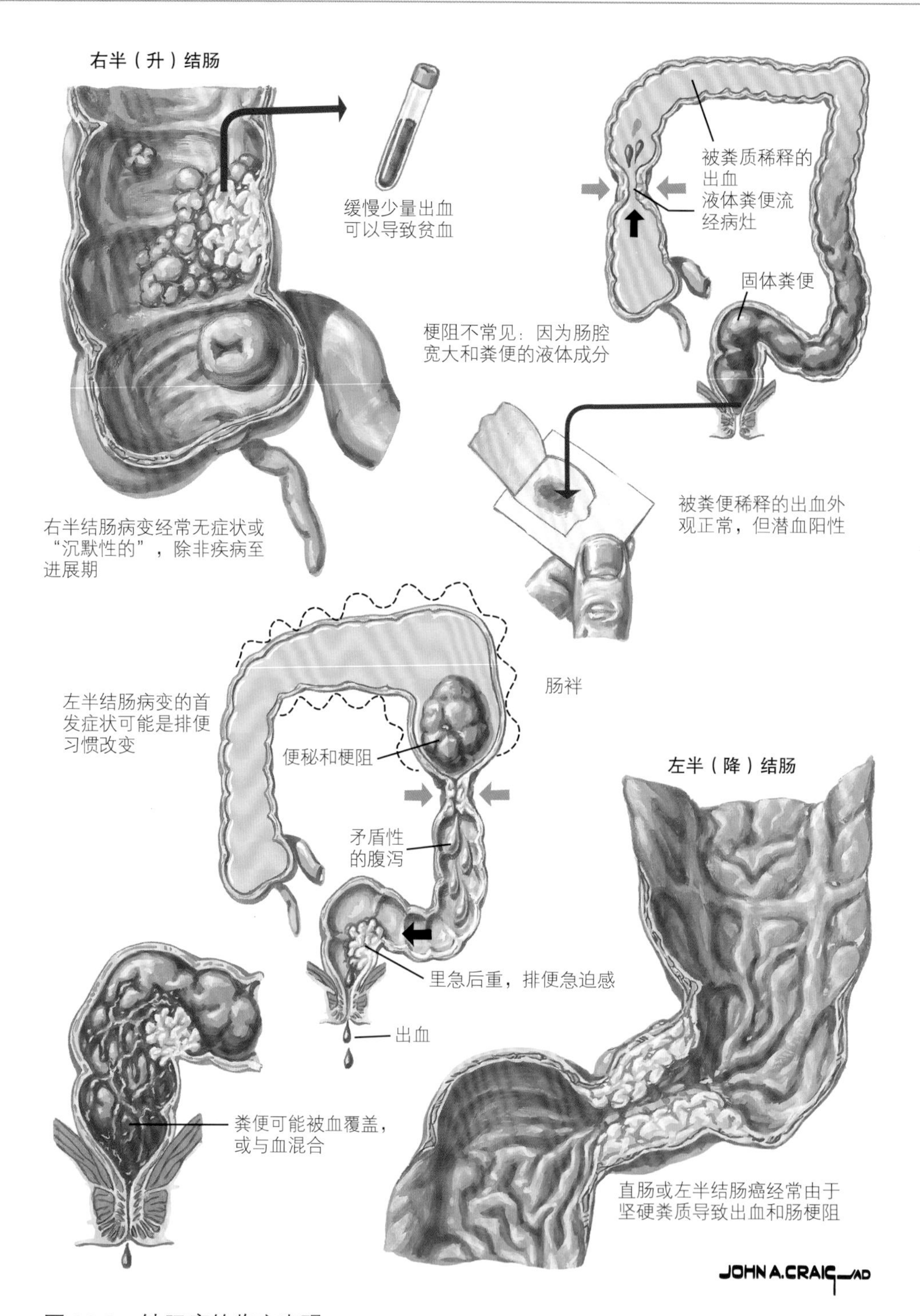

图 99.3 结肠癌的临床表现

原位癌；病变可能局限在黏膜肌层内，或者浸润至固有肌层甚至浆膜层。病变也可能侵犯腹膜和其他器官甚至穿孔。淋巴结可能受累或没有转移。TNM 分期是最常用的肿瘤分期（专栏 99.1）。然而 Dukes 分期仍然常用，分为病变局限于肠壁内（Dukes A 期），穿透肠壁（B 期），淋巴结侵犯或局部转移（C 期），远处转移（D 期）。

结肠癌中大约20%是低分化或未分化的，10%~20%可有明显黏液腺细胞成分。以上均提示预后不良。

治疗

手术切除是任何结肠肿瘤的首选治疗方法。图 99.4 是常见的节段切除术和半结肠切除术的示意图。

专栏 99.1　结肠癌分期（美国癌症联合会 TNM 分期）

0期

原位癌、上皮内或黏膜固有层[a]（TisN0M0）

Ⅰ期

肿瘤侵犯黏膜下层（T1N0M0）；Dukes A 期

肿瘤侵犯固有肌层（T2N0M0）

Ⅱ期

肿瘤侵透固有肌层并侵犯浆膜下或无腹膜覆盖的结肠旁或直肠旁组织（T3N0M0）；Dukes B 期[b]

肿瘤穿透脏腹膜或直接侵犯其他器官或结构[c]

Ⅲ期

任何程度的肠壁穿透性病变伴淋巴结转移

N11~3 个区域淋巴结转移

N2 ≥4 区域淋巴结转移

任何 TN1M0；Dukes C 期[b]

任何 TN2M0

Ⅳ期

有远处转移而无论肠壁侵犯深度伴或不伴淋巴结转移

任何 T，任何 N，M1；Dukes D 期

[a]Tis 包括肿瘤细胞局限于基底层（上皮内）或固有层（上皮内），未侵及黏膜肌层至黏膜下层

[b]Dukes B 期（对应Ⅱ期）包括预后好的（T0N0M0）和预后差的（T4N0M0）分组。Dukes C 期亦如此（对应Ⅲ期）（任何 TN1M0 和任何 TN2M0）

[c]T4 直接侵犯，包括穿透浆膜侵犯其他部分结直肠，例如盲肠癌侵犯乙状结肠

M0，无远处转移；M1，远处转移；Mx，无法评估是否有远处转移；N0，无区域淋巴结转移；Nx，无法评估是否有区域淋巴结转移；TNM，原发肿瘤 - 淋巴结转移 - 远处转移

手术前应化验血、CT、结肠镜或钡灌肠。CEA 不用于诊断，但有助于术后随访监测。必须治疗贫血。结肠内有另一个肿瘤的任何证据都会影响手术决定切除肠段的范围。

辅助治疗不用于原位癌或Ⅰ期结肠癌。对于Ⅱ期结肠癌，一些临床医师不推荐辅助治疗，但多数医师推荐当黏膜有浸润性病变时进行辅助治疗。多种治疗方案可供选择。对于 Dukes B 和 C 期患者，左旋咪唑联合 5- 氟尿嘧啶（5-FU）可有效提高生存率。Dukes A 期的 5 年生存率为 99%，B 期为 85%，C 期为 67%，D 期为 14%。将近 70% 的结肠癌患者为治愈性切除，但其中 45% 的患者可能复发。对于 C 期患者，辅助治疗与对照组相比可使复发率从 63% 降至 47%，可降低约 33% 病死率。现有的药物联合亚叶酸钙可延续治疗成功率。5- 氟尿嘧啶联合亚叶酸钙治疗 6 个月，现已作为Ⅲ期患者的推荐药物（见“其他资源”Bresalier）。

再次强调，CEA 仅用于术前分期及术后随访。CEA 不用于筛查。术后 CEA 显著增加或治疗后下降具有临床统计学意义。

放疗对于结肠癌作用有限，但对于直肠癌有明确的疗效，见第 101 章。

病程和预后

术后随访应包括 CT、结肠镜和 CEA 测定。异时性结直肠癌发生率为 1%~5%，因此，结肠镜在随访中至关重要。第一次随访应在术后 1 年，之后根据患者自身情况，应在第 1、2 或 3 年进行连续随访。若肿瘤侵犯肠壁全层或有淋巴结转移（Ⅲ期或以上）时复发率高。因此，必须进行随访除外转移并确定是否有必要追加手术或化疗。

结肠癌远处转移时预后差。最主要的转移部位是肝脏；因结肠癌转移而死亡的患者超过 80% 有肝转移。积极手术切除单一转移灶甚至多发转移灶的治疗方式取得了一定成效。未经治疗的肝转移患者中位生存期约为 10~11 个月。根据一系列不同报道，肝转移手术切除的病死率 <5%，患者 5 年生存率提高至 25%~35%。

遗憾的是，化疗对于上述患者尚未证实有效；研究结果差异很大，好转率最高为 20%。已研发新的化疗药物和其他药物，但即使有积极手术干预，疗效仍不确定。

最初的饮食研究显示经常吃西餐会增加结肠癌复发率。这是初步的研究结果，但足以向Ⅲ期结肠癌患者推荐高膳食纤维饮食，而不是西方饮食方式。

（Martin H. Floch 著　何天宇 译　陆京京 审校）

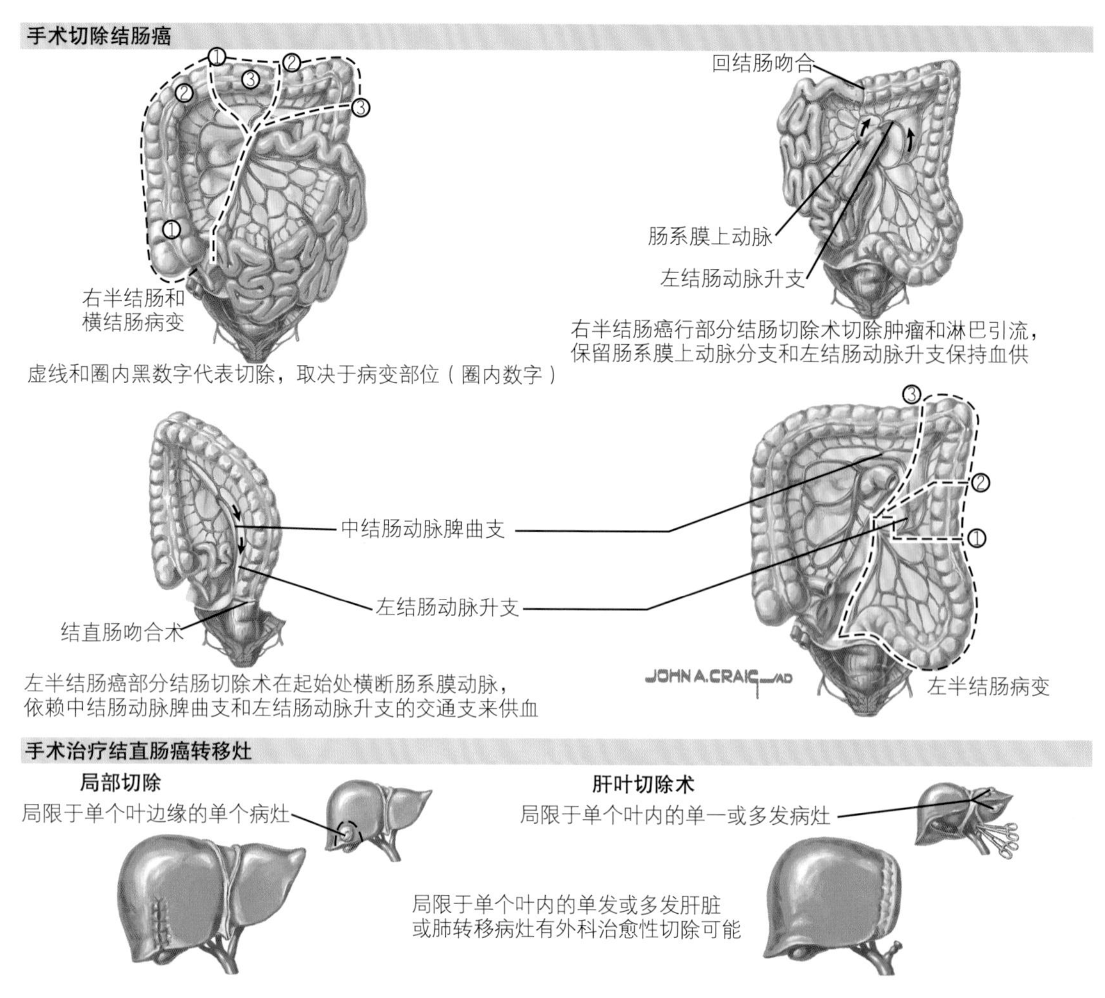

图 99.4 经典结肠癌切除术和结直肠癌转移的处理

其他资源

Alberts DS, Ritenbaugh C, Story JA, et al: Randomized, double-blinded, placebo-controlled study of wheat bran fiber and calcium on fecal bile acids in patients with resected adenomatous colon polyps, *J Natl Cancer Inst* 88:81–92, 1996.

Burt RW, Jasperson KW: Polyposis syndromes. In Podolsky DK, Camilleri M, Fitz JG, et al, editors: *Yamada's textbook of gastroenterology*, ed 6, Hoboken, New Jersey, 2016, John Wiley and Sons Ltd, pp 1583–1607.

East JE, Saunders BP, Jass JR: Sporadic and syndromic hyperplastic polyps and serrated adenomas of the colon: classification, molecular genetics, natural history, and clinical management, *Gastroenterol Clin North Am* 37:25–46, 2008.

Garber III JJ, Chung DC: Polyps of the colon and rectum. In Podolsky DK, Camilleri M, Fitz JG, et al, editors: *Yamada's textbook of gastroenterology*, ed 6, Hoboken, New Jersey, 2016, John Wiley and Sons Ltd, pp 1537–1553.

Itzkowitz SH, Potack J: Colonic polyp and polyposis syndrome. In Feldman M, Friedman LS, Brandt LJ, editors: *Gastrointestinal and liver disease*, ed 10, Philadelphia, 2016, Saunders-Elsevier, pp 2213–2247.

Jacobs ET, Thompson PA, Martinez ME: Diet, gender, and colorectal neoplasia, *J Clin Gastroenterol* 41:731–746, 2007.

Koushik A, Hunter DJ, Spiegelman D, et al: Fruits, vegetables and colon cancer risk in a pooled analysis of 14 cohort studies, *J Natl Cancer Inst* 99:1471–1483, 2007.

Luther J, Chan AT: Malignant tumors of the colon. In Podolsky DK, Camilleri M, Fitz JG, et al, editors: *Yamada's textbook of gastroenterology*, ed 6, Hoboken, New Jersey, 2016, John Wiley and Sons Ltd, pp 1554–1582.

Makinen MJ: Colorectal serrated adenocarcinoma, *Histopathology* 50:131–150, 2007.

McGarr SE, Ridlon JM, Hylemon PB: Diet, anaerobic bacterial metabolism and colon cancer: a review of the literature, *J Clin Gastroenterol* 39:98–109, 2005.

Pasche B: Familial colorectal cancer: a genetics treasure trove for medical discovery, *JAMA* 299:2564–2565, 2008.

Potter JD: Fiber and colorectal cancer: where to now?, *N Engl J Med* 340: 223–224, 1999.

Poynter MPH, Gruber SB, Higgins PDR, et al: Statins and the risk of colorectal cancer, *N Engl J Med* 352:2184–2192, 2005.

Riegert-Johnson DL, Johnson RA, Rabe KG, et al: The value of MUTYH testing in patients with early-onset microsatellite stable colorectal cancer referred for hereditary nonpolyposis colon cancer syndrome testing, *Genet Test* 11:361–365, 2007.

Rostom A, Dube C, Lewin G, et al: Nonsteroidal and anti-inflammatory drugs and cyclooxygenase-2 inhibitors for primary prevention of colorectal cancer: a systematic review prepared for the U.S. Prevention services task force, *Ann Intern Med* 146:376–389, 2007.

Soetikno RM, Kalternbach T, Rouse RV, et al: Prevalence of nonpolypoid (flat and depressed) colorectal neoplasms in asymptomatic and symptomatic adults, *JAMA* 299:1027–1035, 2008.

Spring KJ, Zhao ZZ, Karamatic R, et al: High prevalence of sessile serrated adenomas with *BRAF* mutations: a prospective study of patients undergoing colonoscopy, *Gastroenterology* 131:1400–1407, 2006.

Vasen HF: The lynch syndrome (hereditary nonpolyposis colorectal cancer) (review), *Aliment Pharmacol Ther* 26(Suppl 2):113–126, 2007.

第100章

家族性腺瘤性息肉病和息肉病综合征

胃肠道息肉病（图100.1）是发生于胃肠道的多发息肉样病变，可分为多种综合征（专栏100.1）。

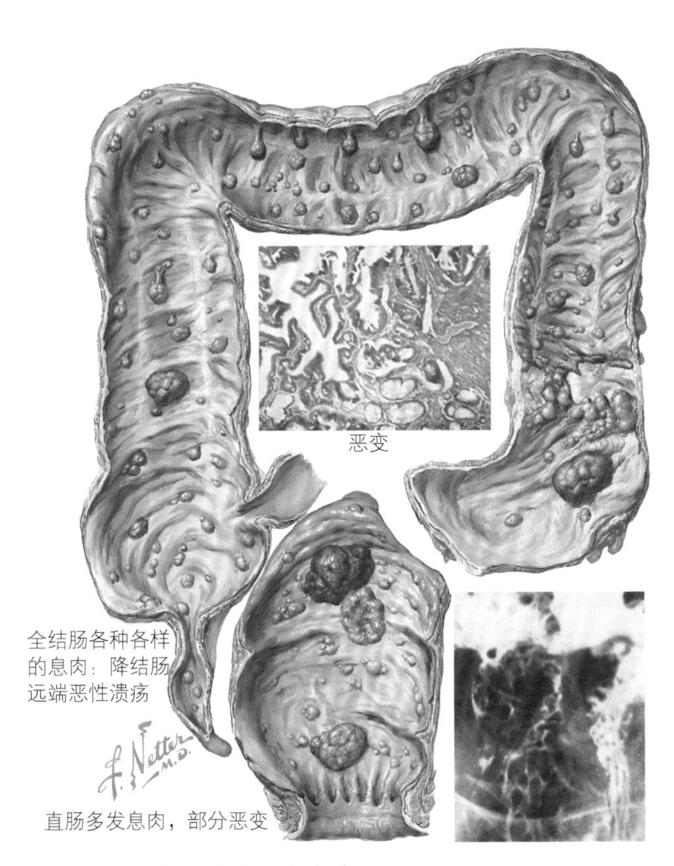

图100.1　家族性结肠息肉病

家族性腺瘤性息肉病（familial adenomatous polyposis，FAP）是最常见且最为熟知的息肉病综合征。它属于常染色体显性遗传病，起源于*APC*基因突变（此类疾病遗传学特征详见“其他资源”）。发病率约为3/10万人。似乎无明显地域或种族差异。

最近，研究发现胚系基因*MYH*突变存在于有相似综合征表现但无*APC*基因突变的患者。这些患者在英国被确定与FAP有相似的临床症状。此项基因突变的临床意义需要进一步证实。

专栏100.1　胃肠道息肉病综合征

遗传性息肉病综合征

- 腺瘤性息肉病综合征
  - 家族性腺瘤性息肉病（FAP）
  - FAP变异型
  - Gardner综合征
  - Turcot综合征
  - 轻表型家族性腺瘤性息肉病
- 错构瘤息肉综合征
  - Peutz-Jeghers综合征
  - 幼年性息肉病
  - 幼年息肉病相关综合征
  - Cowden病
  - Bannayan-Ruvalcaba-Riley综合征
  - 罕见错构瘤息肉病综合征
  - 遗传性混合息肉病综合征
  - 肠神经节瘤和神经纤维瘤病
  - Devon家族综合征
  - 基底细胞痣综合征

非遗传性息肉病综合征

- Cronkhite-Canada综合征
- 增生性息肉病综合征
- 淋巴瘤性息肉病
- 结节性淋巴组织样增生

Modified from Feldman M, Friedman LS, Brandt LJ, editors: *Gastrointestinal and Liver Disease*, ed 10, Philadelphia, 2016, Saunders-Elsevier, p 2214.

临床表现

胃肠道息肉病患者通常有综合征家族史或直肠出血、腹泻或腹痛症状。多数家族史不详的患者常在40岁以后就诊。如果患者出现多种症状，疾病的典型表现可能就是综合征的症状，比如Gardner综合征患者有骨损害；Turcot 综合征患者有神经损害；Peutz-Jeghers 综合征患者有肠套叠表现。上述综合征列于专栏 100.1，不在本章详细讨论；它们可能是某种综合征所特有的表现，特别是息肉和肠外表现同时存在时。

诊断

结肠镜检查可以确诊结肠多发息肉。结肠镜对评估息肉程度和范围以及除外恶变非常重要。钡灌肠同样可以发现息肉病，但结肠镜对于排除息肉癌变方面更具优势。一旦诊断息肉病综合征，需要进一步检查胃镜及上消化道气钡双重造影评估是否存在胃和十二指肠息肉。息肉可发生于任何部位。FAP 患者十二指肠息肉发生率约为 3%~5%。高达 2% 的患者可能发生胰腺癌或甲状腺癌。同样有报道显示 FAP 患者中 1.6% 出现肝母细胞瘤。

基因检测技术已经在世界各地广泛开展，但方法更新很快。可通过网站（www.gtest.org）找到相关实验室。虽然基因检查复杂而且不是临床常规检查，但在下列情况下推荐基因检测：当临床诊断存疑时、息肉综合征诊断明确但无家族史、FAP 患者亲属进行检查时。

治疗和管理

诊断息肉病综合征后，治疗方案取决于具体综合征类型。FAP 患者初期可能仅有少量息肉但会逐渐增多。若患者基因检测提示 FAP 可能或 FAP 一级亲属必须要进行结肠筛查。筛查应尽早开始（10~12 岁）。若未发现息肉，可适当延长筛查间隔时间。若发现息肉，结肠切除时间差异很大。临床医师倾向于这些患者成年后手术，但其发生结肠癌的风险较大，目前推荐早期回肠储袋肛管吻合术（ileal pouch anal anastomosis，IPAA）替代结肠造瘘术。这些患者 IPAA 术后储袋炎发生率低于溃疡性结肠炎 IPAA 术后患者。一些临床医师倾向于全结肠切除——回直肠吻合，但常有直肠癌风险，因此，推荐 IPAA（见第 93 章）。

对于其他类型息肉病综合征，都推荐不定期进行结肠镜筛查。FAP 患者十二指肠病变和十二指肠腺癌发生率较高，应该定期进行上消化道内镜检查。

病程和预后

由于早期筛查和手术治疗，息肉病综合征患者的预后应该会改善。未经诊治的 FAP 患者预期寿命不超过 40 岁，但若患者进行全结肠切除术，其寿命显著延长。结肠切除术后，十二指肠癌和硬性纤维瘤是主要的并发症及死亡原因。也有报道发生其他肿瘤，但这些患者癌症发生率并未增加。息肉病综合征患者发生直肠癌的比例很高，因此这类患者需要密切随访，或者结肠切除后行 IPAA。

（Martin H. Floch 著　何天宇 译　陆京京 审校）

其他资源

Abaghizadeh F: Ileostomy, colostomy and pouches. In Feldman M, Friedman LS, Brandt LJ, editors: *Gastrointestinal and liver disease*, ed 10, Philadelphia, 2016, Saunders-Elsevier, pp 2062–2075.

Bulow S, Bulow C, Vasen H, et al: Colectomy and ileorectal anastomosis is still an option for selected patients with familial adenomatous polyposis, *Dis Colon Rectum* 51:1318–1323, 2008.

Burt RW, Jasperson KW: Polyposis syndromes. In Podolsky DK, Camilleri M, Fitz JG, et al, editors: *Yamada's textbook of gastroenterology*, ed 6, Hoboken, New Jersey, 2016, John Wiley and Sons Ltd, pp 1583–1607.

Desai TK, Barkel D: Syndromic colon cancer: lynch syndrome and familial adenomatous polyposis, *Gastroenterol Clin North Am* 37:47–72, 2008.

Itzkowitz SH, Potack J: Colonic polyp and polyposis syndrome. In Feldman M, Friedman LS, Brandt LJ, editors: *Gastrointestinal and liver disease*, ed 10, Philadelphia, 2016, Saunders-Elsevier, pp 2213–2247.

Levin B, Lieberman DA, McFarland B, et al: Screening and surveillance for early detection of colorectal cancer and adenomatous polyps, 2008: a joint guideline from the American cancer society, the US multi-society task force on colorectal cancer, and the American college of radiology, *Gastroenterology* 134:1570–1595, 2008.

Vassen HF, Moslein G, Alonso A, et al: Guidelines for the clinical management of familial adenomatous polyposis (FAP), *Gut* 57:704–713, 2008.

第101章

直肠癌

在美国，直肠癌病死率正逐年下降，即使其发病率正缓慢上升。这说明直肠息肉的早诊早治可能可以预防恶变。而且，直肠癌和结肠癌的流行情况不同。日本和美国直肠癌的发病率相似，但结肠癌发病率不同。直肠癌和结肠癌的治疗方法及治疗反应也不同。

临床表现

直肠癌患者多因便血或排便困难而就诊。直肠检查通常可发现病变。病变可能质地柔软或息肉样而容易在指诊中漏诊，但直肠镜检查可清楚地发现病变（图 101.1）。一旦进展至直肠癌，其临床表现不尽相同。直肠息肉可以没有临床症状，但幸运的是，可以在肿瘤筛查中被发现并可以通过乙状结肠镜或结肠镜切除。这也可能是直肠癌发病率下降的原因。

诊断

直肠癌诊断依赖于乙状结肠镜或结肠镜直视下发现病变并进行活检。开始治疗前通常推荐结肠镜检查除外结肠其他部位病变。同时性癌发生率也很高。超声检查现在被推荐用于评估病变范围、分期及是否有淋巴结转移。一旦直肠癌确诊，后续需进一步检查评估是否有远处转移，包括腹盆腔 CT 检查。

治疗和管理

广为接受的手术治疗仍是直肠癌的最佳治疗方法。可以切除无转移的小病灶，但多数专家认为大病灶超过 Dukes A 期（I 期）需要扩大切除。另外，现在首选术前综合治疗可使患者获益。既往研究发现，术前接受放疗再进行治愈性切除患者 2 年及 5 年生存率分别为 56% 和 43%。近期研究已证实术前放化疗对于进展期癌的重要性。放化疗可降低 60%~90% 患者的肿瘤分期，完全切除率约为 60%，病理缓解率可达 10%~20%。

病程和预后

直肠癌的病程和预后完全取决于诊断时的肿瘤分期。再次强调早期切除直肠息肉可能有效降低直肠癌发病率。Dukes A 级病灶若无转移表现可以局部切除。Dukes B 级（Ⅱ期）或以上级别病变应进行术前放化疗降低肿瘤分期。是否能达到治愈主要取决于病变范围及是否有转移。术前发现淋巴结转移者预后差。如果能降低肿瘤分期而无局部转移的证据时预后较好。

（Martin H. Floch 著　何天宇 译　陆京京 审校）

其他资源

Bresalier RS: Colorectal cancer. In Feldman M, Friedman LS, Brandt LJ, editors: *Gastrointestinal and liver disease*, ed 10, Philadelphia, 2016, Saunders-Elsevier, pp 2248–2296.

Daniels IR, Fisher SE, Heald RJ, Moran BJ: Accurate staging, selective preoperative therapy and optimal surgery improves outcome in rectal cancer: a review of the recent evidence, *Colorectal Dis* 9:290–301, 2007.

Levine MS, Rubesin SE: Plain and contract radiology. In Podolsky DK, Camilleri M, Fitz JG, et al, editors: *Yamada's textbook of gastroenterology*, ed 6, Hoboken, New Jersey, 2016, John Wiley and Sons Ltd, pp 2721–2742.

Luther J, Chan AT: Malignant tumors of the colon. In Podolsky DK, Camilleri M, Fitz JG, et al, editors: *Yamada's textbook of gastroenterology*, ed 6, Hoboken, New Jersey, 2016, John Wiley and Sons Ltd, pp 1554–1582.

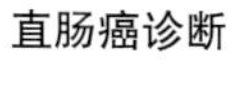

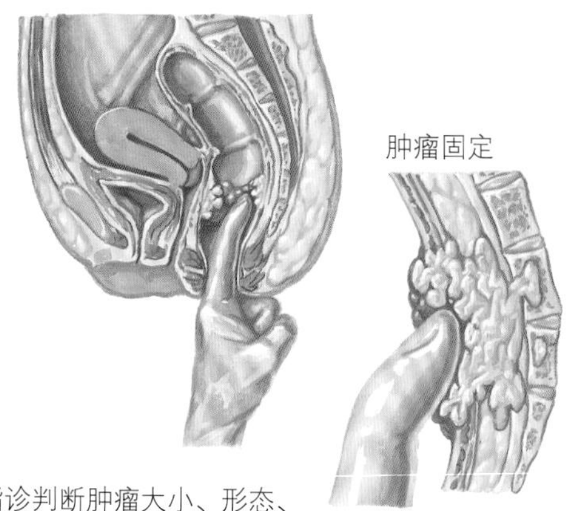

直肠指诊判断肿瘤大小、形态、
固定程度或移动度以及直肠周围受累程度

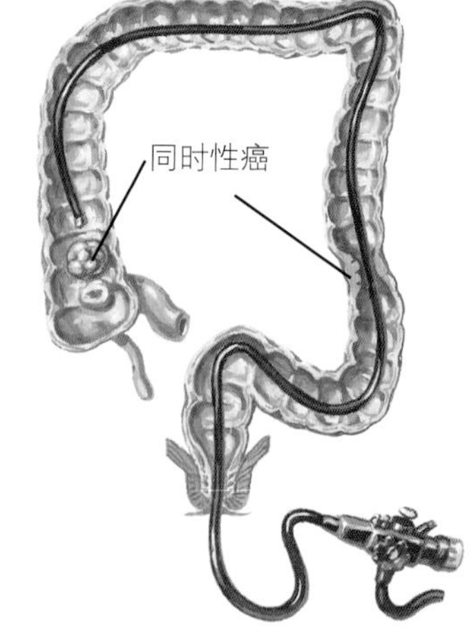

直肠超声内镜

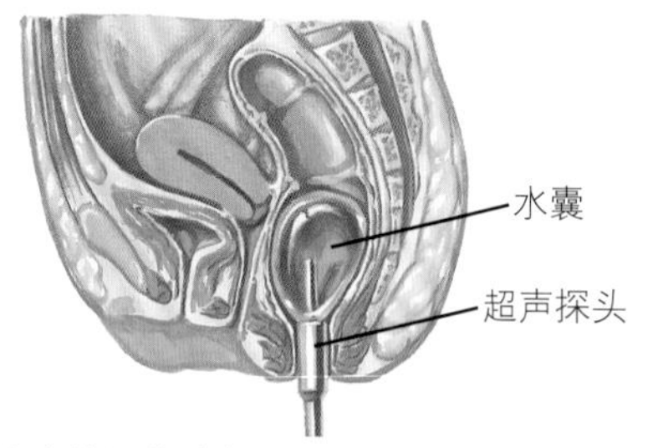

直肠超声内镜评价肿瘤浸润深度和直肠周围受累程度

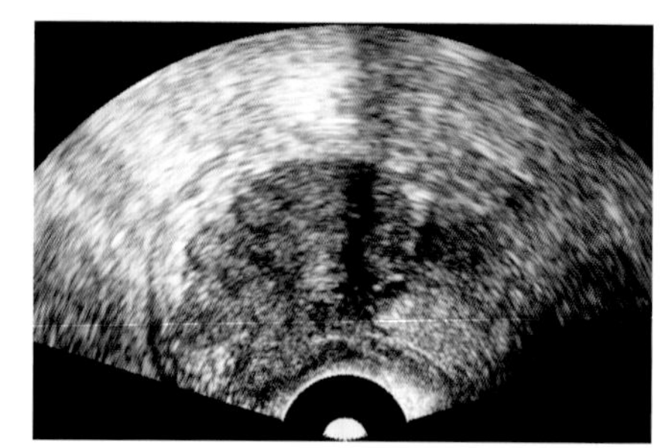

超声图像。直肠肿瘤侵犯直肠周围脂肪组织

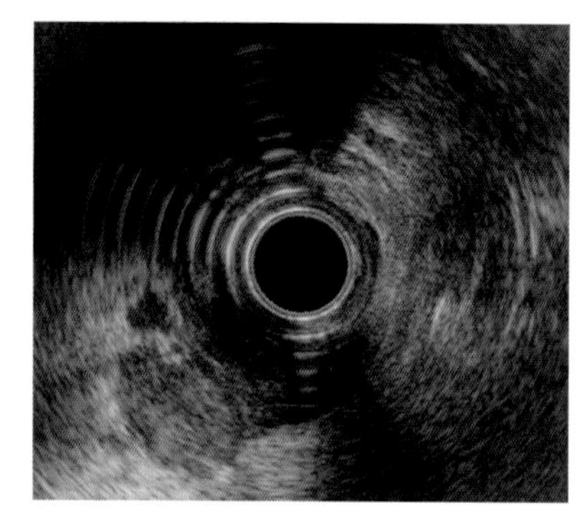

超声图像。直肠肿瘤和直肠周围淋巴结转移

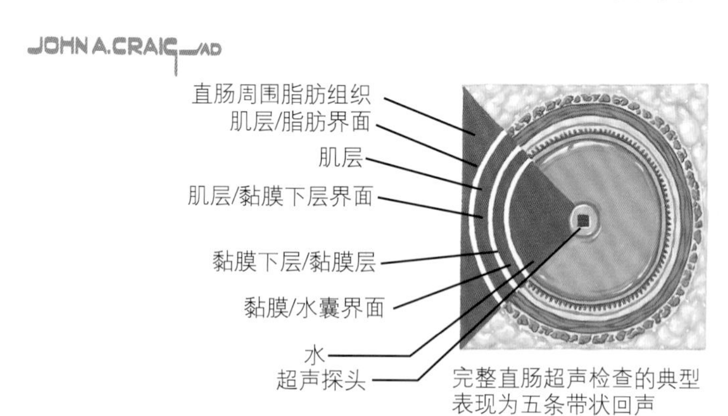

完整直肠超声检查的典型
表现为五条带状回声

图 101.1　直肠癌

第102章

痔

痔是痔静脉上丛或者下丛的曲张扩大。静脉曲张在不同程度上伴随着血管周围结缔组织的肥大和圆细胞浸润。大约有50%的人口受到痔影响。其通常在25~55岁的人群中发生，而很少在儿童中发生。

痔形成的因素包括：①遗传易感性；②由于人体直立的体位，门静脉系统中没有瓣膜；③一些瞬态或持续性的直肠静脉丛内的压力增加或产生淤滞的情况，例如便秘引起的排便费力，腹泻引起的肠蠕动频率增加，直肠肿瘤或狭窄，妊娠和骨盆肿瘤等。外痔位于齿线下方且被肛门皮肤覆盖，是由于痔静脉下丛的曲张引起。血栓性外痔是由于静脉内血栓的形成或静脉破裂导致静脉渗血进入细胞间隙引起，是外痔的急性类型。这通常是由于劳损造成的，并表现为突然出现在肛门口蓝色的、质地柔软的疼痛圆形肿块（图102.1）。消退后，可留有皮赘。

内痔是痔静脉上丛的曲张扩大。在早期阶段，不会越过肛门环，并且仅在内镜检查时才能看到。在以后的阶段，内痔可能会越过肛管，如果突出肛门环并持续存在，则会产生溃疡。

临床表现

血栓性外痔多突然起病，表现为疼痛的肿块。但是大多数痔表现为简单的直肠出血，可在厕纸上或马桶里看见血迹。有时，出血较快可导致马桶上出现鲜血。但痔很少引起贫血。内痔脱出时通常可还纳，当无法还纳时，可能发生绞窄，形成血栓，表现为柔软而疼痛的肿块。

诊断

血栓性外痔很容易通过简单的视诊发现并诊断。在全面检查的情况下，不会遗漏肛门环内的病变，但通常由于肛门疼痛而无法进行全面的直肠检查。视诊和指诊对于所有外痔的评估都是必不可少的。如果出现贫血或明显出血，则必须进行内镜检查。当怀疑内痔时，则需要直肠镜检查或乙状结肠镜检查直肠穹隆。

痔根据严重程度分为1~4级。当痔疮反复发作并持续较长时间时，应进行全面的诊断评估。应进行全血细胞计数检查贫血，并进行全面结肠检查以排除任何相关的恶性肿瘤。骨盆的CT扫描可能也很重要，因为盆腔肿瘤可引起腹腔内压力增高和痔形成。

治疗和管理

根据症状，对于1级和2级痔，通常起始予以药物治疗。在24~48小时内如果严重的疼痛的血栓性痔无明显缓解，可能需要穿刺以减轻疼痛。药物治疗通常包括大便软化剂，增加膳食纤维以软化粪便，温水/盐水坐浴，金缕梅等收缩剂和局部镇痛药。如果患者无法改变饮食，则鼓励补充车前草种子等食物添加剂。

许多临床医生加用氢化可的松栓剂或乳膏或美沙拉嗪栓剂，以减少内痔或外痔周围的炎症反应，通常需要至少1~2周起效。使用喷雾剂（例如20%的苯佐卡因）或软膏（例如1%的地布卡因）外用，可暂时缓解外痔疼痛。

当保守的药物治疗失败时，通常需要手术治疗，方法包括橡皮圈结扎、注射硬化疗法、冷冻手术、电凝、光凝和痔切除术。随机对照试验的荟萃分析显示，橡皮圈结扎术优于硬化疗法，并且结扎后并不需要进一步治疗。此外，尽管痔切除术比橡皮圈结扎术产生更好的治疗效果，但痔切除术也引起更多的疼痛和并发症。故大多数临床医生和肛肠病专家建议使用橡皮圈结扎术作为一线手术治疗。

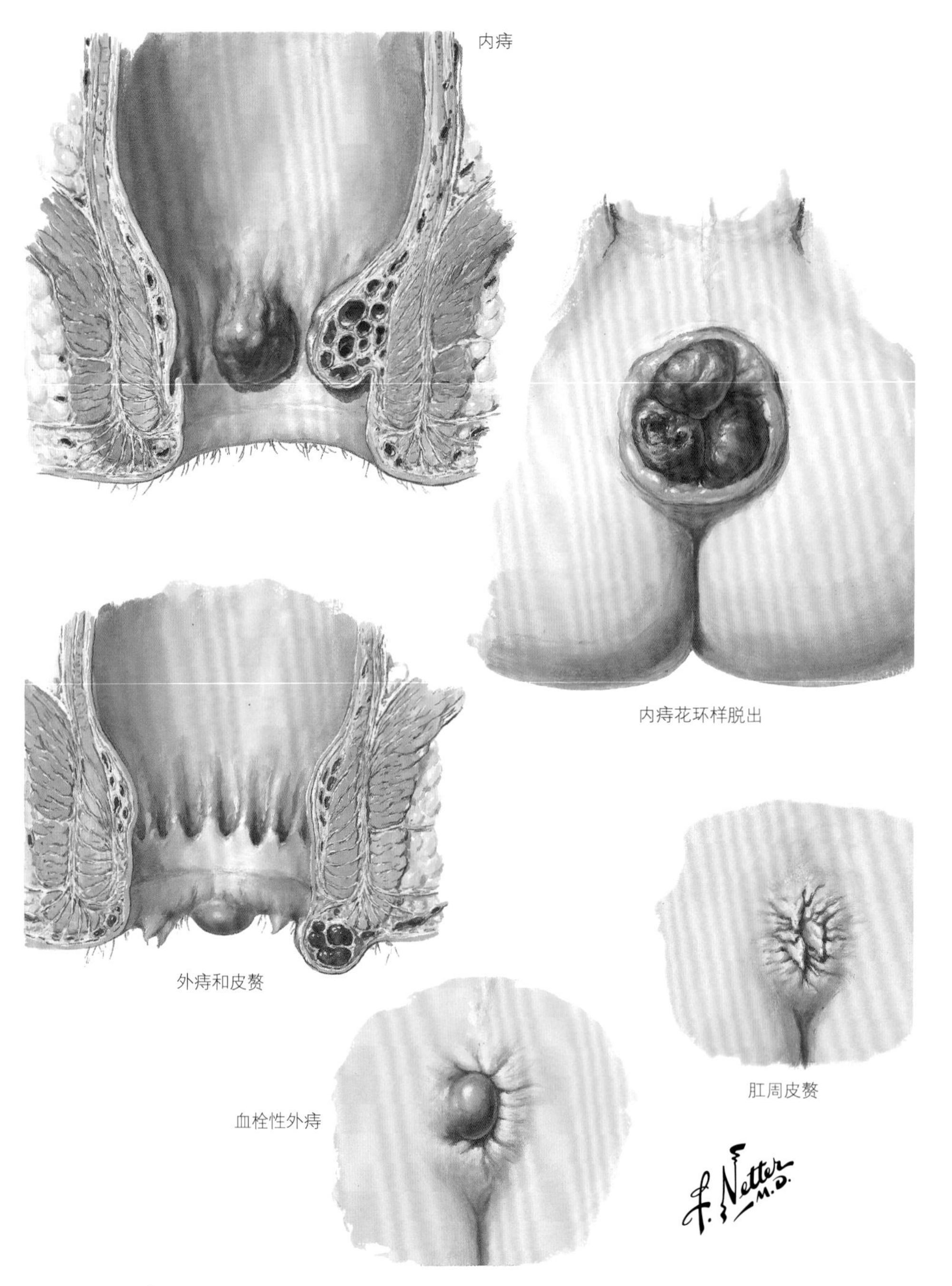

图 102.1 痔

病程和预后

大多数痔可通过药物治疗解决，但仍有许多患者需要手术。手术后，急性病情大多得以控制，但是一些患者可能会出现轻度反复发作的出血，可通过药物治疗来控制。偶尔，可能需要再次手术。

（Martin H. Floch 著 张亦文 译 陈宁 审校）

其他资源

Abdelnaby A, Downs MJ: Diseases of the anorectum. In Feldman M, Friedman LS, Brandt LJ, editors: *Gastrointestinal and liver disease*, ed 10, Philadelphia, 2016, Saunders-Elsevier, pp 2316–2336.

Beck DE, Roberts PL, Saclarides TJ, et al, editors: *The ASCRS textbook of colon and rectal surgery*, 2nd ed, New York, 2011, Springer.

Chand M, Nash GF, Dabbas N: The management of haemorrhoids, *Br J Hosp Med* 69:35–40, 2008.

Rivadeneira DE, Chalasani S, Rafferty JL, et al: Practice parameters for the management of hemorrhoids (revised 2010), *Dis Colon Rectum* 54:1059–1064, 2011.

直肠脱出和脱垂

直肠脱出是指一层或多层直肠或肛管突出肛门口的情况（图 103.1），可以是部分或完整的脱出。部分脱出仅涉及黏膜，通常在肛管外脱出不超过 0.5~1.0 英寸（1.2~2.5 cm）。脱垂是直肠所有层面完全脱出，呈球形较大肿块，可能含有腹膜疝囊（疝囊内含一部分肠管）。直肠脱垂在儿童中并不常见，但可能在婴儿期发生。本病通常是特发性的，可能与先天性缺陷有关。脱出常伴随排便发生，通常通过保守治疗可自行还纳，呈自限性。

成年女性比男性更容易发生直肠脱出。它与骨盆肌肉张力差，慢性劳损，粪便失禁，与骨盆有关的神经或外伤损伤有关。骨盆支撑结构的缺陷可能导致腹腔内的压力增加时发生直肠脱出，但其具体病因仍未知。在老年人或虚弱的人中，直肠脱出通常是由于括约肌张力降低引起的。

临床表现

患者通常因直肠紧缩或大便失禁寻求治疗。患者可感觉到排便时组织脱出，脱出程度因人而异，严重的脱出可令患者十分困扰。直肠脱出常伴随排便费力，排便不完全感和排便时肿块感等症状。

直肠完全脱出（脱垂）时肿块较大，患者常因担心恶性肿物而寻求治疗。肿块会引起疼痛和伴随出血。

诊断

患者在左侧卧位进行检查，稍稍用力排便，通常会表现为肛门括约肌无力和直肠脱出。有时无法在此体位进行诊断，必须将患者处于直立位置或坐下，稍用力排便即可脱出。通常需要进行详细的检查以排除恶性肿瘤，包括结肠镜检查和骨盆的 CT 扫描，以确保没有直肠周围的病变增加腹腔内压。

直肠脱垂必须进行直肠指检，并应试图进行还纳。检查过程可能十分疼痛，可能需要镇静剂辅助。对于这些患者，结直肠外科医生应参与评估过程。

治疗和管理

非常小的脱出可进行药物治疗。如果症状明显且反复发作，则必须通过手术将其切除。

有多种手术方法可用于直肠脱出。有些很简单，其他较为复杂，常涉及一个组合的术式，包括将直肠固定于骶骨凹陷和切除多余的乙状结肠。具体手术类型和效果取决于直肠的脱出程度和外科医生的经验。

在老年患者中，经会阴的腹膜外入路行直肠乙状结肠切除术也具有可行性。在特定患者中对该手术方法的一些研究已显示出良好的成果。

病程和预后

许多患者的脱出程度较小，且能够控制排便。当开始出现便失禁或完全脱垂时，多种外科干预方式可供选择。研究报道有 80% 的患者可有较好疗效，死亡率为 0。据报道，采取腹膜外入路术式的老年患者手术成功率达 90%。如果患者有无法控制的直肠脱出且必须进行结肠造口术，则预后取决于合并的其他消耗性疾病，结肠造口术本身通常是成功的。

（Martin H. Floch 著　张亦文 译　陈宁 审校）

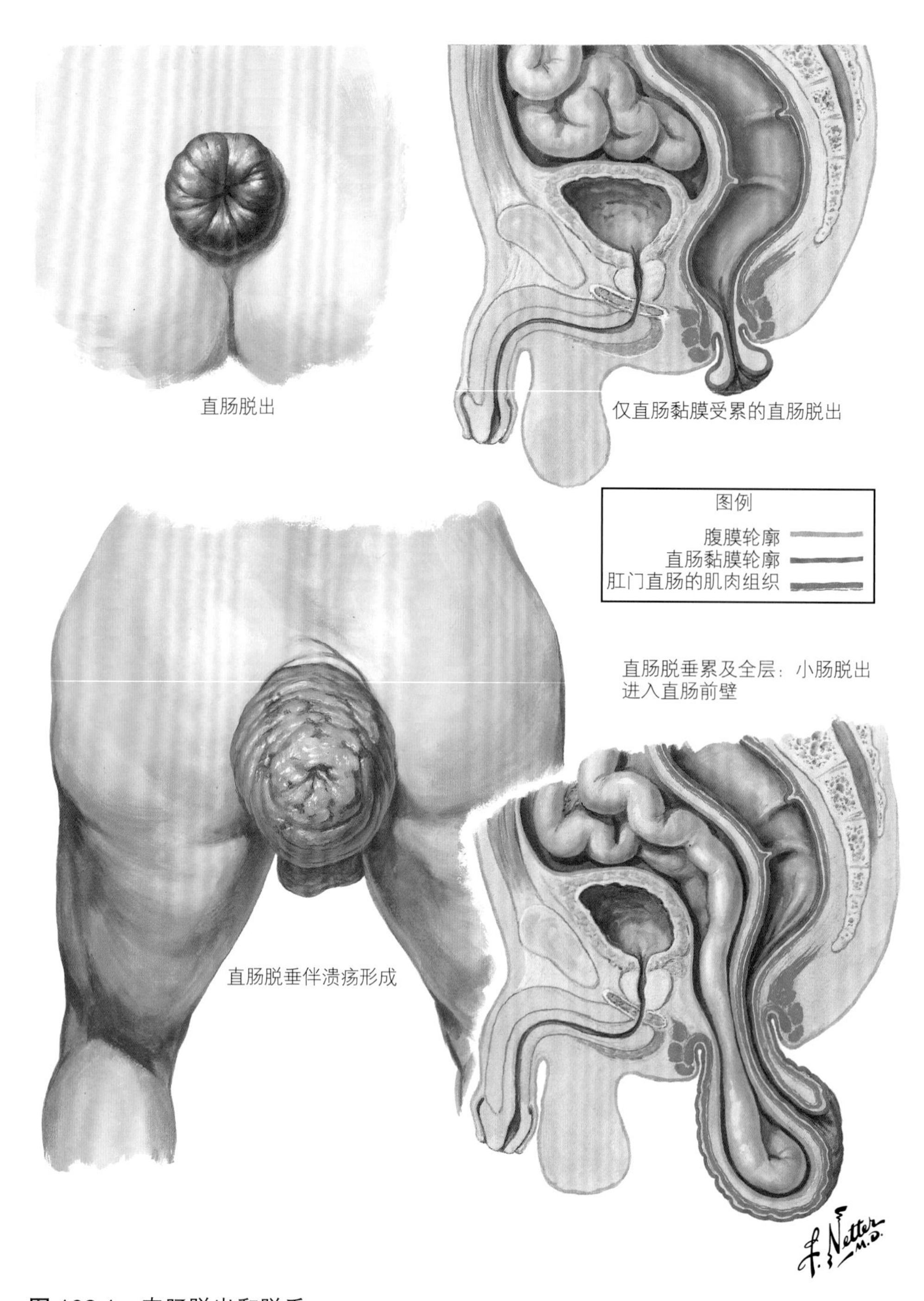

图 103.1 直肠脱出和脱垂

其他资源

Bharucha AE, Wald A: Anorectal diseases. In Podolsky DK, Camilleri M, Fitz JG, et al, editors: *Yamada's textbook of gastroenterology*, ed 6, Hoboken, New Jersey, 2016, John Wiley and Sons Ltd, pp 1629–1652.

Gourgiotis S: Baratsis s: rectal prolapse, *Int J Colorectal Dis* 22:231–243, 2007.

Lembo AJ: Constipation. In Feldman M, Friedman LS, Brandt LJ, editors: *Gastrointestinal and liver disease*, ed 10, Philadelphia, 2016, Saunders-Elsevier, pp 270–296.

Madiba TE, Baig MK, Wexner SD: Surgical management of rectal prolapse, *Arch Surg* 140:63–73, 2005.

第104章

肛裂、肛门瘙痒、肛门乳头炎和隐窝炎

肛裂

肛裂是指远端肛管的皮肤撕裂，通常在后中线（图104.1），偶尔在前中线。当皮肤撕裂不在中线时，肛裂通常与诸如克罗恩病、人类免疫缺陷病毒（HIV）感染、结核病、梅毒或肛门恶性肿瘤等疾病有关。肛裂通常是急性的，但可能会变成慢性病程。肛裂的病因仍然未知，可能与肛门静息压力增加有关，这种病生理现象导致了一些新治疗方法的发现。肛裂是一种相对常见的疾病，但确切的发病率尚不清楚。

临床表现

肛裂的最典型临床表现是排便后剧烈疼痛，可能持续数小时。排便时可伴随便血，可表现为手纸带血或便池带血。

诊断

可通过将患者的臀瓣分开进行视诊来诊断肛裂。直肠指检非常痛苦，应避免。如果发现肛裂可见且处于中线，则通常并非继发于其他疾病，可进行试验性治疗。有时，“哨兵”皮赘可位于肛裂的远端。内镜检查应推迟至急性症状消失时进行。如果诊断不确定，则可能需要镇静和麻醉以对患者进行适当检查。

治疗和管理

肛裂治疗方法多样，通常取决于医生的经验。药物治疗应作为首选，包括坐浴，补充车前草纤维等添加剂或者栓剂以软化粪便，可能对于27%~44%的患者有效。15g/d的粗麸皮坐浴也可取得不错的疗效。事实证明，2%利多卡因软膏联合2%氢化可的松乳膏治疗也可在约60%的患者中起效。

如果药物无效，其他选择有局部治疗。可外用硝酸盐（0.2%硝酸甘油）和钙通道阻滞剂，其中有关硝酸盐的研究数据更多。据报道，多达77%的患者在使用4种栓剂8周后即可愈合。这些药物可显著降低肛门括约肌压力。

肉毒杆菌毒素（Botox）也有不错的疗效，在3个月和6个月时分别有82%和79%的愈合率。但也有其他研究报道了稍低的愈合率和治疗后复发的状况。

如果肛裂的药物治疗不成功，则必须进行手术。大多数患者在外侧内括约肌切开术后可痊愈。尽管这种外科手术并发症的发生率极低，但有些人可能会出现便失禁。

病程和预后

大多数肛裂患者预后较好。药物治疗治愈率在50%~70%，手术治疗治愈率在70%~90%。手术治疗后可能会发生大便失禁等并发症，但术后复发率很低。

肛门瘙痒

肛门瘙痒是任何肛门直肠疾病可能伴随的症状，但通常没有原发疾病的证据。没有明显病因的肛周瘙痒通常认为是一种神经性皮炎。肛门瘙痒的主要病因包括寄生虫感染，局部刺激物（例如食物过敏）和皮肤病（例如牛皮癣、特应性皮炎、肥胖患者的局部水肿）。确定病因后，应治疗原发病。

肛门瘙痒的治疗主要是治疗原发疾病和对症治疗。对于瘙痒，患者应停止使用刺激性的肥皂，而改用低过敏性肥皂，定期涂抹氢化可的松乳膏，保持肛门区域清洁，并使用保护性药膏，例如氧化锌。严重的慢性瘙痒症可据此得到改善。

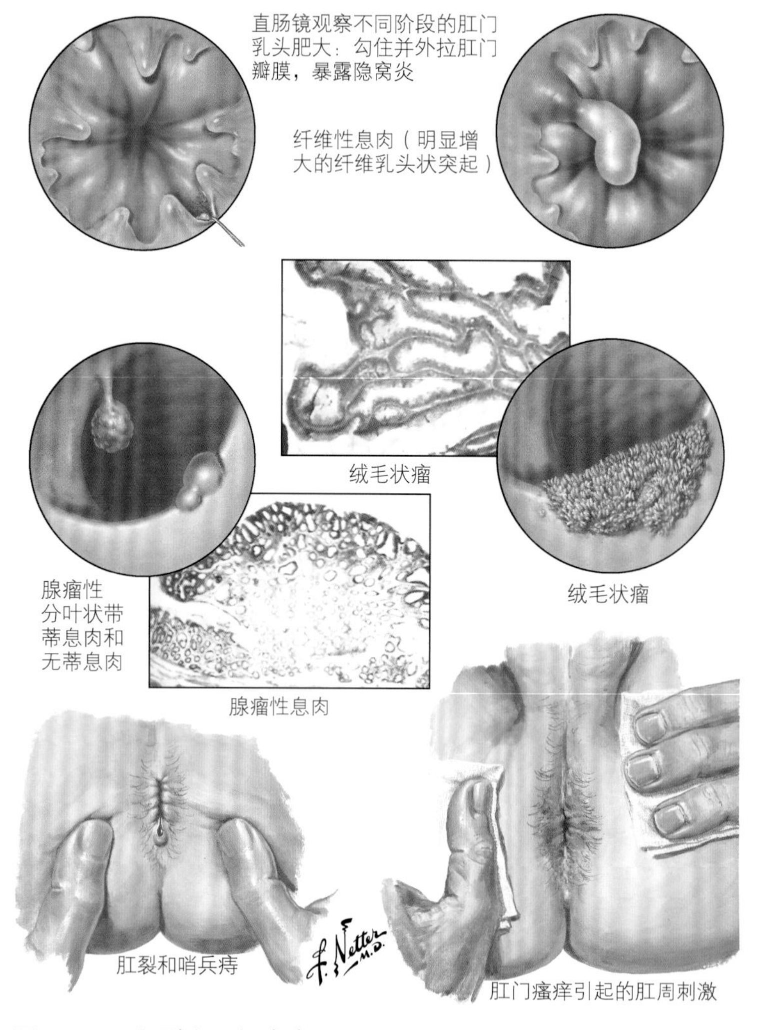

图 104.1 肛裂和肛门瘙痒

肛门乳头炎和隐窝炎

肛门乳头的炎症通常起始于隐窝，并引起与病灶的大小和严重程度不相称的疼痛。在急性乳头炎中，病灶肿胀、水肿和充血。在乳头炎的慢性期，病灶则纤维化和肥大。肥大性乳头可能逐渐形成蒂，变成纤维性息肉，可能在肛管中产生异物感。

肛门隐窝炎通常局限于隐窝内和隐窝周围，也可能扩散到周围组织，形成脓肿和瘘管（见第 105 章）。隐窝炎类似肛裂的症状，并且包括瘙痒和放射痛，排便时会加剧。隐窝炎和任何化脓性改变、组织肉芽肿或肥大的乳头突起需要在直视下评估。使用氢化可的松或美沙拉嗪栓剂，车前草或麸皮摄入以软化粪便，以及在必要时使用松弛剂的药物疗法通常可减少局部刺激来治疗隐窝炎。

（Martin H. Floch 著 张亦文 译 陈宁 审校）

其他资源

Abdelnaby A, Downs MJ: Diseases of the anorectum. In Feldman M, Friedman LS, Brandt LJ, editors: *Gastrointestinal and liver disease*, ed 10, Philadelphia, 2016, Saunders-Elsevier, pp 2316–2336.

Bharucha AE, Wald A: Anorectal diseases. In Podolsky DK, Camilleri M, Fitz JG, et al, editors: *Yamada's textbook of gastroenterology*, ed 6, Hoboken, New Jersey, 2016, John Wiley and Sons Ltd, pp 1629–1652.

Brisinda G, Cadeddu F, Brandara F, et al: Randomized clinical trial comparing botulinum toxin injections with 0.2% nitroglycerin ointment for chronic anal fissure, *Br J Surg* 94:162–167, 2007.

Freuhauf H, Fried M, Wegmueller B, et al: Efficacy and safety of botulinum toxin A injection compared with topical nitroglycerine ointment for the treatment of chronic anal fissure: a prospective randomized study, *Am J Gastroenterol* 101:2107–2112, 2005.

Savides TJ, Jensen DM: Gastrointestinal bleeding. In Feldman M, Friedman LS, Brandt LJ, editors: *Gastrointestinal and liver disease*, ed 10, Philadelphia, 2016, Saunders-Elsevier, pp 297–348.

第105章

肛门直肠脓肿和瘘管

局部感染所致的肛门直肠的脓液聚集称为肛门直肠脓肿。通常是由正常直肠菌群侵入直肠周围或肛周组织引起的。病理过程为一个或多个隐窝的炎症扩散到肛管和肛门腺，然后经黏膜下、皮下或经括约肌扩散到周围组织。如果脓肿未经手术引流，病程以脓肿自发破裂为结束，脓液可进入肛管或肛周皮肤。脓肿穿孔后，空腔及其出口缩小，留下管状结构，即肛门直肠瘘。因此，脓肿是急性期表现，瘘管是慢性期表现。

会阴盆腔间隙可根据肛提肌平面进行划分，以此将肛门直肠脓肿进行分类。直肠后、骨盆直肠和黏膜下脓肿属于肛提肌上脓肿，有躯体感觉神经；因此，这些脓肿会引起肛门直肠区域的压力增高而非疼痛。尽管直肠后和盆腔直肠脓肿通常破裂进入直肠或肛管，但它们起源于其他盆腔脏器的感染，因此严格意义上不是肛肠病变。肛提肌下脓肿也按部位分为皮下脓肿、肌内脓肿、瘘管直肠脓肿和皮肤脓肿，可引起中毒和衰竭症状。当瘘两端开口都能被检查到并可进入时，称为完全性瘘。完全性瘘通常连接直肠腔和肛门或肛周皮肤。如果只有一个开口，则称为盲瘘或窦道。

图105.1描绘了各种类型的瘘管和Goodsall-Salmon定律（穿过肛门中心的假想横线可用于预测瘘管的位置和主要开口）。

肛门直肠脓肿和瘘常与特定疾病有关，如克罗恩病、恶性肿瘤、放射性直肠炎、白血病、淋巴瘤、结核病、放线菌病和性病性淋巴肉芽肿。其他疾病也可能会导致类似的情况，如憩室炎和前庭大腺脓肿。

临床表现

伴有急性疼痛的肛周肿胀是最常见的症状，坐姿、移动或排便时疼痛加重。患者可能会出现发热和疲劳，脓肿可能自行排出，形成瘘管的过程也较慢。慢性脓性分泌也是一个主要症状。根据部位和脓液分泌量，脓肿可能很小或很大，肛周区域可能会出现表皮剥脱。

诊断

内镜检查和MRI有助于确定脓肿范围和瘘管位置。

治疗

患有小而浅表脓肿的无合并症的相对健康患者可以在局部麻醉下在门诊进行引流。过去的用挂线治疗，但现在单用挂线疗法的较少，常与其他治疗方法（如英夫利昔单抗）联合应用。对于大脓肿或潜在疾病患者，手术是必要的。标准手术治疗通常在紧急情况下进行。如果手术延迟并且发生坏死性肛门直肠感染，死亡率高达50%。

虽然抗生素对于小病变可能不是必需的，但大多数临床医生认为抗生素很重要，特别是如果患者患有潜在的相关疾病。抗生素治疗必须兼顾需氧菌和厌氧菌，因此通常是联合用药。

术后管理包括常规手术管理，可能包括温浴、预防便秘和适当的营养。已经开发出新的疗法来闭合瘘管。据报道，纤维蛋白凝胶在高达69%的患者中有效，且在其他疗法失败后仍然有效。

最后，克罗恩病患者必须特别注意，必须治疗原发疾病，治疗方法可能包括5-乙酰水杨酸（5-ASA）、免疫抑制剂或生物制剂和抗生素治疗。英夫利昔单抗（抗肿瘤坏死因子-α）可取得良好效果。通过肠道休息或肠内营养来愈合克罗恩病患者的瘘管已经取得了一些疗效，但是当添加常规食物时，瘘管往往复发。较新的研究表明*NOD2/CARD15*

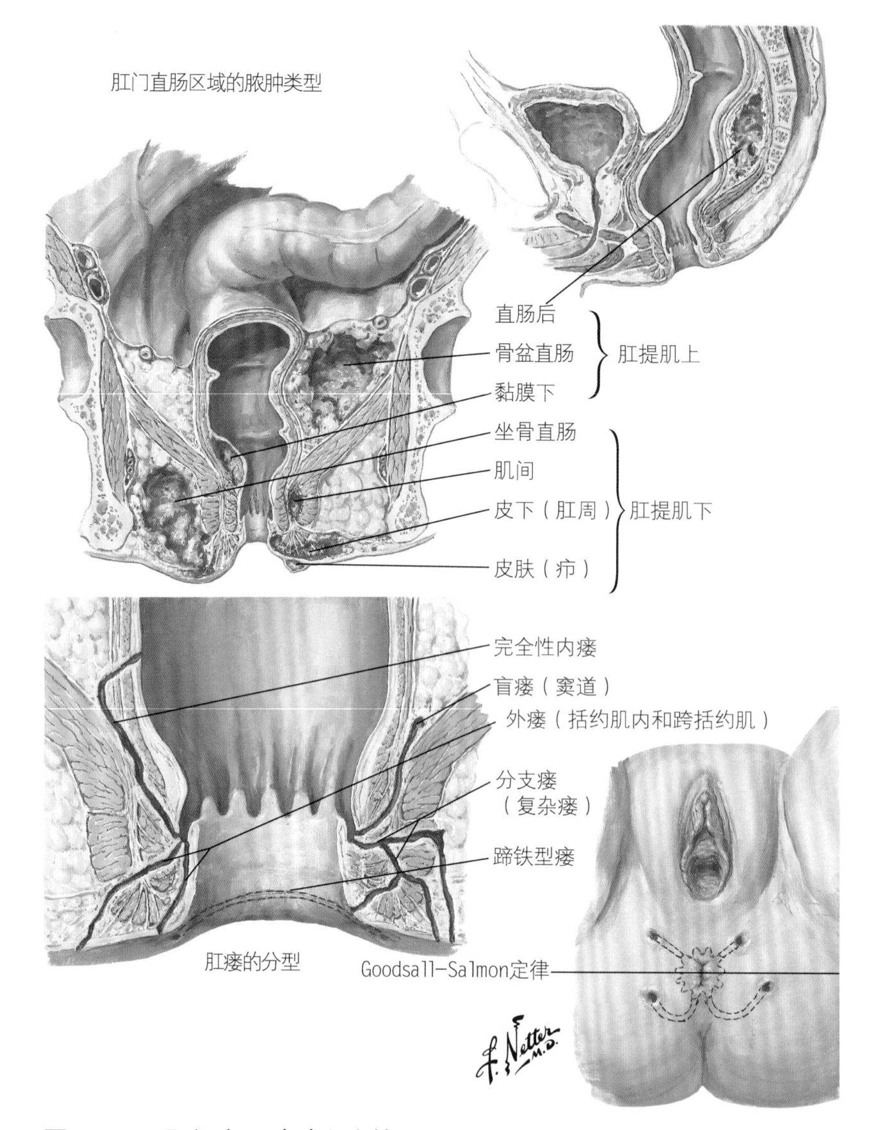

图 105.1 肛门直肠脓肿和瘘管

的基因变异与抗生素治疗反应之间存在联系。

病程和预后

MRI 可以根据瘘管的初始严重程度预测临床结局。如前所述，如果延误治疗，死亡率可能会增加到 50%。如果在相对健康的患者中尽早引入治疗，则预后良好。然而，如果存在其他相关疾病，例如严重的糖尿病或自身免疫性疾病，则瘘管和脓肿可导致严重的合并症，导致死亡。因此，这些患者需要积极治疗。

（Martin H. Floch 著 张亦文 译 陈宁 审校）

其他资源

Abdelnaby A, Downs MJ: Diseases of the anorectum. In Feldman M, Friedman LS, Brandt LJ, editors: *Gastrointestinal and liver disease*, ed 10, Philadelphia, 2016, Saunders-Elsevier, pp 2316–2336.

Angelberger S, Reinisch W, Dejaco C, et al: *NOD2/CARD15* gene variants are linked to failure of antibiotic treatment in perianal fistulating Crohn's disease, *Am J Gastroenterol* 103:1197–1202, 2008.

Bharucha AE, Wald A: Anorectal diseases. In Podolsky DK, Camilleri M, Fitz JG, et al, editors: *Yamada's textbook of gastroenterology*, ed 6, Hoboken, New Jersey, 2016, John Wiley and Sons Ltd, pp 1629–1652.

Hyder SA, Travis SP, Jewell DP, et al: Fistulizing anal Crohn's disease: results of combined surgical and infliximab treatment, *Dis Colon Rectum* 49:1837–1841, 2006.

Sandborn WT, Fazio VW, Feagan BG, Hanauer SB: AGA technical review on perianal Crohn's disease, *Gastroenterology* 125:1508–1530, 2003.

Schwartz DA, Herdman CR: The medical treatment of Crohn's perianal fistulas (review), *Aliment Pharmacol Ther* 19:953–967, 2004.

Schwartz DA, White CM, Wise PE, Herline AJ: Use of endoscopic ultrasound to guide combination medical and surgical therapy for patients with Crohn's perianal fistulas, *Inflamm Bowel Dis* 11:727–732, 2005.

第106章

性病性淋巴肉芽肿和性传播性直肠炎

性病性淋巴肉芽肿（lymphogranuloma venereum，LGV）和性传播性直肠炎很少发生于普通人群，多见于同性恋和异性恋滥交人群中。有混乱性行为史的患者出现直肠炎一般是因一些特定病原体感染所致。LGV较罕见，但其病理表现易与其他肉芽肿性疾病相混淆（图106.1）。因为社会原因，LGV发病率差异很大。发病率曾下降了一段时间，现在有所回升（见章末“其他资源”）。

性病性淋巴肉芽肿

引起LGV的病原体是沙眼衣原体。在世界范围内，每年沙眼衣原体所致新发LGV约5000万人。它是美国性传播疾病（STD）的主要病原微生物。沙眼衣原体根据宿主易感性和DNA同源性分为三个生物型。其中沙眼生物型和LGV生物型可导致人类感染，而第三种生物型不感染人类。沙眼生物型在柱状上皮细胞内扩增繁殖，LGV生物型也可以在巨噬细胞内繁殖。三种生物型可进一步被分为15个血清型，并可导致特定的感染。肛肠LGV感染发生于男性同性恋人群或肛门性交的女性异性恋人群中。女性感染者的阴道分泌物也具有传染性。生殖器感染也可通过淋巴组织蔓延。

临床表现

LGV患者临床表现差异较大，可没有临床症状或出现严重的肉芽肿疾病（见图106.1）。不同血清型的临床表现不尽相同。如果LGV导致结直肠炎，患者可能出现严重瘙痒、异常分泌物、腹泻或便秘、直肠出血、发热、淋巴结肿大和下腹痛。如果未经治疗，LGV可发展为肛周脓肿伴纤维性狭窄、狭窄和克罗恩病的表现。有时淋巴系统受阻可发生严重的痔疮或肛周尖锐湿疣。

诊断

对于疑似性传播性直肠炎的患者，需要鉴别所有可能的疾病。克罗恩病患者存在相关冶游史，肯定需要考虑LGV。确诊需要对直肠分泌物进行培养，并对感染细胞进行针对衣原体抗原的免疫荧光标记单克隆抗体检查。

急性期和恢复期血清抗体滴度升高4倍是支持感染的证据。但是，单项血清抗体阳性无法诊断LGV，因为多数成年人体内存在沙眼衣原体抗体。因此，一份血清标本几乎没有诊断价值。

治疗

四环素、多西环素和红霉素治疗有效。已报道沙眼衣原体耐药株。但是，目前对于非LGV生物型的治疗是多西环素100 mg，每日2次，疗程7~10日。对于生殖器感染和无并发症的直肠感染，单次1 g阿奇霉素的疗效与7日疗程的多西环素可能相似。另有推荐使用21日多西环素治疗方案。如果患者有直肠病变伴狭窄，可能需要长疗程抗生素治疗以及外科手术。

性传播性直肠炎

可引起性传播性直肠炎的病原微生物包括淋病奈瑟氏菌、衣原体（非LGV）、LGV、梅毒螺旋体、单纯疱疹病毒等。另外，对于HIV感染患者，可能有更多的病原体导致类似的症状。需要鉴定出特定病原体才能做出诊断。然后针对病原体进行治疗（见第六篇）。虽然抗生素也可以引起急性甚至暴发性结肠炎，但多数为自限性。沙眼衣原体感染易与克罗恩肉芽肿混淆，二者治疗和预后差异很大。而且，抗菌作用可以类似暴发性结肠炎，其他感染可

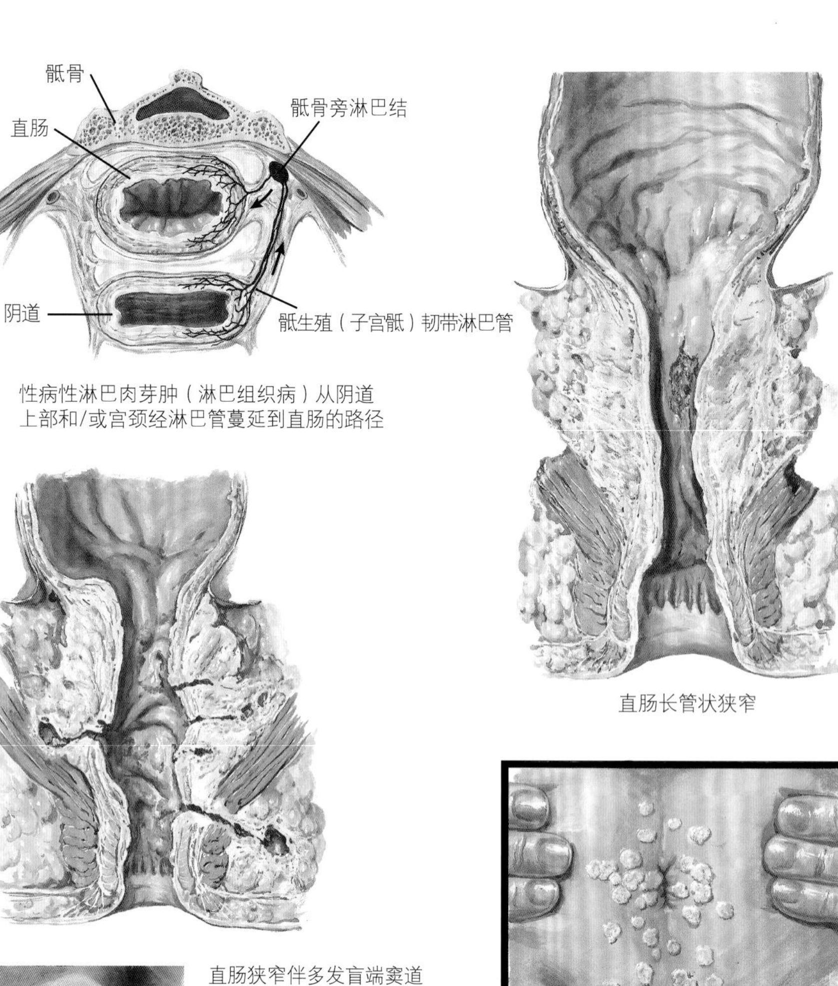

性病性淋巴肉芽肿（淋巴组织病）从阴道上部和/或宫颈经淋巴管蔓延到直肠的路径

直肠长管状狭窄

直肠狭窄伴多发盲端窦道

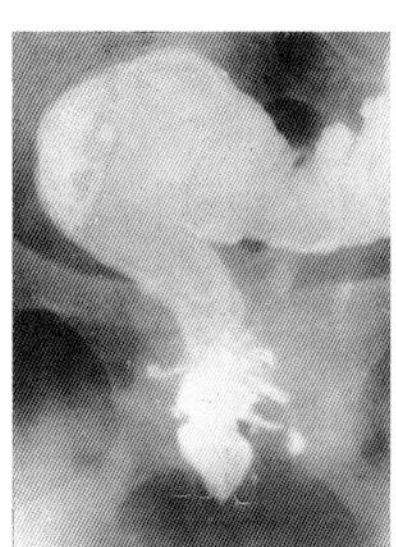

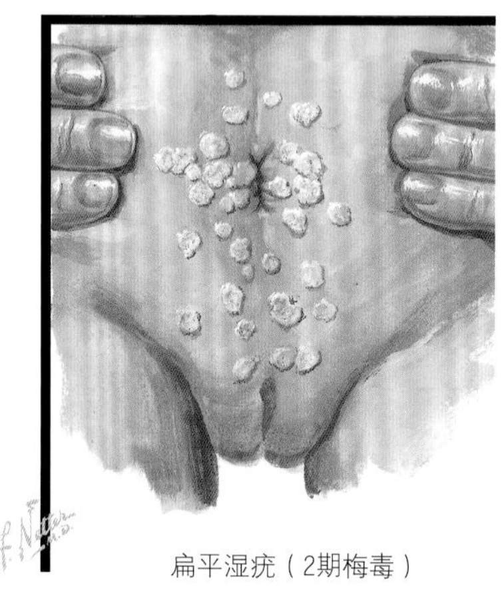

扁平湿疣（2期梅毒）

图 106.1 性病性淋巴肉芽肿

导致持续性或复发性直肠炎。

（Martin H. Floch 著 何天宇 译 陆京京 审校）

其他资源

Cohen MB: Bacterial, viral, and toxic causes of diarrhea, gastroenteritis, and anorectal infections. In Podolsky DK, Camilleri M, Fitz JG, et al, editors: *Yamada's textbook of gastroenterology*, ed 6, Hoboken, New Jersey, 2016, John Wiley and Sons Ltd, pp 1196–1248.

Collins L, White JA: Lymphogranuloma venereum, *BMJ* 332:66, 2006.

Dal Conte L, Mistrangelo M, Cariti C, et al: Lymphogranuloma venereum: an old, forgotten re-emerging systemic disease, *Panminerva Med* 56:73–83, 2014.

Isaksson J, Carlsson O, Airell A, et al: Lymphogranuloma venereum rates increased and chlamydia trachomatis genotypes changed among men who have sex with men in Sweden 2004-2016, *J Med Microbiol* 66:1684–1687, 2017.

Montgomery EA, Kalloo AN: Endoscopic mucosal biopsy—histopathological interpretation. In Podolsky DK, Camilleri M, Fitz JG, et al, editors: *Yamada's textbook of gastroenterology*, ed 6, Hoboken, New Jersey, 2016, John Wiley and Sons Ltd, pp 2980–3051.

Parra-Sanchez M, Garcia-Rey S, Pueyo Rodriguez I, et al: Clinical and epidemiological characterisation of lymphogranuloma venereum in southwest Spain, 2013-2015, *Sex Transm Infect* 92: 629–631, 2016.

Stamm WE, Jones RB, Batteiger BE: *Chlamydia trachomatis* (trachoma, perinatal infections, lymphogranuloma venereum, and other genital infections). In Mandel GL, Bennett JE, Dolin R, editors: *Mandel, Douglas, and Bennett's principles and practice of infectious diseases*, ed 6, Philadelphia, 2005, Churchill Livingstone–Elsevier, pp 2239–2256.

van Hal SJ, Hillman R, Stark DJ, et al: Lymphogranuloma venereum: an emerging anorectal disease in Australia, *Med J Aust* 187:309–310, 2007.

大便失禁

大便失禁指不由自主地排出粪便。它可能只发作一次，如果反复发作将造成很大困扰。多项调查发现大便失禁的人群发病率可能在 7%~15%，女性更多见。因急症住院患者中，大便失禁发生率高达 33%~43%。大便失禁是患者住进疗养院的主要原因，疗养院居住者中约 20% 发生过大便失禁。专栏 107.1 列出了部分导致大便失禁的病因。

在疗养院，因感染性腹泻或肠易激综合征导致的大便失禁与因肛周括约肌障碍或神经系统疾病导致的大便失禁不同。正常排便控制依赖于肛门内外括约肌和耻骨直肠肌功能正常，以及支配直肠感知和扩张的神经功能正常（见第 84 章）。上述任何功能显著异常时，就会出现大便失禁。

专栏 107.1　大便失禁原因

肛门括约肌及盆底功能正常
- 腹泻
- 感染
- 炎症性肠病
- 肠切除术后

解剖异常和直肠疾病
- 先天性肛肠异常
- 瘘管
- 直肠脱垂
- 肛门直肠创伤
- 损伤
- 分娩损伤
- 手术（包括痔疮切除术）
- 肛肠感染后遗症，克罗恩病

神经系统疾病

中枢神经系统疾病
- 痴呆、镇静、精神疾患
- 脑卒中、脑肿瘤
- 脊髓病变
- 多发性硬化
- 运动性共济失调

周围神经系统疾病
- 马尾神经病变
- 多发性神经病
- 糖尿病
- Shy-Drager 综合征
- 中毒性神经病变
- 创伤性神经病变
- 特发性大便失禁
- 会阴膨出
- 产后
- 直肠感觉异常（病变部位未知）
- 粪便嵌塞
- 感觉延迟综合征

骨骼肌疾病
- 重症肌无力
- 肌无力，肌萎缩

平滑肌功能障碍

直肠顺应性异常
- 炎症性肠病直肠炎
- 放射性直肠炎
- 直肠缺血
- 粪便嵌塞

肛门内括约肌无力
- 放射性直肠炎
- 糖尿病
- 儿童大便失禁

Modified from Feldman M, Friedman LS, Schlesinger MH, editors: *Gastrointestinal and Liver Disease*, ed 7, Philadelphia, 2002, Saunders.

临床表现

大便失禁患者可能在出现以下情况后就诊：大量、不受控制地排稀便，或经常发生粪便污染衣物，或反复发作严重的大便失禁，或患者可能感觉不到直肠排便污渍而被家人带来就医。确定患者是大便失禁而不仅仅是肛门排出黏液或血液十分重要。毫无疑问后者虽有异常但不是真正的大便失禁。

诊断

采集病史对于明确患者是否有直肠创伤或神经系统疾病至关重要。此外，肛门直肠的检查同等重要。直肠指诊时自主收缩反应有助于判断肛门内括约肌或外括约肌异常。自主收缩提示内括约肌异常（自主神经功能障碍或平滑肌功能障碍），见于糖尿病或硬皮病患者。神经系统疾病或长期损伤可影响横纹肌。

若诊断依然不明确，如创伤性损害，肛门超声联合肛门测压检查有助于诊断（图 107.1）。两种检

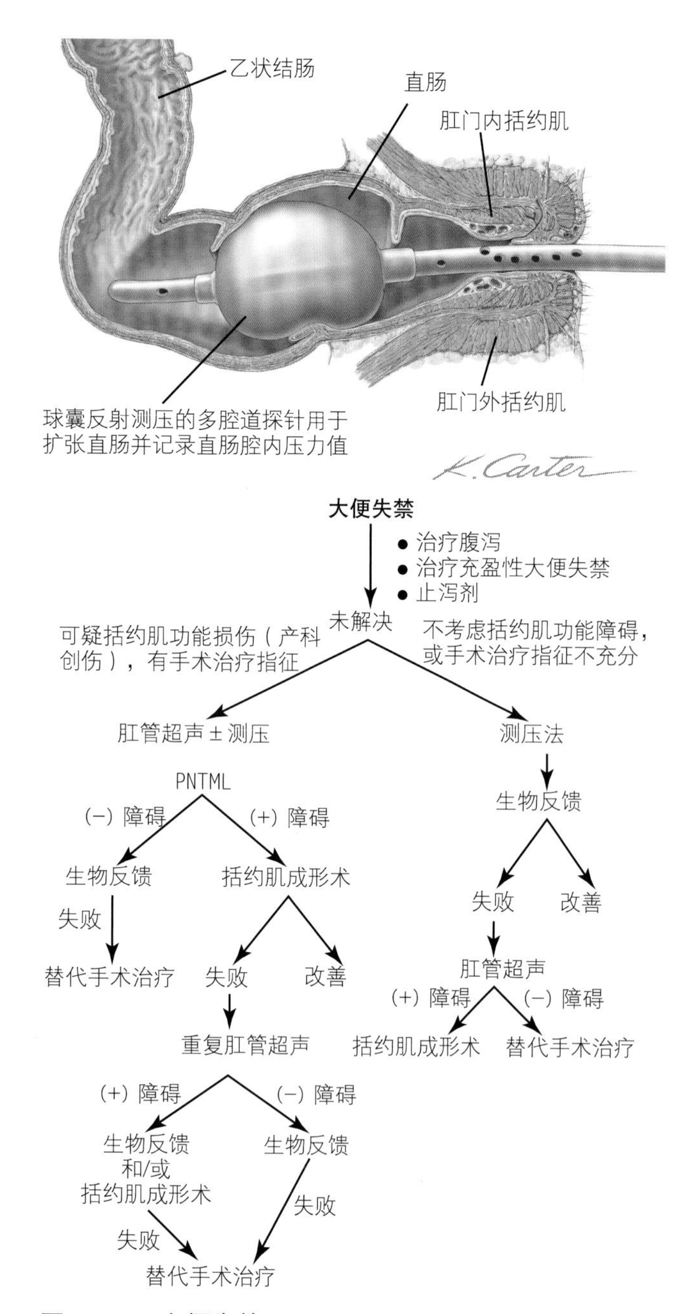

图 107.1 大便失禁。PNTML，pudendal nerve terminal motor latency，阴部神经末梢运动潜伏期（Algorithm from Soffer E: Practical approach to fecal incontinence, *Am J Gastroenterol* 95:1879，2000.）

查通常在数量有限的专科中心开展。首选 MRI 用于评估肛门内括约肌完整性。尽管内镜可能更精准且花费更少，但 MRI 适用性更广，而且可能是唯一能够提供清晰解剖结构的检查手段。排便造影可用于评估肛直角，但对后续治疗指导意义有限。

肛门测压对于诊断和治疗都很重要，并依赖于操作者技术（图 107.1）。记录到肛门括约肌无力或失禁后，生物反馈治疗可有效改善多种病因导致的大便失禁。

治疗

药物治疗包括适当的肠道管理。病因治疗包括处理难以控制的腹泻、粪便嵌塞所致充盈性失禁和其他明确的病因。如果符合条件应尝试生物反馈治疗以改善患者病情（见图 107.1）。

如果括约肌受损严重，需进行手术修复。多种手术方式可供选择，成功的修复依赖于手术医师的技术和经验。结肠造瘘是最后的选择，但对于其他治疗都失败并且确定这是最适合患者时也是必要的。

病程和预后

大便失禁患者的预后与病因有关，老年或有神经系统疾病的年轻患者预后差，必须要注意卫生护理。肛门括约肌功能障碍所致大便失禁，生物反馈治疗和手术修复可以改善病情。然而，生物反馈治疗是费力的细致操作，成功率差异较大，需要技术娴熟的治疗师或内科医师。

（Martin H. Floch 著 何天宇 译 陆京京 审校）

其他资源

Bellicini N, Malloy PJ, Caushaj P, Koslowski P: Fecal incontinence: a review, *Dig Dis Sci* 53:41–46, 2008.

Bharucha AE, Seide BM, Zinsmeister AR, Melton LJ III: Relation of bowel habits to fecal incontinence in women, *Am J Gastroenterol* 103:1470–1475, 2008.

Bharucha AE, Wald A: Anorectal diseases. In Podolsky DK, Camilleri M, Fitz JG, et al, editors: *Yamada's textbook of gastroenterology*, ed 6, Hoboken, New Jersey, 2016, John Wiley and Sons Ltd, pp 1629–1652.

Brown SR, Wadhawan H, Nelson RL: Surgery for faecal incontinence in adults, *Cochrane Database Syst Rev* (7):CD001757, 2013. doi:10.1002/14651858.CD001757.

Hannaway CD, Hull TL: Fecal incontinence, *Obstet Gynecol Clin North Am* 35:249–269, 2008.

Heymen S, Scarlett Y, Jones K, et al: Randomized, controlled trial shows biofeedback to be superior to alternative treatments for patients with pelvic floor dyssynergia-type constipation, *Dis Colon Rect* 50:428–441, 2007.

Rao SS: Advances in diagnostic assessment of fecal incontinence and dyssynergic defecation, *Clin Gastroenterol Hepatol* 8:910–919, 2010.

Rao SSC: Fecal incontinence. In Feldman M, Friedman LS, Brandt LJ, editors: *Gastrointestinal and liver disease*, ed 10, Philadelphia, 2016, Saunders-Elsevier, pp 251–269.

Scott SM, Gladman MA: Manometric, sensorimotor, and neurophysiologic evaluation of anorectal function, *Gastroenterol Clin North Am* 37:511–538, 2008.

Wald A: Fecal incontinence in adults, *N Engl J Med* 356:1648–1655, 2007.

第六篇

消化道感染性疾病和寄生虫病

第108章

人类免疫缺陷病毒和胃肠道

获得性免疫缺陷综合征（AIDS）是自20世纪末起始由人类免疫缺陷病毒（HIV）引起的一种毁灭性的流行病。HIV-1是世界上最流行的一种病毒亚性。HIV-2感染率和致病性也较低，主要分布在西非。在全球范围内，HIV感染仍然是一个主要的公共卫生问题。高活性抗逆转录病毒疗法的出现减少了并发症的数量和疾病严重程度，同时延长了预期寿命，但还不是一种治愈方法。由于寿命的延长，该病的许多慢性合并症，如合并乙型/丙型肝炎也在增加。

感染方式因地理区域而异。血液、母乳、精液和阴道分泌物都可以传播疾病。在美国和其他发达国家，最常见的传播方式是与感染者发生无保护的肛交或阴道性交。根据美国疾病控制和预防中心（CDC）的数据，2014年美国约有67%的艾滋病患者是同性恋和双性恋男性。从全球范围来看，其他更常见的风险包括共用受污染的针头、输血和包括在非灭菌的环境中切开或穿刺以及在非安全环境中的器官移植等医疗行为。

HIV感染的三个阶段如下。第一阶段，急性HIV感染，在感染后2~4周内出现包括发热、头痛、皮疹、疲劳、淋巴结肿大、躯体不适和口腔、食管或生殖器溃疡等症状。在慢性期（无症状HIV感染），病毒继续在低水平繁殖，但患者是有传染性的。如果没有高活性抗逆转录病毒疗法（highly active retroviral therapy，HAART），慢性HIV感染会在10年或更长时间内发展为AIDS。随着疾病的发展，HIV感染使体内CD_4细胞数量减少（正常情况下为500~1600/mm^3）。当数量下降到200/mm^3以下时，HIV感染已发展为AIDS。

自1996年以来，随着HAART的应用，临床疾病谱发生了变化。HAART是由逆转录酶抑制剂、蛋白酶抑制剂和融合抑制剂等共3~4种药物组合而成，可在不同方面攻击病毒的生命周期各阶段。然而，HAART高昂的费用使发展中国家的大量患者无法从中受益，这些患者仍然会发展成前HAART时代典型的HIV感染并发症。

HAART使循环中HIV负荷呈指数下降，CD_4淋巴细胞计数显著增加，HIV感染并发症显著减少，同时发现了一些HAART相关的新并发症。目前，一个HIV感染患者的寿命与没有HIV感染的人差不多。在美国一个具有大量移民的大城市的临床医生仍然有可能观察到前HAART时期和后HAART时期的HIV感染的临床表现。

在下面的讨论中，HIV感染和AIDS这两个术语可替换使用，不加以区别。

AIDS/HIV感染的胃肠道表现

胃肠道受累的症状意味着HIV感染进展为AIDS。整个胃肠道，包括肝脏、胆囊、胆管和胰腺，都有不同程度的受累。感染性食管炎将在下一章单独讨论。表108.1总结了受累脏器的临床表现及其病因。

胃

胃受累的症状不具特异性，主要是恶心、呕吐、早饱和厌食。HIV感染患者中幽门螺杆菌的感染率可能较低。由于慢性的胃内炎症，胃酸和内因子分泌减少。胃酸缺乏可导致铁、维生素B_{12}和某些药物的吸收不良（例如，酮康唑在胃酸缺乏环境中吸收明显受限）。巨细胞病毒胃炎和卡波西肉瘤是其他相关表现。HARRT治疗后，AIDS相关淋巴瘤的发病率有所下降。

小肠和大肠

慢性腹泻是HIV感染的主要表现。HIV相关性腹

表 108.1 HIV 感染的胃肠道并发症

部位	病理	病因
食管	吞咽困难 吞咽痛 （食管炎）	念珠菌 巨细胞病毒 单纯疱疹病毒 水痘 - 带状疱疹病毒 分枝杆菌 荚膜组织胞浆菌 卡氏肺孢菌 特发性溃疡
胃	胃酸缺乏 （胃炎）	幽门螺杆菌 巨细胞病毒 卡波西肉瘤
肝	肝炎（急性 / 慢性）	丙肝病毒重叠感染 药物性肝炎 肝紫癜病
胆道系统	胆管病	无结石性胆囊炎（巨细胞病毒、隐孢子虫、微孢子虫） 胆管炎
胰腺	胰腺炎	药物介导（去羟肌苷、喷他脒）
小肠 / 大肠	急性和慢性腹泻综合征	艰难梭菌 巨细胞病毒 隐孢子虫 鸟分枝杆菌复合群 HIV 肠病

泻可能是由于小肠或大肠受累。单纯小肠腹泻的特点是腹泻量大的水样便，可有脱水表现，可能引发严重营养不良和吸收不良。大肠受累引起的腹泻表现为频繁的较少量的腹泻，不足以引起脱水。结肠相关腹泻可能出现便血，如果累及直肠的话，可表现为特征性的里急后重。虽然对 HIV 相关脂肪泻的诊断还不够，但可以通过检测粪便脂肪来发现。随着 HAART 的出现，小肠结肠炎的发病率大大降低。

慢性腹泻可由细菌、病毒或原虫病原体感染引起。常见的致病菌有沙门氏菌、志贺氏菌、空肠弯曲菌、大肠埃希菌和单核细胞性李斯特菌。艰难梭菌是细菌性腹泻的另一个原因。引起小肠结肠炎的其他原因有气单胞菌、邻单胞菌、耶尔森菌和弧菌。鸟分枝杆菌复合群和分枝杆菌结核病被认为是 HIV 感染晚期腹泻的原因。其他重要的机会性病原体有隐孢子虫、微孢子虫属、囊孢子虫、环孢子虫、溶组织内阿米巴和蓝氏贾第鞭毛虫。贾第鞭毛虫病在 HIV 感染中并不常见和严重。隐孢子虫可引起慢性大量水样腹泻，可通过改良抗酸染色、免疫荧光分析和粪便酶免疫分析诊断。等孢子球虫属和环孢子虫可引起小肠腹泻，在进展期 HIV 感染中表现为慢性、严重的腹泻，都可通过改良的大便抗酸染色或十二指肠活检确诊。溶组织内阿米巴感染十分罕见，但非致病性溶组织内阿米巴常见于 20% 的患者。巨细胞病毒是 HIV 病毒性腹泻最常见的原因，但在接受 HARRT 治疗的患者中并不常见。巨细胞病毒累及肠道有不同的表现，可表现为亚临床的慢性腹泻或导致暴发性结肠炎。中毒性巨结肠、大出血或穿孔可发生在严重的结肠炎中。巨细胞病毒性结肠炎常在 CD_4 细胞计数 $<100/mm^3$ 时发生，可通过结肠镜检查、黏膜活检病毒培养和组织病理学来确诊，血、便、尿的培养检出率低。巨细胞病毒性结肠炎常局限于脾曲近端。

一旦排除腹泻的感染性原因，就可以诊断出 AIDS 肠病。AIDS 肠病无明确病因，病原学阴性。AIDS 肠病可能与绒毛萎缩、隐窝结构变形和隐窝 / 绒毛比率降低有关。

肝脏

由于 HAART 延长了 HIV 感染者生存期且易出现重叠感染，越来越多的患者被诊断为 HIV 合并乙型或丙型肝炎病毒感染。这些疾病有共同的感染方式，如静脉注射吸毒、同性恋和接触有偿的性伴侣。在美国 120 万 HIV 感染者中，近 25% 的人同时感染了丙型肝炎病毒。与单纯 HCV 感染相比，HCV 病毒载量在合并 HIV 感染时更高。有趣的是，HAART 治疗后，由于生存期延长，终末期肝病已成为一个重要问题。重叠感染的患者肝纤维化进展迅速。5%~10% 的 HIV 感染者有活动性 HBV 感染。

治疗重叠感染的时机是有争议的。目前的建议是首先开始 HARRT 治疗。抗 -HCV 治疗应在 HAART 治疗应答且 CD_4 细胞计数增加后开始。随着丙型肝炎病毒的直接作用抗病毒药物（direct-acting anti-virals，DAAs）的问世，丙型肝炎的治疗变得更简单，疗效更好。HIV/HCV 重叠感染者的疗效和不良事件发生率与单独 HCV 感染者相似。乙型肝炎病毒的治疗不尽如人意。

不出所料，药物性肝病的发病率很高，但大多数病例都是轻微的无症状肝酶升高。肝紫癜病是一种罕见的疾病，以肝实质内充满血液的囊性间隔为特征，在进展AIDS患者中很少发生。HIV感染者更容易发生代谢综合征，从而导致非酒精性脂肪性肝炎。

胆道系统和胆囊

常见的AIDS相关胆道疾病是非结石性胆囊炎和胆管病，统称为AIDS胆管病（AIDS cholangiopathy, AC）。随着HAART的出现，AC发病率很低，其诊断依赖于胆管异常的临床、生化和影像学证据。AC常发生于CD_4细胞计数<$50/mm^3$的患者。AC的病因不明，但通常起于肠道感染导致的门静脉菌血症。目前已知胆管炎与巨细胞病毒、隐孢子虫和微孢子虫等机会性感染有关。患者表现为发热，右上腹痛伴压痛，血清碱性磷酸酶水平升高，超声提示胆囊内无结石且出现增厚或水肿、闭塞。MRI/ERCP等影像学检查可以提示十二指肠乳头狭窄伴或不伴硬化性胆管炎和较长的肝外胆管狭窄。内镜逆行胰胆管造影可用于治疗。

在HAART中使用阿扎那韦可能会导致胆石症，但十分少见。

胰腺

急性胰腺炎是抗HIV治疗的常见并发症。抗HIV治疗引起急性胰腺炎的药物主要是核苷逆转录酶抑制剂（NRTIs）（去羟肌苷、司坦夫定），蛋白抑制剂诱导的高甘油三酯血症引发急性胰腺炎的相对较少。CD_4细胞计数低和病毒载量高的患者患急性胰腺炎的风险增加。

（C. S. Pitchumoni 著　张亦文 译　陈宁 审校）

其他资源

Andrade HB, Shinotsuka CR, da Silva IRF, et al: Highly active antiretroviral therapy for critically ill HIV patients: A systematic review and meta-analysis, *PLoS ONE* 12(10):e0186968, 2017.

Center for Disease Control and Prevention: *Today's HIV/AIDS epidemic*. https://www.cdc.gov/nchhstp/newsroom/docs/factsheets/todaysepidemic-508.pdf. August 2016.

Lackner AA, Mohan M, Veazey RS: The gastrointestinal tract and AIDS pathogenesis, *Gastroenterology* 136(6):1965–1978, 2009.

Shmagel KV, Saidakova EV, Shmagel NG, et al: Systemic inflammation and liver damage in HIV/hepatitis C virus coinfection, *HIV Med* 17(8):581–589, 2016.

Wilcox CM, Saag MS: Gastrointestinal complications of HIV infection: changing priorities in the HAART era, *Gut* 57:861–870, 2008.

World Health Organisation: *Media center, HIV/AIDS*. http://www.who.int/mediacentre/factsheets/fs360/en/. Updated November 2017.

第109章

感染性食管炎

感染性食管炎可由真菌、细菌或病毒引起。三种最常见的病因是白念珠菌、单纯疱疹病毒（HSV1和HSV2）和巨细胞病毒（CMV）。由上述任何一种或多种病因引起的感染性食管炎最常见的易感因素是获得性免疫缺陷综合征（AIDS）。随着高活性抗逆转录病毒疗法（HAART）的出现，机会性感染的发生率已下降。其他导致免疫缺陷的原因，如控制不佳的糖尿病、慢性肾衰竭和实体器官移植也可能与感染性食管炎有关。

念珠菌性食管炎

念珠菌是人体胃肠道正常菌群的一部分。念珠菌属，主要是白色念珠菌，是引起食管炎最常见的病原体。除了HIV外，其他易导致念珠菌性食管炎的因素包括高龄、频繁使用抗生素、吸入或摄入类固醇激素、糖尿病控制不佳、肾上腺功能不全、酒精中毒、头颈部放疗、血液恶性肿瘤、运动障碍如贲门失弛缓症和硬皮病。常规预防性抗真菌治疗可降低接受实体器官/骨髓移植患者念珠菌性食管炎的发生率。吞咽痛伴或不伴有吞咽困难是其典型症状。虽然鹅口疮可能在许多患者中看到，但无鹅口疮并不能排除念珠菌感染。对所有具有报警症状（吞咽困难、体重减轻和出血）和经验性治疗无效的患者都需要进行食管胃镜检查来诊断。胃镜检查显示食管白色黏膜斑块样病变。活检可证实有酵母和假菌丝侵入黏膜细胞。根据AIDS患者的病史可进行经验性治疗。然而，近50%的患者可能没有治疗应答反应，CMV和HSV的联合感染率很高，特别是当CD_4计数低于200/mm^{3}时。非AIDS的口咽念珠菌病的治疗方法为抗真菌含片或制霉菌素溶液600 000 U每日4次或克霉唑10 mg每日5次。对于免疫抑制患者以及对上述药物无反应的患者，建议每天服用200~400 mg氟康唑，持续2~3周。泊沙康唑400 mg，每日两次序贯为400 mg，一日1次，也是难治性念珠菌食管炎的一种选择。

巨细胞病毒性食管炎

巨细胞病毒性食管炎的易感因素与念珠菌性食管炎几乎相同。尤其是那些接受过器官移植（骨髓移植）、接受长期透析和长期类固醇治疗的患者。巨细胞病毒性食管炎也表现为吞咽痛，但发热和胸骨后胸痛可能是相关特征。胃镜检查显示巨大的、孤立的深溃疡，通常在食管远端，病理组织学显示核内胞质包涵体。治疗方法为静脉注射更昔洛韦5 mg/kg或膦甲酸90 mg/kg。口服缬更昔洛韦是复发患者的一种选择。

单纯疱疹病毒性食管炎

单纯疱疹病毒性食管炎（HSV esophagitis，HSE）常发生于实体器官或骨髓移植患者。主要症状为吞咽痛和/或吞咽困难、发热和胸骨后胸痛（50%的患者）。诊断是通过内镜发现食管溃疡得以证实，溃疡通常是点状的，但可能会合并成火山状。HSE的治疗方法是口服阿昔洛韦200 mg一日5次，或400 mg一日3次，持续1~2周。在免疫功能正常者，HSE可能呈自限性，可在2周内恢复。

（C. S. Pitchumoni 著　张亦文 译　陈宁 审校）

其他资源

Center for Disease Control and Prevention: Candida *infections of the mouth, throat, and esophagus,* Last updated: August 4, 2017. https://www.cdc.gov/fungal/diseases/candidiasis/thrush/index.html.

Patel NC, Caicedo RA: Esophageal infections: an update, *Curr Opin Pediatr* 27(5):642–648, 2015.

Wilcox CM: Overview of infectious esophagitis, *Gastroenterol Hepatol (N Y)* 9(8):517–519, 2013.

第110章

伤寒（副伤寒、肠热症）

伤寒沙门氏菌（*S. typhi*）引起典型的伤寒热，血清甲型副伤寒A、B或者C引起较轻的副伤寒热。这种细菌是通过人的粪便或尿液传播的，但苍蝇或贝类动物（如牡蛎和蛤蜊）也可传播（图110.1）。在发展中国家，粪便污染的供水或食品是流行的主要原因。

据估计，全世界每年发生2100万例伤寒病例，约有20万人死亡。虽然在美国并不常见，但每年有5700例病例发生，大多发生在国际旅客身上。急性发作后，5%的病例出现慢性携带者状态。这种疾病阐明了许多小肠感染性疾病的病理生理现象。

临床表现

该病起病隐匿，表现为发热、头痛、便秘、不适、寒战和肌痛。腹泻和呕吐少见（图110.2）。脉搏频率通常很慢，与高热不一致。典型的热型：每天体温都在上升，第二天早上开始下降。随着时间的推移，体温波峰和波谷逐渐升高。

根据肠道Peyer集合淋巴结肿胀和溃疡的部位，腹痛可能是脐周疼痛、右下腹疼痛或弥漫性疼痛。脾大、肿胀、易于触及是其重要特征。胸部和腹部可能出现淡红色斑疹（玫瑰疹）。

在疾病的第2周，温度上升到39.5~40℃，患者看起来很虚弱。若发热持续到第3周，患者可能会神志不清、脱水、严重厌食、腹泻或典型的"豌豆汤"大便和腹部肿胀伴触痛。未经治疗的存活患者在第4周随着体温开始下降逐渐好转。如无治疗干预，此严重疾病的自然病程为4周至1个月。

据报道，胆结石患者存在慢性携带者状态，是由于伤寒沙门氏菌产生了一种生物膜。一个典型的历史例子是玛丽・马龙（Marry Mallon，或称伤寒玛丽），她是纽约市的一名厨师，感染了至少54人。

诊断

任何从疫区旅行史患者的发热鉴别诊断中都应考虑伤寒。诊断通常是从血液、粪便或尿液中分离出伤寒沙门氏菌或副伤寒沙门氏菌。50%~70%的患者血液培养呈阳性。虽然骨髓培养有90%的阳性率，但它非常痛苦，并不被广泛接受。在发病第1周内，85%~90%的患者粪便培养呈阳性。病原学也可以从皮肤玫瑰疹的活检中获得。Widal试验是一种血清学抗原特异性试验，对来自流行地区的患者没有太大帮助，因为血清阳性也可能表明以前感染过。伤寒的准确诊断仍然存在问题。高特异性的聚合酶链反应（PCR）检测（100%的特异性）并不容易实现。目前正在开发新的免疫诊断方法。

治疗和管理

未经治疗的典型肠伤寒的死亡率可能高达30%，但如果及时和适当治疗，死亡率已降至1%~4%。治疗可选择氯霉素、氨苄西林、阿莫西林和磺胺甲恶唑-甲氧苄啶。然而，目前的首选药物是氟喹诺酮类药物。它们价格便宜，具有良好的组织渗透性，在胆囊中达到高浓度（病原体在此处于载体状态），并提供快速的治疗反应。然而，在印度次大陆，多药耐药（MDR）菌株正在增加。第三代头孢菌素和阿奇霉素也可供选择。氯霉素虽然有粒细胞缺乏的不良反应（发生率1/10 000），但由于其成本低廉而被广泛使用。

慢性带菌状态发生在1%~5%的伤寒患者中，50岁以上的女性患者中更常见。治疗选择包括阿莫西林或氨苄西林联合丙磺舒。胆结石患者需要行胆囊切除术。

由于一些生物已经对氯霉素产生了耐药性，环丙沙星和阿莫西林是替代疗法。口服喹诺酮和静脉应用第三代头孢菌素也被用来治疗耐药伤寒。

伤寒有两种疫苗，有口服（Ty21a，活疫苗）和静脉用（Vi 荚膜多糖）两种形式。WHO 建议为国际旅行者和流行地区的儿童应用疫苗。

病程和预后

大多数并发症发生在感染的第 3 周或第 4 周。肠穿孔可能发生在感染的淋巴组织的溃疡部位。罕见的并发症包括消化道出血、无结石性胆囊炎、心内膜炎、心包炎、肝脾脓肿和自发性脾破裂。在恢复期儿童可能出现白细胞增多症，成人则可能出现白细胞减少症和贫血。

（C. S. Pitchumoni 著 张亦文 译 陈宁 审校）

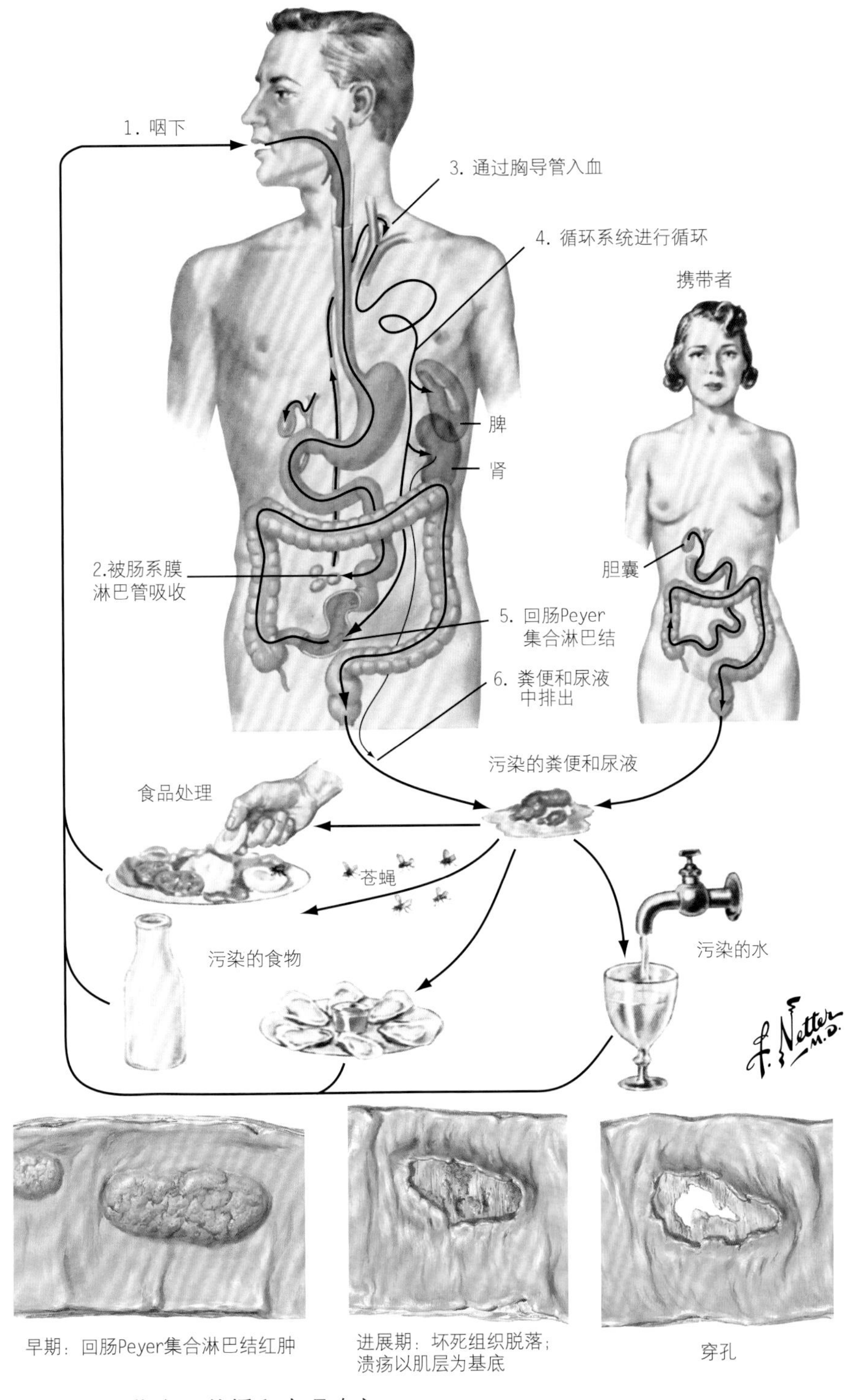

图 110.1 伤寒：传播和病理改变

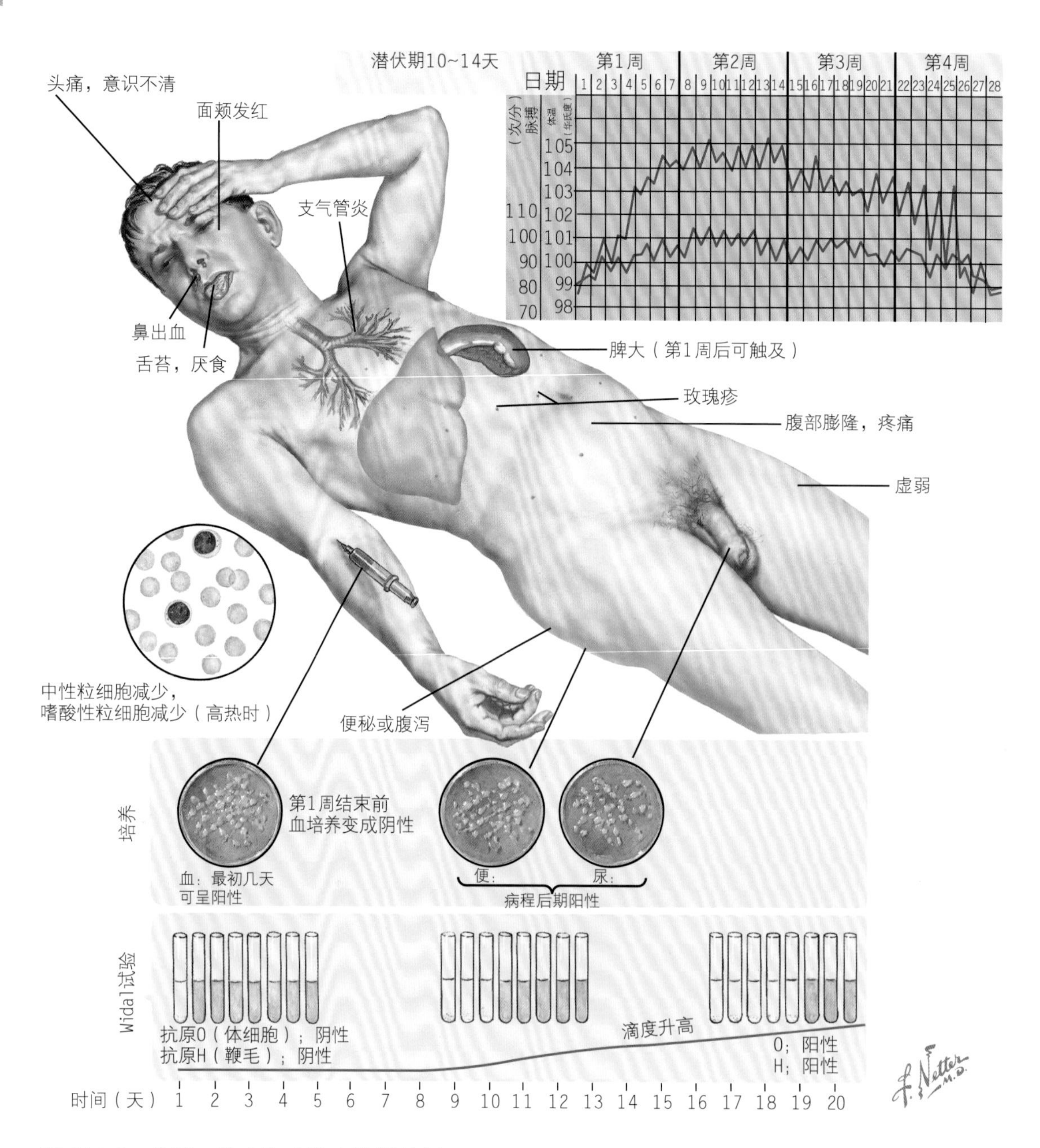

图 110.2 伤寒：临床和实验室诊断特征

其他资源

Buckle GC, Walker CL, Black RE: Typhoid fever and paratyphoid fever: Systematic review to estimate global morbidity and mortality for 2010, *J Glob Health* 2(1):010401, 2012.

Centers for Disease Control and Prevention—National Center for Health Statistics: *Typhoid fever*. https://www.cdc.gov/typhoid-fever/sources.html. (Accessed 25 April, 2014).

Galán JE: Typhoid toxin provides a window into typhoid fever and the biology of salmonella typhi, *Proc Natl Acad Sci USA* 113(23):6338–6344, 2016.

Gonzalez-Escobedo G, Marshall JM, Gunn JS: Chronic and acute infection of the gall bladder by salmonella typhi: understanding the carrier state, *Nat Rev Microbiol* 9(1):9–14, 2011.

Harris JB, Ryan ET: Enteric fever and other causes of fever and abdominal symptoms. In Mandell GL, Bennett JE, Dolin R, editors: *Mandell, Douglas and Bennett's principles and practice of infectious diseases*, ed 8, Philadelphia, 2015, Elsevier–Churchill Livingstone, pp 1270–1282.

第 111 章

食物中毒和肠道病原

食物中毒以摄入不洁饮食后数小时或数天发展至急性胃肠炎为特征。不洁食物可能含有活的生物体，可在人体寄生并引发特定感染，更常见的是食物中生长的生物体本身产生毒素导致感染。此外，蘑菇、鱼类和贻贝等食物可能含有有毒成分。据估计，美国每年发生 3800 万到 7800 万的食物中毒事件，由此相关的并发症可导致大约 32.5 万的患者住院以及 2000~5000 例患者死亡。本章主要讲述胃肠炎，但也包括了影响其他器官系统的食源性疾病。基于地区和爆发情况，50% 归因于细菌，50% 归因于病毒（尤其是诺如病毒；专栏 111.1 和表 111.1）。

临床表现

致病性的生物体可能产生毒素，或侵入人体黏膜。常见的产毒素生物体是金黄色葡萄球菌、蜡样芽孢杆菌、产气荚膜梭状芽孢杆菌、产毒素的大肠埃希菌和霍乱弧菌、沙门氏菌和志贺氏菌。具有侵袭性的细菌通常是沙门氏菌和志贺氏菌，也包括弯曲杆菌、霍乱弧菌、侵袭性大肠埃希菌和小鼠结肠炎耶尔森菌。

图 111.1 和图 111.2 描述了食物中毒时不同感染和毒素类型对应的临床症状和表现。

考虑到患者的年龄、并发症以及毒素的差异，临床症状多变。腹泻或呕吐的严重程度可能不同，比如蜡样芽孢杆菌可导致腹泻型或呕吐型食物中毒。食用可疑食物后短期发病，考虑为产毒素型生物体；若延迟发病则考虑为传染性生物体可能性大。

诊断和治疗

诊断很大程度有赖于获得特定人群的大便或其他分泌物进行培养。由于这些感染是相对短暂的，血清学检测除了有助于流行病学研究，其余价值有限（图 111.1）。

霍乱

霍乱通常是由革兰氏阴性杆菌霍乱弧菌所引起的可在数小时内导致患者死亡的疾病。一旦霍乱弧菌侵入肠道，其剧烈的毒素增加腺苷酸环化酶的活性，从而阻止水分重吸收，肠腔液体及电解质分泌增多，使患者迅速脱水。每日经肠道可排出多达 20 L 液体。如果不能尽快补充液体，患者会死亡。其他种类的弧菌在印度次大陆肆虐。美国南部偶尔有报道，南美洲也曾经有过流行。

依据 WHO/UNICEF 报道，如果能够及时给予口服补液，大多数患者可被治愈。标准的口服补液盐

专栏 111.1　可导致食物中毒的微生物

细菌

- 布氏菌属
- 弯曲菌属
- 大肠杆菌，0157:H7
- 大肠杆菌，非 0157:H7
- 李斯特杆菌
- 伤寒沙门氏菌
- 非伤寒沙门氏菌
- 痢疾杆菌属
- 非霍乱弧菌属
- 嗜盐弧菌属
- 小肠耶尔森菌属

产细菌毒素的：

- 蜡样芽孢杆菌
- 肉毒梭菌
- 产气荚膜梭菌
- 金黄色葡萄球菌
- 链球菌属

寄生虫

- 隐孢子虫
- 圆孢子虫
- 蓝氏贾第鞭毛虫
- 弓形虫
- 旋毛线虫

病毒：

- 诺瓦克样病毒
- 轮状病毒
- 星状病毒
- 甲型肝炎病毒

表 111.1　美国可导致食源性疾病的微生物[a]

微生物	疾病常用名	摄入后起病时间	症状	持续时间	食物来源
蜡样芽孢杆菌	蜡样芽孢杆菌食物中毒	10~16 小时	腹部绞痛，水样泻，恶心	24~48 小时	炖菜，肉汁，香草酱
空肠弯曲杆菌	弯曲菌病	2~5 天	腹泻，绞痛，发热，呕吐；可能有血样腹泻	2~10 天	未加工的家禽，未灭菌的乳制品，污染的水
肉毒梭菌	肉毒中毒	12~72 小时	呕吐，腹泻，视物模糊，视物重影，吞咽困难，肌无力。可导致呼吸衰竭和死亡	多变	不合格的罐装食物，尤其是自家罐装的蔬菜、发酵的鱼、铝箔烘焙的土豆
产气荚膜梭菌	产气荚膜梭菌食物中毒	8~16 小时	剧烈的腹部绞痛，水样泻	大多 24 小时	鱼，家禽，肉汁，干燥或预煮的食物，过期或超温的食物
隐孢子虫	肠道隐孢子虫病	2~10 天	腹泻（常为水样），胃痉挛，腹部不适，轻度发热	可缓解及复发持续数周或数月	未加工的食物或食物加工后被污染，被污染的饮用水
产毒素大肠埃希菌	大肠埃希菌感染（旅行者腹泻的常见原因）	1~3 天	水样泻，腹部绞痛，部分有呕吐	3~7 天或更久	被人类粪便污染的水或食物
0157:H7 大肠埃希菌	出血性肠炎或 O157:H7 大肠埃希菌感染	1~8 天	严重（常为血样）腹泻、腹痛和呕吐。一般很少或没有发热。更多见于 4 岁及以下儿童。可导致肾衰竭	5~10 天	未熟的牛肉（尤其是汉堡），未杀菌的奶和果汁，未加工的水果和蔬菜（比如发芽），被污染的水
甲型肝炎病毒	肝炎	平均 28 天（15~50 天）	腹泻，茶色尿，黄疸和流感症状（如发热、头痛、恶心和腹痛）	多变，2 周 ~ 3 个月	未加工的食物，被污染的饮用水，未煮熟的食物、煮熟食物被感染的加工者接触后未再次加热，污染水里的贝类
李斯特杆菌	李斯特菌病	胃肠道症状 9~48 小时，侵袭性疾病 2~6 周	发热、肌肉痛、恶心和呕吐。孕妇可能有轻微的流感，感染可导致早产和死胎。老人和免疫抑制患者可能有菌血症或脑膜炎	多变	未杀菌的奶，未杀菌的奶制成的软奶酪，即食熟肉
诺如病毒	病毒性胃肠炎的多种叫法，冬季腹泻，急性非细菌胃肠炎，食物中毒和食物感染	12~48 小时	恶心，呕吐，腹部绞痛，腹泻，发热，头痛。腹泻常见于成人，呕吐多见于儿童	12~60 小时	未加工的食物，被污染的饮用水，未煮熟的食物、煮熟食物被感染的加工者接触后未再次加热，污染水里的贝类
沙门氏菌	沙门氏菌病	6~48 小时	腹泻，发热，腹部绞痛，恶心	4~7 天	蛋，家禽，肉，未杀菌的奶和果汁，奶酪，被污染的水果和蔬菜

续表

表 111.1 美国可导致食源性疾病的微生物[a]

微生物	疾病常用名	摄入后起病时间	症状	持续时间	食物来源
志贺氏菌	志贺氏菌病或细菌性痢疾	4~7 天	腹部绞痛、发热和腹泻。大便可带血和黏膜	24~48 小时	未加工食物，被污染的饮用水，未煮熟的食物，煮熟食物被感染的加工者接触后未再次加热
金黄色葡萄球菌	葡萄球菌食物中毒	1~6 小时	突发剧烈的恶心和呕吐，腹部绞痛，可能有腹泻和发热	24~48 小时	未冷冻的或未规范冷冻的肉，土豆和鸡蛋沙拉，奶油糕点
副溶血弧菌	副溶血弧菌病	4~96 小时	水样泻（偶尔为血样），腹部绞痛，恶心，呕吐，发热	2~5 天	未加工的海鲜，比如贝类
创伤弧菌	创伤弧菌病	1~7 天	恶心，腹泻，腹痛，血源性感染。发热，皮内出血，需手术切除的溃疡。对肝病或免疫力低下患者可致命	2~8 天	未加工的海鲜，比如贝类（尤其是牡蛎）

a 考虑到美国食品供应是世界上最为安全的，联邦政府估测每年大约有 4800 万例食物传播的疾病——相当于每年有 1/6 美国人受累。每年这些疾病导致大约 128 000 例患者住院治疗以及 3000 例死亡。此表涵盖了在美国常见的可致病的食源性微生物。正如表所示，威胁种类繁多，症状从相对轻度不适到非常严重，甚至危及生命的疾病。幼年、老人以及免疫力弱的人群对于大多数食源性疾病风险较高，更易导致严重的后果，此外有一些微生物本身对所有人群具备强大威胁。

源于美国食品与药品管理局。网址 http：//www.fda.gov/downloads/Food/FoodborneIllnessContaminants/UCM187482.pdf（2018 年 4 月获取）

（oral rehydration solution，ORS）粉袋溶解于 1 L 水中，治疗脱水每天最多需要 6 L 液体。经典的成人用 ORS 包含了 124 mmol/L 钠、16 mmol/L 钾、90 mmol/L 氯、48 mmol/L 碳酸氢盐，可帮助电解质和液体的被动吸收，防止大量脱水。严重的霍乱患者或 ORS 不可用时需要静脉治疗。通常对于需要补充的液体量是低估的。建议在第一个 24 小时内通过口服或静脉补充 200 ml/kg 等渗液。抗生素（四环素、环丙沙星和多西环素）是中重度患者足够水化后的辅助治疗。补锌有助于减少儿童腹泻时间及大便量。目前可用的口服霍乱疫苗在阻止疾病流行中具有重要作用。

在补液、霍乱疫苗以及抗生素出现前，霍乱的致死率高达 50%~75%，但目前经过适当的治疗后霍乱死亡率不足 1%。

沙门氏菌病

非伤寒沙门氏菌病是工业化国家食源性肠道感染的常见病因，每年可导致 9380 万食源性疾病以及 15.5 万人死亡。它是由肠道沙门氏菌、鼠伤寒沙门氏菌以及其他血清学类型的沙门氏菌引起的。感染的食物包括奶酪、被污染的原材料、蛋类、肉类、家禽、未高温消毒的牛奶及果汁等。

根据沙门氏菌病的临床类型，沙门氏菌感染可分为伤寒沙门氏菌和非伤寒沙门氏菌感染。胃肠炎是世界范围内沙门氏菌感染的最常见表现，其次是菌血症和肠热病。

沙门氏菌似乎并不在肠道内快速生长，而是侵入淋巴和吞噬组织。临床表现包括无血性腹泻、呕吐、恶心、头痛、腹痛和肌痛，很少合并有胆囊炎、急性胰腺炎、回肠终末穿孔以及阑尾炎。腹泻通常是自限性的，持续 3~7 天，症状大多数在 72 小时内缓解；然而微生物可在大便中存在 1 个月。

通常不推荐常规使用抗生素治疗沙门氏菌感染，因为增加了细菌耐药性的风险，且该病本身为自限性。然而，对于有并发症的重度患者，抗生素的使用可能是必要的。如果患者有菌血症，通常使用两种抗生素治疗 7~14 天，可选的抗生素包括氨苄西林、阿莫西林、复方磺胺甲噁唑、头孢噻肟、头孢

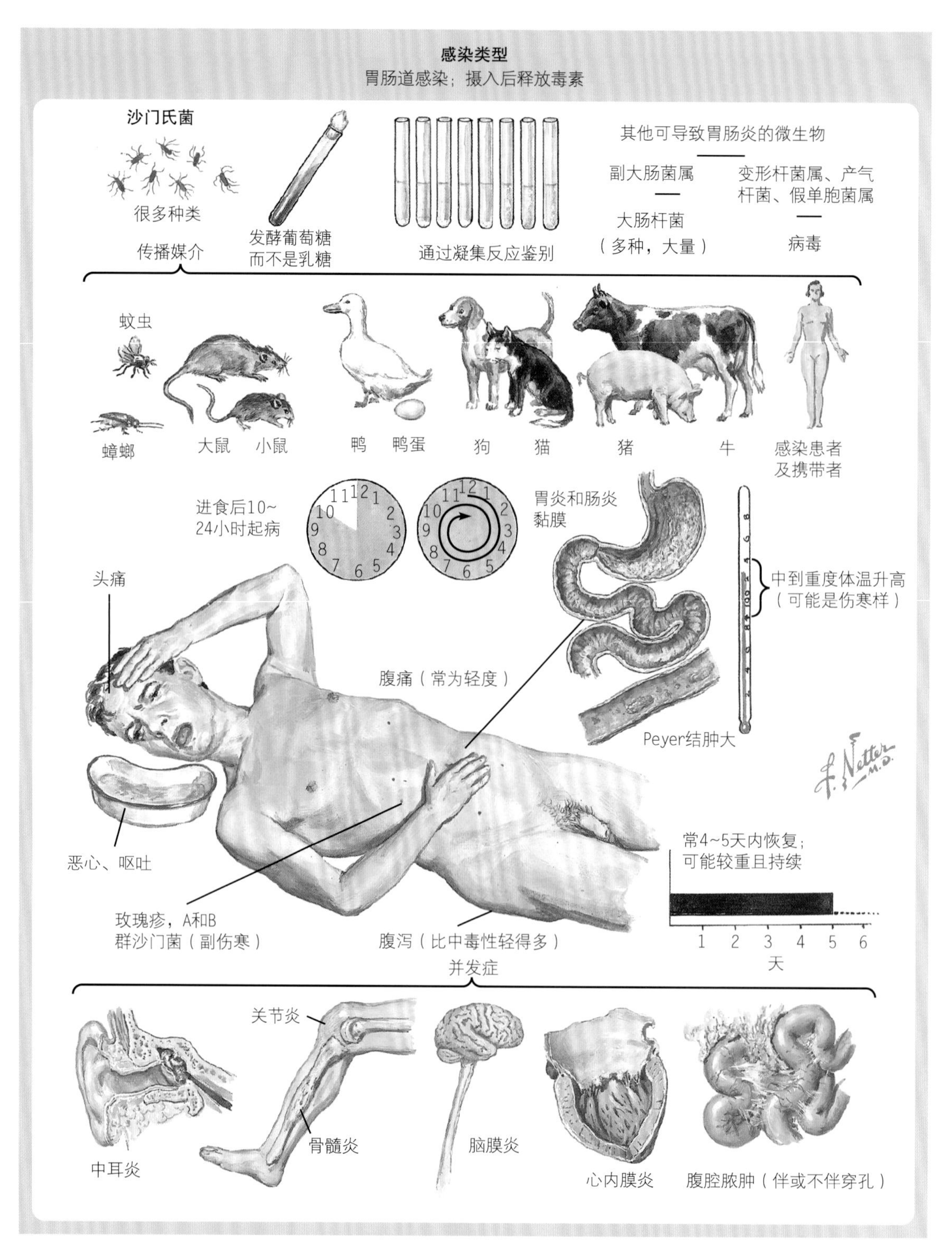

图 111.1 食物中毒：感染类型

曲松、氯霉素和氟喹诺酮。如果患者有血管内感染，则需要 6 周的抗生素治疗。

其他细菌病原体

肠致病性、肠侵袭性和肠出血性大肠埃希菌会产生不同类型的综合征（参见章末“其他资源”）。志贺氏菌会导致典型的细菌性痢疾。

感兴趣的读者可查阅有关产气荚膜杆菌、弯曲杆菌、李斯特菌、耶尔森菌和蜡状芽孢杆菌感染的相关知识。需要注意的是，在现代社会，蜡状芽孢杆菌可能来自不新鲜的或低温冷藏 24~48 小时的炒饭。

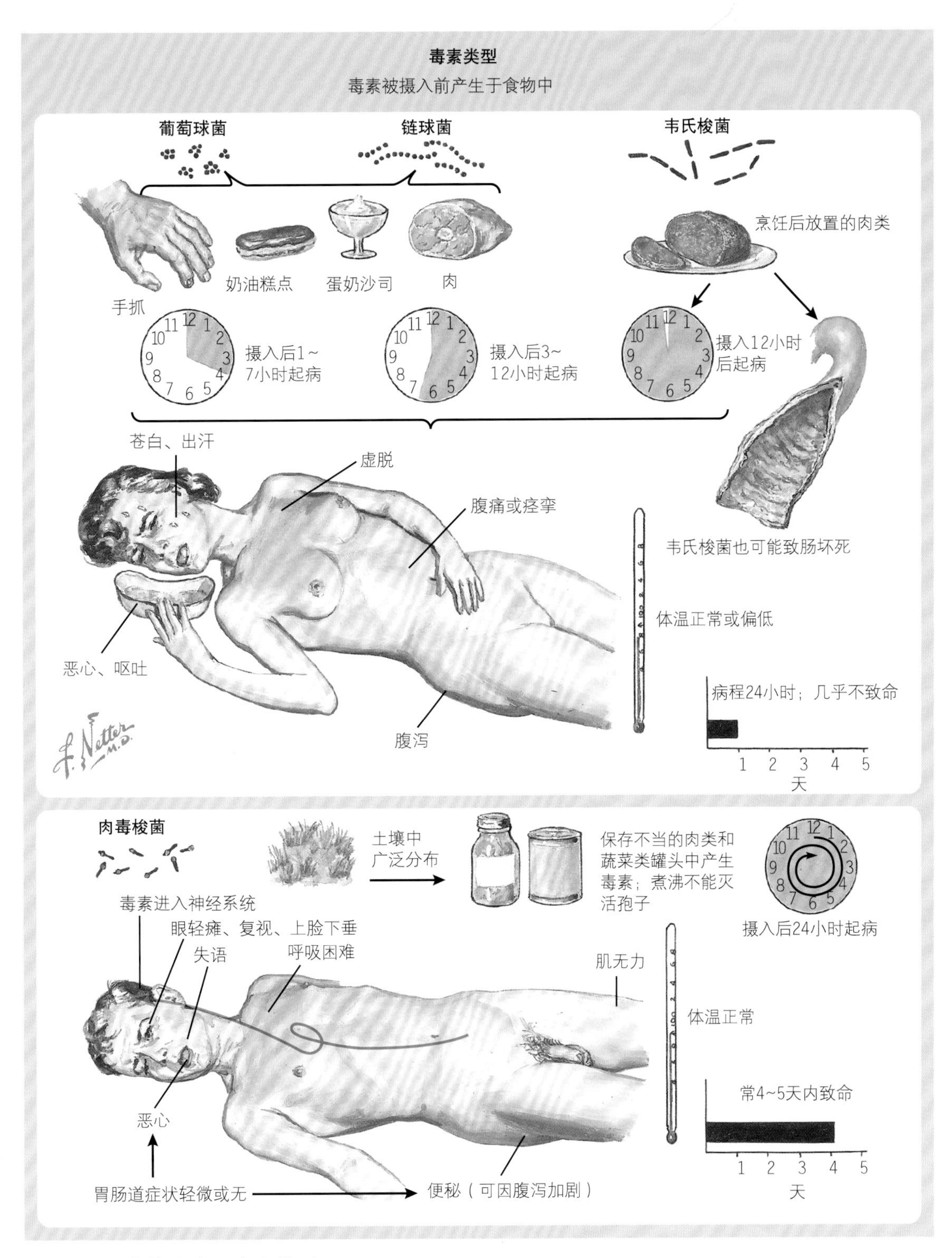

图 111.2 食物中毒：毒素类型

病毒病原体

引起食物中毒的病毒性病原体和细菌性病原体一样常见，包括5类：轮状病毒属、杯状病毒属（诺瓦克病毒属）、肠腺病毒属、星状病毒属和环曲病毒属（造成3%儿童腹泻的包膜单链RNA）。上述病毒感染的症状和综合征都是相似的，仅有一些不同的流行病学发现。诺瓦克病毒在成人中常见，而轮状病毒、腺病毒、星状病毒和环曲病毒在婴儿和儿童中更常见。腺病毒与上呼吸道感染相关，也可导致超过5~7天的呕吐、腹泻和严重脱水。

实验室诊断主要依靠免疫分析或电子显微镜，

目前尚未在普通实验室成功培养出上述病毒。

病毒性食物中毒主要是支持性治疗。当腹泻严重时，补充电解质和液体是必要的。大多数情况下会自发缓解，但对于有合并症或婴儿患者，脱水可能是致命的，特别是在无法补充液体情况下。

旅行者腹泻

随着数以百万计人群往返于发展中国家，旅行者腹泻（traveler's diarrhea，TD）成为一种常见的临床疾病。典型的TD是自限性的，症状持续不超过3天。TD是指旅行相关的3次及以上未成形大便，合并1种以上相关的胃肠道症状（腹痛、痉挛、腹胀），常发生于近期去往卫生条件较差的发展中国家人群。TD在发达国家（缺乏免疫）、15~30岁人群、服用质子泵抑制剂治疗（低胃酸）以及旅行2周内人群中的发病率较高。TD主要是经粪口传播的疾病，由细菌（肠毒素型大肠埃希菌、肠侵袭型大肠埃希菌、弯曲杆菌、志贺氏杆菌、沙门氏菌）、病毒（诺如病毒、轮状病毒）或寄生虫（十二指肠贾第鞭毛虫、球隐孢子虫、溶组织内阿米巴、卡耶塔环孢子虫）导致。粪便培养常显示多种病原菌。很大比例的TD是由可产生热不稳定及热稳定毒素的大肠埃希菌导致。产热稳定毒素的大肠埃希菌多分布于危地马拉、墨西哥和印度。需要注意的是，TD的一个重要致病菌——弯曲杆菌，在亚洲是对环丙沙星耐药的。

尽管不是常规使用，多重定量PCR可用于检测常见病原体。

TD可通过适当的食品卫生措施预防。水杨酸铋可预防TD。抗生素氟喹诺酮（在印度出现耐药性）或利福昔明有助于预防。充分地口服摄入液体水化对于预防和治疗TD相关的脱水至关重要。

病程和预后

感染是通过粪口途径传播，所以预防感染是最重要的。当食物中毒处于（大）流行时，尽量避免接触患者或携带者。如果腹泻导致脱水，口服补液盐是有效的，且应当于静脉补液成为必要治疗前使用。

（C. S. Pitchumoni 著　吴哲 译　陈宁 审校）

其他资源

Giddings SL, Stevens AM, Leung DT: Traveler's diarrhea, *Med Clin North Am* 100(2):317–330, 2016.

Harris JB, LaRocque RC, Qadri F, et al: Cholera, *Lancet* 379(9835):2466–2476, 2012.

Hohmann EL: Nontyphoidal salmonellosis, *Clin Infect Dis* 15(32):263–269, 2001.

Jiang ZD, DuPont HL: Etiology of travelers' diarrhea, *J Travel Med* 24(suppl_1):S13–S16, 2017.

Mody RK, Griffin PM: Foodborne disease. In Mandell GL, Bennett JE, Dolin R, editors: *Mandell, Douglas and Bennett's principles and practice of infectious diseases*, ed 8, Philadelphia, 2015, Elsevier–Churchill Livingstone, pp 1283–1296.

Switaj TL, Winter KJ, Christensen SR: Diagnosis and management of foodborne illness, *Am Fam Physician* 92(5):358–365, 2015.

艰难梭菌和其他抗生素相关腹泻

抗生素使用可通过三种机制导致腹泻。中度腹泻是很多抗生素的副作用，多见于广谱抗生素以及同时应用多种抗生素时。抗生素相关的出血性结肠炎可能罕见于使用青霉素后。产酸克雷伯菌导致的阿莫西林克拉维酸相关出血性结肠炎即是一个很好的例子。然而，艰难梭菌相关疾病（*Clostridium difficile*-associated disease，CDAD）是抗生素相关腹泻的重要原因之一，有重要的公共卫生意义。

在美国，艰难梭菌是院内获得性腹泻的最主要原因之一。CDAD的发病率和严重性与日俱增。最近关于其流行病学的研究结果令人担忧。曾经，CDAD主要是一种院内获得性疾病，但目前社区获得性CDAD正在增加，1/4的病例发生于养老院。同时，复发率、因为中毒性巨结肠或肠穿孔而需要行结肠切除术的重症患者也在增加。

艰难梭菌是一种具有孢子、革兰氏阳性、厌氧及产毒素的细菌。艰难梭菌在多达15%的健康成人肠道中寄生。

致病性

该疾病通过摄入含孢子的粪口途径传播。孢子可在胃酸中存活，并在易感宿主的肠道中发芽成营养细胞。病原体浸润黏液层并黏附于上皮细胞。艰难梭菌可产生毒素A和毒素B。毒素可降低跨上皮细胞阻力、液体积聚以及破坏肠黏膜上皮。一种新的高毒性菌株（魁北克菌株，艰难梭菌BI/NAPI 027）可产生第三种毒素，这是一种可致病情严重的二元毒素。

危险因素

抗生素使用是CDAD的首要病因。抗生素治疗可导致健康肠道微生物菌群紊乱，易诱发CDAD。菌群失调导致内源性细菌改变，相关的抵抗力缺失。最常涉及到的是氟喹诺酮类、氨苄西林-阿莫西林以及克林霉素等抗生素。几乎所有的抗生素，包括静脉用万古霉素，均有报道可导致CDAD。

其他危险因素包括高龄、住院、需要长期护理、近期胃肠道手术、管饲、质子泵抑制剂治疗以及抗动力药物、炎症性肠病、恶性肿瘤、化疗、免疫抑制以及机械通气。

临床表现

CDAD的症状表现多样。大多数病例症状轻微，无须任何治疗腹泻即可消失，从而逃避了诊断。在典型病例中，腹泻的特点是恶臭的黏液水样便。血性腹泻很少见。相关症状包括恶心、呕吐和脱水。轻度白细胞增多常见，白血病样反应罕见。CDAD也有较重患者，爆发性结肠炎相关的中毒性巨结肠、肠道穿孔和多器官功能衰竭可见于重症病例。经过适当治疗后，仍有15%~20%的患者会出现1次复发，第1次复发后有45%的患者会有第2次复发，有近5%的患者会多次复发。CDAD的死亡率一直处于上升中。

疾病的严重程度与患者年龄、营养状况、低白蛋白血症、合并疾病以及细菌基因型（BI/NAPI 027菌株）相关。

诊断

目前CDAD的诊断意见如下。除了可疑麻痹性肠梗阻的患者可以检测直肠拭子，腹泻患者均需检测粪便样本的艰难梭菌。由于无法区别共生生物体与致病生物体，曾经流行的粪便抗原检测已经失去实用价值。目前有更好的检测办法，粪便毒素测定

表 112.1 艰难梭菌肠炎可用的检测方法

检测	方法学	优点	缺点
粪便抗原（谷氨酸脱氢酶测定）	乳胶凝集或免疫层析	初筛 快速检测 <1 小时	单项不具备特异性 需与毒素检测结合
毒素检测	1. 组织培养 2. 酶联免疫毒素 A 或 B 或 AB（存在 A–、B+ 菌株）	仅检测毒素 B 快速 相对便宜	较昂贵且需要 48 小时，且可能恢复为无毒菌株 敏感度较低（相较于组织培养及 PCR）
分子检测	FDA 批准的实时定量 PCR	快速检测 对产毒素 B 的艰难梭菌肠炎敏感且特异 阳性预测值 94%，阴性预测值 99%	昂贵
便培养	培养（仅于复发或药物治疗不佳时需要）	最敏感 爆发时应用	假阳性太多

FDA，美国食品与药品管理局；PCR，聚合酶链反应。

快速、优良。流行病学研究可采用大便培养。

诊断艰难梭菌结肠炎可用的关键检测方法见于表 112.1。

治疗

以下是美国胃肠病协会推荐指南的摘要。绝大多数患者仅有轻微症状，是自限性疾病，不需任何治疗。对于有结肠炎症状的患者，抗菌治疗前需要明确艰难梭菌结肠炎的诊断。CDAD 经验治疗仅限于预计该疾病概率非常高的情况。

如果患者正接受抗生素治疗，应当终止使用。应严格避免使用抑制胃肠动力药物。支持治疗包括充足的补液、补充电解质和预防静脉血栓栓塞。

轻到中度 CDAD 患者应口服甲硝唑每次 500 mg，每日 3 次，疗程 10 天。重度 CDAD 患者应该给予口服万古霉素每次 125 mg，每天 4 次，疗程 10 天。甲硝唑治疗 5~7 天无效者提示应换为万古霉素。可疑中毒性巨结肠时需请外科专家评估。

对于疑似有 CDAD 的炎症性肠病患者，CDAD 的经验治疗应与防治炎症性肠病加重同步开始。CDAD 首次复发可采用与初次治疗相同的治疗方案。重症以及二次复发的患者需用万古霉素治疗。用于治疗复发的万古霉素脉冲疗法包括标准的每次 125 mg，4 次 / 天，持续 10 天，随后每 3 天给予 125 mg，共 10 次。

如果发生第 3 次复发，评估粪菌移植已成为趋势。粪菌移植使用健康患者粪便来恢复结肠微生物以抵抗 CDAD。单次输注粪菌移植的成功率很高。

益生菌通常是标准抗生素治疗方案的辅助治疗。布拉氏酵母菌可减少复发。一项植物乳杆菌的临床试验也显示了明显的临床获益。静注免疫球蛋白治疗 CDAD 无效。

外科手术用于处理中毒性巨结肠和肠穿孔等并发症。

CDAD 患者的治疗包括感染控制措施，以阻止疾病传播。腹泻停止后患者仍会持续数天排出微生物。医院感染控制计划、抗生素管理、接触防范均需严格执行。严格注意手卫生。含酒精的洗手液不足以杀死芽孢。检查不同患者时用肥皂水彻底洗手是最有效的办法。

（C. S. Pitchumoni 著 吴哲 译 陈宁 审校）

其他资源

Hryckowian AJ, Pruss KM, Sonnenburg JL: The emerging metabolic view of clostridium difficile pathogenesis, *Curr Opin Microbiol* 35:42–47, 2017.

Martin JS, Monaghan TM, Wilcox MH: Clostridium difficile infection: epidemiology, diagnosis and understanding transmission, *Nat Rev Gastroenterol Hepatol* 13(4):206–216, 2016.

Martínez-Meléndez A, Camacho-Ortiz A, Morfin-Otero R, et al: Current knowledge on the laboratory diagnosis of clostridium difficile infection, *World J Gastroenterol* 23(9):1552–1567, 2017.

Napolitano LM, Edmiston CE Jr: Clostridium difficile disease: diagnosis, pathogenesis, and treatment update, *Surgery* 162(2):325–348, 2017.

Surawicz CM, Brandt LJ, Binion DG, et al: Guidelines for diagnosis, treatment, and prevention of clostridium difficile infections, *Am J Gastroenterol* 108(4):478–498, 2013.

胃肠结核

结核病是由结核分枝杆菌引起的，是已知人类最古老的疾病之一。根据 WHO 2013 年数据，2012 年全球结核病年发患者数是 860 万，死亡人数为 130 万。结核病是全球第九大死亡原因，排在艾滋病之前。在 2016 年，HIV 阴性患者中估测有 130 万人死于结核病，HIV 阳性者中有 37.4 万。发病率最高的国家包括印度、印度尼西亚、中国和菲律宾。

有两种结核分枝杆菌复合体，分别是人结核分枝杆菌（人类结核病的主要病原体）和牛结核分枝杆菌（主要在牛身上发现，但罕见于人）。对牛奶进行巴氏消毒法已使得牛结核分枝杆菌在世界大部分地区的感染显著下降。HIV 感染患者感染结核病的概率要比普通人高 20 倍。在非洲，20%~26% 的 HIV 感染患者合并有结核病。

虽然结核病主要是肺部疾病，但也可累及中枢神经系统（结核性脑膜炎）、淋巴系统、泌尿生殖系统、骨骼和关节（脊柱 Pott 病）以及胃肠道。包括肝和胰腺在内的胃肠道均可受到结核病影响。全世界肺外结核占 15%。在美国，1/5 的结核病是肺外的，其中 5% 是腹膜结核。

腹部结核有四种形式：①结核性淋巴结、②腹膜、③胃肠道和④内脏（涉及泌尿生殖系统、肝、脾和胰腺）。通常同一个患者有以上 2 种或更多。在结核性淋巴结病中，最常受累的淋巴结是肠系膜、网膜、肝门、腹腔和胰周淋巴结。腹膜结核有以下三种形式：①渗出型最常见，炎症特征常为高蛋白的大量高密度游离或包裹液体；②累及大网膜、肠系膜的粘连型，影像学表现为错综复杂的肠袢；③干酪型有纤维性腹膜反应和粘连。

胃肠道受累的三种方式是：①通过摄入受感染的食物或痰液；②从结核病灶血行播撒；③由邻近病灶直接播撒至腹膜。易感人群摄入结核杆菌感染肠道示意图见图 113.1。胃肠道黏膜层一旦感染结核杆菌，形成上皮样结节。2~4 周后结节发生干酪样坏死并引起溃疡。入侵肠道主要发生在淋巴组织中，因此 Peyer 结是最易受影响的。回肠末端淋巴组织丰富，最易发生肠结核。形态学上，肠道结核可导致肠道溃疡或增生。溃疡型中，结核杆菌浸润 Peyer 结淋巴滤泡后肠道溃疡逐渐进展。溃疡基底部形成坏死，可能导致穿孔或播撒到腹膜。较少见的增生型可出现广泛的肉芽肿形成和纤维化。在结肠，会形成类似癌症的“餐巾环”病变。

结核性腹膜炎可通过传播或直接扩散而发生。干酪样肉芽肿是该病的特征。结核病累及阑尾已有报道。

临床表现

最常见的肠道结核症状是腹痛、发热、厌食、腹泻、体重下降、便秘、腹胀以及较少见的胃肠道出血。当病变位于胃或十二指肠时，以累及器官的相关症状为主。肠结核是最常见类型，腹痛是最主要症状。结直肠结核可能以表面覆暗白或黄色渗出物的线状、裂隙性、横向或环周溃疡为特征。

食管结核罕见，表现为固体食物吞咽困难。肝脏结核亦罕见，仅占所有结核病例的 1%，但在艾滋病患者中较多，表现为发热、肝大、腹痛和体重减轻等非特异性症状，生化特征是碱性磷酸酶和谷氨酰基转移酶升高。

诊断

在评估无典型胃肠道症状的患者时需高度怀疑为腹部结核。人口学数据如原籍国、免疫状况、糖尿病、生物制剂治疗、类固醇治疗、营养不良、吸烟、酗酒、艾滋病、结核病家族史等均提示高危。

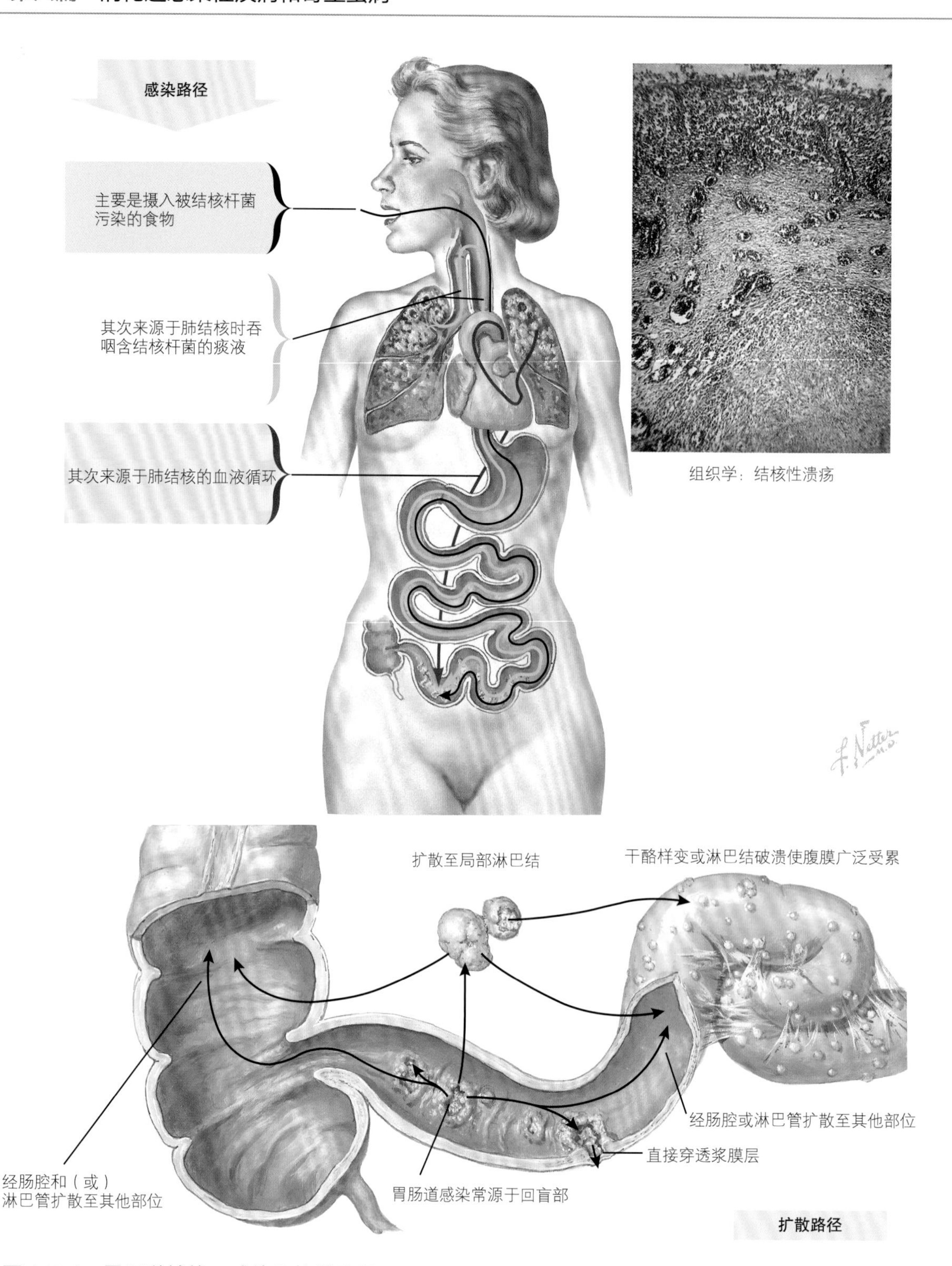

图 113.1　胃肠道结核：感染和扩散路径

被监禁和收容的人群结核患病风险也较高。

可用的检测手段包括组织病理学、结核杆菌培养、T-SPOT TB 试验以及酶联免疫吸附试验（ELISA）。结核杆菌培养虽然具有特异性，但培养收益低且耗时，可能需要长达 6 周的培养时间。T-SPOT 或 QuantiFERON 试验检测外周血单核细胞对结核分枝杆菌特异性抗原产生干扰素 γ，敏感性可达 70%~90%。

有帮助的影像学检查包括胃肠道钡造影、CT 扫描、小肠镜、达到回肠的结肠镜以及活检。确诊有赖于结核性肉芽肿。若肉芽肿是非干酪样，那么很难区分肠结核与克罗恩病。

超声检查可发现肿大的淋巴结和腹水，随后取样进一步分析，有助于腹部和肝脏结核诊断。腹水为渗出性（>3 g%），血清-腹水蛋白梯度<1.1 g%。腹水中腺嘌呤脱氨酶活性是结核病的特异性标记。

腹腔镜下腹膜检查可直接看到肉芽肿并取活检，可使得80%~90%的患者得到确诊。

纯化蛋白衍生物（PPD）皮肤试验（Mantoux试验）为55%~70%的腹部结核患者提供了证据支持。1/3的结核病患者结核菌素试验呈阴性。有时候，将其与克罗恩病、淋巴瘤、恶性肿瘤、憩室病、阑尾炎以及其他胃肠道感染相鉴别很困难。确定诊断需要满足以下条件之一：

- 感染组织培养出结核分枝杆菌
- 可见结核分枝杆菌的组织学表现
- 可见干酪样坏死肉芽肿的组织学表现
- 典型的肠道大体病理表现
- 相应淋巴结有干酪样坏死肉芽肿

治疗和处理

腹部结核的治疗为6个月的抗结核治疗，包括2个月的异烟肼、利福平、吡嗪酰胺和乙胺丁醇，以及4个月的异烟肼和利福平。

如果出现耐多药结核病，则使用吡嗪酰胺、利福平和乙胺丁醇等一线口服药物，治疗通常持续至少6个月。其他药物包括阿米卡星、左氧氟沙星、环丝氨酸、硫代酰胺、卡那霉素、卷曲霉素和对氨基水杨酸也可用。

腹膜阻塞性结核患者可能需要腹腔镜手术。

病程和预后

预后取决于结核病患者的合并症和基础免疫状态。病程早期使用多种抗结核治疗通常是有效的。在重症艾滋病患者中，结核病可能是致命的。早期治疗对于免疫抑制患者至关重要，如果早期怀疑结核病，在组织学和病原学确认之前即可开始治疗。即使检测显示耐药，因为有大量的药物可供选择，治疗也可成功。

（C. S. Pitchumoni 著　吴哲 译　陈宁 审校）

其他资源

Chugh SN, Jain V: Abdominal tuberculosis—current concepts in diagnosis and management. In Singal RK, editor: *Medicine update (volume 17, 2007)*, 2007, Jaypee Brothers Pvt Ltd, pp 600–608.

Debi U, Ravisankar V, Prasad KK, et al: Abdominal tuberculosis of the gastrointestinal tract: revisited, *World J Gastroenterol* 20(40):14831–14840, 2014.

Evans RP, Mourad MM, Dvorkin L, Bramhall SR: Hepatic and intra-abdominal tuberculosis: 2016 update, *Curr Infect Dis Rep* 18(12):45, 2016.

Global tuberculosis report 2017: World Health Organization.

第 114 章

腹部放线菌病

腹部放线菌病最常见病原体是革兰氏阳性厌氧菌——衣氏放线菌。然而，其他属也可引起类似症状。放线菌作为共生菌分布于口腔、上消化道和女性泌尿生殖道。随着宫内节育器（IUD）的使用，腹部和生殖道放线菌病的发生率增高。人体有三种主要类型的临床感染综合征：颈面部感染（15%~60%）、胸部感染（15%~30%）以及腹部感染（20% 有肝脓肿）。中枢神经系统很少累及。腹腔内放线菌病的临床及影像表现均较为模糊，类似于腹壁肿瘤。腹部感染经常在无明显诱因下发生，但很少发生于胃肠道手术、内镜下手术或外伤时。放线菌病是一种无症状、缓慢进展的疾病，因此诊断可能会延迟数月至数年。

回盲瓣区是最常见的感染部位，但胃肠道任何部位均可受累。黏膜病变罕见，内镜检查无助于诊断，淋巴结也极少累及。推测一旦腹腔感染放线菌，可引流入肝脏导致肝脓肿。幸运的是，当该疾病出现症状时，通常局限于单个器官内而不会扩散。放线菌是固有菌落，当患者处于易感状态，如手术、创伤、消耗性疾病（如恶性肿瘤、糖尿病）或慢性皮质类固醇使用时，感染易发生和进展。

临床表现

大多数患者有疼痛、体重下降和发热，如果有内脏受累可能会出现厌食和寒战。肝脏放线菌感染无特异性，可能会伴随慢性瘘管，或表现为硬块或脓肿，因此必须在肝脓肿患者中加以考虑。

诊断

鉴于临床表现不特异，诊断较为困难，常在脓肿进行手术探查或引流后才做出该诊断。因为腹部放线菌多位于右下腹，当克罗恩病、回肠结核以及阑尾炎出现难以解释的表现时，必须考虑到放线菌病。典型的症状包括硬化肿块、窦道和瘘管、脓肿（图 114.1）。腹部放线菌病可能会掩盖盲肠或阑尾癌表现。

常规血液和生化检查对于诊断没有帮助。可能存在轻度白细胞升高、贫血和红细胞沉降率加快。碱性磷酸酶升高提示肝脓肿可能。仅 25%~50% 患者的培养呈阳性。革兰氏染色显示珠状、分支状或革兰氏阳性杆状物。放线菌可从血液中检出。诊断有赖于细针穿刺或活检，病理可见特征性表现及硫磺样颗粒。硫磺样颗粒实际上是微菌落，颗粒边缘典型的嗜酸性物质代表了宿主的反应。

枸橼酸钾 -67 闪烁显像可显示感染灶的摄取和放射性增加。由于类似于腹壁瘤，其他放射学发现可能会误导诊断。

治疗和管理

一旦放线菌病诊断成立，即需长疗程的抗生素治疗。标准治疗是静脉注射青霉素 G 2~6 周，然后口服青霉素 V（2-4 g/d）6~12 个月。孕妇可以给予红霉素。青霉素过敏患者可给予强力霉素、米诺环素或克林霉素。当出现坏死或脓肿时，需要外科手术干预。

病程和预后

由于病程缓慢，腹腔放线菌病需要长期治疗。用 CT 监测治疗进展可能是必要的。如果腹部放线菌病与恶性肿瘤相关，则预后与恶性肿瘤的病程相关。然而，如果与慢性疾病（如糖尿病）相关，放线菌病可能被治愈。少于 3 个月的治疗可能会导致复发。

（C. S. Pitchumoni 著　吴哲 译　陈宁 审校）

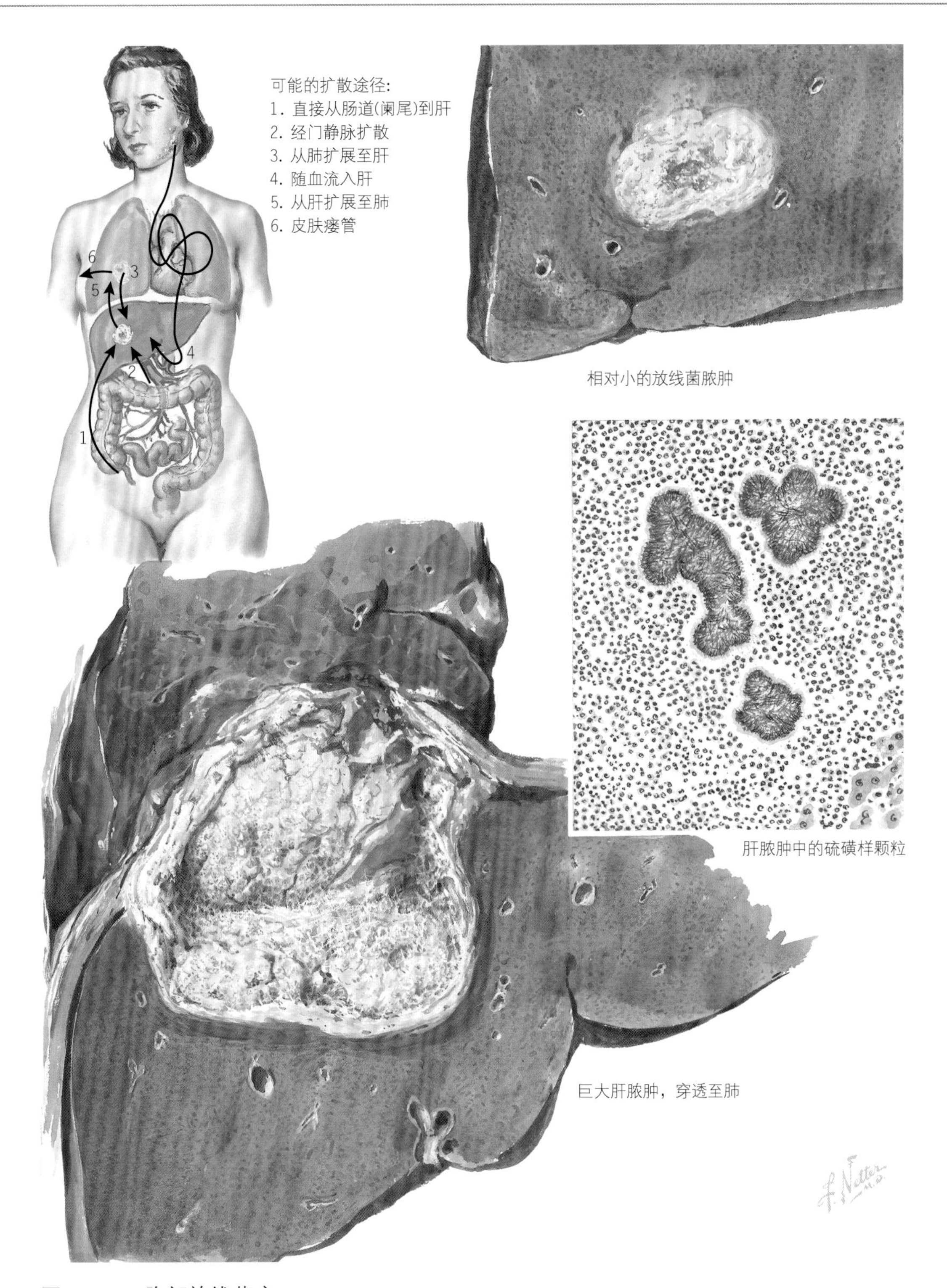

图 114.1 腹部放线菌病

其他资源

Könönen E, Wade WG: Actinomyces and related organisms in human infections, *Clin Microbiol Rev* 28(2):419–442, 2015.

Montori G, Allegri A, Merigo G, et al: Intra-abdominal actinomycosis, the great mime: case report and literature review, *Emerg Med Health Care* 3:2, 2015.

Russo TA: Agents of actinomycosis. In Mandell GL, Bennett JE, Dolin R, editors: *Mandell, Douglas and Bennett's principles and practice of infectious diseases*, ed 8, Philadelphia, 2015, Elsevier–Churchill Livingstone, pp 2864–2873.

Sung HY, Lee IS, Kim SI, et al: Clinical features of abdominal actinomycosis: a 15-year experience of a single institute, *J Korean Med Sci* 26(7):932–937, 2011.

Wong VK, Turmezei TD, Weston VC: Actinomycosis, *BMJ* 343:2011.

第115章

阿米巴病

世界范围内，阿米巴病由溶组织内阿米巴引起，是第三种最常见的寄生虫病，每年影响5000万人，造成10万人死亡。阿米巴病在中美洲、南美洲、非洲和亚洲非常流行。在美国常见的原生动物感染中，溶组织内阿米巴排第三位（1.2例/10万人），仅次于蓝氏贾第鞭毛虫和隐孢子虫。尽管人芽囊原虫较以上三种更为常见，但其致病性尚存争议（图115.1）。阿米巴病通过被污染的食物和水以粪口途径传播（图115.1）。卫生条件差的国家感染率最高。据估计，侵入性溶组织内阿米巴患者每年可产生5万个囊肿。这些囊肿具有高度传染性。

迪斯帕内阿米巴是一种非侵袭性的阿米巴，局限于肠道，感染率预计比溶组织内阿米巴高7~10倍。

溶组织内阿米巴滋养体从摄入的包囊中释放后变得具有侵袭性。可通过结肠黏膜扩散，引起结肠炎，进入门静脉循环扩散到肝脏形成肝脓肿，或扩散到其他部位。肝-肺阿米巴病（脓胸、支气管-肝瘘、胸膜肺脓肿发展和急性心包炎）以及脑和皮肤阿米巴病是最常见的腹外阿米巴病。

临床表现

大多数肠道阿米巴病患者有腹泻，可能较轻，也可能是伴有血便、里急后重和肠痉挛的结肠炎，少数情况下可发展为暴发性中毒性结肠炎。仅10%溶组织内阿米巴病患者有症状，其他患者为慢性携带者。常见腹痛和压痛，仅40%的患者出现发热。有报道中毒性巨结肠患者经外科探查后偶然诊断出阿米巴结肠炎。长期使用类固醇治疗的溃疡性结肠炎患者肠道穿孔率较高。结肠阿米巴病与其他导致感染性腹泻的疾病类似，如炎症性肠病、缺血性肠炎、憩室炎和动静脉畸形。阿米巴瘤是一团周围纤维化的肉芽组织，常位于回盲部，可表现为类似癌症、克罗恩病、回盲部结核、淋巴瘤和卡波西肉瘤的结肠梗阻。

诊断

早期诊断有赖于在患者粪便中检出病原体。活动性结肠炎患者可见吞噬红细胞的滋养体。慢性携带者通过粪便排出包囊。当发生肠外阿米巴病时，粪便中可能不存在溶组织内阿米巴，此时进行粪便检测没有帮助。常规实验室检查无法区分迪斯帕内阿米巴和溶组织内阿米巴。白细胞可能升高或不升高。嗜酸性粒细胞不升高。

粪便抗原检测试验（溶组织性阿米巴Ⅱ ELISA）相比于粪便显微镜检查具有更高的敏感度。该测试还可区分迪斯帕内阿米巴和溶组织内阿米巴。PCR在敏感度上有优势，但检测较复杂且昂贵。与肝脓肿相比，肠道阿米巴病的血清学检测敏感度较低。阿米巴结肠炎的内镜下诊断较为困难，因为其外观可能与其他结肠疾病类似。组织学上，溶组织内阿米巴可通过侵袭黏膜和黏膜下层导致典型的烧瓶状溃疡，其基底部由广泛的纤维蛋白和细胞碎片组成。

任何结肠炎的鉴别诊断均需要评估溶组织内阿米巴，尤其是该疾病流行的地区、卫生条件较差的国家以及移民聚集区域。在诊断肝脓肿等肠外表现的患者时，穿刺物检查至关重要。近60%的阿米巴肝脓肿患者没有阿米巴结肠炎，因此粪便查包囊或滋养体、内镜检查没有价值。肝脓肿最初由腹部B超、CT或MRI确定。诊断或治疗性引流脓肿作用有限。然而，当认为脓肿破裂迫在眉睫、阿米巴脓肿和化脓性脓肿鉴别至关重要或抗原虫治疗缺乏反应时可能需要穿刺。肝脏阿米巴病中乙状结肠镜或粪

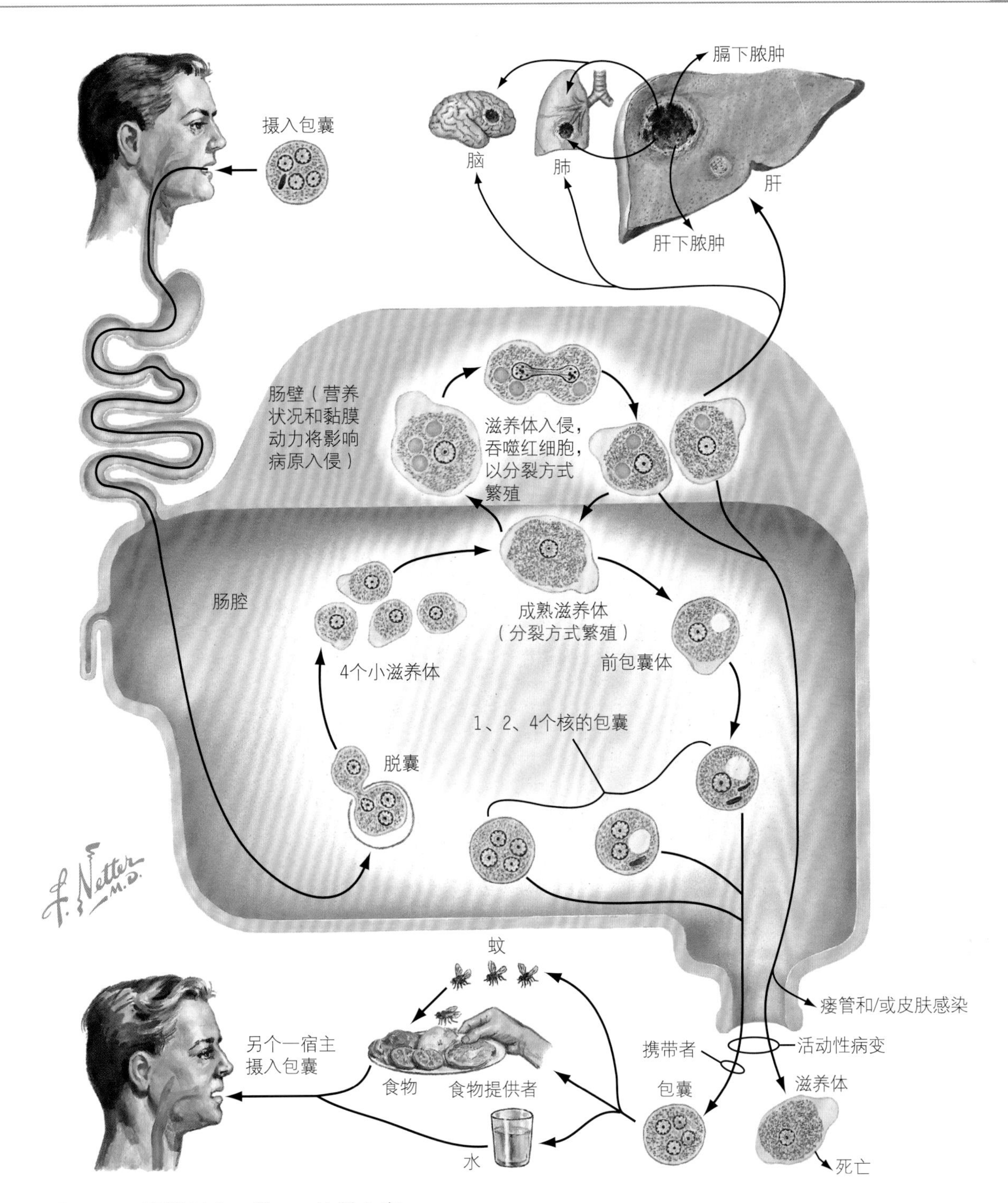

图 115.1 阿米巴病：粪 - 口传播疾病

便检测可能是阴性的，无助于诊断。

治疗和管理

治疗因阿米巴病的类型而异。无症状的包囊携带者可通过肠腔内制剂如双碘喹啉每次 650 mg，3 次 / 天，连续 20 天；巴龙霉素每次 500 mg，3 次 / 天，连续 7 天；或二氯尼特每次 500 mg，3 次 / 天，连续 10 天（目前美国无法使用）。急性结肠炎患者建议使用甲硝唑（750 mg）加一种肠腔内制剂持续治疗 7~10 天（儿童根据体重计算剂量）[①]。

对于阿米巴肝脓肿，甲硝唑每次 750 mg，3 次 / 天，

① 儿童剂量依据体重给予（kg）。

静脉注射或口服，加一种肠腔内制剂，持续使用7~10天。替硝唑每次800 mg，3次/天，持续5天也是一种选择，在世界其他地区常用。顺霉素是一种不可吸收氨基糖苷类，是孕妇的首选药物。

通过充分的、早期的积极治疗，肝脓肿的死亡率降至1%以下。治疗3天内的反应非常显著。脓肿经皮穿刺引流可能是必要的，尤其是可能已经破裂。曾经阿米巴病治疗常用的药物依米丁与潜在的心脏毒性有关。脱氢依米丁对肝脓肿等组织感染有效，对于管腔疾病无效，由于毒性较低，其比依米丁更受青睐。在美国，脱氢依米丁仅能够从疾病控制与预防中心获得。

预后

阿米巴病合并HIV感染或自身免疫疾病的预后较差，但合并症较少的阿米巴病患者预后较好。

（C. S. Pitchumoni 著 吴哲 译 陈宁 审校）

其他资源

Haque R, Huston CD, Hughes M, et al: Amebiasis, *N Engl J Med* 348(16): 1565–1573, 2003.

Haque R, Mollah NU, Ali IK, et al: Diagnosis of amebic liver abscess and intestinal infection with the techlab entamoeba histolytica II antigen detection and antibody tests, *J Clin Microbiol* 38(9):3235–3239, 2000.

Hechenbleikner EM, McQuade JA: Parasitic colitis, *Clin Colon Rectal Surg* 28(2):79–86, 2015.

Gonzales ML, Dans LF, Martinez EG: Antiamoebic drugs for treating amoebic colitis, *Cochrane Database Syst Rev* (2):CD006085, 2009.

Mohapatra S, Singh DP, Alcid D, et al: Beyond O&P times three, *Am J Gastroenterol* 113:805–818, 2018.

Stanley SL Jr: Amoebiasis, *Lancet* 361(9362):1025–1034, 2003.

蓝氏贾第鞭毛虫和其他寄生虫感染

蓝氏贾第鞭毛虫又称肠贾第鞭毛虫（或十二指肠贾第鞭毛虫），是一种有鞭毛的肠道原虫（图116.1）。据报道，美国每年约120万人因贾第鞭毛虫感染而出现胃肠道症状。该虫是美国最常见的肠道寄生虫。

蓝氏贾第鞭毛虫的生命周期包括肠内滋养体（活动）相和包囊相。包囊可在水中或通过家畜和野生动物等大量宿主轻易传播，例如海狸作为湖泊、水库和河流中的鞭毛虫潜在感染媒介受到广泛关注。人类通过水源、食源以及人际传播而摄入包囊导致感染发生。婴儿、儿童、老年人和免疫抑制患者感染风险高，其他危险因素包括日托中心、免疫缺陷和男男性行为。饮用未经处理的湖泊、溪流或井水的徒步者、背包客和露营者感染风险也较高。少至10个包囊即可导致感染。一旦包囊进入胃，胃酸可刺激包囊形成滋养体，后者进入十二指肠并黏附于黏膜上。高感染率地区的人群可建立免疫力。贾第鞭毛虫借助于腹部吸盘吸附在肠上皮细胞。一旦附着即可引起病理损伤，导致临床症状。滋养体以二分裂方式繁殖，当暴露在肠道不利生存的环境中后会形成包囊。一个严重感染的宿主可释放数以千计的包囊到环境中。

临床表现

蓝氏贾第鞭毛虫滋养体在十二指肠形成后即可引发临床症状。潜伏期持续7~14天，但在出现症状1周后粪便才出现包囊。宿主可能是无症状携带者，可表现为急性、自限性腹泻或伴有并发症的慢性腹泻。短暂的腹泻可能被忽视。慢性腹泻发生于25%~30%的患者，体重轻微下降10磅（约4.5 kg）可发生于50%的患者。最严重的症状出现于2岁以下儿童、免疫缺陷或免疫球蛋白A缺乏的患者。分泌性免疫球蛋白A缺乏与贾第鞭毛虫病和结节性淋巴样增生有关。40%的患者出现乳糖不耐受，并可持续数月。在学龄期儿童，感染可能导致锌缺乏。

诊断

若患者长期腹泻且去过（或居住在）贾第鞭毛虫病流行地区，或贾第鞭毛虫病在该社区流行，则应考虑是否为贾第鞭毛虫感染。在粪便或十二指肠抽吸物中可识别出包囊或滋养体，但收获通常较少，不同实验室的检出率由于技术水平的不同波动在25%~75%。最可靠的办法是粪便检出贾第鞭毛虫抗原。目前，对十二指肠抽吸或黏膜活检样本很少用于贾第鞭毛虫感染的诊断。当吸收不良发生时，内镜以及十二指肠活检可用于排除其他引起吸收不良的疾病。

治疗和处理

可选择的药物包括甲硝唑、替硝唑和硝唑尼特。相比于甲硝唑，单次2 g剂量的替硝唑被证实有更好的临床疗效和依从性。甲硝唑使用每次250 mg（儿童5 mg/kg），3次/天，持续7天。

由于甲硝唑在妊娠期是禁忌，巴龙霉素可选，尽管疗效较其他抗生素略差。因为耐药性，一些患者可能需要数个疗程的治疗，并应评估普通变异型免疫缺陷。当腹泻持续时应除外乳糖不耐受。当寄生虫被根除后，严重贾第鞭毛虫感染患者的维生素B_{12}缺乏常可得到纠正。

其他肠道原生动物

脆弱双核阿米巴是一种有鞭毛的原生动物，似

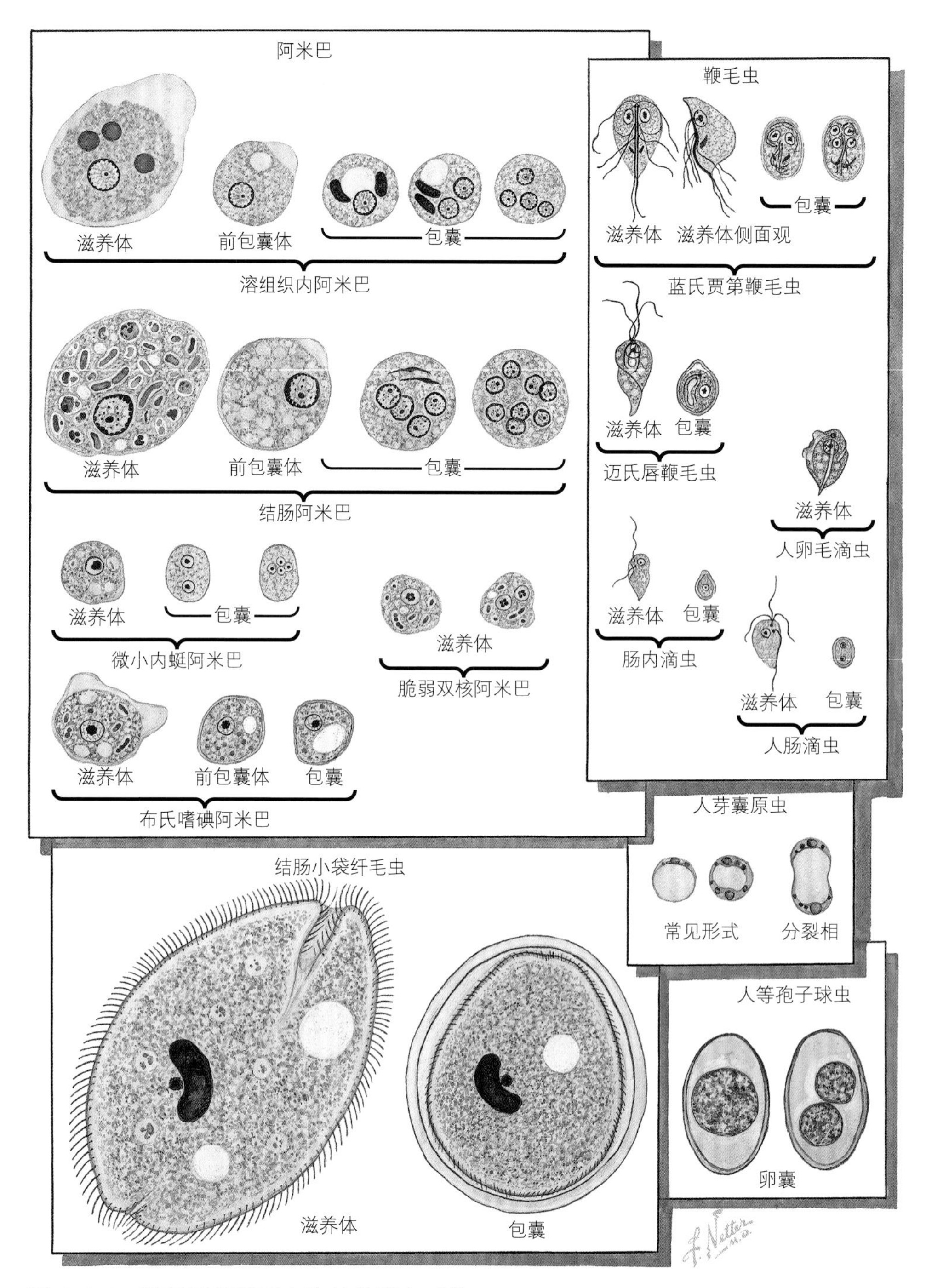

图 116.1 蓝氏贾第鞭毛虫和其他原虫感染

乎并不形成包囊，可在人际间传播。尽管少见，但其可引起腹泻及腹痛、厌食、乏力和发热。其确切发病率和发病机制尚不明确。一旦确诊，应用双碘喹啉，口服每次 650 mg，3 次 / 天，持续 20 天，或帕拉霉素（每日 25~35 mg/kg，分 3 次口服，持续 7 天），或甲硝唑每次 500~750 mg，3 次 / 天，持续 10 天。

结肠小袋纤毛虫是一种带纤毛原生动物（见图 116.1），曾有猪流行导致的人感染报道。它导致腹泻很罕见，但时有发生虫血症者。如果有症状患者的粪便检出结肠小袋纤毛虫就需要治疗。四环素是首选药物，每次 500 mg 口服，4 次 / 天，连续 10 天。甲硝唑和双碘喹啉可供备选。

人芽囊原虫是粪便内常见的一种寄生虫，它是否具有致病性尚无定论。一些临床医生认为当发现并治疗该虫后，会发现另外的病原体才是引发症状的实际病因，通过治疗该病原体可治愈疾病。无论如何，当考虑人芽囊原虫与腹泻相关时就必须进行治疗。可供选择的药物通常是甲硝唑（每次 750 mg，3 次 / 天口服，持续 10 天）或双碘喹啉（每次 650 mg，3 次 / 天口服，持续 20 天）。磺胺甲噁唑和硝唑尼特可供备选。

细胞内原生动物寄生虫

它们在老年及免疫抑制患者中更为突出。隐孢子虫、圆孢子虫以及两种微孢子虫——比氏肠微孢子虫和肠脑炎微孢子虫均是侵袭性病原体，可引起全肠道腹泻并伴有发热、腹痛和体重下降。

免疫正常患者隐孢子虫病感染占发达国家腹泻病例的 2.2%，发展中国家的 6.1%。感染通过粪口途径传播。在美国，隐孢子虫病的许多爆发都与不洁饮水有关。在免疫正常患者中，腹泻大多是自限性的，但在 CD4 计数 >50/μl 患者中会发生爆发性感染。腹泻通常是水样的，并伴有腹痛、恶心、呕吐及发热。通过鉴定粪便中的微生物可做出诊断。然而，免疫荧光和酶联免疫分析法在灵敏度和特异性方面均有优势，目前已广泛用于实验室诊断。治疗方案取决于免疫状态。对免疫功能良好的患者应用硝唑尼特每次 500 mg，2 次 / 天口服，持续 3 天是有效的。对于艾滋病患者，联合抗寄生虫治疗（硝唑尼特或帕拉霉素联合阿奇霉素）和抗逆转录病毒治疗是有益的。

贝氏等孢子球虫与隐孢子虫、肉孢子虫有关，可引起长期腹泻，特别是在免疫功能低下患者中。偶见于旅行者腹泻患者。这种专性细胞内球原虫在世界范围均有发现，但其感染率较低，流行病学资料少。其临床表现可能类似于隐孢子虫病或贾第鞭毛虫病，确诊需在粪便或小肠活检样本检出。

肉孢子虫导致的肉孢子虫病是一种罕见的人类感染，主要见于发展中国家。它可引起坏死性肠炎，与其他原生动物一样，确诊有赖于在粪便中发现卵囊或活检标本中发现原虫。

（C. S. Pitchumoni 著 吴哲 译 陈宁 审校）

其他资源

Cabada MM, White AC Jr: Treatment of cryptosporidiosis: do we know what we think we know?, *Curr Opin Infect Dis* 23(5):494–499, 2010.

Fletcher SM, Stark D, Harkness J, et al: Enteric protozoa in the developed world: a public health perspective, *Clin Microbiol Rev* 25(3):420–449, 2012.

Hill DR, Nash TE: Giardia lamblia. In Mandell GL, Bennett JE, Dolin R, editors: *Mandell, Douglas and Bennett's principles and practice of infectious diseases*, ed 8, Philadelphia, 2015, Elsevier–Churchill Livingstone, pp 3154–3160.

Minetti C, Chalmers RM, Beeching NJ, et al: Giardiasis, *BMJ* 355:i5369, 2016.

Mohapatra S, Singh DP, Alcid D, Pitchumoni CS: Beyond O&P times three, *Am J Gastroenterol* 113:805–818, 2018.

Soares R, Tasca T: Giardiasis: an update review on sensitivity and specificity of methods for laboratorial diagnosis, *J Microbiol Methods* 129:98–102, 2016.

第117章

肠道蠕虫：鞭虫病

肠道蠕虫在世界范围内广泛流行，其中最重要和最常见经土壤传播的蠕虫感染是蛔虫、鞭虫和两种钩虫，两种钩虫是十二指肠钩口线虫和美洲板口线虫。

毛首鞭形线虫因其形态特点常常被称为鞭虫，其生命周期比其他蠕虫简单（图117.1）。鞭虫卵随污染的食物和饮用水被人体摄入（见图123.1），在远端小肠发育成熟并进入结肠。成虫移行至盲肠和阑尾，并在此生活、交配和产卵，虫卵随粪便排出，完成生命周期。

目前在全世界，鞭虫病累及大约有10亿人，大多数感染主要集中在热带和亚热带地区。毛首鞭虫最常感染人类，人是其唯一宿主。在美国，约1%的粪便标本可检出鞭虫，主要是儿童的粪便标本。大多数人体内仅有少量的虫体，但有些患者的感染极为严重。蠕虫的寿命约1~8年，每条雌虫可以产卵3000~20 000枚。这些虫卵可以穿透或附着在肠黏膜上，并引起明显的病理反应。

临床特点

轻型的鞭虫感染并无症状。然而当虫体载量达到50~100以上时，在1年内可能会导致下腹痛、腹泻、腹胀、厌食、体重下降。在儿童可能导致痢疾。在发展中国家，慢性感染可影响生长发育，如得不到治疗，则可导致严重、迁延不愈的贫血。

儿童严重感染可表现为频繁地排便，排便时有疼痛，其粪便混有黏液、水和血，可能并发直肠脱垂。

鞭虫（以及其他寄生虫）感染可能获益的方面，是儿童时期的感染可以调节肠道免疫系统，减少克罗恩病发生的风险。猪鞭虫卵用于治疗克罗恩病、溃疡性结肠炎、支气管哮喘及其他过敏性疾病是一有趣的现象，但用于临床仍需要进一步研究。

诊断

鞭虫病的诊断较为容易，只要在大便标本中找到特征性的虫卵即可做出诊断。由于虫卵数量较大，所以很容易识别。内镜医生在肠镜检查中见到虫体会感到惊讶，见到的鞭虫常常悬挂在肠腔内。其伴发的贫血是小细胞性缺铁性贫血，常伴有轻度的嗜酸性粒细胞增多。

治疗和管理

目前治疗鞭虫病可供选择的药物有甲苯达唑或阿苯达唑。甲苯达唑每天2次，每次100 mg口服，服用3天；或一次性500 mg口服。阿苯达唑每天400 mg口服，服用3天。这些药物的治愈率约为40%。单次剂量的治疗即可降低蠕虫载量，但降低蠕虫载量常常较困难，因此任何药物的治疗都需要3天的疗程。应反复进行大便分析检查。

预后

鞭虫病的预后非常好。然而，医生必须记住的是，清除蠕虫载量可能比较困难，可能有必要进行重复治疗。

（C. S. Pitchumoni 著　史晨辰 译　何晋德 审校）

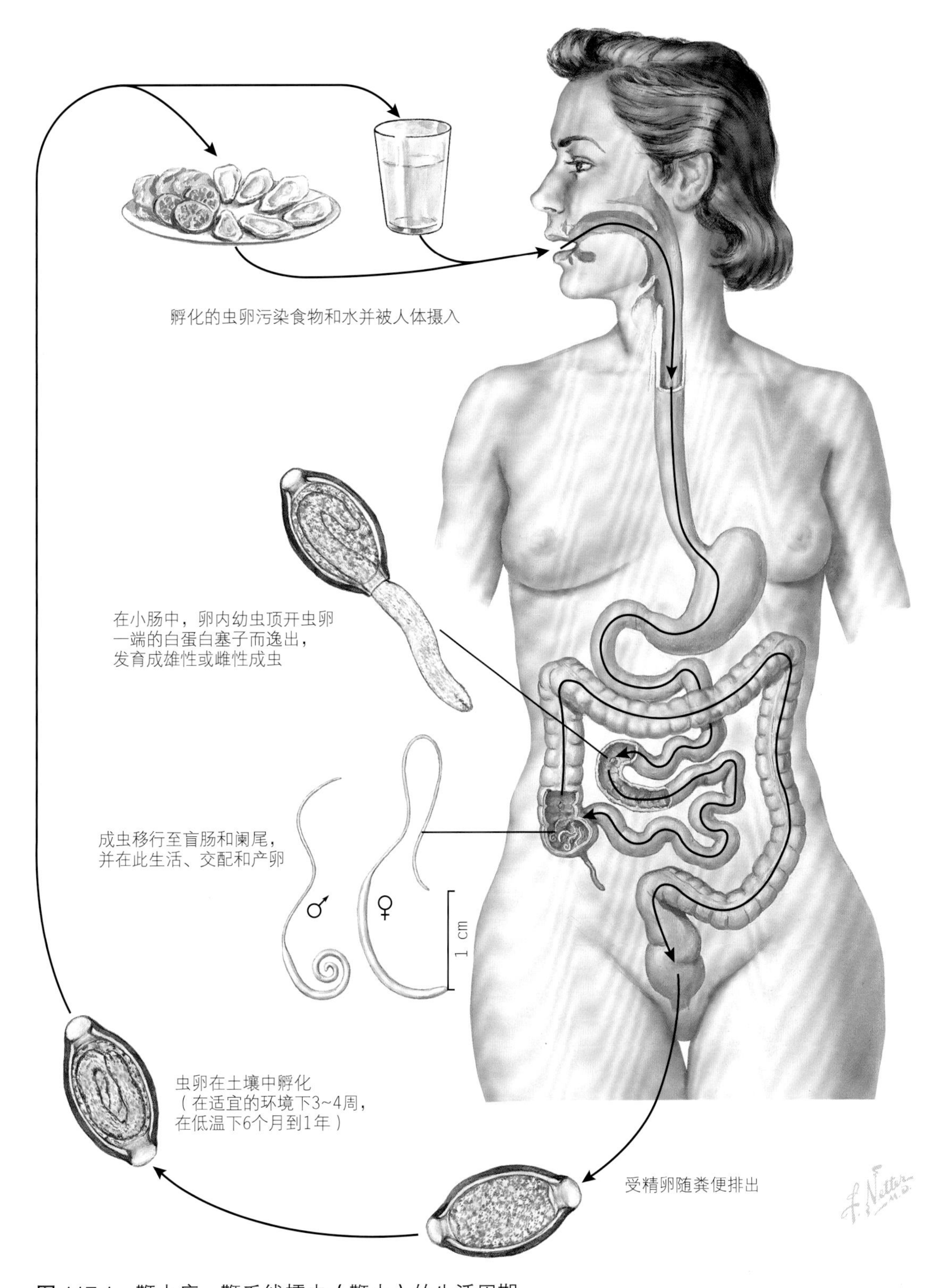

图 117.1　鞭虫病：鞭毛线蠕虫（鞭虫）的生活周期

其他资源

Centers for Disease Control and Prevention: *Parasites—Trichuriasis (also known as whipworm infection)*. Last updated January 10, 2013. https://www.cdc.gov/parasites/whipworm/.

Maguire JH: Intestinal nematodes (Roundworms). In Mandell GL, Bennett JE, Dolin R, editors: *Mandell, Douglas and Bennett's principles and practice of infectious diseases*, ed 8, Philadelphia, 2015, Elsevier–Churchill Livingstone, pp 3199–3207.

Mohapatra S, Singh DP, Alcid D, Pitchumoni CS: Beyond O&P times three, *Am J Gastroenterol* 113:805–818, 2018.

蛲虫病

蛲虫病由蠕形住肠蛲虫（蛲虫）感染引起。这种线虫可能是最常见的以人为宿主的寄生虫，因为它在温带及热带气候中均可大量繁殖。

这种小的圆纺锤形的白色的成虫寄生在盲肠、阑尾以及大肠和小肠相接的部位，它的头部可附着在肠黏膜上。雄性成虫长 2~5 mm，雌性为 9~11 mm。雌虫卵巢中的卵释放到类似子宫的储存囊中，并在此受精，当储存囊充满时，虫体与肠壁解离，沿结肠移行至直肠。一些虫体随大便排出，而其他则移行至肛管，一边爬行，一边在肛周及会阴部排卵。平均每只雌虫可排 11 000 枚卵。数小时内，虫卵即进入感染期，通过手接触污染的床单、枕套或食物、水进行人际传播。虫卵被摄入后，幼虫由卵中逸出，进入胃及十二指肠，蜕皮两次，移行至大肠，完成其生命周期。

临床特点

多数蛲虫感染是无症状的。学龄期儿童最常被感染，是发展中国家儿童营养不良及生长发育迟缓的主要原因。肛周瘙痒是儿童感染的一个常见表现，成人也可以被感染，也可因同样的肛周瘙痒症状而就诊。载虫量较大时肛周反应会比较强烈。当成虫由肛周区域继续移行时，可以出现阴道炎、阑尾炎，罕见情况下会累及腹膜和卵巢。

诊断

在粪便或肛周样本（应用透明胶带取样）中发现蛲虫卵即可诊断蛲虫病。取样应连续 3 天在患者清晨刚苏醒未进行任何清洗时进行。疾控中心不建议进行粪便 O 及 P 检测，因其阳性率较低。

治疗

治疗蛲虫病的药物有阿苯达唑（400 mg）、甲苯达唑（100 mg）、伊维菌素（200 μg/kg）、双羟萘酸噻嘧啶（11 mg/kg，最大剂量 1 g）。成虫可存活 7~13 周，治疗通常可以成功，除非出现再感染情况。第二剂药物可在 2 周内给予。然而再感染是一个主要的问题，因此床单及枕套必须仔细的清洁，所有感染的家庭成员必须同时治疗以预防再感染。有时整个住宅，包括窗帘及地板都必须彻底清洁以清除虫卵。

（C. S. Pitchumoni 著　史晨辰 译　王雪梅 审校）

其他资源

Centers for Disease Control and Prevention: *Parasites—Enterobiasis (also known as pinworm infection)*. https://www.cdc.gov/parasites/pinworm/diagnosis.html. Last updated January 10, 2013.

Maguire JH: Intestinal nematodes (Roundworms). In Mandell GL, Bennett JE, Dolin R, editors: *Mandell, Douglas and Bennett's principles and practice of infectious diseases*, ed 8, Philadelphia, 2015, Elsevier–Churchill Livingstone, pp 3199–3207.

Mohapatra S, Singh DP, Alcid D, Pitchumoni CS: Beyond O&P times three, *Am J Gastroenterol* 113:805–818, 2018.

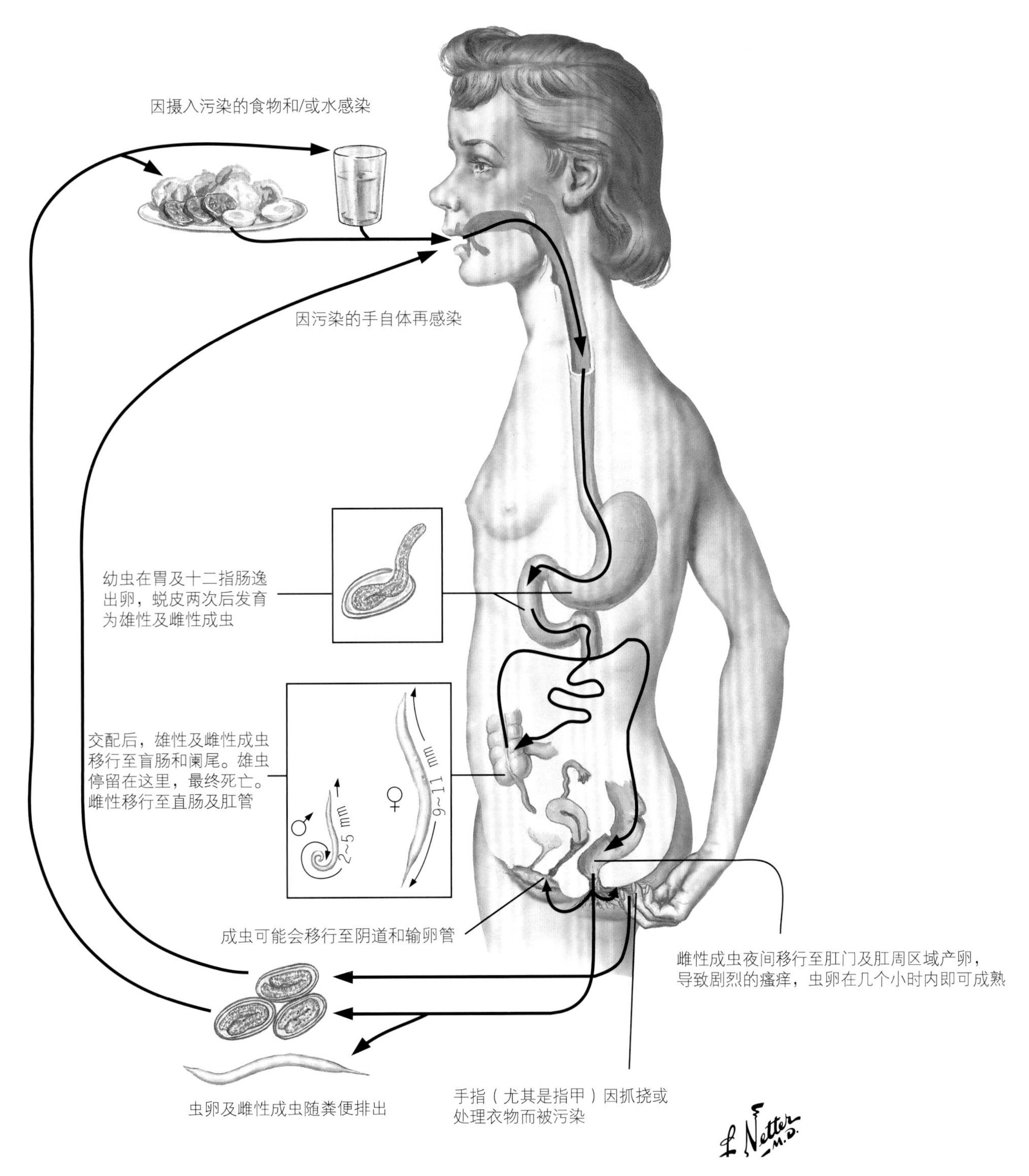

图 118.1 蛲虫病：蠕形住肠蛲虫的生活史

第 119 章

蛔 虫 病

全世界约有 8.07 亿 ~12.21 亿人感染似蚓蛔线虫——这种可以感染人类的最大型的蠕虫。雄性成虫体长可达 15~25 cm，雌性体长更长，可达 35 cm。这种蠕虫可以生存 10~18 个月，通常在小肠的肠腔中交配，雌性成虫可以每日产 20 万枚卵。

感染可由摄入被虫卵污染的食物或水导致。虫卵进入十二指肠后释放出幼虫，钻出小肠，可能可到达肺。

患者可能会出现肺的超敏反应，导致 Löffler 综合征的临床表现，这常常是自限性的。Löffler 综合征表现为由寄生虫感染导致的肺嗜酸性粒细胞聚集。幼虫到达支气管后被吞入，在小肠成熟并交配，虫卵随粪便排出完成其生命周期。

临床特点

当成虫到达低位小肠，蛔虫病症状的出现与虫量负荷及其位置相关。多数蛔虫感染的患者是无症状的或仅有轻度的腹部不适、恶心、消化不良、纳差。虫量负荷重可导致体重下降或营养不良。慢性蛔虫感染的并发症包括肠梗阻、胆管和胰管梗阻、阑尾炎、肠穿孔、肠套叠、肠坏死，可能需要急诊手术干预。成虫也可以移行至胰腺及胆管系统，导致管道梗阻，进而导致黄疸、胆囊炎、胆管炎和（或）胰腺炎，即肝胆管蛔虫病。肠梗阻在儿童中较常见。活的成虫可在痰液及呕吐物中被发现。

诊断

蛔虫病的诊断依据粪便镜检发现幼虫、虫卵或成虫，以及在幼虫移行阶段外周血嗜酸性粒细胞增多。在幼虫移行至肺部的阶段，痰中可以发现嗜酸性粒细胞和 Charcot-Leyden 结晶，有时也可以发现幼虫。肺部的症状比肠道症状早出现 8~10 周，但在早期，粪便中不会出现虫卵。很大的成虫以及有特征的虫卵很容易在便检中识别。

治疗

蛔虫病的肺期尽管是自限性的，但可能仍需一定的治疗来控制症状，有时糖皮质激素的应用是必要的。驱虫药治疗对肺炎无效。在卫生条件较差的地区，最重要的减少肠道蛔虫负荷的干预方法是预防感染。既往曾经尝试在流行区进行大规模的药物治疗，但改善卫生条件的作用是无法替代的。治疗肠道期蛔虫病的药物有阿苯达唑 400 mg 一次口服；甲苯达唑 100 mg bid 口服 3 天或 500 mg 一次口服；或伊维菌素 200 μg/kg 一次口服。这些药物在儿童及孕妇中的安全性仍有待进一步证实。

预后

早期诊断的蛔虫病的预后很好。

（C. S. Pitchumoni 著　史晨辰 译　陈宁 审校）

其他资源

Centers for Disease Control and Prevention. *National center for Health Statistics. Parasites—Ascariasis.* https://www.cdc.gov/parasites/ascariasis/index.html. Last updated May 24, 2016.

Khuroo MS, Rather AA, Khuroo NS, Khuroo MS: Hepatobiliary and pancreatic ascariasis, *World J Gastroenterol* 22(33):7507–7517, 2016.

MacGuire JH: Intestinal nematodes (Roundworms). In Mandell GL, Bennett JE, Dolin R, editors: *Mandell, Douglas and Bennett's principles and practice of infectious diseases*, ed 8, Philadelphia, 2015, Elsevier–Churchill Livingstone, pp 3199–3207.

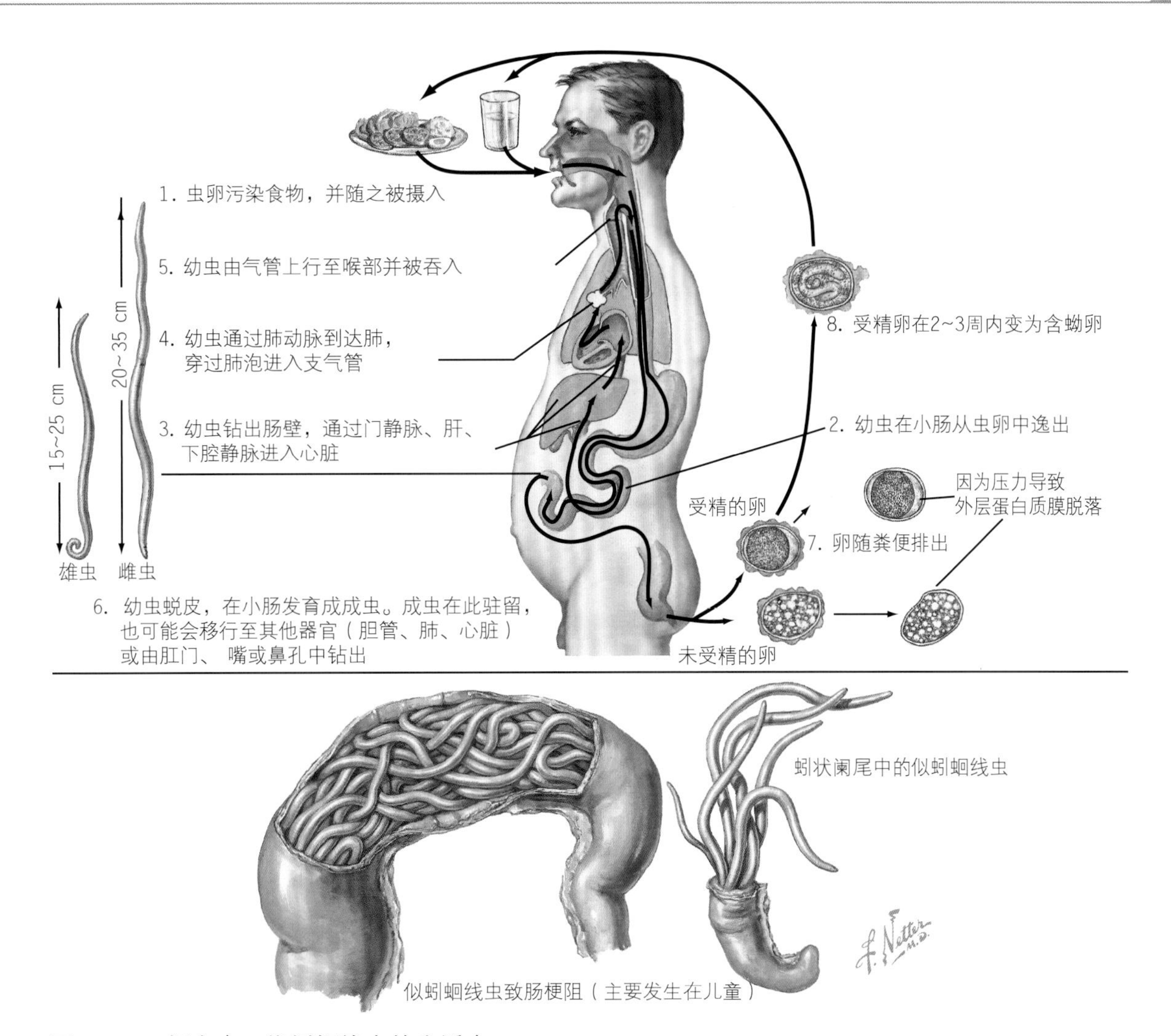

图 119.1 蛔虫病：似蚓蛔线虫的生活史

第 120 章

粪类圆线虫病

粪类圆线虫病由粪类圆线虫感染引起，在亚洲、非洲、大洋洲、南美洲、欧洲南部及美国东南部（肯塔基州、弗吉尼亚州、田纳西州及北卡罗来纳州）流行。在美国，这种疾病流行的诱因包括曾生活在流行区的患者移民或军人退伍，而营养不良、慢性阻塞性肺疾病、慢性肾功能不全、嗜酒或恶性肿瘤患者对此病易感。感染方式是接触被活的幼虫污染的土壤，幼虫钻入皮肤，在体内移行，随血流先到达肺。幼虫在心脏、肝、胆囊、脑、生殖泌尿器官及神经系统均可被发现（图 120.1）。肺中的幼虫被咳出后咽下，进入十二指肠，在小肠发育为雌性成虫，雌虫很小，长度不超过 2 mm，附着在肠壁上或侵入肠壁。通过无性繁殖产卵，孵出杆状蚴，随粪便排出（见图 123.1）。随后的有性繁殖周期是杆状蚴发育为雌性及雄性，在土壤中交配、产卵，由卵中孵出丝状蚴，完成其生命周期。

此外，杆状蚴可以在肛周成熟，并穿透皮肤，自体感染宿主，完成较短的生命周期。寄生虫学家对于这一生活史存在争议，但是自体感染的记录是比较明确的，而杆状蚴也可以在土壤中发育为性成熟个体。

如果大量的虫体进入宿主，或宿主是免疫抑制患者或正在应用糖皮质激素的患者，可引起重度感染。寄生虫可以调节自己的种群数量，但是当宿主正在接受糖皮质激素治疗时，虫卵在宿主中产生的蜕化类固醇（一种结构与雄激素类似的类固醇类物质）增多，可促进雌性成虫增殖，产生大量的卵和幼虫。重度感染时小肠及大肠黏膜中可有数百万只成虫或丝状蚴。

临床特点

大多数粪类圆线虫病患者是无症状的，可能偶然在粪便中发现幼虫。但是如果感染持续存在，可出现许多器官的症状。在肛周（自体感染的情况）或双足（由土壤感染的情况）可以出现特征性的皮损。在免疫抑制的情况下，粪类圆线虫可导致重度感染和播散，甚至威胁生命。重度感染发生在接受糖皮质激素治疗的患者、感染人 T 细胞淋巴瘤 / 白血病病毒（HTLV）、血液系统恶性肿瘤以及移植后的患者。可表现为胃肠炎，即严重腹泻、腹痛、吸收不良，症状类似溃疡性结肠炎。外周血嗜酸性粒细胞增多是典型粪类圆线虫病的一个特征，但在重度感染综合征中该表现是缺乏的。多器官系统受累包括斑丘疹或荨麻疹，肺部症状如肺炎，中枢神经系统症状如脑膜炎、脑脓肿。因为其临床表现非常多样，有经验的临床医生必须警惕这种感染。

诊断

粪类圆线虫病患者基本都有嗜酸性粒细胞增多。如果嗜酸性粒细胞增多的患者临床上怀疑感染粪类圆线虫，需要仔细筛查其粪便寻找幼虫，但这项检查的敏感性较低。有很多方法可用来鉴定幼虫，其效果依赖于寄生虫实验室的水平。目前酶联免疫法是 CDC 推荐的检测方法，其敏感性可达 90%，但特异性较低。应用荧光素免疫沉淀反应检测粪类圆线虫免疫原的 IgG 抗体的方法敏感性及特异性均可达 100%。

治疗

治疗粪类圆线虫病的药物有伊维菌素每天 200 μg /kg 口服 2 天。伊维菌素应用于体重 15 kg 以下儿童以及孕妇的安全性仍有待验证。其耐受性优于既往曾应用的噻苯达唑，后者目前在很多国家已不再生产。另一种药物是阿苯达唑 400 mg 一天 2 次口服 7 天，但其效果劣于伊维菌素。治疗重度感染需要应用伊维菌素至便、痰、尿检阴性后至少 7 天。

（C. S. Pitchumoni 著　史晨辰 译　刘玉兰 审校）

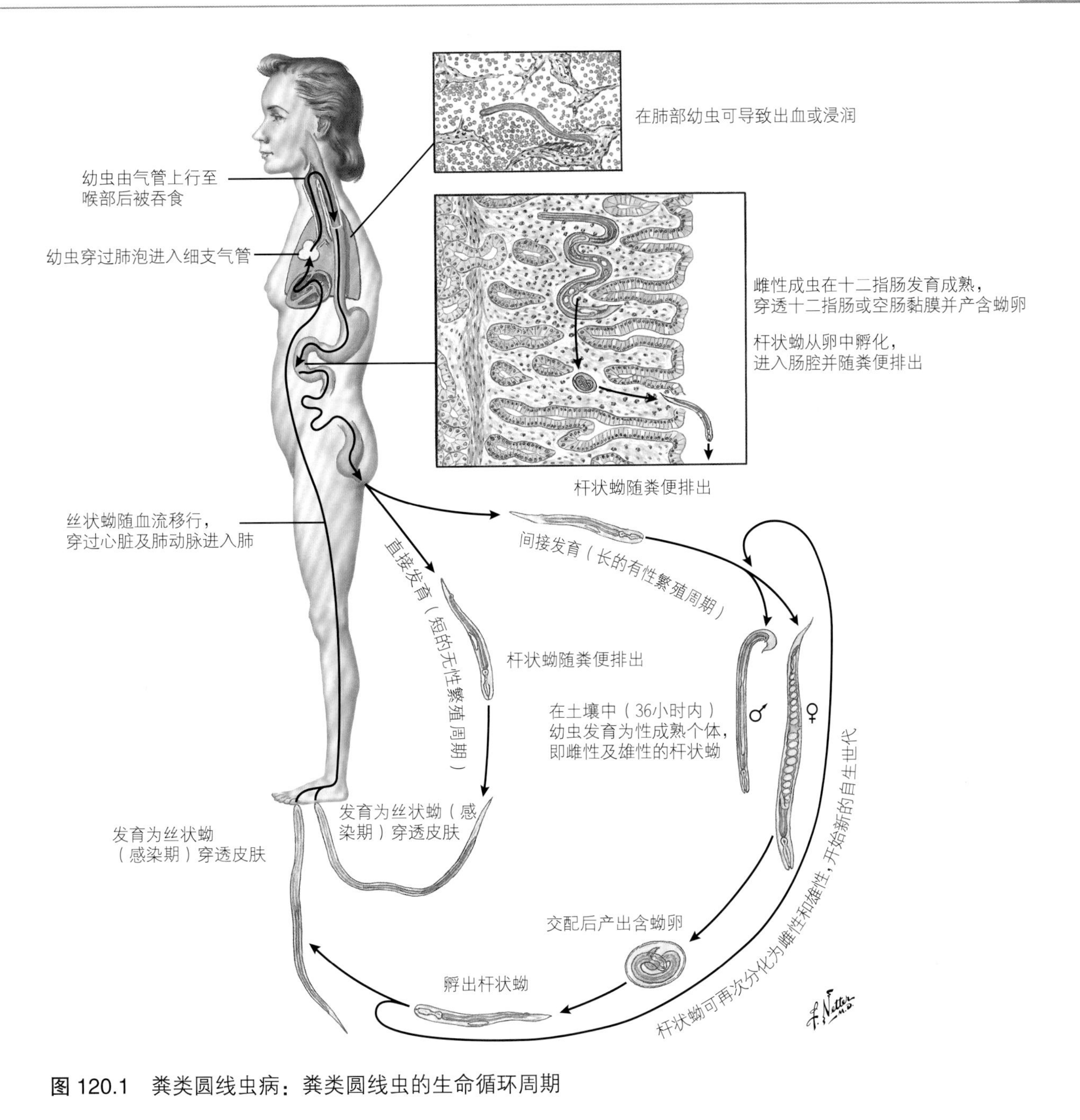

图 120.1　粪类圆线虫病：粪类圆线虫的生命循环周期

其他资源

Centers for Disease Control and Prevention—National Center for Health Statistics. *Parasites—Strongyloides* 2015; https://www.cdc.gov/parasites/strongyloides/. (Accessed 13 April 2015).

Kassalik M, Mönkemüller K: Strongyloides stercoralis hyperinfection syndrome and disseminated disease, *Gastroenterol Hepatol (N Y)* 7(11):766–768, 2011.

MacGuire JH: Intestinal nematodes (Roundworms). In Mandell GL, Bennett JE, Dolin R, editors: *Mandell, Douglas and Bennett's principles and practice of infectious diseases*, ed 8, Philadelphia, 2015, Elsevier–Churchill Livingstone, pp 3199–3207.

Marathe A, Date V: *Strongyloides stercoralis* hyperinfection in an immunocompetent patient with extreme esosinophilia, *J Parasitol* 94:759–760, 2008.

Mendes T, Minori K, Ueta M, et al: Strongyloidiasis current status with emphasis in diagnosis and drug research, *J Parasitol Res* 2017:5056314, 2017.

Mohapatra S, Singh DP, Alcid D, et al: Beyond O&P times three, *Am J Gastroenterol* 113:805–818, 2018.

钩虫病

钩虫病由两种线虫之一引起，即由美洲板口线虫（新世界钩虫）或十二指肠钩虫（旧世界钩虫）引起。美洲板口线虫分布于西半球的热带及亚热带地区，在亚洲及非洲也可见到。十二指肠钩虫分布于地中海地区以及部分欧洲和亚洲地区，在西半球非常罕见。成虫长约 7~9 mm，十二指肠钩虫远大于美洲板口线虫，且繁殖能力更强，可产卵 1 万到 3 万枚。

十二指肠钩虫和美洲板口线虫的生活周期基本一致（图 121.1），只有赤脚接触土壤中的钩虫，钩虫通过刺破皮肤才能引起感染。钩虫成虫附着在小肠上，吸食宿主的血液和淋巴，受精的雌虫产卵，大量的虫卵随粪便排出。虫卵在温暖潮湿的土壤中发育成杆状蚴，幼虫刺破人体皮肤，经血液循环进入肺，随后被吞入胃肠道，在十二指肠完成其生命周期（见图 123.1）。成虫在宿主体内可存活多年。

估计有 10 亿人感染钩虫，但令人惊讶的是，直到 19 世纪中期钩虫才被确认为人类寄生虫。钩虫很容易感染儿童但常常不引起严重的表现，而在老年人中可导致慢性感染及贫血。钩虫感染可能是世界上缺铁性贫血的一个主要原因。每条成虫每天可导致 0.03~0.26 ml 的血液丢失。十二指肠钩虫体型更大，导致的失血更明显。钩虫生活在热带和亚热带地区，其幼虫可在那里的土壤中生长。

临床表现

贫血是钩虫感染的典型特征。贫血程度与感染的虫体载量相关。欠发达国家的青少年可能因为贫血而导致生长发育迟缓，老年人可能会因为贫血而日渐衰弱。

丝状蚴钻入皮肤时可能出现皮肤局部的炎症反应（钩虫瘙痒病）。当幼虫移行通过肺时，可出现过敏性肺炎和 Löffler 综合征，表现为干咳和哮喘。当成虫寄生在十二指肠时，可能会导致腹痛、恶心、呕吐和腹泻。常见嗜酸性粒细胞增多，但并非所有患者都是如此。当虫体载量较大，引起宿主铁和蛋白的出入不平衡时，可出现缺铁性贫血及蛋白质营养不良。对于儿童，钩虫感染可能导致生长发育迟缓，智力及认知功能障碍。

幼虫移行期间可出现爬行疹或皮肤幼虫移行疹，通常由犬或猫钩虫幼虫（巴西钩口线虫）引起。在有些地区，如澳大利亚，狗钩虫（犬钩口线虫）有引起嗜酸性粒细胞性胃肠炎的报道。

诊断

粪便中发现特征性的虫卵，结合外周血嗜酸性粒细胞增多，则可以做出钩虫病的诊断。经典的浓缩技术用于寻找虫卵，在大多数寄生虫实验室中，虫卵是容易被识别的。各种钩虫的虫卵相似，通过识别其幼虫或成虫，可以鉴别其种属。

治疗

许多药物可用于去除宿主钩虫，但其效果不一。甲苯达唑每次 100 mg、每天 2 次、连续 3 天，或一次性 500 mg 口服；或阿苯达唑一次性 400 mg 口服，都是非常有效的。然而这些药物在少数情况下会有毒副作用，因此不推荐用于恶病质、白细胞减少或肝病患者。这些患者可以使用双羟萘酸噻嘧啶，每日 11 mg/kg（最大剂量 1 g），服用 3 天。

如果患者有持续的失血，可能需要补铁治疗。对于慢性感染患者，需要监测其贫血情况。对于伴有生长发育迟缓的儿童，需要密切随访以确认钩虫感染是其病因，并通过补铁和输血进行纠正。

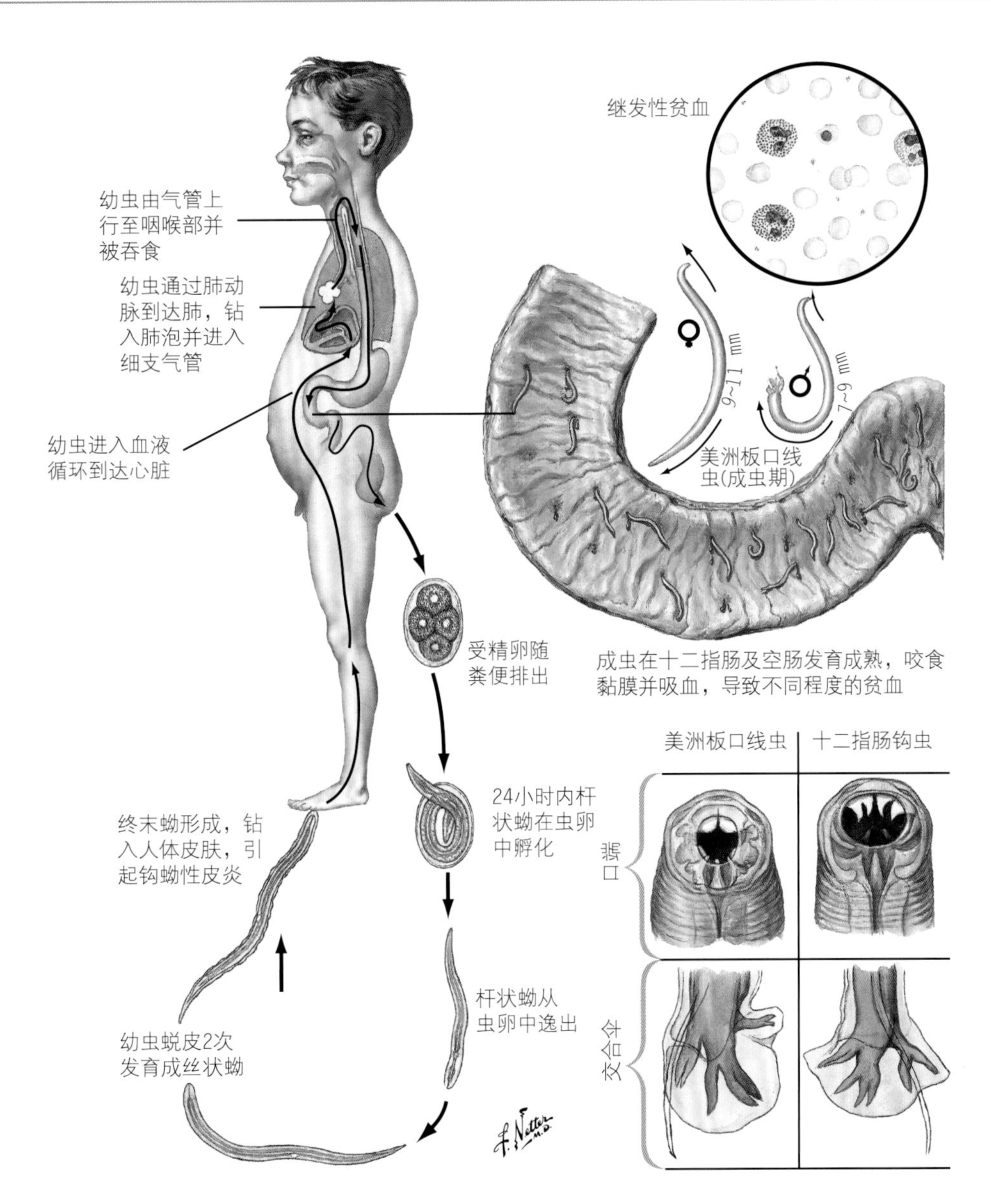

图 121.1　钩虫病：美洲板口线虫及十二指肠钩虫的生活史

病程和预后

一旦钩虫被清除，预后很好。由于可以发生重复感染，故预防是治疗的重要组成部分。遗憾的是，在卫生及社会条件不允许对环境进行改善的地区往往发生重复感染。目前尚无预防钩虫感染的疫苗。

（C. S. Pitchumoni 著　史晨辰 译　何晋德 审校）

其他资源

Centers for Disease Control and Prevention. *Treatment Guidelines from The Medical Letter*, Vol. 11 (Suppl), 2013.

Drugs for parasitic infections, New Rochelle, NY, 2007, Medical Letter.

Elliott DE: Intestinal worms. In Feldman M, Friedman LS, Brandt LJ, editors: *Gastrointestinal and liver disease*, ed 8, Philadelphia, 2006, Saunders-Elsevier, pp 2435–2457.

Keiser J, Utzinger J: Efficacy of current drugs against soil-transmitted helminth infections: systematic review and meta-analysis, *JAMA* 299:1937–1948, 2008.

MacGuire JH: Intestinal nematodes (Roundworms). In Mandell GL, Bennett JE, Dolin R, editors: *Mandell, Douglas and Bennett's principles and practice of infectious diseases*, ed 8, Philadelphia, 2015, Elsevier–Churchill Livingstone, pp 3199–3207.

Mohapatra S, Singh DP, Acid D, Pitchumoni CS: Beyond O&P times three, *Am J Gastroenterol* 113:805–818, 2018.

第122章

绦虫病

有4种有重要临床意义的绦虫，包括牛带绦虫、猪带绦虫、阔节裂头绦虫（鱼绦虫）和微小膜壳绦虫（倭绦虫）。绦虫生活在脊椎动物（原始宿主及终宿主）的肠道中，而其部分生命周期是在动物体内（中间宿主）。节片是指绦虫成虫含有生殖器官的颈部通过节裂生殖（一种无性繁殖方式）产生的一个节段。头节是成虫的头部，附着在原始宿主的肠道。头节满布钩或吸盘，常常可以作为鉴别绦虫种类的特征。

表122.1总结了这4种绦虫的感染方式、临床表现、诊断和治疗方法。

绦虫属感染

猪带绦虫

猪带绦虫的成虫及幼虫期均可导致临床症状。进食污染的未煮熟的猪肉是感染源。肌肉内含有囊尾蚴（头节反折在囊中），当肉被消化时，囊尾蚴的外囊破裂，释放出头节，附着在空肠上段。成虫在10~12周发育成熟。成虫是雌雄同体的，可以自我复

表122.1　绦虫感染的临床表现、诊断和治疗

寄生虫	感染途径	临床表现	诊断	治疗
牛带绦虫 欧洲、亚洲、澳大利亚、加拿大	未煮熟的牛肉	• 无症状 • 腹痛、腹泻	虫卵和节片	吡喹酮 也可选择氯硝柳胺
猪带绦虫 拉丁美洲、欧洲东部、撒哈拉以南的非洲、印度、远东	未煮熟的猪肉	• 播散性感染（囊虫病） • 肌肉、脑、皮下组织，心肌也可受累	虫卵和节片（粪便抗原ELISA检测可作为治疗失败的早期标志）	阿苯达唑400 mg口服一天3次，共3天 吡喹酮
阔节裂头绦虫 斯堪的纳维亚、波罗的海国家、日本、瑞士湖区	未煮熟的淡水鱼	• 无症状 • 腹部不适 • 呕吐 • 体重减轻 • 肠梗阻 • 胆囊疾病 • 巨幼红细胞贫血（维生素B_{12}缺乏）	虫卵和节片（特征性的中央子宫）	单次氯硝柳胺或吡喹酮
微小膜壳绦虫 亚洲、欧洲东部及南部、美国南部和非洲。 在美国的收容所中以及免疫抑制和营养不良的患者	污染的食物 唯一人传人的绦虫	• 无症状 • 重度感染者可有腹部绞痛、厌食、头晕、腹泻	虫卵（特征性的双层膜）	吡喹酮或氯硝柳胺

吡喹酮一次性口服5~10 mg/kg；氯硝柳胺一次性口服2 g；ELISA：酶联免疫吸附试验

From Bustos JA, Rodriguez S, Jimenez JA, et al: Detection of *Taenia solium* taeniasis coproantigen is an early indicator of treatment failure for taeniasis. *Clin Vaccine Immunol* 19（4）: 570–573, 2012.

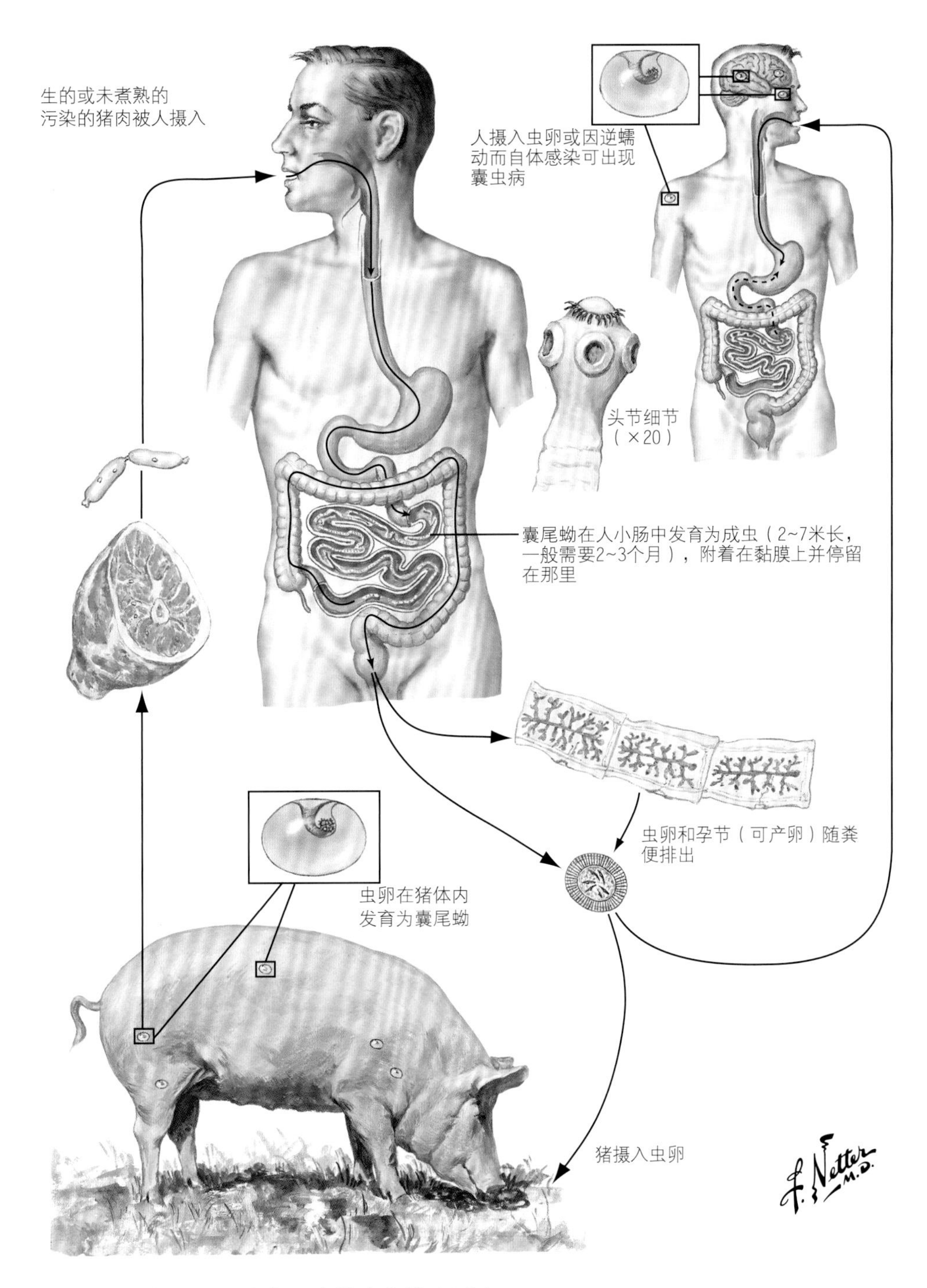

图 122.1 猪带绦虫感染：猪带绦虫的生活史

制，也可交配受精。成熟的节片和虫卵随粪便排出，被猪食入。在猪体内，虫卵孵化为六钩蚴，迁移至横纹肌发育为囊尾蚴。

猪带绦虫也可导致自体感染，患者可因摄入污染的排泄物而感染，进而可导致虫囊的播散及脑囊虫病。

消化道症状是非特异性的，多数患者可无症状。腹痛、恶心及呕吐是主要的主诉，进食少许食物症状常可缓解。因纳差导致的体重减轻在儿童中更加明显。脑囊虫病可导致神经系统异常，表现为偏瘫、抽搐和感觉异常。

牛带绦虫

牛带绦虫可由进食被囊尾蚴污染的牛肉引起。牛带绦虫的生活史类似猪带绦虫，但无自体感染。牛带绦虫感染多数是无症状的，但少部分患者表现为腹部绞痛或不适。牛带绦虫的节片可以活动，可

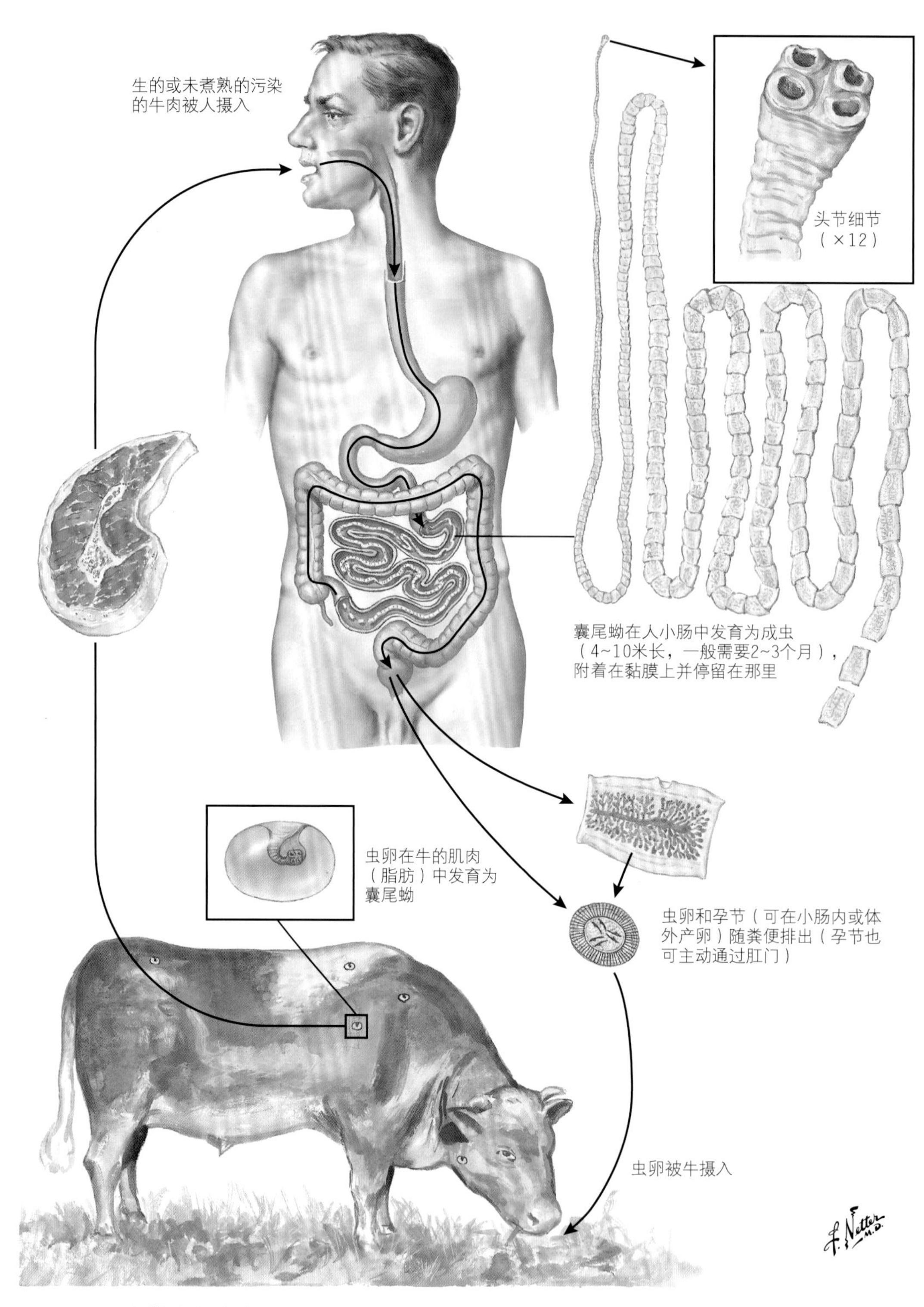

图 122.2 牛带绦虫感染：牛带绦虫的生活史

在会阴部、衣物或排便后发现。这会导致心理问题，并会出现焦虑症状。

阔节裂头绦虫

阔节裂头绦虫是裂头绦虫属中可以感染人类的最重要的物种。其流行区包括西伯利亚、斯堪的纳维亚、日本和智利。尽管在一些国家其发病率有所下降，但其在俄罗斯、韩国、日本及南美洲又再度出现。人阔节裂头绦虫体型很大，长度可达近 12 米。

虫卵进入活水中孵化，释放出可自由游动的幼虫（钩球蚴），钩球蚴被水蚤摄入，发育为裂头蚴。其被淡水鱼吞入，发育为感染性的裂头蚴，嵌入在

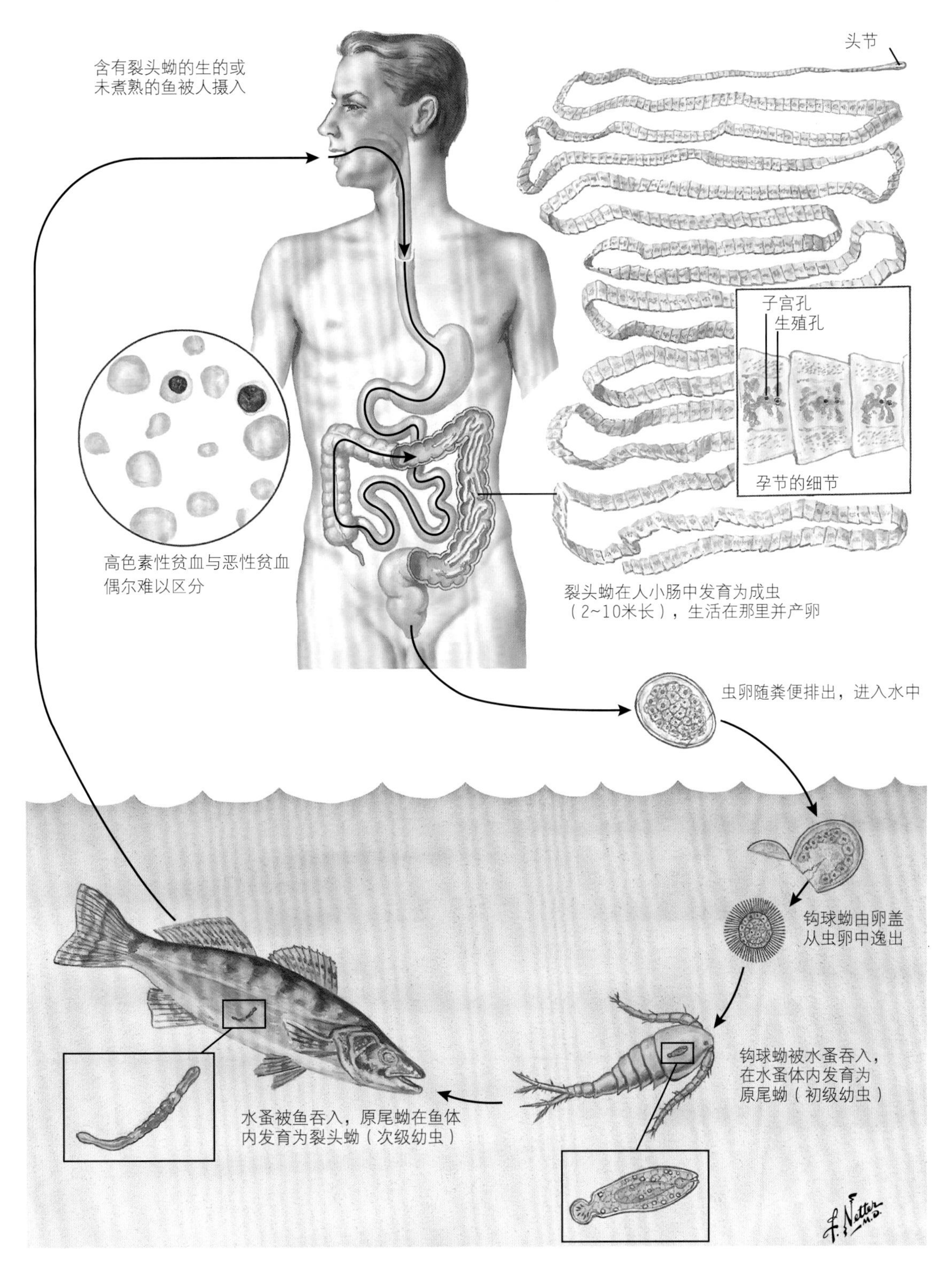

图 122.3 鱼绦虫感染：阔节裂头绦虫的生活史

鱼的体内。感染由食用未煮熟的鱼导致。食用鱼干、熏鱼或生的料理（如腌鱼、寿司、生鱼片）已导致阔节裂头绦虫在发达国家的小范围流行。感染的症状无特异性，包括虚弱、头晕、嗜盐和腹部不适。阔节裂头绦虫可以分解肠道中维生素 B_{12}- 内因子复合物，从而导致维生素 B_{12} 吸收不良，同时也可以出现叶酸缺乏。

微小膜壳绦虫

微小膜壳绦虫是感染人类的绦虫中最小的物种。它在世界范围流行，最常见于炎热干旱的地区。其传播为直接人传人或自体感染。自体感染会使其寄生持续数年。微小膜壳绦虫无中间宿主，在美国可以在福利机构的人群中发现。食入感染的跳蚤、甲虫、粉虱和蟑螂也可导致传播，但这种途径较为罕见。

多数感染者无症状，虫负荷较大时可导致厌食、腹痛和腹泻。

（C. S. Pitchumoni 著 史晨辰 译 陈宁 审校）

其他资源

King CH, Fairley JK: Tapeworms (Cestodes). In Mandell GL, Bennett JE, Dolin R, editors: *Mandell, Douglas and Bennett's principles and practice of infectious diseases*, ed 8, Philadelphia, 2015, Elsevier–Churchill Livingstone, pp 3227–3236.

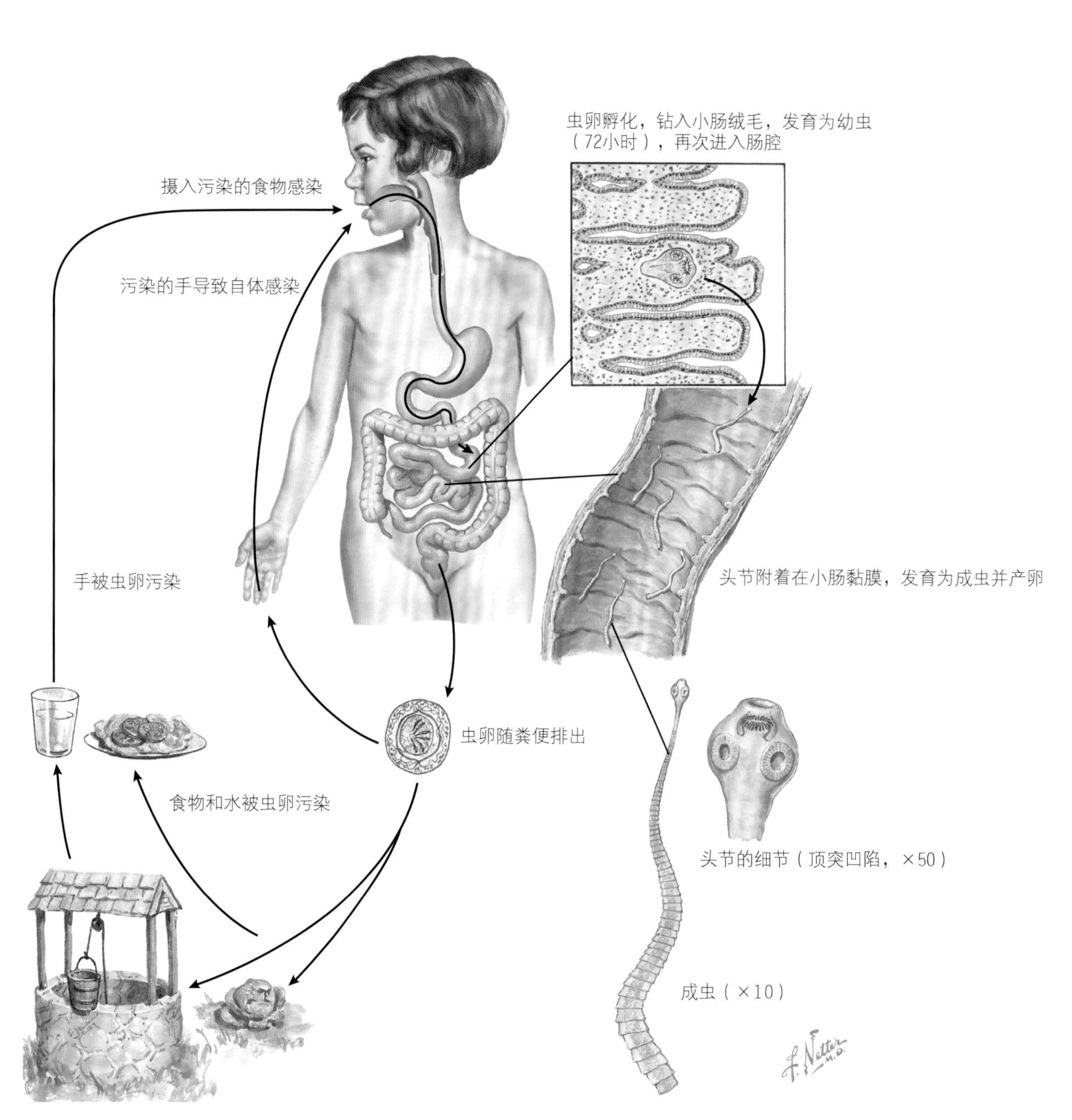

图 122.4 倭绦虫感染：微小膜壳绦虫的生活史

第123章

其他蠕虫感染：旋毛虫和吸虫

旋毛虫

美国最常见的旋毛虫是旋毛线虫，其在全世界范围均有分布。其他旋毛虫种类主要感染非洲及北极地区人群。人进食未煮熟的猪肉而感染，主要的寄生虫储存库是猪。

旋毛虫的生活史包括肠道期和肌肉期。当未煮熟的猪肉被食入后，幼虫在小肠中逸出，经过4期发育为成虫。大约1周后，雌性成虫产出幼虫，钻入肠壁，随血流传播，并停留在横纹肌中。每只成虫可以产生1500只幼虫。第二代幼虫可以在宿主中存活许多年。在美国，每年报告的旋毛虫感染病例通常少于50例。

临床特点

在旋毛虫感染的初始期，患者可以有轻度的胃肠道症状，包括恶心、呕吐、腹痛、腹泻。这一时期可以持续1周。当幼虫进入肌肉，患者会出现肌痛、发热、眼周水肿及系统的过敏反应。幼虫数量越大，疾病越严重。可以出现全身水肿，随之出现蛋白尿。中重度感染的患者可以出现中枢神经系统症状体征、心肌病及眶外肌肉受累。

患者易被检出肌肉触痛，并有白细胞计数、IgE水平、肌肉相关酶（肌酸激酶、乳酸脱氢酶）升高及明显的嗜酸性粒细胞增多。对于孕妇，旋毛虫感染可以导致流产和早产。

诊断

肌肉组织活检检出寄生虫复合物可以确定旋毛虫感染的诊断。也可以通过聚合酶链式反应检测旋毛虫特异性的DNA。感染大约2周后，应用酶联免疫吸附试验在一些患者中可以检出其抗体。

治疗

目前推荐的一线治疗方案是阿苯达唑（400 mg一天2次，8~14天），或甲苯达唑（200~400 mg，一天3次，3天；然后400~500 mg一天3次，10天）。如果症状比较严重，糖皮质激素对减轻炎症反应有一定的作用。

预防和控制

避免旋毛虫感染的最好方法是预防。所有肉类应该严格加工，须在58.5℃加热10分钟。冷冻也可杀灭旋毛虫，但必须得在-20℃至少3天。其中，本地毛形线虫是对冰冻有抵抗性的。猎人和吃野生动物的人应该非常注意，一旦他们吃的肉类处理不当就很容易感染旋毛虫。

吸虫感染

吸虫是一类生活史复杂的寄生虫。最常见的是血吸虫，主要造成肝损害，其他较少见的吸虫包括肝吸虫和其他肠道吸虫。具有重要临床意义的吸虫有华支睾吸虫、麝猫后睾吸虫和肝片吸虫。有重要临床意义的肠道吸虫有布氏姜片吸虫。

肝吸虫

人通过食用生的淡水鱼感染。肝吸虫生活在人的胆道，其虫卵随粪便排出。有2种中间宿主：螺类和淡水鱼。在亚洲的一些地区，估计有大约700万人感染。累及肝脏的吸虫感染可导致胆管炎、胆囊炎、胆管结石、肝细胞癌和胆管癌。

肝片吸虫可以通过食用被囊蚴污染的水田芥感染。螺类是其中间宿主，食草动物也是易感的。幼虫可以穿透小肠肠壁，通过腹膜腔移行至肝，并进入胆管长期生存。急性感染的患者可出现急性肝炎。在胆汁或粪便中发现虫卵可以做出诊断。图 123.1 展示了华支睾吸虫和肝片吸虫的虫卵及前面章节描述的肠道蠕虫的虫卵。

肠道吸虫

布氏姜片吸虫是肠道吸虫。在整个亚洲都可见到，可以感染人、猪、狗。螺类是其中间宿主，尾

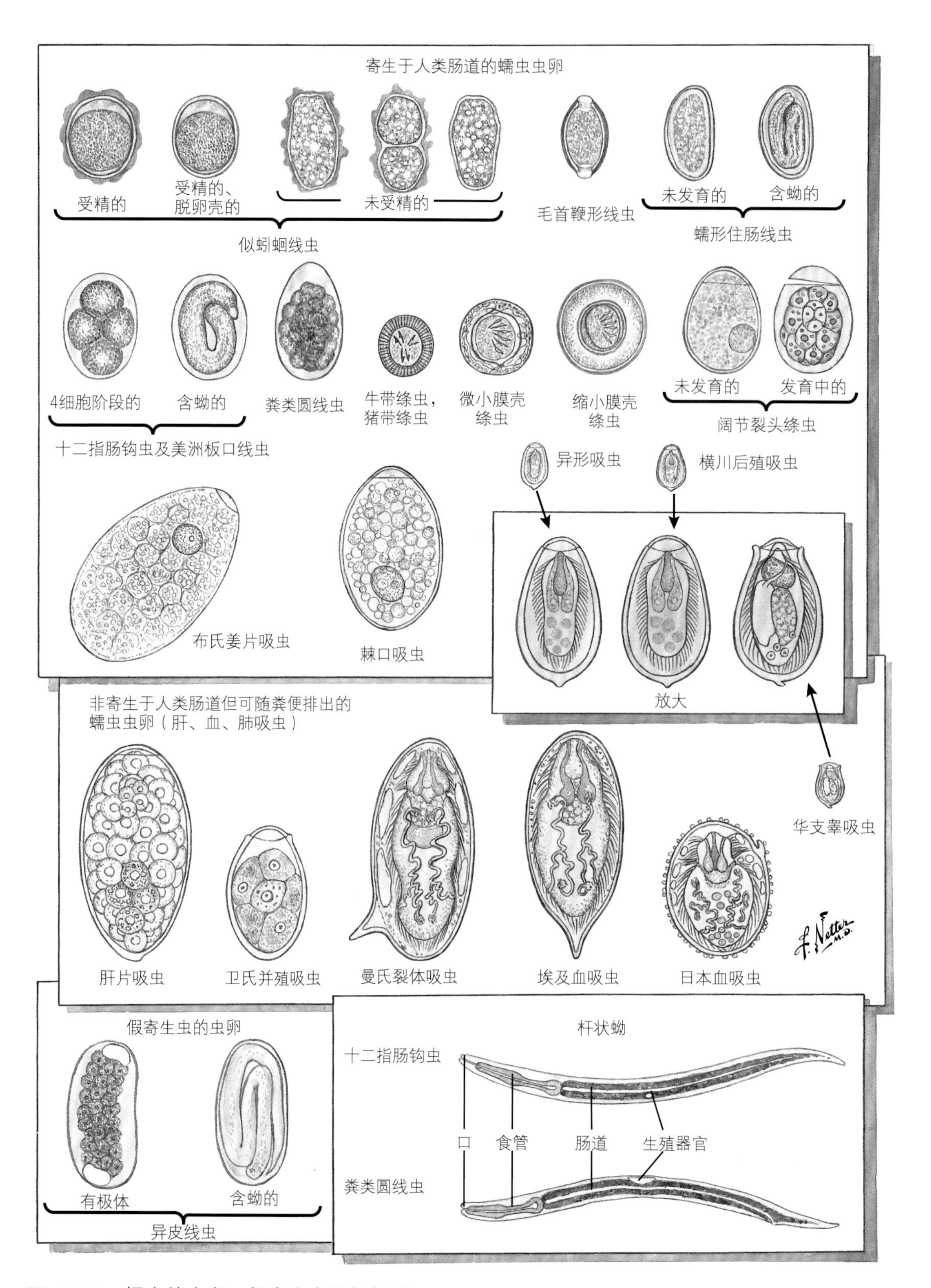

图 123.1 蠕虫的虫卵、假寄生虫和杆状蚴

蚴附着在水生植物上，食用这些植物会导致在小肠形成虫囊及黏膜脓肿。在粪便中发现虫卵可以诊断。其治疗药物为吡喹酮。

临床特点

吸虫可以在胆管内存活 10~30 年。可导致肝大、各类胆道疾病，包括腺瘤、纤维化及胆道狭窄。

诊断和治疗

吸虫感染的诊断依据是在粪便及经 ERCP 获得的胆汁中识别出虫卵。治疗药物为吡喹酮。

（C. S. Pitchumoni 著 史晨辰 译 陈宁 审校）

其他资源

Fürst T, Keiser J, Utzinger J: Global burden of human food-borne trematodiasis: a systematic review and meta-analysis, *Lancet Infect Dis* 12(3):210–221, 2012.

Kazura JW: Tissue nematodes (trichinellosis, dracunculiasis, filariasis, loiasis, and onchocerciasis). In Mandell GL, Bennett JE, Dolin R, editors: *Mandell, Douglas and Bennett's principles and practice of infectious diseases*, ed 8, Philadelphia, 2015, Elsevier–Churchill Livingstone, pp 3208–3215.

Xia J, Jiang SC, Peng HJ: Association between liver fluke infection and hepatobiliary pathological changes: a systematic review and meta-analysis, *PLoS ONE* 10(7):e0132673, 2015.

第七篇

胰　腺

第 124 章

胰腺发育与解剖

最早认为胰腺是一个独特器官的观念出现在犹太法典中，它将胰腺称为“肝脏的手指”。亚里士多德（Aristotle）（公元前 384—322 年）认为，胰腺的唯一功能是保护邻近的血管。Chaldikon 的 Herophilus 在公元前 3 世纪做出了一些初步的解剖学描述。约 200 年后，Rufus of Ephesus 使用了“胰腺”（pan，all;kreas，flesh）一词。George Wirsung 在 1642 年描述了人类主要胰管的结构。大约 100 年后，Giovanni Santorini 描述了副胰管。Paul Langerhans 在公元 1869 年发现了胰腺的内分泌功能。1889 年，Oskar Minkowski 和 Joseph von Mering 观察到，进行胰腺全切的狗患上了糖尿病，并很快死亡。1921 年，Frederick Banting 和 Charles Best 在多伦多大学发现了胰岛素。

胰腺起源于前肠的两个憩室，在后来至十二指肠区域（图 124.1）。在妊娠的第 5 周初期，较大的背芽在肝憩室水平的上方向近端发展。腹外袋很快出现。背胰芽生长迅速，并延伸到发育中的网膜囊附近的十二指肠背侧系膜，并在发育中的门静脉前通过。由于十二指肠的生长更快，腹胰芽与正在发育的胆总管（common bile duct，CBD）一起向后旋转至十二指肠后面。旋转完成后，原始的腹胰芽逐渐靠近背胰并转至其下方，而后位于其后方，最终腹胰芽尖端位于肠系膜上静脉和门静脉根部之后。

胰头的头部、胰颈、胰体、胰尾从较大的背胰芽起源，而胰头的尾部和钩突则源于较小的腹胰芽。导管在腹胰芽和背胰芽中发育，而后相互吻合。在第 7 周，背胰芽和腹胰芽融合在一起，包绕腔静脉。胰颈、胰体和胰尾的分泌物随后被分流到较小的腹胰管中，随后成为主胰管（duct of Wirsung）。只有胰头上部的分泌物最终由背胰的原始导管——副胰管（duct of Santorini）引流。

成年人的胰腺长 14~18 cm，宽 2~9 cm，厚 2~3 cm，从十二指肠凹处到脾横贯整个腹部。它包括四个部分：头部、颈部、体部和尾部（图 124.2）。胰腺位于上腹部深方，小网膜囊后面的左季肋区，大约在第 1 和第 2 腰椎（L1-L2）的水平，体格检查时无法触及。胰头呈球状，向下延伸，舌部（即钩突）向左侧呈钩状突出，并与前方的肠系膜上血管交叉。胰头的前方被幽门和横结肠覆盖，紧贴十二指肠环，胆总管穿过凹槽或穿过腺体。胰头的后表面毗邻下腔静脉、左肾静脉和主动脉。脾动脉和静脉沿其上边界延伸。其前表面被浆膜覆盖，由网膜囊与胃后壁隔开。胰腺下表面在与横结肠中段的附着处下方，与十二指肠空肠连接和结肠脾曲相关。后表面与主动脉、脾静脉和左肾毗邻，胰体逐渐变细成一条较短的胰尾。

胰腺的淋巴管由腺泡周围和小叶周围的毛细淋巴管汇集而成，与血管伴行，延伸至腺体表面。胰腺与其他器官相连的地方都存在直接的淋巴道连接。

胰头与十二指肠的动脉血液供应来自胰十二指肠上、下动脉的前支和后支结合形成的前、后胰十二指肠动脉弓。胰腺下动脉和胰腺上动脉供应胰颈和胰体。脾动脉通过几个分支为胰尾和胰体供血。

胰腺具有丰富的神经。交感神经通过第 5~9 胸神经节发出的内脏大、小神经干和内脏大神经到达胰腺。副交感神经纤维通过迷走神经到达胰腺。胰腺的支配神经影响激素分泌，在葡萄糖代谢中起作用。它们还控制胰腺外分泌部的分泌以及食物的消化吸收。

（C. S. Pitchumoni 著　王昊翔 译　贺慧颖 审校）

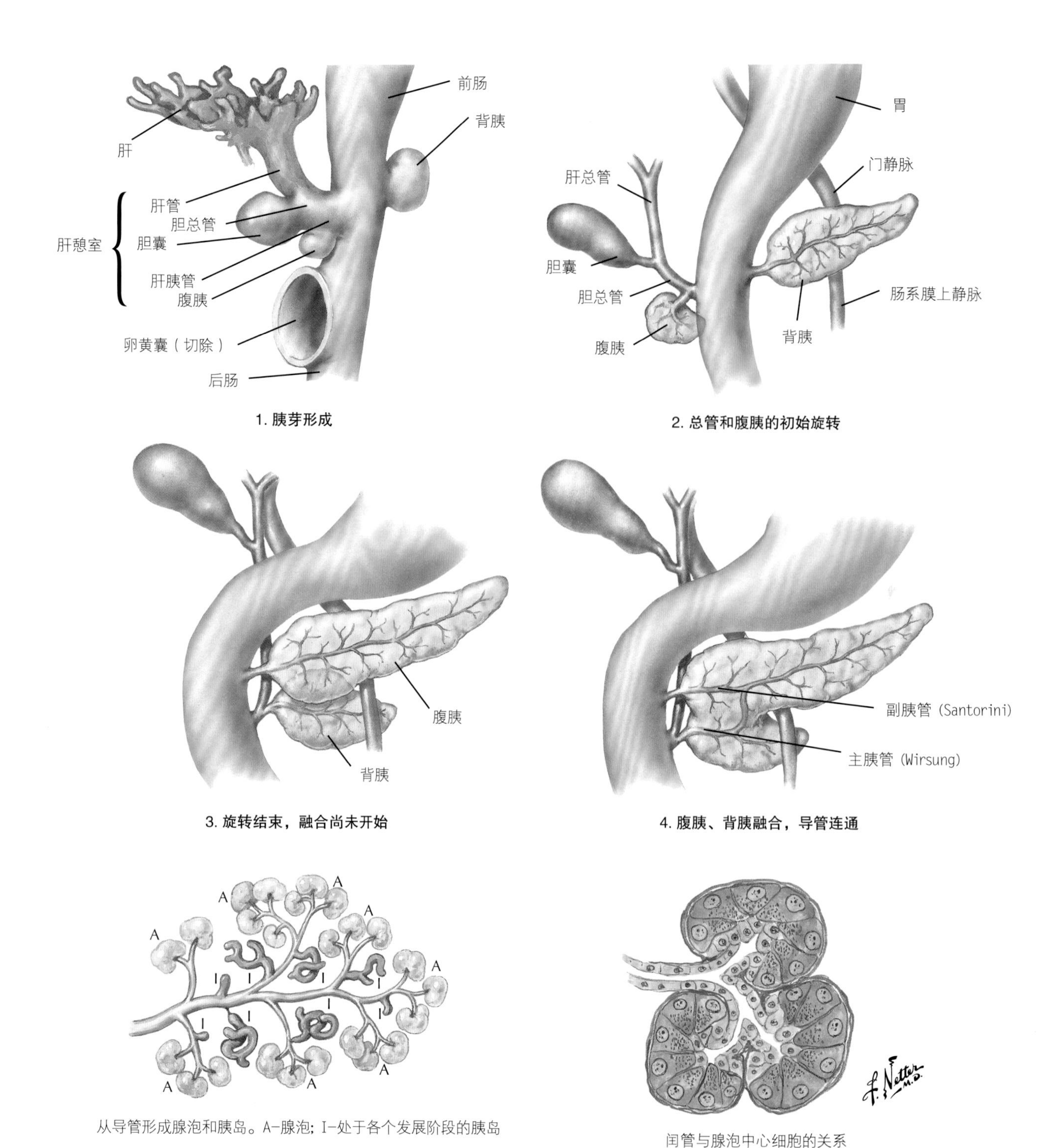

图 124.1 胰腺的发育与解剖

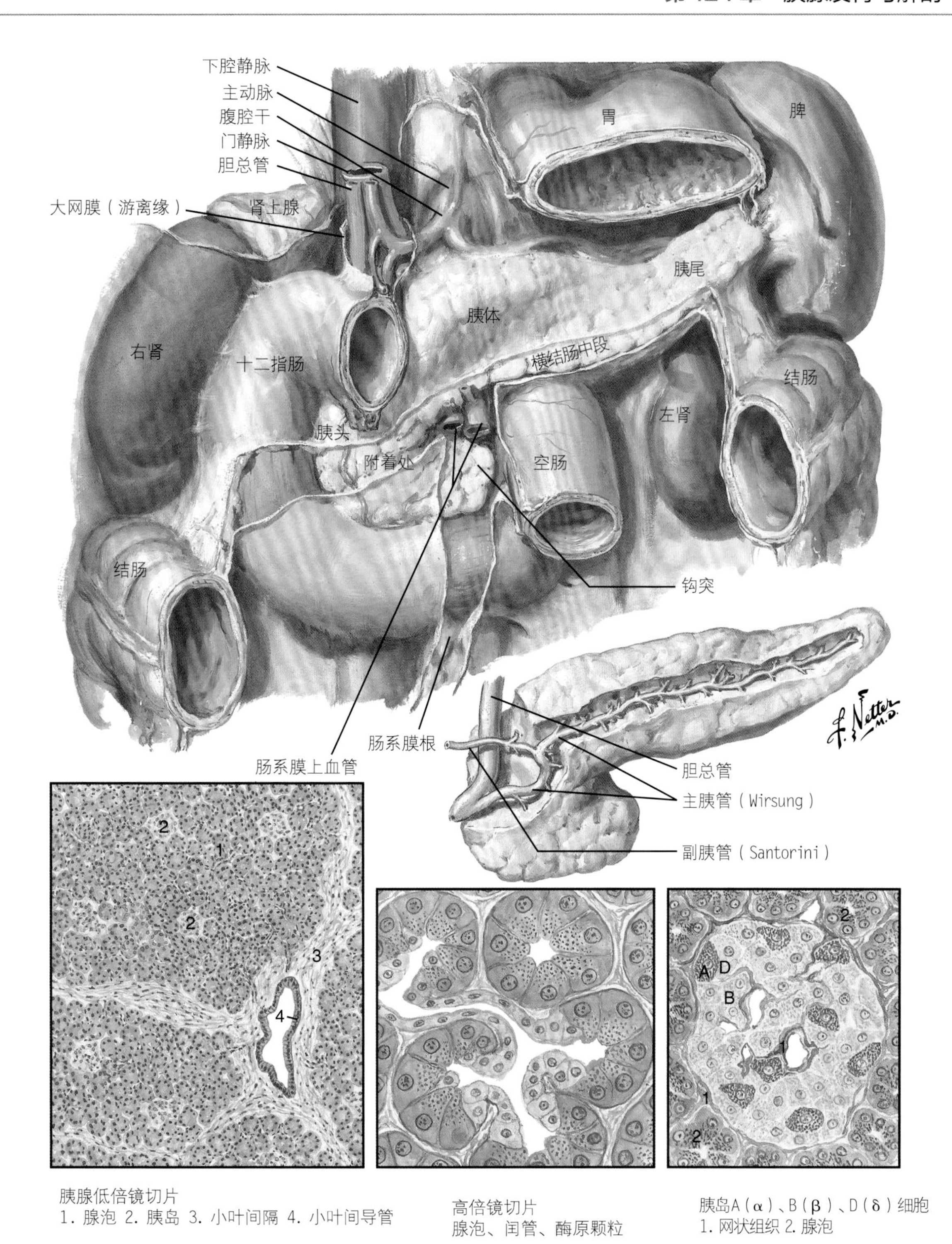

图 124.2 胰腺解剖图

其他资源

Bockman DE: Anatomy of the pancreas. In Go VLW, editor: *The pancreas: biology, pathobiology, and disease*, New York, 1993, Raven Press, pp 1–8.

Bockman DE: Nerves in the pancreas: what are they for? *Am J Surg* 194(4): S61–S64, 2007.

Dudeja V, Christein JD, Jensen EH, Vickers SM: Exocrine pancreas. In Townsend CM, Beuachamp RD, Evers BM, Mattox KL, editors: *Sabiston textbook of surgery*, ed 20, Philadelphia, 2017, Saunders–Elsevier, pp 1520–1555.

Longnecker D: Anatomy and histology of the pancreas. *Pancreapedia: Exocrine Pancreas Knowledge Base*, 2014. *Version 1.*

第 125 章

胰腺导管及内分泌和外分泌部

胰腺是一个具有内分泌和外分泌功能的整合器官。腺泡细胞约占胰腺的 90%，导管组织约占 5%，10^5~10^6 个胰岛约占胰腺的 2%。胰腺导管在胰腺内的分布变化很大，其与胆总管（CBD）末端的关系变化更大（图 125.1）。偶尔，两个胰管（Santorini 管和 Wirsung 管）的相对大小是相反的，因此 Santorini 管为主胰管。副胰管通常位于十二指肠的近端，位于一个单独的乳头（小）上，但也可以通过 Vater 乳头进入十二指肠。主胰管通过单独的开口或共同的通道，即壶腹，进入十二指肠。

主胰管从胰腺尾部开始。它位于中央，向右通过体部和颈部，附属分支通常以直角、两边交替与之汇合。在头部，主胰管通常转向尾侧和背侧，在穿过胰腺实质时靠近或与 CBD 汇合。主胰管通常流经尾部、颈部、体部和头部的尾侧和背侧部分。磁共振胰胆管成像（MRCP）是最常见的无创成像检查。对于胰管直径，基于 MRCP 研究的测量很重要。头部直径 3.5 mm，体部 2.5 mm，尾部 1.5 mm，长 14~18 cm，均应视为正常。随着年龄的增长，胰腺的头部、体部和尾部缩小。胰腺前后径（AP）随着年龄的增长显著减小，为胰腺纤维化的结果。关于胰管扩张与衰老的关系，观察结果并不一致。

Oddi 括约肌（sphincter of Oddi）由围绕以下三个部位的平滑肌构成：胆总管末端、主胰管和壶腹。

胰腺分裂（pancreas divisum）是一种先天性的胰管形态变异，其背侧胰管和腹侧胰管不融合。这种异常在高达 14% 的尸检研究和 2%~7% 的内镜逆行胰胆管造影（ERCP）患者中有报道。在胰腺分裂时，大部分酶流经副乳头，副乳头比主胰管窄，如果开口过小或狭窄，胰管内压升高，可引起胰腺炎。

环状胰腺（annular pancreas）是一种罕见的畸形，胰腺组织围绕十二指肠降部，并平滑地延伸至胰头。十二指肠部分梗阻可能为临床症状，可在儿童时期或以后出现。胰腺异位（heterotopia）是指正常的胰腺组织在异常位置发育，与主胰腺没有血管、神经元或解剖上的联系。

胰腺外分泌部（exocrine pancreas）是复泡状腺，在结构上与唾液腺相似，无 Langerhans 岛。功能单位由腺泡及其引流管组成，由内有血管、淋巴管、神经和分泌导管的纤细结缔组织分隔开。腺泡细胞的核位于宽基底附近。胞质嗜碱性，含有大量嗜酸性、高折光性的酶原颗粒，其内含有酶原。胰腺的腺泡细胞（acinar cells）是体内 RNA 含量最丰富的细胞之一，蛋白质转化率最高。最神秘的胰腺泡心细胞（centroacinar cells）比腺泡细胞小。它们位于腺泡和导管的交界处。这些导管细胞缺乏酶原颗粒。碳酸酐酶与碳酸氢盐的产生有关，存在于腺泡中心细胞和导管上皮中。闰管被覆腺泡中心细胞和透亮细胞，部分穿过并排空腺泡。小叶内导管也由胞质透亮的细胞组成。腺泡中心细胞在调节远端管腔内容物中起重要作用。

胰腺星状细胞（PSCs）位于腺泡周围间隙，在生理条件下对所有胰腺细胞都有作用。星状细胞富含维生素 A，是维持正常胰腺结构所必需的。在乙醇、吸烟以及其他因素导致的胰腺损伤中，PSC 会被激活。PSC 的激活导致细胞（肌纤维母细胞）处于活化状态，在胰腺损伤、修复和胰腺癌的发病机制中发挥作用。

胰岛（pancreatic islets），即 Langerhans 岛（islets of Langerhans）散在分布于整个胰腺，特别是在胰体和胰尾，由结构和功能上不同于外分泌部的细胞组成。成人胰岛由 10% 的 α 细胞、70% 的 β 细胞、15% 的胰多肽（PP）细胞和 5% 的 δ 细胞组成。α 细胞分泌胰高血糖素，β 细胞分泌胰岛素，PP 细胞分泌胰多肽，δ 细胞分泌生长抑素。

（C. S. Pitchumoni 著　叶菊香 译　田新霞 审校）

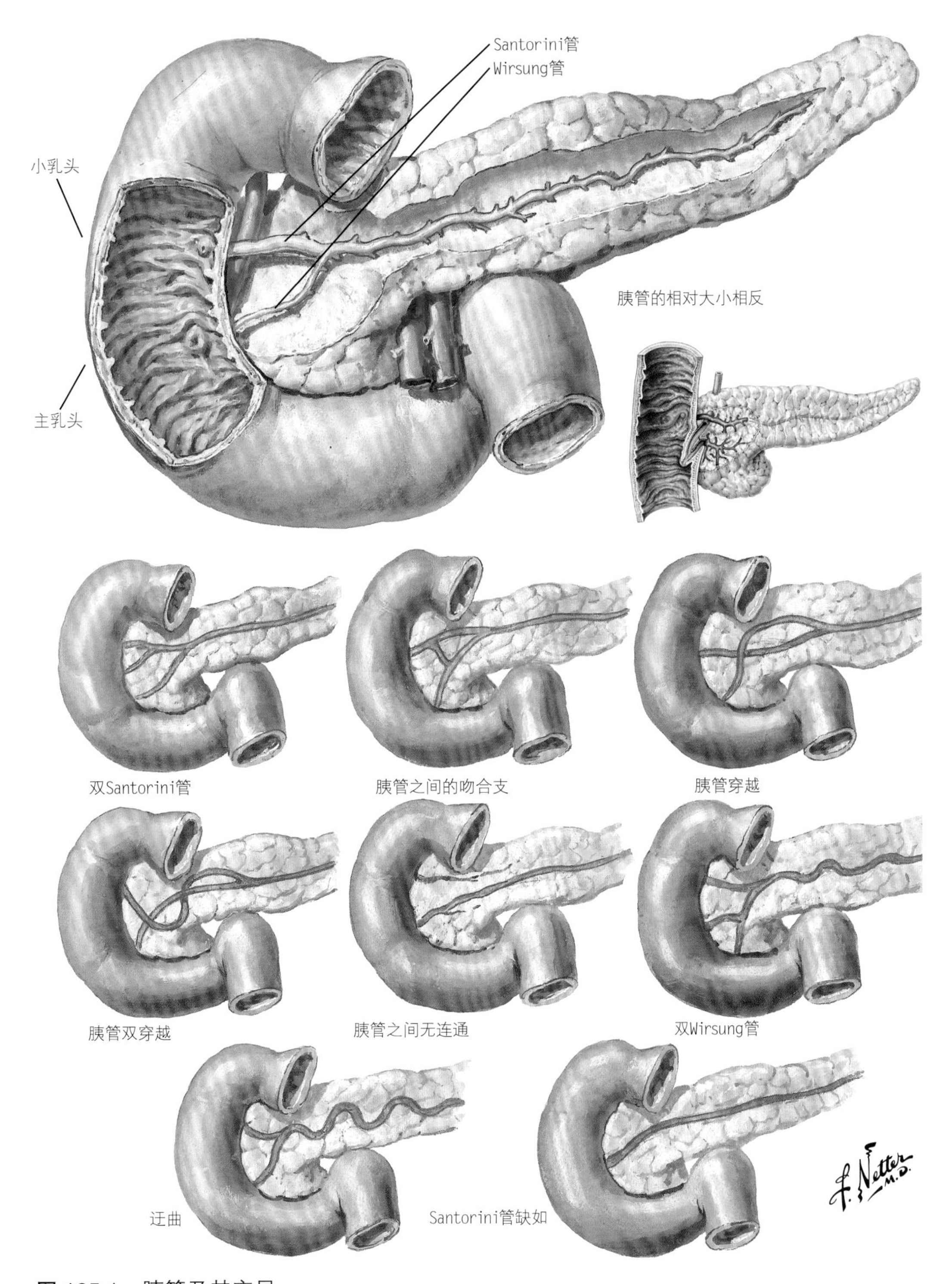

图 125.1　胰管及其变异

其他资源

Andren-Sandberg A, Hardt PD: Second giessen international workshop on interactions of exocrine and endocrine pancreatic diseases. Castle of rauischholzhausen of the justus-liebig-university, Giessen (Rauischholzhausen), Germany. March 7-8, 2008, *JOP* 9(4):541–575, 2008.

Apte MV, Pirola RC, Wilson JS: Pancreatic stellate cells: a starring role in normal and diseased pancreas, *Front Physiol* 3:344, 2012.

Ballian N, Hu M, Liu S, Brunicardi C: Proliferation, hyperplasia, neogenesis and neoplasia in the islets of Langerhans: a review, *Pancreas* 35:199–206, 2007.

Beer RL, Parsons MJ, Rovira M: Centroacinar cells: at the center of pancreas regeneration, *Dev Biol* 413(1):8–15, 2016.

Johnson LR: Pancreatic secretion. In Johnson LR, editor: *Gastrointestinal physiology*, ed 7, Philadelphia, 2007, Mosby-Elsevier, pp 85–95.

Özcan S: microRNAs in pancreatic β-cell physiology, *Adv Exp Med Biol* 887:101–117, 2015.

第126章

胰腺生理学

胰腺是一个整合器官，由三部分组成，分别是内分泌部、外分泌部和外分泌导管部。胰岛通过旁分泌和内分泌来调节腺泡细胞的分泌。除了胰岛和腺泡细胞之外，泡心细胞（centroacinar cells，CACs）的作用越来越多地被认识。CACs 位于腺泡中心，是导管终末端细胞，在调节远端导管腔内容物中起主要作用。

每天，胰腺外分泌部分泌 1 ~ 2.5 L 无色、富含碳酸氢盐的液体。胰腺分泌受三个时相的调节：头期、胃期和肠期。就导管分泌而言，肠期是最重要的。在消化间期，胰腺每分钟分泌 0.2 ~ 0.3 ml 胰液，在激素刺激和进食情况下，胰液分泌可以增加到 3.15 ml/min（图 126.1）。消化酶由腺泡细胞分泌，大量富含碳酸氢盐的溶液是由泡心细胞和导管细胞产生的。细胞内 Ca^{2+} 调节腺泡细胞的功能。胰酶被包裹在顶端的酶原颗粒中。胰腺分泌物的作用是消化脂肪、蛋白质和淀粉；并与胆汁一起，负责脂肪的吸收。

低分泌率状态下碳酸氢盐基础浓度为 30 ~ 60 mmol/L，当受到进入十二指肠的胃酸刺激后，其浓度可高达 135 mmol/L。碳酸氢盐的分泌有助于中和进入十二指肠的胃酸，从而为消化酶的作用提供理想的 pH 值。它还防止由胃酸造成的胆汁酸失活。导管分泌物的碳酸氢盐浓度是其血清浓度的 5 倍以上。囊性纤维化跨膜传导调节蛋白基因（*CFTR*）是 HCO_3^- 分泌的关键因素。

受到缩胆囊素（CCK）刺激后，胰腺分泌物变得富含蛋白质，浓度为 7 mg/ml。腺泡细胞分泌 17 种不同的蛋白质。只有淀粉酶和脂肪酶以活性形式分泌；所有的蛋白水解酶都以非活性酶原的形式分泌。

胰淀粉酶水解膳食淀粉、糖原和其他糖类（纤维素除外），产生二糖和少许三糖。胰淀粉酶对淀粉的消化是唾液淀粉酶启动过程的延续。

胰脂肪酶将中性脂肪水解为脂肪酸和单甘油酯。胰脂肪酶的分子量为 48 000 Da，等电点为 6.5，与唾液或胃脂肪酶的主要区别在于，它在酸性 pH 值条件下是稳定的。胰脂肪酶活性随 pH 值减小而下降，pH 值 7.5 时活性最大，pH 值 4.5 时活性被完全抑制。辅脂酶以酶原形式分泌并通过胰蛋白酶消化而激活，并且在胆盐的存在下它可以增强脂肪酶的活性。胰腺辅脂酶被认为有助于帮助胰脂肪酶锚定于脂滴及微粒。脂肪消化的分解产物在水中溶解度低，但在经初级胆汁酸分解成微粒后溶解度大幅提高。胰腺分泌的胆固醇酯酶水解酯键，生成游离胆固醇。磷脂酶将卵磷脂分解为溶血卵磷脂和游离脂肪酸。

以酶原形式分泌的蛋白水解酶（胰蛋白酶原、糜蛋白酶原、羧肽酶和几种弹性蛋白酶）可将膳食蛋白降解为氨基酸和由至多六个氨基酸残基组成的寡肽。胰蛋白酶原通过肠刷状缘酶肠激酶转化为胰蛋白酶。然后，活性胰蛋白酶将其他酶原转化为它们的活性形式。在人胰液中发现了三种形式的胰蛋白酶原——阳离子、阴离子和中间体——占胰液总蛋白的 20% 以上。为了保护胰腺不被自身消化，腺泡细胞还产生胰蛋白酶抑制剂。蛋白酶也参与清除复合性膳食维生素 B_{12} 与 R- 结合蛋白，使内因子可以与维生素 B_{12} 结合，从而在回肠末端进一步吸收。

胰腺分泌受到激素和神经机制的双重调节，且二者相互依赖。两种肠道激素，促胰液素和 CCK，分别刺激导管和腺泡细胞的分泌。神经调节不仅通过激素释放完成，还通过胆碱能调节直接控制胰腺外分泌部功能。腺泡细胞也受到旁分泌的影响。胰腺分泌有三个时相：头期、胃期和肠期。在胃期，从胃到胰腺可见迷走反射。还有报道提出一种对胰蛋白分泌的幽门胰腺反射机制。胃窦内的食物除了能刺激胃泌素的产生，也是一种强烈的胰酶刺激剂。胰腺分泌最重要的时相是肠期。

促胰液素是于 1902 年发现的第一种肽类激素，它在酸性食糜的刺激下而释放，在较小程度上也由油酸钠和胆汁酸刺激而释放，在 pH< 4.5 ~ 5 时进入十二指肠。促胰液素产生细胞（S 细胞）位于十二指

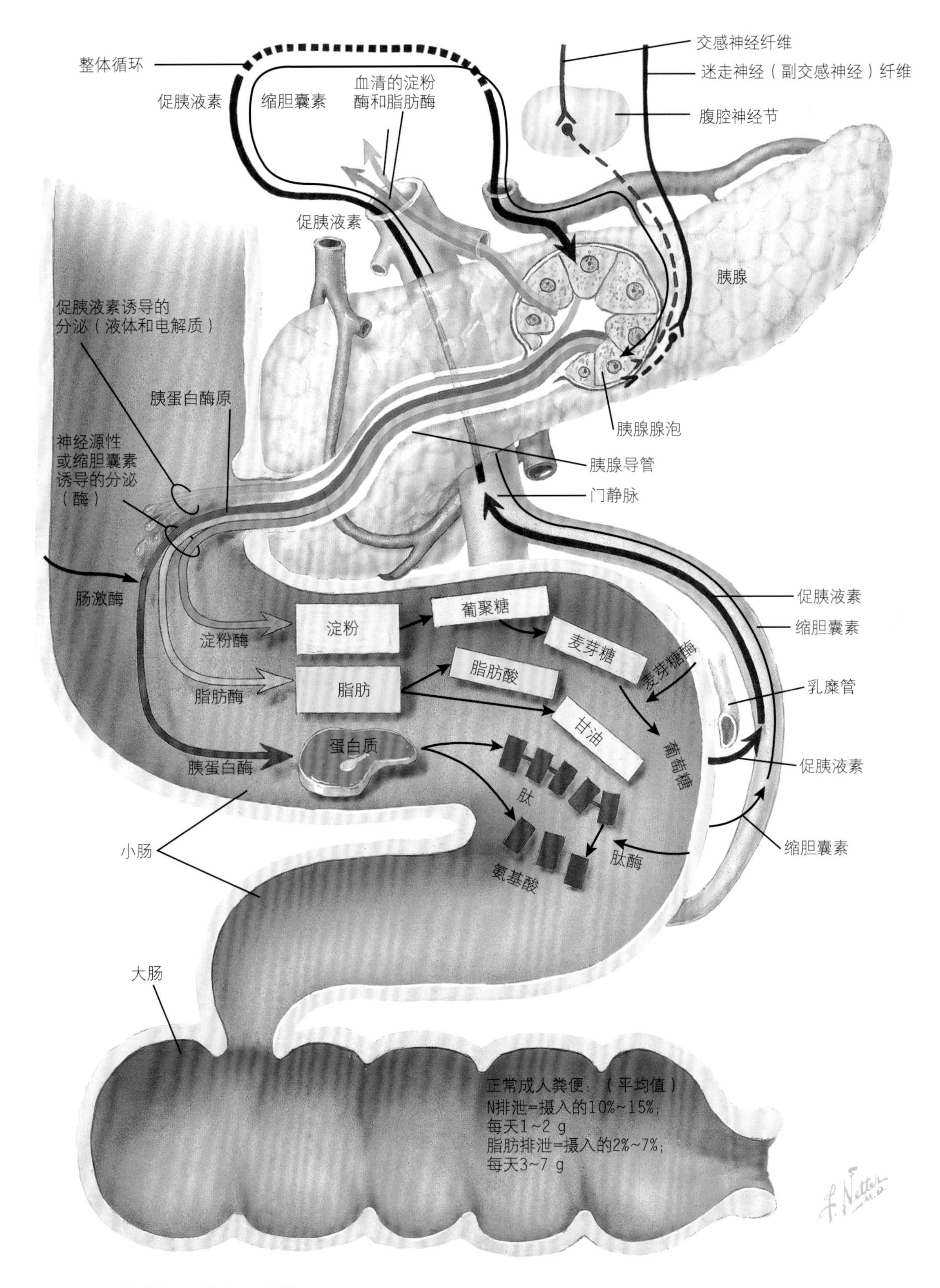

图 126.1 胰腺的正常分泌功能

肠和空肠黏膜。促胰液素刺激十二指肠、胰腺和胆管的水和碳酸氢盐分泌。促胰液素也能够抑制食物刺激的胃泌素释放和降低食管下段括约肌的压力。

CCK 由位于十二指肠和空肠的肠 I 细胞产生。CCK 的分泌主要是由部分蛋白质的消化产物、蛋白酶和蛋白胨刺激的，较小程度上是由长链脂肪酸和盐酸刺激。十二指肠中的胰蛋白酶对 CCK 释放有负反馈抑制作用。

CCK 主要通过作用于神经通路来刺激腺泡细胞。乙酰胆碱是一种主要的兴奋剂。迷走神经切断术或阿托品极大地降低了胰酶对肠道内食物的反应。CCK 抑制食欲和食物摄入。

重要的胰岛激素有胰岛素、胰高血糖素、生长抑素、神经降压素、肽的 PP 折叠家族［胰多肽（PP）、神经肽 Y 和肽 YY）］。

生长抑素由胰腺的 δ 细胞产生，是①胰腺碳酸氢盐和酶分泌以及②其他胃肠激素（胃泌素、CCK、促胰液素、胃动素和血管活性肠多肽）的有效抑制剂。另一种抑制剂是降钙素基因相关肽，位于胰腺的内分泌或旁分泌细胞以及神经纤维中。胰岛 F 细胞产生的 PP 抑制胰腺分泌，回肠或结肠黏膜释放的肽 YY 也会抑制胰腺分泌。肽 YY 的释放是对回肠中游离脂肪酸和碳水化合物的反应。位于胰腺神经纤维中的血管活性肠肽（VIP）充当迷走神经递质。VIP 的重要功能是通过血管舒张增加血流量并影响胰腺分泌。

表 126.1 总结了胰腺激素的功能。胰高血糖素样肽 1(GLP-1）是在肠上皮内分泌 L 细胞中产生的肽类激素。GLP-1 是根据进食量而释放的。GLP-1 刺激胰岛素分泌（一种肠促胰岛素）并抑制胰高血糖素的分泌，从而限制餐后血糖波动。GLP-1 似乎也是食欲和食物摄入的生理调节剂。

胰腺星形细胞（PSCs）在胰腺纤维化、慢性胰腺炎和胰腺癌中起关键作用。正常情况下，PSCs 通过调节细胞外基质蛋白的合成和降解来维持胰腺组织的正常结构。

表 126.1 胰腺的激素

激素	产生细胞	主要靶细胞	激素的作用	调节
胰高血糖素	α 细胞	肝脏、脂肪组织	1. 促进葡萄糖合成，糖原分解，血糖升高 2. 动员脂肪储备	1. 在低血糖浓度下受到刺激 2. 被生长抑素抑制
胰岛素	β 细胞	大多数细胞	1. 促进大多数细胞摄取葡萄糖 2. 促进脂质和糖原的储存（合成代谢和脂肪生成作用）	1. 受高血糖浓度、副交感神经刺激和高水平氨基酸刺激 2. 被生长抑素和交感神经刺激抑制
生长抑素	幽门、十二指肠和胰岛的 δ 细胞	胰岛细胞、消化性上皮	1. 抑制胰岛素和胰高血糖素 2. 减缓吸收和酶分泌的速度	被富含蛋白质的膳食刺激
胰多肽（PP）	胰头中的 F 细胞	消化性器官	1. 抑制胆囊收缩 2. 调节胰酶的产生 3. 影响营养的吸收率	自主控制（副交感神经刺激）并在进食 / 低血糖后释放

胰岛素和胰高血糖素等与维持血糖以及和糖尿病相关的胰腺激素的内分泌功能未在此讨论。

有证据表明胰岛素和胰高血糖素影响胰酶的合成和释放。在腺泡细胞中发现了不同的胰岛素受体。胰高血糖素对胰腺分泌具有抑制作用。

（C. S. Pitchumoni 著　李欢 译　郭丽梅 审校）

其他资源

Afroze S, Meng F, Jensen K, et al: The physiological roles of secretin and its receptor, *Ann Transl Med* 1(3):29, 2013.

Apte M, Pirola RC, Wilson JS: Pancreatic stellate cell: physiologic role, role in fibrosis and cancer, *Curr Opin Gastroenterol* 31(5):416–423, 2015.

Asakawa A, Inui A, Yuzuriha H, et al: Characterization of the effects of pancreatic polypeptide in the regulation of energy balance, *Gastroenterology* 124:1325–1329, 2003.

Beer RL, Parsons MJ, Rovira M: Centroacinar cells: at the center of pancreas regeneration, *Dev Biol* 413(1):8–15, 2016.

Brownlee IA, Forster DJ, Wilcox MD, et al: Physiological parameters governing the action of pancreatic lipase, *Nutr Res Rev* 23(1):146–154, 2010.

Pallagi P, Hegyi P, Rakonczay Z Jr: The physiology and pathophysiology of pancreatic ductal secretion: the background for clinicians, *Pancreas* 44(8): 1211–1233, 2015.

Pandol SJ: Neurohumoral control of exocrine pancreatic secretion, *Curr Opin Gastroenterol* 20:435–436, 2004.

第 127 章

囊性纤维化

囊性纤维化（cystic fibrosis，CF）是一种通过常染色体隐性遗传的进行性遗传性病。其发病率在白种人新生儿中为 1/3000~1/2000，但在非裔美国人（1/15 000）和亚裔美国人（1/30 000）中要少得多。在白种人中该基因携带率为 1/25。仅携带有一个无功能的 CF 基因拷贝但未表现出症状者称为无症状携带者。对 CF 患者早期的诊断和治疗能改善生活质量并能延长预期寿命至 40 岁。

囊性纤维化最常见的临床表现为呼吸系统疾病、胰腺外分泌功能不全、男性不育症及汗液电解质异常（图 127.1）。根据基因突变程度的不同，该疾病可能会仅出现胰腺的特征性改变。有大约 5% 的患者由于缺乏典型症状在 16 岁之后才能确诊。

该基因突变发生在第 7 号染色体长臂上的囊性纤维化跨膜传导调节蛋白（cystic fibrosis transmembrane conductance regulator，CFTR）基因上，该基因的突变可导致 CFTR 蛋白的数量减少或功能降低。由此导致上皮细胞水、电解质转运异常，进一步导致呼吸道黏膜纤毛清除功能紊乱并影响其他正常的细胞生物学功能，同时，其还会导致汗液中氯化钠含量增加，使呼吸道黏膜上皮的电位差增大，最终使黏膜分泌物变得黏稠、易干燥并阻塞气道，导致器官水平的功能障碍。在胰腺中，分泌物在腺管内沉淀，堵塞并使胰管扩张。缺乏 CFTR 的上皮细胞难以产生正常水平的调节因子一氧化氮，使钠的重吸收增加、炎症反应增强且降低了对细菌的防御力。

临床表现

典型的囊性纤维化表现为：①持续性肺部感染；②慢性胰腺功能不全；③汗液氯化物增加。在少数非典型囊性纤维化患者（<2%）中，仅有一个器官系统受影响（如不育症或慢性胰腺炎）。在新生儿期，囊性纤维化常表现为胎粪性肠梗阻（即远端回肠或近端结肠由于胎粪黏稠增加产生梗阻）、胎粪性腹膜炎或脂肪肝导致的黄疸期延长以及由于分泌液黏稠导致胆道阻塞。新生儿期后，出现与呼吸功能不全或频繁、大量恶臭脂肪泻等相关的生长发育迟缓时，应警惕 CF 所继发胰腺外分泌功能不全的可能。此外，还可能会发生脂溶性维生素 A、D、E 和 K 的缺乏及凝血酶原时间延长。

CF 相关性糖尿病是一种 CF 患者最常见的合并症，其是由于胰岛素分泌不足所致，在青少年和成人中的发病率分别为 20% 和 40%~50%。另外，CF 相关性糖尿病作为一种独特的临床疾病与 1 型糖尿病和 2 型糖尿均有一些相似的临床特点。

新生儿期及幼儿期复发性支气管肺感染，流感嗜血杆菌、金黄色葡萄球菌、铜绿假单胞菌和洋葱伯克氏菌等在肺部的定植也是 CF 的重要特点。严重的支气管扩张、大咯血以及自发性气胸为常见并发症。鼻息肉的高发病率也是一种典型表现。

在成年后，患者的胃肠道症状逐渐明显。由于干性粪便堆积堵塞及肠套叠，可能会造成回盲部附近发生梗阻（远端肠梗阻综合征）。直肠脱垂也同样常见。在儿童和成年人群中，会反复发生小肠梗阻，称为胎粪性肠梗阻。其他消化系统问题如血清肝酶水平升高，肝硬化伴门静脉高压症和胆汁淤积症等的发生率也会增加。计算机断层扫描可能发现胰腺脂肪替代。

CFTR 基因突变是慢性胰腺炎的危险因素，其常被认为是特发性胰腺炎。虽然所有 CF 患者都存在胰腺炎风险，但大部分典型 CF 患者，即“胰腺功能不全（pancreas insufficient，PI）”的患者，会在子宫内就出现胰腺炎症，导致在幼儿期便出现胰腺破坏，因此后续发作急性胰腺炎的风险反而较低。而“胰腺功能正常（pancreas sufficient，PS）”的患者则常会

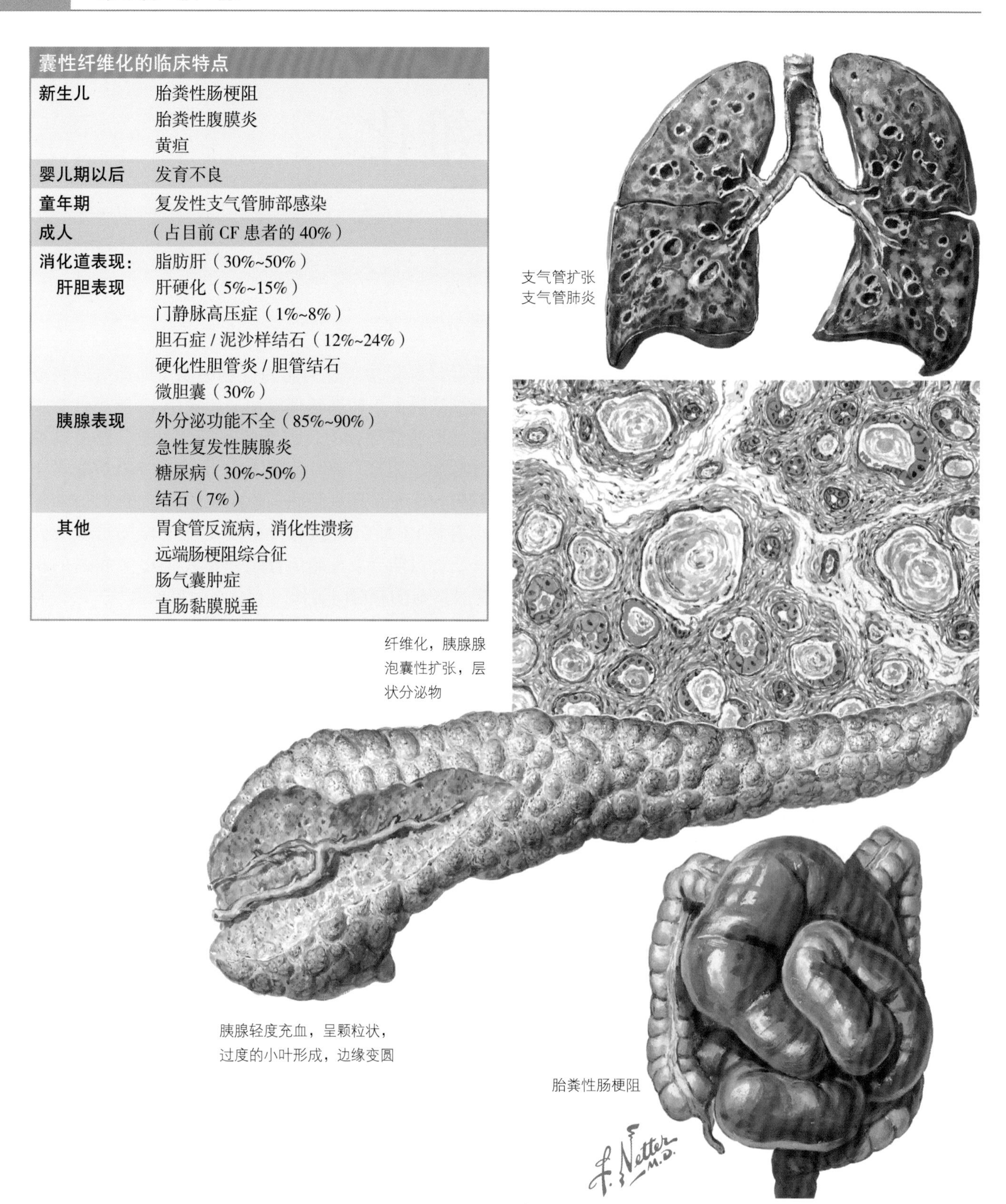

囊性纤维化的临床特点	
新生儿	胎粪性肠梗阻 胎粪性腹膜炎 黄疸
婴儿期以后	发育不良
童年期	复发性支气管肺部感染
成人	（占目前 CF 患者的 40%）
消化道表现： 肝胆表现	脂肪肝（30%~50%） 肝硬化（5%~15%） 门静脉高压症（1%~8%） 胆石症 / 泥沙样结石（12%~24%） 硬化性胆管炎 / 胆管结石 微胆囊（30%）
胰腺表现	外分泌功能不全（85%~90%） 急性复发性胰腺炎 糖尿病（30%~50%） 结石（7%）
其他	胃食管反流病，消化性溃疡 远端肠梗阻综合征 肠气囊肿症 直肠黏膜脱垂

图 127.1 囊性纤维化：临床特征和胰腺组织学表现

发生急性和慢性（特发性）胰腺炎，这也解释了成年 CF 患者胰腺炎频发的原因。

在肝脏方面，CF 常表现为肝脏脂肪变性、胆结石、胆管局限性狭窄及胆总管梗阻。晚期则表现为门静脉高压、脾大、食管胃底静脉曲张或出血及肝性脑病。

诊断

符合 CF 的临床表现同时存在 CFTR 功能障碍的实验室证据可以确诊。在许多西方国家，新生儿通过测量血液中的免疫反应性胰蛋白酶原水平来筛查 CF，其在婴儿 CF 患者中升高，但在胰腺功能正常（PS）的成年 CF 患者中正常。

通过汗液电解质水平检测诊断 CF 需要专业的实验室检测人员在特定实验室中进行，电解质浓度大于 60 mEq/L 可确诊。

尽管 *CFTR* 基因有数百种突变，但大多数美国实验室只对 20~30 种常见突变进行筛查。

治疗

本病需要通过多学科联合治疗的方法进行强化对症治疗。营养支持、针对外分泌功能不全的治疗以及对支气管肺部感染和其他并发症的有效治疗均非常重要。对成长、教育和就业进行合理规划也是需要考虑到的重要内容。

采用高热量、均衡饮食的同时口服足量的胰酶补充对于治疗脂肪泻非常重要。为了改善脂溶性维生素缺乏，需要使用双倍剂量的复合维生素制剂，并将维生素 E、维生素 K 以水溶性的形式进行补充。婴幼儿尤其需要补充中链甘油三酯。不过有报道称儿童使用含高浓度蛋白水解酶的胰酶制剂会导致结肠狭窄。

对肺支气管疾病的积极处理也非常重要。一些患者可选择肺或心 - 肺联合移植。熊去氧胆酸治疗可改善胆汁分泌并改善肝功能异常。

目前个体化的基因型定向疗法（如依伐卡托）正在被进一步评估中。

预后

总之，早期诊断和积极治疗能有效改善 CF 的预后，许多患者可以生存至 30 岁甚至 40 岁。对所有存在至少一个严重的 *CFTR* 基因突变的患者都需要对进行性的胰腺功能不全进行纵向评估。

其他具有临床意义的先天性胰腺疾病包括胰腺分裂（第 125 章）和遗传性胰腺炎（第 129 章）。

（C. S. Pitchumoni 著　周明新 译　姚炜 审校）

其他资源

Boyle MP: Adult cystic fibrosis, *JAMA* 298:1787–1793, 2007.

De Boeck K, Vermeulen F, Dupont L: The diagnosis of cystic fibrosis, *Presse Med* 46(6 Pt 2):e97–e108, 2017.

Krysa J, Steger A: Pancreas and cystic fibrosis: the implications of increased survival in cystic fibrosis, *Pancreatology* 7:447–450, 2007.

Ong T, Ramsey BW: New therapeutic approaches to modulate and correct CFTR, *Pediatr Clin North Am* 63(4):751–764, 2016.

急性胰腺炎

病因及临床表现

急性胰腺炎（acute pancreatitis，AP）是胰腺的一种炎症性疾病，临床表现为腹痛，生化检查表现为血清淀粉酶和脂肪酶水平升高，其可表现为一种轻度的自限性疾病，亦可表现为一种伴有诸多局部或全身性并发症的爆发性疾病。2012 年修订的亚特兰大分类标准对成人中该疾病的诸多问题进行了解读（见“其他资源”Banks PA）。该分类对疾病的严重程度、并发症及处理办法进行了规范，并对一些术语进行了修订。

AP 的诊断需要符合以下三个特征中的两个：①上腹部疼痛，向背部放射（胰源性疼痛），②血清淀粉酶和（或）脂肪酶水平高出正常值 3 倍以上，③腹部增强 CT、MRI 或腹部超声检查的影像学检查结果符合该疾病的特征性改变。

AP 根据影像学表现可分为间质水肿性或坏死性。

由于出血只是重症急性胰腺炎的并发症，因此“出血性胰腺炎”一词不再使用。

病因

约 80% 的急性胰腺炎是由酗酒或胆石症引起的。胆源性胰腺炎是由于结石、胆泥或微结石从胆囊经胆总管（CBD）移动到 Vater 壶腹导致的暂时性导管阻塞引起的。导管梗阻后会导致胆汁及胰液反流，细胞内胰蛋白酶原过早活化为胰蛋白酶，活化的胰蛋白酶释放至腺体引起 AP 发作。

酒精性胰腺炎的发病机制尚不清楚，可能包括酒精对腺泡细胞的直接毒性作用和（或）胰腺分泌成分的改变导致蛋白栓形成和导管内阻塞。酒精性胰腺炎患者往往存在长期（超过 5 年）的大量饮酒史（每天超过 4~5 杯酒，约大于 80 g/d）。吸烟是胰腺炎发病的一个危险因素。高甘油三酯血症时甘油三酯水平大于 1000 mg/dl 也是导致急性胰腺炎的一个少见致病因素（专栏 128.1）。

专栏 128.1　急性胰腺炎的相关病因

慢性酒精性
胆结石
药物因素
传染性病原体（病毒、细菌、寄生虫）
创伤性
高甘油三酯血症
高钙血症
内镜逆行胰胆管造影（ERCP）术后
自身免疫
遗传性因素
胰腺分裂
特发性病因
胰腺癌
罕见病因
手术后
中毒性损伤：接触有机磷
解剖异常：胰腺分裂
血管疾病
蝎子咬伤
饮食失调：贪食症，神经性厌食症，再喂养性胰腺炎
糖尿病酮症酸中毒
慢性肾衰竭
体温过低

急性胰腺炎还有其他诸多病因，此处仅对部分展开讨论。内镜逆行胰胆管造影（ERCP）引起的术后胰腺炎是其最常见和最严重的并发症，发生率 2%~8%。其危险因素包括女性、年轻患者、既往有 ERCP 术后胰腺炎病史、血清胆红素水平正常、Oddi 括约肌功能异常、多次胰管对比剂注射、插管困难、

括约肌预切开术（尤其是副乳头括约肌切开术）；这些危险因素都是可叠加的。目前药物性胰腺炎的发病机制尚不明确。许多药物如硫唑嘌呤、磺胺类、舒林酸、四环素、去羟肌苷、喷他脒、雌激素、呋塞米、乙酰水杨酸（acetylsalicylic acid，ASA）合成物、丙戊酸和胰高血糖素样肽-1受体激动剂（glucagon-like peptide-1 receptor agonists，GLP-1）药物（西他列汀和艾塞那肽）均可引起AP。其他病因还包括高钙血症、糖尿病酮症酸中毒和慢性肾衰竭。胰腺分裂较为少见。壶腹部肿瘤和胰腺癌在高龄患者中可表现为AP。至少1/3的特发性胰腺炎继发于胰腺的微小结晶形成。阳离子胰蛋白酶原基因（PRSS1）、丝氨酸蛋白酶抑制物Kazal 1型基因（serine protease inhibitor Kazal type 1，SPINK1）和囊性纤维化跨膜传导调节因子（cystic fibrosis transmembrane conductance regulator，CFTR）相关的基因突变也是急性和慢性胰腺炎发病的主要或相关性因素。创伤性AP可能发生在腹部穿透性或钝性损伤后或腹部手术后。

临床表现

急性胰腺炎的主要表现是突然发作的上腹部中重度疼痛，可持续数小时到数天。该疼痛可放射至背部，通过改变姿势为前倾位或侧卧屈膝位可得到一定缓解。另外还存在恶心、呕吐、低热和心动过速等表现。根据急性胰腺炎的严重程度，本病可分为三种类型：①轻症急性胰腺炎具有自限性，仅需短暂的住院治，不伴有器官功能衰竭。②中度重症急性胰腺炎表现为起病48小时内的短暂器官衰竭，局部（胰周积液）或系统性并发症。③重症胰腺炎见于15%~25%的患者，其特征是器官衰竭超过48小时，早期腹部查体可有触诊时轻度至中度压痛，伴有肠鸣音减弱甚至消失，具体表现取决于病情的严重程度。腹肌紧张并不是AP的特征。胸部检查可发现胸腔积液，左侧多见，双侧偶发。其他表现还包括肺不张、肺炎或充血性心力衰竭。巩膜黄染，臀部、躯干和四肢皮下脂肪坏死，视网膜脂血症及爆发性黄瘤（提示已存在高脂血症）较少见。双侧腰部淤斑（Grey-Turner征）或脐周淤斑（Cullen征）较少见且不具有特异性。

其他体格检查发现根据病因（例如酒精性、胆源性或高脂血症）、疾病严重程度、疾病所处阶段（发病时、2周后）以及并发症（胆管炎、胰腺坏死）等有所不同。

诊断

单纯性胆囊炎、消化道溃疡穿孔、脾梗死及缺血性肠病等的临床表现可能与急性胰腺炎类似。血清淀粉酶或脂肪酶水平是正常值的至少3倍以上且近期出现腹痛的患者基本可以初步诊断为AP且基本可以除外其他疾病。专栏128.2列出了高淀粉酶血症的其他原因。血清脂肪酶作为单一检验指标时，优于淀粉酶。需注意在高甘油三酯血症性胰腺炎时，血清淀粉酶水平可能正常或只是轻微升高，而非特异性高淀粉酶血症和高脂血症也可发生在非胰腺疾病中。尽管脂肪酶升高被认为具有特异性，但脂肪酶的假性升高和淀粉酶的假性升高一样常见。在巨淀粉酶血症中，血清淀粉酶的分子量大于150 000 Da（正常范围为50 000~55 000 Da）。肾脏清除率会因此受到影响，导致血清淀粉酶水平不成比例地升高而尿淀粉酶处于正常或略低的水平。初步评估包括血红蛋白/红细胞压积（Hb/Hct）水平、白细胞计数、天冬氨酸转氨酶、丙氨酸转氨酶、碱性磷酸酶、血清胆红素、血尿素氮（BUN）、肌酐、血清钙和白蛋白水平。在24小时内复查Hb/Hct和白细胞计数，以及血尿素氮、肌酐、钙和白蛋白水平对判断初始治疗是否充分（尤其是静脉输液［IV］水化后）和评估疾病预后是十分必要的。一旦确诊为AP后继续行

专栏128.2 导致血清淀粉酶水平升高的原因（高淀粉酶血症）

胰腺炎
糖尿病酮症毒（DKA）
流行性腮腺炎
肠穿孔
肠梗阻
胆囊炎
阑尾炎
腹膜炎
炎症性肠病
肾衰竭
异位妊娠破裂
卵巢肿瘤或囊肿
输卵管炎
ERCP术后
胰腺癌

血清淀粉酶或脂肪酶测定的价值较小。

影像学检查

初期对患者行胸部 X 线检查是非常重要的，其可能显示出膈肌的抬高、胸腔积液（偶尔为双侧）和肺不张。心包积液、充血性心力衰竭或急性呼吸窘迫综合征的表现可在病程后期出现。腹部影像学检查用于除外其他引起腹痛的病因。其价值在于排除导致伴或不伴血清淀粉酶升高的急性腹痛的其他疾病。

腹部超声检查是急性胰腺炎有效的初步诊断方法。其能判断是否存在胆囊结石、胆总管结石、胆总管扩张或胰腺肿大。当 AP 诊断明确且病情不严重时，在入院 72 小时内没有行 CT 检查的指征。早期行 CT 检查的指征包括：①腹痛病史不清（如：意识不清的患者）；②病史不典型且可能存在其他腹痛原因；③患者在腹痛发作几天后才到医院就诊。CT 扫描有助于诊断和排除引起急性腹痛的其他原因、对 AP 的严重程度进行分级并评估胰腺及胰外腹腔并发症的发生（图 128.1）。5 mm 薄层快速连续增强 CT 是显示 AP 相关炎症变化的最佳影像学检查。MRI 和磁共振胰胆管成像可以很好地评估胆管系统来测量胆管宽度或除外胆总管结石。无菌性或感染性胰腺坏死（infected pancreatic necrosis，IPN）也可通过 CT 进行鉴别，尤其是 CT 引导下对坏死区进行细针穿刺抽液。如果症状在几天内没有消失，则需要进行 CT 增强扫描以评估胰腺坏死情况和其他局部并发症。

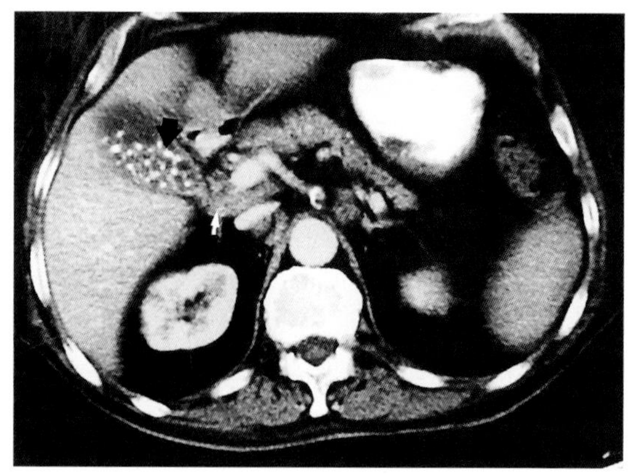

轻度胆源性胰腺炎。注意胆囊结石（黑色箭头）与肿胀的胰腺（白色箭头）

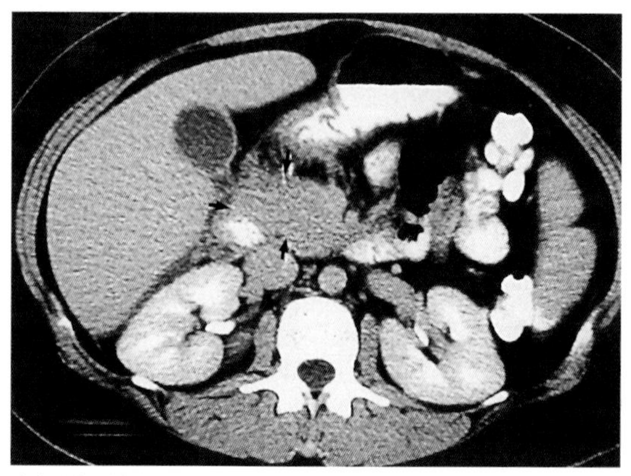

中度重症急性胰腺炎。肿胀胰腺的轮廓如箭头所示

图 128.1 急性胰腺炎：轻度和中度重症的 CT 图像

治疗

如果早期评估预后的相关指标提示存在中度重症或重度 AP 的可能性，患者必须接受重症监护治疗。可使用单独预后标志物或多项目评分系统。曾经常用的 Ranson 标准在当前临床实践中已不再常规使用。高龄、相关合并症、肥胖、胸腔积液、自发性淤斑、入院时脱水（红细胞压积 >44%，BUN> 20 mg/dl，肌酐 >1.8 mg/dl）均提示有发生严重急性胰腺炎可能。临床上实用的评分系统是修订后的亚特兰大标准、美国胃肠病学会实践指南、急性生理学和慢性健康评估（Acute Physiology and Chronic Health-Evaluation，APACHE）Ⅱ评分或 AP 严重程度床边指数（专栏 128.3 和专栏 128.4）。

入院后 C 反应蛋白升高超过 90 mg/dl，或在 48 小时绝对值超过 190 mg/dl，可较为准确地预测重症 AP。但其在早期严重程度的评估中无意义。

治疗原则包括疼痛管理、纠正体液和电解质失衡以及营养支持。

专栏 128.3 急性胰腺炎严重程度床边指数

以下每项标准记 1 分

- 血液尿素氮水平 >8.9 mmol/ L
- 意识障碍
- 全身炎症反应综合征 (见专栏 128.4)
- 年龄 >60 岁
- 影像学提示胸腔积液

超过 3 分提示死亡风险增加

（Reused with permission from Park JI，Jeon TJ，Ha TH，et al：Bedside index for severity in acute pancreatitis：comparison with other scoring systems in predicting severity and organ failure. *Hepatobiliary Pancreat Dis Int* 12（6）：645-650，2013. Table 1.）

专栏 128.4 如何判断全身炎症反应综合征（SIRS）

符合以下两项或两项以上的标准可以诊断 SIRS：
- 心率 >90 次 / 分
- 呼吸 >20 次 / 分或 $PaCO_2$<32 mmHg
- 体温 >38℃或 <36℃
- 白细胞数 >12.0×10^9/L 或 <4.0×10^9/L 或幼稚粒细胞（杆状核）>10%

（Reused with permission from Singh VK，Wu BU，Bollen TL，et al：Early systemic inflammatory response syndrome is associated with severe acute pancreatitis. *Clin Gastroenterol Hepatol* 7:1247–1251，2009. Table 1.）

疼痛管理：吗啡（10 mg/4 h）皮下注射通常比哌替啶效果更好，这是由于其半衰期较短，而且没有神经肌肉的副作用。目前尚没有证据表明它会对 Oddi 括约肌产生不良影响。氢吗啡酮或芬太尼也可使用。当疼痛严重时，患者可选择自控镇痛的方式。可根据需要每 4~6 小时予哌替啶（25~50 mg）肌内注射以缓解腹痛。反复使用哌替啶很少引起癫痫发作，许多医生更喜欢采用氢吗啡酮 0.2~0.6 mg（以 70 kg 患者为标准），每 2~3 小时使用一次。对有阿片类药物用药史的患者可能会出现耐受剂量增加。

只有存在呕吐持续或重症急性胰腺炎时才需要放置鼻胃管以保持胃排空状态防止误吸。建议患者在初始的 1~2 天内采用非经口营养（no oral feeding，NPO），当疼痛减轻且患者感到饥饿时开始经口进食。早期经口进食优于持续非经口进食状态。

营养支持尤其是肠内营养支持仅需要在重症胰腺炎患者中应用，对轻中症患者不适用。鼻空肠营养管较鼻胃管进食更安全且耐受度更好。早期肠内营养可显著降低多器官功能障碍综合征、全身炎症反应综合征（systemic inflammatory response syndrome，SIRS）和胰腺感染的发生率，以及在重症监护室（ICU）的住院时间。充分和早期补液是治疗急性胰腺炎的关键。静脉输液时选择林格液可能略优于生理盐水。建议以每小时 5~10 ml/kg 的速度进行滴注。早期补液的目的是防止血液浓缩，避免血尿素氮和肌酐升高，减轻胰腺坏死。

无须针对急性胰腺炎和无菌性坏死预防性应用抗生素。当存在逆行性胆管炎时可采用抗生素治疗。

对非复杂性胆源性胰腺炎患者在胰腺炎急性发作缓解后，应在住院期间行选择性胆囊切除术。对重症胆源性胰腺炎的患者应从一开始就在重症监护室接受治疗，后期再有选择地行胆囊切除术。

对于有明显胆总管扩张并有结石嵌顿和即将发生的逆行性胆管炎的患者，应紧急行 ERCP 乳头切开取石术。

并发症

严重急性胰腺炎常存在全身并发症和腹腔内胰腺周围的局部并发症。重症急性胰腺炎可根据预后指标及评分进行早期预测。

全身并发症

急性胰腺炎的全身并发症在病程中有两个高峰，受胰腺和其他来源释放的多种促炎和抗炎因子影响。第一个高峰是从发病后的第 7 ~8 天，其与早期器官功能障碍相关且与影像检查中形态学改变的严重程度无关。器官衰竭的发生与 SIRS 有关。SIRS 的特点包括体温低于 36℃或大于 38℃，心率大于 90 次 / 分，呼吸频率大于 20 次 / 分，白细胞（WBC）计数小于 4.0×10^9/L 或大于 12.0×10^9/L。第二个高峰出现在病程第 2 周并与组织坏死和败血症密切相关（专栏 128.5）。

专栏 128.5 急性胰腺炎的并发症

全身性：
- 肺部：低氧血症，胸腔积液，急性呼吸窘迫综合征
- 心脏：休克、心包积液、心电图改变、心律失常
- 血液系统：弥散性血管内凝血、血栓性血小板减少性紫癜
- 肾脏：氮质血症、少尿、肌红蛋白尿
- 代谢性：低钙、高血糖、酸中毒、低蛋白血症
- 中枢神经系统：精神病、Purtscher 视网膜病变
- 外周系统：横纹肌溶解、脂肪坏死、骨坏死、关节炎

腹腔内：
- 胰腺并发症
  - 坏死：（无菌 *vs* 感染；实质坏死）
  - 液体积聚：胰周或假性囊肿（感染、破裂、出血、脓肿）
- 局部非胰腺并发症
  - 胰源性腹水：高蛋白、高淀粉酶腹水
  - 邻近组织受累：胃肠出血、脾静脉血栓形成、结肠梗死、下消化道出血
  - 梗阻性黄疸
  - 腹腔间隔室综合征

低氧血症是急性胰腺炎的常见表现，胸腔积液则可反映疾病的严重程度。胸腔积液未经特殊治疗常常也能消失。肺部浸润性病变、左下叶实变及肺不张是

常见的影像学表现。急性呼吸窘迫综合征的发病常由多因素导致，患者往往需要在ICU接受高级生命支持。心脏并发症相关的致病因素包括低血容量和代谢紊乱（如高钾血症、低镁血症和低磷血症）。

低钙血症，当钙离子水平低于8 mg/dl预示明显的预后不良。低钙血症的发病机制是多因素共同导致的。

急性胰腺炎的全身并发症已列出见专栏128.5。

腹腔内并发症

胰腺和其他腹腔内并发症发生在急性胰腺炎发病后的第7~21天后，此时正在进行急性发作的治疗（专栏128.5）。此后的描述术语基于修订后的亚特兰大分类标准。

腹腔积液可以是急性或慢性，无菌性或感染性的。

急性胰周液体积聚（acute pancreatic fluid collections，APFCs）发生于胰周区，多发生在水肿性胰腺炎的前4周。在APFC中只有液体而无坏死物形成。APFCs不需要任何特殊处理，绝大多数可自行分解吸收，但若未能分解吸收，则会形成一个明显的包膜而变为假性囊肿。

胰腺假性囊肿是被完整的炎性外壁所包裹的液体积聚，通常位于胰腺外且无明显的坏死。其可使急性胰腺炎和慢性胰腺炎的病程变得复杂。水肿性胰腺炎继发假性囊肿的概率不到10%。大约60%的假性囊肿能自行吸收（图128.2）。对有症状的假性囊肿、在观察过程中持续长大的囊肿、压迫邻近脏器的囊肿或感染性的假性囊肿应采取手术、内镜或经皮穿刺引流的方法治疗。假性囊肿的并发症包括增大后压迫邻近器官、囊肿破裂、胰性腹水、胸腔积液、血管瘤形成和出血。约25%的假性囊肿与胰腺导管系统相通。超声内镜引导下穿刺引流是治疗上的一个重大的进步。

腹部CT和细针穿刺抽吸可疑区域有助于明确诊断。同时其需要手术引流。经皮穿刺囊液引流同样有一定作用，通过适当干预，其预后优于IPN（infected pancreatic necrosis）。

坏死性胰腺炎的液体积聚可能是急性坏死物积聚（acute necrotic collections，ANCs）或包裹性坏死（walled-off necrosis，WON，先前的术语为“坏死瘤”和机化性胰腺坏死）。

ANCs见于发病的前4周，其为非均质性的，无包膜包裹并含有非液化物质。ANC是指直径大于3 cm或占胰腺体积30%的弥漫性或灶性的坏死胰腺实质区域。该疾病的无菌性或感染性患者临床均表现为发热、白细胞增多和持续性腹痛（见图128.2）。大多数无菌性坏死的患者经保守治疗后好转，不推荐预防性应用抗生素抗感染治疗。

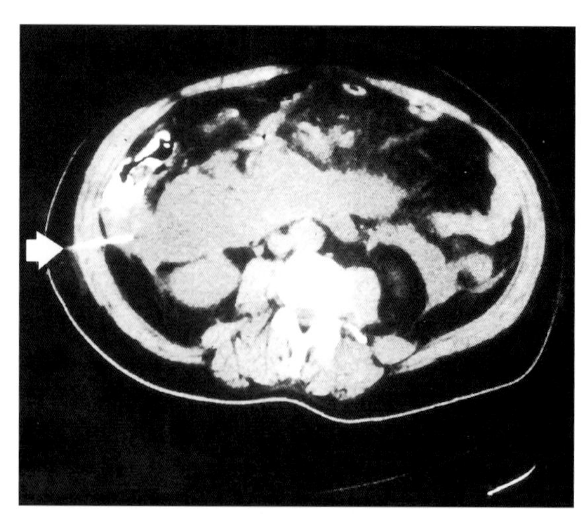

抽吸坏死胰腺组织的穿刺针（箭头所示）

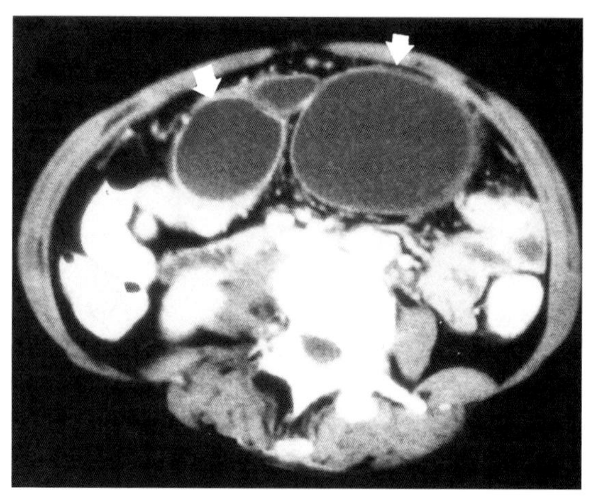

巨大假性囊肿（见箭头）

图128.2 急性胰腺炎的并发症：坏死和假性囊肿的CT表现

IPN：大约1/3的患者因胰腺坏死继发感染。可通过临床表现、细针穿刺抽液和（或）CT表现诊断。CT引导下细针穿刺是鉴别感染性坏死和无菌性坏死的一种安全、有效、准确的方法。IPN患者死亡率约30%，其一直是治疗的重要适应证之一。如若不进行干预，死亡率接近100%。早期手术切除坏死组织并不推荐且存在较高的死亡率。静脉应用抗生素（亚胺培南或厄他培南）联合内镜或经皮穿刺引流是一种可行的方法且可作为首选治疗策略。

WON是胰腺炎发病4周后形成的一种成熟的

包含有胰腺和（或）胰周坏死组织的具有界限清晰的炎性包膜的囊实性结构。与假性囊肿不同的是，WON有一部分胰腺实质，内容物较为浓稠（为胰腺坏死组织）。其治疗方法与胰腺坏死相同。

其他罕见的腹腔内并发症包括胰性腹水和腹腔间隔室综合征。腹腔间隔室综合征的发病机制是由过度补液、胰源性腹水、麻痹性肠梗阻引起的内脏水肿。

（C. S. Pitchumoni 著　周明新 译　姚炜 审校）

其他资源

Afghani E, Pandol SJ, Shimosegawa T, et al: Acute pancreatitis—progress and challenges: a report on an international symposium, *Pancreas* 44(8): 1195–1210, 2015.

Banks PA, Bollen TL, Dervenis C, et al; Acute Pancreatitis Classification Working Group: Classification of acute pancreatitis—2012: revision of the Atlanta classification and definitions by international consensus, *Gut* 62(1):102–111, 2013.

Forsmark CE, Vege SS, Wilcox CM: Acute pancreatitis, *N Engl J Med* 375(20): 1972–1981, 2016.

Foster BR, Jensen KK, Bakis G, et al: Revised atlanta classification for acute pancreatitis: a pictorial essay, *Radiographics* 36(3):675–687, 2016.

Lankisch PG, Weber-Dany B, Maisonneuve P, et al: Frequency and severity of acute pancreatitis in chronic dialysis patients, *Nephrol Dial Transplant* 23(4):1401–1405, 2008.

Piorkowski RJ, Qayyum A, Yarmish GM: ACR Appropriateness Criteria® acute pancreatitis, *Ultrasound Q* 30(4):267–273, 2014.

Rau BM, Bothe A, Kron M, et al: Role of early multisystem organ failure as major risk factor for pancreatic infections and death in severe acute pancreatitis, *Clin Gastroenterol Hepatol* 4:1053–1061, 2006.

Schorn S, Ceyhan GO, Tieftrunk E, et al: Pain management in acute pancreatitis. *Pancreapedia: Exocrine Pancreas Knowledge Base*, 2015.

Tenner S, Baillie J, DeWitt J, et al; American College of Gastroenterology: American College of Gastroenterology guideline: management of acute pancreatitis, *Am J Gastroenterol* 108(9):1400–1415, 1416, 2013.

van Dijk SM, Hallensleben NDL, van Santvoort HC, et al: Acute pancreatitis: recent advances through randomised trials, *Gut* 66(11):2024–2032, 2017.

Whitcomb D: Acute pancreatitis, *N Engl J Med* 354:2142–2150, 2006.

Working Group IAP/APA Acute Pancreatitis Guidelines: IAP/APA evidence-based guidelines for the management of acute pancreatitis, *Pancreatology* 13(4 Suppl 2):e1–e15, 2013.

Wu BU: Prognosis in acute pancreatitis, *CMAJ* 183(6):673–677, 2011.

Wu BU, Johannes RS, Sun X, et al: The early prediction of mortality in acute pancreatitis: a large population-based study, *Gut* 57(12):1698–1703, 2008.

慢性胰腺炎

疾病类型及临床表现

慢性胰腺炎（chronic pancreatitis，CP）主要表现为持续数月至数年的复发性或持续性腹痛，并伴有糖尿病、脂肪泻和胰腺钙化。形态学上，该疾病的特点是外分泌腺实质局灶性、节段性或弥漫性的破坏和缺失以及腺体的纤维化（图 129.1）。这些改变可能合并有胰管节段性狭窄、扩张以及胰管内蛋白栓和胰管结石。

CP 的流行病学与人群中的酒精滥用相平行。在美国，几乎 75% 的 CP 病例与慢性酒精中毒有关，由此可见慢性酒精中毒是 CP 最重要的致病因素。

虽然胰腺损伤的发病机制仍不明确，现有的资料表明其首先是腺泡细胞受损，继发分泌功能及形态学改变，如纤维化、导管异常和结石形成。

胰腺星状细胞（pancreatic stellate cells，PSC）在胰腺纤维化中起着关键作用，纤维化是 CP 的组织学特征之一。PSCs 通过调节细胞外基质（extracellular matrix，ECM）蛋白的合成和降解来维持正常的组织结构。慢性胰腺炎的发病机制与毒性代谢物、未配对的自由基的损伤以及胰蛋白酶基因突变使腺泡内胰蛋白酶原过早激活有关。目前认为有三个基因起主要作用：阳离子胰蛋白酶原基因（*PRSS1*；7q35）、*CFTR* 和 *SPINK1*。

疾病类型

在慢性酗酒人群中，CP 通常在每日摄入酒精 80~150 g、饮酒 15 年以上的人群中多见。由于个体易感性的不同，大部分酗酒者虽然都会出现胰腺形态学改变，但仅约 10% 的重度酗酒者会发展为慢性胰腺炎症状，吸烟和基因异常也会增加胰腺损伤的易感性。

热带性结石性胰腺炎（tropical calculous pancreatitis，TCP）是一种非酒精性 CP，主要发生在诸多发展中国家的儿童和年轻人中，目前其发病机制尚不清楚，推测与遗传因素（主要为 *SPINK*1 突变）及其他环境因素有关。

遗传性胰腺炎（hereditary pancreatitis，HP）是儿童复发性胰腺炎的最常见病因之一，常在 20 岁之前出现腹痛，但也可在更大年龄起病。患者的亲属通常有胰腺钙化、脂肪泻或糖尿病。近来发现的 HP 相关异常基因以及对该基因进行检测确定的能力，是 HP 研究史上的一个重要里程碑。HP 通常是由阳离子胰蛋白酶原基因（*PRSS1*）的功能获得性突变导致，此外极少数家族也存在一些已知或未知的病因。其最严重的并发症是导致胰腺癌风险提高 50~70 倍。

自身免疫性胰腺炎（autoimmune pancreatitis，AIP）[又称淋巴浆细胞性硬化性胰腺炎（lymphoplasmacytic sclerosing pancreatitis，LPSP）、特发性导管中心性慢性胰腺炎（idiopathic duct centric chronic pancreatitis，IDCP）、肿瘤样 CP] 是一种罕见的类固醇激素反应性纤维炎症性 CP。AIP 存在两种分型，1 型是 LPSP，2 型为 IDCP。两种类型的临床病理特征存在一定的相似性。由于其类固醇治疗有效，存在多种自身抗体并与其他自身免疫性疾病相关，因此将其认为是自身免疫性疾病。

1 型 AIP 是一种系统性疾病，较 2 型更常见。临床可表现为急性或慢性的梗阻性黄疸。多在 60 岁之后起病，可有胰腺、胆管、肾脏、腹膜后、淋巴结和唾液腺等多系统受累。患者血清免疫球蛋白 G_4（IgG_4）水平可升高至正常人上限的 2 倍。

其影像学特点为胰腺弥漫性肿大、胰腺内低回声（胰腺呈腊肠状）及胆管增厚。磁共振胰胆管成像（MRCP）或内镜逆行胰胆管造影（ERCP）中可表现为胰管狭窄和胆管系统出现类似硬化性胆管炎样的改变。AIP 的组织病理学特征表现为导管周围淋巴浆

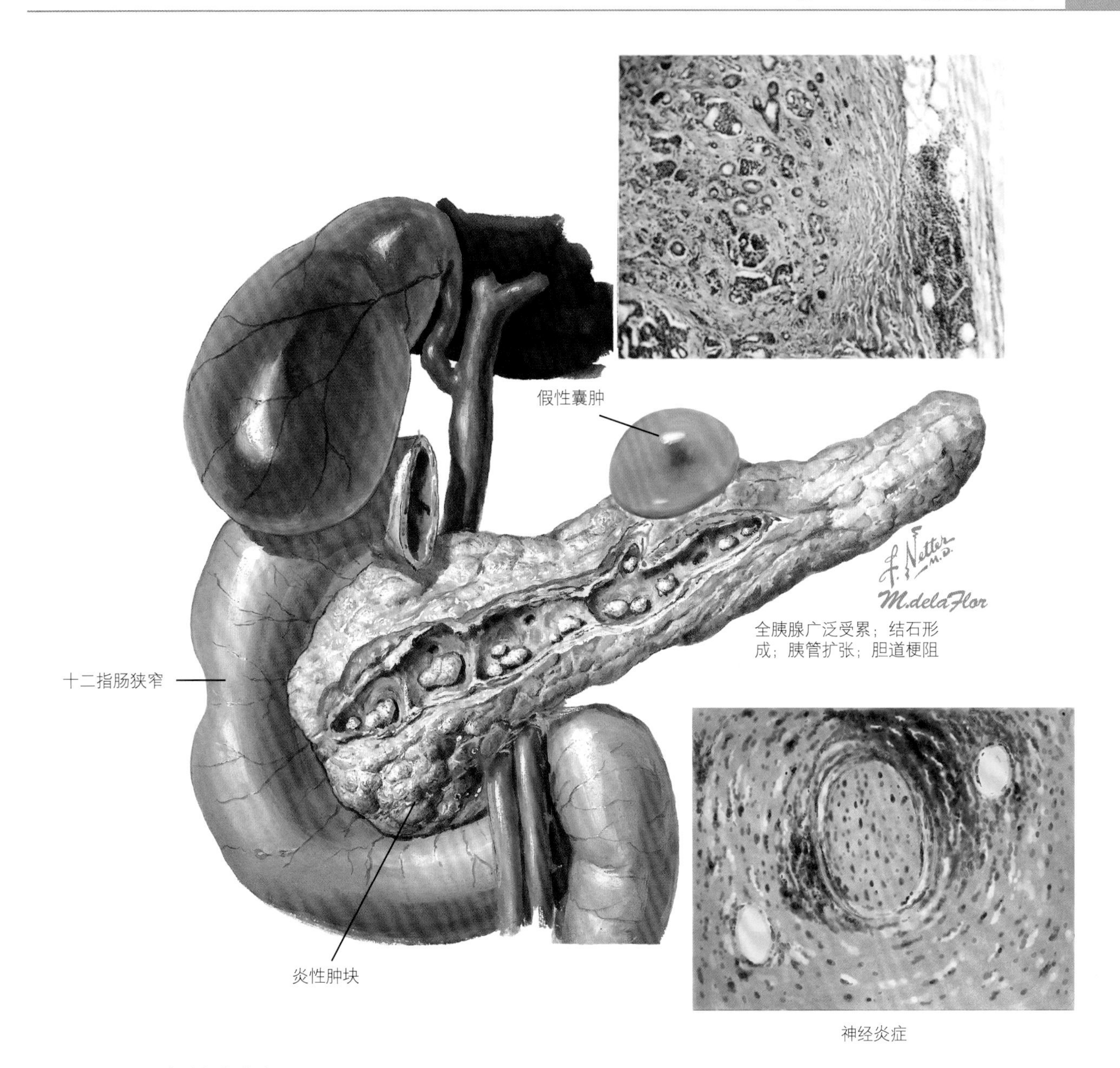

图 129.1　慢性胰腺炎

细胞浸润、IgG_4 细胞增多、席纹状纤维化及闭塞性静脉炎等。HISORT 诊断标准通过组织学、影像学、血清学、其他器官受累情况及对类固醇类药物的治疗反应进行诊断，本病主要需与胰腺癌进行鉴别。

2 型 AIP 是一种胰腺特异性疾病，男女发病率大致相同。在年轻患者中，该疾病表现为梗阻性黄疸和胰腺炎，IgG_4 不一定升高，主要通过组织学检查进行诊断。

AIP 对类固醇类药物治疗有明显反应，其治疗的剂量和持续时间应根据临床反应而定。

特发性胰腺炎有两种类型。早发型以男性多见，发病年龄在 25 岁之前且存在长期反复发作的腹痛病史。慢性胰腺炎的特征性病变如胰腺钙化，胰腺功能不全和糖尿病，会在发病后 25~28 年后出现。由于缺乏可根除的病因，目前该疾病的预后较差。迟发型（通常在 60 岁以后）特发性 CP（老年性胰腺炎）可能无腹痛症状，其常常在腹部 X 线常规检查发现钙化或查寻不明原因的脂肪泻的病因时被偶然诊断。

CP 的其他罕见病因包括胰管梗阻、高脂血症、胰腺分裂、甲状旁腺功能亢进症、胃切除术和乳糜泻。

临床表现

复发性腹痛

约 85% 的患者主要表现为餐后腹痛，这也是患者就医的最常见原因。腹痛使患者身体虚弱且难以控制，常会导致患者功能受损、药物和酒精依赖、生活质量低下甚至出现自杀倾向。典型的表现是上腹部或左上腹固定的钻顶样难以忍受的疼痛，疼痛可放射至背部第 12 胸椎（T_{12}）至第 2 腰椎（L_2）椎体之间以及左肩等部位。患者被迫采取坐位前倾位即所谓胰腺体位或膝胸位侧卧来缓解疼痛。疼痛缓解所需的时间无法预计，可能持续数周至数月不等。疼痛可能会因疾病的发展减轻、消失、持续稳定或恶化。

胰源性疼痛在发病机制上是多因素的，这导致在控制疼痛时存在困难，其发生机制包括：胰管内或间质内高压、神经肥大、周围神经炎和持续性胰腺损伤，可治疗的并发症如胰腺假性囊肿、胆总管梗阻等也可能会导致疼痛。

消化吸收不良

只有当消化酶分泌量降至正常水平的 10% 以下时才会出现脂肪泻。脂肪酶活性比胰蛋白酶活性下降得更快，这就解释了为什么脂肪泻比蛋白质吸收不良更早发生且更严重。除了胰酶分泌减少外，重症胰腺炎患者的碳酸氢盐分泌也减少。与小肠疾病引起的吸收不良性的水样腹泻相比，慢性胰腺炎患者的粪便量大且较成形，患者粪便中常可见到油滴。慢性胰腺炎患者会出现维生素 B_{12} 缺乏，这与胰腺蛋白酶缺乏有关。

糖尿病

大约 30% 的酒精性胰腺炎患者在发病 10 年后会发生糖尿病。CP 患者的糖尿病是胰岛素抵抗相关的获得性 β 细胞和 α 细胞功能不全的一种表现。其酮症发生较少见，但其他并发症（如肾病、视网膜病变）与 2 型糖尿病一样常见，考虑到酒精的成瘾作用，神经病变可能更为多见。

诊断

CP 的早期诊断目前仍具有一定挑战性。所有不明原因的上腹部疼痛患者均应考虑 CP 可能。只有少数患者会出现胰腺钙化、糖尿病及脂肪泻的三联征表现。大多数患者的诊断是基于典型的胰源性腹痛病史和长期的酗酒史。酒精性胰腺炎患者的查体表现往往是非特异性的。

仅在 CP 急性加重期和慢性胰腺炎早期会出现血清淀粉酶或脂肪酶升高。通过在十二指肠中放置导管进行促胰液素、胰腺外分泌功能试验虽被认为是诊断的“金标准”，但仅能在少数研究中心进行。

CP 相关影像学检查包括腹部平片、腹部超声或 CT、超声内镜（endoscopic ultrasound，EUS）、MRCP 和 ERCP 等。所有影像学检查均受敏感性和特异性的限制。腹部的 X 线平片，包括胸部平片等是所有患者检测胰腺钙化并排除其他腹部疼痛病因的初始检查方法。虽然胰腺钙化在 CP 早期阶段少有发生，但对慢性胰腺炎的诊断具有极高的特异性，一旦发现常不需要再行其他检查。腹部 CT 的敏感性可达 74% ~ 90%，特异性达 80% ~ 90%。CT 表现为胰管扩张、胰腺实质萎缩及胰管内结石（常称为胰腺钙化）。由于其无创且应用广泛，腹部 CT 常被用来排除其他腹腔内疾病以及明确并发症如胰腺假性囊肿、脾动脉瘤、胆总管及肝内胆管扩张以及肿瘤。平片上常被遗漏的微小结石往往在 CT 中发现。胰腺的萎缩、脂肪样变及胰管扩张等在疾病晚期出现。推荐使用对胰腺成像有针对性优化的螺旋 CT。

考虑到 ERCP 为有创操作、需要镇静且存在并发症，其一般不被作为早期诊断方法。然而，ERCP 检查具有高灵敏性（70%~90%）和高特异性（90%~100%）。在早期 CP 患者中一般缺乏胰管改变或极其轻微（图 129.2）。

在 CP 的早期诊断中，EUS 也是一项极为有效的工具。EUS 表现与组织学改变具有良好的相关性。CP 的 EUS 常表现为灶状或线状强回声、小叶状轮廓和囊肿。胰管病变可表现为扩张、形态不规则、边缘高回声、侧支胰管显露和结石形成。EUS 弹性成像定量分析也可用于对纤维化程度及 CP 分期进行评估。MRCP 常替代 ERCP 来评估导管的改变。分泌刺激型 MRCP 与标准 MRCP 相比，能更好地显示主导管及其分支。

胰腺外分泌功能不全的症状仅在胰腺外分泌功能丧失 90% 以上时发生，对外分泌功能的筛查检测缺乏敏感性。72 小时粪便脂肪含量的评估有助于确定是否存在脂肪泻。其他检测外分泌功能不全的粪便检查包括粪糜蛋白酶和弹性蛋白酶 -1。

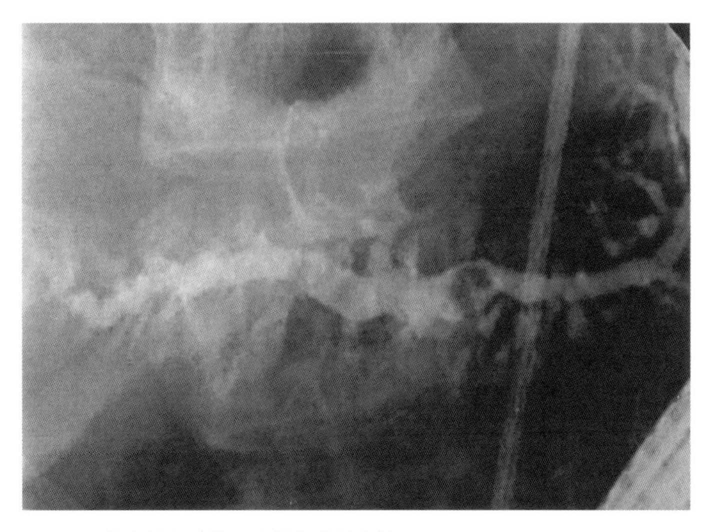

ERCP可见扩张的主胰管、腺管和胰管内结石

自身免疫性胰腺炎

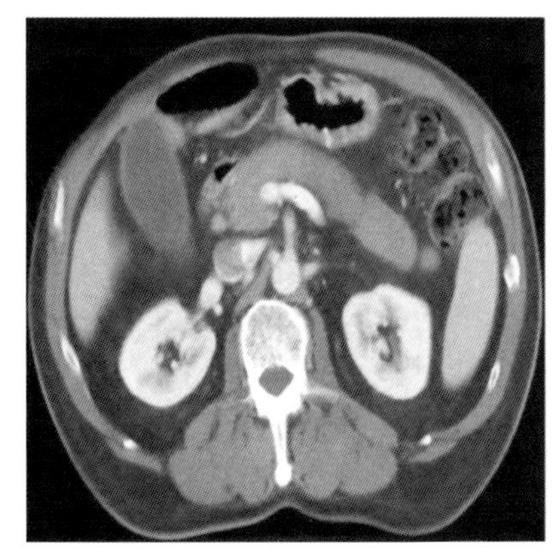

CT显示胰腺弥漫性肿大，轻度延迟强化

ERCP显示胰管弥漫性不规则狭窄

图 129.2　慢性自身免疫性胰腺炎（From Chari S，Smyrk TC，Levy MJ，et al: Diagnosis of autoimmune pancreatitis: the Mayo Clinic experience，Clin Gastroenterol Hepatol 4:1010，2006.）

并发症

继发于胆总管狭窄的梗阻性黄疸是 CP 的常见并发症。穿越胰头的远端胆总管在 CP 急性加重期可暂时受累或由于该部位纤维化或假性囊肿压迫而永久受累。临床表现与胰腺癌相似，包括慢性疼痛、黄疸和血清碱性磷酸酶水平持续升高。超声、经皮肝穿刺胆管造影、ERCP、MRCP 和 EUS 能显示 CBD 和肝内胆管根部的狭窄和近端扩张。通过外科胆总管空肠吻合术进行引流可缓解症状。

胰头纤维化可能累及邻近的十二指肠，引起上腹部疼痛、餐后饱胀感、恶心和呕吐。可通过上消化道造影和食管胃十二指肠镜检查以明确诊断，有时可能需要外科手术治疗来缓解梗阻。

脾静脉血栓形成、脾动脉瘤和假性动脉瘤也是 CP 的并发症。脾静脉和门静脉也可能被胰腺假性囊肿压迫或因邻近炎症导致的纤维化所阻塞。以胃和食管静脉曲张为特征的节段性门静脉高压可能会导致危及生命的静脉曲张破裂出血。

胰源性腹水是有胰管受损的表现之一，约 95% 的胰性腹水患者与 CP 相关。单侧或双侧胸腔积液可伴有胰性腹水，其通常是由胰腺假性囊肿或胰腺胸膜瘘所导致的，可通过 MRCP 或 ERCP 明确诊断，且需要外科手术治疗。

任何类型的慢性胰腺炎（酒精性、热带性、遗传性或特发性）都与胰腺癌的高发病率相关。

治疗

慢性胰腺炎的治疗包括针对疼痛、糖尿病和脂肪泻的治疗。常需要多学科联合治疗，在内科医生治疗的同时，由胃肠病学家、精神科医生、胰腺外科医生、社会工作者和糖尿病专家等进行协助。

戒酒是对慢性胰腺炎患者进行管理中最重要一步。

缓解疼痛的方法包括内科治疗、营养、药物、内镜或外科手术。

疼痛管理中关键的一步是首先解决可治疗的因素，如假性囊肿、胆总管梗阻和消化性溃疡。戒酒患者的疼痛缓解率通常较高，胰腺功能恶化较慢。

CP 的治疗可根据世界卫生组织（WHO）提出的癌性疼痛痛缓解方法。采用三阶梯法，根据患者需要由非阿片类药物到弱阿片类药物，再到强阿片类药物。在临床实践中，患者可以从非甾体抗炎药（NSAIDs）开始，逐渐发展为使用强阿片类药物。使用三环类抗抑郁药（tricyclic antidepressants，TCAs）如阿米替林和去甲色氨酸也有一定帮助。普瑞巴林已被证明能减轻慢性胰腺炎患者的疼痛。然而，大多数患者仍需要阿片类镇痛药来缓解症状。

饮食应该有足够的热卡，高蛋白（约占总热量的 24%），适当的碳水化合物（46%）和低脂肪（30%）。建议少食、多餐、低脂饮食，以减少对胰腺的刺激。急性加重期的患者需要住院治疗，停止经口进食并短期内使用外周静脉营养（peripheral parenteral nutrition，PPN）或全肠外营养（total parenteral nutrition，TPN）。补充抗氧化维生素可以减少疼痛的复发。空肠内营养物最好使用富含中链甘油三酯的食物，其较经口进食刺激产生的胆囊收缩素（CCK）更少且优于 TPN。

口服胰酶制剂常被建议用来缓解疼痛，但其临床效果十分有限。醋酸奥曲肽作为一种生长抑素的合成类似物，可皮下注射以暂时缓解疼痛，但持续使用奥曲肽治疗是昂贵且不切实际的。

内镜治疗疼痛的方法有：①括约肌切开术，②胰腺囊肿内引流术，③胰管取石术，合并应用或不用体外冲击波碎石术，④导丝引导下胰管狭窄的导管扩张术，⑤胰管支架。手术的选择需根据结石或狭窄的位置而定。

无论是经皮还是外科手术或 EUS 引导下的腹腔神经丛阻滞术（celiac plexus block，CPB）的临床疗效目前仍不确定。其并发症包括硬膜外或腹腔内血肿、低血压、术后胃瘫、腹泻和性功能障碍等。

当患者疼痛严重到影响正常生活且药物不能控制时，需行手术治疗。手术需根据胰管的形态、胰头是否有炎性肿块及外科医生的专业知识水平而定。需行手术的患者可分为两类：胰管扩张（大导管疾病）的患者，更有可能从导管引流术中获益；而那些胰管较窄或正常的患者（小导管疾病）则需行胰腺切除或去神经支配手术。

当胰管大小足够进行吻合时，纵行或侧方胰空肠吻合术（改良的 Puestow 手术）是最佳选择。

对胰管无扩张、既往引流失败或病变主要累及胰腺特殊部位的患者，胰腺切除术可较好地缓解疼痛，且比胰空肠吻合术效果更加持久。近十年来，全胰腺切除术加自体胰岛细胞移植可能会成为治疗慢性胰腺炎顽固性疼痛的一种有前途的方法。

（C. S. Pitchumoni 著 周明新 译 姚炜 审校）

其他资源

Anderson MA, Akshintala V, Albers KM, et al: Mechanism, assessment and management of pain in CP: recommendations of a multidisciplinary study group, *Pancreatology* 16(1):83–94, 2016.

Apte MV, Pirola RC, Wilson JS: Pancreatic stellate cells: a starring role in normal and diseased pancreas, *Front Physiol* 3:344, 2012.

Chari ST: Diagnosis of autoimmune pancreatitis: the evolution of diagnostic criteria for a rare disease, *Clin Gastroenterol Hepatol* 15(10):1485–1488, 2017.

Conwell DL, Lee LS, Yadav D, et al: American pancreatic association practice guidelines in CP: evidence-based report on diagnostic guidelines, *Pancreas* 43(8):1143–1162, 2014.

De la Iglesia-García D, Huang W, Szatmary P, et al: Efficacy of pancreatic enzyme replacement therapy in chronic pancreatitis: systematic review and meta-analysis, *Gut* 66(8):1354–1355, 2017.

Goulden MR: The pain of CP: a persistent clinical challenge, *Br J Pain* 7(1): 8–22, 2013.

Hobbs PM, Johnson WG, Graham DY: Management of pain in CP with emphasis on exogenous pancreatic enzymes, *World J Gastrointest Pharmacol Ther* 7(3):370–386, 2016.

Majumder S, Takahashi N, Chari ST: Autoimmune pancreatitis, *Dig Dis Sci* 62(7):1762–1769, 2017.

Sheth SG, Conwell DL, Whitcomb DC, et al: Academic pancreas centers of excellence: guidance from a multidisciplinary CP working group at *PancreasFest*, *Pancreatology* 17(3):419–430, 2017.

Singh VK, Drewes AM: Medical management of pain in CP, *Dig Dis Sci* 62(7):1721–1728, 2017.

Yadav D, Hawes RH, Brand RE, et al: Alcohol consumption, cigarette smoking, and the risk of recurrent acute and CP, *Arch Intern Med* 169:1035–1045, 2009.

胰腺癌

临床表现

全球每年因胰腺癌死亡超过 33.1 万人，居恶性肿瘤死亡原因的第 7 位。胰腺癌是美国第 5 大癌症死亡原因，2018 年新发病例约 5.54 万人（其中有 4.4 万人在患病 1 年内死亡）。在美国，胰腺癌发病率男性略高于女性（10.6/10 万人 *vs*. 8/10 万人），黑人和犹太人发病率更高。

由于诊断延误和预后不良，胰腺癌的发病率和死亡率相近，发病高发年龄为 70 ~ 90 岁，日益普遍的肥胖是发病的重要原因。胰腺癌早期无特异性症状，后期，症状和体征与肿瘤位置有关。胰头癌可以导致梗阻性黄疸，表现为尿色加深和陶土色便（缺乏胆色素）。胰体和胰尾的肿瘤很少引起黄疸。

90% 以上的胰腺癌为起源于胰腺导管上皮的中分化腺癌（图 130.1）。癌肿大多位于胰头部（60%~70%），其余的位于胰体尾部（18%~20%），或呈多灶性或弥漫性累及整个胰腺（20%）。多数胰体尾癌诊断时已属晚期，预后较差。

胰腺腺泡细胞癌、巨细胞癌、腺鳞癌、导管内乳头状黏液性肿瘤、囊腺癌、平滑肌肉瘤和淋巴瘤等在胰腺恶性肿瘤中占比不到 10%。胰腺囊性肿瘤将在单独章节讨论。

胰腺癌的危险因素详见专栏 130.1。吸烟是胰腺癌首要的危险因素，大约 30% 的病例是由于大量吸烟造成的，后者可以通过吸烟的数量和持续时间来衡量。各种原因所致的慢性胰腺炎（酒精性、热带性或遗传性）都是高危因素。

胰腺型疼痛是近 80% 的胰腺癌患者的初始症状。在早期阶段，胰腺癌引起的上腹部不适或背部疼痛与其余很多疾病表现类似。其他症状包括体重减轻、厌食、恶心、黄疸、腹泻和抑郁等，糖尿病或糖耐量减退可能早于其他症状数月到一年出现。胰头或壶腹部的小肿瘤即可引起梗阻性黄疸或反复发作的急性胰腺炎。

专栏 130.1　胰腺癌的危险因素

流行病学相关
- 吸烟
- 慢性胰腺炎
- 高龄（>65 岁）
- 男性
- 非裔美国人
- 高脂饮食?
- 糖尿病?
- 接触工业毒素

相关的遗传综合征
- 遗传性胰腺炎
- 遗传性非息肉病性结直肠癌（HNPCC）
- 毛细血管扩张性共济失调
- 林岛（Von Hippel-Lindau）综合征
- 黑斑息肉（Peutz-Jegher）综合征
- 遗传性乳腺癌（BRCC2）/ 卵巢癌
- 多发性内分泌瘤 1（MEN-1）综合征
- 家族性非典型多发性痣样黑色素瘤（FAMMM）综合征

胰体尾癌以腹痛和体重减轻多见，晚期可以由于脾静脉阻塞导致胃底静脉曲张而出现呕血和黑便。由于胆管梗阻，患者可出现以高热和寒战为特征的逆行性胆管炎，25% 的患者中可触及肿胀的胆囊，称为库氏征或库氏胆囊。锁骨上淋巴结肿大（Virchow 淋巴结）、脐周肿块（Sister Mary Joseph 结节）和直肠阴道或直肠膀胱腺凹处触及结节（Blumer shelf）是胰腺癌晚期的体征（图 130.2）。游走性血栓性静脉炎（Trousseau 征）是见于所有晚期癌症的非特异性体征，对胰腺癌缺乏特异性。

即使早期进行了适当的诊断性检查，如计算机断层扫描（CT），也未必能够确诊胰腺癌，常需要数

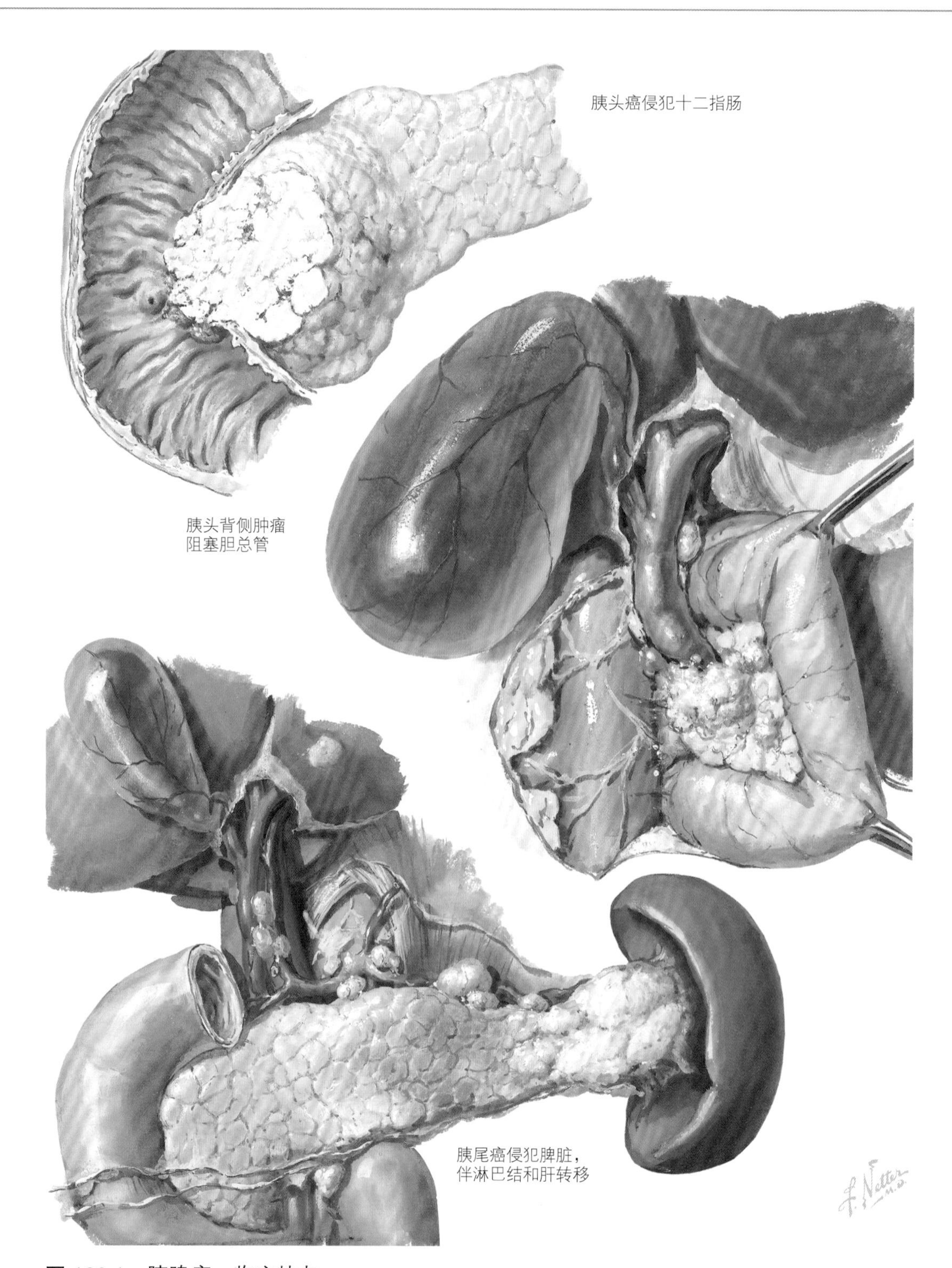

图 130.1 胰腺癌：临床特点

周或数月的随访直至出现典型的影像学特征。

诊断

50 岁以上患者出现不明原因的黄疸、体重减轻、上腹部或背部疼痛、厌食或特发性胰腺炎，应高度怀疑胰腺癌。没有肥胖或家族史的新发糖尿病，特别是同时伴有上述症状的糖尿病患者，应警惕胰腺癌的可能。超过一半的患者确诊时已有转移，5 年生存率不足 2%。

最常应用的血清肿瘤标志物 CA 19-9 的浓度与肿瘤大小和组织分化程度有关，直径小于 2 cm 的肿瘤

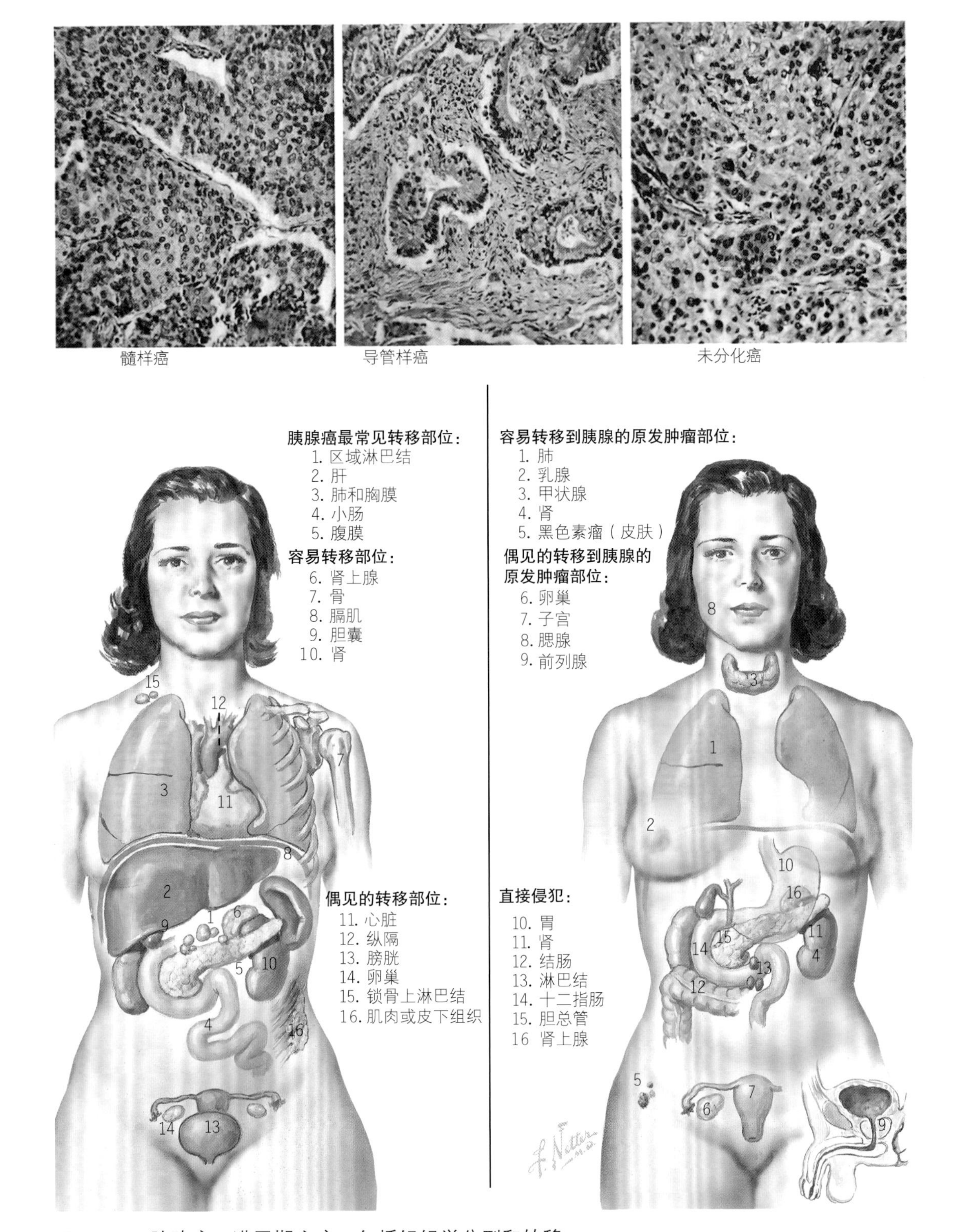

图 130.2 胰腺癌：进展期疾病，包括组织学分型和转移

可能无法检测到。CA 19-9 浓度升高与胰腺癌密切相关，假阳性见于慢性胰腺炎和良性胆道梗阻。巨噬细胞抑制因子 -1（MIC-1）和 CA 19-9 有较好的相关性，也是对胰腺癌诊断有意义的肿瘤标志物。组织多肽特异性抗原是新的血清标志物。

影像学检查，包括螺旋 CT、磁共振成像（MRI）、正电子发射断层摄影（PET）和超声内镜（EUS）有助于胰腺癌的诊断和分期。胰腺 CT 是主要的诊断工具，重点是胰腺癌的早期诊断和正确分期，可切除性取决于有无远处转移和肿瘤是否累及主要血管。

腹部超声对胰腺癌的诊断不敏感，胰腺薄层螺旋 CT 动态增强扫描有助于诊断和分期（敏感性和特异性分别超过 80% 和 95%），以及评估肿瘤的可切除性。增强磁共振通过静脉注射钆 - 二乙烯三胺五乙酸（DTPA）有助于发现小的胰腺肿瘤，磁共振胰胆管成像（MRCP）是评估胰腺导管最优的检查。断层扫描显示胰头肿块伴随胆管和胰管扩张的“双管征”提示胰腺癌，双管征也见于胰头肿块型慢性胰腺炎。功能成像检查如 PET 优于传统的 CT。EUS 是评估肿瘤可切除性的微创技术，也是最准确地评估血管情况和淋巴结肿大的方法。EUS 引导的细针穿刺（FNA）能够获得细胞学检查。EUS-FNA 具有很高的敏感性（85%~90%）和特异性（接近 100%）。血管造影术的价值有限。

治疗和管理

胰腺癌的治疗原则如下。根据疾病分期不同，胰腺癌的治疗手段包括营养支持、手术切除、化疗、放疗、内镜和手术缓解疼痛以及无法切除肿瘤的放化疗。85%~90% 的胰腺癌属于不可切除，需要由肿瘤内科、放射介入科、消化介入科、放疗科、内科和疼痛科医生组成多学科团队制订治疗方案。

Whipple 手术（胰十二指肠切除术）是胰头癌标准的外科手术，包括切除远端胃、胆囊、近端空肠和局部淋巴结。有经验的外科医师实施手术的死亡率小于 5%，保留幽门的胰十二指肠切除术减少了胃切除术后并发症的发生。姑息手术解除胆道梗阻能够消除瘙痒，从而改善营养。

目前证据显示联合胰十二指肠切除术和术后 5-氟尿嘧啶（5-FU）辅助化疗和外放射治疗可以延长生存时间。对不可切除的局部晚期胰腺癌，建议行化疗以提高患者生存率和生活质量，同时对局部晚期病变降期进而手术。吉西他滨（2′,2′- 二氟脱氧胞苷；健择）是一种能抑制 DNA 复制和修复的脱氧胞苷类似物，其延长生存期的作用有限，但可以通过减轻疼痛和减少阿片类止痛药的用量进而提高生活质量。FOLFRINOX 方案是四种化疗药（伊立替康、氟尿嘧啶、甲酰四氢叶酸和奥沙利铂）的组合，可以将转移性胰腺癌的生存期延长数月。体外放疗联合 5-FU 化疗，术中放疗（内放射治疗或电子束）和联合新型（放射增敏）化疗药物的外放射治疗都是可选择的治疗方案。经皮或术中 EUS 引导的腹腔神经节阻滞以及胸腔镜下内脏神经切断术可以缓解疼痛从而提高生活质量。

多种姑息手段可以解除胆道梗阻，内镜下逆行性胆道造影（ERCP）和支架置入术引流胆道的成功率在 90% 以上，不适合 ERCP 的患者可选择经皮经肝穿刺胆道引流。

（C. S. Pitchumoni 著 张志鹏 译 付卫 审校）

其他资源

Ferlay J, Soerjomataram I, Ervik M, et al: *GLOBOCAN 2012: Estimated Cancer Incidence, Mortality and Prevalence Worldwide in 2012 v1.0.* International Agency for Research on Cancer. https://www.altmetric.com/details/21798233.

Fogel EL, Shahda S, Sandrasegaran K, et al: A multidisciplinary approach to pancreas cancer in 2016: a review, *Am J Gastroenterol* 112(4):537–554, 2017.

Howlader N, Noone AM, Krapcho M, et al: *SEER Cancer Statistics Review, 1975-2014*, National Cancer Institute. Bethesda, MD, https://seer.cancer.gov/csr/1975_2014/, based on November 2016 SEER data submission, posted to the SEER web site, April 2017.

Mettu NB, Abbruzzese JL: Clinical insights into the biology and treatment of pancreatic cancer, *J Oncol Pract* 12(1):17–23, 2016.

Pittman ME, Rao R, Hruban RH: Classification, morphology, molecular pathogenesis, and outcome of premalignant lesions of the pancreas, *Arch Pathol Lab Med* 141(12):1606–1614, 2017.

Rebours V, Boutron-Ruault M, Schnee M, et al: Risk of pancreatic adenocarcinoma in patients with hereditary pancreatitis: a national exhaustive series, *Am J Gastroenterol* 103:111–119, 2008.

Ruarus A, Vroomen L, Puijk R, et al: Locally advanced pancreatic cancer: a review of local ablative therapies, *Cancers (Basel)* 10(1):2018. pii: E16.

Tempero MA: Introduction: pancreatic adenocarcinoma: the emperor of all cancer maladies, *Cancer J* 23(6):309, 2017.

Thibodeau S, Voutsadakis IA: FOLFIRINOX chemotherapy in metastatic pancreatic cancer: a systematic review and meta-analysis of retrospective and phase II studies, *J Clin Med* 7(1):2018. pii: E7.

Yadav D, Lowenfels AB: The epidemiology of pancreatitis and pancreatic cancer, *Gastroenterology* 144(6):1252–1261, 2013.

胰腺囊性肿瘤

日益普及的腹部影像学检查，如腹部超声、计算机断层扫描（CT）和磁共振成像（MRI）增加了偶发胰腺囊肿的检出率，其中部分是恶性，部分是良性或具有恶性潜能。总的来说，2.5% 的无症状患者有胰腺囊肿，这一比例在 70 岁以上人群中增加到 10%。即使无症状，临床医生也不应忽视。因此，这一类型疾病非常重要，近期也有各种指南发布。

三种最常见的胰腺上皮肿瘤分别是浆液性囊性肿瘤（serous cystic neoplasms，SCNs）、黏液性囊性肿瘤（mucinous cystic neoplasm，MCNs）和导管内乳头状黏液性肿瘤（intraductal papillary mucinous neoplasm，IPMN）。较少见的是囊性内分泌肿瘤、实性肿瘤和假乳头状瘤。根据囊肿内容物的性质，胰腺囊肿可分为黏液性囊肿和非黏液性囊肿。有的黏液性囊肿在初诊时就是恶性的，或者与浆液性囊肿相比有更高的恶性潜能。

鉴别这些囊肿的最佳影像学检查是多维 CT 和 MRI，但这些检查提供组织学诊断的准确性很低（40%~60%）。诊断性内镜逆行胰胆管造影（ERCP）的作用很小，但超声内镜（EUS）在鉴别囊肿性质和进行囊肿抽吸活检方面有重要价值。

浆液性囊性肿瘤

SCNs 占切除的胰腺囊性肿瘤的 16%，通常是良性的，极少恶变为囊腺癌。

临床症状不典型，少见症状如腹部疼痛、饱胀，偶可触及腹部包块。林岛（von Hippel-Lindau）综合征是危险因素。

典型的影像学表现为蜂窝状肿物合并中央钙化的瘢痕。SCNs 的直径通常小于 5 cm，但大者直径可达 25 cm。

要严格把握手术适应证，有症状的或迅速增大的囊肿以及囊内存在实性成分是手术指征。保守治疗者需要影像随访。

黏液性囊性肿瘤

MCNs 占切除的胰腺囊性肿瘤的 23%。诊断的中位年龄为 45~49 岁，女性多见。90% 以上的单发肿瘤位于胰体尾（图 131.1）。多数患者早期无症状或为非特异性的胃肠道不适。

肿瘤上皮由分泌黏液的立方上皮和卵巢样基质的外层组成。不同于假性囊肿的是囊肿与胰管不通，囊液的淀粉酶水平很低，可以通过分析囊液的肿瘤标志物如 CA 19-9、癌胚抗原（CEA）和 CA 15-3 来判断是否为黏液性病变，最有力的证据是 CEA 升高。细胞学检查特异性强但敏感性低。由于高度恶性潜能，MCNs 需要手术切除。

导管内乳头状黏液性肿瘤

由于产生黏蛋白引起胰管扩张是 IPMNs 的特征。根据主胰管受累程度，IPMN 分为主胰管型 IPMN（MD-IPMN）和分支胰管型 IPMN（BD-IPMN）。

MD-IPMN 以男性为主，发病年龄在 60 岁左右，超过 40% 具有恶性潜能。临床上常偶然发现或伴有腹痛，也可表现为体重减轻、急性胰腺炎和糖尿病。

MD-IPMN 的影像学改变为主胰管呈节段性或弥漫性扩张，直径大于 5 mm，无狭窄、结石或肿瘤等原因导致的胰管扩张。IPMN 主要通过影像学、EUS，偶尔通过 ERCP 诊断。磁共振胆胰造影（MRCP）对分支胰管的显示优于 ERCP。IPMNs 的病理改变为导管扩张和导管上皮乳头状增生。组织学异常表现为低、中到高级别非典型增生。

大多数 BD-IPMN 诊断时无症状，恶性潜能很小。

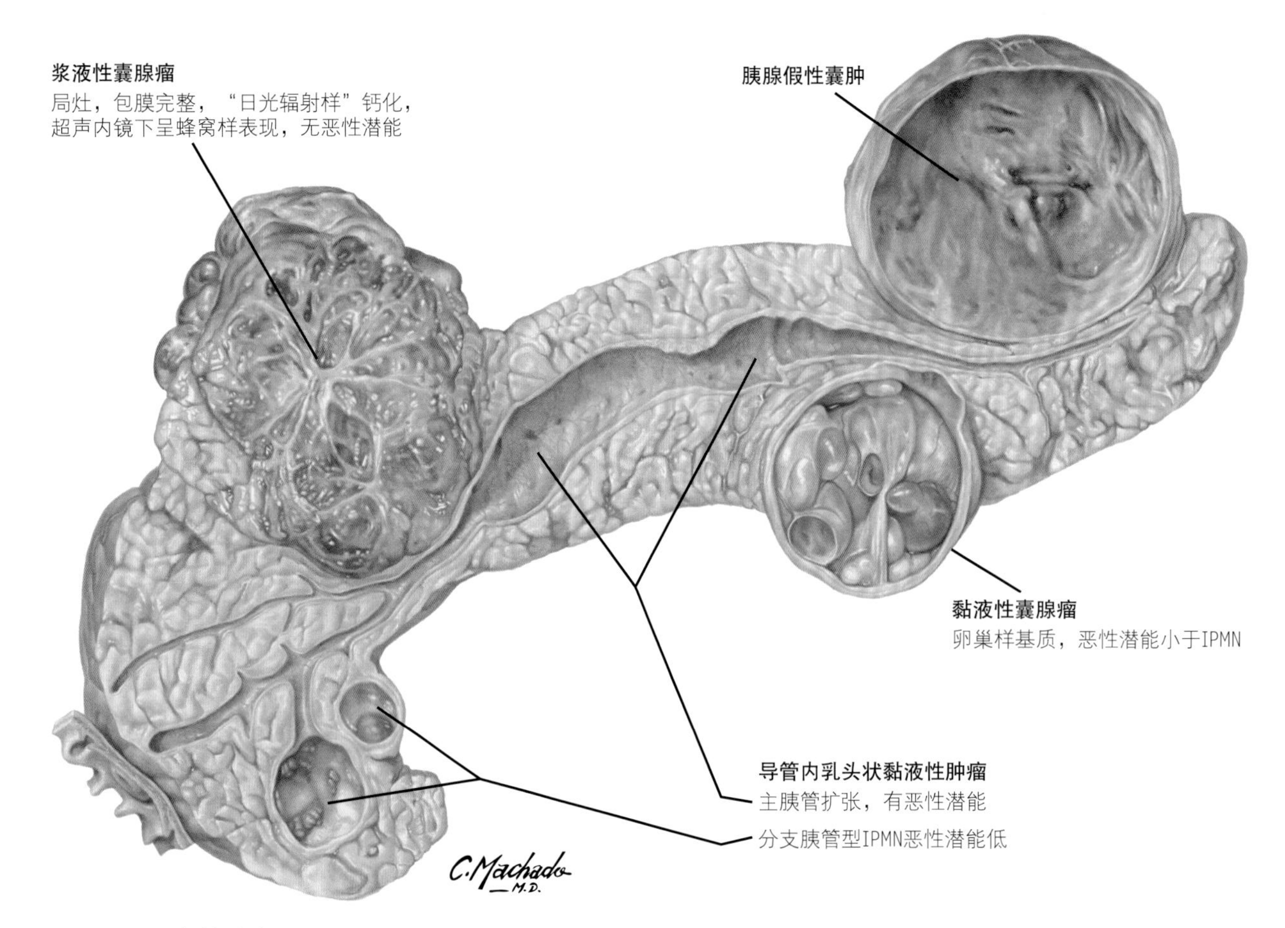

图 131.1 囊性肿瘤

BD-IPMN 累及一个或多个分支胰管，并与非扩张的主胰管相通。MD-IPMNs 的治疗首选外科手术。但 BD-IPMN 的治疗存在争议，尤其是无症状的和老年患者。

本节讨论不包括非肿瘤性囊肿（假性囊肿、先天性囊肿等）。

（C. S. Pitchumoni 著 张志鹏 译 付卫 审校）

其他资源

Basar O, Brugge WR: My treatment approach: pancreatic cysts, *Mayo Clin Proc* 92(10):1519–1531, 2017.

Bauer F: Pancreatic cystic lesions: diagnostic, management and indications for operation. Part I, *Chirurgia (Bucur)* 112(2):97–109, 2017.

Brugge WR: Diagnosis and management of cystic lesions of the pancreas, *J Gastrointest Oncol* 6(4):375–388, 2015.

Dudeja V, Allen PJ: Premalignant cystic neoplasms of the pancreas, *Semin Oncol* 42(1):70–85, 2015.

Tanaka M, Chari S, Adsay V, et al: International consensus guidelines for management of intraductal papillary mucinous neoplasms and mucinous cystic neoplasms of the pancreas, *Pancreatology* 6:17e32, 2006.

Tanaka M, Fernández-del Castillo C, Adsay V, et al: International consensus guidelines 2012 for the management of IPMN and MCN of the pancreas, *Pancreatology* 12:183e97, 2012.

Vege SS, Ziring B, Jain R, et al: American gastroenterological association institute guideline on the diagnosis and management of asymptomatic neoplastic pancreatic cysts, *Gastroenterology* 148:819e22, 2015.

第132章

胰腺神经内分泌肿瘤（胰岛细胞肿瘤）

胰腺神经内分泌肿瘤（pancreatic neuroendocrine tumors，PNETs）又称“胰岛细胞肿瘤”，是源自胃胰系统神经内分泌细胞的一组罕见肿瘤（图132.1）。PNETs在胰腺肿瘤中占比不到5%，可以是基于所分泌的激素（胃泌素、胰岛素和胰高血糖素）而产生明显临床症状的功能性肿瘤，也可以是由于肿块效应或恶性行为被发现的非功能性肿瘤（60%~90%）。PNET的发病率呈上升趋势。

胰岛（朗格汉斯岛）产生多肽激素的细胞在神经嵴内有一个共同的胚胎起源，然后迁移到前肠的胰芽处。这些肿瘤组织学表现相似，但可以通过免疫组织化学鉴别。

PNETs可以发生于4个家族性综合征：多发性内分泌腺病1型（MEN-1）、林岛（VHL）综合征、1型神经纤维瘤病和结节性硬化症（TSC）。这些肿瘤可以是良性，也可以是恶性。作为MEN-1综合征的临床表现，PNETs可以是常染色体显性遗传。MEN-1综合征包括甲状旁腺、胰岛和垂体三个内分泌腺的异常。MEN-2肿瘤包括嗜铬细胞瘤、甲状旁腺腺瘤或增生。胰岛素瘤和胃泌素瘤是最常见的功能性PNETs。其他功能性肿瘤占比不到3%，包括血管活性肠肽瘤（VIPoma）、胰高血糖素瘤和生长抑素瘤。

PNETs的临床表现、诊断和治疗在很大程度上取决于临床症状和激素分泌情况，如下面讨论的胰岛素瘤、胃泌素瘤和胰高血糖素瘤。

诊断方法包括功能性PNETs的血清激素水平和几种肿瘤标志物。嗜铬粒蛋白A（Chromogranin A，CgA）是一种酸性糖蛋白，由PNETs产生和分泌。循环CgA水平具有较高特异性，敏感性27%~81%，是非常有意义的标志物。

腹部计算机断层扫描（CT）、磁共振成像（MRI）、超声内镜（EUS）、生长抑素受体闪烁成像（SRS，奥曲肽扫描）、正电子发射断层扫描（PET）有助于诊断。EUS特别有助于检测微小病变如胃泌素瘤和胰岛素瘤。

胰岛素瘤

胰岛素瘤是最常见的功能性PNET，60%见于中年女性。胰岛素瘤可以散发，也可呈家族聚集性，组成MEN-1综合征的一部分。大约10%的胰岛素瘤患者合并MEN-1综合征。大部分肿瘤单发，相对良性，直径小于2.5 cm，均匀分布于胰腺各处。

空腹低血糖是胰岛素瘤常见的临床表现。头痛、视觉障碍、头晕、头昏、意识模糊、虚弱、癫痫发作和昏迷是神经系统低糖症的症状。低血糖引起的儿茶酚胺反应会引起出汗、震颤、心悸、易怒和饥饿。禁食或运动可引起低血糖症状，摄入碳水化合物可以缓解。饥饿和暴饮暴食可导致肥胖。

诊断

持续禁食72小时，患者出现Whipple三联征：①低血糖症状（中枢神经系统、血管舒缩），②有记录的低血糖，③葡萄糖摄入后症状缓解。低血糖通常在禁食24小时内发生。血清胰岛素水平5 mU/ml或更高，同时血糖水平低于45 mg/dl（2.5 mmol/L）提示胰岛素瘤。通过检测空腹血糖、血浆C肽和前胰岛素水平可以排除假性低血糖。

腹部CT、MRI和EUS有助于诊断，其他检查手段包括内脏血管造影术和 ^{111} 铟标记的奥曲肽核素显像。

治疗和管理

管理的目标是通过少食多餐防止低血糖发作。二氧偶氮（每8小时100~150 mg）可以阻止胰岛素的释放。其他治疗包括钙通道阻滞剂、糖皮质激素和胰高血糖素。奥曲肽对部分胰岛素瘤患者有效。

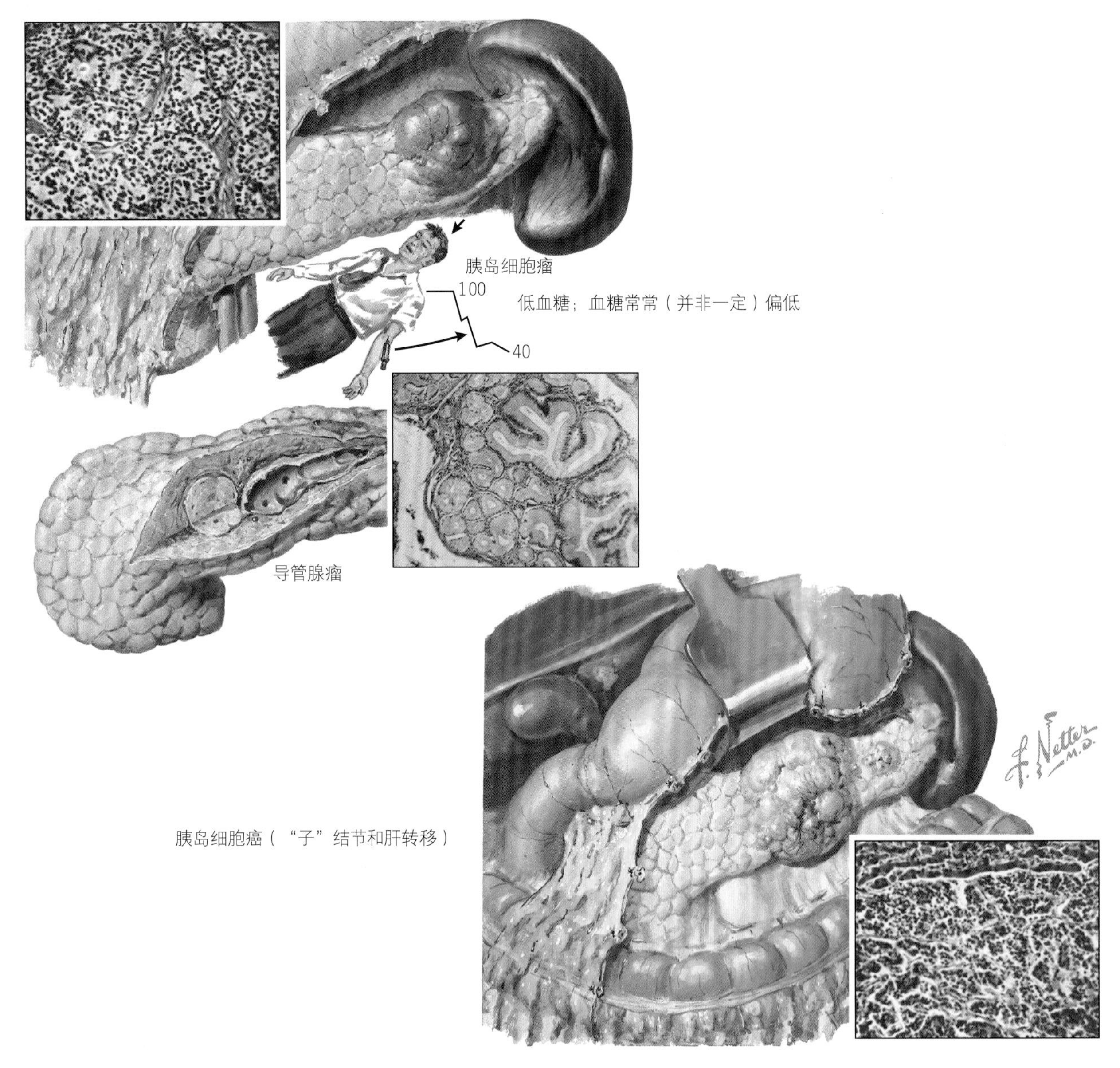

图 132.1 胰腺神经内分泌（胰岛细胞）肿瘤：腺瘤和癌

大多数患者需要手术探查并剜除肿瘤。胰岛素瘤多为单发良性，手术治愈率高。

胃泌素瘤

胃泌素瘤，或佐林格 - 埃利森综合征（Zollinger-Ellison syndrome，ZES），是消化性溃疡病的罕见病因，是胰腺或十二指肠壁 G 细胞肿瘤引起的症状和体征。甲状旁腺功能亢进是最常伴发的内分泌异常。

临床表现

顽固性溃疡伴有分泌性腹泻，应考虑 ZES。病理生理反应继发于高胃泌素血症和胃酸（HCl）分泌过多，因此重度食管炎是伴随病变。过量的胃酸导致胆汁酸沉淀，pH 值过低不利于胰腺脂肪酶活化而引起脂肪泻。

诊断

胃泌素瘤的特点是血清胃泌素水平升高（正常 <100 pg/ml；胃泌素瘤 >1000 pg/ ml）和基础胃酸排泌 >15 mmol/h 或更高。其他高胃泌素的情况包括恶性贫血（贫血）、萎缩性胃炎、慢性肾衰竭，以及罕见的毕Ⅱ式手术后的倾倒综合征和长期服用质子泵抑制剂（PPI）。胃泌素瘤患者静脉注射促胰液素会导致血浆胃泌素较基础水平增加 20 pg/ml 或更高。

EUS 是目前最敏感和最具特异性的定位方法，

其敏感性为82%，特异性达到92%。血管造影静脉采样对于常规影像不能定位肿瘤的患者是一种选择，但不是常规的检查。注射同位素标记的生长抑素类似物，如 ^{111} 铟-奥曲肽，可以显示胃泌素瘤和其他PNETs，该检查灵敏度最高，可达70%~80%。

治疗和管理

质子泵抑制剂可以有效控制高胃酸分泌，不建议采用全胃切除术来治疗消化性溃疡的并发症。奥曲肽能有效抑制胃泌素的释放。

大多数胰腺胃泌素瘤可以通过手术剜除，较大肿瘤可以行手术切除。肝转移患者新的疗法包括化疗栓塞、冷冻治疗和酒精消融。

胰高血糖素瘤

胰高血糖素瘤源于胰岛 α 细胞，其特征是糖尿病、严重皮炎（坏死性游走性红斑）、神经精神症状、舌炎或口炎、腹泻、体重减轻、贫血和静脉血栓。胰高血糖素导致分解代谢增强，引起的低氨基酸血症是皮疹的原因。

肿瘤单发，体积大（>6 cm），血浆胰高血糖素水平 >500 pg/ml（正常 <100 pg/ml）。CT、MRI和EUS有助于诊断。

奥曲肽治疗可以消除皮疹，缓解体重减轻，减少腹泻。外科治疗需行胰腺大部切除，营养支持是主要的治疗手段。

VIPoma（血管活性肠肽瘤）

VIPoma（Verner-Morrison综合征）的特征是水样腹泻（watery diarrhea）、低钾血症（hypokalemia）和胃酸缺乏（achlorhydria）（WDHA综合征）。大约50%的肿瘤是恶性的，75%的肿瘤同时分泌胰腺多肽。腹泻患者空腹血浆VIP水平 >500 pg/ml。药物治疗包括补液和纠正低钾血症。奥曲肽治疗可迅速缓解腹泻。手术方式包括肿瘤剜除和胰腺部分切除术。

（C. S. Pitchumoni 著 张志鹏 译 付卫 审校）

其他资源

Amin S, Kim MK: Islet cell tumors of the pancreas, *Gastroenterol Clin North Am* 45(1):83–100, 2016.
Cloyd JM, Poultsides GA: Non-functional neuroendocrine tumors of the pancreas: advances in diagnosis and management, *World J Gastroenterol* 21(32):9512–9525, 2015.
Dromain C, Déandréis D, Scoazec JY, et al: Imaging of neuroendocrine tumors of the pancreas, *Diagn Interv Imaging* 97(12):1241–1257, 2016.
Kim MK: Endoscopic ultrasound in gastroenteropancreatic neuroendocrine tumors, *Gut Liver* 6(4):405–410, 2012.
Pea A, Hruban RH, Wood LD: Genetics of pancreatic neuroendocrine tumors: implications for the clinic, *Expert Rev Gastroenterol Hepatol* 9(11):1407–1419, 2015.
Tang LH, Basturk O, Sue JJ, Klimstra DS: A practical approach to the classification of WHO Grade 3 (G3) well-differentiated neuroendocrine tumor (WD-NET) and poorly differentiated neuroendocrine carcinoma (PD-NEC) of the pancreas, *Am J Surg Pathol* 40(9):1192–1202, 2016.
Uccella S, Sessa F, La Rosa S: Diagnostic approach to neuroendocrine neoplasms of the gastrointestinal tract and pancreas, *Turk Patoloji Derg* 31(Suppl 1):113–127, 2015.

第八篇

胆囊和胆管

第133章

胆囊的解剖和功能

胆囊是梨形器官，通常长10 cm，直径3～5 cm，附着在肝脏的下表面（图133.1）。2/3的胆囊被腹膜覆盖。胆囊的底部超出肝脏；体部（或主体）与十二指肠的第二部分和结肠接触；位于小网膜游离缘的漏斗部（Hartmann囊）向前膨大至胆囊管。位于胆囊体和胆囊管之间的部分称为胆囊颈。

胆囊有四层：黏膜层、肌层、结缔组织层和覆盖大部分胆囊的浆膜层。左、右肝管汇合形成2～3 cm长的肝总管，再与胆囊管结合形成10～15 cm长的胆总管（CBD）。在大约85%的人中，由于接近十二指肠，部分或全部CBD被后面的胰腺组织所覆盖。在超过66%的人中，在汇入十二指肠之前，CBD和主胰管共用一条2～7 mm长的通道。Oddi括约肌（sphincter of Oddi，SO）是位于CBD远端区域的肌肉组织，长约4～10 mm，主要位于十二指肠壁内，调节胆汁和胰液的流动。

通常，胆囊的容量约为30～60 ml。但是，当胆囊持续主动地重新吸收水、钠、氯等电解质时，可储存多达450 ml的分泌物。对胆囊收缩最有效的刺激是十二指肠激素缩胆囊素（CCK），但它也受到来自迷走神经和肠神经系统的乙酰胆碱的刺激。正常胆汁含有70%胆盐、22%磷脂、4%胆固醇、3%蛋白质和0.3%胆红素，以及血浆中的电解质。水和电解质会被重新吸收，而胆固醇、卵磷脂和胆盐在空腹期间会被浓缩。

当胆囊收缩时，SO松弛。受神经、激素、CCK和促胰液素调节，SO具有可变的基础压力和阶段性收缩活动。

（C. S. Pitchumoni 著　李欢 译　郭丽梅 审校）

其他资源

Afghani E, Lo SK, Covington PS, et al: Sphincter of oddi function and risk factors for dysfunction, *Front Nutr* 4:1, 2017.

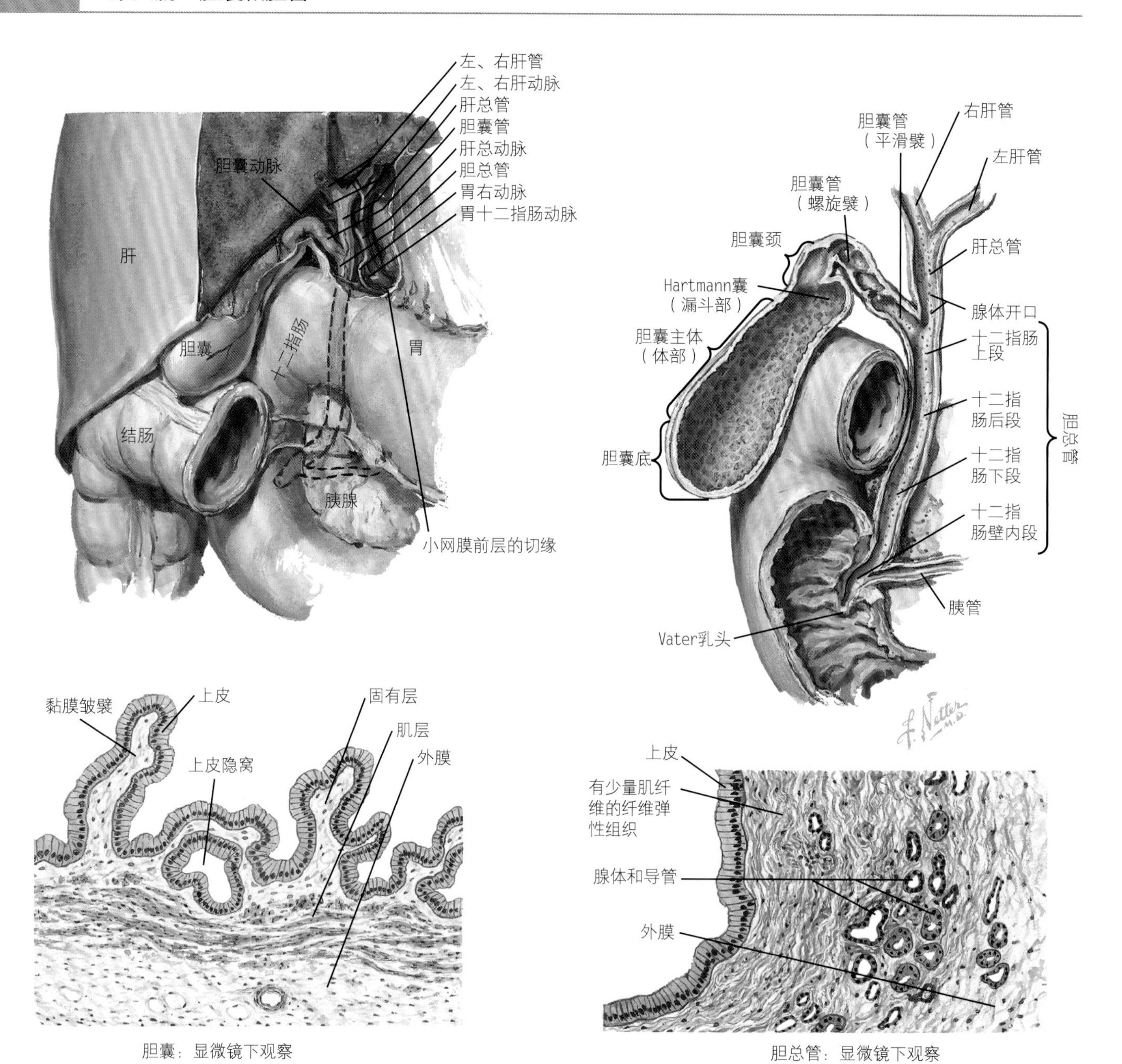

图 133.1 胆囊和胆管的解剖和组织学

第 134 章

胆囊结石

胆石症的流行病学

在美国，大约有 20% 的 40 岁以上的成年人和 30% 的 70 岁以上的人患有胆石症。每年要做接近 70 万例腹腔镜胆囊切除手术。在亚洲和非洲，胆石症的患病率低。患病率最高的是美洲原住民（皮马族印第安人）和拉丁美洲人。在白人女性中，50 岁以下胆石症的患病率为 5%~15%，50 岁以上的患病率为 25%，与之相对应的白人男性的患病率分别为 4%~10% 和 10%~15%。胆石症的两个危险因素全身性肥胖和代谢综合征的患病率逐渐增加。

美国人群中超过 75% 的胆结石是胆固醇结石。导致胆固醇结石的危险因素见表 134.1。

表 134.1　胆固醇结石的危险因素

危险因素	注释
年龄	20 岁之前不常见（墨西哥裔美国女孩除外）
性别	女性 / 男性比在年轻患者中最高；50 岁后降为 2 : 1
国籍	发病率最高：斯堪的纳维亚、北欧、智利和印度北部地区 发病率最低：撒哈拉以南非洲地区和亚洲
种族	发病率最高 : 亚利桑那州南部的皮马族印第安人（70% 年龄超过 25 岁的皮马族妇女患有此病），其他的美国土著部落，阿拉斯加人 发病率最低 : 美国黑人
遗传因素	多个基因和参与胆结石形成的主要代谢途径相关
家族史	胆结石患者的一级亲属患病风险较高
肥胖	随着肥胖程度的增加，相对风险急剧上升；女性更易受此因素影响 代谢综合征 高体重指数（BMI）是危险因素
快速主动体重下降	由于胆汁酸分泌减少，胆汁更易形成结石
经产数	经产数的增加使结石的风险中度升高
糖尿病	在墨西哥裔美国人中有明显相关性 在其他人群中关系不明确
回肠 / 克罗恩病	当回肠胆汁酸重吸收减少时，胆汁易形成结石
全肠外营养（TPN）	通常，胆汁淤积和胆囊张力高会导致胆泥和胆色素结石
药物	雌激素治疗，口服避孕药的使用，奥曲肽治疗
饮食	与单糖的高摄入有关 素食者发病率低
脊髓损伤	胆囊运动异常可能是一个因素
其他因素	腹部疾病、迷走神经切断术和十二指肠憩室是罕见因素 与高脂蛋白血症无显著相关性

胆囊结石的类型

根据胆囊结石的组成和发病机制，胆囊结石主要分为胆固醇结石、黑色素结石和褐色素结石三类。通常来说，所有胆囊结石的形成都是由于胆汁成分的改变引起的，有的是因为正常胆汁成分合成的增加超过其溶解性，或者是溶解成分的减少，或者两者兼而有之（图 134.1）。由此导致一种不溶性物质，即成石中心，变得过饱和，继而不溶性颗粒被析出并积聚。

超过 80% 的胆囊结石是胆固醇结石。这些结石由黏液 - 糖蛋白基质积聚的纯胆固醇单水结晶体组成。其他成分包括未结合胆红素和少量的磷酸钙。

胆固醇性胆囊结石的发病机制已经被深入研究（图 134.1）。胆汁的主要成分是胆盐、磷脂和胆固醇。由胆固醇合成而来的胆盐，构成胆酸和鹅去氧

胆囊结石的发病机制

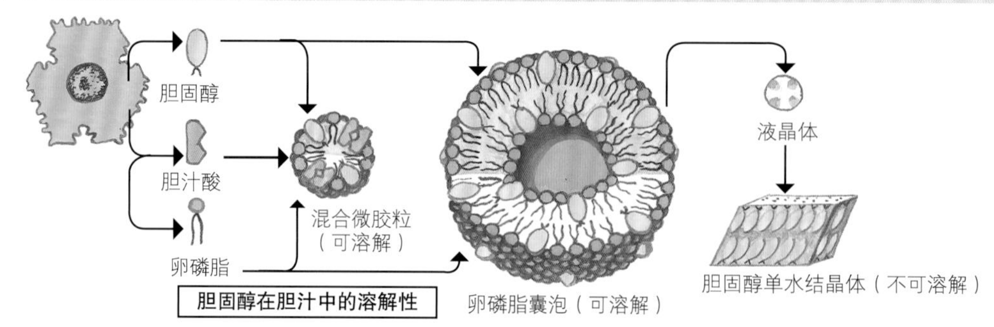

胆固醇在胆汁中的溶解性取决于胆固醇在胆汁酸-卵磷脂微粒和卵磷脂囊泡中的结合性。当胆固醇在胆汁中处于饱和状态时，囊泡融合形成脂质体或液晶体，进而形成胆固醇单水结晶体。

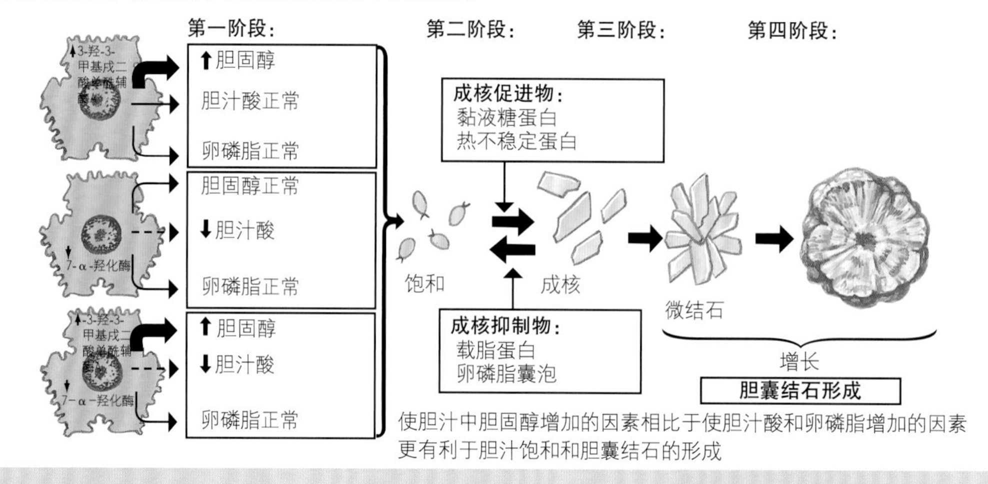

使胆汁中胆固醇增加的因素相比于使胆汁酸和卵磷脂增加的因素更有利于胆汁饱和和胆囊结石的形成

易感因素

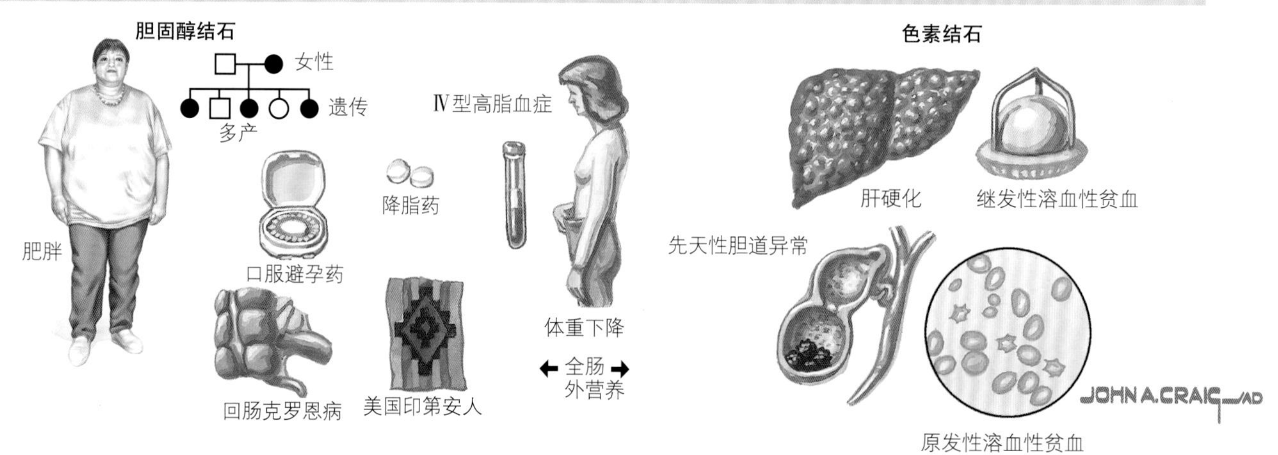

图 134.1 胆囊结石：结石形成的发病机制

胆酸两种初级胆汁酸。胆固醇微溶于水介质，但通过与胆盐和磷脂（主要是卵磷脂）形成混合微胶粒而变成可溶性。胆汁酸在回肠末端重吸收而形成的胆汁酸肠肝循环，与肝脏合成的胆汁一起，使胆汁酸池保持生理最佳状态，从而保证胆固醇充分溶解。

胆固醇性胆囊结石的形成至少有四种机制：①胆汁中胆固醇过饱和，②单水胆固醇成核，继而形成结晶和结石增长，③胆囊排空延迟或胆囊淤滞，④胆汁酸肠肝循环减少。当胆汁酸分泌速率降低或由于患者存在末端回肠病变（如克罗恩病）导致通过肠肝循环吸收的胆汁酸减少时，胆汁中的胆固醇相对含量增加，胆汁变得过饱和（导致结石）。存留在胆囊内的易成石性胆汁改变了胆囊的运动并刺激胆囊上皮分泌黏液。

胆泥是胆囊结石形成的早期且可逆阶段，是沉淀的胆汁分散于黏稠、富含黏液的液体而形成的悬浮液。它的化学成分主要是胆固醇单水结晶体、胆红素钙、磷酸钙和碳酸钙。胆泥可能消失，也可能发展成胆囊结石。胆泥可导致胆囊炎、胰腺炎或胆道疼痛。胆泥的形成与妊娠、快速体重下降、肥胖、长时间禁食、全肠外营养（TPN）和减肥手术后有关。静脉使用的第三代广谱头孢菌素头孢曲松可在胆囊内凝结结晶，形成胆泥。

胆泥的临床表现包括胆绞痛、急性胆管炎和急性胰腺炎。超声检查表现为右上腹可探及无声影的低回声。

褐色素结石在形态、化学成分和临床上均不同于黑色素结石。褐色素结石被交替的褐色和黄褐色物质分层，当为粉末状时易结成块。褐色素结石只含有少量的磷酸钙和碳酸钙。它们可在胆囊、肝内和肝外胆管中形成，并与多种细菌感染（如大肠杆菌）有关。多种酶（主要是 β- 葡萄糖醛酸酶）将细菌分解代谢，其降解物将胆红素和卵磷脂解离为游离脂肪酸。褐色素石大多是放射线可穿透的。有效胆盐微粒的减少促进胆固醇过饱和。褐色素结石的主要症状是黄疸、寒战、发热和腹痛。胆管炎常见。

黑色素结石大多由非结合胆红素钙盐、碳酸钙和磷酸钙组成。黑色素结石的胆红素盐是非结晶的。黑色素结石在临床上与溶血综合征、肝硬化、慢性酒精中毒、疟疾、全肠外营养和老龄有关。近 50% 的镰状细胞性贫血患者和 15%~40% 的镰状细胞疾病患者在 20 岁之前会有色素结石。

超过 66% 的黑色素结石和只有 10% 的胆固醇结石在腹部平片上是射线不可穿透的。在黑色素结石的发病机制中，未结合胆红素浓度的增加可能没有细菌和酶的参与。胆囊淤滞和碱性环境下胆汁酸化不足利于磷酸钙和碳酸钙的形成。在溶血性贫血时，胆红素水平升高 10 倍，并伴有胆囊体积增大和淤滞。黑色素结石也见于儿童和青年人。

（C. S. Pitchumoni 著 陶明 译 孙涛 审校）

其他资源

Agresta F, Campanile FC, Vettoretto N, et al: Laparoscopic cholecystectomy: consensus conference-based guidelines, *Langenbecks Arch Surg* 400(4): 429–453, 2015.

Camilleri M, Malhi H, Acosta A: Gastrointestinal complications of obesity, *Gastroenterology* 152(7):1656–1670, 2017.

Portincasa P, Di Ciaula A, de Bari O, et al: Management of gallstones and its related complications, *Expert Rev Gastroenterol Hepatol* 10(1):93–112, 2016.

第 135 章

急性胆囊炎

急性胆囊炎是结石嵌顿导致胆囊流出道持续梗阻而发生的胆囊炎症，会导致胆囊压力升高，胆囊迅速扩张，血供减少，胆囊缺血，进而有细菌侵袭、胆囊炎症和可能的穿孔（图 135.1）。10%~20% 有症状的胆结石患者发展为急性胆囊炎。

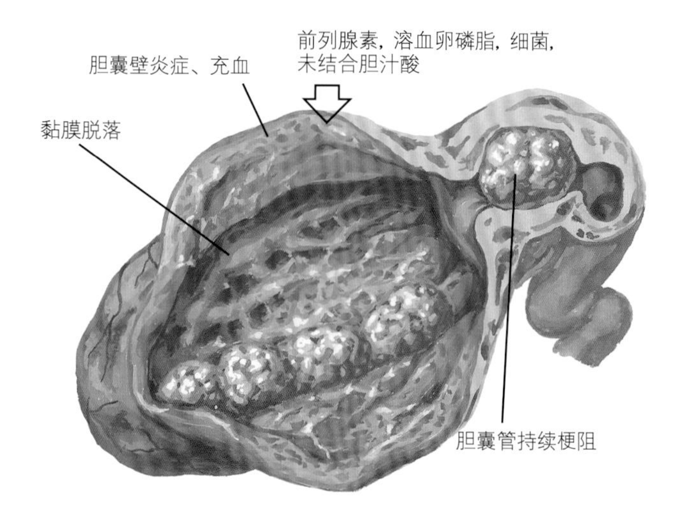

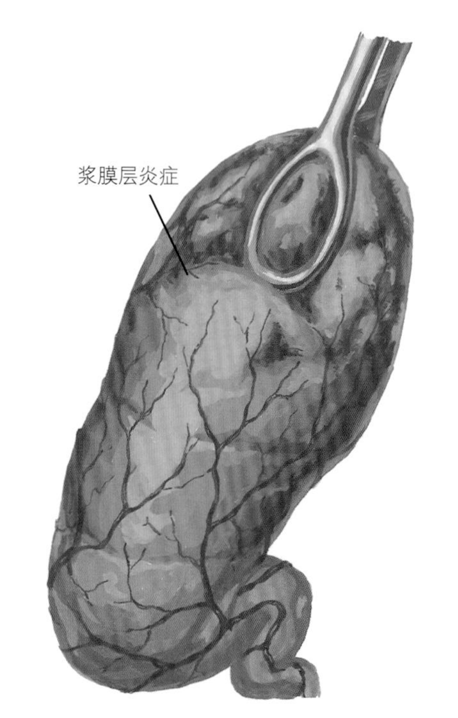

图 135.1 急性结石性胆囊炎

临床表现

急性胆囊炎的主要症状包括右上腹持续剧烈的腹痛伴有向背部、右肩胛骨或右锁骨区域的放射痛以及发热、恶心、厌食和呕吐。体格检查显示胆囊区压痛。当胆囊区域被触诊时，嘱患者做深呼吸使胆囊位置下移到触诊区域。深吸气过程中，当胆囊触碰到触诊手时，患者会突然终止吸气（Murphy 征）。慢性胆囊炎患者不会出现这种体征。老年患者对 Murphy 征的敏感性可能降低。急性胆囊炎的并发症有胆囊积脓、坏疽伴穿孔、腹腔内脓肿和弥漫性腹膜炎。

实验室检查可见白细胞增多并核左移，胆红素和碱性磷酸酶水平轻度升高。如果没有伴发急性胰腺炎，血清淀粉酶和脂肪酶水平正常或仅轻度升高。鉴别诊断包括急性胰腺炎、阑尾炎、急性肝炎、消化性溃疡病、右肾疾病、右侧肺炎、Fitz-Hugh-Curtis 综合征（淋球菌性肝周围炎）、肝脓肿、内脏穿孔和心肌缺血。

诊断

初步评估需进行病史采集和体格检查，然后进行基本的实验室检查，包括全血细胞计数和肝脏血清学检查。所有患者均需行腹部超声检查。右上腹超声检查可以发现胆囊结石，其敏感性和特异性均超过95%，此外还有助于对肝脏、胆道和胰腺的成像。腹部超声可见胆囊结石、胆泥、胆囊腔扩张、囊壁增厚伴其内低回声或无回声区以及胆囊周围积液。超声Murphy征是指超声探头直接压触胆囊时可引发强烈疼痛。只有当诊断不明确或怀疑有脓肿形成或坏疽时，才需要行腹部计算机断层扫描（CT）。CT主要能够发现胆囊结石、胆泥、胆囊扩张、囊壁厚、胆囊周围积液和浆膜下水肿。

磁共振胰胆管成像（MRCP）是一种用来评估肝内胆管和肝外胆管情况的无创性技术，在检测胆囊管结石方面优于超声。磁共振成像（MRI）也有助于诊断急性胆囊炎的并发症。肝胆管亚氨基二乙酸（HIDA）闪烁显像为静脉注射同位素来确定胆囊管的通畅情况，也可用来显示胆总管和壶腹部的通畅情况。HIDA阳性表现为胆囊不显影，同位素正常排泄入胆总管和十二指肠。HIDA扫描对急性结石性胆囊炎具有高度的灵敏性（95%）和特异性（90%）。在急性无结石性胆囊炎时，由于胆囊管仍然保持通畅，HIDA结果可能是假阴性。当胆囊管没有梗阻但胆囊不显影时，可出现假阳性结果，见于严重肝脏疾病、胆道括约肌切开术后高胆红素血症或接受全肠外营养（TPN）的禁食患者，此类患者由于胆囊长期缺乏刺激已高度扩张。

治疗和处理

急性胆囊炎的处理包括肠道休息、肠外输液和营养以及静脉注射抗生素。常见的致病菌包括大肠埃希菌、肠球菌、克雷伯菌和肠杆菌。虽然临床实践中大多数患者都接受抗生素治疗，但对于无并发症的胆囊炎是否需要使用抗生素仍有争议。联合使用氨苄西林（每4小时静脉输注2 g）和庆大霉素（根据体重和肾功能调整剂量）是多种经验治疗中的选择之一。以β-内酰胺为基础的治疗和氟喹诺酮类药物是其他的选择。

急性胆囊炎的首选治疗方法是腹腔镜胆囊切除术。在症状出现后72小时内施行早期腹腔镜胆囊切除术是安全的，并缩短住院时间。腹腔镜胆囊切除术无须切开腹直肌，减少了术后疼痛，缩短了住院时间和康复期。在腹腔镜和开放胆囊切除术中胆总管损伤的风险为0.2%。高风险患者可采用经皮胆囊造瘘术联合抗生素治疗作为临时措施。腹腔镜胆囊切除术的其他并发症包括肠道和肝脏损伤、胆漏、胆结石漏出和脓肿形成，以及大出血。不过，随着外科医生经验的增加，大多数并发症的风险很低。

胃肠道手术的新技术包括经正常解剖结构进入腹腔施行胆囊切除术，即经“自然腔道”的内镜手术。

（C. S. Pitchumoni 著　陶明 译　孙涛 审校）

其他资源

Guruswamy KS, Samaj K: Early versus delayed laparoscopic cholecystectomy for acute cholecystitis, *Cochrane Database Syst Rev* (4):CD005440, 2006.

Keus F, de Jong JA, Gooszen HG, et al: Laparoscopic versus small-incision cholecystectomy for patients with symptomatic cholecystolithiasis, *Cochrane Database Syst Rev* (4):CD006229, 2006.

Trowbridge RL, Rutkowski NK, Shojana KG: Does this patient have acute cholecystitis?, *JAMA* 299:80–86, 2003.

第 136 章

胆囊炎并发症

坏疽性胆囊炎发生在大约 5% 的急性胆囊炎患者中，表现为严重的胆囊炎症和胆囊壁坏死，与并发症发病率和死亡率增加相关。腹部 CT 检查可显示胆囊壁坏死、胆囊壁或腔内气体、壁内出血、胆囊周围脓肿或无胆囊壁强化（图 136.1）。虽然腹腔镜胆囊切除术可以安全地由专家完成，但是经皮胆囊造瘘术后施行延迟的胆囊切除术同样是一种选择。

产气性胆囊炎是一种由产气的微生物，如产气梭状芽孢杆菌、假单胞菌、克雷伯菌和大肠杆菌等导致的严重的急性胆囊炎，常见于老年人和糖尿病患者。并发症为穿孔。腹部超声有助于诊断。增强 CT 检查可以证实胆囊壁或腔内的气体。

无结石性胆囊炎是指没有胆囊结石的胆囊炎症，见于 2%~15% 的胆囊切除术患者。它通常发生在病情危重的成年患者或外伤、烧伤、大手术后，特别是胃或结直肠手术后。其他危险因素包括糖尿病、败血症、长期禁食、获得性免疫缺陷综合征（艾滋病）和肝动脉化疗。其发病机制是黏稠胆汁阻塞胆囊管。预后差，死亡率达 60%。可通过腹部超声（US）或 CT 扫描进行诊断。超声显示胆囊扩张伴胆囊壁水肿，胆囊周围积液，Murphy 征阳性。并发症包括胆囊壁坏死、坏疽和穿孔。腹部超声显示胆囊

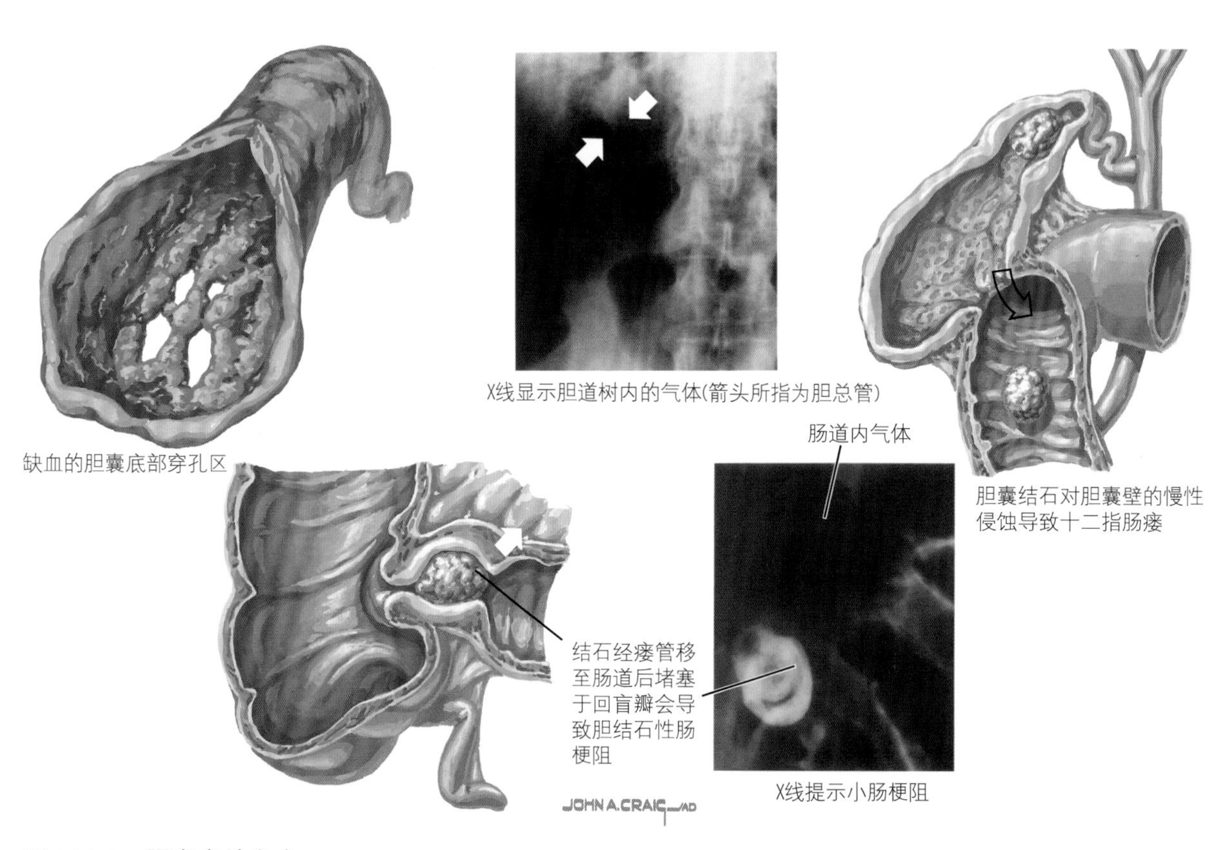

图 136.1 胆囊炎并发症

扩张、壁增厚（> 5 mm）、胆囊周围积液、Murphy征阳性、产气性胆囊炎时的胆囊底部出现气泡（香槟征）。超声引导下经皮穿刺抽取胆汁有助于诊断。经皮胆囊造瘘术是一种用于临时缓解严重病情的急诊方法。

慢性胆囊炎可继发于无并发症的急性胆囊炎的反复发作或既往无急性发作（见第137章）。症状不定，可能只是非特异性的上腹痛或右上腹痛。组织学上，患者的胆囊有慢性炎性细胞浸润，并伴有胆囊结石和胆囊壁增厚。

Mirizzi综合征是一种罕见的情况，结石嵌塞于胆囊管，导致严重的炎症，并可能侵蚀入胆总管中，在胆囊管-胆总管瘘周围形成炎性包块，引起胆总管梗阻。临床上外科医生不应将胆总管误认为胆囊管。

AIDS胆管病是一种在疾病过程中出现较晚的胆道炎症，当CD_4细胞计数小于100/ mm^3时会出现，最常由巨细胞病毒、隐孢子菌、小孢子菌和鸟型分枝杆菌引起。随着高活性抗逆转录病毒疗法（HAART）的出现，此种疾病已变得不常见。此种疾病可能表现为十二指肠乳头狭窄、硬化性胆管炎和肝外胆管狭窄。磁共振胰胆管成像（MRCP）表现与原发性硬化性胆管炎相似。AIDS胆管病的治疗效果不满意。内镜下括约肌切开术、狭窄扩张和支架植入术都是可行的选择。

（C. S. Pitchumoni 著 陶明 译 孙涛 审校）

其他资源

Kim D, Iqbal SI, Ahari HK, et al: Expanding role of percutaneous cholecystostomy and interventional radiology for the management of acute cholecystitis: an analysis of 144 patients, *Diagn Interv Imaging* 99(1):15–21, 2018.

Kirkwood R, Damon L, Wang J, et al: Gangrenous cholecystitis: innovative laparoscopic techniques to facilitate subtotal fenestrating cholecystectomy when a critical view of safety cannot be achieved, *Surg Endosc* 31(12):5258–5266, 2017.

Sousa I, Fernandes A, Távora I: Emphysematous cholecystitis: imaging diagnosis of an emergent condition, *Acta Med Port* 29(11):761, 2016.

第137章

慢性胆囊炎

根据临床表现胆石症和胆囊炎可分为三种类型：①静息型胆结石，这种胆结石是偶然发现并确实无症状；②有症状的胆石症；③由合并的消化性溃疡或肠易激综合征导致的类似胆石症的腹部症状。

无症状的胆石症

据估计，近15%的美国成年人患有胆结石。60%~80%的胆结石是在常规的腹部超声检查中偶然发现的，但大多数患者没有症状或腹部症状不是胆囊疾病引起。近20%的静息型胆结石患者可在20年后出现症状。没有发生至少一次胆道疼痛的情况下出现胆石症相关的并发症是不常见的。症状以每年1%~4%的速度发展。除非是在胆囊癌高发的国家，无症状胆结石患者无须切除胆囊。专栏137.1列出了预防性胆囊切除术的适应证。

专栏137.1 静息型胆结石患者预防性胆囊切除术的适应证[a]

1. 胆囊癌的高危因素
   - 患胆囊结石的美国本土女性
   - 单发结石或者结石大于3 cm
   - 瓷化胆囊（该指征目前仍有疑问）
   - 胆囊息肉大于12 mm
2. 伤寒沙门氏菌携带者
3. 镰状细胞病（胆红素钙结石）
4. 其他腹部手术期间附带的胆囊切除术（慢性溶血性疾病、恶性肿瘤风险和减重手术）
5. 准备进行心脏移植的患者
6. 计划长期在医疗设施差的偏远地区居住

[a] 糖尿病不是预防性胆囊切除术的指征。胆囊切除术不常规在所有接受减重手术患者中实施。

瓷化胆囊（porcelain gallbladder，PGB）是一种罕见的、无症状的慢性胆囊炎，以胆囊壁内钙化为特征。由于与胆囊癌的高度相关性，瓷化胆囊曾被认为是胆囊切除术的一个强烈指征。该相关性目前认为比较弱。斑片状黏膜钙化相比于弥漫性壁内钙化具有更高的癌症风险。腹部平片可见伴随的胆囊钙化。胆囊癌的发生率高达33%，预防性胆囊切除术是必要的。

有症状的胆石症

临床表现

有症状的胆结石患者会有阵发性上腹部（或右上腹部）疼痛，并放射到背部、右肩胛骨或右肩，持续至少15~30分钟（图137.1）。虽然常被认为是“胆绞痛”，但这是一种误称，因为通常这种疼痛是持续的，而不是绞痛。疼痛可以是轻微的、中度的或严重的。在胆结石患者中，非特异性症状如腹胀、胀气和胃灼热（烧心）并不比普通人群更常见。

胆结石可引起胆绞痛、急性胆囊炎，胆总管结石可引起梗阻性黄疸、反流性胆管炎和急性胰腺炎。结石可从胆囊瘘入十二指肠。Bouveret综合征是指堵塞于十二指肠的结石导致的肠梗阻。胆结石可以堵塞回肠末端导致小肠梗阻；对于胆结石性肠梗阻，卧位腹部X线片可显示胆道树内积气。体格检查可发现右上腹部压痛。发热、腹肌紧张和反跳痛是急性胆囊炎的体征。

诊断

有右上腹疼痛的病史需要用腹部超声来评估，腹部超声是诊断胆囊结石的“金标准”。此项检查需在患者禁食至少8小时后进行，这样可在扩张的胆囊中看到被胆汁包绕的结石。超声检查标准包括有声影的强回声并伴有重力依赖性（随体位移动）。尽

突发梗阻（胆绞痛）

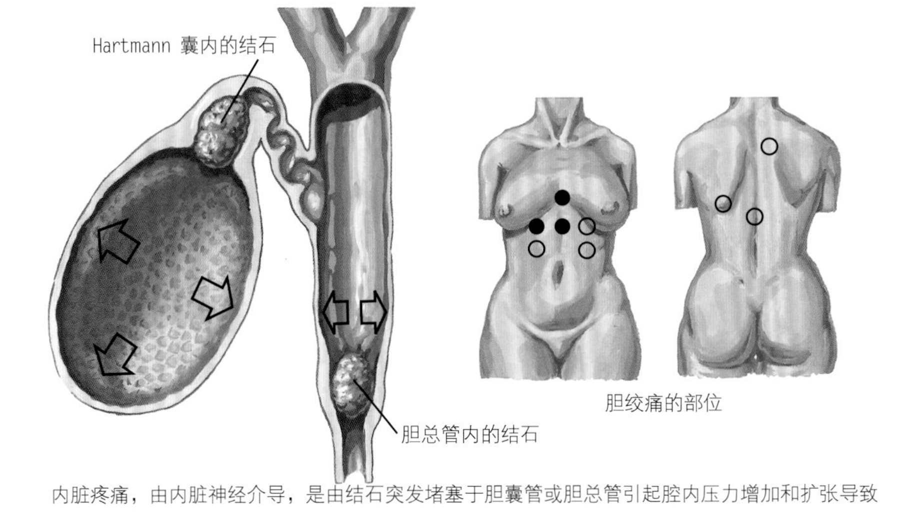

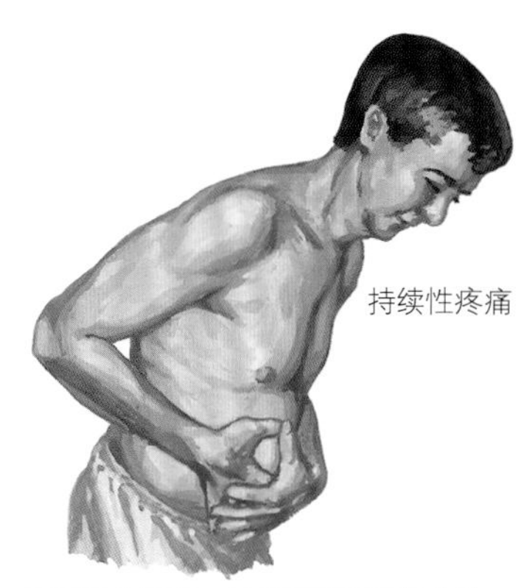

内脏疼痛，由内脏神经介导，是由结石突发堵塞于胆囊管或胆总管引起腔内压力增加和扩张导致

持续梗阻（急性胆囊炎）

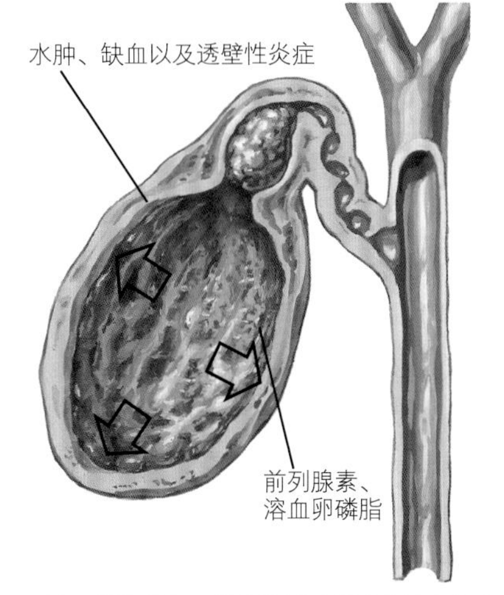

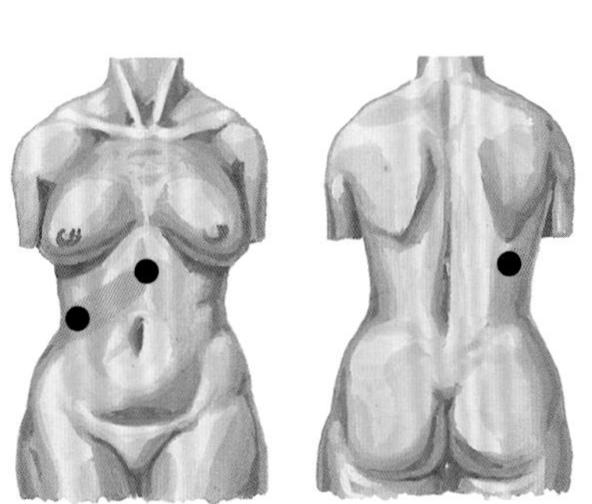

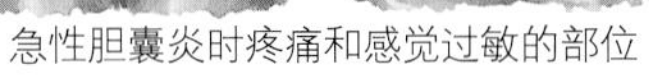

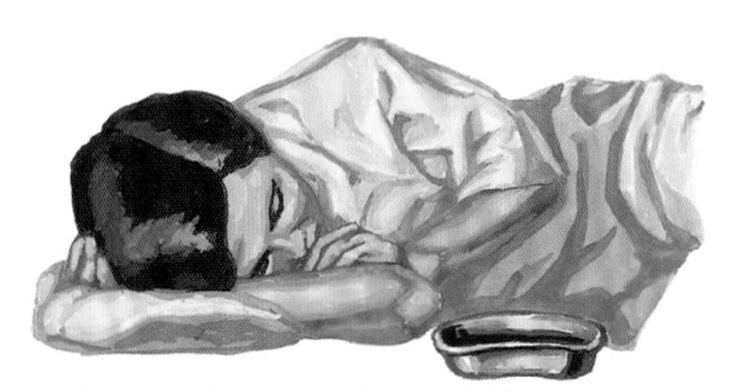

结石持续阻塞于胆囊管导致胆囊壁缺血和炎症，进而引起上腹壁或右上腹部疼痛。前列腺素和溶血卵磷脂释放。　JOHN A.CRAIG—AD

图 137.1　胆道疼痛的机制

管有回声，胆泥（或多发小结石）并不产生声影。胆泥是黏稠的，不像“砾石”那样随重力迅速下沉。腹部 X 线平片和口服胆囊造影很少用于诊断胆石症。只有 15%~20% 的胆结石能在腹部 X 线平片中被看到。CT 和 MRI 不是诊断胆石症的首选手段，但有助于评估并发症。

处理

胆绞痛的治疗是使用止痛剂。推荐双氯芬酸或吲哚美辛等非甾体消炎药（NSAIDs）与解痉药联合使用。胆囊结石的治疗主要是腹腔镜手术。复杂的病例需要开放手术。目前已很少使用非手术治疗。对于减重手术后的肥胖患者或特发性胰腺炎患者，当成石性胆汁生成增加或可疑微小结石时，提倡使用熊去氧胆酸，但熊去氧胆酸对有症状的胆石症是无效的。

（C. S. Pitchumoni 著　陶明 译　孙涛 审校）

其他资源

European Association for the Study of the Liver (EASL): EASL clinical practice guidelines on the prevention, diagnosis and treatment of gallstones, *J Hepatol* 65(1):146–181, 2016.

Khan ZS, Livingston EH, Huerta S: Reassessing the need for prophylactic surgery in patients with porcelain gallbladder: case series and systematic review of the literature, *Arch Surg* 146(10):1143–1147, 2011.

胆总管结石和胆管炎

胆总管内的结石分为原发和继发两大类。原发胆总管结石是由细菌作用于磷脂和胆红素在胆总管内直接形成的（具体机制见第 134 章）。继发胆总管结石，包括胆固醇结石和胆色素结石，是在胆囊内形成掉入胆总管引起的。

胆总管结石

由于多种因素的影响，胆总管结石的患病率存在差异。在胆囊结石患者中，10%~20% 有症状的患者被发现同时合并胆总管结石。另外，在近期行胆囊切除术的患者中，1% 的患者被发现有残余胆总管结石。胆囊结石并发胆总管结石的发病率随年龄增长而增加。溶血性疾病患者容易发生黑色素结石。胆道细菌或寄生虫感染、胆管异物（手术缝线或手术夹）以及十二指肠乳头旁憩室增加褐色素结石的发病率。蛔虫感染是流行区域胆总管结石的少见原因。解剖异常也是胆总管结石的易感因素，包括胆囊管汇入点低（十二指肠乳头距胆囊管汇入点的距离小于 3.5 cm）和 Oddi 括约肌功能异常。肝内胆红素钙结石（俗称东方胆石病）主要见于日本和韩国患者。医源性胆总管结石是内镜下括约肌切开术后形成的胆色素结石，与术前胆总管结石没有直接关系，内镜下括约肌切开后可以导致细菌定植在胆总管，分解胆红素并形成胆色素结石。

临床表现

在胆囊未切除的患者中，胆总管结石和胆囊结石的临床表现相似，因此胆总管结石的诊断不能依赖症状。胆总管结石可以很多年没有症状，也可以表现为黄疸、胆绞痛、胰腺炎或者急性化脓性胆管炎（图 138.1）。"胆绞痛"是一种误称，并不表现为阵发性疼痛，而表现为右上腹持续性疼痛，一般持续 30 分钟到数小时，常伴随恶心、呕吐和冷汗，但与进食过程无关。持续性梗阻 4~5 年不治疗可导致胆汁性肝硬化。血浆胆红素升高（2~14 mg/dl）和碱性磷酸酶升高均提示胆汁淤积。

诊断

在临床上，存在下述情况应怀疑胆总管结石的可能：有症状的胆囊结石（比如急性胆囊炎）、急性胰腺炎和胆囊切除术后（少数情况下）。首要的检查项目包括肝酶的评估［谷草转氨酶（AST）、谷丙转氨酶（ALT）和碱性磷酸酶（ALP）］以及胆红素水平。完全正常的生化结果具有很好的阴性预测价值。明显升高的 AST 和 ALT 水平常见于急性胆总管结石所致梗阻。

腹部超声和 / 或 CT 是初始检查，但是小的胆总管结石容易被漏诊。如果临床上同时存在逐渐加重的胆管炎表现、超声下胆总管增宽和血浆胆红素水平 >4 mg/dl，则胆总管结石的概率较高；如果超声检查胆总管不扩张且肝功能指标无异常，则胆总管结石的概率很低（<5%）。在胆总管结石中低风险的患者中，磁共振胰胆管成像（MRCP）是一项重要的进一步除外胆总管结石的检查。MRCP 具有 85%~90% 的敏感性和更高的特异性，但是胆总管末端的小结石可能会被遗漏。术中胆道造影灵敏度和特异性都较高，但该步骤延长了手术时间。超声内镜（EUS）侵袭性小，无并发症，敏感性和特异性为 90%~100%。内镜逆行胰胆管造影（ERCP）不适用于所有疑似胆总管结石的病例的诊断。少数高度可疑胆总管结石（腹部超声提示胆总管结石、临床上有胆管炎表现和血清胆红素 >4 mg/dl）的患者需要术前、术中或术后行内镜逆行胆道造影。中度可疑胆总管结石的患者需要行 MRCP 或 EUS 来确认诊断和评估是否需要内镜治疗。少数情况下，可以通过术中触摸胆管、胆道造影或胆道镜检查

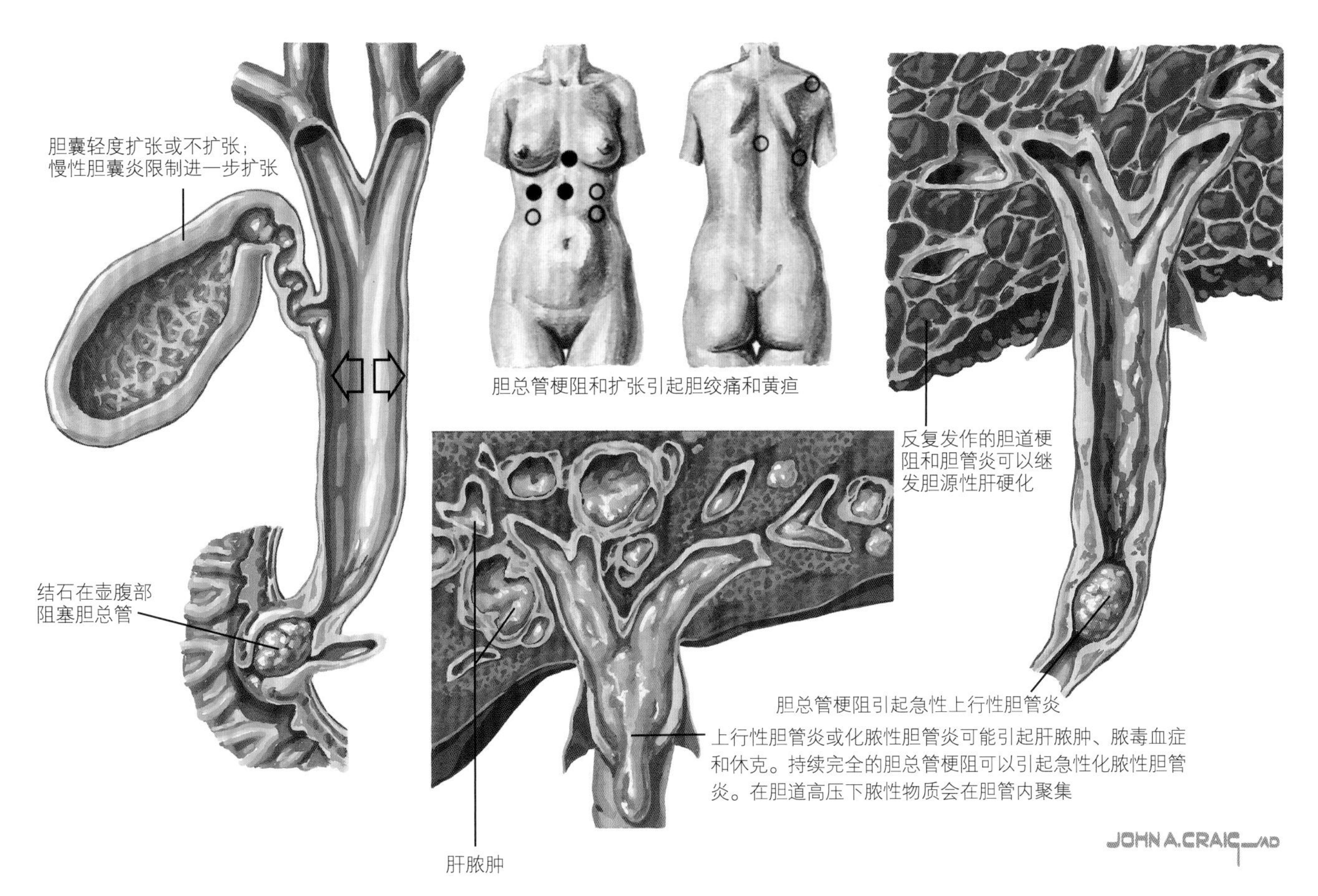

图 138.1　胆总管结石性梗阻（胆总管结石）

诊断胆总管结石。

治疗

推荐的治疗选择是 ERC 下括约肌切开取石术（图 138.2）。85%~90% 的胆总管结石可以用取石网篮或球囊导管取出。其他困难结石的治疗方法包括碎石术（机械、冲击波、激光和体外碎石）和胆道支架植入术。腹腔镜胆囊切除术过程中发现的胆总管结石可能需要转行开放手术和胆总管探查术。随着腹腔镜胆道手术的进展，有经验的外科医生可以在腹腔镜胆囊切除术中同期处理胆总管结石。如果术中取石不成功，术后必须行 ERC。内镜下清除胆总管结石后，大多数患者需行择期胆囊切除术。有多种合并症或肝硬化的老年患者手术风险较大，单纯内镜治疗是可以接受的。

胆管炎

1877 年，Charcot 首次描述了化脓性胆管炎患者的典型表现：右上腹疼痛、发热和黄疸（Charcot 三联征）。严重的胆管炎还有两个额外特征：低血压和意识障碍（Reynolds 五联征）。Charcot 三联征的缺失并不排除化脓性胆管炎的诊断，因为其敏感性只有 50%~70%。超过 80% 的化脓性胆管炎患者的病因是结石阻塞胆总管，导致细菌过度生长。胆管炎也可继发于恶性胆总管梗阻或医源性梗阻，包括由器械（ERCP、狭窄扩张）、术后胆道狭窄或乳头狭窄引起的梗阻。通常局部防御受损导致无菌胆汁被感染，胆管内压力升高降低了胆汁对细菌生长的抵抗力，使胆汁成为了一种良好的培养基。一旦发生胆管炎，感染会扩散到肝脏局部，然后进入体循环，并伴有毒血症。完全性恶性梗阻通常较少引起胆管炎，可能是因为十二指肠内容物不发生反流。胆管炎这一术语还包括除胆总管结石或狭窄而引起胆管炎之外的其他疾病，例如，胆管炎也与肝吸虫、免疫球蛋白 G（IgG）-4 相关疾病和原发性胆汁性胆管炎有关。

临床表现

间歇性发热、疼痛和黄疸的典型症状见于 50%~

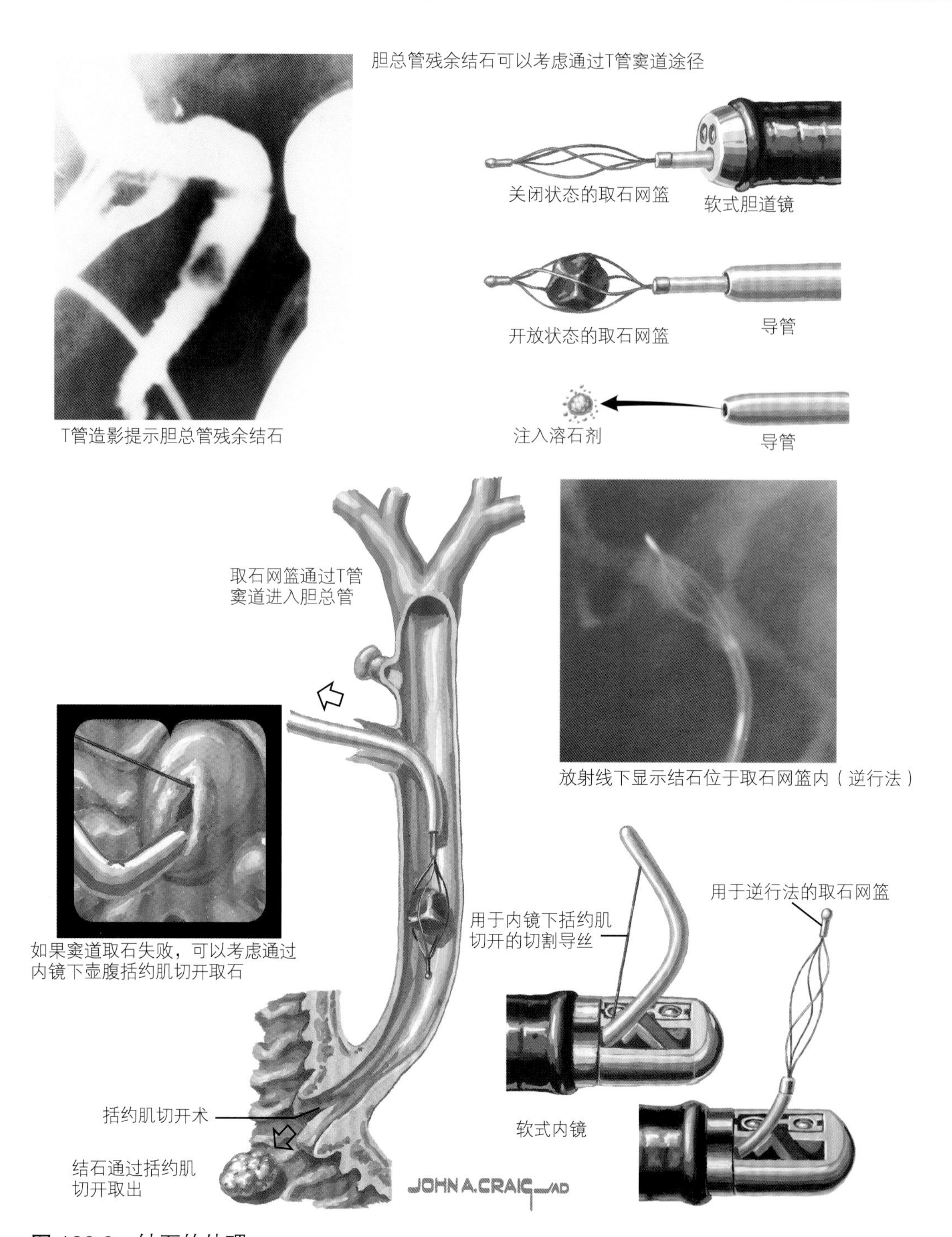

图 138.2 结石的处理

70% 的胆管炎患者。寒战发生在 2/3 的患者，提示菌血症。老年患者胆管炎可能不典型，但当出现突然发作的意识障碍、嗜睡和谵妄时应怀疑胆管炎。可能仅有轻微腹痛甚至没有腹痛，体格检查异常包括发热、右上腹压痛和黄疸。虽然少见，低血压和意识障碍的出现表明胆管炎已进展至严重状态。未经治疗的细菌性胆管炎预后不良，即使进行了治疗，死亡率也在 5%~30%。

诊断

特征性的血液指标异常有白细胞升高、血清胆红素和碱性磷酸酶水平升高，在评估时应尽早进行血液培养。少数情况下，肝功能异常与急性肝炎相似，血清 AST 和 ALT 水平显著升高，然而正常的肝酶水平不能排除胆管炎。有时也会出现轻度高淀粉酶血症，通常低于正常上限的 3 倍。

异常的实验室和影像检查结果可以支持胆管炎的诊断。腹部超声检查有助于评估胆总管的直径和结石的存在。腹部CT分辨率稍差，也可以提示相同的结果，而MRCP可以更好地评估胆道形态。血液培养通常提示肠道微生物阳性，引起胆管炎的常见细菌包括大肠埃希菌、克雷伯菌、肠球菌、肠杆菌、链球菌和铜绿假单胞菌，在不到10%的患者中可以发现厌氧菌。白细胞减少、血小板减少、凝血障碍和肾衰竭提示胆管炎的严重状态。

治疗

胆管炎需要适当的抗生素和积极的液体复苏治疗。胆管炎的严重程度可分轻、中、重度三级。器官功能障碍是判断胆管炎严重程度的重要参数，在这种情况下需要紧急内镜下使用大球囊扩张乳头及括约肌切开取出胆道结石，只有少数患者需要机械性碎石术，治疗目的是尽早解除胆道梗阻。鼻胆管引流管有助于胆汁减压和进行随后的胆道造影。局部麻醉下经皮经肝穿刺胆道造影是另一种选择，但会出现胆漏、胆道血管瘘、气胸、胆汁性腹膜炎和导管相关的脓毒症等并发症。胆道减压失败时需要行紧急外科手术，在初步处理后应尽快进行胆道减压手术。

在抗生素治疗和静脉液体支持达到临床稳定后，为避免胆管炎复发，应在出院前进行腹腔镜胆囊切除术。

（C. S. Pitchumoni 著　张铃福 译　付卫 审校）

其他资源

Copelan A, Kapoor BS: Choledocholithiasis: diagnosis and management, *Tech Vasc Interv Radiol* 18(4):244–255, 2015.

Fogel EL, Sherman S: ERCP for gallstone pancreatitis, *N Engl J Med* 370(2): 150–157, 2014.

He H, Tan C, Wu J, et al: Accuracy of ASGE high-risk criteria in evaluation of patients with suspected common bile duct stones, *Gastrointest Endosc* 86(3):525–532, 2017.

Kiriyama S, Takada T, Strasberg SM, et al: TG13 guidelines for diagnosis and severity grading of acute cholangitis (with videos), *J Hepatobiliary Pancreat Sci* 20:24–34, 2013.

Lee SP, Roberts JR, Kuver R: The changing faces of cholangitis, *F1000 Research* 5:1409, 2016.

Maple JT, Menachem BT, Anderson MA, et al: The role of endoscopy in the evaluation of suspected choledocholithiasis, *Gastrointest Endosc* 71(1):1–9, 2010.

Williams E, Beckingham I, El Sayed G, et al: Updated guideline on the management of common bile duct stones (CBDS), *Gut* 66(5):765–782, 2017.

Oddi 括约肌运动功能障碍

Oddi 括约肌（sphincter of Oddi，SO）是一长约 7~13 mm 的环绕于胆总管（common bile duct，CBD）和胰管末端（二者共同开口于 Vater 壶腹）的平滑肌结构。其主要的三个功能为：调节胆汁和胰液流入十二指肠、防止十二指肠内容物反流入胰胆管系统以及调节胆囊功能。乳头狭窄与结构异常性病变导致的 SO 功能障碍（SO dysfunction，SOD）相关。胆道运动障碍是一种由于括约肌痉挛和（或）肥大或括约肌神经病变时形成高压区所导致的功能性阻塞性疾病。胆道测压的出现使我们能更好地了解 SO 的功能。评估 SO 功能障碍的“金标准”就是测压法，其是一种需要在内镜逆行胰胆管造影（ERCP）下进行的有创检查。

解剖和生理

Oddi 括约肌由胆管括约肌和胰管括约肌组成。胆腺管的共同通道斜行穿过十二指肠壁并终止于 Vater 乳头，其是一个直径小于 1 cm 的小乳头状突起。胆胰管的共同通道存在多种变异（图 139.1 和图 139.2）。括约肌功能受到神经和激素的共同调节。

SO 存在多种的神经结构，如内源性儿茶酚胺神经元及非肾上腺素能非胆碱能（nonadrenergic noncholinergic，NANC）神经元，后者的神经递质包括血管活性肠肽（vasoactive intestinal peptide，VIP）、生长抑素、降钙素基因相关肽、甲硫氨酸 - 脑啡肽样免疫反应物质、甘丙肽样免疫反应物质以及一氧化氮，其中大部分的神经结构均对 SO 功能起到调节作用。SO 的自发活动主要是肌源性的，且被认为会受到 Cajal 间质细胞的调节。在禁食期间，SO 运动与移行复合运动一致，可调节胆汁向十二指肠的流入。SO 的基础压力为 15 mmHg（3~35 mmHg）。十二指肠分泌的激素中胆囊收缩素可以同时使胆囊收缩和 SO 松弛。

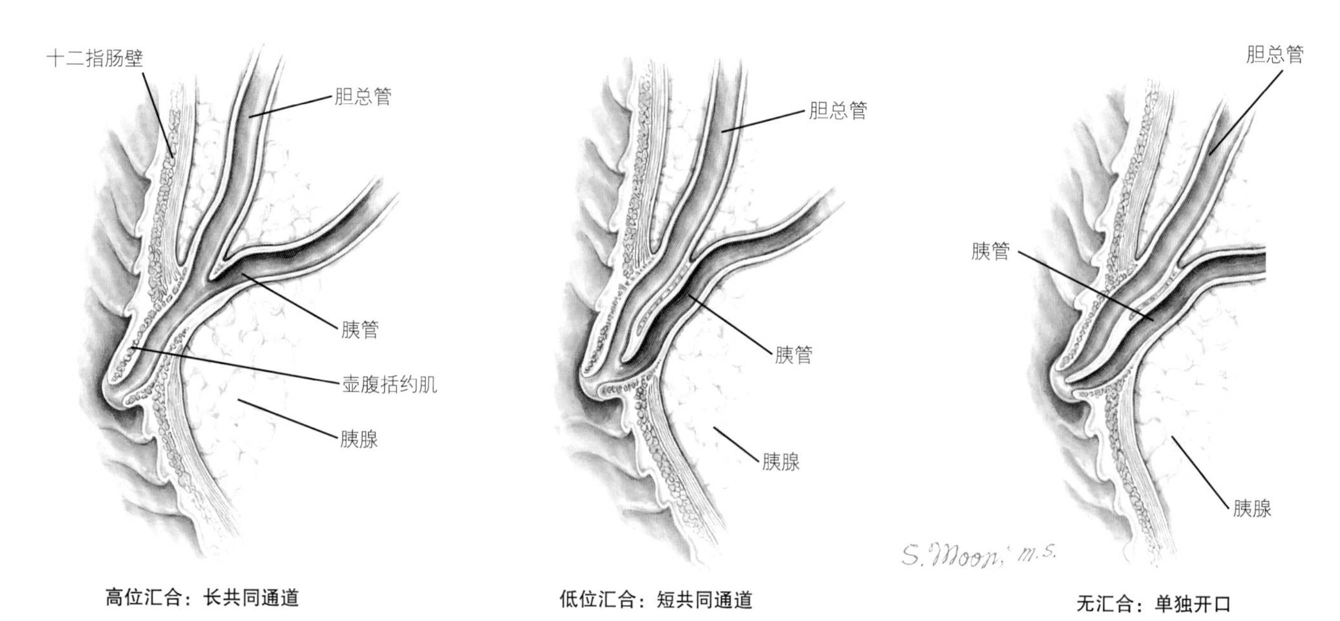

图 139.1　Oddi 括约肌功能障碍的导管解剖变异

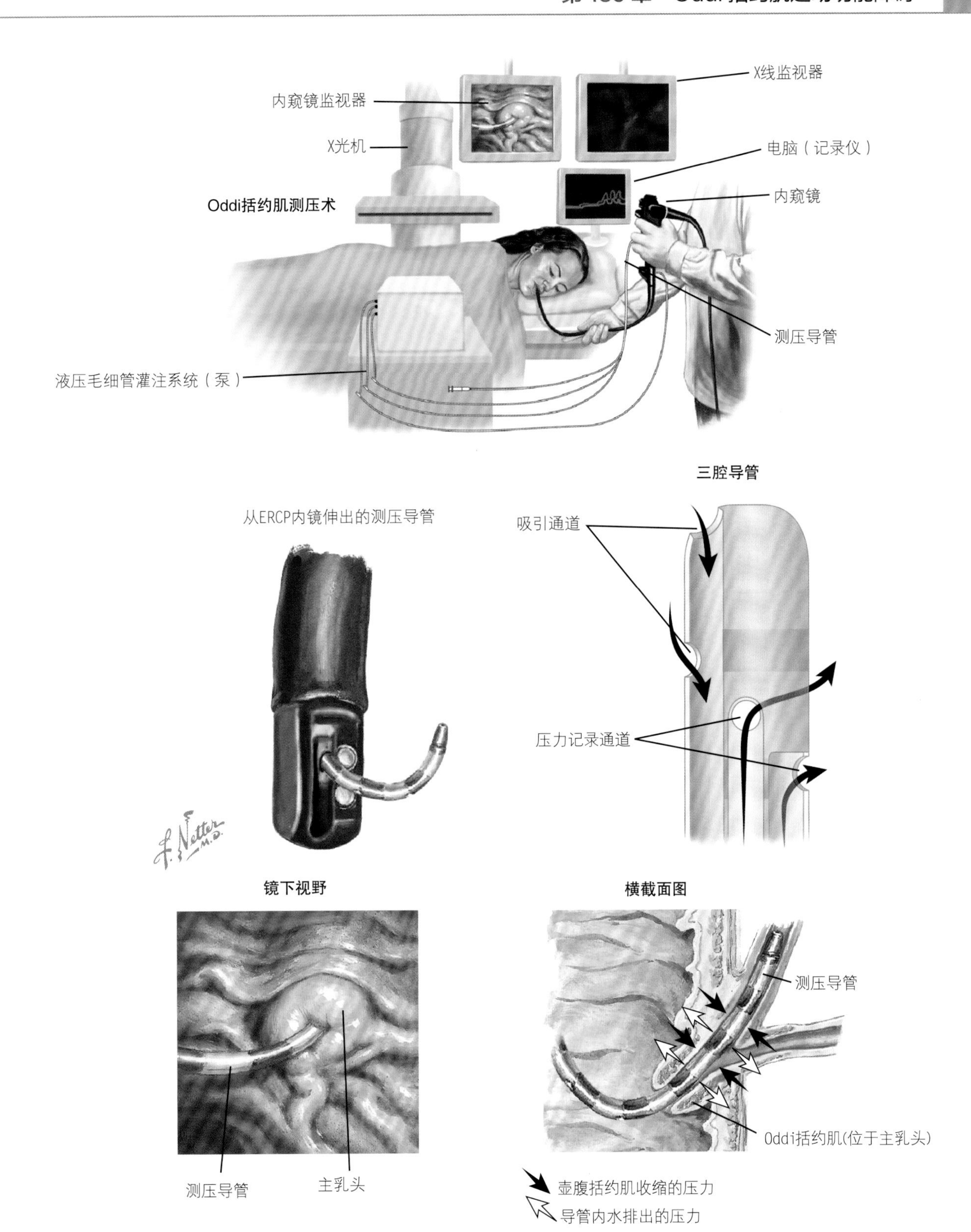

图 139.2　Oddi 括约肌测压术

临床表现

作为一种知之甚少的良性功能性病变，SOD 发生于胆管或胰管括约肌时会产生不同的表现。对合并有胆囊切除手术史的患者存在胆源性疼痛不适时，常提示为胆管型 SOD，该类型可能伴有或不伴肝酶升高。但即使拥有完整的胆囊，SOD 仍有可能发生。胰管括约肌功能障碍会导致急性胰腺炎间断发作，且常被当做特发性胰腺炎。根据 Milwankee 分型系统，胆管型 SOD 被分为三型：Ⅰ型特点为具有胆源性腹痛，肝酶水平升高超过正常上限的 1.1 倍以上，且胆总管扩张大于 9 mm。Ⅱ型具有胆源性疼痛，伴有肝功能异常或胆管扩张。Ⅲ型为仅有胆源性疼痛而无其他客观指标异常，但该类型可能会被取消。胰管型 SOD 较胆管型 SOD 少见，同样根据是否伴有胰酶升高或胰管扩张分为Ⅰ、Ⅱ和Ⅲ型。

治疗

目前对胆管型或胰管型 SOD 的治疗仍难以令人满意且存在争议。药物如钙通道阻滞剂、三环类抗抑郁药、肉毒杆菌毒素、硝酸甘油及生长抑素等可松弛 SO，降低其压力及阻力。仅在 SOD 诊断明确时可考虑行内镜下括约肌切开术。目前，胃肠道功能性消化不良的罗马Ⅳ诊断标准对胆管型 SOD 中的 III 型的存在提出了质疑，并警告不应进行无根据的括约肌切开术。内镜下双重（胆管及胰管）括约肌切开术在特发性复发性急性胰腺炎治疗中的应用仍存在争议。

（C. S. Pitchumoni 著　周明新 译　姚炜 审校）

其他资源

Afghani E, Lo SK, Covington PS, et al: Sphincter of oddi function and risk factors for dysfunction, *Frontiers in Nutrition* 4:1–9, 2017.

Drossman DA, Hasler WL: Rome IV-functional GI disorders: disorders of gut-brain interaction, *Gastroenterology* 150:1257–1261, 2016.

Small AJ, Kozarek RA: Sphincter of oddi dysfunction, *Gastrointest Endosc Clin N Am* 25:749–763, 2015.

Toouli J: Sphincter of oddi: function, dysfunction, and its management, *J Gastroenterol Hepatol* 24:S57–S62, 2009.

第140章

壶腹周围癌

壶腹周围癌是指发生于Vater壶腹乳头周围2 cm范围内的癌症，包括来自胰腺、十二指肠、胆总管远端或壶腹复合体结构的各种类型肿瘤（图140.1）。患者就诊时这些肿瘤都有相似的临床表现，导致很难确定原发部位。然而，这4种亚型间在基因组和分子层面存在根本差异。壶腹部和壶腹周围十二指肠肿瘤具有较高的5年生存率（45%~49%），优于胆管癌（27%）和胰腺癌（18%）。

Vater壶腹由3个解剖部分组成：壶腹（通常由一个共同的通道形成）、胆总管的十二指肠壁内段和胰管的十二指肠壁内段。在壶腹周围肿瘤中，壶腹肿瘤是第二常见的肿瘤。壶腹癌根据组织形态学可分为肠型和胰胆型。

临床表现

患者在疾病早期即可表现出典型症状，常常70岁左右发病，包括腹痛、梗阻性黄疸、身体不适、厌食和体重减轻。黄疸呈进行性加重，偶尔也可伴有胆管炎。慢性轻度失血导致的缺铁性贫血也是一个临床相关表现。包括间歇性无痛性黄疸、贫血和增大的可触及的胆囊（Courvoisier胆囊）在内的三联征可见于不到10%的患者。由于无胆汁的粪便与黑便混合，粪便呈灰色或银色。病因不明的复发性急性胰腺炎也可能是其表现。

壶腹周围肿瘤的危险因素与胰腺癌相似，家族性腺瘤性息肉病患者易患壶腹部腺瘤（见第100章）。

诊断

影像学检查包括对比增强CT、腹部磁共振成像（MRI）和磁共振胰胆管成像（MRCP）。胃十二指肠镜下可以对肿瘤进行直接观察和活检。免疫组化染色可以用来区分癌与腺瘤组织。超声内镜（EUS）有助于进一步评估肿瘤的起源、淋巴结受累和分期，在这方面EUS的灵敏度（93%）要高于MRI（63%）和动态计算机断层扫描（53%）。尽管不能作为高灵敏度诊断的特征性表现，胰管及胆道扩张的双管征象在内镜逆行胰胆管造影（ERCP）或MRCP检查中都可以观察到。ERCP可以确定肿瘤的范围、大小和大体形态，也可以同时行姑息性支架植入缓解梗阻性黄疸。

治疗和处理

内镜下圈套器切除、掺钕钇铝石榴石（Nd:YAG）激光消融和光动力治疗在合适的患者中都是可用的治疗手段。标准胰十二指肠切除术或保留幽门的胰十二指肠切除术是治疗壶腹周围癌最有效的方法。

（C. S. Pitchumoni 著　张铃福 译　付卫 审校）

其他资源

Acharya A, Markar SR, Sodergren MH, et al: Meta-analysis of adjuvant therapy following curative surgery for periampullary adenocarcinoma, *Br J Surg* 104(7):814–822, 2017.

Chandrasegaram MD, Gill AJ, Samra J, et al: Ampullary cancer of intestinal origin and duodenal cancer—a logical clinical and therapeutic subgroup in periampullary cancer, *World J Gastrointest Oncol* 9(10): 407–415, 2017.

Feretis M, Wang T, Iype S, et al: Development of a prognostic model that predicts survival after pancreaticoduodenectomy for ampullary cancer, *Pancreas* 46(10):1314–1321, 2017.

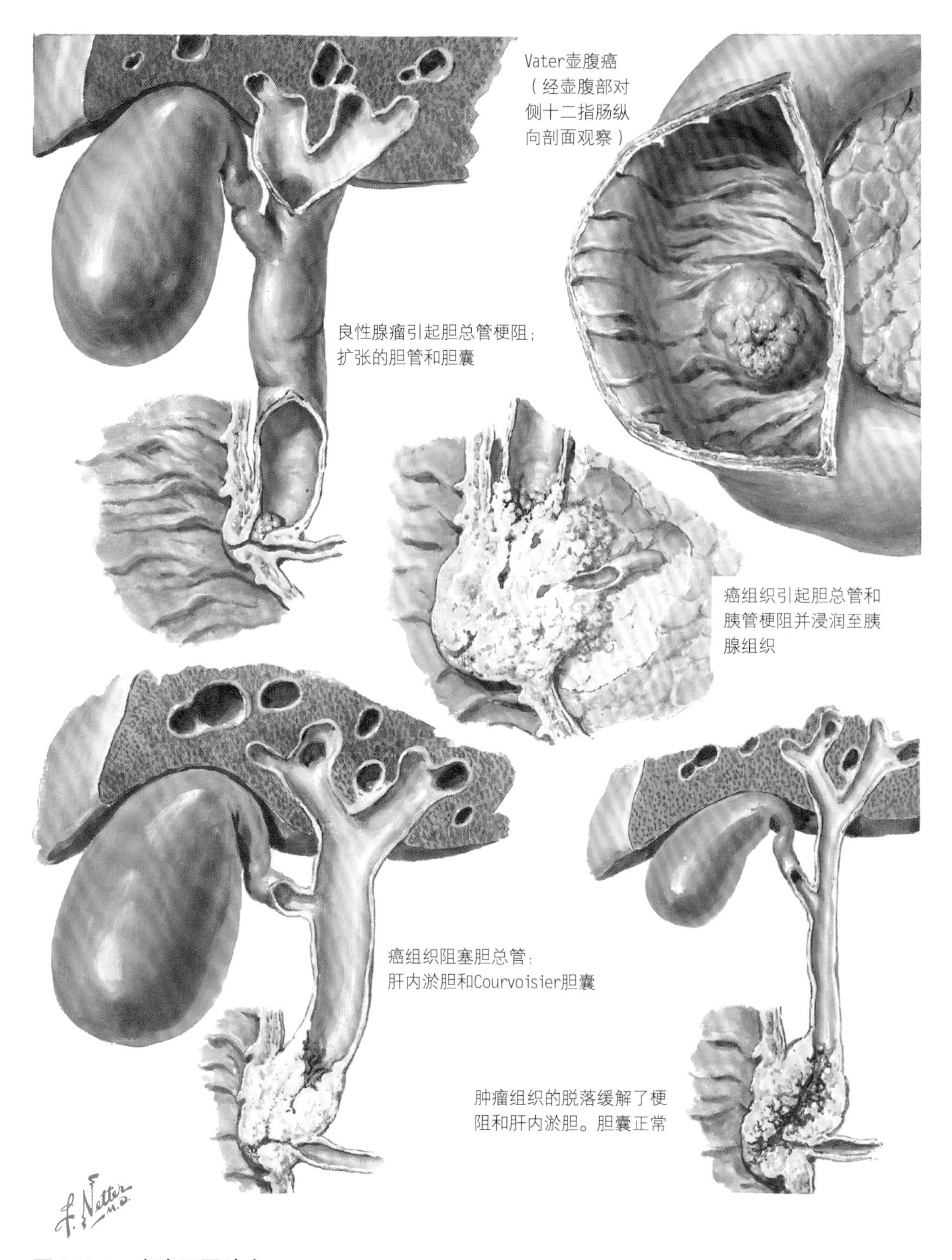

图 140.1 壶腹周围肿瘤

第 141 章

胆 囊 癌

虽然胆囊癌死亡率很高，但它极为罕见，美国每年发病低于 7000 例，是消化道的第五大常见恶性肿瘤。如果因为胆囊结石常规行胆囊切除偶然诊断胆囊癌，其预后很好。在 1%~3% 的胆囊切除术标本和 0.5%~7.4% 的尸检标本中发现偶发性胆囊癌。

胆囊癌的危险因素包括胆囊结石、慢性胆囊炎病史和瓷化胆囊（斑片状瓷化胆囊较弥漫性瓷化胆囊风险更高）。胆囊腺瘤也可能癌变，风险与高龄、单发病变、无蒂和息肉大于 10 mm 有关。患病风险与息肉的大小有关，小于 1 cm 的息肉很少发生恶变。其他危险因素有胰管异常汇入胆总管（CBD）、先天性胆管囊肿和沙门氏菌感染（慢性胆囊感染）。

与普通美国人相比，胆囊癌是居住在美国西南部的印第安人和墨西哥裔美国人最常见的消化道恶性肿瘤。在世界范围内，智利、玻利维亚和印度北部地区的胆囊癌发病率最高。妇女和老年人群的风险更高。

虽然胆结石常与癌伴发，但胆结石患者的胆囊癌发病率极低。有症状的胆石症、结石较大（直径大于 2.5 cm）和胆囊结石时间长（尤其是超过 40 年）是观察到的其他危险因素。胆囊癌的另一个危险因素是胰胆管合流异常。许多研究表明，沙门氏菌感染及其携带状态也与胆囊癌密切相关。大多数胆囊癌为腺癌，但偶尔也会发生鳞状细胞癌、混合癌和腺表皮样癌。

临床表现

大多数患者有右上腹疼痛、不适、体重减轻、黄疸、厌食和呕吐等非特异性表现，类似于有症状的胆石症，少数患者有急性胆囊炎表现。在诊断时，多数患者的肿瘤已侵犯邻近脏器、有局部淋巴结转移，甚至有远处转移（图 141.1）。除常规胆囊切除术偶然诊断的胆囊癌外，5 年生存率低于 5%。

诊断

诊断手段包括腹部超声、计算机断层扫描（CT）、磁共振成像（MRI）和超声内镜（EUS），主要表现为局灶性或弥漫性壁增厚、腔内起源于胆囊壁的大于 2 cm 的息肉样肿块以及最常见的（45%~65% 的患者）肝下肿块取代胆囊或使胆囊显示不清，此型常侵犯邻近肝脏。内镜逆行胰胆管造影（ERCP）、磁共振胰胆管成像（MRCP）和经皮经肝穿刺胆道造影可提供肿瘤分期和可切除性的更多信息。ERCP 中也可以进行刷检细胞学检查和活检。生化异常一般提示梗阻性黄疸，肿瘤标志物（如 CEA、CA 19-9）对诊断没有帮助。

治疗和处理

治疗方法是手术切除，预后取决于肿瘤分期，大多数肿瘤在诊断时已无法切除。如果患者可疑胆囊癌，开腹手术是首选。单纯胆囊切除术对 T1 病变足够，进展期患者需行根治性切除术。术后放疗可降低局部复发率，使用 5- 氟尿嘧啶（5-FU）或联合丝裂霉素 C 是辅助放化疗的一部分，尚无证据表明辅助放化疗可以提高生存率。胆道支架被推荐作为缓解梗阻性黄疸的姑息手段。

（C. S. Pitchumoni 著　张铃福 译　付卫 审校）

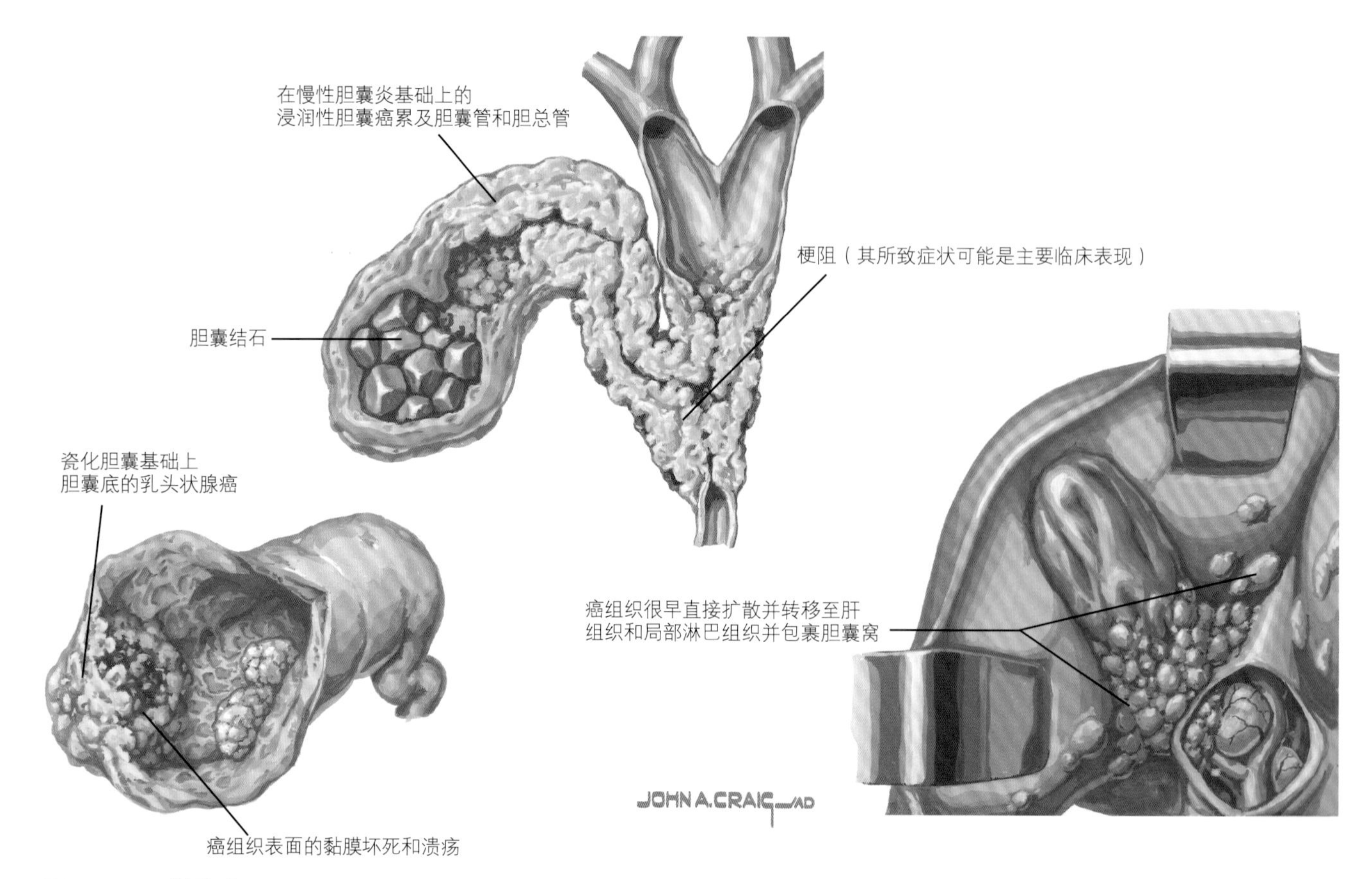

图 141.1 胆囊癌

其他资源

Muszynska C, Lundgren L, Lindell G, et al: Predictors of incidental gallbladder cancer in patients undergoing cholecystectomy for benign gallbladder disease: results from a population-based gallstone surgery registry, *Surgery* 162(2):256–263, 2017.

Petrova E, Rückert F, Zach S, et al: Survival outcome and prognostic factors after pancreatoduodenectomy for distal bile duct carcinoma: a retrospective multicenter study, *Langenbecks Arch Surg* 402(5):831–840, 2017.

Sharma A, Sharma KL, Gupta A, et al: Gallbladder cancer epidemiology, pathogenesis and molecular genetics: recent update, *World J Gastroenterol* 23(22):3978–3998, 2017.

胆管细胞癌

胆管细胞癌（cholangiocarcinoma，CCA）是一种胆道腺癌，起源于肝内或肝外胆道系统的上皮细胞。该病在美国很少见，年龄调整后的 CCA 发病率在西班牙裔和亚裔人口中最高，在非西班牙裔白人和黑人中最低。CCA 的临床表现各不相同，取决于肿瘤的位置和胆道梗阻的程度（图 142.1）。目前基于解剖位置的分类包括肝内（10%）、肝门周围（50%，包括 Klatskin 肿瘤）和远端 CCA（40%）。起源于小胆

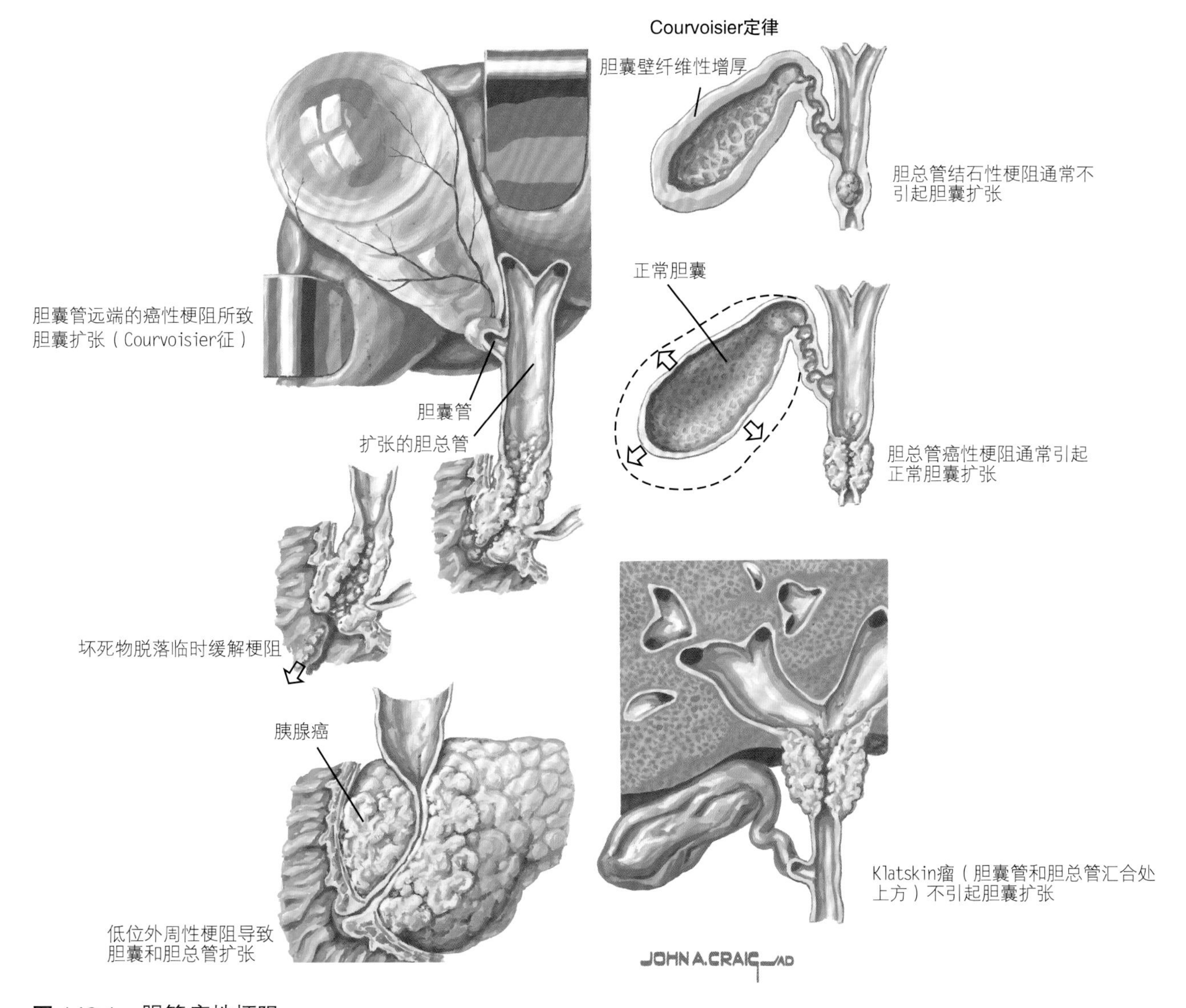

图 142.1　胆管癌性梗阻

管的肝内胆管细胞癌类似肝癌，一些 CCA 甚至被归类为肝癌或胆囊癌。CCA 预后不佳。

CCA 的主要危险因素是原发性硬化性胆管炎（primary sclerosing cholangitis，PSC），PSC 是溃疡性结肠炎的并发症，有时也伴发于克罗恩病。专栏 142.1 列出了导致 CCA 的危险因素。与 CCA 相关的罕见疾病包括多发性胆管内乳头状瘤病、胆管腺瘤和二氧化钍（一种在放射学研究中不再使用的对比剂）暴露。

专栏 142.1 胆管癌的易感因素

- 原发性硬化性胆管炎
- 溃疡性结肠炎
- 胆总管囊肿
- Caroli 病（胆管扩张症）
- 肝内胆管结石
- 慢性病毒性肝炎（丙肝、乙肝）
- 胰胆管共同通道长
- 代谢综合征
- 感染
  - 麝猫后睾吸虫（泰国、老挝、马来西亚）
  - 华支睾吸虫（日本、韩国、越南）
- 其他原因
  - 遗传多态性（编码参与 DNA 修复蛋白的基因如 MTHFR、TYMS、GSTO1 和 XRCC1）
  - 人类免疫缺陷病毒（HIV）感染
  - 各种原因的肝硬化
  - 嗜酒

临床表现和诊断

胆管细胞癌的典型表现为无痛性黄疸、陶土色大便和浓茶色尿液，晚期时常伴有疼痛、疲劳、不适和体重减轻。一种最近发现的胆道疾病，IgG_4 疾病相关性胆管炎，与 CCA 相似，这两种疾病有相似的临床特征。实验室结果异常提示梗阻性黄疸，表现为碱性磷酸酶、胆红素和谷氨酰转移酶水平升高。血清 CA 19-9 水平经常升高超过 100 U/ml，该检查在鉴别 CCA 和 PSC 中非常有用。影像学检查包括腹部超声、腹部 CT、磁共振胰胆管成像、超声内镜及内镜逆行胰胆管造影（ERCP）。ERCP 和经皮胆道造影是评估肿瘤位置的有效方法，Spyglass 内镜下观察胆管内病变是胆管内病理诊断的最新手段。肝门肿瘤、血管侵犯、淋巴结转移以及胆囊和肝静脉受累与预后不良有关。肝门部肿瘤（Klatskin 瘤）在胆道造影时具有典型的表现。正电子发射断层显像（PET）是诊断和分期的重要手段。在 ERCP 过程中，40%~70% 的患者可进行细胞学刷检。血管造影能准确显示门静脉和肝动脉的血管侵犯和血栓形成。鉴别诊断应包括胰头癌、胆囊癌、Mirizzi 综合征和 PSC。

治疗和处理

CCA 的治疗结果不令人满意，四种治疗方式包括手术、内镜、化疗和放射治疗，以手术切除为主。放射治疗和化疗可通过解除梗阻缓解症状，内镜下放置塑料或金属支架是另一种姑息治疗方法。所有这些措施在本质上是无效的，预后也很差。

（C. S. Pitchumoni 著 张铃福 译 付卫 审校）

其他资源

Banales JM, Cardinale V, Carpino G, et al: Expert consensus document: cholangiocarcinoma: current knowledge and future perspectives consensus statement from the European network for the study of cholangiocarcinoma (ENS-CCA), *Nat Rev Gastroenterol Hepatol* 13(5): 261–280, 2016.

Kennedy L, Hargrove L, Demieville J, et al: Recent advances in understanding cholangiocarcinoma, *F1000Res* 6:1818, 2017.

Oliveira IS, Kilcoyne A, Everett JM, et al: Cholangiocarcinoma: classification, diagnosis, staging, imaging features, and management, *Abdom Radiol (NY)* 42(6):1637–1649, 2017.

Razumilava N, Gores GJ: Cholangiocarcinoma, *Lancet* 383(9935):2168–2179, 2014.

第九篇

肝 脏

第 143 章

肝脏解剖

肝脏地形图

肝脏（希腊语 hepar）位于腹部的上部，占据右季肋部和大部分上腹部（图 143.1）。肝左叶延伸至左季肋部。肝脏是人体最大的器官，女性肝脏平均重 1300 g（800~2400 g），男性肝脏平均重 1500 g（800~2600 g）。健康人群中，延伸到胸廓下方的肝脏边缘是光滑的，并且对触诊手指的阻力很小。向下移位、增大、变硬以及结节或囊肿的形成在触诊时很明显。叩诊时，检查者必须要考虑到覆盖在肝脏上部的肺和被肝脏覆盖的胃和肠对叩诊的影响。

肝脏在体表上的投影对于肝脏活检具有重要意义。投影根据患者的体位和身材，尤其是胸部的结构而变化。肝脏靠近横膈，右叶上缘伸出至第 4 肋间隙或第 5 肋骨水平；最高点在乳头下 1 cm，靠近侧体线。左叶上缘突出到第 6 肋的上缘。在这里，肝脏的左尖端靠近横膈。

肋骨覆盖了肝右叶的大部分，而肝前表面的一小部分与前腹壁接触。在直立位置，肝脏向下延伸至右腋中线的第 10 或第 11 肋。此处胸膜向下延伸至第 10 肋，而肺向下延伸至第 8 肋。肝脏前缘在右外侧体线穿过肋弓，大约在幽门（幽门线）的水平。在上腹部，胸廓没有覆盖肝脏。中线上，它位于剑突下 3 指处。左叶的一部分又被肋骨覆盖。

在肝脏右半部分的上 1/3，叩诊呈浊音，因为这里有横膈、胸膜和肺覆盖在肝脏上。在中间部分，叩诊呈清音。在肝脏最低的 1/3 处，通常也能听到清音，除了有时充满气体的肠袢会产生肠共振。浊音和清音之间的边界随呼吸而移动，并因肝脏的增大或移位以及胸廓内的条件而改变，这些条件改变了胸腔器官的叩诊性质。在水平位置，肝脏的体表投影略微向上移动，清音区略增大。最好在水平位置上叩诊清音的跨度，以评估肝脏的大小。

在某些肝脏疾病（如肿瘤浸润、肝硬化、梅毒性肝叶症）中，肝脏的体表投射会因肝脏的移位而改变，或更常见的是由于胸廓疾病将肝脏向下推而改变。膈下脓肿也会使肝脏向下移位，这取决于它的位置和大小。腹水、结肠过度扩张和腹部肿瘤可能将肝脏向上推，而腹膜后肿瘤可能会使肝脏向前移动。脊柱后凸畸形或“桶状胸”会改变肝脏的位置。在某些患者中，肝脏异常活动（肝下垂），造成特殊的触诊表现。

肝脏的表面和肝床

肝脏呈金字塔形，尖部由左叶薄而扁平的左端构成（图 143.2）。底部位于横膈和右侧胸廓之上的右侧表面，在该表面上产生肋骨压迹。侧面由前、后和下表面组成。前表面和下表面之间的边界是前缘。肝脏的均一性、边缘的锐利性、表面的光滑性和随呼吸的运动为临床提供了信息。在开腹手术中，首先暴露前缘和前表面。除此之外，肝表面没有其他明显的界限。

肝脏大部分被腹膜覆盖，除了胆囊床、肝门、下腔静脉（IVC）周围的部分以及 IVC 右侧的裸区，该区域与右肾上腺（肾上腺压迹）和右肾（肾压迹）接触。从前腹壁和横膈延伸到器官的双层腹膜形成了肝韧带。尽管以前认为韧带可以将肝脏保持在适当的位置，但是由于肝脏很可能是通过腹内压保持在其位置上，因此它们对肝脏的固定作用可能不大。

水平的双层腹膜是冠状韧带，如果将肝脏从横膈中拉出，冠状韧带的上层就会暴露出来。冠状韧带的游离右侧缘形成右三角韧带，而左三角韧带围绕并与肝脏的左尖叶、肝的纤维性附件（肝纤维附

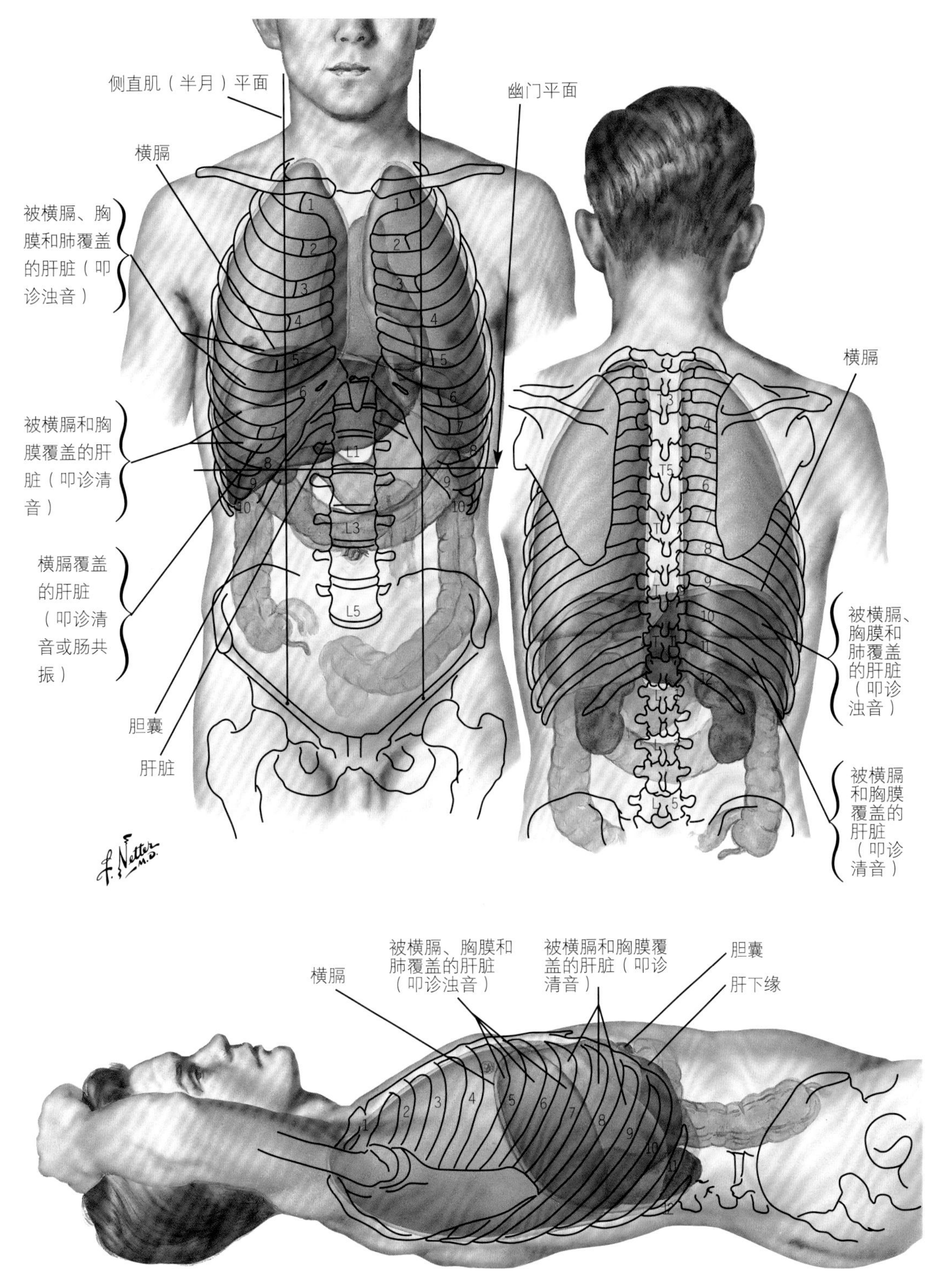

图 143.1　肝脏地形图

件）合并。在右叶上方，冠状韧带上下两层之间充满了网状结缔组织。在右冠状韧带下一层的下方，肝肾间隙延伸到肝脏后方。

从冠状韧带的中部开始另一个双层腹膜，即镰状韧带，它从肝脏延伸到膈肌和脐之间的前腹壁。它的插入把肝脏分成右叶和左叶。镰状韧带的下缘形成圆韧带（肝圆韧带），圆韧带延伸至肝脏的纵裂与下表面交叉的位置。肝圆韧带前部裂缝分隔出方叶和左叶（网膜结节），并为脐静脉或其残件形成凹陷（窝）。裂缝向后表面延伸，形成了静脉导管（成年时为静脉韧带）的窝。这两个窝可被视为H形图案的右肢，是肝脏下表面的特征。左肢由胆囊床和IVC

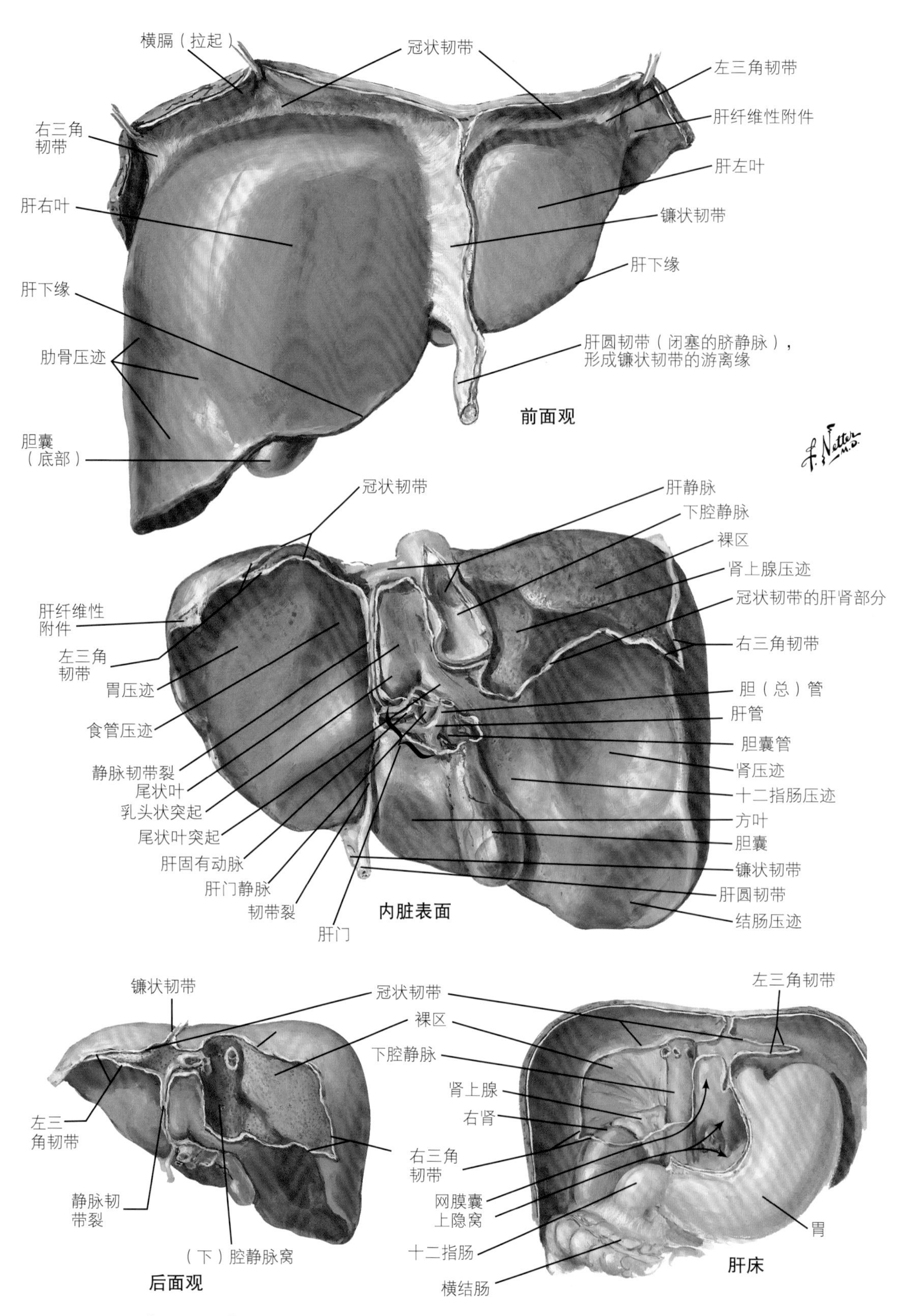

图 143.2 肝表面及肝床

窝构成。水平肢以肝门为标志，肝门包括肝总管、肝动脉、门静脉、淋巴管和神经。

方叶位于胆囊和脐静脉窝之间，与幽门和十二指肠的第一部分（十二指肠压迹）相通。尾状叶位于下表面和后表面，位于静脉韧带和IVC窝之间；它的前体表投影是乳头状突起。

肝脏的下表面进一步显示了它的毗邻器官，包括结肠和右肾（右叶）、食管和胃（左叶）。上表面与横膈膜相连，形成肝的穹窿。

小网膜和肝脏形状变异

如果肝脏前缘被抬高，小网膜就会暴露出来。小网膜是一个腹膜褶皱，它从十二指肠的第一部分、胃小弯和横膈延伸至肝脏，并在肝静脉韧带窝处插入，继续延伸至肝门（图143.3）。在这里，各层结构被分开以适应进出肝门。

在小网膜右侧游离缘，重又融合的腹膜层形成肝十二指肠韧带。网膜孔（Winslow孔）的前边界是小腹腔的入口。这个腔的后壁由IVC和肝尾状叶组成。

胆总管靠近小网膜的右缘，分为胆囊管和肝总管。胆总管的左侧是肝动脉，在两者的后面是门静脉。肝脏的神经和淋巴管伴随这些结构。肝门部的前方受到方叶的限制，后方受到尾状叶的限制。在肝门部的右侧，左右肝管从肝总管分支进入肝脏。在胆总管的左侧，肝动脉在胆总管分支的后面进入肝脏。门静脉分支向后进入胆总管和动脉分支。

肝脏的形状各不相同。它巨大的再生能力和组织可塑性使其形态多样化，部分取决于邻近器官施加的压力以及疾病进程或血管的改变。显著减小的左叶被扩大的右叶所代偿，右叶显示明显而深的肋骨压迹。偶尔左叶完全萎缩（见图143.3），被膜皱缩、增厚，并且在显微镜下可以观察到明显的门静脉三联管却几乎没有小叶实质。

血管畸形包括左肝管扩张或胆道梗阻导致的门静脉左分支管腔部分梗阻，通常认为是局部营养缺乏的结果，特别是由于左叶最初的营养状况较差。在其他情况下，由于肝脏横位，左叶过大。

在过去的几个世纪中，肝脏经常因束紧的紧身胸衣或紧的皮带或绳子外形受损。这种物理力可以使肝脏从上方向下变平并拉长，从而减少上部横膈表面的体积，有时右叶呈舌样伸长（见图143.3）。在其他情况下，**紧缚肝**移位，肾脏压迹加重。临床症状如消化不良、胆石症和萎黄症可归因于紧缚肝，尽管这些关联尚未得到证实。

肋骨、横膈插入物和肋弓在肝上造成的凹痕是正常的。在脊柱后凸畸形患者中，肋骨嵌入可能很明显。在肝凸面上的平行矢状沟已被认定为横膈沟。

从功能上来说，这些结构和形态的改变目前都被认为是没有显著意义的。

肝脏中的细胞类型

肝脏特有的主要细胞类型包括肝细胞、胆管细胞、血窦内衬细胞（包括库普弗细胞和内皮细胞）、星状细胞和免疫细胞（图143.4）。肝细胞是肝脏中的主要细胞类型，负责多种的代谢功能，包括糖异生、脂肪酸氧化、白蛋白和其他血浆蛋白的合成、药物和毒素的代谢、胆固醇和胆汁酸的合成。

肝血窦在结构上与毛细血管不同，含有大小不一的窗孔，从1区到3区逐渐增加。血窦由库普弗细胞和内皮细胞排列而成。库普弗细胞是肝脏特有的具有吞噬活性的大型巨噬细胞。这些细胞清除血液循环中的内毒素、细菌和衰老红细胞，储存红细胞中的铁。因此，在红细胞转化增加的情况下，如溶血或输血继发的铁超负荷，库普弗细胞的铁含量会增加。相比之下，遗传性血色素沉着症患者的肝脏中铁沉积主要见于门静脉周围的肝细胞。肝脏中的内皮细胞表达几种蛋白质的受体，并可能通过产生血管活性物质如内皮素-1和一氧化氮，对维持血窦血流量至关重要。

星状细胞（也称为Ito细胞、维生素A储存细胞和脂肪细胞）是肝脏特有的，可能在肝纤维化形成和纤维蛋白溶解中起着重要作用。肝脏受到损伤后，局部释放细胞因子，星状细胞转化为肌纤维母细胞样细胞。这些活化的星状细胞产生各种类型的胶原，并可能导致细胞外基质的沉积。此外，星状细胞的收缩可能是门静脉高压发展的重要步骤。星状细胞也参与细胞外基质的降解，因此可能在两个非常重要的肝脏病理过程中发挥关键作用，即肝硬化和门静脉高压的发展。调节星状细胞活化的药物在未来可能为肝硬化和门静脉高压症的治疗选择提供希望。

肝脏也含有淋巴管。肝脏中正常的淋巴液生成量约为每天2 L，但是在肝硬化或导致静脉阻塞的情

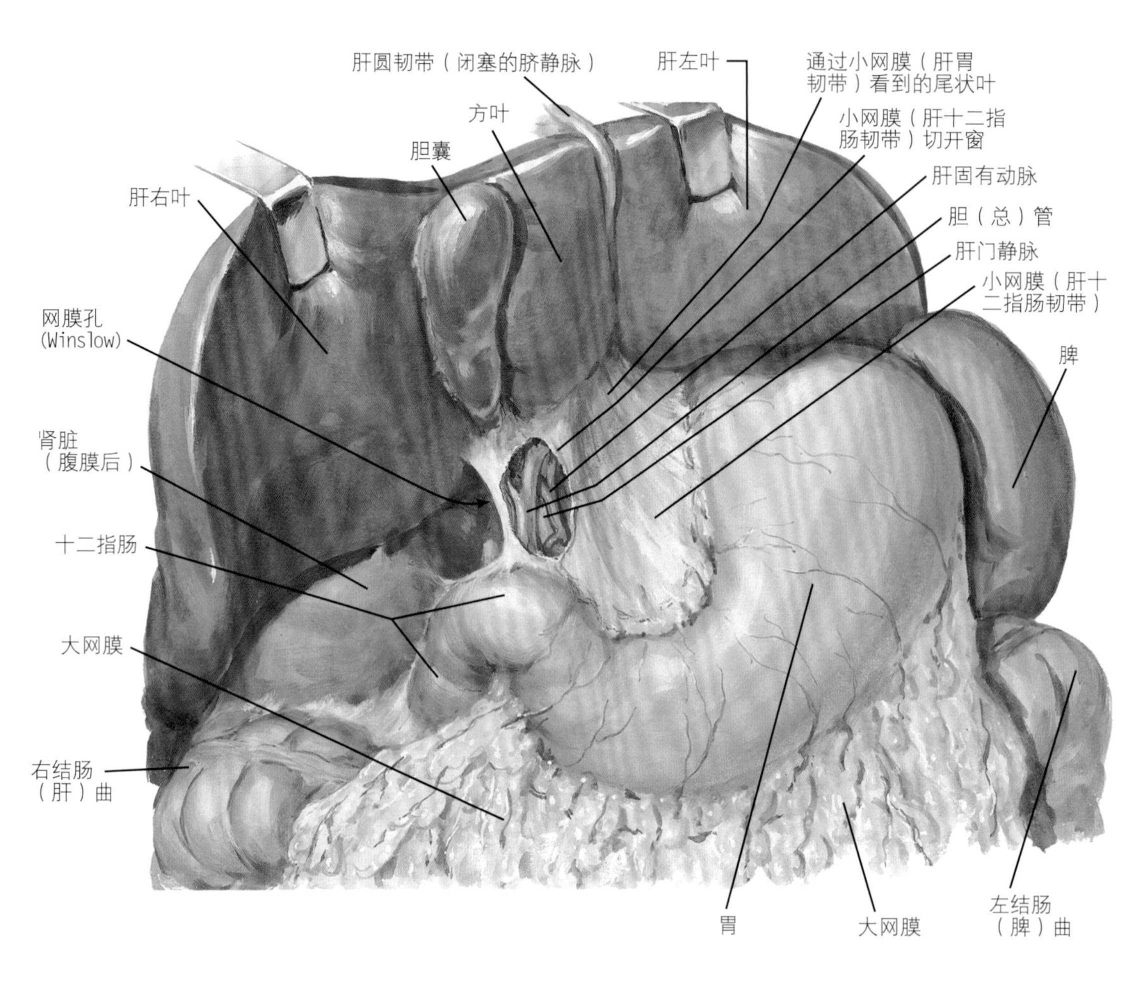

肝脏形状变异

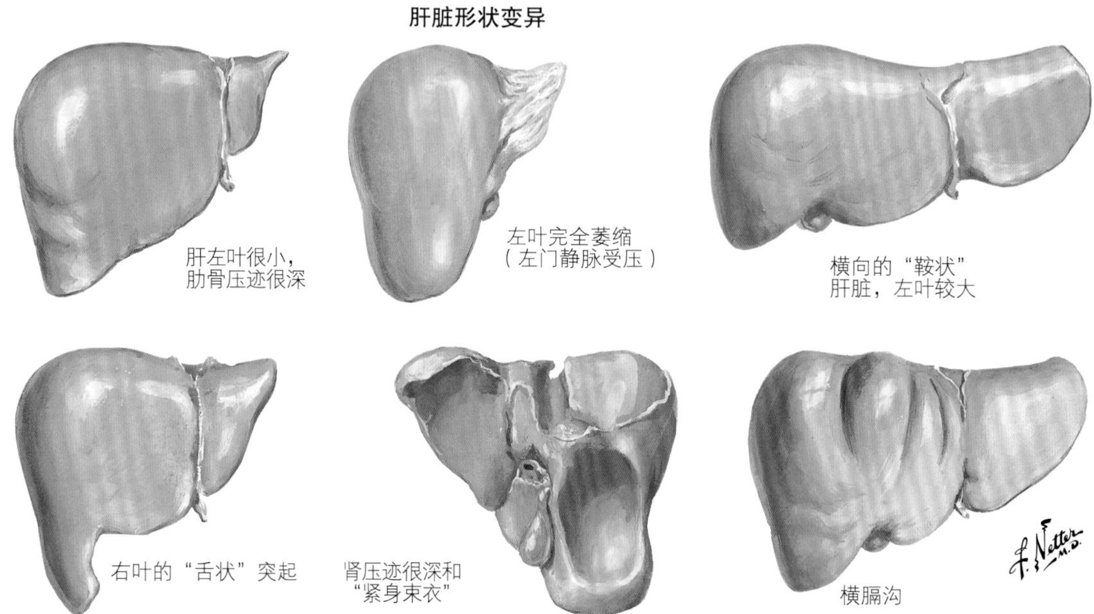

图 143.3 小网膜及肝脏形状变异

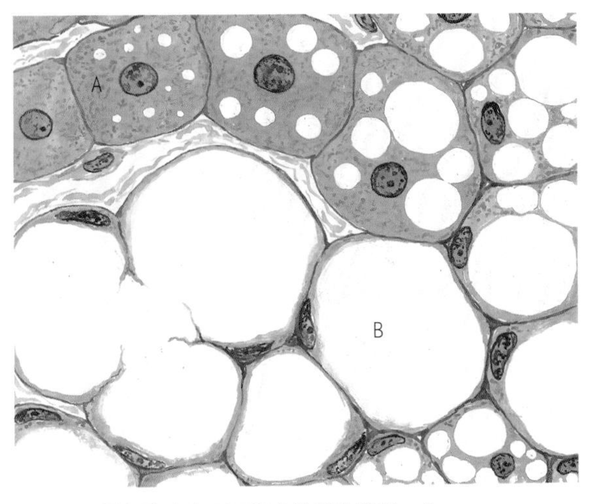

肝细胞内有不同程度的脂肪蓄积，从细小液滴（A）到大的脂肪空泡（B）

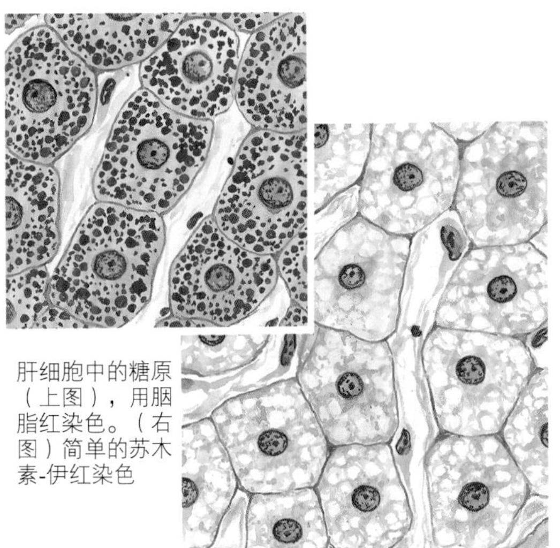

肝细胞中的糖原（上图），用胭脂红染色。（右图）简单的苏木素-伊红染色

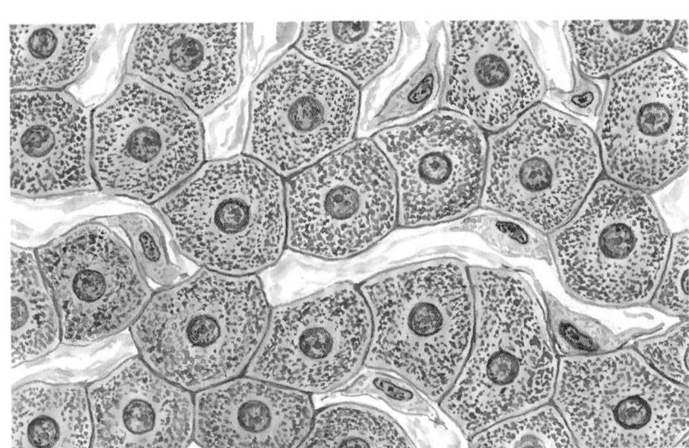

甲基绿-派若宁染色的肝细胞（甲基绿染染色质；派若宁染细胞质内含物和核仁）

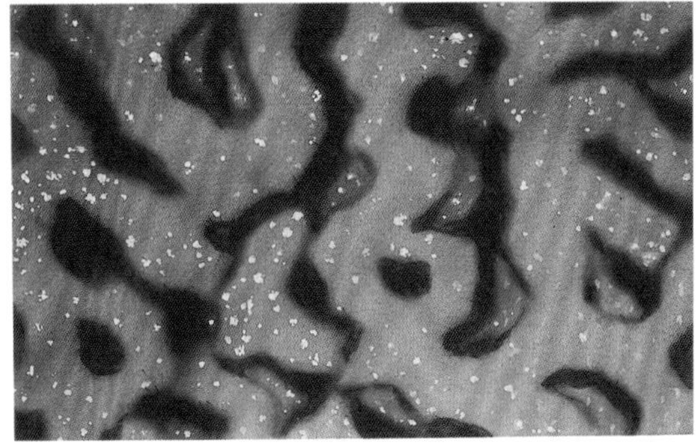

荧光染色显示肝细胞和库普弗细胞中的维生素A

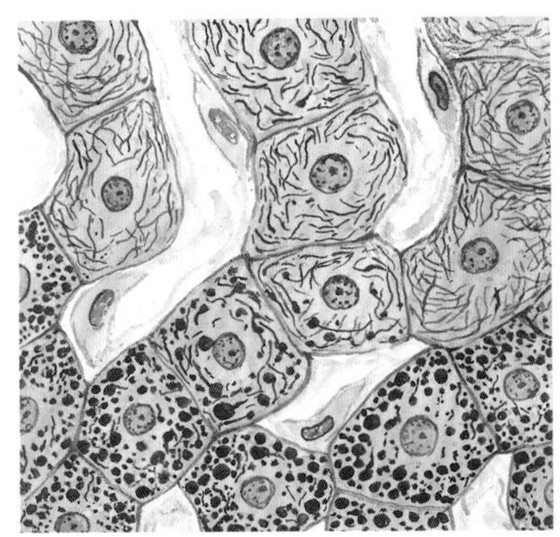

肝细胞中的线粒体差别反映了功能活性的差异（Janus green染色）

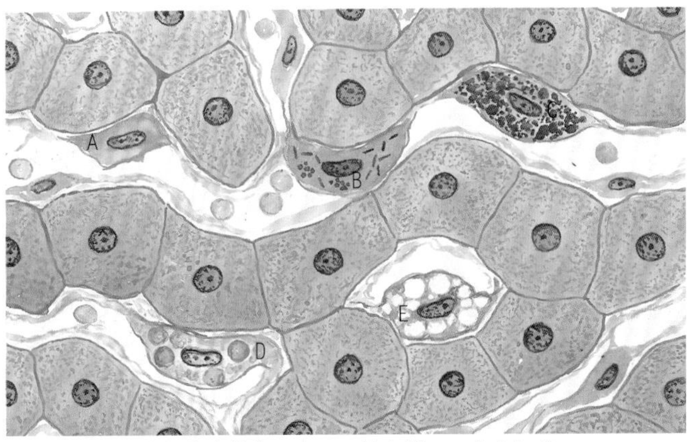

不同状态的库普弗细胞。(A)静止期；(B)含有细菌；(C)含有色素；(D)含有红细胞；(E)含有脂肪滴

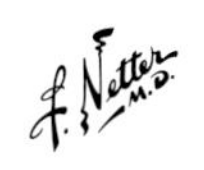

图 143.4　肝内的细胞类型

况下，淋巴液生成量会大大增加。肝脏淋巴液是从与肝窦相邻的内皮下 Disse 间隙（窦周隙）中收集的，其中蛋白质含量很高。肝淋巴液通过乳糜池从肝脏排出，最后进入胸导管。

肝脏还含有其他免疫细胞，包括 T 细胞和自然杀伤（NK）细胞，由于其在药物 / 毒素诱导的肝损伤中的固有肝脏免疫作用，因此特别受到关注。

两种截然不同的模型描述了目前对肝组织结构的认知。小叶模型侧重于肝静脉，门静脉区围绕五边形的点排列（图 143.5）。更为复杂的腺泡模型是基于肝的功能单位是一个腺泡，其由围绕在终末门静脉、胆管和淋巴管的组织组成。门静脉周围呈轴向分布，腺泡聚集在门静脉周围。血窦呈放射状分布在中央静脉周围，在血窦内，血液离开疏松的血管结构并自由接触肝细胞（图 143.6 和图 143.7）。

血液从门静脉末端进入血窦。肝动脉的末端小

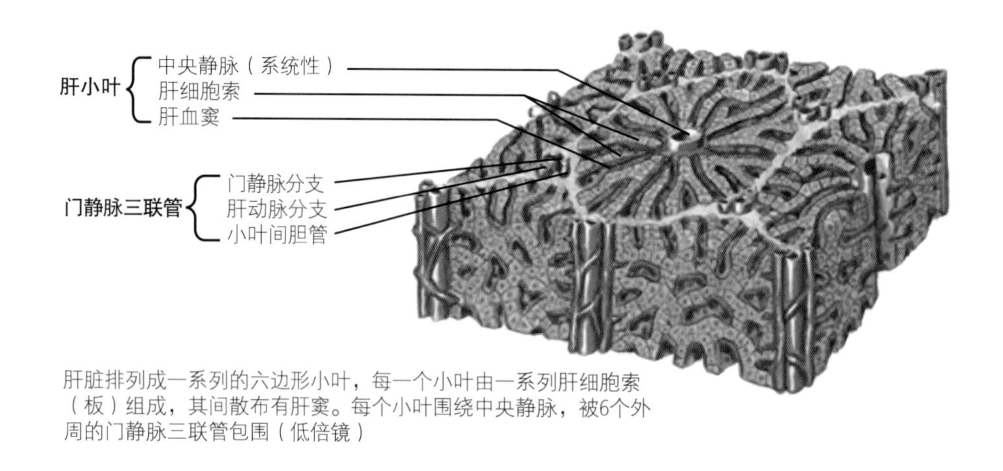

肝脏排列成一系列的六边形小叶，每一个小叶由一系列肝细胞索（板）组成，其间散布有肝窦。每个小叶围绕中央静脉，被6个外周的门静脉三联管包围（低倍镜）

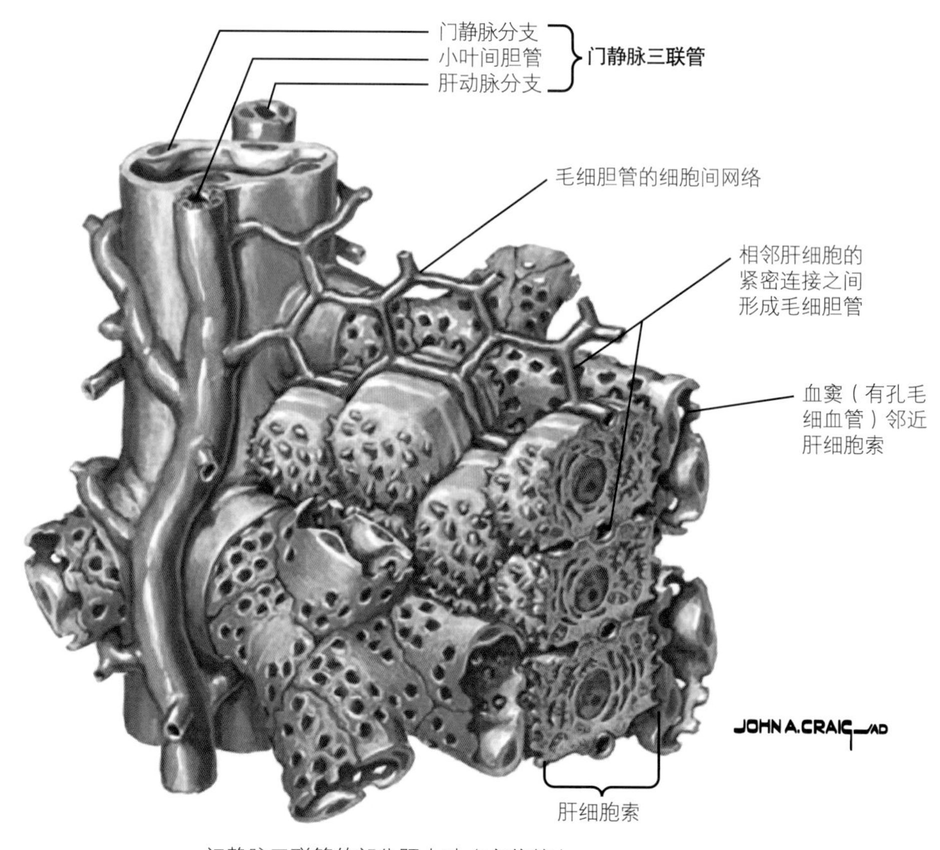

门静脉三联管的部分肝小叶（高倍镜）

图 143.5 肝脏的结构

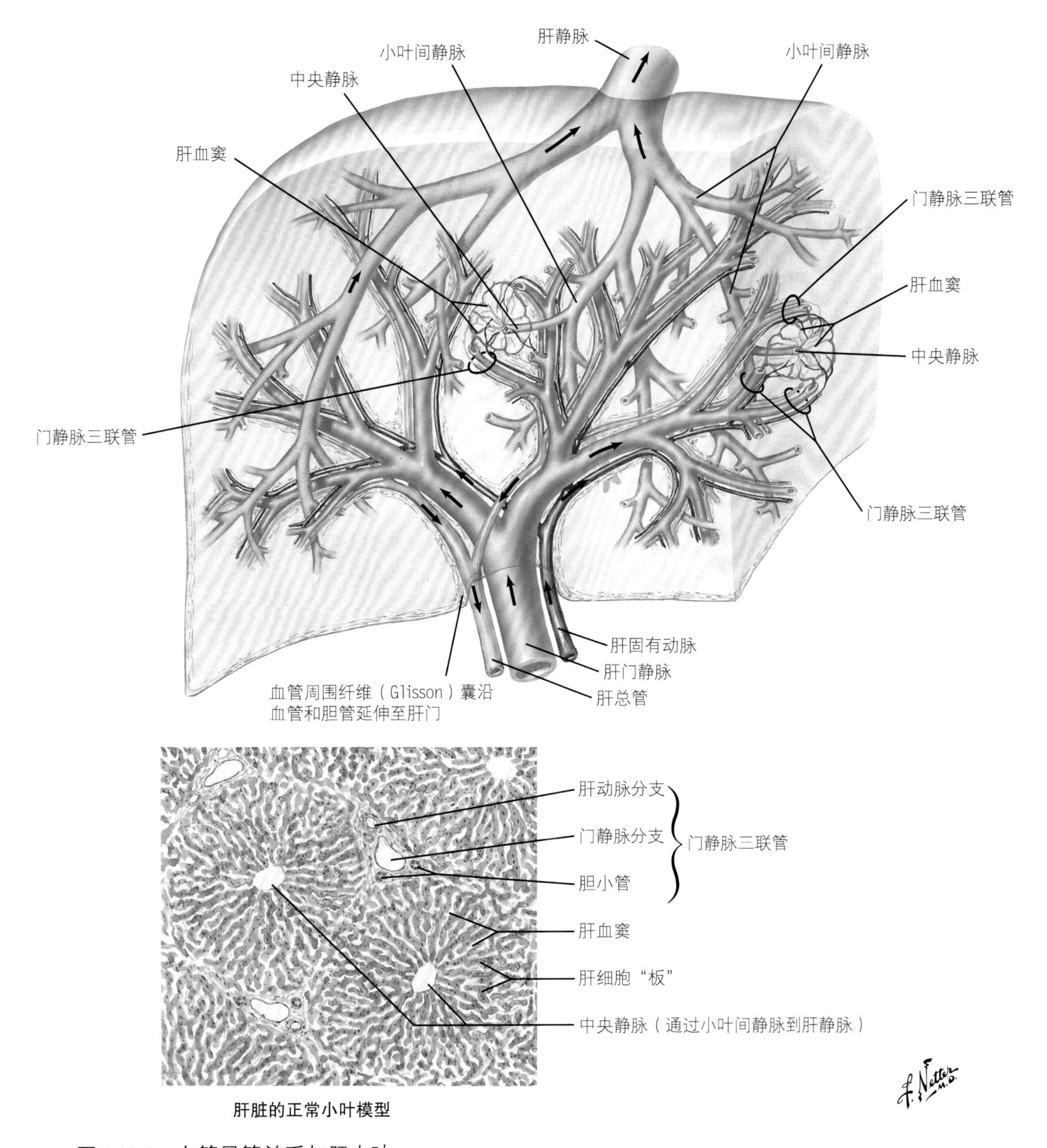

图 143.6　血管导管关系与肝小叶

动脉也流入门静脉末端。因此，进入血窦的血液血氧分压（PO_2）在门静脉区（Rappaport 1 区）周围最高，而在中央静脉周围区域（Rappaport 3 区）最低。1 区和 3 区（Rappaport 的 2 区）间 PO_2 介于两者之间。肝小叶的小叶中心区最容易受到毒物、缺氧和缺血损伤。典型的例子包括对乙酰氨基酚中毒或原位肝移植后肝动脉血栓形成。每个区域似乎有不同的功能。例如，1 区肝细胞在糖异生中起重要作用，而 3 区肝细胞在脂质合成和糖酵解中起关键作用。

胆管分支成更小的胆管，终止于毛细胆管。毛细胆管位于肝细胞之间；胆汁经肝细胞毛细胆管面的膜结构流入胆小管，然后汇入胆管。

血管和胆管的分布及肝节段

在去除组织前，将塑料注射到血管和胆道中制作管型模型，来研究肝内血管和胆道的分布。除了

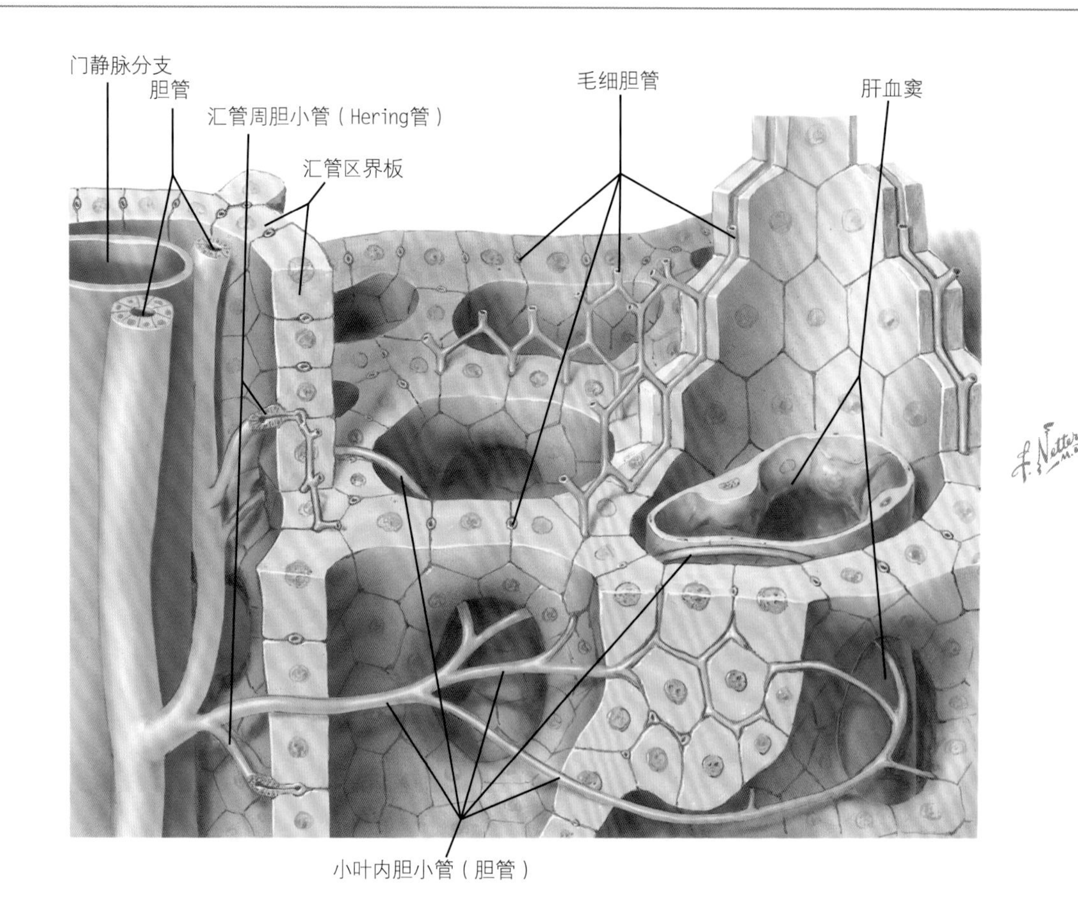

肝的低倍镜切片

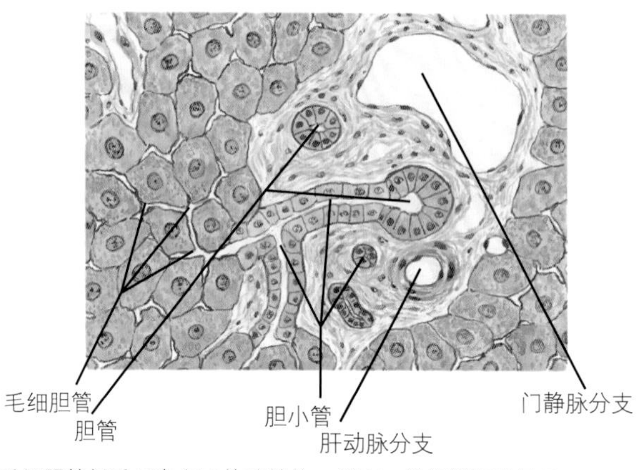

注：在上部的插图中，毛细胆管似乎具有自己的壁结构。然而，组织学切片显示，毛细胆管的边界实际上是相邻肝实质细胞的细胞膜的特化结构

图 143.7 肝内胆管系统

对体内血管系统和胆管显影有价值外，这种对肝脏节段性的新认识与肺中的类似，使部分肝切除或切除单个转移性结节成为可能。

虽然与某些动物的肝脏相比，人的肝脏不能显示肝表面的分叶，但肝动脉、门静脉和胆管的平行分支以及这些肝组织中出现的裂缝证实了明显的叶状组成。一个大叶裂从IVC窝斜向下延伸至胆囊窝。这与沿着镰状韧带插入和静脉导管窝而分离的左、右叶并不一致。肝静脉的一条主干穿过这条裂缝，它的分支不跟随其他血管的分布，而是以交错的方式穿过门静脉分支。

肝脏的每个叶被节段分隔，并被一级叶胆管引流（图143.8）。右分隔从前表面和后表面的交界处向下倾斜延伸至肝脏的下边界，并在下表面继续向门部延伸，将右叶分为前段和后段，每个段均由二级胆管引流。左节段裂沿镰状韧带的附件在前表面

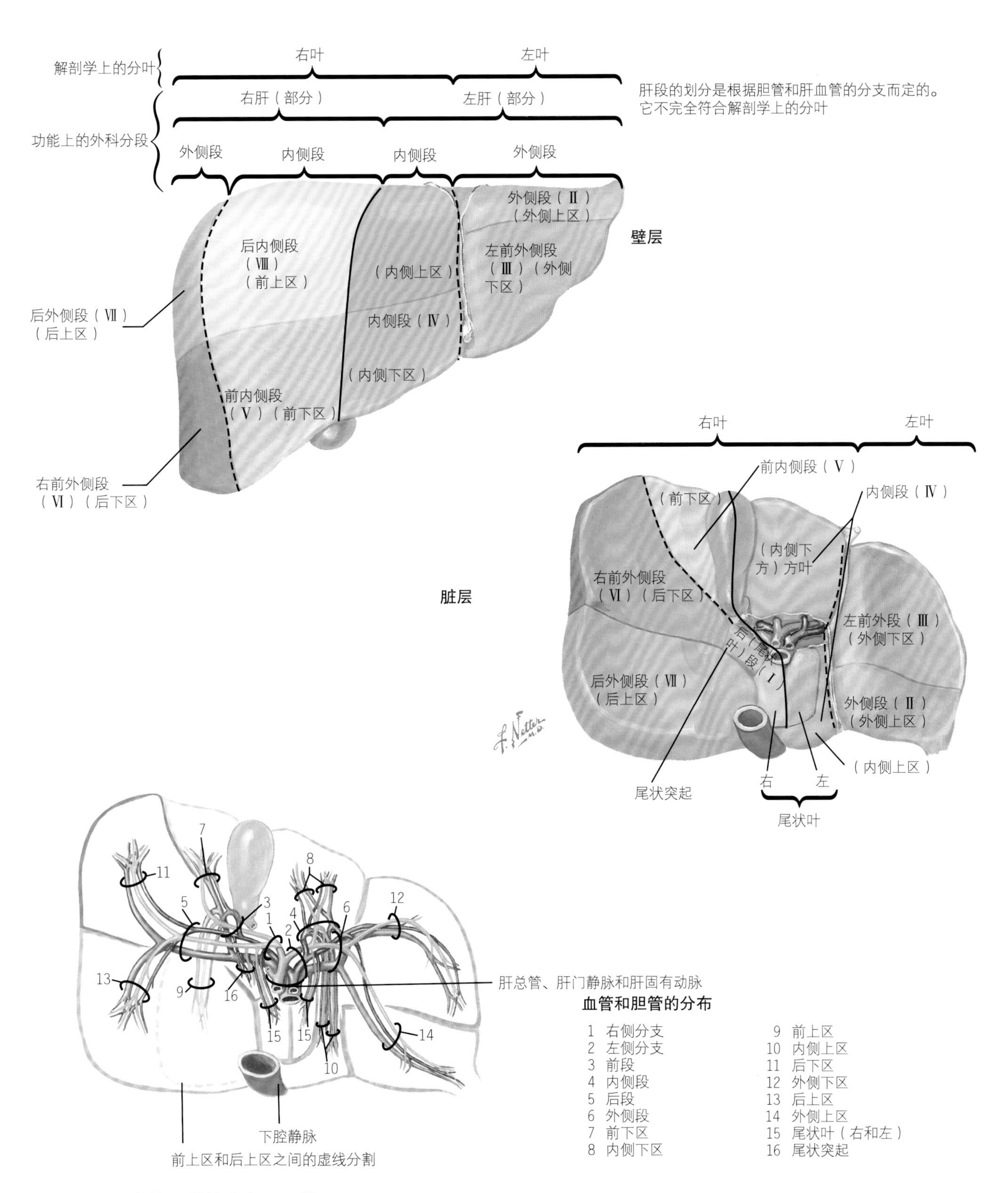

图 143.8　血管、胆管分布及肝段

延伸，通过脐窝和胆管静脉窝在内脏表面延伸，并向肝门延伸。该裂痕将左叶分为内侧段和外侧段，但常被胆管和血管穿过。外侧段对应于经典描述下的左叶，而肝内脏表面的内侧段对应于方叶。第二级的4个胆管形成了第三级胆管，引流相应的上段或下段。因此，可以根据它们所属的叶、节段和区域来认定胆管和伴随的血管。

解剖上，根据血管排列方式，尾状叶分为由左侧叶胆管引流的左侧部分和右侧叶胆管引流的右侧部分。连接尾状叶和肝右叶的尾状突起有一个单独的血管网，通常与右侧叶胆管的分支相连。

尾状叶和肝脏的其他部分都不能提供左、右叶胆管系统之间的有效沟通。还没有发现肝实质内动脉分支之间的肝内吻合，但在25%的情况下，通过小的肝外或被膜下的吻合血管，存在左、右系统之间的互相连接。

引流胆管和输入血管的分布如图143.6所示，但个体变异很大，尤其是纤维性附件外上侧的血管和导管。未发育成熟的胆管在这个区域很常见。节段性胆管变异多见于右侧，而节段性动脉变异则多见于左侧。

肝脏、胆道系统和胰腺的动脉血供应

包括对Michels精细解剖的一些研究发现肝脏、胆道系统和胰腺的动脉供应存在相当大的差异（图143.9和图143.10）。根据传统的描述，在大约55%的检查标本中观察到，腹腔动脉或腹腔干是一个短而粗的干，起源于主动脉，正好位于横膈的主动脉裂孔下方。

它在胰腺上方水平向前延伸，并分成胃左动脉、肝动脉和脾动脉。膈下动脉通常起自主动脉或胰背动脉（见下文），否则会从脾动脉、肝动脉或主动脉发出，也可能异常地起源于腹腔干。胃左动脉（或冠状动脉）是三个腹腔分支中最小的，从贲门开始，沿胃小弯延伸，与胃右动脉吻合。

脾动脉是成人的三个腹腔分支中最大的，它沿着胰腺的上缘向左侧迂回前进。在离脾脏的不同距离处，它分成许多终末分支，进入脾门。胃网膜左动脉和胃短动脉通常起源于这些末端分支之一。

肝动脉的大小居中，向前并向右进入小网膜的右缘，并在该处上升，位于胆总管的左侧、门静脉的前方。当肝动脉转向上方时，它首先发出胃十二指肠动脉（见下文），然后是十二指肠上动脉，最后是胃右动脉。十二指肠上动脉，也可能起源于肝右或十二指肠后动脉，下行供给十二指肠近端前、上、后表面。胃右动脉沿胃小弯向左行，与胃左动脉吻合。超出这些血管起源的肝动脉的延续被称为肝总动脉（肝固有动脉）。它上升并分成几个分支，最常见的是肝右动脉和肝左动脉；肝中动脉通常起源于肝左动脉。肝右动脉通常经过肝总管后方，进入由胆囊管、肝管和肝脏形成的Calot三角。然而，偶尔肝右动脉穿过胆管前面。肝动脉的所有终末分支都从肝门进入肝脏。胆囊动脉也有许多变异。

一般来说，胰腺、胆总管和十二指肠邻近部分的动脉供应来自胃十二指肠、肠系膜上动脉和脾动脉的分支。胃十二指肠动脉从肝总动脉起源后，向下行进至十二指肠第一部分的后面和胰头的前面。在十二指肠之前或之后，它发出胰十二指肠上后动脉，也被称为十二指肠后动脉。它的起源经常被致密的纤维组织所掩盖；在胆总管的右侧向下延伸，它发出一个分支，构成该管的主要血液供应。十二指肠后动脉在胰头下方、在十二指肠和胆总管之间继续向下延伸，最后向左侧与胰十二指肠下动脉的后支（又称胰十二指肠下后动脉）汇合。

在幽门的下缘，胃十二指肠动脉分为较大的胃网膜右动脉和较小的胰十二指肠上前动脉。胃网膜右动脉沿胃大弯进入大网膜。胰十二指肠上前动脉在胰头的前表面继续向下直至其下缘，在该处向上旋转与胰十二指肠下动脉的前分支（也称为胰十二指肠下前动脉）结合。大约40%的病例中，不存在常见的胰十二指肠下动脉，前、后血管分别起源于肠系膜上动脉。

因此，胰头和十二指肠的第二部分和第三部分由前动脉弓和后动脉弓两个弓形动脉供应。后动脉弓由胰十二指肠上后（十二指肠后）动脉与胰十二指肠下后动脉联合而成。前动脉弓由胃十二指肠和胰十二指肠上前动脉与胰十二指肠下前动脉结合形成。后动脉弓位于比前动脉弓稍高的水平。两者都穿过胰腺并在胰腺周围发出相互吻合的分支，供应胰腺和十二指肠。

脾动脉分支主要供应胰腺颈部、体部和尾部。其中一些是脾动脉沿着胰腺上缘行进时发出的小分支。但是，有三个分支通常比其他分支大，并获得单独命名以区分。胰背动脉，也称为胰上动脉，尽管通常起源于脾动脉的起始部，但也可起源于肝动

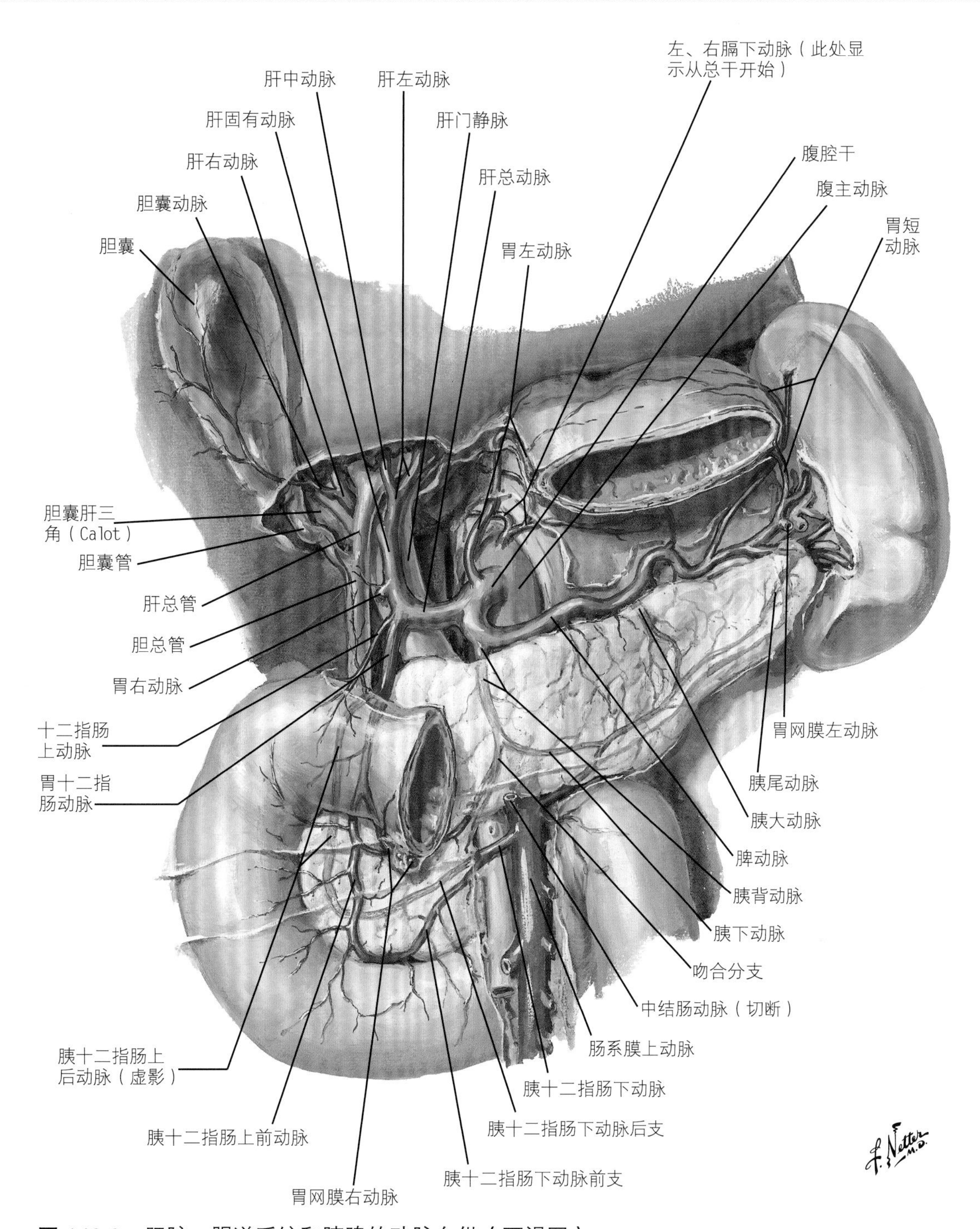

图 143.9 肝脏、胆道系统和胰腺的动脉血供（下视图）

脉、腹腔动脉或主动脉。它向下、向后延伸并进入胰腺，分为左、右两支。左分支通常包括胰横动脉。右分支构成胰弓前吻合血管和胰舌分支。胰大动脉起源于脾动脉，向左移动并向下延伸，分成分支与胰横动脉或胰下动脉吻合。胰腺尾部的动脉（胰尾动脉）起源于脾动脉或其位于胰尾的终支，并分成与胰横动脉末梢吻合的分支。胰横动脉，通常是胰背动脉的左分支，在胰体和尾部靠近胰腺下缘走行。它可能起源于肠系膜上动脉或与之相通。

脾动脉的其他分支包括供应脾脏的可变终末分支、胃网膜左动脉、供应胃底的胃短动脉和通常与左膈下动脉吻合的分支。

肝动脉变异

肝动脉或其分支（Michels）的变异通常在起始

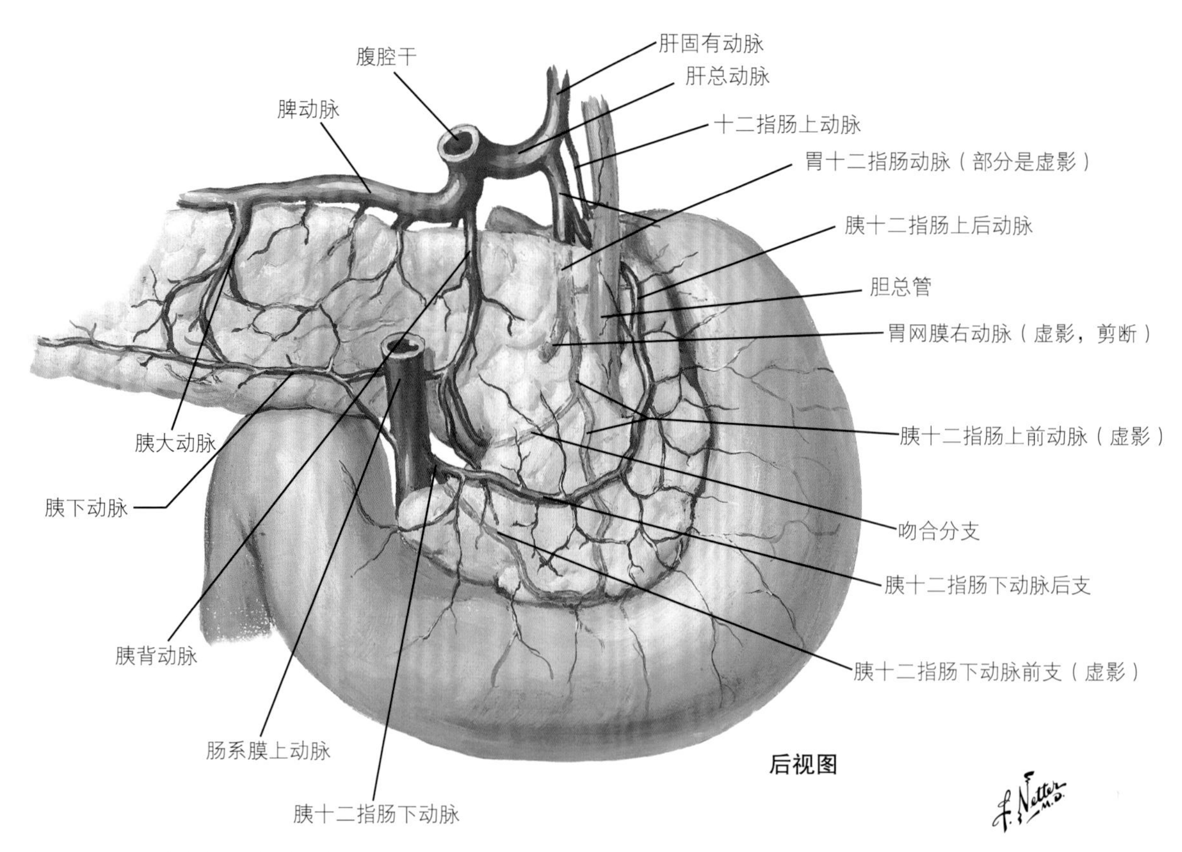

图 143.10 胰腺的动脉血供

处和延伸途径中发现（图 143.11）。这些变异涉及肝左动脉、肝右动脉，并且具有重要的外科手术意义，因为无意的结扎有导致肝坏死的风险。

替代肝动脉指起源与标准描述不同的血管，替代了典型的血管。副动脉是除标准描述血管之外的额外产生的血管。

替代血管的一个例子是肝总动脉起源于肠系膜上动脉。肝总动脉穿过胰头或在胰头后方，在胰十二指肠切除术中结扎肝总动脉会使肝脏失去动脉血供。在这种情况下，只有胃左动脉和脾动脉起源于腹腔干。

此外，肝右动脉或肝左动脉可能独立起源于腹腔干或分叉于短的肝总动脉。在这种情况下，胃十二指肠动脉起源于肝右动脉和肠系膜上动脉，而肝左动脉起源于腹腔干，发出肝中动脉。结扎替代肝右动脉（比副肝右动脉更常见），特别是在胆囊切除术中穿过胆囊管和胆总管交界的地方，切断了肝右叶的血液供应。相比之下，结扎源自肠系膜上的副肝右动脉就不那么重要了，因为另一条肝右动脉沿其典型进程流动。在这种情况下，Calot 三角中可能会发现两条肝右动脉。

起源于胃左动脉的异常肝左动脉在 50% 的患者中是替代动脉，在另外 50% 的患者中是副动脉。如果被替代，只有肝右动脉来自腹腔干，而在有副血管的情况下，肝总动脉走行正常。在胃切除术中，如果结扎替代的肝左动脉会危及肝左叶的血液供应。

副肝左动脉也可起源于肝右动脉。在大约 12% 的患者中，肝右动脉起源于其典型的分离部位，在肝总管的前方而不是后方交叉；这是在探查肝总管时值得记住的变异。所描述的变异在动脉阻塞或结扎后形成侧支时也很重要。

图 143.11 中所示的其他变化没有描述，不太常见，但在手术过程中不应忽略。

门静脉分支与门静脉吻合

门静脉在第 2 腰椎（L_2）高度的胰头后方由肠系膜上静脉和脾静脉汇合形成（图 143.12）。它在十二指肠的第一部分后面沿着小网膜的右缘到达肝门，在那里它分出肝分支。门静脉接受冠状静脉血液，冠状静脉是胃左静脉和食管静脉丛的延续。冠状静脉依次与胃下部和中部的胃短静脉、奇静脉和半奇

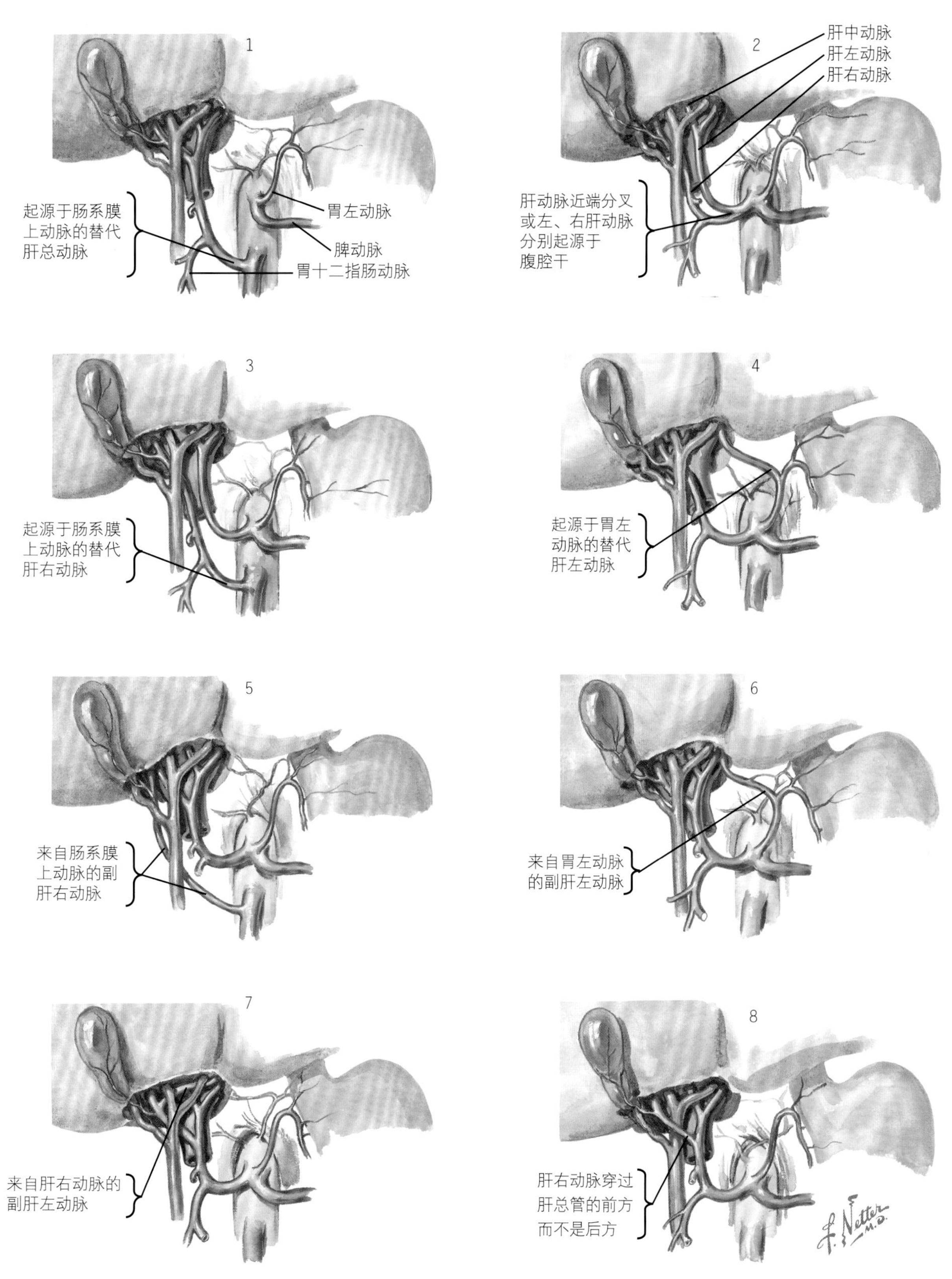

图 143.11　肝动脉及其分支的起源和走行变化

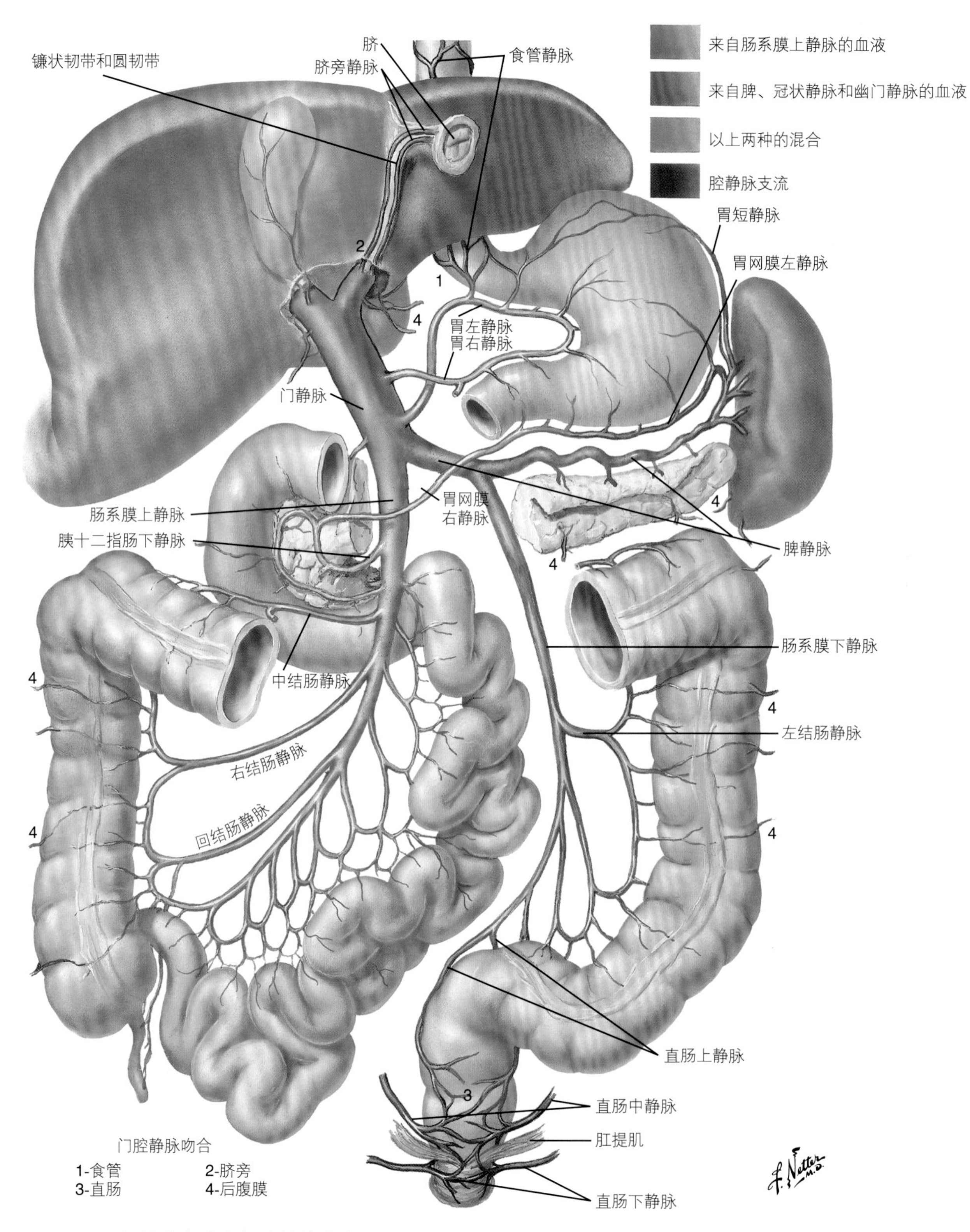

图 143.12 门静脉支流和门腔静脉吻合

静脉相连，并与上腔静脉的各种分支相连，如食管上部的无名静脉和甲状腺下静脉。门静脉进一步接受幽门静脉血液，幽门静脉与冠状静脉和胃静脉一起形成一个环。门静脉的左主干分支进入脐旁静脉，偶尔也存在延续的脐静脉。

肠系膜上静脉是门静脉的组成部分之一，起源于肠系膜的根部，主要来自中结肠、右结肠和回结肠静脉。它还接受胰十二指肠下静脉血液，该静脉位于十二指肠第三部分和胰腺钩突的前面。胃网膜右静脉来自胃大弯的右侧，先进入肠系膜上静脉，然后再与脾静脉汇合。

脾静脉和肠系膜下静脉通常在胰体后面有一个共同的终末部分。肠系膜下静脉开始于痔上静脉，并延伸至后腹壁，接受许多支流，尤其是左结肠静脉。脾静脉起始于脾门，接纳胃网膜左静脉、胃短静脉（均与食管静脉相通）和胰静脉，其与腹膜后静脉吻合，从而与腔静脉系统吻合。

由于门静脉的主干很短，使得来自其成分的血液不能完全混合，所以肝脏的右侧主要接受来自肠系膜上静脉的血液。左叶接受来自冠状静脉、肠系膜下静脉和脾静脉的血液，而右叶的左侧部分，包括尾状叶和方叶，接受混合血液。这些在动物身上得到证实的血流模式，在门静脉静脉造影中还看不到，目前还不确定它们是否在人类身上出现。然而，它们的存在被认为可以解释肿瘤转移和脓肿的定位，以及暴发性病毒性肝炎左叶大面积坏死的主要原因，可能是由于来自小肠的营养丰富的血液流失所致。

门腔静脉吻合具有重要的临床意义。当门静脉和肝脏的血流受到限制时，它们会扩张，可以缓解门静脉高压，在急性门静脉高压的情况下可以挽救生命。然而，与慢性阻塞一样，门腔静脉吻合可能会从肝脏分流血液，从而导致肝功能不全。

痔静脉扩张导致痔疮，有出血、血栓形成和炎症的危险。食管静脉曲张（胃贲门静脉较少）可导致食管出血，这是门静脉高压最危险的并发症之一（见第149章）。腹膜后静脉曲张门腔静脉吻合的临床意义较小。脐旁吻合导致前腹壁静脉明显扩张，可能会朝脐汇聚而形成海蛇头样外观。

门静脉的变异和异常

尽管门静脉系统的主要解剖变异不如肝动脉系统常见，但具有手术重要性的微小变异常见，并且与门静脉高压的分流手术相关（图143.13）。

门静脉的长度在5.5~8 cm，平均约6.5 cm；平均直径为1.09 cm。然而，肝硬化时，直径明显更大。虽然大多数患者在进行门静脉吻合术时可能会有几条静脉被撕裂，但在略多于10%的患者中，没有血管进入门静脉主干，这是具有实际意义的。严重出血及结扎可能导致影响门静脉的大小和吻合的效果。

在超过2/3的患者中，胃冠状静脉具有重要意义，因为食管静脉曲张的门静脉引流进入门静脉的左侧。否则，门静脉引流会进入脾和肠系膜上静脉的交界处，而在几乎25%的患者中，门静脉引流会进入脾静脉。在这种情况下，幽门静脉可能会进入门静脉干。右侧门静脉可接纳胰十二指肠上静脉血液，而在靠近肝脏的地方，胆囊静脉常与门静脉右支汇合。

大约50%的患者中可以见到通常解剖学所描述的门静脉形成。另一半患者中，肠系膜下静脉进入脾静脉和肠系膜上静脉的交界处或与肠系膜上静脉汇合。

脾静脉在脾肾分流中起重要作用，其大小在脾门与肠系膜下静脉交界处之间，平均小于0.5 cm。一般来说，门静脉高压时脾静脉比门静脉增宽程度小。因为脾静脉有效地嵌在胰腺的头侧部分；胰静脉的许多分支很短，在分流术中很容易撕裂；因此，结扎会带来技术上的问题。

在罕见的先天性门静脉异常中，胰头及十二指肠前的异常位置在外科上具有重要意义。另一种罕见但在生理上引起关注的异常是门静脉进入下腔静脉，提示肝脏在没有门静脉血液的情况下仍能正常工作，肝动脉可明显扩大。极为罕见的是肺静脉进入门静脉，可能是由胎儿早期静脉系统发育障碍造成的。此外，先天性门静脉狭窄在肝门部是罕见的，但可能导致严重的门静脉高压，可能无法通过外科吻合术缓解。

（Kris V. Kowdley，Joseph K. Lim 著
李欢 译　郭丽梅 审校）

变异

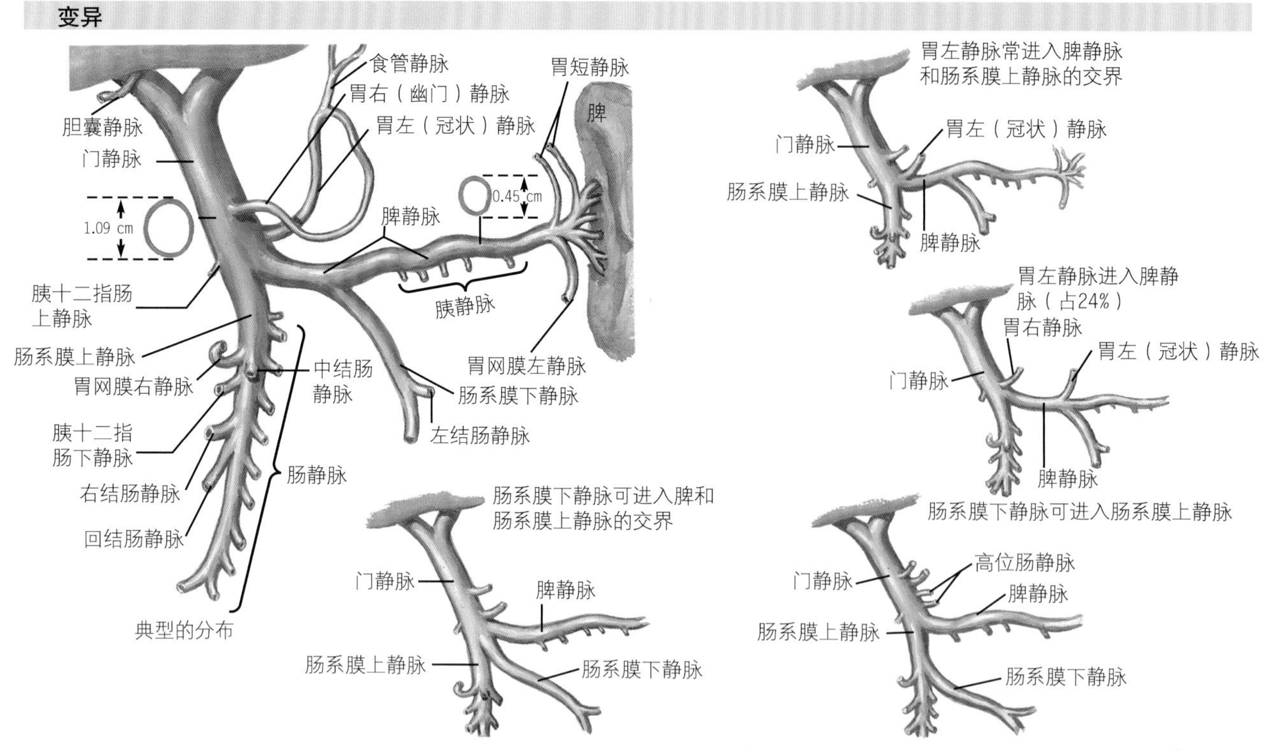

异常

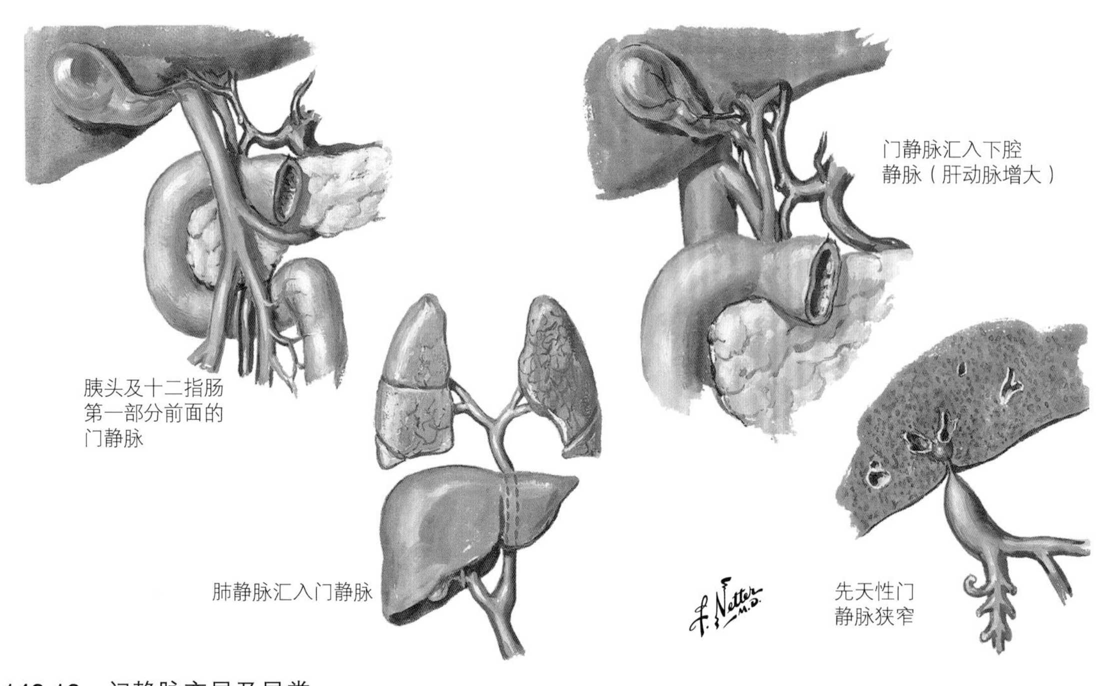

图 143.13 门静脉变异及异常

其他资源

Rappaport AM, Wanless IR: Physioanatomic considerations. In Schiff L, Schiff ER, editors: *Diseases of the liver*, ed 7, Philadelphia, 1993, Lippincott, pp 1–41.

Saxena R, Theise ND, Crawford JM: Microanatomy of the human liver-exploring the hidden interfaces, *Hepatology* 30:1339–1346, 1999.

Tabibian JH, Masyuk AI, Masyuk TV, et al: Physiology of cholangiocytes, *Compr Physiol* 3:541–565, 2013.

Teutsch HF: The modular microarchitecture of human liver, *Hepatology* 42:317–325, 2005.

Yamamoto K, Sherman I, Phillips MJ, Fisher MM: Three-dimensional observations of the hepatic arterial terminations in rat, hamster and human liver by scanning electron microscopy of microvascular casts, *Hepatology* 5:452–456, 1985.

第144章

肝功能检测

肝功能检测（liver function tests，LFTs），也称为肝脏酶学或肝脏化学检查，通常指一组用于筛查或监测肝脏疾病的血清生化指标。这些检测包括对肝细胞坏死和受损程度、肝脏合成功能及肝脏排泄代谢产物能力的评估。肝功能检测是一系列指标的动态检测，可通过检测肝脏血流、代谢能力及外分泌功能对肝功能进行实时的评估。

血清肝脏生化检测可分为三部分内容：①肝细胞损伤的标志物：包括丙氨酸转氨酶（alanine transaminase，ALT）和天冬氨酸转氨酶（aspartate transaminase，AST）；②胆汁淤积的标志物：包括碱性磷酸酶（alkaline phosphatase，ALP）、5′-核苷酸酶、γ-谷氨酰转移酶（γ-glutamyltransferase，GGT）和胆红素；③肝脏合成功能的标志物：包括血清白蛋白和凝血酶原时间（prothrombin time，PT）。

一般来说，肝酶反映肝细胞炎症坏死的严重程度。肝细胞内的AST和ALT水平较血液循环中的高很多。肝细胞的坏死水肿会造成这些酶的外漏，从而导致血浆中的肝酶水平升高。胆汁淤积相关的肝酶（例如ALP）则不同，它们不仅可由受损的肝细胞释放，因结石引起的胆道梗阻或胆汁淤积性肝病（如原发性胆汁性胆管炎、原发性硬化性胆管炎）导致的胆管上皮受损也会导致相关酶学的改变。

临床医生会常规性地评估肝脏酶学指标。在血清ALT升高的患者肝脏相关死亡率增加的证据下，对肝脏化学正常值的标准界值进行了验证，目前临床实践指南采用血清ALT正常值的新阈值（男性29~33 IU/L，女性19~25 IU/L）和标准化流程进行个性化评估。

血清白蛋白和胆红素水平较肝脏酶学可以更好地反映肝脏功能；血清白蛋白可评估肝脏合成功能，而胆红素是衰老的红细胞的分解产物，它的水平反映了肝细胞摄取、结合和排泄胆红素的情况。PT是检测维生素K依赖的凝血酶原合成过程的指标。

血清胆红素是唯一的评估肝脏外分泌功能的血液检测指标，包括摄取、结合和胆汁排泄的能力。其他检测肝脏特殊代谢功能的方法通常需要患者口服相应的药物，再通过检测血液、呼吸或尿液中的代谢产物来进行检查。这些代谢性的肝功能检测指标对肝功能不全更为敏感，但却缺乏特异性。然而，这些检测在一些特定的患者中是非常有意义的，比如对代偿期肝硬化需行肝切除术或门静脉高压需要进行手术治疗的患者，术前评估肝脏储备功能是非常重要的。

呼气试验

肝功能呼气试验是根据以下原则开发的：口服或静脉注射放射性标记碳14（^{14}C），可转化为$^{14}CO_2$并随呼吸呼出，收集呼出气，进一步检测其转化率可评估肝功能。呼吸测试在美国很少使用，主要是因为使用放射性标记的^{14}C并不方便。目前其他呼吸试验还包括检测半乳糖或咖啡因的清除率。

临床及动物实验证实氨基比林呼气试验是一种定量检测多种功能的方法。肝硬化患者氨基比林的清除率明显减低，这与呼出的$^{14}CO_2$比例减低相一致，可能与含有多种功能氧化酶的肝微粒体质量减少有关。氨基比林呼气试验结果也与其他肝脏功能检测有关，例如血清白蛋白和凝血酶原时间。另外，虽然临床应用较少，但氨基比林呼气试验有助于对肝细胞疾病的严重程度进行评估，例如急性重型肝炎。

近期，美沙西汀呼气试验被推荐用于测量流量相关的肝微粒体功能。检测原理为底物^{13}C-美沙西汀在肝脏通过O-去甲基化代谢为$^{13}CO_2$和对乙酰氨基酚。

清除试验

吲哚菁绿（indocyaninegreen，ICG）是一种肝脏排泄率高的染料。几乎所有的染料均可以原型自胆汁中排出，而无明显的肠肝循环，其血浆中的水平可通过原子吸收分光光度法进行检测。由于ICG几乎不参与肝内代谢活动，因此ICG清除试验常被用于肝脏血流检测。ICG保留率与肝功能呈负相关（即较高的保留率与肝功能下降相关）。

肝硬化和慢性肝炎患者的半乳糖清除率降低，而胆道梗阻患者则不降低。但是，目前尚不清楚该试验是否有助于提高对常规的肝功能检测（如白蛋白和胆红素）的敏感性。

咖啡因清除率是检测肝脏代谢能力的另一种方法，其通过检测唾液中咖啡因的浓度来评估肝脏功能。咖啡因清除试验具有无创收集和避免放射性的优势。主要的影响因素是吸烟，这会增加咖啡因的清除率。

单乙基甘氨酰亚胺的形成

单乙基甘氨酰亚胺（monoethylglycinexylidide，MEGX）是利多卡因的一级代谢产物。当以亚治疗剂量（1 mg/kg）静脉注射利多卡因后，肝脏会迅速清除并代谢形成MEGX。因此，MEGX的形成反映了肝脏的血流和代谢能力。在肝移植早期，MEGX试验作为一种确定肝脏储备功能和肝移植最佳时机的试验引起了广泛的关注。然而，由于对供体器官需求的快速增长以及随后提出的终末期肝病模型（MELD）评分系统使MEGX试验的临床应用逐渐减少，除非考虑给予患者肝切除或门体分流术。

其他基于影像学的可定量评估肝功能的方法正在研究中，包括钆乙氧基苄基二乙烯三胺五乙酸（Gd-EOB-DTPA）增强磁共振成像（MRI），或99m-半乳糖血清白蛋白（^{99m}Tc-GSA）或^{99m}Tc-mebrofenin肝胆闪烁显像。

（Kris V. Kowdley，Joseph K. Lim 著
刘心怡 译 王雪梅 审校）

其他资源

Afolabi P, Wright M, Wooton SA, Jackson AA: Clinical utility of 13C-liver function breath tests for assessment of hepatic function, *Dig Dis Sci* 58:33–41, 2013.

Geisel D, Ludemann L, Froling V, et al: Imaging-based evaluation of liver function: comparison of 99m-Tc-mebrofenin hepatobiliary scintigraphy and Gd-EOB-DTPA-enhanced MRI, *Eur Radiol* 25:1384–1391, 2015.

Green RM, Flamm S: AGA technical review on the evaluation of liver chemistry tests, *Gastroenterology* 123:1367–1384, 2002.

Kwo PY, Cohen SM, Lim JK: ACG Clinical Guideline: Evaluation of abnormal liver chemistries, *Am J Gastroenterol* 112:18–35, 2017.

Mallory MA, Lee SW, Kowdley KV: Abnormal liver test results on routine screening: how to evaluate, when to refer for a biopsy, *Postgrad Med* 115(3):53–56, 59–62, 66, 2004.

Pijls KE, de Vries H, Nikkessen S, et al: Critical appraisal of 13C breath tests for microsomal liver function: aminopyrine revisited, *Liver Int* 34: 487–494, 2014.

Prati D, Taioli E, Zanella A, et al: Updated definitions of healthy ranges for serum alanine aminotransferase levels, *Ann Intern Med* 137:1–10, 2002.

Pratt DS, Kaplan MM: Evaluation of abnormal liver-enzyme results in asymptomatic patients, *N Engl J Med* 342:1266–1271, 2000.

Stravitz RT, Ilan Y: Potential use of metabolic breath tests to assess liver disease and prognosis: has the time arrived for routine use in the clinic? *Liver Int* 37:328–336, 2017.

第 145 章

凝血酶原形成

肝脏是参与凝血的几种主要蛋白质的合成场所，包括凝血因子Ⅰ、Ⅱ、Ⅴ、Ⅶ、Ⅸ、Ⅹ、Ⅻ和ⅩⅢ。凝血因子Ⅱ（凝血酶原）、Ⅶ、Ⅸ和Ⅹ的形成取决于γ- 羧化作用，是维生素 K 依赖的步骤。

凝血酶原时间（PT）是一项有价值的评估肝脏合成功能的检查。PT 是将凝血酶原（因子Ⅱ）转化为凝血酶（活化因子Ⅱ）所用的时间。该检查是一种简单而有用的衡量人体凝血功能的方法。PT 延长的原因包括以下几种（图 145.1）：

- 饮食中维生素 K 摄入不足，导致参与凝血的蛋白质的 γ- 羧化减少。
- 由于肠道内胆汁酸浓度不足而无法吸收维生素 K，例如胆汁淤积性肝病或细菌过度生长所致。
- 肝细胞功能障碍，尽管维生素 K 充足，但仍无法合成凝血酶原。
- 摄入会干扰凝血酶原产生的药物或毒素（例如华法林）。

胃肠道外给予维生素 K 可有助于区分 PT 延长的原因是维生素 K 不足或是肝功能障碍。通常，3 剂胃肠道外的维生素 K 给药足以将肝脏疾病与维生素 K 缺乏症区分开。内源性肝病患者补充维生素 K 后无法纠正 PT。该检查对胆汁淤积性肝病患者尤其有用，在胆汁淤积性肝病患者中，维生素 K 缺乏症和肝功能障碍共同导致 PT 延长。

（Kris V. Kowdley，Joseph K. Lim 著
王昊翔 译　贺慧颖 审校）

其他资源

Bajaj SP, Joist JH: New insights into blood clots: implications for the use of APTT and PT as coagulation screening tests and in monitoring of anticoagulant therapy, *Semin Thromb Hemost* 25: 407–418, 1999.

Lee JH, Kweon OJ, Lee MK, et al: Clinical usefulness of international normalized ratio calibration of prothrombin time in patients with chronic liver disease, *Int J Hematol* 102:163–169, 2015.

Nilsson IM: Coagulation and fibrinolysis, *Scand J Gastroenterol Suppl* 137: 11–18, 1987.

Tripodi A, Chantarangkul V, Primignani M, et al: The international normalized ratio calibrated for cirrhosis (INRliver) normalizes prothrombin time results for model for end-stage liver disease (MELD) calculation, *Hepatology* 46:520–527, 2007.

Uotila L: The metabolic functions and mechanism of action of vitamin K, *Scand J Clin Lab Invest Suppl* 201:109–117, 1990.

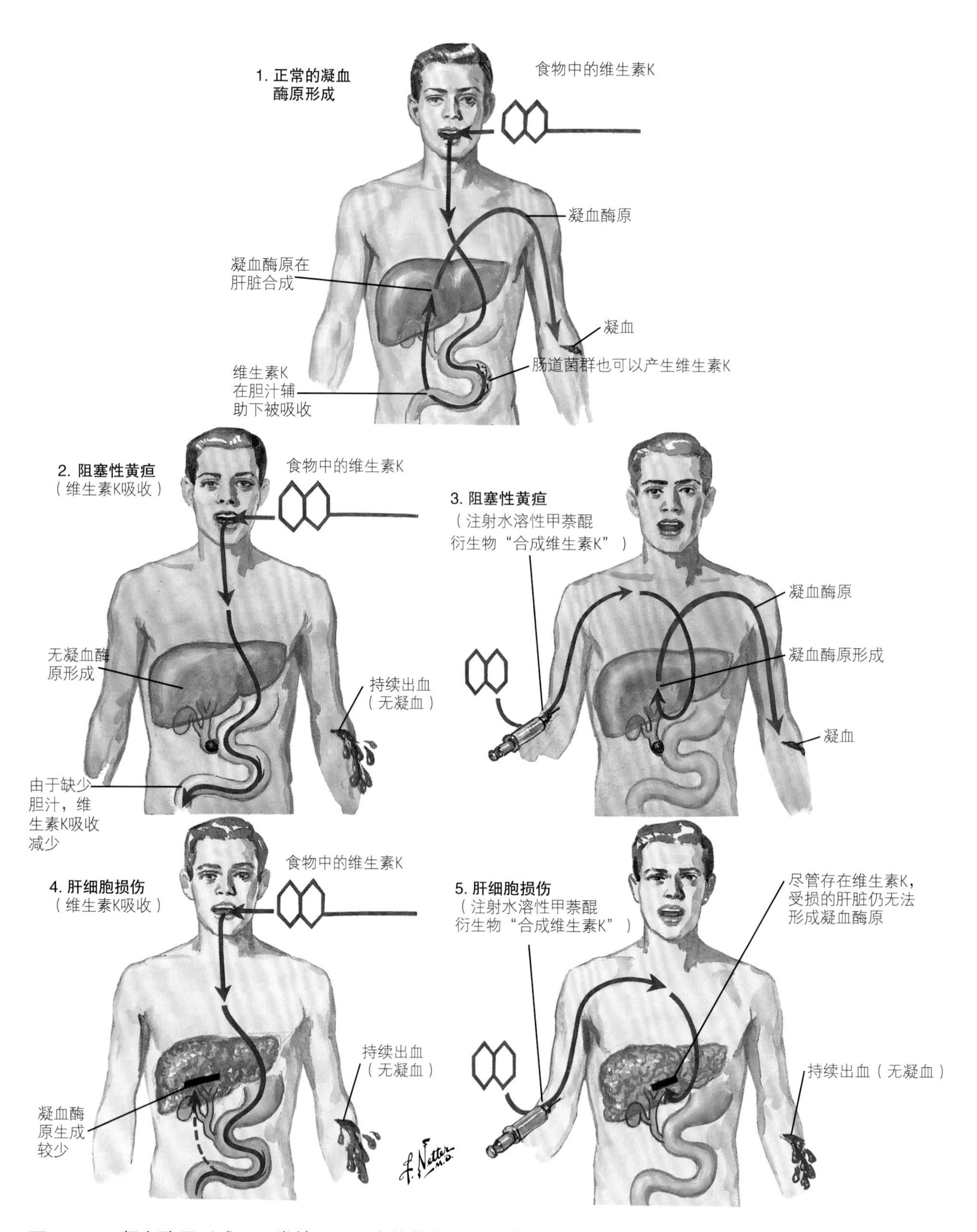

图 145.1 凝血酶原形成：正常情况、阻塞性黄疸和肝细胞损伤

第146章

胆红素和胆汁酸代谢

"胆红素和胆汁酸代谢代表着肝的主要功能。"

胆汁由肝脏分泌，具有多种功能。肝细胞是胆汁产生的来源，并通过专门的受体分泌胆汁。胆道负责脂溶性毒素的消除、胆汁酸的分泌、胆固醇向胃肠道的运输以及脂肪和脂溶性维生素、药物、毒素和重金属的吸收。胆道上皮细胞可在肝细胞分泌的胆汁的基础上，添加水、碳酸氢盐和其他化合物。胆汁储存在胆囊中，并在胆囊浓缩，然后响应于激素和饮食信号而分泌到腔中。

胆汁的成分已被详细研究。它的主要成分是胆汁酸（图146.1和图146.2），具有多种功能，最重要的是通过形成微胶粒来吸收脂肪和脂溶性维生素，这些微胶粒由胆汁酸、胆固醇、磷脂酰胆碱和卵磷脂形成，并可充当"清洁剂"。

胆汁在排泄胆红素（一种红细胞的分解产物中）也起到了关键作用。来源于衰老红细胞的胆红素通过肝脏的葡萄糖醛酸化作用形成胆红素双葡萄糖醛酸，从而使其具有水溶性并能够在胆汁中转运。肝脏无法结合或排泄胆红素会导致血浆中未结合的胆红素滞留，进而可能引起临床症状，如黄疸、巩膜黄染、尿色深和无胆色的粪便。

胆汁对于排泄包括药物和毒素在内的许多有机阴离子和阳离子很重要，并且具有多种其他成分，包括类固醇激素，脂溶性维生素，细胞因子如肿瘤坏死因子-α、白三烯和二价阳离子，最重要的是铜。实际上，体内铜储存的调节主要通过胆汁铜的排出而进行。慢性胆汁淤积性疾病，例如原发性胆汁性肝硬化和原发性硬化性胆管炎，通常与肝脏中过多的铜积累有关。这些疾病中的肝铜含量可以接近Wilson病患者的水平，Wilson病是一种遗传性疾病，由*ATPB7*基因的功能丧失突变引起，该基因调节胆道中的铜分泌。随着时间推移，铜会在肝脏中积累，随后其他器官也会出现铜超载，可能会导致多器官铜中毒。

胆汁可能含有其他蛋白，例如白蛋白、溶酶体酶和结合珠蛋白，并且由于胆汁中存在分泌性免疫球蛋白A（sIgA），因此可能在胃肠道的免疫监视中起重要作用。

胆汁流具有胆汁酸依赖性和胆汁酸非依赖性成分。大多数胆汁流依赖胆汁酸，胆汁酸根据其理化性质和其他因素，对胆汁流的作用各异。相反，不依赖胆汁酸的胆汁流通常是由于阴离子的渗透作用所致，占胆汁的一小部分。通过最近的研究已经更好地了解了胆红素和肝有机阴离子/阳离子的运输，这些研究已经确定并克隆了小鼠和人体内负责胆汁分泌和运输这些化合物的特定转运蛋白，例如mdr2/MDR3（图146.3）。MDR3是能够对特定化疗药物产生抗性的一类蛋白质的成员，其正常功能是维持胆汁磷脂转运。胆汁磷脂可以在胆管上皮中对抗胆汁酸对细胞膜的毒性作用，起到保护细胞的功能。*mdr2*基因敲除小鼠可导致慢性胆汁淤积性肝病，类似于人类的慢性胆汁淤积性疾病，如原发性胆汁性肝硬化。

几种核受体在转录和转录后水平被调节肝胆转运蛋白表达的配体激活。这些配体反过来又受到胆汁酸、药物、激素和细胞因子的调节。核受体的激活可能会影响许多胆汁淤积性肝病的临床表现，这些受体包括法尼醇X受体（FXR）、孕烷X受体（PXR）、组成型雄甾烷受体（CAR）、维生素D受体（VDR）、维A酸受体（RAR）、肝受体同源1受体（LRH）、过氧化物酶体增殖物激活受体α（PPARa）和糖皮质激素受体（GR）。

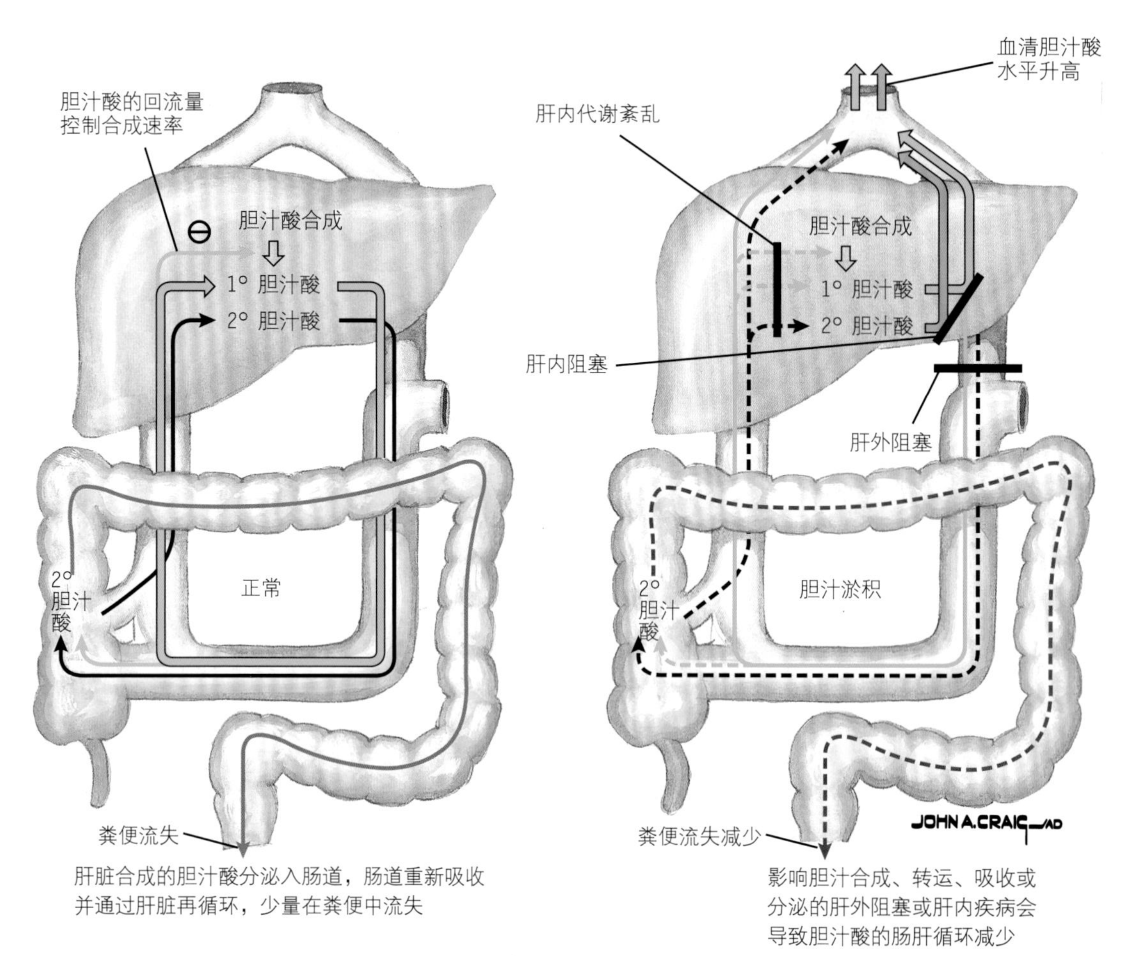

细胞的代谢机制

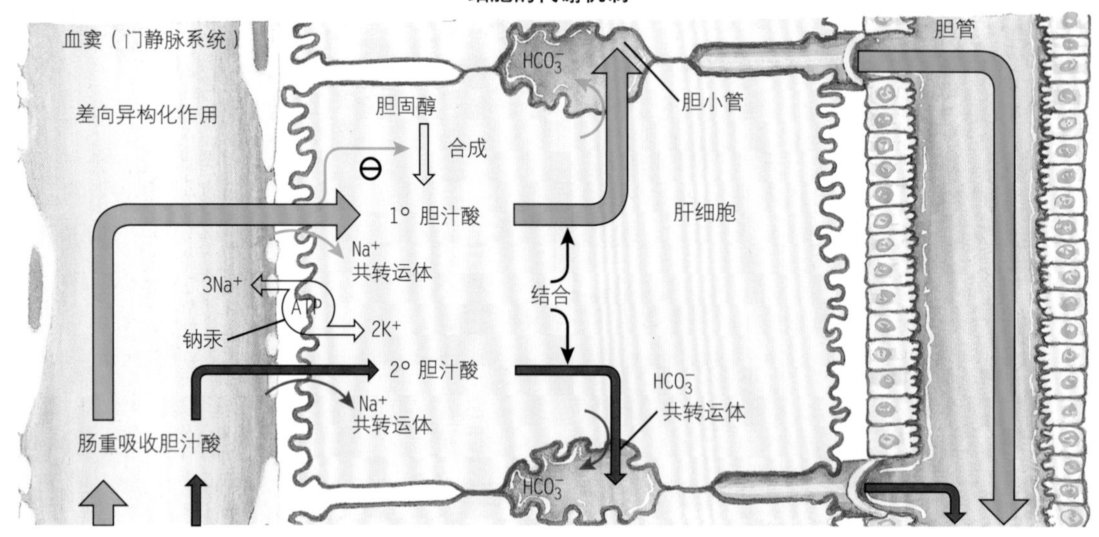

初级（1°）胆汁酸合成、结合并分泌入小管。在肠中，一部分胆汁酸被转化为次级（2°）胆汁酸。90％的胆汁酸被重新吸收进入门静脉系统并返回肝脏；在肝细胞中，初级胆汁酸被回收，次级胆汁酸被差向异构化并排泄

图 146.1 胆汁酸循环和代谢：肠肝循环和细胞的代谢机制

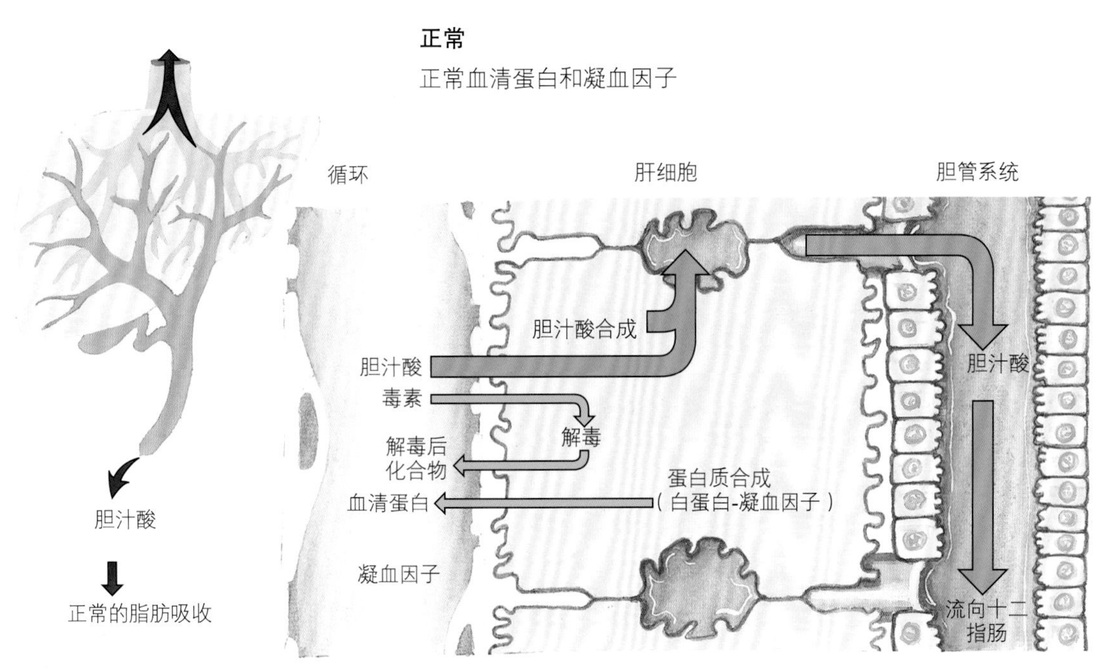

肝细胞合成血清蛋白和凝血因子，并将它们分泌到血液中。胆汁酸从循环中吸收，并与新合成的胆汁酸一起分泌到胆管系统中。毒素从循环中吸收、解毒并返回循环中

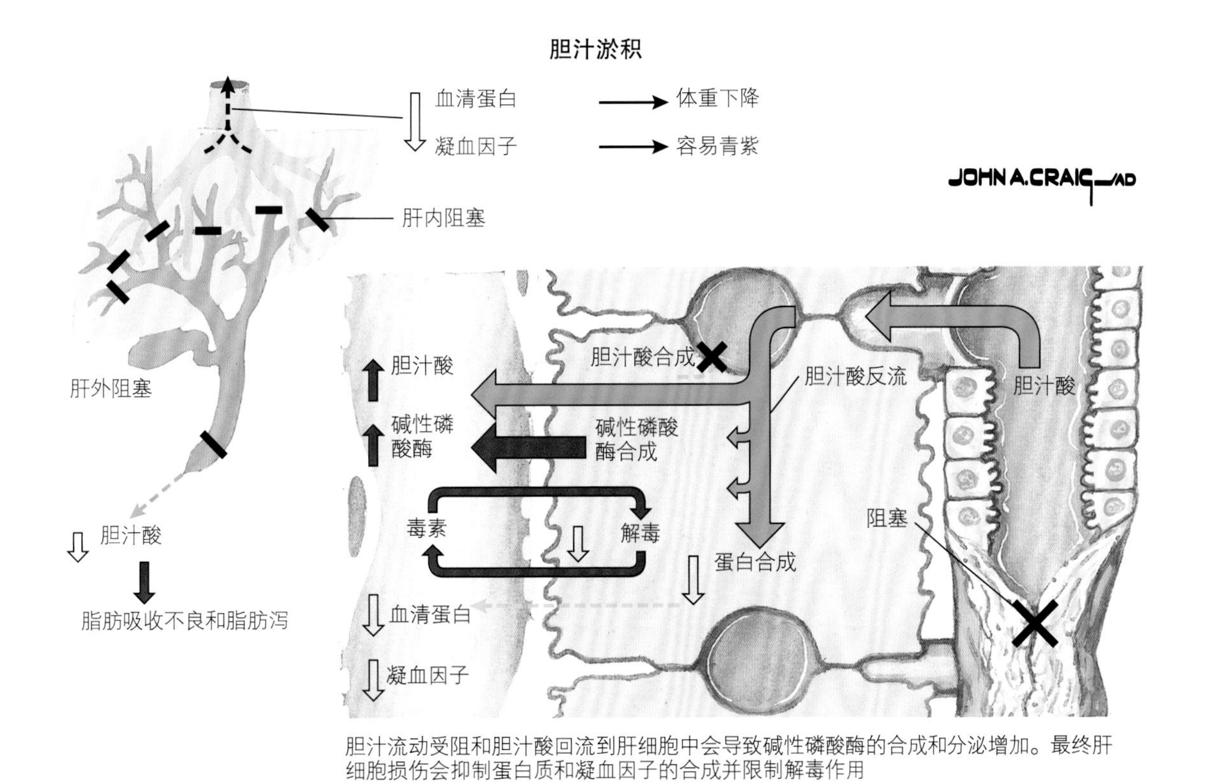

胆汁流动受阻和胆汁酸回流到肝细胞中会导致碱性磷酸酶的合成和分泌增加。最终肝细胞损伤会抑制蛋白质和凝血因子的合成并限制解毒作用

图 146.2 肝脏蛋白和胆汁酸代谢：正常血清蛋白、凝血因子和胆汁淤积

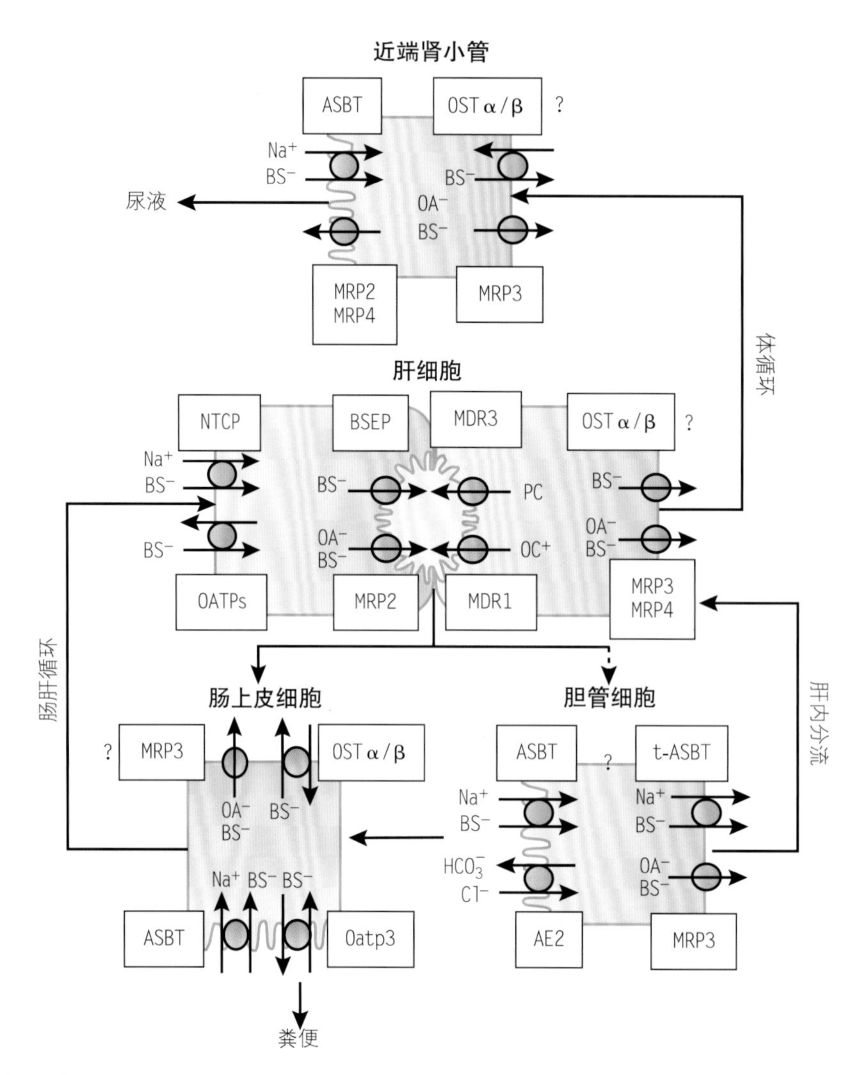

胆汁酸通过钠离子被肝细胞吸收，胆小管通过BSEP决定胆盐依赖性胆汁流运输胆汁酸，而二价胆汁酸和阴离子偶联物（例如胆红素双葡萄糖醛酸苷、谷胱甘肽）通过MRP2决定胆盐非依赖性胆汁流排出。MDR3介导小管的磷脂分泌，磷脂与胆汁酸和胆固醇一起形成混合微胶粒。MDR1排出大量有机阳离子。基底外侧胆汁酸外排泵（例如MRP3、MRP4）为积累的胆汁成分提供了替代的排泄途径。通过经由AE2分泌碳酸氢盐并通过腔内ASBT重新吸收胆汁酸，胆汁组分沿着胆道进一步被修饰。胆管细胞和肝细胞之间的捷径（称为“胆肝分流”）通过MRP3从胆管细胞的基底外侧输出胆汁酸，可能还有t-ASBT和肝细胞的再摄取。在末端回肠中，胆汁酸被ASBT吸收，在啮齿动物中一定程度上被Oatp3吸收，并通过OST α/β 从肠上皮细胞的基底外侧排出，并可能有少量通过MRP3进入门静脉循环。与胆管细胞和肠上皮细胞相似，在近端肾小管中，胆汁酸通过ASBT从肾小球滤液中重新吸收，以最大程度地减少胆盐的流失。在胆汁淤积的情况下，肾脏MRP2和MRP4可能参与胆汁酸向尿液的分泌。

图 146.3 肝和肝外组织中的肝胆转运蛋白

（Kris V. Kowdley，Joseph K. Lim 著 王昊翔 译 贺慧颖 审校）

其他资源

Chiang JY: Bile acid metabolism and signaling, *Compr Physiol* 3:1191–1212, 2013.

Elferink RP: Understanding and controlling hepatobiliary function, *Best Pract Res Clin Gastroenterol* 16:1025–1034, 2002.

Kullak-Ublick GA, Stieger B, Hagenbuch B, Meier PJ: Hepatic transport of bile salts, *Semin Liver Dis* 20:273–292, 2000.

Oude Elferink RP, Groen AK: Mechanisms of biliary lipid secretion and their role in lipid homeostasis, *Semin Liver Dis* 20:293–305, 2000.

Tomer G, Shneider BL: Disorders of bile formation and biliary transport, *Gastroenterol Clin North Am* 32:839–855, 2003.

Trauner M, Claudel T, Fickert P, et al: Bile acids as regulators of hepatic lipid and glucose metabolism, *Dig Dis* 28:220–224, 2010.

Wagner M, Trauner M: Transcriptional regulation of hepatobiliary transport systems in health and disease: implications for a rationale approach to the treatment of intrahepatic cholestasis, *Ann Hepatol* 4(2):77–99, 2005.

第147章

肝硬化的临床表现

肝硬化具有一系列的临床表现，可表现为不同的形式（图147.1）。寒战、高热和白细胞增多是由感染性肝外胆管梗阻引起的，见于继发性胆汁性肝硬化。周围神经病变提示肝硬化引起的营养不良。肝功能不全是常见的临床表现，是肝外门静脉侧支和肝内门肝静脉吻合术导致血液分流，进而引起肝细胞损伤所致。触诊和叩诊可以发现肝脏肿大或缩小，而大多数肝硬化患者的肝脏是质硬的。

肝硬化患者中仅有一小部分表现为严重的黄疸，而亚临床黄疸更为常见。中枢神经系统可出现昏睡至昏迷等不同的临床表现——反映为扑翼样震颤、精神错乱和脑电图改变，甚至出现深昏迷。出血倾向是由于肝脏产生凝血过程所需的血清蛋白不足，尤其是凝血因子Ⅱ（凝血酶原）和Ⅶ。而毛细血管损伤也是加重出血倾向的重要因素。

通常肝硬化患者纤维蛋白原不会减少，反而可能会增加。低蛋白血症和腹水压迫下腔静脉可以解释踝关节水肿的原因。肝脏疾病可导致大细胞性或正常细胞性贫血，主要是由于脾功能亢进及非特异性的骨髓毒性。另外由于肝脏清除血液循环中的雌激素能力下降，可导致睾丸萎缩、男乳女化、女性阴毛、胸毛及腋毛减少，大鱼际和小鱼际明显发红（肝掌）等表现。皮肤蜘蛛痣常出现在躯体的上半部（颈部、前臂和背部），也可能累及黏膜，该病变是由一个中央小动脉及放射状的小血管组成。肝硬化相关的雌激素活性增加可能导致男性乳房发育，女性蜘蛛痣、脱发和多毛。

肝衰竭合并门静脉高压可导致腹水、食管静脉曲张、腹壁静脉曲张（海蛇头征）。脾大可导致白细胞减少、血小板减少和贫血，是脾功能亢进的征象。肝硬化的病理生理机制和诊断将在第157章进一步探讨。

（Kris V. Kowdley，Joseph K. Lim 著
刘心怡 译　王雪梅 审校）

其他资源

Rockey DC: The cell and molecular biology of hepatic fibrogenesis: clinical and therapeutic implications, *Clin Liver Dis* 4:319–355, 2000.
Schuppan D, Afdhal NH: Liver cirrhosis, *Lancet* 371(9615):838–851, 2008.

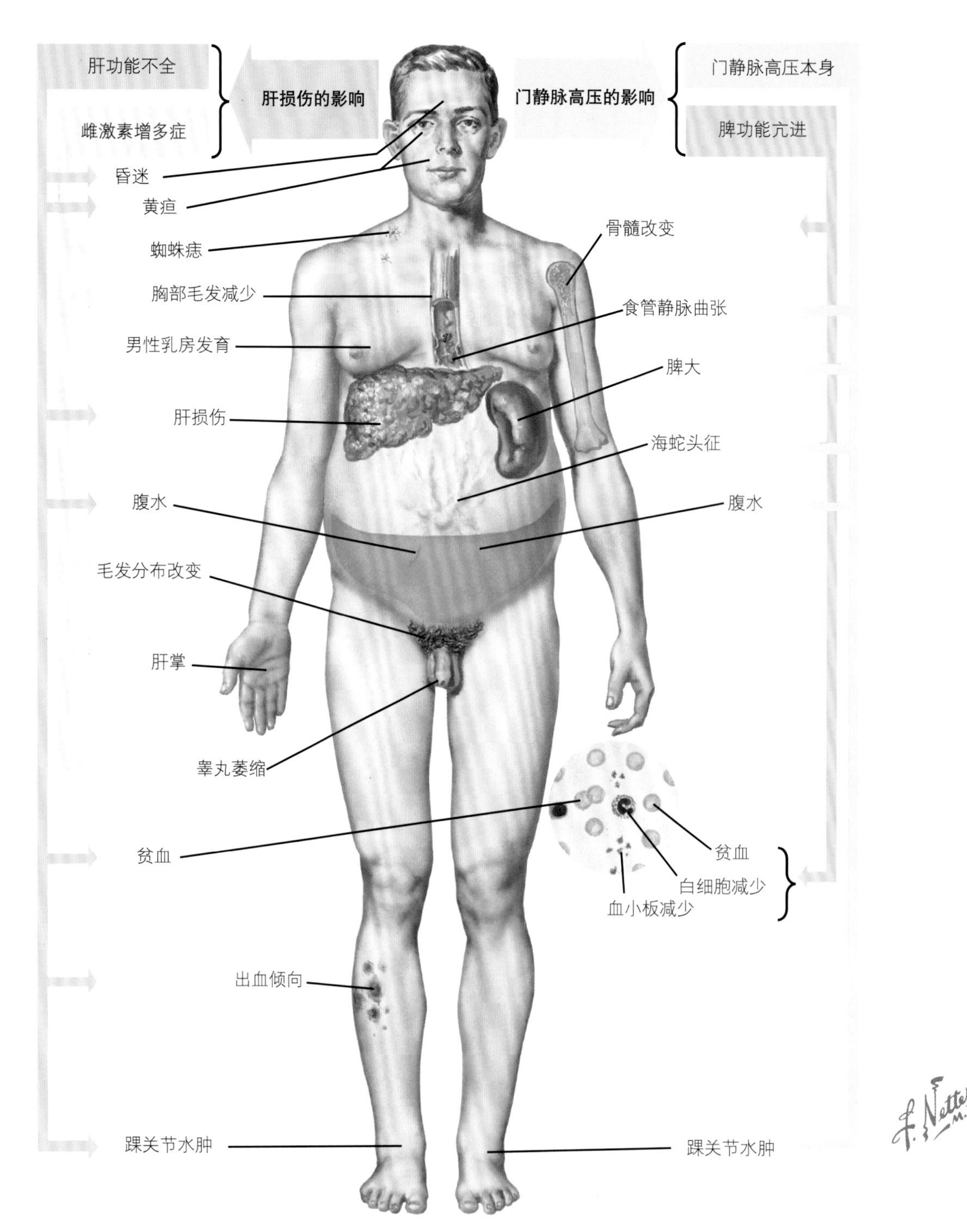

图 147.1 肝硬化的临床表现

第 148 章

肝脏疾病的物理诊断

慢性肝病的诊断可以根据特征性的检查结果来确定，肝硬化失代偿期患者的临床表现更为突出。黄疸加深、尿色加深、陶土样大便、腹围增大等症状，以及虚弱和厌食等非特异性症状都可能是提示肝脏疾病的信号。

黄疸，常表现为皮肤、巩膜及黏膜的黄染，常见于肝外梗阻性黄疸和肝细胞损伤（图 148.1）。肝前性（溶血性）黄疸通常表现为严重程度较轻的黄染。而肝性或肝后性的黄疸则更为严重，可出现深色尿（常被描述为“可口可乐”色）和白色陶土样大便。相反，肝前性黄疸患者的尿中几乎不含胆红素，但这类患者的尿和便可因尿胆原含量的增加颜色有所加深。需要注意的是，在一些晚期肝病患者中可能很少或没有黄疸。

触诊发现肝大或有压痛是原发性或继发性肝病最显著的表现之一。对于腹壁松弛或膈肌较低的瘦体型患者，即使没有肝脏疾病，也可以触诊到肝脏。在胆汁性肝硬化、脂肪肝、原发性或继发性肝肿瘤的患者中，肝脏可能严重肿大并呈结节状。充血性心力衰竭（CHF）或缩窄性心包炎患者的肝脏也可能肿大或有触痛。在一些晚期或进展迅速的肝病患者中，肝脏可能缩小或无法触及。对于有慢性肝病的患者，检查发现肝脏萎缩不能再生是预后不良的表现。

物理诊断发现脾大、腹水和海蛇头征预示着门静脉高压的可能，但有一部分没有门静脉高压的实质性肝病的患者也可以出现脾大（如慢性心力衰竭）。

其他的表现如杵状指、甲床发白也可见于肝硬化患者，但都不是肝脏疾病特异性的表现。严重的瘙痒，伴或不伴有黄疸，常为胆汁淤积性肝病的典型表现，也常见于肝后性黄疸患者，可能是由于血液循环中胆盐浓度增加造成的。慢性胆汁淤积性肝病，包括原发性胆汁性胆管炎，与血清碱性磷酸酶和胆固醇升高相关。

晚期肝病患者的骶前和踝关节水肿可能是由于血清白蛋白降低和钠潴留所致，也可能是由非肝脏病因（如心力衰竭、肾病、静脉功能不全）造成的，但在合并腹水的患者中则是肝源性病因所致可能性更大。此外，25% 的肝硬化患者可出现间歇性发热反应，可能是由于肝脏坏死性炎症引起的。

（Kris V. Kowdley，Joseph K. Lim 著
刘心怡 译　王雪梅 审校）

其他资源

Heidelbaugh JJ, Bruderly M: Cirrhosis and chronic liver failure: part I—Diagnosis and evaluation, *Am Fam Physician* 74(5):756–762, 2006.
Tsochatzis EA, Bosch J, Burroughs AK: Liver cirrhosis, *Lancet* 383:1749–1761, 2014.

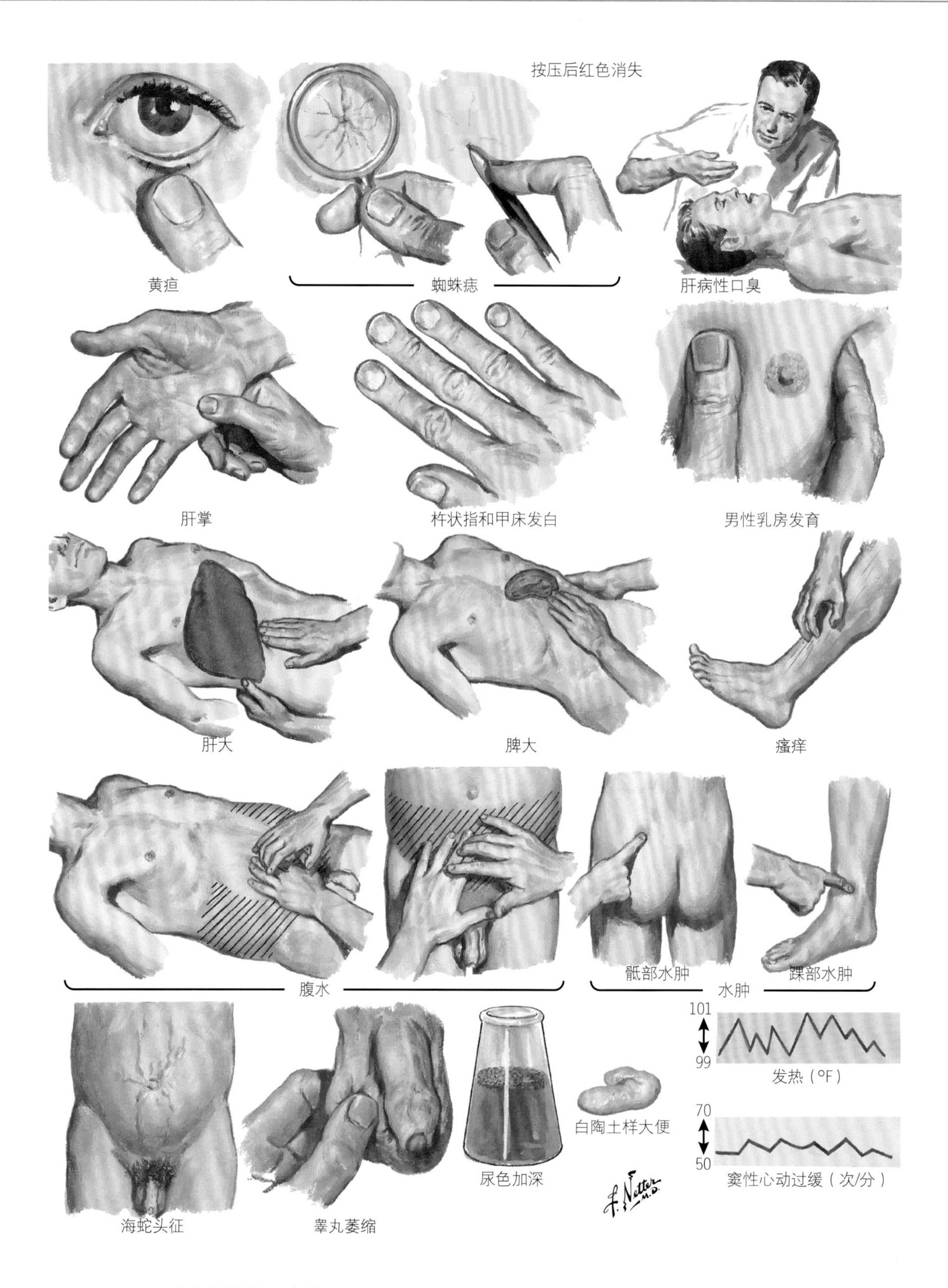

图 148.1 肝脏疾病的物理诊断

第 149 章

门静脉高压的病因

门静脉高压是肝硬化的主要并发症，可导致一系列的临床表现，如腹水、肝性脑病及静脉曲张出血。门静脉高压的定义是肝静脉压力梯度（hepatic venous pressure gradient，HVPG）较正常值升高 5~6 mmHg，主要有以下几个原因：①肝内门静脉系统阻塞，最常见于肝硬化（窦性门静脉高压）；②肝脏血流流出受损（窦后性门静脉高压）；③肝外门静脉系统压力增加，例如门静脉血栓（窦前性门静脉高压）。

肝上型（窦后性）门静脉高压通常由心力衰竭引起的被动充血所致，多见于三尖瓣反流或缩窄性心包炎的患者。另外也可发生于主肝静脉梗阻所致的疾病（图 149.1），例如 Budd-Chiari 综合征，这是一种较罕见的疾病，通常由于高凝状态导致血栓形成、先天性异常或机械性梗阻所致。在肝上型门静脉高压症中，肝脏通常增大，且有压痛；患者常伴有腹水和轻至中度的脾大。

门静脉高压最常见的类型是肝性（窦性）门静脉高压症，其最常见的原因是肝硬化，但也可见于原发性肝癌和血吸虫病。肝性门静脉高压症患者常表现出严重的脾大和食管静脉曲张。

在肝下型（窦前性）门静脉高压症中，肝脏通常大小正常，但会有严重的脾大和食管胃底静脉曲张。这种类型常见于年轻患者，常由于肿瘤、炎性包块和先天性异常引起的门静脉血栓所致。在极少数情况下，可在没有任何解剖改变的儿童中观察到严重的门静脉高压症。

（Kris V. Kowdley，Joseph K. Lim 著
刘心怡 译　王雪梅 审校）

其他资源

Da BL, Koh C, Heller T: Noncirrhotic portal hypertension, *Curr Opin Gastroenterol* 34:140–145, 2018.

De Bruyn G, Graviss EA: A systematic review of the diagnostic accuracy of physical examination for the detection of cirrhosis, *BMC Med Inform Decis Mak* 1:6, 2001.

Hennenberg M, Trebicka J, Sauerbruch T, Heller J: Mechanisms of extrahepatic vasodilation in portal hypertension, *Gut* 57(9):1300–1314, 2008.

Khanna R, Sarin SK: Idiopathic portal hypertension and extrahepatic portal venous obstruction, *Hepatol Int* 12(Suppl 1):148–167, 2018.

McGuire BM, Bloomer JR: Complications of cirrhosis: why they occur and what to do about them, *Postgrad Med* 103:209–212, 217–218, 223–224, 1998.

Sanyal AJ, Bosch J, Blei A, Arroyo V: Portal hypertension and its complications, *Gastroenterology* 134(6):1715–1728, 2008.

Schuppan D, Afdhal NH: Liver cirrhosis, *Lancet* 371(9615):838–851, 2008.

Simpson KJ, Finlayson ND: Clinical evaluation of liver disease, *Baillieres Clin Gastroenterol* 9:639–659, 1995.

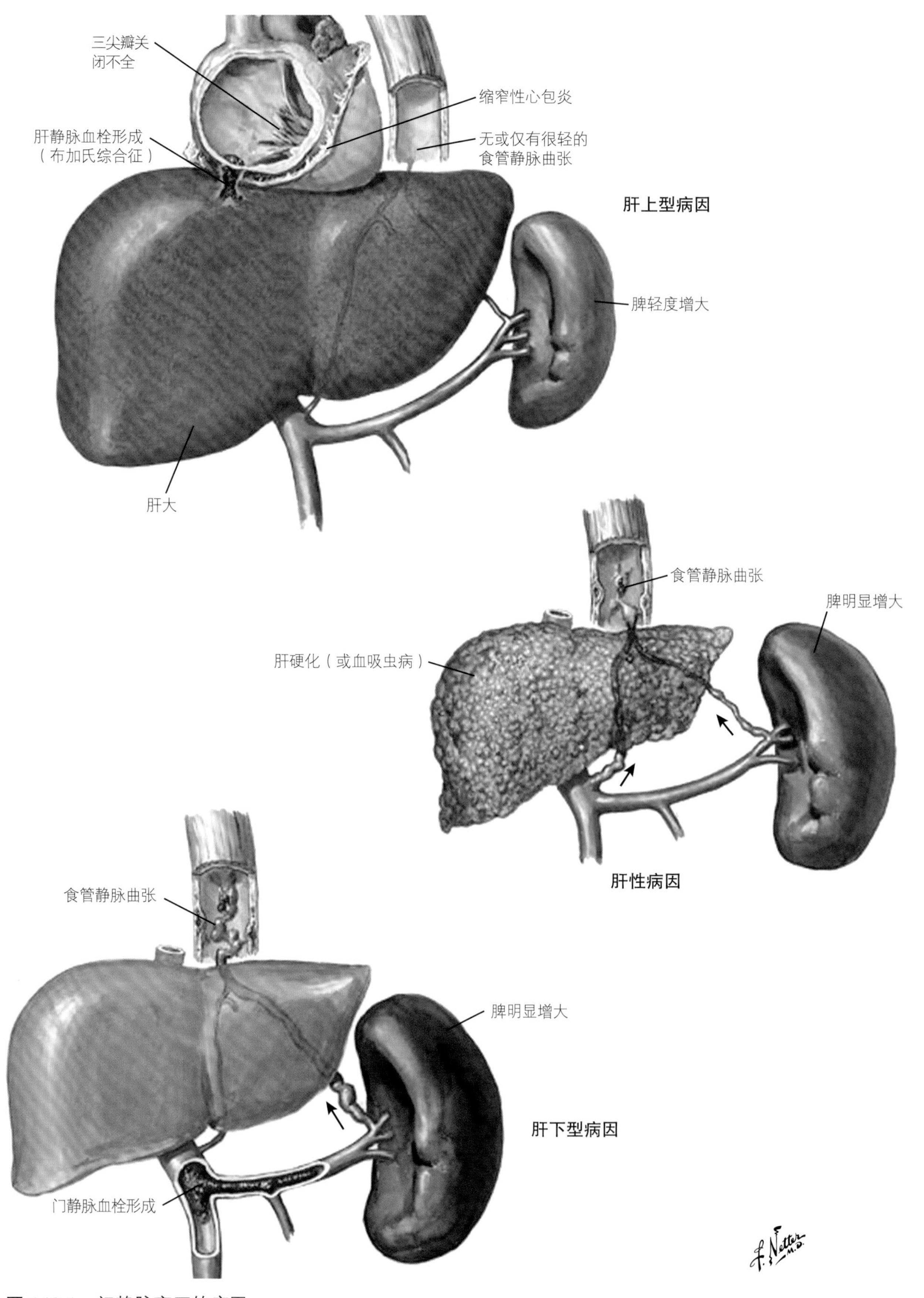

图 149.1 门静脉高压的病因

第150章

腹 水

腹水是肝硬化最常见、最严重的并发症之一，是肝硬化失代偿期和肝衰竭的标志性症状，对疾病预后有重要的意义。腹水形成与总生存率、肝脏相关生存率的下降相关，可能也与自发性细菌性腹膜炎（spontaneous bacterial peritonitis，SBP）和肝肾综合征（hepatorenal syndrome，HRS）的发生相关。SBP患者的2年生存率为50%~60%，特别是在肝硬化失代偿期的患者中生存率较低。

腹水是指来源于肝脏和腹膜的液体在腹腔内积聚。腹水形成的病理生理机制复杂且为多因素的（图150.1）。目前对于腹水形成的机制有许多不同的理论。充盈不足理论（underfill theory）提出液体外渗进入腹腔会导致循环内容量减少，导致水钠潴留，并增加全身液体容量，这一过程可能会因肝硬化常见的外周血管扩张而加剧。溢出理论（overflow theory）认为，肝硬化腹水是原发性肾脏水钠潴留所致，由于血浆容量增加，液体渗漏到血管外空间。肝肾学说（hepatorenal hypothesis）认为，腹水是由肝肾反射引起的，通过神经元和激素介导的机制，使肾脏在肝窦血流或压力变化时增加盐和水的吸收。

临床影像和诊断

肝硬化引起的腹水通常发生在以前列腺素、肾素-血管紧张素系统、心房钠尿肽、乙醇脱氢酶和其他激素变化为标志的血流动力学状态改变的情况下，临床上可能类似于因心输出量增加和全身血管阻力降低而导致的败血症，由于门静脉高压和门体分流术引起的一氧化氮介导的全身性血管舒张可能会进一步加重病情。

虽然腹水通常在肝硬化门静脉高压症患者中出现，但临床医生应注意排除其他病因，包括非肝硬化门静脉高压症（例如Budd-Chiari综合征），以及非门静脉高压性腹水（例如结核分枝杆菌感染、胰腺炎、腹膜癌）。在初诊腹水时，应进行腹腔穿刺以计算血清/腹水白蛋白梯度（serum/ascites albumin gradient，SAAG），它代表血清白蛋白和腹水白蛋白水平之间的差异。SAAG值≥1.1 g/dl提示门静脉高压性腹水，而<1.1则表示非门静脉高压性腹水。

除SAAG外，腹水蛋白水平可进一步鉴别腹水的病因。肝硬化门静脉高压症患者腹水蛋白含量明显降低，而充血性心力衰竭或Budd-Chiari综合征患者的腹水蛋白水平可能升高。

自发性细菌性腹膜炎

临床上，检测腹水白细胞计数也可以有助于确定SBP的存在。腹水多形核白细胞（polymorphonuclear leukocyte，PMN）计数大于250是SBP的诊断标准。虽然许多患者在腹水培养中会发现致病细菌病原体，但现在更常见的是通过培养阴性的PMN计数来诊断SBP，也被称为培养阴性中性粒细胞腹水（culture-negative neutrocytic ascites，CNNA）。也有少见的情况，在腹水培养阳性的情况下，中性粒细胞未见明显升高（PMN计数<250 mm^3），这被称为非中性粒细胞性腹水，这种情况更常见于免疫功能低下的中性粒细胞减少患者。

SBP是肝硬化的一种严重并发症，会显著增加发病率和死亡率。其中革兰氏阴性菌如大肠埃希菌、克雷伯菌和肠球菌最常见，其次是革兰氏阳性菌。SBP的特征与所感染的病原菌有关，因此对来源于手术并发症或复杂的憩室炎或阑尾炎的继发性腹膜炎患者应注意鉴别多种病原菌。

治疗和管理

腹水最常见的治疗方法是限盐、利尿（最常见利尿剂是螺内酯、呋塞米）和（或）治疗性穿刺。虽

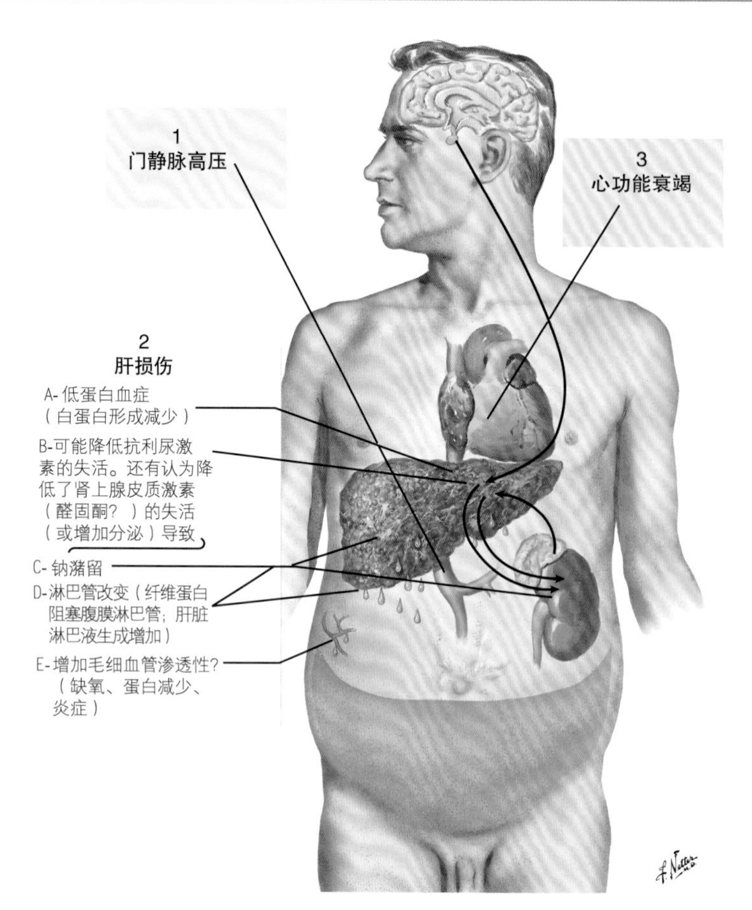

图 150.1 腹水的原因：心功能衰竭，门静脉高压，肝功能不全

然大部分腹水经过利尿治疗可得以改善，但随着肝硬化和门静脉高压症的进展，给予最大利尿剂剂量（每天 400 mg 螺内酯加上 160 mg 呋塞米）（利尿剂抵抗型难治性腹水）仍会有一部分患者无法控制病情，或因肾功能不全等不良反应而未能达到足够的利尿剂剂量（利尿剂难治性腹水）。这些患者可能需要越来越频繁的治疗性腹腔穿刺，频率超过每 2 周一次，以达到对腹水继发的液体容量负担过重的充分控制。

难治性腹水患者的主要治疗选择是经颈静脉肝内门体分流术（TIPS），若无禁忌证，这是这部分患者最后的治疗手段，常见并发症包括肾功能不全和肝性脑病。腹腔静脉分流术是治疗难治性腹水的一个重要历史性的手术方案，但由于分流阻塞或手术失败发生率高，同时具有潜在的严重、危及生命的感染和弥散性血管内凝血（DIC）样综合征而很少在临床应用。肝移植仍然是难治性腹水患者首选的治疗方法。难治性腹水是终末期肝病的标志，与门静脉高压、肝功能不全等多种并发症相关。

SBP 可给予一个疗程的抗生素治疗，如果临床症状未完全缓解，则可考虑通过细胞计数和培养进行监测性穿刺，以记录治疗反应。在完成一个疗程的抗生素治疗后，建议使用口服氟喹诺酮（如诺氟沙星）进行二级预防，以降低 SBP 复发的风险。此外，由于血清总蛋白水平降低是 SBP 发生的主要危险因素，因此对于合并血清总蛋白水平减低的严重腹水患者，提倡使用抗生素进行一级预防。

（Kris V. Kowdley，Joseph K. Lim 著
刘心怡 译 王雪梅 审校）

其他资源

Garcia-Tsao G, Lim JK: Management and treatment of patients with cirrhosis and portal hypertension: recommendations from the Department of Veterans Affairs Hepatitis C Resource Center Program and the National Hepatitis C Program, *Am J Gastroenterol* 104:1802–1829, 2009.
Ge PS, Runyon BA: Treatment of patients with cirrhosis, *N Engl J Med* 375: 767–777, 2016.
Ginès P, Cárdenas A: The management of ascites and hyponatremia in cirrhosis, *Semin Liver Dis* 28(1):43–58, 2008.
Ginès P, Cárdenas A, Arroyo V, Rodés J: Management of cirrhosis and ascites, *N Engl J Med* 350(16):1646–1654, 2004.
Runyon BA: Introduction to the revised American Association for the Study of Liver Diseases (AASLD) Practice Guideline: management of adult patients with ascites due to cirrhosis, *Hepatology* 57:1651–1653, 2013.
Runyon BA, AASLD Practice Guideline Committee: Management of adult patients with ascites due to cirrhosis: an update, *Hepatology* 49:2087–2107, 2009.
Tsochatzis EA, Bosch J, Burroughs AK: Liver cirrhosis, *Lancet* 383:1749–1761, 2014.

肝性脑病

肝性脑病（hepatic encephalopathy，HE）是一种常见的、使人虚弱的肝硬化并发症，其特点是由于肝功能受损和门体分流而引起的一系列复杂的脑功能改变。尽管目前对HE的病理生理学还不完全了解，但是有几个流行的假说可以解释慢性肝病患者不同的行为、认知和运动改变的生物学起源。

最常见的假说源于观察发现由于肝硬化的患者肝脏无法代谢含氮化合物，导致中枢神经系统（CNS）中氨浓度增加，从而导致其毒性损害神经元并伴有相关认知缺陷。氨代谢的改变在肝性脑病，又称门体系统性脑病（portosystemic encephalopathy，PSE）中起着重要作用，通过药物降低血清氨浓度，对改善症状有积极作用。然而，血清氨浓度升高并非PSE发生的必要条件，血清氨水平与症状严重程度之间没有直接的线性关系。事实上，在未出现PSE相关临床表现的情况下，肝硬化和非肝硬化肝病患者都可能会出现血清氨浓度升高。其他假说包括其他神经递质的作用，如γ-氨基丁酸（GABA）、谷氨酸盐、阿片类药物或GABA诱导的苯二氮䓬类化合物等。

HE的一个常见的发病机制是早期脑水肿、星形胶质细胞肿胀和与活性氧和氮的产生有关的脑组织氧化应激。此外，脑磁图显示PSE患者脑内振荡网络的破坏可能是其认知和运动异常的基础。

有多种公认的危险因素可能导致HE，包括容量不足/脱水、感染、消化道出血、便秘、电解质失衡或使用中枢神经系统抑制剂，特别是麻醉剂和苯二氮䓬类药物。消化道出血是PSE的一个非常常见的诱因，这是由于消化道出血时既存在含氮的血液在肠道聚集，也存在容量不足的因素。

临床表现

HE的临床表现多种多样，包括一系列精神状态，从轻度改变（如睡眠/觉醒逆转、情绪变化和健忘）到冷漠、昏睡和昏迷，如West Haven标准分类。在PSE的最严重阶段，患者可能会因进行性脑水肿而出现深度昏迷，最终导致脑干脑疝（图151.1），这是急性或暴发性肝衰竭患者的特征性表现，尽管这种情况也可能在急性和慢性肝衰竭患者中出现。

表151.1总结了West Haven标准中的四个等级。4级脑病与严重脑水肿的风险增加相关，因此需要在重症监护室进行密切监测。

表151.1　肝性脑病分级系统

分级	特征
1	睡眠改变，性格改变，易怒，无法保持注意力
2	嗜睡，言语改变，记忆力减退，构音障碍
3	进行性昏迷，意识水平下降，但对刺激有反应
4	昏迷，对疼痛刺激无反应

PSE患者可能无明显的阳性体征。PSE最常见的体征是扑翼样震颤，由于肌肉张力的丧失，它表现为不规则肌阵挛姿势。当患者被要求伸展手臂、手腕背伸、手指张开时，可以看到特征性的“振动”表现（见图151.1）或“扑翼样震颤”。对于不能配合检查的患者，出现弥漫性阵挛也可能是PSE的信号。若患者呼吸中有发霉的、水果味的气味，称为肝病性口臭，尽管不很常见，但也可能是提示PSE的信号。

尽管HE的诊断和治疗重点是具有临床表现的患者，但人们对亚临床形式的HE，也称为轻微肝性

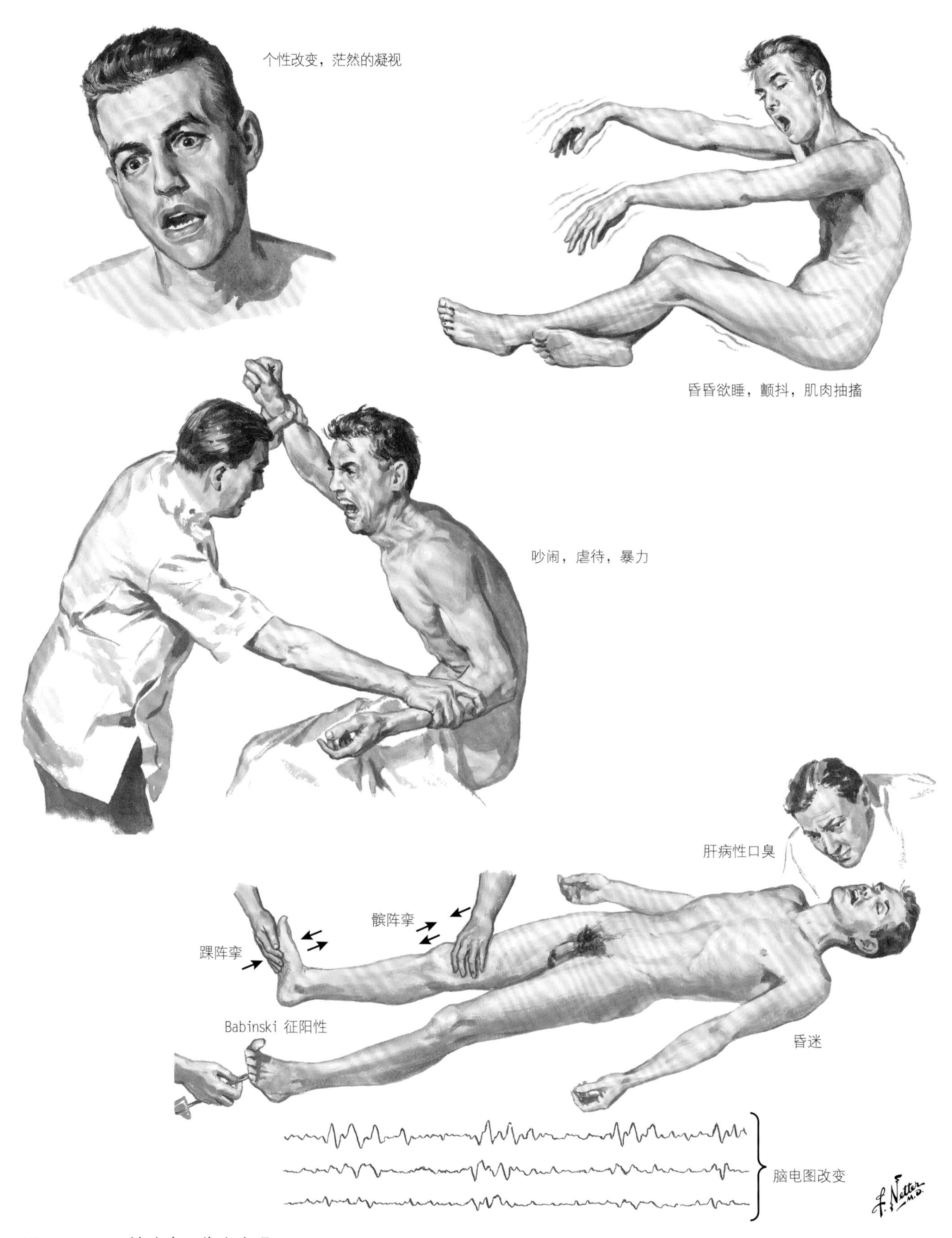

图 151.1 肝性脑病：临床表现

脑病，以前称为“亚临床肝性脑病”也越来越重视。这种情况下患者可能缺乏明显的临床症状或阳性检查结果，但越来越多的研究结果提示轻微肝性脑病与疾病预后之间相关联，包括注意力持续时间的缩短、驾驶技能的降低和生活质量的降低。乳果糖治疗已被证明可以改善一些 HE 患者的临床症状和生活质量。

诊断

由于 HE 临床表现多种多样，诊断是比较困难的，也需要十分谨慎。特别是在早期阶段，患者可能完全无法意识到精神状态的改变，最初可能只有家庭成员能观察到患者细微的个性变化、易怒或昼夜周期颠倒的情况。相反，晚期患者可能表现出意识明显下降，出现逐渐加重的嗜睡、意识混乱和昏迷。

脑电图异常虽然不是诊断 HE 所必需的，也并非常规检查，但在 HE 患者中是可以见到的，最常见的是弥漫性、双侧高压慢波。磁共振成像（MRI）与 T_1 加权图像可能在大脑的特定部位（苍白球）出现信号的增强。诱发反应异常、正电子发射断层扫描的异常也可出现，尽管这些不是 HE 特异性的表现。

PSE 的出现、严重程度和进展对急性肝衰竭患者具有特别重要的意义，提示患者预后不良，并可促使临床医生将患者转诊至肝移植中心进行更密切的监测，并进行更积极的干预。尽管我们都希望患者在进行肝移植前便能逐渐恢复，但若有肝移植资格的患者，建议在入院时就进行早期评估。

治疗和管理

治疗 HE 的首要步骤是发现和避免潜在的诱因，如精神类药物、感染和消化道出血。第二步是用不可吸收的双糖和抗生素进行经验性药物治疗。尽管乳果糖的作用机制仍不明确，但使用非吸收性抗生素的生物学原理是利用其导泻作用，这可能直接降低肠道中氮浓度，乳果糖可能会通过肠道菌群促进患者肠道中氮及其代谢物排泄增加。不可吸收的抗生素，特别是新霉素，也被用来治疗 PSE。

HE 最常见的二线治疗药物是利福昔明，它是利福霉素类中的一种非吸收衍生物，具有广谱作用，已被用于不能耐受或对乳果糖或新霉素耐药的患者。随机对照试验已证实其在二级预防中的有效性，以减少显性 HE 的复发，并延长显性 HE 的再住院时间。没有足够的研究数据支持利福昔明可用于一线治疗，而且通常都会将其与乳果糖联合使用。

最后，急性肝衰竭患者若出现 HE，应进行颅内压监测，以利于颅内高压的治疗。此外，尽管限制蛋白质被认为是治疗 HE 的一种方法，但由于担心终末期肝病患者的肌萎缩和整体蛋白质 - 热量营养不良，不建议常规使用。

（Kris V. Kowdley，Joseph K. Lim 著
刘心怡 译　王雪梅 审校）

其他资源

Amodio P: Hepatic encephalopathy: diagnosis and management, *Liver Int* 38:966–975, 2018.
Hadjihambi A, Arias N, Sheikh M, Jalan R: Hepatic encephalopathy: a critical current review, *Hepatol Int* 12(Suppl1):135–147, 2018.
Vilstrup H, Amodio P, Bajaj J, et al: Hepatic encephalopathy in chronic liver disease: 2014 practice guideline by the American association for the study of liver diseases and the European association for the study of the liver, *Hepatology* 60:715–735, 2014.
Wijdicks EF: Hepatic encephalopathy, *N Engl J Med* 375:1660–1670, 2016.

肝肾综合征

急性肾损伤（acute kidney injury，AKI）是一种常见的肝硬化并发症，约 20% 的住院患者会出现。最常见的病因包括肾前氮质血症（容量反应性肾前性 AKI）、急性肾小管坏死（acute tubular necrosis，ATN）和肝肾综合征（hepatorenal syndrome，HRS）（功能性肾前 AKI 对容量恢复无反应）。在肝硬化患者中，肾前性病因占 AKI 病例的 60%~70%，其中约 1/3 是由于 HRS。失代偿期肝硬化患者对 AKI 的发生具有易感性，在进展性门静脉高压症的背景下，患者全身血管扩张，血管内有效容量减少，包括肾素 - 血管紧张素 - 醛固酮（RAS）系统在内的神经内分泌系统激活，加重钠水潴留，并出现肾血管收缩反应，超过了局部代偿性肾血管舒张反应。

最近，急性肾损伤网络（Acute Kidney Injury Network，AKIN）标准对肝硬化患者 AKI 的定义进行了更新：血清肌酐绝对增加值≥0.3 mg/dl，或血清肌酐的百分比增加值≥基线值的 50%（第 1 阶段），血清肌酐增加百分比≥200%~300%（第 2 阶段），血清肌酐绝对增加 >4 mg/dl 或血清肌酐增加百分比 >300%（第 3 阶段）。在肝硬化和腹水的情况下，在 2 周内肌酐增加 1 倍至 >2.5 mg/dl 的患者被考虑诊断为 HRS。

国际腹水俱乐部（International Ascites Club，IAC）对 HRS 的最新定义包括以下标准：①肝硬化伴腹水；②血清肌酐 >1.5 mg/dl；③利尿剂停药至少 48 小时后，给予白蛋白进行容量扩张后，血清肌酐水平无下降；④无休克；⑤目前或近期未应用肾毒性药物；⑥无实质性肾脏疾病，如蛋白尿 >500 mg/d，微血尿红细胞 >50/HPF，和 / 或肾超声异常。

诊断和类型

HRS 有两种不同的类型，在病理生理学、治疗和预后方面有着显著的差异（图 152.1）。1 型 HRS 是 AKI 的一种快速进展形式，其特征是肾功能恶化，血清肌酐在 2 周内迅速升高，常因消化道出血和 / 或自发性细菌性腹膜炎而诱发。在这些患者中，可以观察到尿量减少、血清钠含量降低、平均动脉压（mean arterial pressures，MAPs）降低和血浆肾素活性增加。1 型 HRS 最常见于循环功能障碍（动脉低血压和内源性血管收缩系统激活）急性恶化的情况下，且预后极差。

相比之下，2 型 HRS 表现为一种缓慢的进展形式，其特点是常出现在难治性腹水患者中，如利尿剂抵抗型腹水或利尿剂难治性腹水，这类患者可能易出现肾功能不全而无法耐受利尿剂。虽然 2 型 HRS 患者的生存率优于 1 型 HRS 患者，但它仍然是肝硬化腹水患者生存率低的预测因子。

诊断 HRS 通常需先排除对血浆容量增加和应用利尿剂及其他药物无反应的患者，使用中性粒细胞明胶酶相关脂蛋白（neutrophil gelatinase-associated

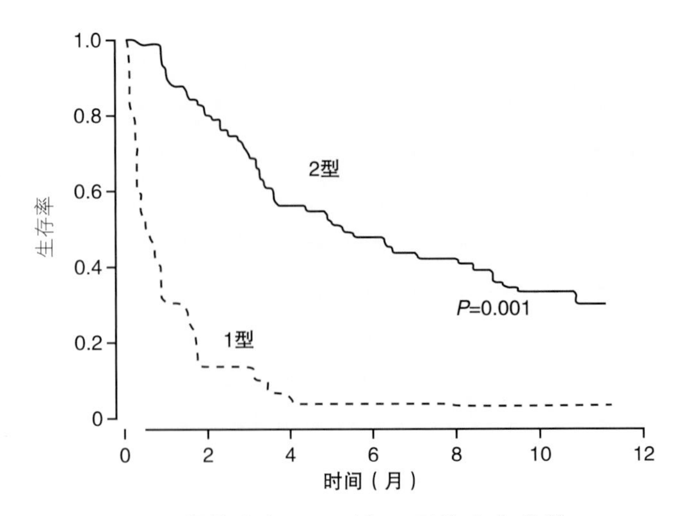

图 152.1　肝肾综合征：1 型和 2 型的生存曲线

Reprinted with permission from Ginès P, Guevara M, Arroyo V, Rodés J: Hepatorenal syndrome, *Lancet* 362: 1819–1827, 2003.

lipocalin，NGAL）等尿液生物标志物可协助1型HRS的诊断，尽管目前在临床实践中还没有常规应用。肾活检结果多显示肾脏结构正常，因为本病主要是由于肾血管收缩而导致的血流动力学异常，而不是实质性损害，但也可以表现出特征性的肾小球小管反射（glomerular tubular reflex）等组织学改变。

治疗和管理

肝硬化腹水患者AKI的初始管理主要集中在诊断性尿检、血浆容量扩张试验和避免应用肾损害药物。尿电解质化验和计算FeNa有助于明确肾前性AKI诊断；尿沉渣化验可发现提示急性肾小管坏死的特征性管型；肾超声可帮助排除肾后性病因。患者应停止使用所有利尿剂、乳果糖（如果大便量过多导致容量减少）血管扩张剂、潜在的肾损害药物（如NSAIDs）和静脉应用对比剂，并对合并感染和/或消化道出血进行评估。25%白蛋白静脉注射至少48小时，剂量1 g/kg，每24小时最多100 g。对怀疑自发性细菌性腹膜炎患者，可给予诊断性腹水穿刺。若出现腹水所致腹内压急剧升高，引起间隔室综合征，可考虑采用白蛋白支持的治疗性穿刺以增加肾血流量。

对于48小时内血浆容量扩张无效的患者，应考虑采用米多君（选择性α_1肾上腺素能激动剂）和奥曲肽（合成生长抑素类似物）联合白蛋白的经验性治疗，以上药物也可减缓内脏血管扩张，降低RAS系统的神经激素活性，改善肾血流。特利加压素是一种长效血管加压素类似物，是降低门静脉压力最有效的药物之一，在随机对照试验中已证明其对逆转HRS有作用，且很少出现缺血性并发症，但目前尚未在美国批准临床应用。对于米多君联合奥曲肽治疗失败的患者，可考虑静脉应用血管收缩剂，如去甲肾上腺素或加压素。若出现进展性肾衰竭，或考虑进行肝移植的患者，也可先进行经颈静脉肝内门体分流术（TIPS）或肾脏替代治疗。但作为肝移植的过渡阶段，这些干预措施仅限于一部分患者。

（Kris V. Kowdley，Joseph K. Lim 著
刘心怡 译　王雪梅　审校）

其他资源

Colle I, Laterre PF: Hepatorenal syndrome: the clinical impact of vasoactive therapy, *Expert Rev Gastroenterol Hepatol* 12:173–188, 2018.

Davenport A, Sheikh MF, Lamb E, et al: Acute kidney injury in acute-on-chronic liver failure: where does hepatorenal syndrome fit?, *Kidney Int* 92:1058–1070, 2017.

Gines P, Guevara M, Arroyo V, Rodes J: Hepatorenal syndrome, *Lancet* 362: 1819–1827, 2003.

Nanda A, Reddy R, Safraz H, et al: Pharmacological therapies for hepatorenal syndrome: a systematic review and meta-analysis, *J Clin Gastroenterol* 52:360–367, 2018.

Piano S, Tonon M, Angeli P: Management of ascites and hepatorenal syndrome, *Hepatol Int* 12(Suppl 1):122–134, 2018.

Runyon BA: Introduction to the revised American Association for the Study of Liver Diseases Practice Guideline: management of adult patients with ascites due to cirrhosis 2012, *Hepatology* 57:1651–1653, 2013.

第 153 章

静脉曲张出血

食管和胃底静脉曲张破裂出血是肝硬化常见且危及生命的并发症，多于进展期门静脉高压症时出现。肝硬化可分为代偿期或失代偿期，若出现明确的肝硬化并发症（如腹水、肝性脑病、自发性细菌性腹膜炎、肝性胸腔积液或静脉曲张出血），则称为失代偿期。作为肝硬化自然史的一部分，这些并发症主要是由于门静脉高压症（图 153.1）的进行性发展引起的，可根据肝静脉压力梯度（hepatic venous pressure gradient，HVPG）（肝静脉楔压和游离肝静脉压之差）来判断。在代偿期肝硬化患者中，患者可能有正常的门静脉压（HVPG<5 mmHg）、轻度门静脉高压症（HVPG 6~9 mmHg）。若 HVPG ≥ 10 mmHg，则考虑存在临床显著门静脉高压（clinically significant portal hypertension，CSPH），这部分患者具有发生静脉曲张和其他失代偿事件（如腹水和肝性脑病）的风险。

约 50% 的肝硬化患者可见胃食管静脉曲张（gastroesophageal varices，GEVs），其中代偿期和失代偿期肝硬化患者分别高达 30% 和 85%。在代偿期肝硬化患者中，静脉曲张以每年 7%~8% 的速度发展，其中静脉曲张出血的发生率为每年 10%~15%。根据美国肝病研究协会（American Association for the Study of Liver Diseases，AASLD）的指导方针，建议在诊断肝硬化时使用内镜筛查来确定 GEV 的存在。然而，瞬时弹性成像上肝硬度测量值（liver stiffness measurement，LSM）小于 20 kPa，或血小板计数大于 150 000/mm^3 的患者发生高风险静脉曲张的概率很低（<5%），因此不需要内镜筛查。在内镜检查中未发现静脉曲张的患者不需要进一步干预，但应每 2~3 年接受一次内镜检查。代偿期肝硬化合并轻度静脉曲张的患者应每 1~2 年接受一次内镜检查。肝硬化失代偿期有任何静脉曲张的患者，以及代偿期肝硬化伴有中度或重度静脉曲张的患者，建议接受非选择性 β 受体阻滞剂（nonselective beta-blocker，NSBB）的一级预防，如那多洛尔或普萘洛尔。

诊断：内镜的作用

内镜检查有助于确定肝硬化患者是否存在静脉曲张，并发现与出血风险增加相关的高危特征。内镜检查也适用于急性出血患者，以确定出血原因并进行治疗干预。研究显示，10%~47% 的肝病患者上消化道出血是非静脉曲张性的。

肝硬化静脉曲张出血风险与肝病严重程度 Child 分级、“红色征”的存在以及静脉曲张的程度有关。几个分级系统中最简单的方法是将静脉曲张分为 1~3 级。3 级静脉曲张是指阻塞管腔的静脉曲张；1 级静脉曲张随着内镜下给气可完全消失；2 级静脉曲张介于 1 级和 3 级之间。使用这些评分系统，在 1 年的随访中，患者 1 年的出血风险为 6%~76%。一项研究提出当代偿性肝硬化患者凝血酶原活动度低于 70%，血小板计数小于 100 × 10^9/L，超声检查门静脉直径大于 13 mm 时，最易在内镜下发现静脉曲张。

一级预防

非选择性 β 肾上腺素能阻断剂（β 受体阻滞剂，如普萘洛尔、那多洛尔）可有效地将食管静脉曲张患者的首次出血风险降低 40%~50%。普萘洛尔的治疗初始剂量为 40 mg/d，最多可使用 160 mg/d 的剂量。治疗可降低出血相关死亡率，提高生存率。

内镜下硬化治疗作为静脉曲张出血的主要干预措施已经被广泛研究，超过 1500 名患者参加了相关的临床试验。然而，由于并发症发生率高，如肺部并发症、发热、胸痛和食管溃疡等，治疗效果并不令人满意。

门体分流术在一级预防中是有效的，但会导致肝性脑病的发病率增高。而且较多患者不能耐受 β

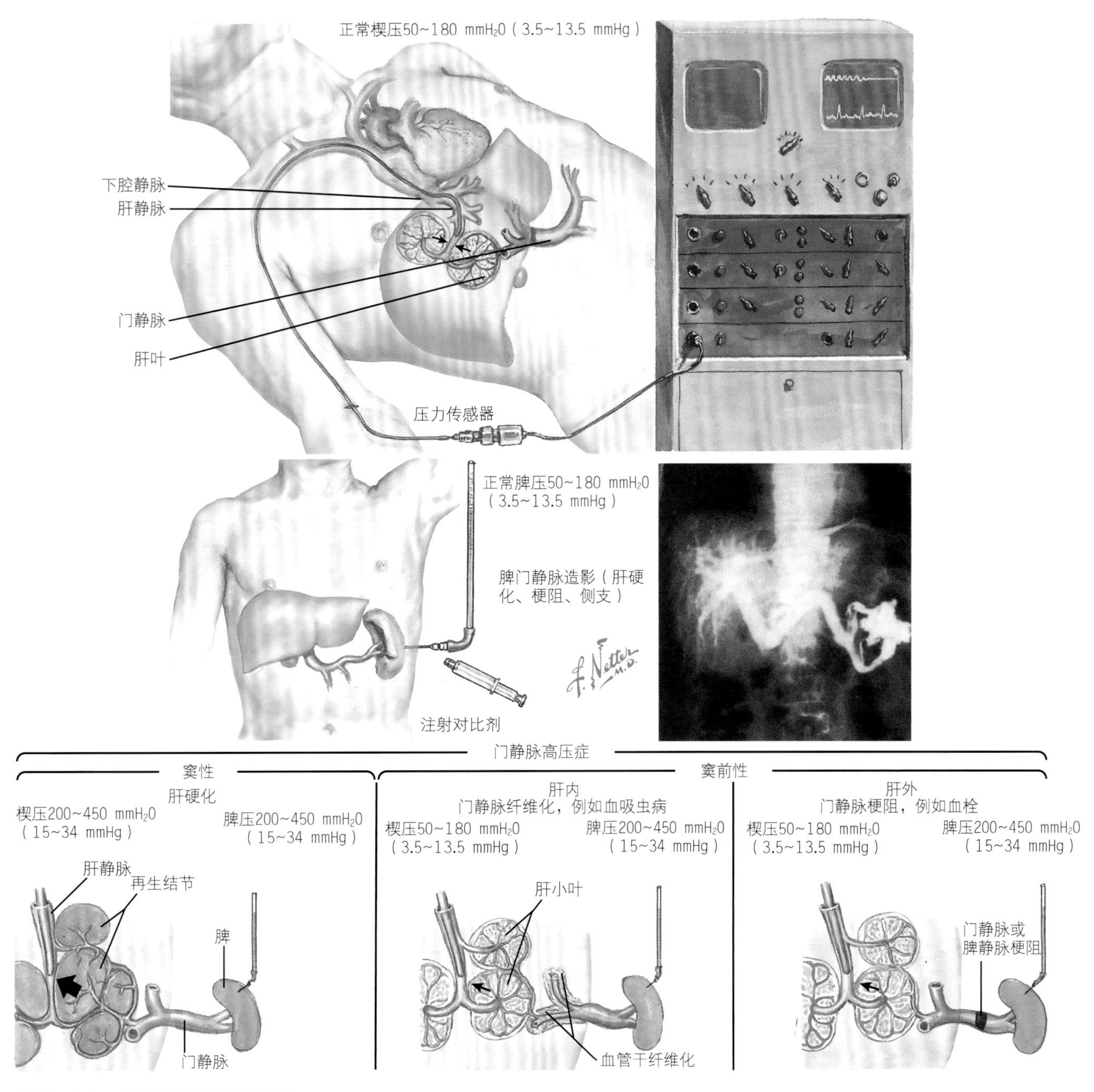

图 153.1 门静脉高压的测量

受体阻滞剂或不能通过分流术降低门静脉压力，因此需要替代疗法。

内镜下静脉曲张套扎术作为一级预防措施也进行了大量研究（图 153.2），并与 β 受体阻滞剂进行了比较。其中最大型的研究显示套扎组静脉曲张出血率明显减少，普萘洛尔治疗组为 43%，而套扎组为 15%。普萘洛尔组出血风险异常高，分析原因可能与药物剂量不足相关。但套扎术似乎不能降低总体死亡率或出血相关死亡率。对于代偿期肝硬化合并重度静脉曲张的患者或不能耐受 β 受体阻滞剂的轻度静脉曲张患者，应将内镜下静脉曲张套扎术作为主要预防措施。

若套扎术或 β 受体阻滞剂治疗都无法应用，也可选择单硝酸异山梨酯 40 mg，每日 2 次。

急性静脉曲张出血

急性静脉曲张出血一般定义为食管静脉曲张或胃静脉曲张出血，或静脉曲张患者胃内有血而未发现其他出血灶。临床上有意义的出血定义为 24 小时内输血超过 2 U，且血压降低到 100 mmHg 以下或脉搏增加到 100 次 / 分以上。急性静脉曲张出血的死亡

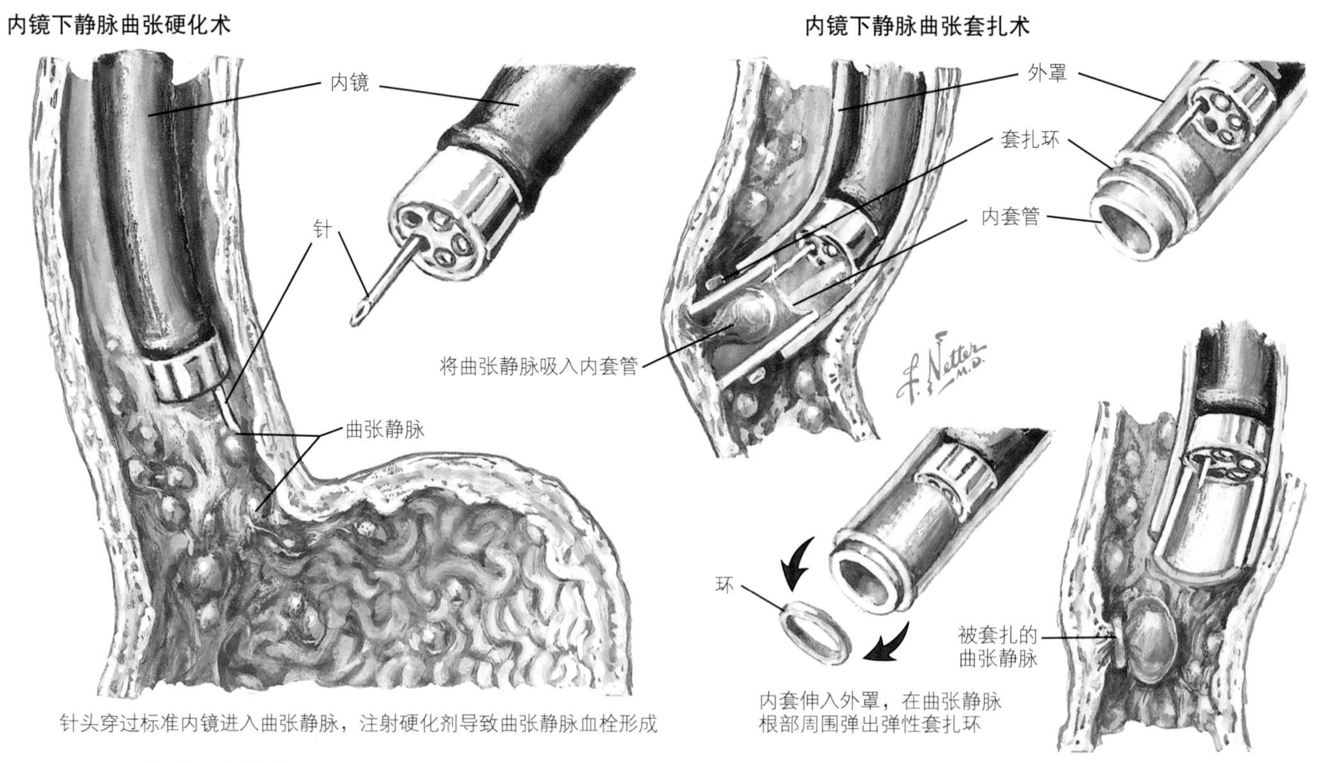

图 153.2　内镜下套扎术

率大于 30%，失代偿期肝硬化患者的风险增加。

目前对急性静脉曲张出血的治疗包括药物和内镜治疗。管理的关键要素包括气道保护、早期使用内镜检查和使用抗生素（如诺氟沙星、克拉维酸 - 阿莫西林）预防感染。

以往加压素和硝酸甘油均可用于静脉曲张出血的治疗，但这种疗法目前在美国已很少使用。生长抑素及其类似物（奥曲肽、兰瑞肽和伐普肽）被广泛使用。在美国，奥曲肽是这类药物中唯一可用的药物。由于奥曲肽的半衰期较长，不需要负荷剂量，通常的剂量是 25~50 mg/h 持续输注。特利加压素是欧洲使用的血管加压素的类似物，可以间断注射，与加压素相比具有良好的安全性。一项关于特利加压素治疗静脉曲张出血的 Cochrane 综述发现特利加压素在死亡风险方面优于安慰剂，与生长抑素或硬化疗法相似。特利加压素与硬化疗法的随机试验表明，与安慰剂相比，这两种疗法在控制急性出血和预防早期再出血方面同样有效。

内镜下治疗联合使用生长抑素类似物可减少患者的输血需求，鉴于这些药物毒性低，是一种合理的联合治疗方法。

内镜下硬化治疗急性静脉曲张出血已有 20 年的历史。荟萃分析显示硬化剂疗法比球囊压迫、不治疗或加压素更有效，出血控制率达 90%。然而，各项试验在硬化剂类型、技术和随访方面各不相同。十四烷基硫酸钠（15%）、鱼肝油酸钠（5%）和乙醇胺（5%）是使用最广泛的硬化剂。目前尚无任何一种硬化剂得到共识推荐；这些药物导致的溃疡发生率也各不相同。

内镜下静脉曲张套扎术是目前内镜下治疗的首选方法，因为与此操作相关的并发症发生率较低（见图 153.2）。一项研究提出套扎术在控制急性出血方面与硬化剂疗法相比同样有效或更有效，并且患者生存率更高。套扎术联合奥曲肽可降低急性再出血发生率。目前更加推荐应用多环结扎器，虽然价格昂贵，但较单环结扎器出现食管穿孔的风险低，平均放置的环数 5~10 个不等。为进行二级预防，患者应使用 β 受体阻滞剂或继续静脉曲张套扎术，或联合以上两种治疗方法。

测量 HVPG 也可以预测早期再出血和死亡率。在急性出血发作期间，HVPG 超过 20 mmHg 的患者早期再出血和 1 年后死亡的风险更高。

对无法控制的出血的治疗

虽然有药物和内镜治疗，但出血仍无法控制的患者，应给予三腔双囊管（Sengstaken-Blakemore tube），并对胃囊进行充气以起到止血的作用。对于这部分患者需考虑进行气管插管，尽管常出现并发症（10%~30%）且较为严重，如食管穿孔、吸入性肺炎等。在等待行经颈静脉肝内门体分流术（TIPS）或转诊到肝移植中心，或考虑进行外科门体分流术或断流术时，应首先给予三腔双囊管置入术。

分流术

分流手术最适合于：①出血可控的 Child-A 级肝硬化患者；②可能无法遵守 TIPS 术后狭窄随访监测的患者；③门静脉血栓形成的患者。首选的外科分流术是脾肾分流术，因为肝性脑病的风险较低，而且这种手术不会使将来的肝移植复杂化（图 153.3）。

胃静脉曲张

胃静脉曲张分为胃食管静脉曲张（gastroesophageal varices，GEVs）和孤立性胃静脉曲张（isolated gastric varices，IGVs）。1 型 GEV 存在于贲门，与食管静脉曲张相连，而 2 型 GEV 则延伸至贲门以外的胃底。1 型 IGV 限于胃底，而 2 型 IGV 位于胃的任何部位或十二指肠。IGV 相关出血的死亡率，特别是胃底静脉曲张出血，明显高于 GEV 相关出血。

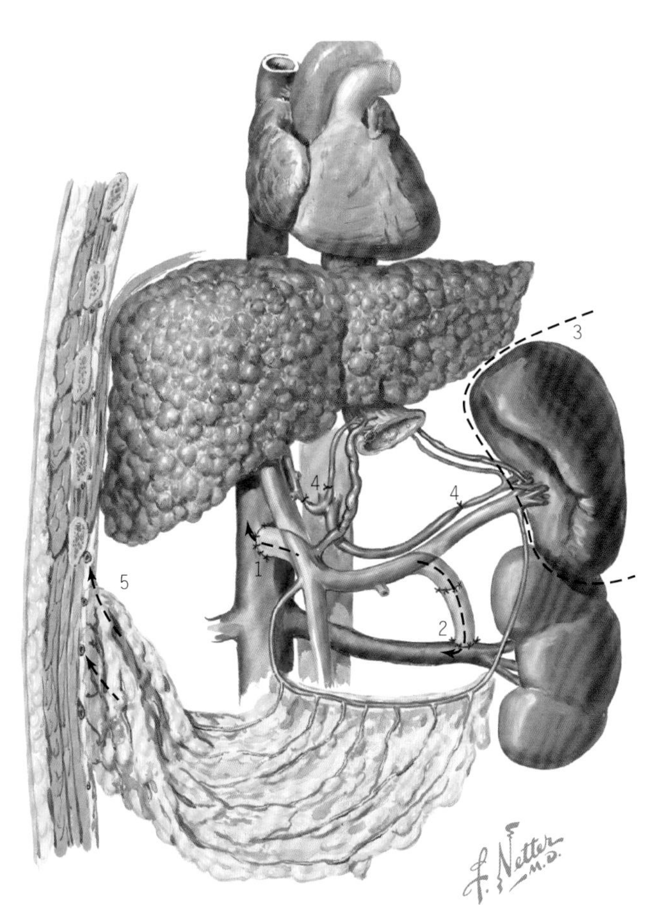

1 门腔静脉分流术（端对侧或侧对侧）；2 脾肾分流术；
3 脾切除术；4 肝动脉结扎（也包括左胃和脾动脉结扎）；
5 网膜固定术

图 153.3 门静脉高压症的手术治疗

内镜下治疗可用于治疗胃静脉曲张出血。内镜下治疗对 GEVs 和食管静脉曲张同样有效。然而，IGV 的成功率要低得多，再出血率更高，一些研究中显示再出血率接近 90%。无水乙醇可能比其他硬化剂更有效，也可给予氰基丙烯酸盐和凝血酶注射。氰基丙烯酸盐似乎是一种更有应用前景的药物，它可以控制大多数患者的急性出血，但再出血率较高。

胃底 IGV 患者应首先考虑是否存在脾静脉血栓形成。血管造影或脾切除术也应作为治疗的一部分进行考量。由于缺乏广泛可用的和有效的内镜下治疗方法干预 IGVs，尤其是胃底 IGVs，TIPS 正逐渐成为这类患者的重要治疗手段，因为 TIPS 死亡率低，再出血风险也在可接受的范围。

异位静脉曲张

异位静脉曲张可出现在胃肠道的许多部位，包括腹膜、胆道和泌尿生殖系统。异位静脉曲张在肝外门静脉高压患者中比肝硬化患者中更常见。腹部手术后，静脉曲张也可能在造口处发生。

血管造影栓塞术对异位静脉曲张的初期出血控制有良好的治疗效果。然而，降低门静脉压力也是必要的。由于胃底静脉曲张出血通常可以通过直接加压来控制，死亡率估计在 5% 以下，并且提倡保守治疗而不是手术。内镜下硬化治疗胃静脉曲张应谨慎进行，因为其造成溃疡和组织损伤的风险较高。

（Kris V. Kowdley，Joseph K. Lim 著
刘心怡 译　王雪梅 审校）

其他资源

Bosch J, Garcia-Pagan JC: Complications of cirrhosis: I—Portal hypertension, *Hepatology* 32(Suppl):141–156, 2000.

D'Amico G, Pagliaro L, Bosch J: The treatment of portal hypertension: a meta-analytic review, *Hepatology* 22:332–354, 1995.

Garcia-Pagan JC, De Gottardi A, Bosch J: The modern management of portal hypertension: primary and secondary prophylaxis of variceal bleeding in cirrhotic patients (review), *Aliment Pharmacol Ther* 28(2):178–186, 2008.

Jalan R, Hayes PC: UK guidelines on the management of variceal haemorrhage in cirrhotic patients, *Gut* 6(Suppl 3):iii1–iii15, 2000.

Vlachogiannakos J, Goulis J, Patch D, Burroughs AK: Primary prophylaxis for portal hypertensive bleeding in cirrhosis (review), *Aliment Pharmacol Ther* 14:851–860, 2000.

第154章

经颈静脉肝内门体分流术

经颈静脉肝内门体分流术（transjugular intrahepatic portosystemic shunt，TIPS）已在很大程度上取代了外科门静脉分流术成为门静脉系统减压的一种有效干预措施，用于治疗和二级预防门静脉高压并发症，如静脉曲张出血和难治性腹水。分流手术已经在临床中实践了30多年，但直到研制出可扩张金属支架［如聚四氟乙烯（PTFE）等化合物］以减少狭窄和分流功能障碍，才得到美国肝病研究协会的认可。

TIPS通常由介入放射科医生操作，先通过颈静脉置套管，将导管通过套管置入右肝静脉，经该导管在肝静脉与门静脉之间形成一条通路，扩张通路，放置可扩张金属支架进行搭桥（图154.1）。TIPS技术上可实现将门腔压力梯度（hepatic venous pressure gradient，HVPG）降低至临床显著性门静脉高压（clinically significant portal hypertension，CSPH）的阈值（12 mmHg）以下。TIPS临床意义在于解决门静脉高压症的并发症，包括静脉曲张出血和顽固性腹水。根据介入放射学协会的指导方针，TIPS的技术成功率应>95%且临床成功率应>90%。现有研究已经证实HVPG降低到12 mmHg以下可预防食管静脉曲张再出血，但预防胃静脉曲张再出血和顽固性腹水的最佳HVPG阈值仍然不清楚，一些研究建议目标HVPG应<8 mmHg。

适应证、风险和禁忌证

TIPS最常见适应证包括急性食管胃底静脉曲张出血和难治性腹水，这两种适应证均有对照试验的支持。另外目前有限资料表明TIPS的二线适应证包括难治性肝性胸腔积液、肝胆管综合征、布-加综合征、肝肺综合征、门静脉高压性胃病和静脉阻塞性疾病。所有拟进行TIPS分流术的患者都需由胃肠道或肝病专家和介入放射科医生进行评估，最好是与肝移植中心联合进行评估，并讨论与该手术相关的益处和风险。TIPS的绝对禁忌证相对较少，包括充血性心力衰竭、严重肺动脉高压（平均肺动脉压>45 mmHg）、严重三尖瓣反流、败血症和活动性胆道梗阻。相对禁忌证包括门静脉血栓形成、肝静脉阻塞、大肝癌、严重多囊性肝病、严重凝血病（国际标准化比值［INR］>5）或血小板减少症（血小板计数<20 000/μl）或终末期肝病［Child-Pugh评分>12或终末期肝病模型（Model for End-Stage Liver Disease，MELD）评分>18］，后者与术后死亡率增加有关。

在决定行TIPS前，患者应先进行肝肾功能检查和肝脏横断面影像学检查，以确认门静脉系统通畅并排除肝脏恶性肿瘤。虽然TIPS放置支架的目的是将HVPG降至<12 mmHg，但胃底静脉曲张患者可能需行额外的静脉曲张栓塞术，应与介入放射科医生协调。另外，由于MELD评分>15~18、血清胆红素>4.0 mg/dl的患者术后30天内死亡率增加，只有在其他选择不可行或失败的情况下，再与患者仔细沟通手术风险以及对肝移植的影响后才可进行TIPS。

并发症与监测

TIPS手术的主要并发症包括出血、TIPS功能障碍（由于闭塞、狭窄或血栓形成）、经囊穿刺、支架移位、溶血、心肺衰竭以及新发或恶化的肝性脑病。TIPS分流术后血栓形成通常发生在术后24 h内，可能是由于胆汁漏入分流管而引起的（无论是否存在潜在的高凝状态）。随着聚四氟乙烯（PTFE）覆膜支架的发展保证了经TIPS形成的通路的长期通畅性。TIPS最重要的不良反应仍然是脑病，发生率为20%~30%，在有脑病史和晚期肝病患者中观察到的

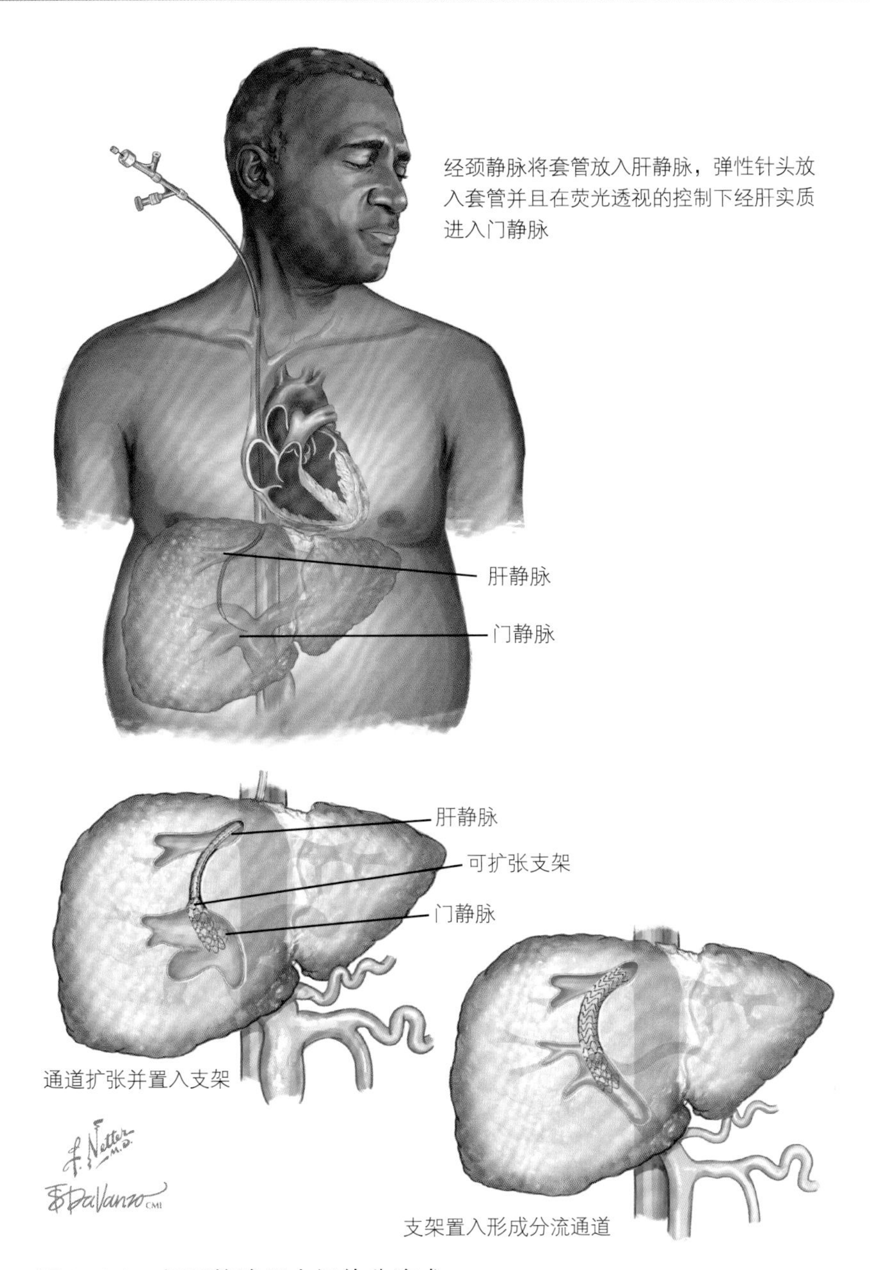

图 154.1　经颈静脉肝内门体分流术

风险最高（MELD>18）。如果有影像学提示 TIPS 功能障碍或出现门静脉高压症状恶化，患者除 TIPS 静脉造影还应定期接受 TIPS 超声监测。

TIPS 后期常见的并发症之一为肝性脑病，发病率可达 20%~30%，且部分患者会处于昏迷状态。患肝性脑病的危险因素包括高龄、大 TIPS 口径和重症肝病。因此反复发作的重症肝性脑病不宜采用 TIPS 治疗。

（Joseph K. Lim 著　杨丛艺 译　陈宁 审校）

其他资源

Boyer TD, Haskal ZJ: AASLD Practice Guideline: the role of transjugular intrahepatic portosystemic shunt (TIPS) in the management of portal hypertension, *Hepatology* 51:306, 2010.

Fagiuoli S, Bruno R, Debernardi Venon W, et al: Consensus conference on TIPS management: techniques, indications, contraindications, *Dig Liver Did* 49:121–137, 2017.

Loffroy R, Estivalet L, Cherblanc V, et al: Transjugular intrahepatic portosystemic shunt for the management of acute variceal hemorrhage, *World J Gastroenterol* 19:6131–6143, 2013.

Parker R: Role of the transjugular intrahepatic portosystemic shunt in the management of portal hypertension, *Clin Liver Dis* 18:319–334, 2014.

Patidar KR, Sydnor M, Sanyal AJ: Transjugular intrahepatic portosystemic shunt, *Clin Liver Dis* 18:853–876, 2014.

Siramolpiwat S: Transjugular intrahepatic portosystemic shunts and portal hypertension-related complications, *World J Gastroenterol* 20:16996–17010, 2014.

肝活体组织检查

尽管技术的重大进步使得肝脏成像、血清诊断以及基于血清学和影像学判断纤维化的方法在常规临床实践中的作用日益增强，但肝活体组织检查（简称肝活检）仍是诊断和区分急、慢性肝病的金标准，并能用于指导临床治疗。

评估自身免疫性肝炎的疾病活动度能够判断激素和（或）免疫抑制剂的治疗效果。根据肝损伤的模式和区域分布可以分析药物性肝损伤的潜在原因。定量分析发现铁或铜过载能够诊断血色素沉着病或Wilson病，并指导放血治疗或螯合疗法。分析肝移植后肝损伤模式的特点可以判断急性或慢性排斥反应，从而指导治疗方法。对于肝纤维化的评估和分期有助于制订慢性乙型和丙型肝炎的治疗方案。

技术

肝活检可通过叩诊盲穿或在超声引导下经皮进行穿刺（图155.1），通常采用日间手术或门诊手术形式。应用超声定位一个避开主要血管、胆囊和肺的，位于肝脏表面的肋间隙，标记该位置后，进行床旁活检。

肝活检也可以在放射、超声或CT的直接引导下进行。需要活检获得局灶性病变（例如疑似肝细胞癌或腺瘤）时通常会选择此种方法。肝活检也可以通过腹腔镜进行，通常仅在患者需要接受腹腔镜手术时同时完成。

除了经皮途径，肝活检还可经颈静脉穿刺进行，通常由介入医师操作，适用于出血风险较高的患者（如血小板减少症或有凝血功能障碍的患者）。经右侧颈内静脉插入导管，后沿肝静脉进入肝脏，用活检钳获取组织样本。理论上该方法的优势在于出血仅发生于血管腔内，出现腹腔内出血的风险较低。

尽管许多肝病医师已开始使用轻度镇静剂来减轻患者的焦虑，但经皮肝活检一般仅采用局部麻醉。并且进行经皮肝活检期间患者保持清醒是十分重要的，因为穿刺时需要患者保持处于呼气末屏住呼吸的状态。利多卡因局部麻醉后，用套管针穿刺形成一个16号针头可以通过的隧道。然后用抽吸针抽出一条肝组织。有多种类型的活检针可用于肝活检，最常用的是Klatskin针（见图155.1）。

活检标本通常放在福尔马林或其他固定剂中。许多染色方法可用于评估肝实质的情况。苏木精和伊红染色用于评估炎症和坏死；三色染色用于评估是否存在纤维化和纤维化程度，网状纤维染色可显示肝脏结构。此外，特殊染色可用于筛查特定的肝脏疾病，例如过碘酸希夫染色可判断α_1抗胰蛋白酶缺乏症，Perls普鲁士蓝可以染色铁和乙肝病毒的核心抗原。对新鲜或石蜡包埋的组织进行铁或铜的生化测量，可以分别有助于诊断血色素沉着病或Wilson病。

并发症和禁忌证

肝活检的主要风险是疼痛和出血。疼痛可以是位于活检部位的疼痛，也可以是弥漫的全腹痛，或由于膈肌受到刺激而导致的右肩部放射痛。但更严重的并发症是出血，肝活检可以导致肝包膜血肿甚至腹腔内出血，尽管这种情况很少见。

其他并发症包括感染、气胸或血胸，以及胆囊或胆管穿孔。肝活检出现致命并发症的风险约为万分之一，其危险因素包括凝血功能障碍和反复穿刺。多数医疗中心会要求患者活检后右侧卧位数小时，以使肝脏压向肋缘。

肝活检的禁忌证包括患者无法配合、细菌性胆管炎、肝外胆管梗阻以及严重的凝血功能障碍或血小板减少症。有些医师主张肝囊性病变的患者应避免肝活检，因为其感染风险高；淀粉样变性的患者应避免肝活检，因为其出血风险高；腹水过多的患

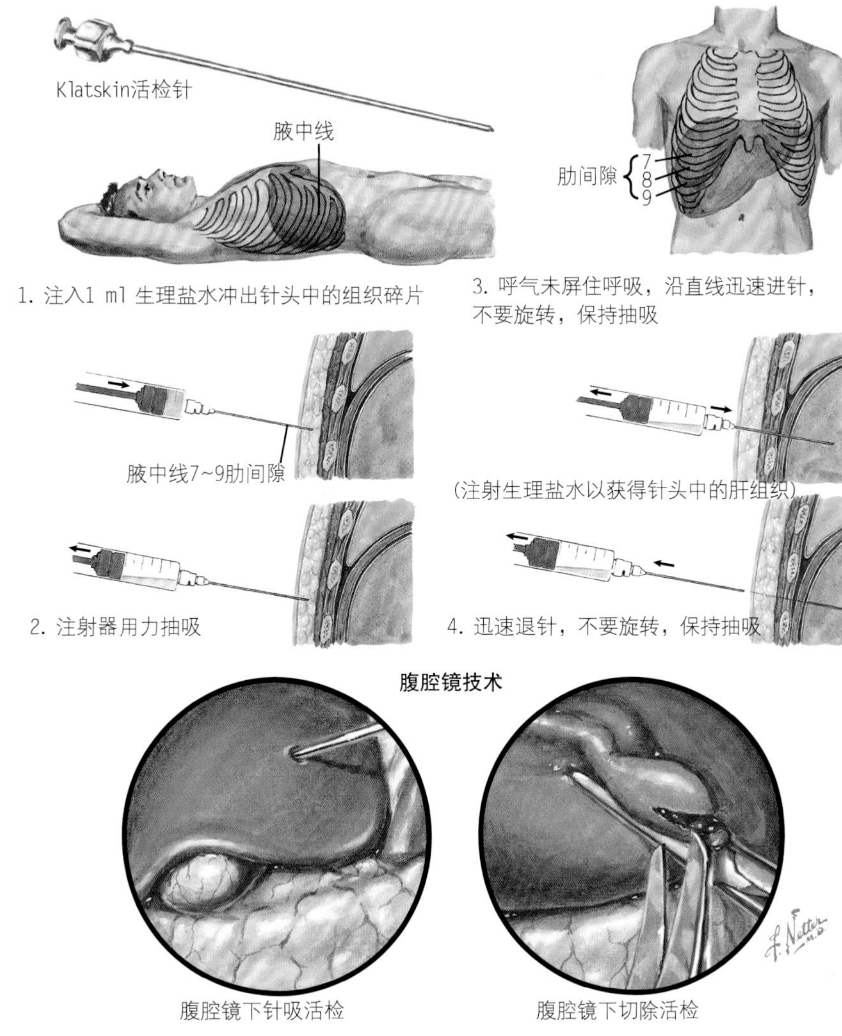

图 155.1 肝活检：经皮针吸活检及腹腔镜技术

者不应进行经皮肝活检，因为其肝脏无法压在肋缘上，故而出血风险高。但是尚无足够的对照试验数据来支持这些建议。

替代技术

肝活检最重要的局限性是采样的差异性，尤其对于局灶性病变的肝脏疾病，例如囊性纤维化和原发性硬化性胆管炎。这些局限导致学者们积极寻求其他方法以评估是否存在肝硬化。如瞬时弹性成像、磁共振成像（MRI）等成像技术，以及肝损伤时产生的一些提示肝纤维化的非侵入性血清标志物（例如透明质酸、胶原蛋白片段）。尽管前途光明，但这些技术尚未达到足够的阳性或阴性预测值，故而无法完全代替肝活检。

将来，影像学联合动态监测血清或血浆纤维化标记物可能能够准确评估肝硬化而代替肝活检。但是，对于那些血清学检查无法判断病因的肝病患者而言，肝活检对其诊断仍至关重要。

（Joseph K. Lim，Kris V. Kowdley 著
张凤 译 刘玉兰 审校）

其他资源

Ble M, Procopet B, Miquel R, et al: Transjugular liver biopsy, *Clin Liver Dis* 18:767–778, 2014.

Bravo AA, Sheth SG, Chopra S: Liver biopsy, *N Engl J Med* 344:495–500, 2001.

Dezsofi A, Baumann U, Dhawan A, et al: Liver biopsy in children: position paper of the ESPGHAN Hepatology Committee, *J Pediatr Gastroenterol Nutr* 60:408–420, 2015.

Ovchinsky N, Moreira RK, Lefkowitch JH, Lavine JE: Liver biopsy in modern clinical practice: a pediatric point-of-view, *Adv Anat Pathol* 19:250–262, 2012.

Ravindran S, Hancox SH, Howlett DC: Liver biopsy: past, present, and future, *Br J Hosp Med* 77:90–95, 2016.

Rockey DC, Caldwell SH, Goodman ZD, et al: Liver biopsy, *Hepatology* 49:1017–1044, 2009.

Rustagi T, Newton E, Kar P: Percutaneous liver biopsy, *Trop Gastroenterol* 31:199–212, 2010.

Siegel CA, Silas AM, Suriawinata AA, van Leeuwen DJ: Liver biopsy 2005: when and how? *Cleve Clin J Med* 72:199–201, 2005.

Tapper EB, Lok AS: Use of liver imaging and biopsy in clinical practice, *N Engl J Med* 377:756–768, 2017.

第156章

肝脏坏死

肝脏坏死是指由于各种急、慢性的肝脏损伤导致肝细胞坏死的过程。凋亡为受调节的生理性肝细胞死亡，这些经历凋亡的肝细胞可被描述为嗜酸性小体（或康氏小体，Councilman bodies）。细胞脱失也被用来描述某些肝细胞坏死。坏死不仅指细胞死亡，也包含细胞死亡后的现象，即细胞的消失和通常伴随其后的炎症反应。大多数情况下，终末期和不可逆阶段的肝脏坏死，指的只是肝细胞坏死，而库普弗细胞和间质细胞保持完整。大多数类型的肝细胞变性和坏死将导致库普弗细胞的反应性增生。

急性病毒性、中毒性和药物性肝炎是肝细胞坏死的常见原因，但任何导致全身性炎症反应或肝脏特异性损伤的疾病同样可以导致肝脏坏死，正如许多损伤可以导致肝缺血或缺氧一样。

局灶性坏死是指单个细胞或一组细胞受损或消失并被清除细胞取代，通常为中性粒细胞但有时尤其是病毒感染时也可以为组织细胞和淋巴细胞（图156.1）。局灶性坏死也可以为局部肝窦血流阻塞所致，如细胞碎屑和纤维血栓。

相反，带状坏死的特点为小叶分布，累及腺泡的一个特定区域。中央型（或小叶中心）坏死，坏死发生在中央静脉周围并向小叶周围扩散。根据损伤的程度和时间，可见肝细胞的碎片或者表现为肝细胞完全消失，代之以红细胞充塞于肝窦和组织间隙。在后期阶段，小叶框架塌陷，只可见少数清除细胞以及夹杂的库普弗细胞和红细胞。肝小叶中央的肝细胞坏死通常是由于缺血（如被动充血或休克）、低氧血症或两者兼有；因为肝小叶的中央部分对低氧最敏感。门静脉周围或外周坏死表明门静脉周围肝细胞和外周小叶实质受损。炎症细胞通常聚集在汇管区的炎症部位。门静脉周围坏死通常是炎症从汇管区向小叶周围区扩散的结果，可见于汇管区感染、慢性胆道梗阻和慢性病毒性肝炎。孤立性中间带坏死则很少见。

大面积带状中央性坏死，常因接触各种毒物、毒素或药物而引起，但也可在感染或休克后发生。由于心力衰竭也会引起或加重坏死，因此通常很难区分各因素对原发性肝细胞损伤的影响。如果中央性坏死变得更广泛，累及多个区域或小叶，则会形成连接小叶中心的桥，或者门静脉区和小叶中央之间的连接桥（桥接样坏死）。这可能进一步发展到肝小叶内全部肝细胞坏死缺失（大块坏死）。大块坏死达到一定程度可导致肝功能不全，并存在致命危险，可被称为肝脏急性黄色或红色萎缩。另外，发生大块坏死的肝脏正常组织结构可能难以辨认。

（Joseph K. Lim，Kris V. Kowdley 著
杨丛艺 译　陈宁 审校）

其他资源

de Oliveira da Silva B, Ramos LF, Moraes KCM: Molecular interplays in hepatic stellate cells: apoptosis, senescence, and phenotype reversion as cellular connections that modulate liver fibrosis, *Cell Biol Int* 41:946–959, 2017.

Elpek GO: Cellular and molecular mechanisms in the pathogenesis of fibrosis: an update, *World J Gastroenterol* 20:7260–7276, 2014.

Krishna M: Patterns of necrosis in liver disease, *Clin Liv Dis* 10:53–56, 2017.

Lee UE, Friedman SL: Mechanisms of hepatic fibrogenesis, *Best Pract Res Clin Gastroenterol* 25:195–206, 2011.

Seki E, Brenner DA: Recent advancement of molecular mechanisms of liver fibrosis, *J Hepatobiliary Pancreat Sci* 22:512–518, 2015.

Zhou WC, Zhang QB, Qiao L: Pathogenesis of liver cirrhosis, *World J Gastroenterol* 20:7312–7324, 2014.

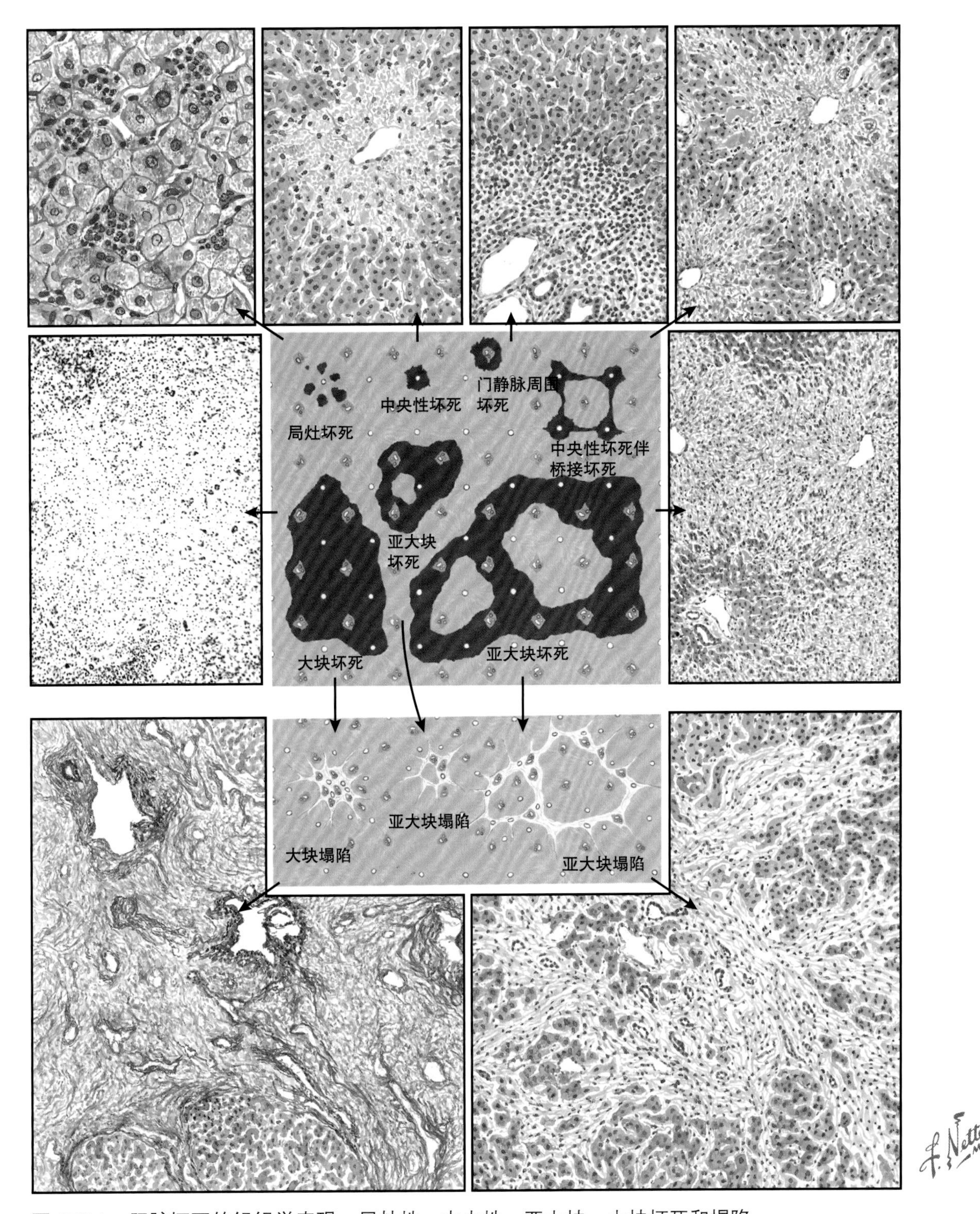

图 156.1 肝脏坏死的组织学表现：局灶性、中央性、亚大块、大块坏死和塌陷

第157章

肝硬化

根据Metavir、Batts-Ludwig和Ishak组织病理学分期，肝硬化被认为是肝纤维化的终末期阶段。肝硬化是各种原因导致的肝实质慢性损伤的终末期改变。进行性肝纤维化导致肝脏结构改变和不同大小结节的形成，而相关的循环和血流动力学改变可导致门静脉高压症伴腹水、食管静脉曲张以及坏死（图157.1和图157.2）。

发病机制

肝脏星状细胞又称Ito细胞或脂肪细胞，是维A酸类维生素主要的储存场所，其对于肝纤维化的发生发展至关重要。星状细胞在炎症或其他有害因素的刺激下可发生收缩并被激活，显示出肌成纤维细胞的特点，可以释放细胞因子和其他炎性介质。随后出现细胞外基质沉积导致肝纤维化以及瘢痕组织形成、血管阻塞、窦性高压，继而出现门静脉高压，最终导致肝衰竭。这是一个动态过程，且肝毒性物质如酒精、药物可以加速进程；相反通过免疫调节治疗（如皮质类固醇）或消除诱因（如治疗乙型或丙型肝炎的抗病毒药物）可以减轻肝脏炎性坏死以减缓进程。

其他细胞如成纤维细胞，也参与了肝纤维化的发展。随着时间的推移，这个过程会导致肝内广泛瘢痕组织的形成，最终导致肝硬化。在星状细胞增殖和激活中起关键作用的细胞因子包括转化生长因子-β、白细胞介素、肝细胞生长因子和血小板衍生因子。这些细胞因子有多种作用，有些是促进纤维生成，而另一些可能促进纤维降解。有些是炎性因子前体，其他的是抗炎因子。慢性肝损伤患者发展为肝硬化进程的特点是：细胞外基质逐渐增加、进行性炎症、纤维生成增多而降解减少之间的失衡。目前的研究旨在确定导致肝纤维化的关键介质，这是研究新的抗纤维化治疗方法以期能够阻止甚至逆转肝硬化进程的第一步。

临床特点

肝硬化的临床表现见第147章。肝硬化最常见的症状包括黄疸、脾大、肝掌和蜘蛛痣，若出现明显的腹水或扑翼样震颤则预示肝硬化失代偿阶段或肝衰竭。在慢性肝病患者中，出现轻度或中度血小板减少可能预示肝纤维化或肝硬化。

诊断

肝硬化的诊断一般是通过肝活检或腹腔镜检查。腹腔镜或通过手术直接观察肝脏是诊断肝硬化的金标准。肝活检有助于确定肝硬化的存在，但由于活检标本太小或者只是片段的，因此肝硬化的诊断不能仅依靠活检标本，且不明确的组织学表现也不足以证实肝硬化的诊断。三色染色是用来评估标本纤维化程度或分期的经典染色方法。多数组织学评分系统如Metavir和Batts-Ludwig系统将活检标本分为4个组织学阶段。一般来说，1期和2期代表门静脉周围或间隔纤维化，而3期和4期则分别用于描述桥接纤维化和肝硬化。有人建议结合应用形态染色技术染色胶原以便更好地判定患者的不同分期。最新的技术如瞬态弹性成像和磁共振成像技术可用于确定肝硬化的存在（见第158章）。

肝硬化的鉴别诊断包括一些可能具有相似组织学特征但没有肝脏合成功能障碍的疾病。例如局灶性结节增生、结节性再生性增生和先天性肝纤维化。

近期研究着重于使用非侵袭性血清肝纤维化标志物将患者分为低或高肝硬化易患风险。我们希望可以通过联合血清生物学标志物、血清肝纤维化标

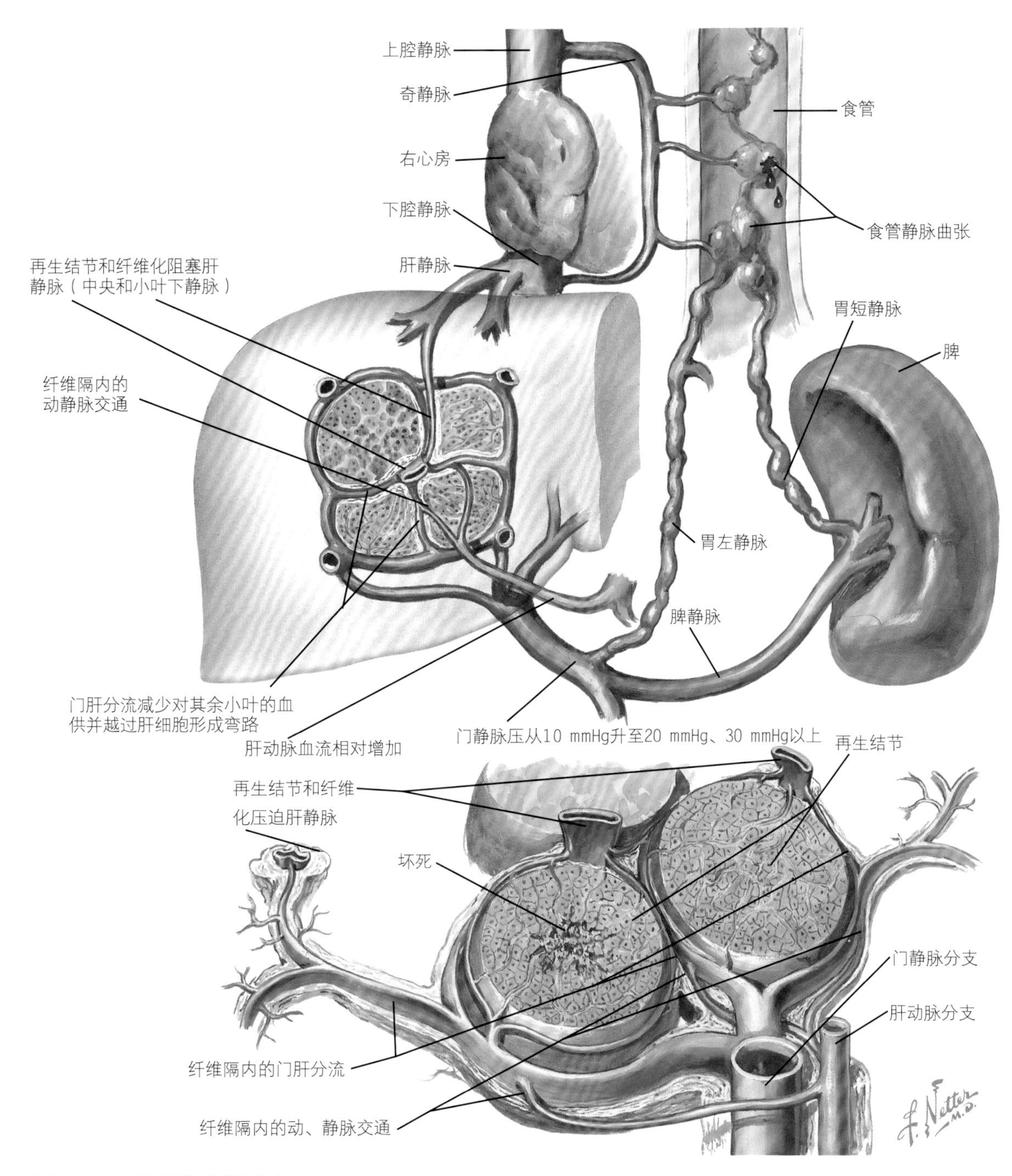

图 157.1　肝硬化血管改变

志物和影像学技术将患者分为低、中、重度肝硬化易患风险，而不需要通过肝活检。目前，血清标志物如APRI（AST与血小板的比值指数）和FIB-4指数（FIB-4）[患者年龄、天冬氨酸氨基转移酶（AST）、谷丙转氨酶（ALT）、血小板计数] 通常被用于诊断肝纤维化晚期或肝硬化患者。血清纤维化检测如Fibrotest、Fibrospect和Hevascore可用于评估纤维化的标志物（例如透明质酸、Ⅳ型胶原、Ⅵ型胶原、各种胶原的前肽以及基质金属蛋白酶），并已被用于判定不同程度的肝纤维化与肝硬化患者的分期。另外，使用超声或磁共振成像的影像学标志物在一定程度上可作为非侵袭性工具来评估肝硬化（如病毒性肝炎和非酒精性脂肪肝导致的肝硬化）。

（Joseph K. Lim，Kris V. Kowdley 著
杨丛艺 译　陈宁 审校）

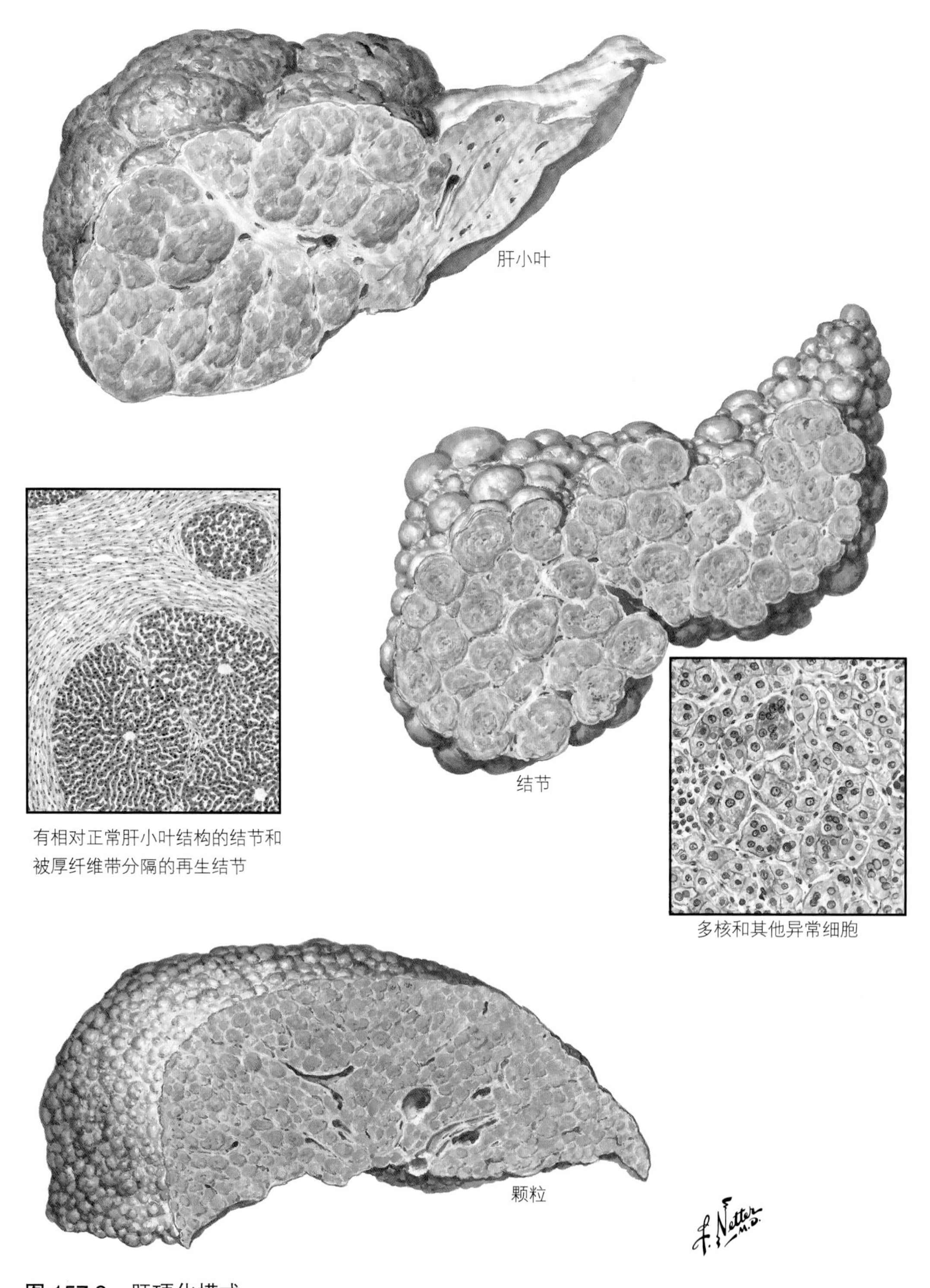

图 157.2 肝硬化模式

其他资源

Cardenas A, Gines P: Management of patients with cirrhosis awaiting liver transplantation, *Gut* 60:412–421, 2011.

Garcia-Tsao G, Lim JK: Management and treatment of patients with cirrhosis and portal hypertension: recommendations from the department of veterans affairs hepatitis C resource center program and the national hepatitis C program, *Am J Gastroenterol* 104:1802–1829, 2009.

Liou IW: Management of end-stage liver disease, *Med Clin North Am* 98:119–152, 2014.

Nusrat S, Khan MS, Fazili J, Madhoun MF: Cirrhosis and its complications: evidence based treatment, *World J Gastroenterol* 20:5442–5460, 2014.

Olson JC: Intensive care management of patients with cirrhosis, *Curr Treat Options Gastroenterol* 16:241–252, 2018.

Poordad FF: Presentation and complications associated with cirrhosis of the liver, *Curr Med Res Opin* 31:925–937, 2015.

Tsochatzis EA, Bosch J, Burroughs AK: Liver cirrhosis, *Lancet* 383:1749–1761, 2014.

肝脏影像学

肝胆疾病的诊断经常需要使用影像学手段，以明确肝血管和实质的特征性改变，协助疾病诊疗。传统的影像学手段包括腹部超声（US）、计算机断层扫描（CT）和磁共振（MRI）。新近的影像学技术如肝脏弹性成像已成为辅助肝硬化诊断的重要工具，是一种不可缺少的检查手段，常用技术包括：振动控制瞬时弹性成像（vibration-controlled transient elastography，VCTE）、剪切波弹性成像、声波辐射力脉冲成像（acoustic radiation force impulse elastography，ARFI）以及磁共振弹性成像（magnetic resonance elastography，MRE）。有些技术如VCTE现在已成为临床实践中常规检查的手段。其他技术如MRE最初应用于科研，现在也逐渐成为慢性肝病如非酒精性脂肪性肝病（nonalcoholic fatty liver disease，NAFLD）的重要诊断手段。

腹部超声

腹部超声是评估肝脏的首选影像学检查方法。超声检查简便易行，不需要建立静脉通路，在评估肝脏和胆道病变时可以提供大量的临床相关信息。多普勒技术的应用可以检查肝静脉和门静脉系统以及肝动脉的血流。这些技术进展在评估原位肝移植术后患者以及经颈静脉肝内门体分流术（TIPS）支架植入后的患者尤为有用。

超声检查在评估可疑的囊性病变以及除外胆管扩张方面尤为有用。在超声检查中经常能发现无症状性肝囊肿。基于超声的特征表现，这些囊肿常常被归类为单纯性囊肿（simple cysts）。单纯性囊肿呈无回声伴后方回声增强，表明在囊性病变后方有声波反射区。对于可疑病例，可行囊肿穿刺抽吸获取细胞并进行细胞学检查，若考虑有感染则可置管引流。

超声检查是判断有无胆管扩张最敏感的手段，可识别肝内外胆管扩张，对于瘦长体型且不伴脂肪肝的患者尤其有效，可以判断胆管扩张以及胆管梗阻的部位。但对急性胆道梗阻的患者（如急性胆石症），超声检查可能显示不出扩张的胆管。超声检查可以检查出许多局灶性肝脏病变，如细菌、真菌、寄生虫脓肿，以及各种良、恶性病变（如肝腺瘤、肝血管瘤、肝细胞性肝癌等）。

CT和MRI之所以优于超声检查，是因为CT和MRI检查可以注射对比剂并获取不同时期的影像（动脉期、门静脉期、肝静脉期），可以进一步提高诊断的特异性。

超声检查也有助于评估肝脏实质。在与肥胖、高脂血症和2型糖尿病有关的肝脏脂肪浸润患者中，肝脏呈现弥漫性回声增强。肝硬化患者也有肝脏回声增强。另外，超声检查可以显示门静脉高压的征象，如脾大、脾周静脉曲张、门体侧支循环、门静脉血流逆流（离肝血流）。在某些肝硬化患者，尤其是酒精性肝硬化患者中，可能会有肝左叶增大。

CT

CT借助于对比剂对肝脏的观察，极大地增强了对多血管病变与少血管病变的鉴别能力。另外，CT的新进展极大地增强了对肝脏病变的放射影像诊断准确性。图像采集技术的改进，如螺旋CT，现在可以快速地获取肝脏的影像，通过注射静脉对比剂，还有机会获取肝动脉期和门静脉期的图像。这些技术使所谓的4期CT成为可能，即获取到非增强期、动脉期、门静脉期以及肝静脉期的图像。这些技术进展有助于鉴别肝脏血管病变，如海绵状血管瘤和肝细胞肝癌，它们都在动脉期有强化，而在门静脉期减退。

CT 对肝脏移植前患者的评估显示出有极高的价值。一方面它可以增加等待肝移植的患者肝细胞肝癌的筛查敏感性；另一方面，肝脏动脉系统的三维（3D）重建还能给外科大夫提供手术路径图，由于肝脏正常动脉解剖存在很大变异，三维动脉重建尤为必要（见第 143 章）。

磁共振显像（MRI）

MRI 在肝脏影像中的应用越来越普遍。MRI 对于伴有肾功能不全而不能接受静脉对比剂的患者尤为适用。对于这样的患者，MRI 以及磁共振血管成像技术可用于评估肝脏实质、肝脏肿块以及显示肝脏血管解剖结构。此外，T_1 和 T_2 加权像可以提高诊断的敏感性。在 T_1 加权像中脂肪呈高信号，这有助于鉴别是脂肪还是血液。液体以及病理性病变则更容易在 T_2 加权像中观察到。

持续不断的研究正在诠释 MR 对比剂的作用（例如：钆），扫描时间和 3D 成像技术的改进已经能更好地显示血管和胆道分支。因为弛豫时间与肝脏铁含量成反比且可以量化，所以使用 MRI 可以开发铁的顺磁特性。在不久的将来，使用 MRI 无创测量肝脏的铁含量将成为可能。

胆胰管成像

内镜逆行胰胆管造影（ERCP）虽然在 1968 年就开始了临床应用，但直到 1980 年代才开始被广泛应用。ERCP 已逐渐从最初的一种诊断手段发展成为一种治疗手段。在 ERCP 过程中可以进行很多治疗性干预，如经乳头支架置入治疗良、恶性狭窄引起的梗阻性黄疸和胆瘘，内镜下乳头括约肌切开胆总管取石，内镜下球囊扩张术治疗良性狭窄。

ERCP 使用其特殊的侧视镜特性并辅以抬钳器，可以将一根 5Fr 的塑料导管置入胆管。一旦胆管插管成功，就可以注射对比剂，获得放射影像。在足够的压力下注射对比剂，可以很好地显示胆管的主要分支以及肝内胆管。

此外，ERCP 对于评估胆汁淤积性肝病十分有价值。在抗线粒体抗体阴性的情况下，ERCP 对评估慢性胆汁淤积性肝病的患者特别有用。目前 ERCP 已被认为是确认（或排除）原发性硬化性胆管炎（PSC）

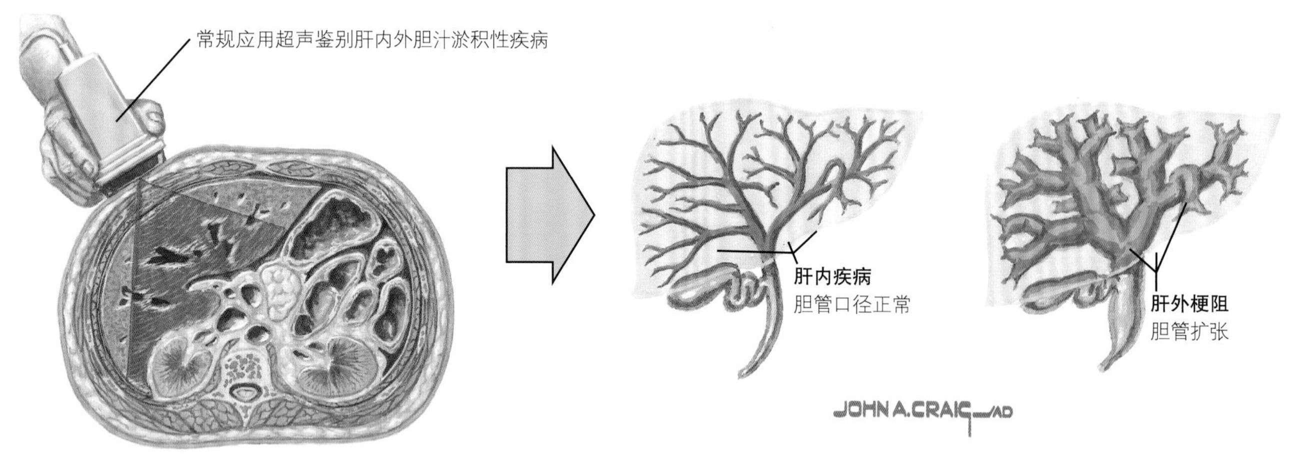

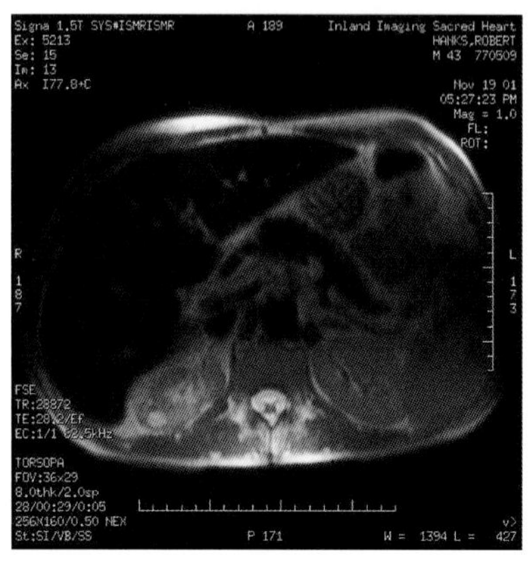

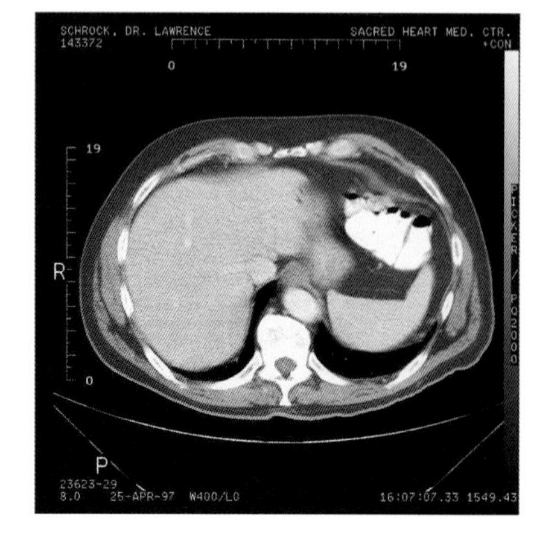

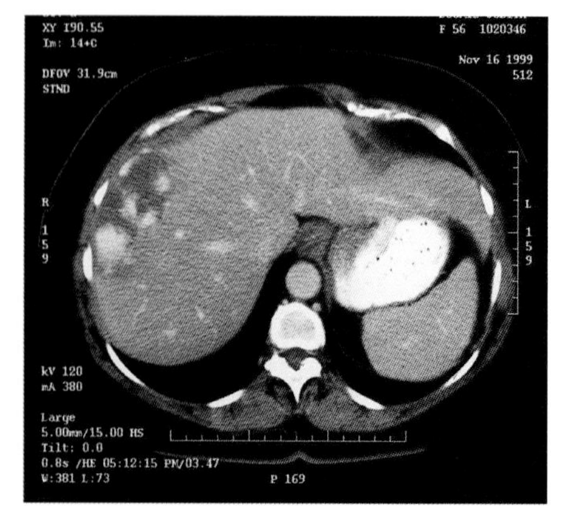

图 158.1 肝脏超声、CT 和 MRI

的诊断标准。而较新的磁共振胰胆管成像（MRCP）技术在 PSC 的诊断中应用越来越多。

图 158.1 展示了用于评估肝脏疾病的典型断层显像技术。图 158.2 展示了有代表性的 ERCP 和 MRCP 图像。ERCP 也有助于评估怀疑有胆源性腹痛的肝硬化患者，因为血清肝脏酶谱对这些患者的帮助可能不大，而超声检查也可能不能显示急剧的胆道扩张。最后，在目前 T 管不再常规用于胆管吻合术后引流的情况下，ERCP 已经成为肝脏移植术后患者不可缺少的处理手段。

弹性成像

VCTE 是目前美国乃至全球最常用的一种弹性成像技术，使用探头从第 9 至第 11 肋间的肋间皮肤获取至少 10 个肝脏硬度测量值，获得一组数值介于 2.5~75 kPa 且与肝脏纤维化程度相匹配的综合评分，这一评分基于传统的组织病理学评分系统如 Metavir 和 Batts-Ludwig 分级评分。这项技术的优势是无创，可以在移动环境下进行，并且可以有效地用于评估

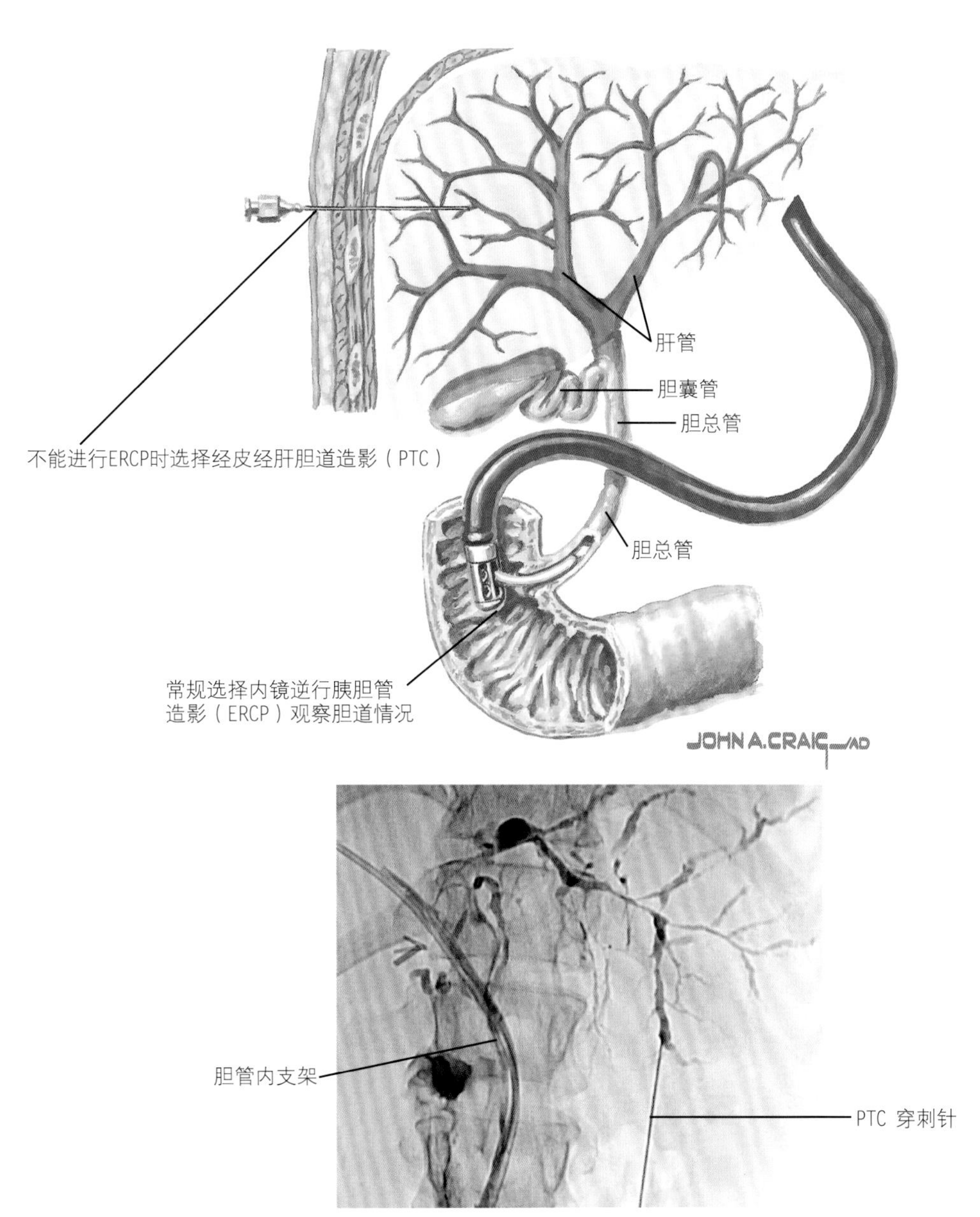

图 158.2 肝脏 PTC 及 ERCP 和 MRCP 成像

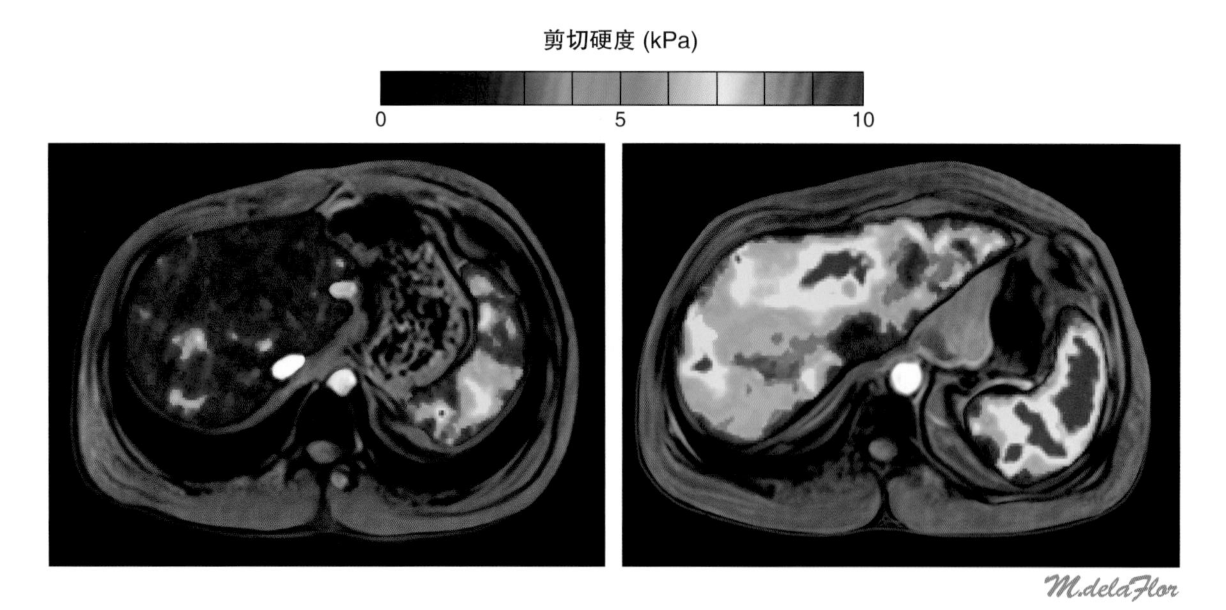

图 158.3 MRE 显示肝脏不同程度的硬化

多种肝脏疾病的肝纤维化，尤其是慢性乙型和丙型肝炎病毒感染。但这项技术也有其局限性，如过度肥胖、非空腹状态、血管充血、肝脏胆汁淤积、酗酒等会影响检查结果的准确性。目前 VCTE 被胃肠病学会指南推荐用于肝纤维化的评估，并可以替代肝组织活检。MRE 是新近的技术，是用 MRI 技术（图 158.3）评估肝脏硬度，它克服了超声弹性成像技术的一些局限性，可以对更大区域的病灶进行评估。对于 NAFLD 患者的处理，MRE 可能是一种有潜力的重要的肝脏纤维化评估手段。

（Joseph K. Lim，Kris V. Kowdley 著
徐亚兰 译 何晋德 审校）

其他资源

Barr DC, Hussain HK: MR imaging in cirrhosis and hepatocellular carcinoma, *Magn Reson Imaging Clin N Am* 22:315–335, 2014.

Campos-Correia D, Cruz J, Matos AP, et al: Magnetic resonance imaging ancillary features used in Liver Imaging Reporting and Data System: an illustrative review, *World J Radiol* 10:9–23, 2018.

Castera L, Chan HL, Arrese M, et al: EASL-ALEH clinical practice guidelines: non-invasive tests for evaluation of liver disease severity and prognosis, *J Hepatol* 63:237–264, 2015.

Hennedige T, Venkatesh SK: Advances in computed tomography and magnetic resonance imaging of hepatocellular carcinoma, *World J Gastroenterol* 22:205–220, 2016.

Lim JK, Flamm SL, Singh S, Falck-Ytter YT: American Gastroenterological Association Institute guideline on the role of elastography in the evaluation of liver fibrosis, *Gastroenterology* 152:1536–1543, 2017.

Tapper EB, Lok AS: Use of liver imaging and biopsy in clinical practice, *N Engl J Med* 377:756–768, 2017.

酒精性肝病

酒精性肝病是美国乃至全世界国家慢性肝病的主要原因。酒精通常还是引起其他肝病发生恶化的主要因素，如丙型肝炎、非酒精性脂肪肝和血色素沉着症，因此酒精性肝病在急性和慢性肝病发生发展中都起到重要作用。

尽管在过去几十年里对酒精性肝病的研究已经取得了巨大的进展，但有些关键问题仍未阐明，其中最重要的原因是饮酒量与肝损伤危险性之间的关系存在很大变异性。普遍认为与肝病相关的酒精摄入的标准阈值水平是每日 60 g 酒精并持续 10 年，女性的阈值明显低于男性，这可能与女性的体重较低以及胃的乙醇脱氢酶活性较低有关。

酒精性肝病的病理生理涉及多种因素，其中已经提出的包括遗传因素、酒精的毒性作用、强氧化性的细胞色素（如 CYP2E1）、缺氧、免疫活化作用以及伴发的各种因素如肥胖。酒精代谢过程中的一个关键步骤是乙醛的生成，乙醛具有肝毒性，其在酒精性肝病的肝脏炎症坏死进展中起调节作用。星状细胞的活化在肝脏纤维化形成过程中起关键作用，久而久之可导致肝硬化的发生。

临床特点

酒精性肝病的临床特征与其他病因的肝病相似，但也存在不同。酒精性肝病患者即使处于肝病的代偿阶段，腹水的表现仍很显著。血清肝脏生化检查也可以提示酒精性肝病的诊断，酒精性肝病的天冬氨酸转氨酶（AST）/ 丙氨酸转氨酶（ALT）的比值通常大于 2∶1，并且经常大于 3∶1。用肝活检诊断酒精性肝病存在争议，有些人认为应该常规进行肝活检，因为拟诊断为酒精性肝病的患者通过肝活检可能发现引起肝病的其他原因（图 159.1）。酒精性肝病的组织学特征有三种类型：脂肪肝（图 159.2）、酒精性肝炎和酒精性肝硬化（图 159.3）。这三种病变可发生于同一患者，并且还可能存在肝细胞气球样变性、Mallory 透明小体和不同程度的纤维化等特征。与非酒精性脂肪肝患者相比，多数酒精性脂肪肝患者可见小叶损伤、Mallory 透明小体、汇管区周围纤维化或桥接纤维化以及肝硬化。

诊断

酒精性肝病的诊断要根据患者的饮酒史并排除其他原因的肝病。量化患者慢性饮酒的酒精量是非常重要的，每日饮酒精的量可用下列公式估算：一罐 12 盎司（1 盎司 =28.35 g）的啤酒、一杯 4 盎司的葡萄酒以及一小杯 1 盎司的烈酒均约含有 11 g 酒精。在酒精性肝病的评估中，确定患者是否已经对酒精有耐受性或依赖性也很重要。一些标准化的调查问卷如 CAGE（cut down，annoyance，guilt，eye opener；减少、烦恼、内疚、睁眼剂）或研究工具如 AUDIT-C；（Alcohol Use Disorders Identification Test，酒精饮用障碍识别测试）都可用于对患者的评估。但目前还没有可靠的酒精中毒或酒精性肝病的生物标志物。γ- 谷氨酰转肽酶（GGT）和糖缺乏转铁蛋白（CDT）等检测方法敏感性低、特异性差，因此不适用于临床。

治疗和处理

戒酒是治疗酒精性肝病的主要方式。停止饮酒后，患者肝功能可以显著改善，近 2/3 的患者在达到清醒状态后 3 个月内就可以观察到。即使是考虑接受肝移植的肝病患者肝功能也可以恢复，有些甚至不再需要肝移植，但复发饮酒仍然对其长期疗效有重大威胁。现有的研究表明，70% 以上的患者会复发饮酒。除了标准的酒精康复治疗和预防复发的方

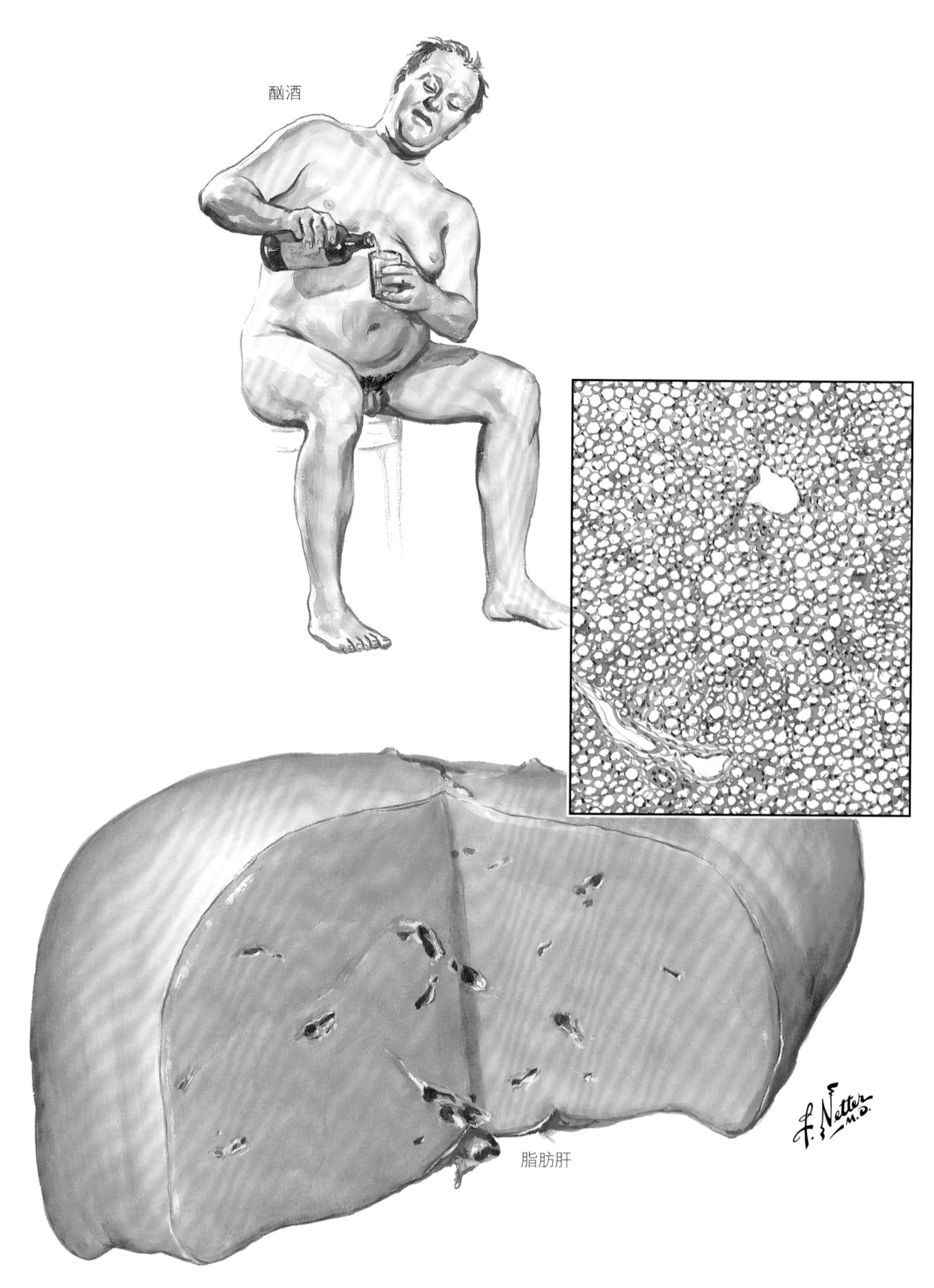

图 159.1 酒精性肝病

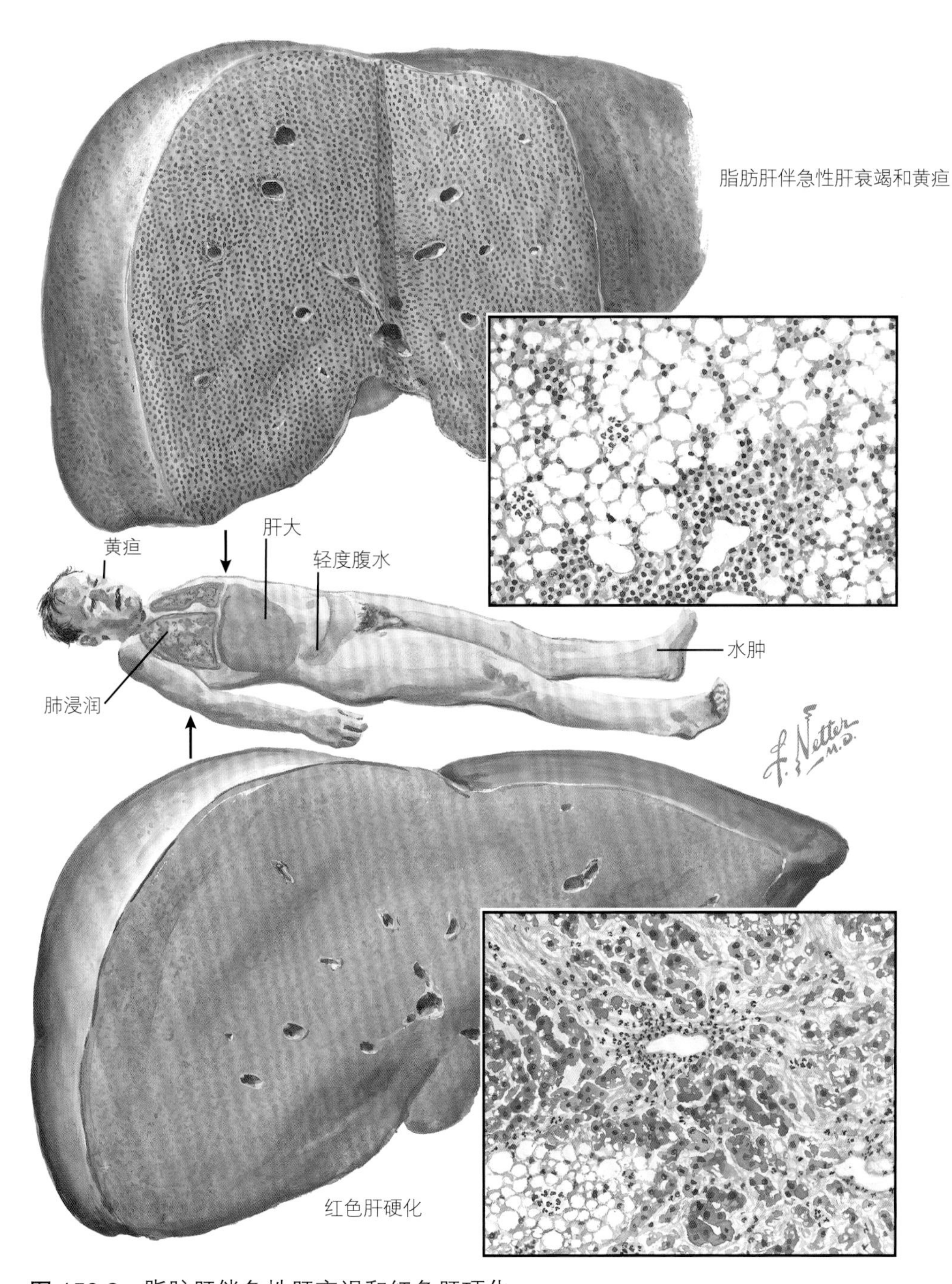

图 159.2　脂肪肝伴急性肝衰竭和红色肝硬化

案外，对于已确诊酒精耐受或有酒精依赖性的患者，可以考虑用纳曲酮或阿坎帕酸进行药物治疗以降低复发。肝硬化患者存在发生肝细胞癌的长期风险，因此，对确诊肝硬化的患者应采用超声或 CT 进行监测。长期饮酒也会导致血清转铁蛋白 - 铁饱和度和铁蛋白水平增加，导致继发性肝脏铁储积增加，类似于血色病。一些有酗酒史的患者可能有遗传性血色素沉着症（见第 172 章）。因此，所有有酒精性肝病病史的患者都应进行血清铁的测定，且铁蛋白或转铁蛋白饱和度高于 45% 的患者均应进行 *HFE* 基因的测定。

病程和预后

酒精性肝病患者的长期生存率明显低于其他病因的慢性肝病患者，10 年生存率可能低至 7%。一些与酒精性肝病患者的预后相关的因素包括营养状态、肥胖、遗传因素以及同时使用有肝毒性的药物（如

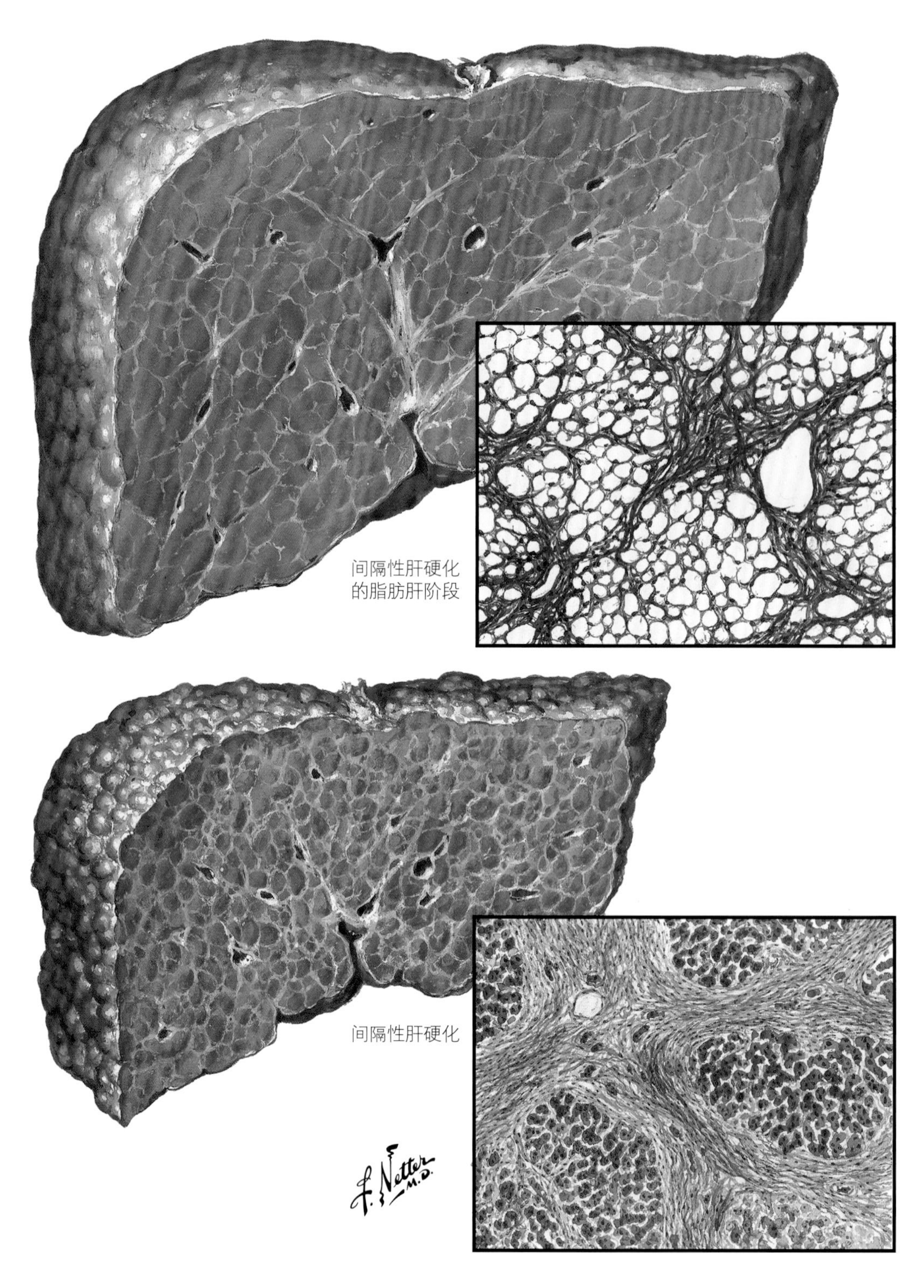

图 159.3 间隔性肝硬化

对乙酰氨基酚）或感染慢性丙型肝炎。最近，同时存在的非酒精性代谢性脂肪肝被认为是酒精性肝病患者疾病快速进展的重要诱因，常被称为 ASH（alcoholic steatohepatitis，酒精性脂肪性肝炎）/NASH（nonalcoholic steatohepatitis，非酒精性脂肪性肝炎）。

酒精性肝炎

酒精性肝炎是酒精性肝病的一种可能危及生命的并发症，其特征是黄疸和血清转氨酶水平中度或显著升高。患者常有发热、右上腹疼痛和肝大触痛的表现。因为患者存在右上腹触痛和白细胞升高，所以常被怀疑为急性胆囊炎或胆总管结石。酒精性肝炎的临床诊断取决于患者是否存在黄疸和大量饮酒的临床病史，在症状出现前 8 周内可出现肝酶升高（总胆红素 >3 mg/dl，AST 和 ALT>1.5 倍上限但 <400 U/L，AST/ALT>1.5），并排除其他原因的肝病。肝活检不是常规诊断所必需的，但对于不能确定诊断的患者应予以考虑。肝活检显示脂肪性肝炎伴中性粒细胞浸润、红色气球样变、肝细胞变性和 Mallory 透明小体。

Maddrey's 判别函数可以用来预测急性酒精性肝炎患者的生存率，其指标包括血清胆红素、凝血酶原时间和肝性脑病；判别函数为［4.6×（凝血酶原时间延长 / 对照组［秒］+ 胆红素）>52］或存在肝性脑病表示存在“重度急性酒精性肝炎”表现且预后不良，有助于确定需要药物治疗的酒精性肝炎的患者。目前临床上常用的其他预后评分系统包括 MELD（终末期肝病模型）评分（>20 表明预后差）和格拉斯哥酒精性肝炎评分（>8 表明预后差）。

重度急性酒精性肝炎的治疗包括对营养不良（蛋白质、热量、维生素、矿物质）治疗在内的综合治疗，对无类固醇禁忌证的患者，可用皮质类固醇（如泼尼松龙）进行 28 天的药物治疗。对于开始使用泼尼松龙治疗的患者，应在治疗第 7 天使用 Lille 评分来评估治疗效果，而无反应者（Lille 评分 >0.45）应考虑停止治疗。因为相关规定要求至少 6 个月的清醒期，所以通过肝移植进行治疗通常是不可行的，尽管有证据表明存在酒精性肝炎患者肝移植后的预后良好，这一领域仍需要进一步的研究。

（Joseph K. Lim，Kris V. Kowdley 著
杨丛艺 译　陈宁 审校）

其他资源

Aday AW, Mitchell MC, Casey LC: Alcoholic hepatitis: current trends in management, *Curr Opin Gastroenterol* 33:142–148, 2017.

Mitchell MC, Friedman LS, McClain CJ: Medical management of severe alcoholic hepatitis: expert review from the Clinical Practice Updates Committee of the AGA Institute, *Clin Gastroenterol Hepatol* 15:5–12, 2017.

O'Shea RS, Dasarathy S, McCullough AJ: Alcoholic liver disease: Practice Guideline of the American Association for the Study of Liver Diseases; Practice Parameters Committee of the American College of Gastroenterology, *Hepatology* 51:307–328, 2010.

Singal AK, Bataller R, Ahn J, et al: Clinical Guideline: Alcoholic liver disease, *Am J Gastroenterol* 113:175–194, 2018.

Singal AK, Louvet A, Shah VH, Kamath PS: Grand rounds: alcoholic hepatitis, *J Hepatol* 2018. [Epub ahead of print].

Singal AK, Shah VH: Therapeutic strategies for the treatment of alcoholic hepatitis, *Semin Liver Dis* 36:56–68, 2016.

第 160 章

非酒精性脂肪肝和脂肪性肝炎

非酒精性脂肪肝（nonalcoholic fatty liver disease，NAFLD）是慢性肝病最常见的病因之一，大约影响到全球约 25% 的人口。非酒精性脂肪肝的发病率不断上升与肥胖、糖尿病、高脂血症、心血管疾病和其他代谢类疾病史有关。

非酒精性肝病涵盖了从单纯脂肪肝或 NAFLD 到非酒精性脂肪性肝炎（nonalcoholic steatohepatitis，NASH）的变化过程，其特征是肝细胞的溶解性改变，如气球样变性、Mallory（透明）小体和小叶炎症（图 160.1）。患者存在进行性肝纤维化的风险，从细胞周围纤维化、静脉周围纤维化或肝小叶 3 区的窦周纤维化至桥接纤维化或肝硬化。在疾病晚期，脂肪浸润可消失，只有病因不明的肝硬化表现，通常这些患者被归类为隐源性肝硬化。

大多数 NAFLD 或 NASH 患者具有胰岛素抵抗的特点，也可能存在 X 综合征，其特征包括向心性或内脏肥胖、2 型糖尿病和血脂异常。与肥胖症的流行同步，西方国家非酒精性脂肪肝的患病率也在迅速增加。多种环境因素可能起作用，包括高热量和高碳水化合物的摄入，久坐的生活方式以及大量摄入精制碳水化合物。事实上，儿童 NASH 患者越来越多，且儿童 2 型糖尿病的发病率也增长最快。基于人群的研究表明，在一般人群中，NAFLD 和 NASH 的患病率可分别高达 25% 和 2%~3%。对亲属供肝移植的供体进行前瞻性肝活检研究的资料已显示 NAFLD 的患病率高达 25%。

NASH 的初次打击被认为是胰岛素抵抗，导致循环中游离脂肪酸的浓度增加，进而在肝脏发生蓄积导致肝脏脂肪变性。二次伤害（打击），可导致肝脏氧化应激，导致疾病发展为 NASH。已提出许多可能的二次打击，如线粒体解偶联蛋白（UCP-2）的变化、细胞色素 P450 2E1 的变化、铁负荷过多、促炎症反应的细胞因子如肿瘤坏死因子 -α、NF-κB、白细胞介素 -1 和其他级联途径等。

临床表现

对怀疑患有脂肪性肝病的患者应详细了解其体重变化情况、儿童期肥胖史以及糖耐量异常、妊娠期糖尿病或 2 型糖尿病、高甘油三酯血症、高密度脂蛋白水平降低和其他脂代谢紊乱史。

诊断

NAFLD 的诊断要求详细地了解患者的酒精使用史、肝毒性药物服用史以及草药、补品和非处方药等应用史。除此之外应排除其他可导致脂肪性肝炎的疾病，如空回肠旁路、全胃肠外营养以及其他遗传或代谢性紊乱等。严重营养不良也可导致 NASH，表现为肝脏褐色萎缩（图 160.2）。恶性营养不良症与婴儿脂肪性肝病有关。

常规体检可发现脂肪变性和脂肪性肝炎，大多数患者没有症状，有些则出现乏力、不适、右上腹部胀痛或压痛。体格检查可发现肥胖体型，包括向心性或躯干肥胖和腰臀比增加。患有该病的儿童常表现为肥胖，并且 1/3 的儿童和青少年患者存在胰岛素抵抗的标志——黑棘皮病。患者偶尔会表现晚期肝病症状，包括腹水、静脉曲张出血或肝性脑病。

血液检查常显示血清肝酶轻度至中度升高，血清天冬氨酸转氨酶（AST）和丙氨酸转氨酶（ALT）升高 2~5 倍。AST/ALT 比值升高提示肝硬化，但肝硬化患者的 AST/ALT 比值通常低于酒精性肝病患者。空腹血糖和甘油三酯水平可升高；此外高达 50% 的患者可能出现血清铁蛋白水平的升高，血清铁蛋白是一种急性期反应蛋白，约 10% 的患者可有血清转铁蛋白 - 铁饱和度的增加，但在无 *HFE* 变异患者的

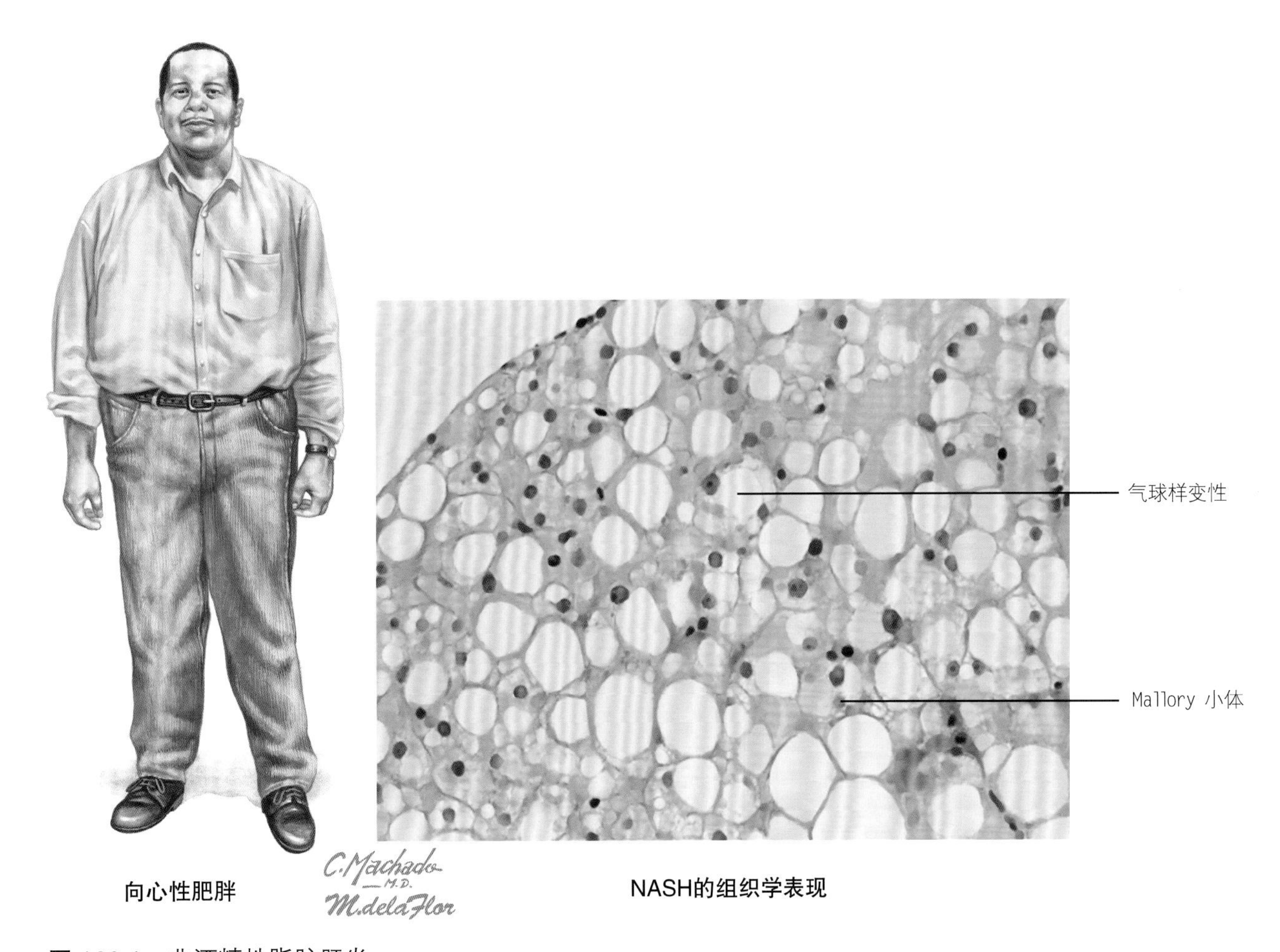

图 160.1　非酒精性脂肪肝炎

肝组织内的铁通常不会增加。超声检查可显示“明亮肝”。CT 常显示肝脏比脾脏暗。MRI 可以显示脂肪在 T_1 加权信号像衰减增加。然而，目前的无创性检查措施尚无法区分单纯的脂肪变性和 NASH。一些无创性血清检测指标可以帮助识别高危患者，指标包括 FIB-4 指数（年龄、AST、ALT、血小板计数）和 NAFLD 纤维化评分（NFS），包括年龄、AST、ALT、血小板计数、体重指数（BMI）、高血糖和白蛋白。超声引导下的肝脏瞬时弹性测定（Fibroscan）和磁共振弹性成像（MRE）已成为鉴别 NAFLD/NASH 患者肝脏纤维化严重程度的有用工具，但肝活检仍然是诊断 NASH 的“金标准”，且对于存在发展为 NASH 或存在纤维化风险的 NAFLD 患者以及病因不明的慢性肝病患者同样可进行肝活检。

治疗和处理

应鼓励患者通过控制饮食和运动来减轻体重，并将其作为所有 NAFLD 患者的一线干预措施。最近的研究表明，减轻 7%~10% 的体重即可显著改善脂肪性肝炎或纤维化。此外对严重肥胖或有其他代谢疾病的患者，可以选择性考虑药物减肥治疗、内镜和外科减肥手术。已有研究证实，减肥手术后体重减轻程度与 NASH 或其他代谢性疾病相关的组织学及临床改善程度成正相关。运动是均衡减肥方案的重要组成部分，只运动已被证明也可以改善 NAFLD。针对 NASH 的药物治疗是目前研究的主题，已有研究发现一些可能有效的药物，目前 NASH 患者的一线治疗药物包括维生素 E 和吡格列酮。由于担心高剂量维生素 E 会增加血管疾病、恶性肿瘤的风险和增加其他疾病死亡率的风险，其只选择性地用于一部分 NASH 患者。吡格列酮对 NASH 伴糖耐量异常和糖尿病患者均有效，可以用于胰岛素敏感标准的患者。大量的试验药物正在进行第 2 期和第 3 期临床试验，未来可更有效地治疗 NASH，其中包括处于第 3 阶段的针对特异性受体的靶向药物，这些受体在 NASH 和纤维化发展过程中起到关键作用（FXR、PPAR、CCR-2/5 和 ASK-1）。

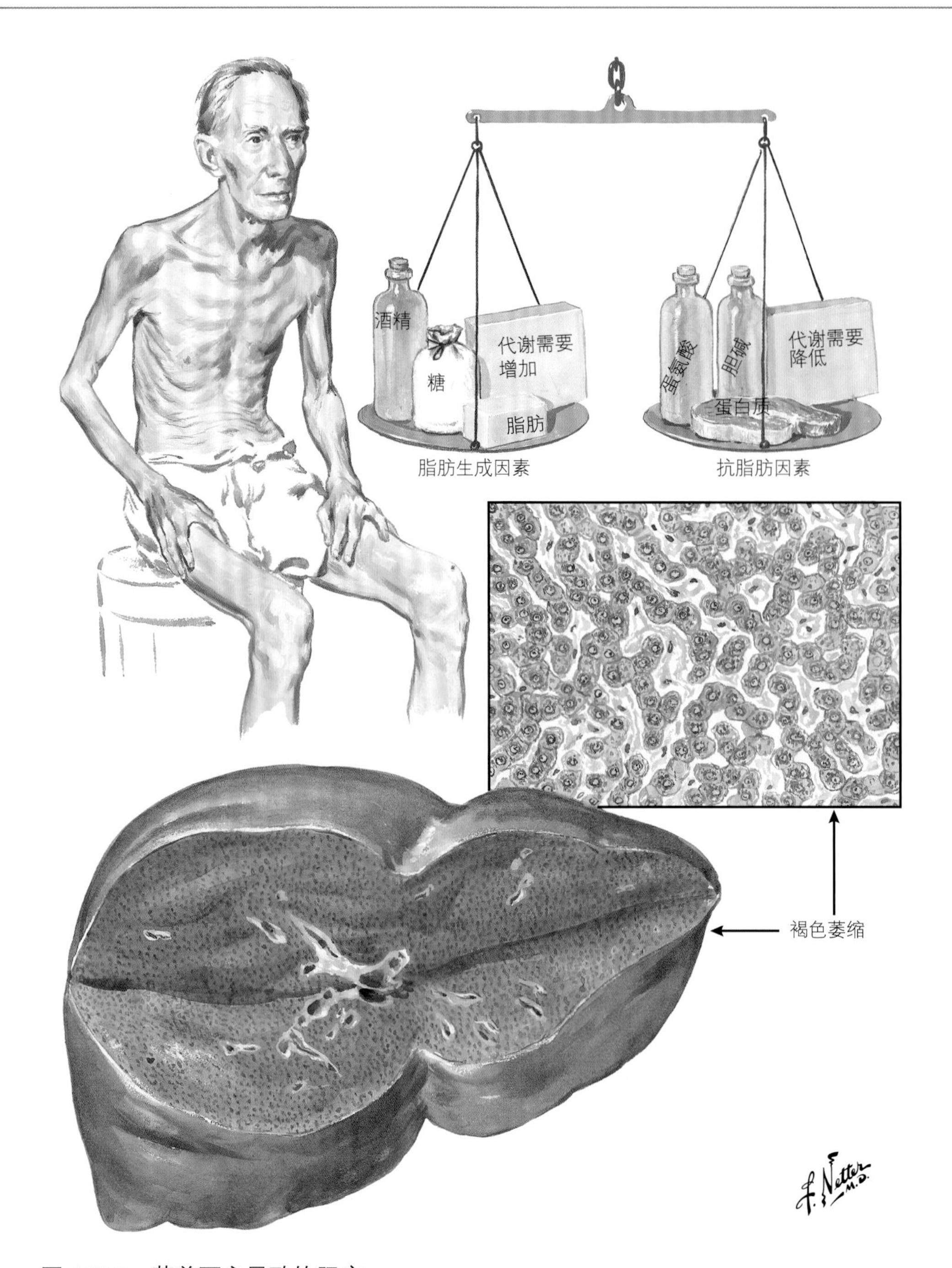

图 160.2 营养不良导致的肝病

（Joseph K. Lim，Kris V. Kowdley 著 杨丛艺 译 陈宁 审校）

其他资源

Chalasani N, Younossi Z, Lavine JE, et al: The diagnosis and management of nonalcoholic fatty liver disease: practice guidance from the American association for the study of liver diseases, *Hepatology* 67:328–357, 2018.

Diehl AM, Day C: Cause, pathogenesis, and treatment of nonalcoholic steatohepatitis, *N Engl J Med* 377:2063–2072, 2017.

Rinella ME: Nonalcoholic fatty liver disease: a systematic review, *JAMA* 313:226–373, 2015.

Serfaty L: Management of patients with non-alcoholic steatohepatitis (NASH) in real life, *Liver Int* 38(Suppl 1):52–55, 2018.

Wong VW, Chitturi S, Wong GL, et al: Pathogenesis and novel treatment options for non-alcoholic steatohepatitis, *Lancet Gastroenterol Hepatol* 1:56–67, 2016.

Younossi ZM, Loomba R, Rinella ME, et al: Current and future therapeutic regimens for non-alcoholic fatty liver disease (NAFLD) and non-alcoholic steatohepatitis (NASH), *Hepatology* 2017. [Epub ahead of print].

第161章

肝外胆道梗阻

胆汁生成和（或）排泄障碍会造成胆汁淤积性肝病，出现黄疸、瘙痒等临床症状。乳头顶端肝外胆道梗阻只有发生在左右肝管汇合处和Vater壶腹之间才会引起黄疸。而单个肝管分支阻塞后，其他正常的肝管因有代偿作用，临床上不表现黄疸，但除胆色素以外的其他胆汁成分的排泄可能不容易完全代偿，血清碱性磷酸酶（ALP）或总胆固醇水平可能会升高。梗阻可分为完全性和不完全性梗阻，而不完全性梗阻常表现为间歇性梗阻。

肝外完全性胆道梗阻常由肿瘤引起，起初常为不完全性，随后发展成永久性的完全性梗阻（图161.1和图161.2）。有时肿瘤的退行性改变或出血可能导致梗阻组织脱落，使完全性梗阻得到暂时缓解，临床上通过化验检查可能发现血便。

内源性梗阻性肿瘤常是恶性肿瘤，主要包括胆管癌和壶腹癌。胰腺癌（可能压迫或使胆管扭曲）、向外浸润的胆囊癌以及转移到肝淋巴结的肿瘤和其他外源性肿瘤都必须侵及胆管壁才能造成梗阻。肿瘤若没有固定在胆管上，活动度尚可，则不能导致完全性梗阻。因此，即便是广泛转移到肝淋巴结的肿瘤，如霍奇金病、白血病和网状细胞肉瘤，都很少产生梗阻性黄疸。在肝淋巴结炎性肿胀的情况下出现的黄疸，几乎都是由肝内原因引起的。

胆结石进入并嵌顿于胆管，起初可造成胆管痉挛和水肿。这可能与完全性梗阻有关，但梗阻常为暂时性的，症状很快消失。如果结石没有从胆管中去除，可引起持续性的不完全性梗阻，此时结石可能类似一个球状瓣膜，使胆管呈慢性、间歇性的梗阻。这种结石性梗阻，常有一个短暂的完全性梗阻期，随后以间歇性梗阻存在，典型特征为间歇性高胆红素血症。

由手术中胆管损伤或炎症性病变引起的胆道狭窄也可造成胆道梗阻。其他造成梗阻的罕见病因有胆道先天性闭锁、周围器官的炎性浸润（消化性溃疡、胰腺炎）、十二指肠憩室、异物和寄生虫等。

机械性梗阻会迅速导致梗阻部位以上的胆管扩张（图161.3）。胆囊管梗阻会导致胆囊扩张。如果胆囊管末端发生梗阻，结石下移并嵌于胆总管，会引发黄疸和胆囊扩张（Mirizzi综合征）。胆总管结石造成的梗阻常伴有胆囊炎症，胆囊可为纤维化改变，扩张不明显。靠近Vater壶腹的肿瘤造成的胆管梗阻，胆囊扩张明显，并可触及一个大的薄壁囊肿（Courvoisier胆囊）。

从组织病理学上看，胆道完全性梗阻比不完全性梗阻对肝脏的影响进展更迅速。首先可见小叶中央区肝细胞和库普弗细胞胞质中积聚胆色素。同时，胆汁浓缩形成胆栓，堆积在扩张的毛细胆管中。胆小管周围的肝细胞可见胞质变性和核固缩（羽毛状变性）。此时，实验室检查可发现高胆红素血症和胆红素尿，血清ALP活性升高。随后，门管区出现炎性浸润，伴有小叶旁毛细胆管和门静脉周围胆管增生。此时血清ALP升高更显著，总胆固醇水平也会升高。

如果胆道梗阻持续存在，毛细胆管增生增多，外周胆管中甚至会形成胆汁管型。扩张的毛细胆管内含有较厚的胆汁栓和微小结石，尤其是在肝小叶实质和门管区的交界处，周围常伴有纤维化。

尽管这些特征在肝内和肝外胆汁淤积中都会存在，但胆汁外溢和胆汁梗塞只见于肝外胆道梗阻。当完全性梗阻后，两者在长时间胆汁淤积后就会出现。小叶间胆管上皮层坏死后，胆汁流入管壁，随后肝门管区金黄色的胆汁周围就会出现肉芽组织。在局限性病灶内，肝细胞胞质异常，并伴胆汁着色。

梗阻晚期，继发性肝细胞损伤可能很严重，并在肝功能检查中表现出明显的异常。在胆道梗阻的晚期，肝脏变大，呈深绿色，切面可见扩张明显的

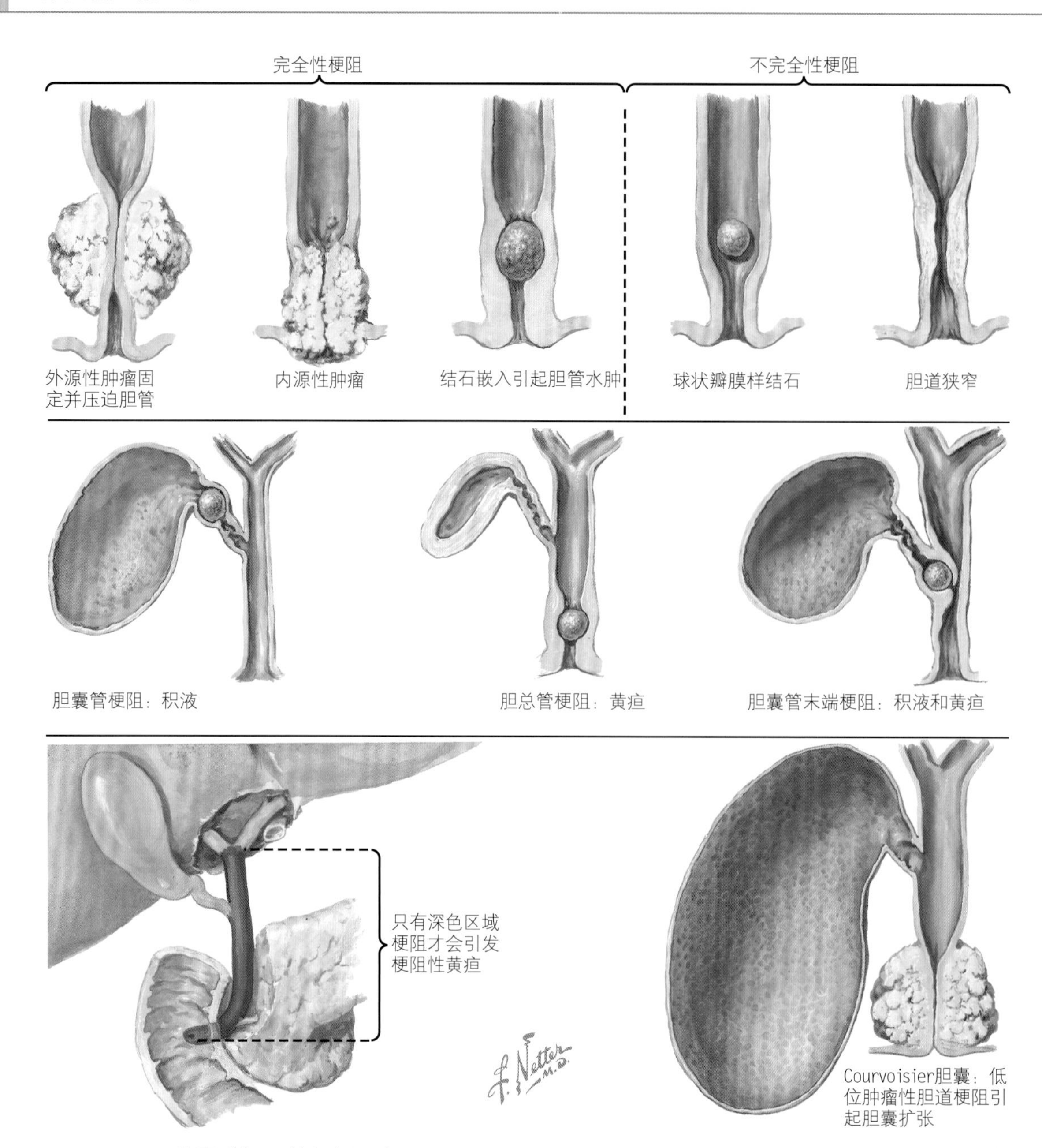

图 161.1 肝外胆道梗阻的机制和类型

胆管。最终，肝内纤维组织增生，肝细胞结节状再生，形成肝硬化。

（Joseph K. Lim，Kris V. Kowdley 著
吴春华 译 陈宁 审校）

其他资源

Chazouilleres O: Novel aspects in the management of cholestatic liver disease, *Dig Dis* 34:340–346, 2016.

De Vries E, Beuers U: Management of cholestatic disease in 2017, *Liver Int* 37(Suppl 1):123–129, 2017.

Goldstein J, Levy C: Novel and emerging therapies for cholestatic liver disease, *Liver Int* 2018. [Epub ahead of print].

Gossard AA, Talwalkar JA: Cholestatic liver disease, *Med Clin North Am* 98:73–85, 2014.

Jungst C, Lammert F: Cholestatic liver disease, *Dig Dis* 31:152–154, 2013.

Nakanishi Y, Saxena R: Pathophysiology and diseases of the proximal pathways of the biliary system, *Arch Pathol Lab Med* 139:858–866, 2015.

Pollock G, Minuk GY: Diagnostic considerations for cholestatic liver disease, *J Gastroenterol Hepatol* 32:1303–1309, 2017.

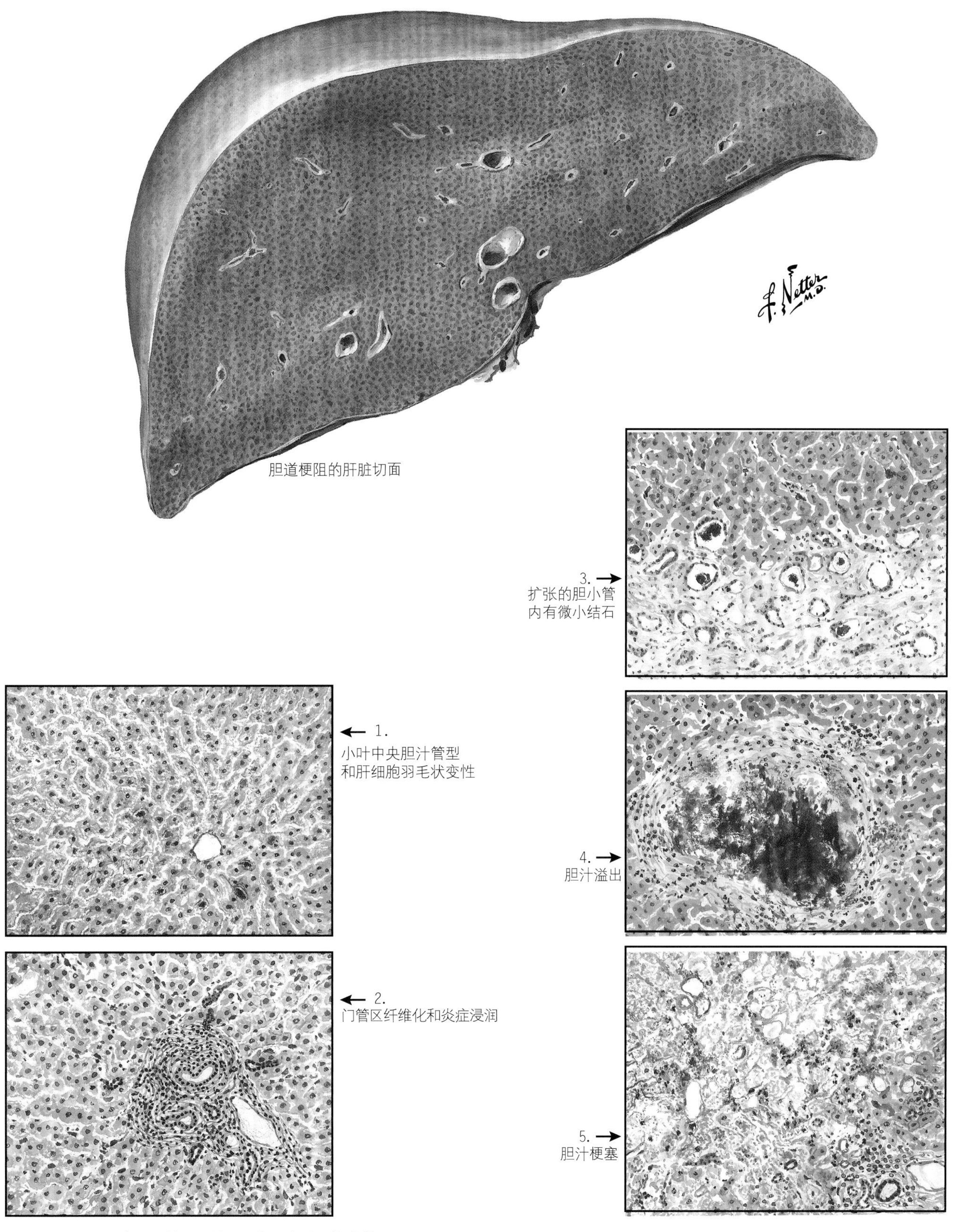

图 161.2　肝外胆道梗阻的肝脏和组织学分期

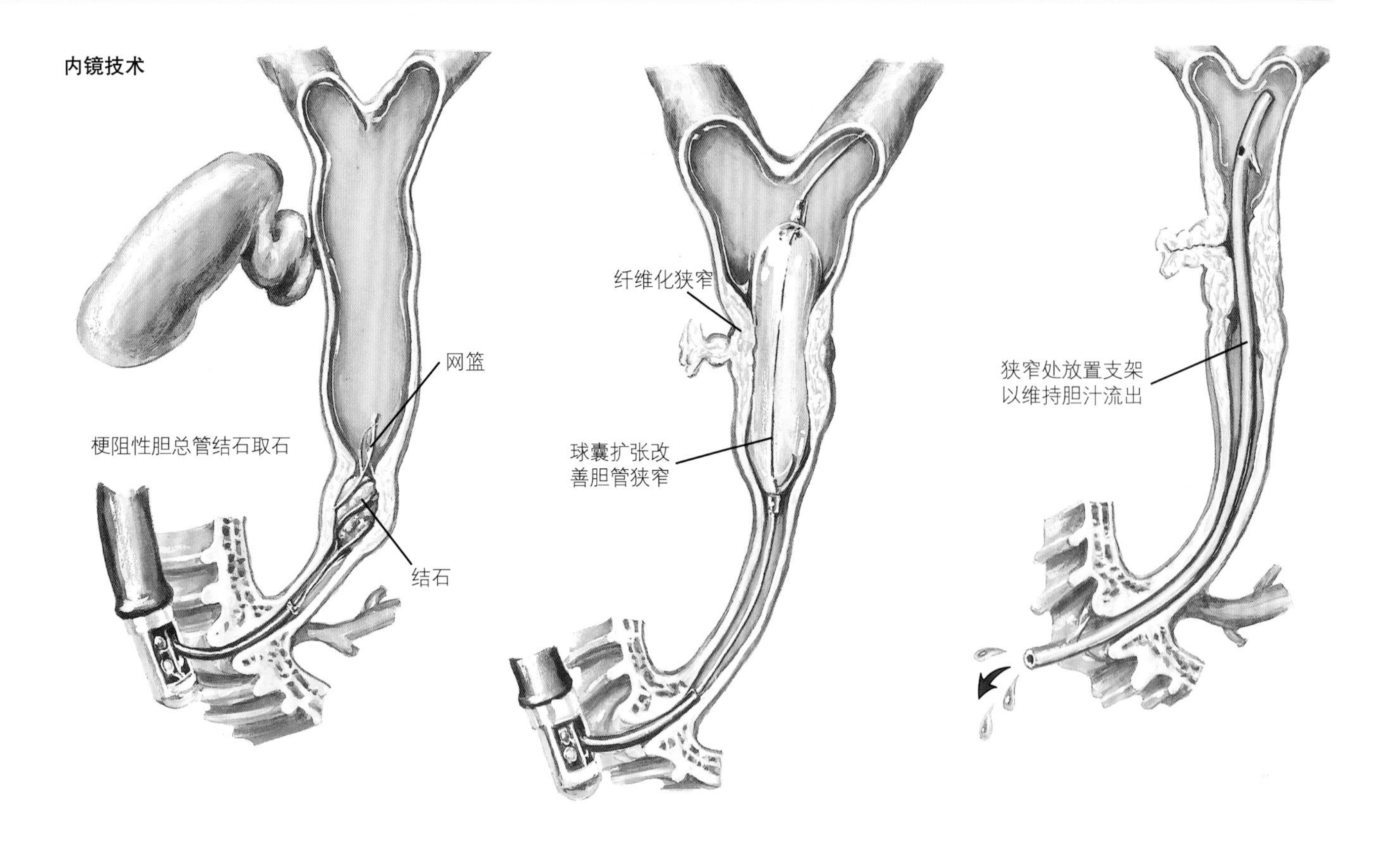

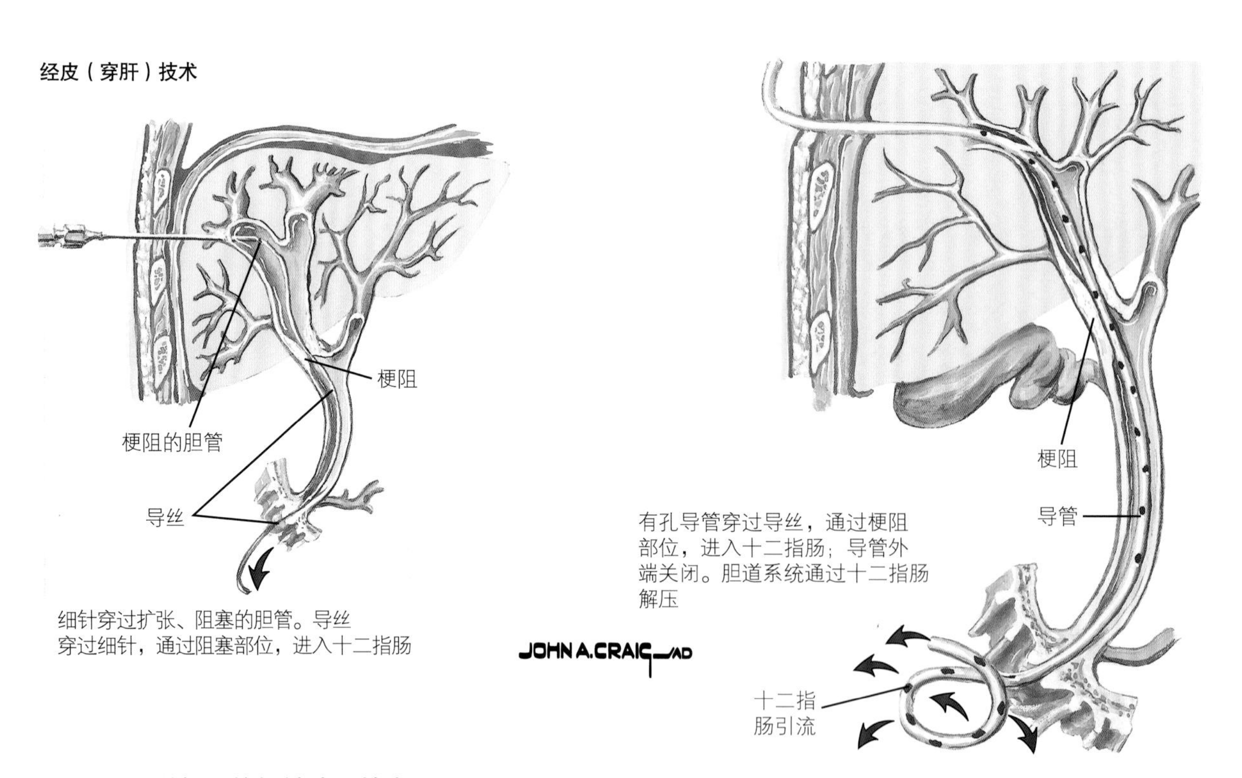

图 161.3 胆道梗阻的机械减压技术

第 162 章

原发性胆汁性胆管炎

原发性胆汁性胆管炎（primary biliary cholangitis，PBC）既往被称为原发性胆汁性肝硬化，是一种慢性胆汁淤积性肝病，其特征为累及肝内小叶内胆管的淋巴细胞性胆管炎（图 162.1 和图 162.2）。上述胆管被免疫攻击是 PBC 病理生理学发展的第一步，第二步是由胆汁淤积和胆管丧失引起的毒性胆汁酸潴留引起的肝脏毒性。初次“打击”是指活化的 T 淋巴细胞对小叶内胆管的免疫攻击，是有遗传倾向的患者的自身免疫反应。虽然大多数 PBC 患者都有针对线粒体丙酮酸脱氢酶复合物的抗体，但这种自身抗体如何攻击胆管细胞尚不清楚。然而，关于引起 T 细胞介导的攻击胆管细胞的实际触发因素的信息有限。来自 FOLD 的最新数据显示，在美国，PBC 的患病率估计为 29.3/100 000，平均患病年龄为 60 岁，其中女性（42.8/100 000）和 60~70 岁患者（44.7/100）的发病率较高，而男性和非裔美国人的发病率较低。大约 95% 的 PBC 患者是女性，大多数患者的年龄在 25~85 岁之间；另外，PBC 在青少年中很少见。

诊断

对于胆汁淤积性的血清碱性磷酸酶升高者均应考虑存在 PBC 的可能。该病的血清学特征表现为 90%~95% 的患者抗线粒体抗体（AMA）呈阳性。然而人群中仅有 0.5% 的 AMA 阳性率，其中发展为 PBC 的不到 10%。相反，大约 5% 的 PBC 患者血清 AMA 为阴性，需要根据其特征性的临床表现、肝损伤的类型和组织病理学进一步确认。另外，抗核抗体（ANA）、抗平滑肌抗体（ASMA）和血清 IgG（高球蛋白血症）也可能升高。PBC 患者的肝活检的特征显示为胆管慢性损伤及淋巴细胞性胆管炎、胆小管增生和不同程度的纤维化，非干酪性肉芽肿常见，组织学分期包括Ⅰ期（胆管损伤）、Ⅱ期（胆小管增生期）、Ⅲ期（桥接纤维化）和Ⅳ期（肝硬化）（图 162.3 和图 162.4）。一般无界面性肝炎，PBC 的变异包括自身免疫性胆管炎或重叠综合征，这些患者可能有 PBC 的组织学特征，但血清学检查提示为自身免疫性肝炎（ANA 或 ASMA 阳性）。PBC 的临床表现具有不确定性，在早期往往是无症状的，而疲劳和瘙痒是 PBC 最常见的症状，这两种症状在高达 70% 的患者中都可以观察到。而其他症状，如干燥综合征（干眼症或口干）、雷诺综合征和皮肤钙质沉着症也可出现。

PBC 的鉴别诊断包括其他病因所致的肝内或肝外胆汁淤积（图 162.5）。药物所致的胆汁淤积是常见的肝脏疾病之一，表现与 PBC 相似。雌激素水平升高，可见于妊娠或应用口服避孕药的女性。肝外胆道梗阻通常是通过肝胆造影检查发现存在肝内或肝外胆管扩张，常见病因包括术后胆道狭窄、胆管癌和胆总管结石。因此，对于急性或慢性胆汁淤积症患者必须先排除胆道梗阻，特别是由于胆道梗阻导致的胆汁淤积可能会导致严重的并发症，其可以通过胆道造影或外科手术治疗。药物或梗阻引起的肝内胆汁淤积的组织学特征可能有助于诊断非典型临床表现和 AMA 呈阴性的 PBC 患者。

治疗和处理

由于 PBC 的病理生理学可能是由于自身免疫以及毒性、疏水性的胆汁酸潴留所致。PBC 的治疗主要集中在免疫抑制剂或降低与疏水性胆汁酸滞留相关毒性的药物。皮质类固醇、硫唑嘌呤、环孢素和其他免疫抑制疗法已被应用，但没有明确的疗效。

治疗 PBC 的主要药物是熊去氧胆酸（UDCA），可靠的随机试验清楚地表明 UDCA 可以有效地延缓 PBC 的病程进展，通过对一些试验的数据进行合并并

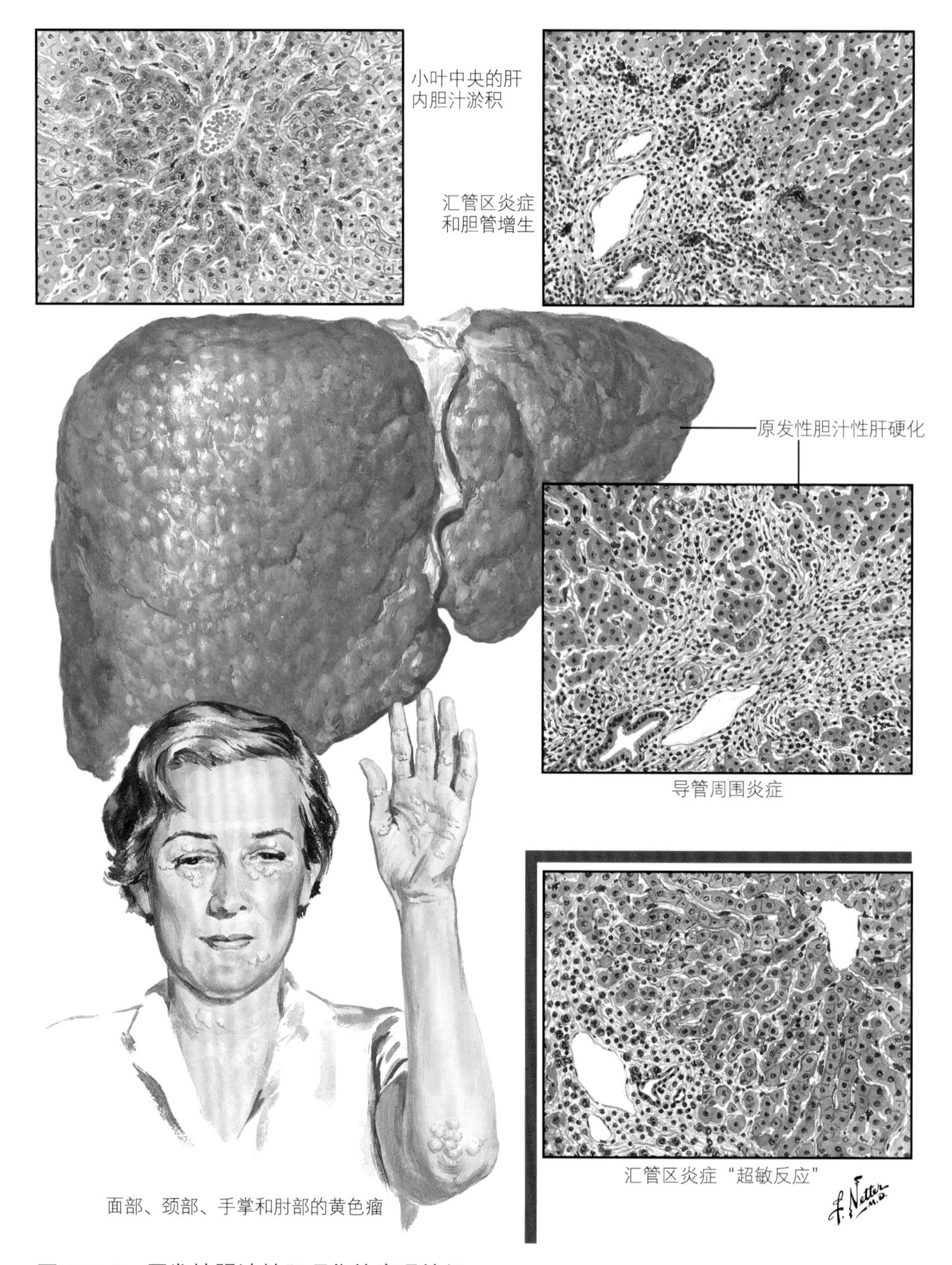

图 162.1 原发性胆汁性肝硬化的病理特征

分析，显示 UDCA 可以减少肝移植的需要和死亡率，对中度或重度疾病患者起效最显著，而对轻度组织学病变且肝功能代偿良好（血清胆红素 <1.4 mg/dl）的患者则效果甚微。与此不同，美国的一项多中心研究发现，轻症患者最有可能受益于 UDCA，但这项研究只有 2 年的时间。UDCA 已被证明可以改善组织学病变，并可能减轻门静脉高压。基于这些数据，UDCA 被批准用于治疗 PBC，剂量为每天 13~15 mg/kg，其疗效优于低剂量（每天 5~7 mg/kg）或高剂量（每天 23~25 mg/kg）方案。另外，该药应循序渐进，分次给药。治疗期间应注意监测肝脏指标，约 20% 的患者在 2 年内肝酶可变为正常，约 90% 的患者在 6~9 个月内病情发生好转。关于 UDCA 是否可以改善 PBC 的长期转归尚存争议，最近的一些研究表明，UDCA 可以改善肝硬化、门静脉高压和延缓肝衰竭的病程进展，但它似乎不能改善 PBC 相关的骨病或疲劳症状。

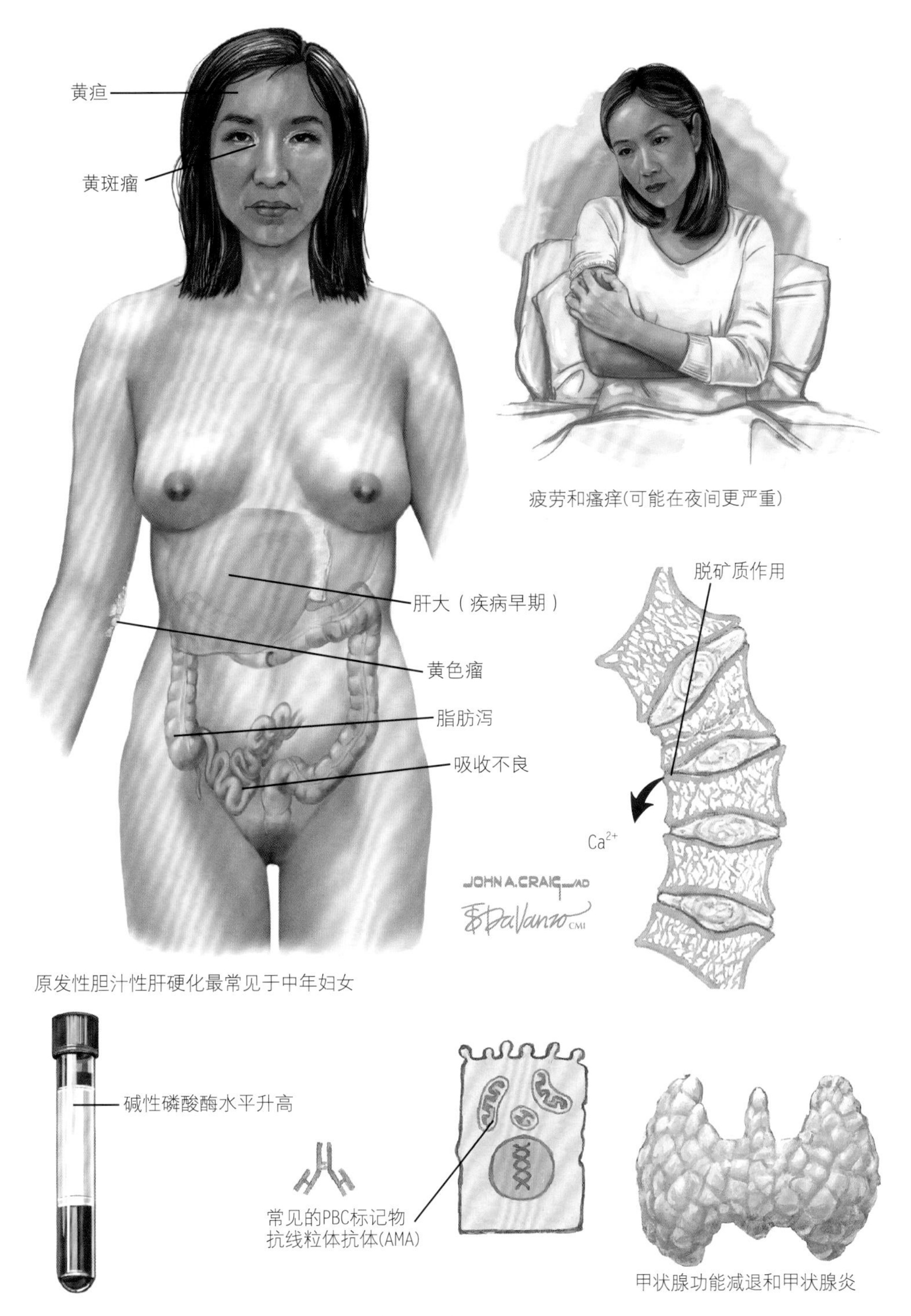

图 162.2　原发性胆汁性胆管炎的临床特点

目前有多种评分系统可用来评估患者对治疗的反应，包括巴塞罗那、巴黎、鹿特丹和多伦多评分标准，它们均关注血清碱性磷酸酶、总胆红素和肝转氨酶的降低。最近，GLOBE 评分（年龄、胆红素、碱性磷酸酶、白蛋白、血小板数）在 1 年的 UDCA 治疗中，5 年、10 年和 15 年无移植存活率的预测价值更高。对于 6~12 个月后对 UDCA 未能起效的患者，可考虑使用奥贝胆酸（OCA）治疗，该疗法已获美国 FDA 批准用于使用 UDCA 治疗但血清碱性磷酸酶仍未降至正常上限 1.67 倍的患者。药物剂量为每天 5~10 mg，用药过程中需要监测，因其有瘙痒等副作用，对于晚期肝病患者，应根据肝功能情况谨慎使用。

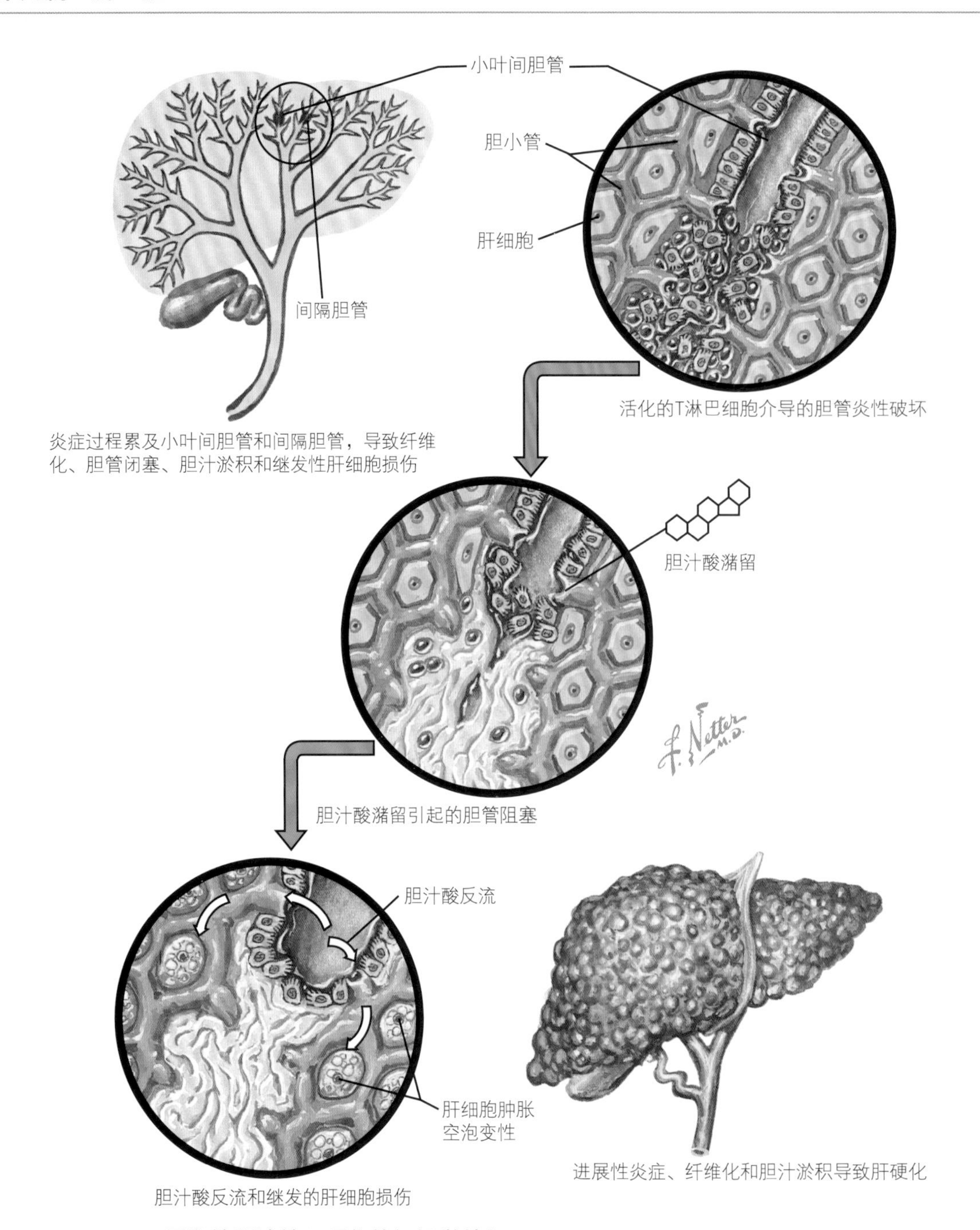

图 162.3 原发性胆汁性肝硬化的组织学特征

病程和预后

PBC 患者的生存率与疾病的分期有关。无症状患者死于肝病的风险并不增加，而有症状的患者比对照组更有可能死于肝病。然而，一项研究发现在随访中 90% 的无症状患者在平均 7 年后出现症状。除了 GLOBE 评分，Mayo 模型（血清白蛋白、胆红素、凝血酶原时间、年龄以及水肿程度）可预测患者肝移植后或不接受肝移植患者的生存率，且已被用于确定患者接受肝移植的最佳时机。

（Joseph K. Lim，Kris V. Kowdley 著
杨丛艺 译 陈宁 审校）

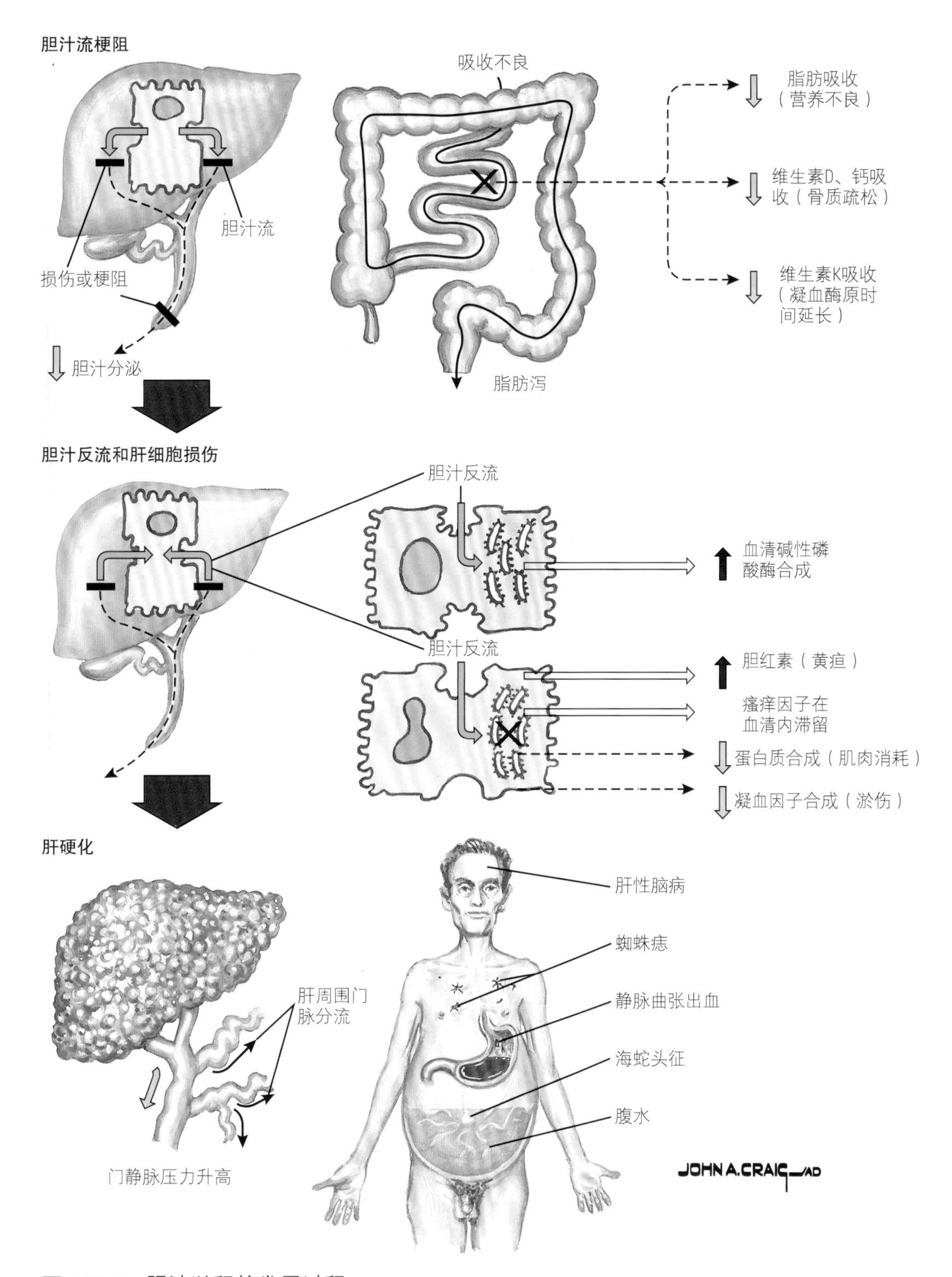

图 162.4 胆汁淤积的发展过程

其他资源

Ali AH, Carey EJ, Lindor KD: Diagnosis and management of primary biliary cirrhosis, *Expert Rev Clin Immunol* 10:1667–1678, 2014.

Carey EJ, Ali AH, Lindor KD: Primary biliary cirrhosis, *Lancet* 386: 1565–1575, 2015.

Goldstein J, Levy C: Novel and emerging therapies for cholestatic liver disorders, *Liver Int* 2018. [Epub ahead of print].

Hirschfield GM, Beuers U, Corpechot C, et al: EASL clinical practice guidelines: the diagnosis and management of patients with primary biliary cholangitis, *J Hepatol* 67:145–172, 2017.

Karlsen TH, Vesterhus M, Boberg KM: Review article: controversies in the management of primary biliary cirrhosis and primary sclerosing cholangitis, *Aliment Pharmacol Ther* 39:282–301, 2014.

Lindor KD, Gershwin ME, Poupon R, et al: Primary biliary cirrhosis, *Hepatology* 50:291–308, 2009.

Lu M, Li J, Haller IV, et al: Factors associated with prevalence and treatment of primary biliary cholangitis in United States health systems, *Clin Gastroenterol Hepatol* 16:1333–1341, 2018.

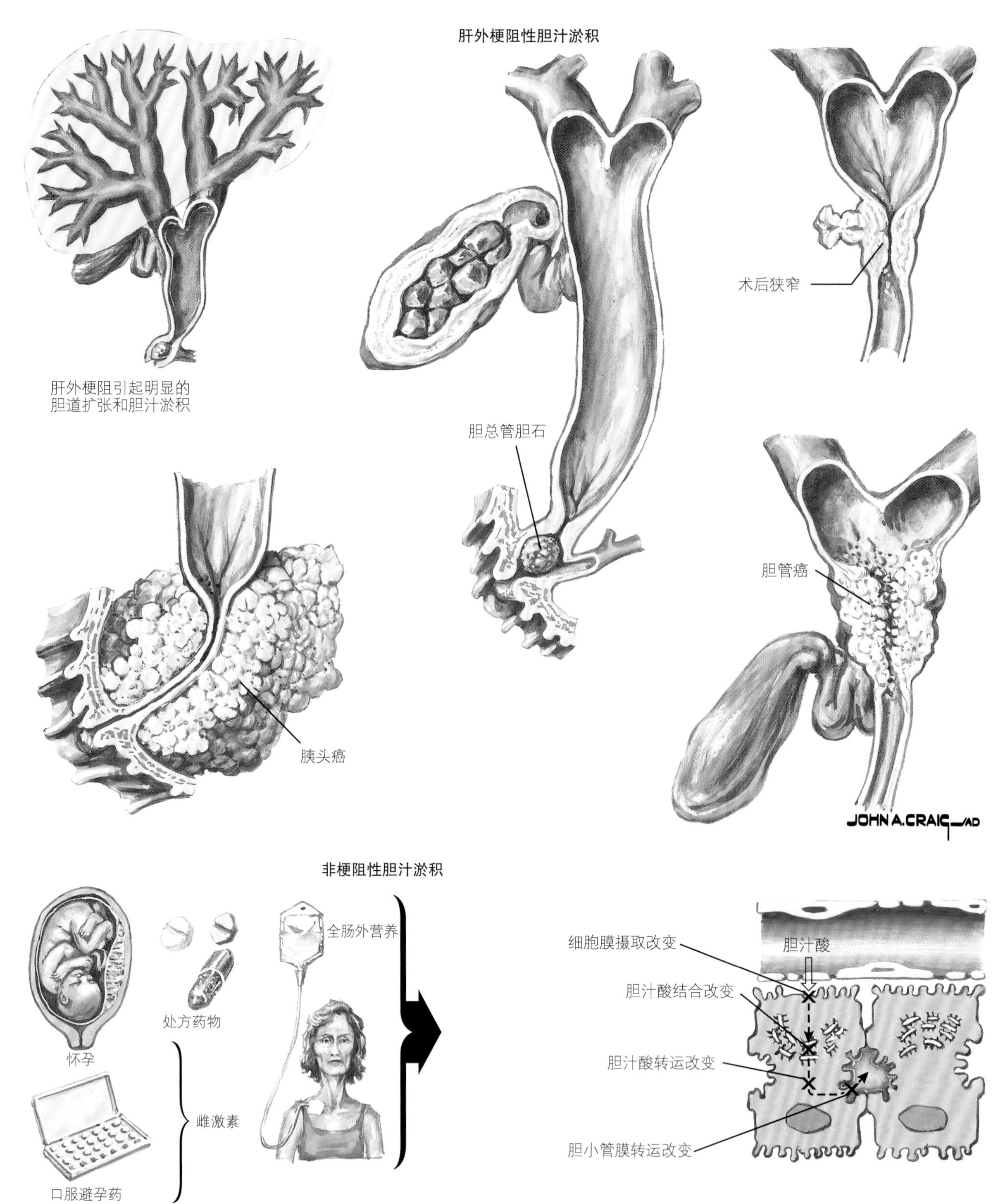

图 162.5 原发性胆汁性肝硬化的鉴别诊断

第 163 章

原发性硬化性胆管炎

原发性硬化性胆管炎（primary sclerosing cholangitis，PSC）是一种少见的、慢性胆汁淤积性肝脏疾病，其特点是肝内和肝外胆管系统纤维闭塞性炎症。由于其与炎症性肠病（inflammatory bowel disease，IBD）强烈相关，故 PSC 被认为具有自身免疫色彩。PSC 可以导致进行性纤维化性慢性胆管病变、肝硬化、肝衰竭，并导致结直肠癌和肝胆管恶性肿瘤（如胆管癌和肝细胞性肝癌）的风险增加。

PSC 患者体液免疫指标异常包括血清免疫球蛋白 M（IgM）和 IgG 增高，多种自身抗体如抗平滑肌抗体和抗中性粒细胞胞浆抗体水平升高。PSC 患者的细胞免疫也有改变，其肝脏中 CD_4 T 细胞的表达增加。有研究发现 PSC 患者体内的一种抗体（结肠上皮蛋白，CEP）与结肠上皮细胞存在交叉反应（图 163.1）。

临床表现

越来越多的证据提示 PSC 的遗传易感性可能会影响疾病的表现，如观察到 PSC 患者表达 HLA DRw52a 或 HLA B8 的水平增加、囊性纤维化跨膜转导调节因子（fibrosis transmembrane conductance regulator，CFTR）基因突变增加。PSC 更容易发生于有 IBD 的患者，尤其是有溃疡性结肠炎（UC）的患者。超过 85% 的 PSC 患者合并有 UC，其可能与结肠黏膜通透性增加有关，从而导致胆道细菌感染和慢性胆管炎。

PSC 在美国和全球范围内的发病率尚不明确，估计美国 PSC 的发病率约为（1~6）/10 万；最近一项研究显示，进行年龄校正后的 PSC 发病率为 4.15/10 万，诊断时平均年龄 44 岁，男女间差异不明显。一些研究报道约 5% 的 UC 患者患有 PSC。估计 UC 的发病率约为（40~225）/10 万；因此，在美国，每 10 万人中可能有 1~6 人患有 PSC。但在 6 例 PSC 患者中至少有 1 例无症状，这是基于人口估计发病率的困难之处。一项三级医疗转诊中心的研究显示，用直肠活检标本进行组织学评估，发现约 90% 的 PSC 患者患有 UC，这些患者往往无结肠炎的症状。尽管全部 PSC 患者中 2/3 是男性，但在没有 IBD 的患者中 PSC 的男女之比更接近 1:1（图 163.2）。

诊断

PSC 的诊断建立于胆管改变的基础上，表现为在 MRCP 或 ERCP 检查中有肝内和肝外胆管节段性扩张和（或）狭窄。若 ERCP 不成功，则可以考虑经皮胆道造影（PTC），但应尽可能避免使用 PTC，因为其技术难度更高，且在肝内胆管不扩张的情况下会增加并发症的风险。

在 ERCP 过程中，造影时必须充分充盈肝内胆管，因为 PSC 的诊断是确立在胆管造影基础上的。用阻塞球囊进行胆道造影可以提高诊断质量，但有可能增加其相关并发症的风险。对接受 ERCP 的 PSC 患者常规静脉使用抗生素可以降低感染并发症的发生率。小部分 PSC 患者的胆道造影结果是正常的，可能是由于选择性小节段胆管受累，在常规胆管造影中还不能得以显示。

PSC 的诊断常规不需要肝活检，若诊断不明确或需要明确肝纤维化分期时，应考虑肝活检。典型病理改变是洋葱皮样或中等大小胆管周围同心圆性纤维化，但可能仅在 20% 的组织标本中发现。肝组织活检对于确认是否存在肝硬化特别有用，具有重要的预后价值。对于已经确立诊断的 PSC 患者，新的非侵入性手段，如血清纤维化测定和基于影像的弹性成像术，不久将可能替代肝脏活检用于评估肝纤维化。还应考虑测定 PSC 患者血清 IgG_4 水平，以便除外 IgG_4 相关性硬化性胆管炎。

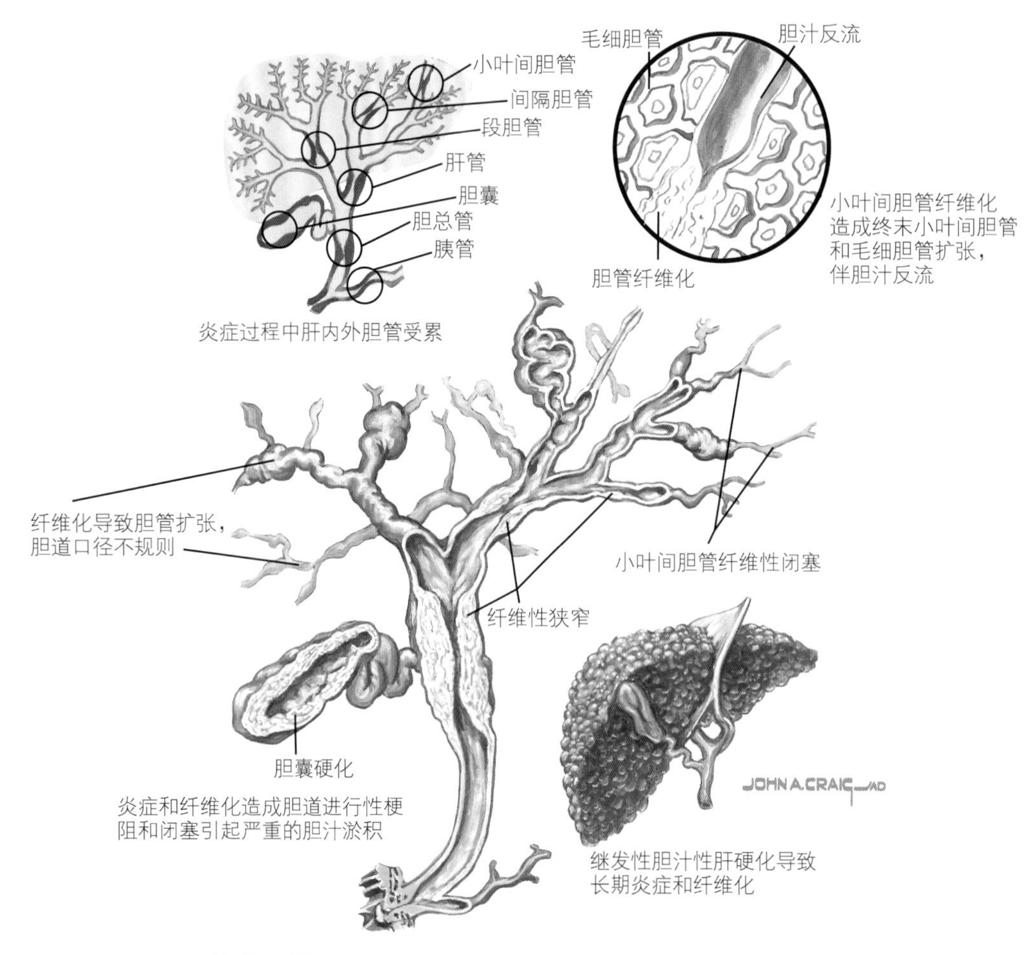

图 163.1 PSC 的病理特征

胆管癌和其他并发症

PSC 患者胆管癌的风险增加（见图 163.2）。PSC 患者胆管癌的实际终身发病率为 10%~15%。但遗憾的是，目前尚无有效的筛查手段检查出尚处于可治愈阶段的早期胆管癌。对 PSC 患者血清中的肿瘤标志物如 CEA 和 CA19-9 进行的研究显示，CA19-9 水平升高至 100 以上可能对 PSC 患者胆管癌的诊断较为敏感和特异。相反，有胆管炎或胆汁淤积的患者即使没有胆管癌，也会出现血清 CA19-9 升高。PSC 患者患胆管炎的风险增加，原因有二：与胆道狭窄相关的胆汁淤积，以及由胆泥或小结石引起的胆管梗阻相关。

治疗和处理

有明显胆道狭窄的 PSC 患者的首选治疗是经 ERCP 内镜下胆道扩张，必要时置入支架；经内镜减压不成功或不可行的情况下，其替代方法是 PTC，也有可能置入支架。对于有明显胆管狭窄的患者，应考虑细胞刷检和（或）内镜下活检，以便排除胆道恶性肿瘤。对于内镜和（或）PTC 干预后的难治性、明显的胆管狭窄，可以选择外科手术治疗。在胆道狭窄胆道减压术的同时常规使用抗生素，可以预防急性胆管炎；有反复发作或顽固性胆管炎的患者可能需要长期的抗生素治疗，并考虑进行肝移植。有几种药物可用于治疗 PSC，包括皮质类固醇激素和其他免疫抑制剂、甲氨蝶呤和熊去氧胆酸（UDCA）。在最大的一项随机对照试验中，UDCA 每天剂量为 13~15 mg / kg，与降低血清肝脏生化指标有关，但经过长达 6 年以上的治疗，其并没有改善患者的临床结局。以上所有这些药物对 PSC 都没有明确的疗效。但最近的研究表明，大剂量 UDCA 可能对 PSC 有效，每天 20~25 mg / kg 的剂量可以很好地被患者耐受，且对降低血清肝脏酶学水平比低剂量 UDCA 更明显。但是两项大样本多中心试验显示，大剂量 UDCA 并不能提高生存率或预防胆管癌。

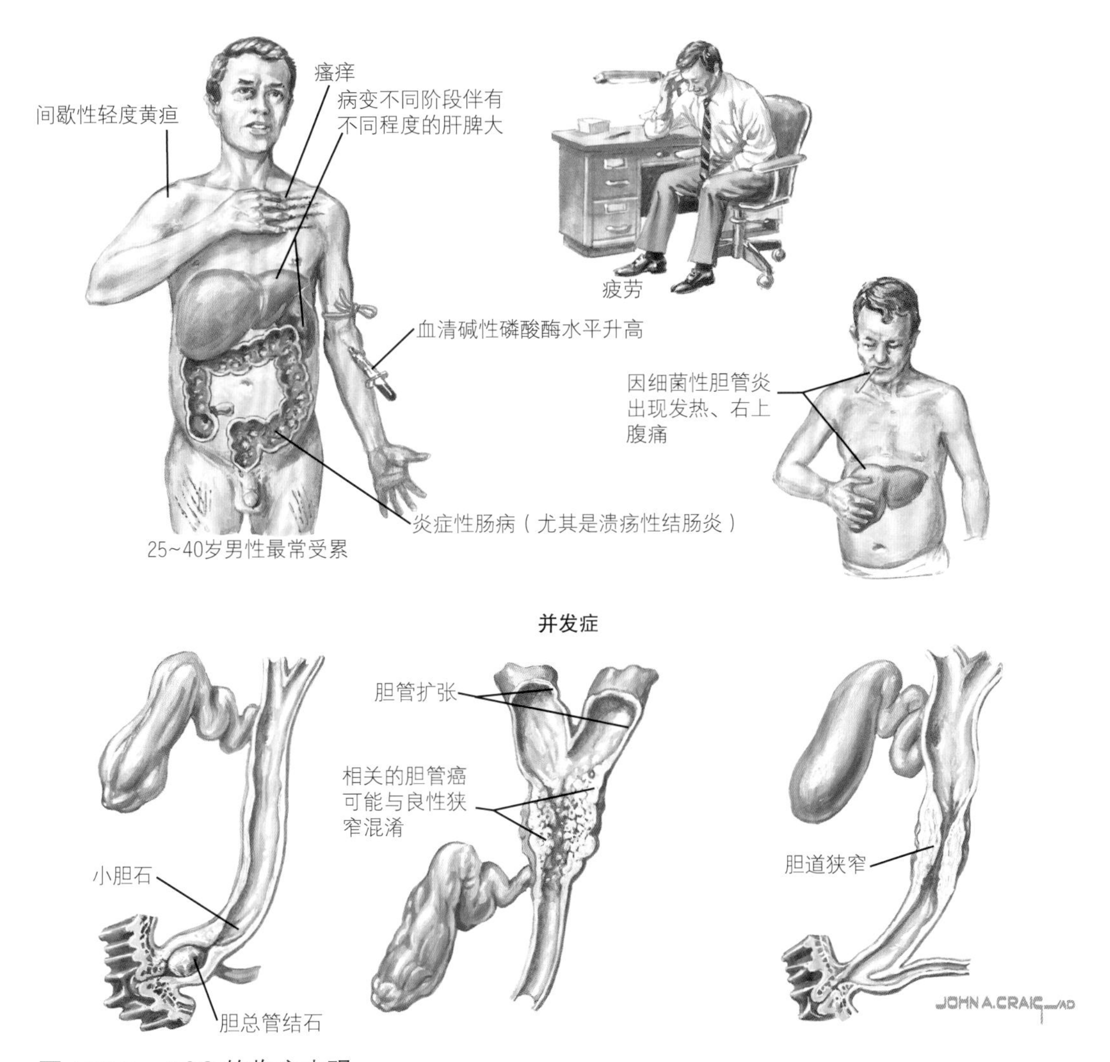

图 163.2　PSC 的临床表现

病程和预后

一些研究清楚表明，PSC 伴有 UC 的患者结肠癌的风险比单纯 UC 患者高。因此，合理的做法是与 PSC 有关的 UC 患者应每年进行结肠镜检查，同时从盲肠到直肠每 10 cm 进行多点活检。发现有高级别不典型增生或与肿块病变有关的不典型增生患者，应行结肠切除。最近的资料显示，UDCA 对 PSC 合并 UC 的患者降低异型增生风险方面可能有化学预防作用。

PSC 患者脂溶性维生素缺乏的风险增加。在一项研究中，多达 25% 的 PSC 患者血浆维生素 K_1（叶绿醌、植物甲萘醌）水平降低；其他脂溶性维生素（维生素 A、25［OH］- 维生素 D、维生素 E）血清水平也经常较低。因此，建议有晚期胆汁淤积性肝病的患者，应测量其血清脂溶性维生素水平，如果发现有降低，则应给予补充治疗。维生素 A 由于其潜在的肝毒性，补充治疗时应谨慎。高脂血症可能会高估维生素 E 的储存量，在评估维生素 E 水平时，建议对血浆总血脂进行校正。

在 PSC 患者中，代谢性骨病也较为常见。尽管偶尔能发现维生素 D 缺乏引起的骨软化症，但骨质疏松症更为常见。

（Joseph K. Lim，Kris V. Kowdley 著
徐亚兰 译　何晋德 审校）

其他资源

Eaton JE, Talwalkar JA, Lazaridis KN, et al: Pathogenesis of primary sclerosing cholangitis and advances in diagnosis and management, *Gastroenterology* 145:521–536, 2013.

Sedki M, Levy C: Update in the care and management of patients with primary sclerosing cholangitis, *Curr Gastroenterol Rep* 20:29, 2018.

Singh S, Talwalkar JA: Primary sclerosing cholangitis: diagnosis, prognosis, and management, *Clin Gastroenterol Hepatol* 11:898–907, 2013.

Sirpal S, Chandok N: Primary sclerosing cholangitis: diagnostic and management challenges, *Clin Exp Gastroenterol* 10:265–273, 2017.

Zein CO: Primary sclerosing cholangitis, *Clin Liver Dis* 17:211–227, 2013.

第164章

自身免疫性肝炎

自身免疫性肝炎（autoimmune hepatitis，AIH）是由自身免疫反应介导的慢性肝脏疾病，是由于机体免疫耐受机制破坏，产生针对肝脏自身抗原的免疫反应。

其起源于特发性肝脏疾病或有潜在遗传倾向的患者受到一些抗原如药物、毒物或病毒等的触发而形成的一系列肝病。AIH 常发生于年轻及中年女性，她们通常合并有其他自身免疫性疾病如自身免疫性甲状腺病、类风湿关节炎、银屑病以及系统性红斑狼疮。AIH 可表现为急性起病，伴有黄疸和血清转氨酶显著升高，其他起病方式包括亚急性或急性重型肝炎和伴或不伴肝硬化的慢性肝炎。

AIH 可分为 1 型、2 型和 3 型。1 型 AIH 的实验室特征包括肝酶升高，伴高 γ 球蛋白血症和高滴度的自身抗体（>1∶120），最常见的自身抗体是抗核抗体和抗平滑肌抗体（ASMA）。2 型 AIH 伴 LKM1 和 LC-1 的抗体。3 型 AIH 肝活检显示慢性肝炎伴慢性活动性炎性细胞浸润的特征。

AIH 的诊断条件包括：临床症状、肝转氨酶升高、免疫球蛋白 G（IgG）增加，以及存在如平滑肌抗体（SMA）、抗 LKM1（肝肾微粒体抗体）等特征性自身抗体，抗 SLA（可溶性肝抗原抗体）或抗 LC-1（肝细胞浆抗原 1 型抗体）。肝活检可以用来证实组织学特征，包括浆细胞浸润和界面性肝炎，且可显示桥接性坏死。国际自身免疫性肝炎研究小组建立了一个基于临床、实验室和组织学特征的分级系统来明确 AIH 的诊断。与其他自身免疫性肝病相似，重叠综合征也可观察到包括原发性胆管炎（PBC）和原发性硬化性胆管炎（PSC）等其他疾病的特征。

对于肝转氨酶显著升高，如血清天冬氨酸转氨酶（AST）或丙氨酸转氨酶（ALT）>10 倍正常上限或 >5 倍正常上限并伴有血清 IgG>2 倍正常上限，和 / 或肝活检表明存在特征性组织学表现并伴随有桥接或多叶坏死表现。皮质类固醇仍然是主要的免疫抑制药物，也可以联合应用其他药物如 6- 巯基嘌呤或硫唑嘌呤以减少类固醇的用量。在临床中采用了多种药物联合治疗，通常推荐的治疗方案包括每天泼尼松 30 mg 联合硫唑嘌呤 50 mg。另外应提醒患者相关的药物副作用，并注意在硫唑嘌呤治疗前或治疗过程中评估血中硫嘌呤甲基转移酶（TPMT）的活性。对这些皮质类固醇或 6- 巯基嘌呤（6-MP）和硫唑嘌呤无效或不能耐受的患者，二线疗法包括环孢素、他克莫司和霉酚酸酯。

（Joseph K. Lim，Kris V. Kowdley 著
杨丛艺 译　陈宁 审校）

其他资源

Czaja AJ: Diagnosis and management of autoimmune hepatitis, *Clin Liver Dis* 19:57–79, 2015.
Czaja AJ: Diagnosis and management of autoimmune hepatitis: current status and future directions, *Gut Liver* 10:177–203, 2016.
Czaja AJ: Review article: the management of autoimmune hepatitis beyond consensus guidelines, *Aliment Pharmacol Ther* 38:343–364, 2013.
Lohse AW, Chazouilleres O, Dalekos G, et al: EASL clinical practice guidelines: autoimmune hepatitis, *J Hepatol* 63:971–1004, 2015.
Manns MP, Czaja AJ, Gorham JD, et al: Diagnosis and management of autoimmune hepatitis, *Hepatology* 51:2193–2213, 2010.
Schmeltzer PA, Russo MW: Clinical narrative: autoimmune hepatitis, *Am J Gastroenterol* 2018. [Epub ahead of print].

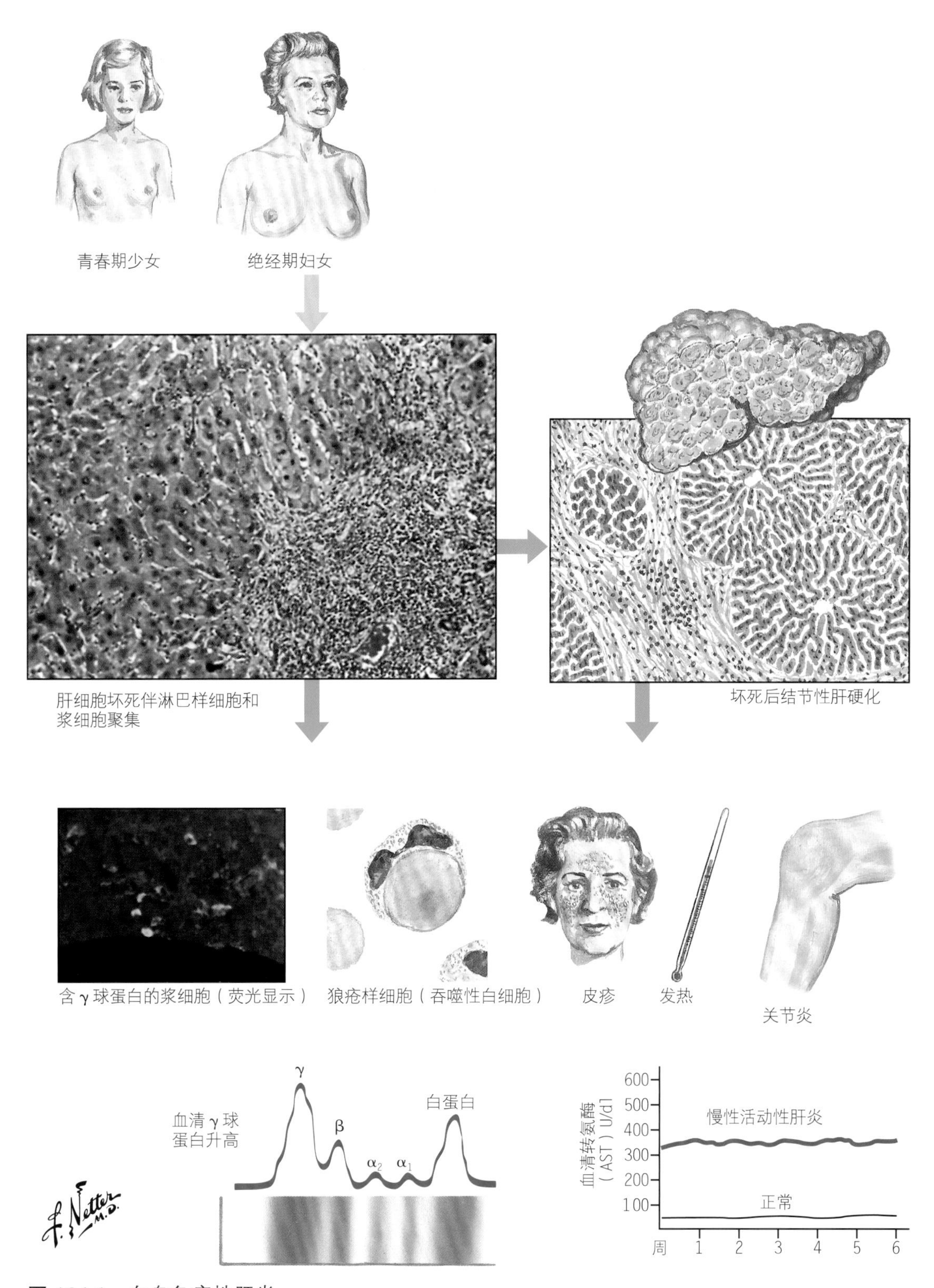

图 164.1 自身免疫性肝炎

第165章

急性病毒性肝炎（甲型、丁型、戊型肝炎）

以肝细胞型肝损伤为主要表现的急性肝炎可能由多种病因所致，包括非嗜肝病毒和嗜肝病毒。在嗜肝病毒中，甲型肝炎、乙型肝炎和戊型肝炎是最常见的急性病毒性肝炎。急性丁型肝炎少见，它一般与急性乙型肝炎并存或在慢性乙型肝炎患者发生重叠感染。与急性病毒性肝炎有关的其他病毒包括巨细胞病毒（cytomegalovirus，CMV）、单纯疱疹病毒（herpes simplex virus，HSV）和E-B病毒（Epstein-Barr virus，EBV），但这些病毒很少与黄疸型肝炎有关。

甲型肝炎（HA）

甲型肝炎病毒（Hepatitis A virus，HAV）在演化上与其他肝炎病毒不同，属于一类新病毒，而被称为肝病毒。HAV是一种无包膜病毒，能够在多种外界环境下生存，例如，它能在干粪便和活牡蛎中生存较长的时间，它可以耐受相对较高的温度。主要传播方式是粪-口传播、人-人传播和被污染的食物和饮水传播。潜伏期一般为1~2周。在出现临床症状之前就能在粪便中找到病毒。在2017—2018年间在美国San Diego和Salt Lake City爆发的急性甲型肝炎，引起了公共卫生机构对这种急性病毒性肝炎的关注。

急性HAV感染和其他病毒性肝炎感染的典型过程见图165.1~图165.3。

临床表现

急性HAV感染的临床表现与其他病因的急性肝炎相似，可能出现中度到重度血清转氨酶（氨基转移酶）升高，黄疸出现的可能性随感染暴露时间的延长而增加。新生儿和儿童往往无症状。基于阳性抗HAV抗体的存在，事实上在发展中国家，很大一部分人口曾经感染过HAV。

HAV感染表现为几种临床类型。急性HAV感染可能完全没有症状，尤其是年轻感染者。很多患者表现为急性黄疸型肝炎，出现所有特征性症状，如疲劳、精神萎靡、恶心、腹痛和厌食。有的患者表现为胆汁淤积型，较长时间黄疸不退，较高的胆汁淤积型肝脏酶学异常。据报道，HA在有些患者可能出现复发性肝炎，病情在明显缓解后复发，复发性肝炎可能持续几个月时间。胆汁淤积和复发性肝炎并不增加死亡风险。还有少数患者，可能表现为急性重型肝炎，需要紧急肝脏移植治疗。再生障碍性贫血是急性HAV感染罕见而严重的并发症。

这些严重并发症的发生率不足5%。50岁以上患者的死亡风险明显高于比其年轻的患者。急性HAV感染不会发展为慢性肝炎。

诊断和管理

通过检测血清中的抗HAV抗体免疫球蛋白M（IgM），可以确立急性HAV感染的诊断。抗HAV-IgM抗体在感染早期出现，4~5个月后消失，此后免疫球蛋白G（IgG）抗体出现在血清中。抗HAV-IgG抗体通常在感染后数年仍可检测到，并具有终身免疫力。

目前已有针对HAV的疫苗。除了对准备到有HAV流行区旅行的旅行者注射疫苗外，还有必要建议对所有患有慢性肝病或免疫抑制的患者以及同性恋者进行HAV疫苗接种。血清免疫球蛋白注射用于HAV暴露后的预防，应在暴露后2周内进行。

丁型肝炎

丁型肝炎病毒（Hepatitis D virus，HDV）是一种有缺陷的RNA病毒，需要乙肝表面抗原（HBsAg）的存在才具有传染性。其最常见的传播方式是在急性感染中与HBV共感染（coinfection）或在慢性乙型

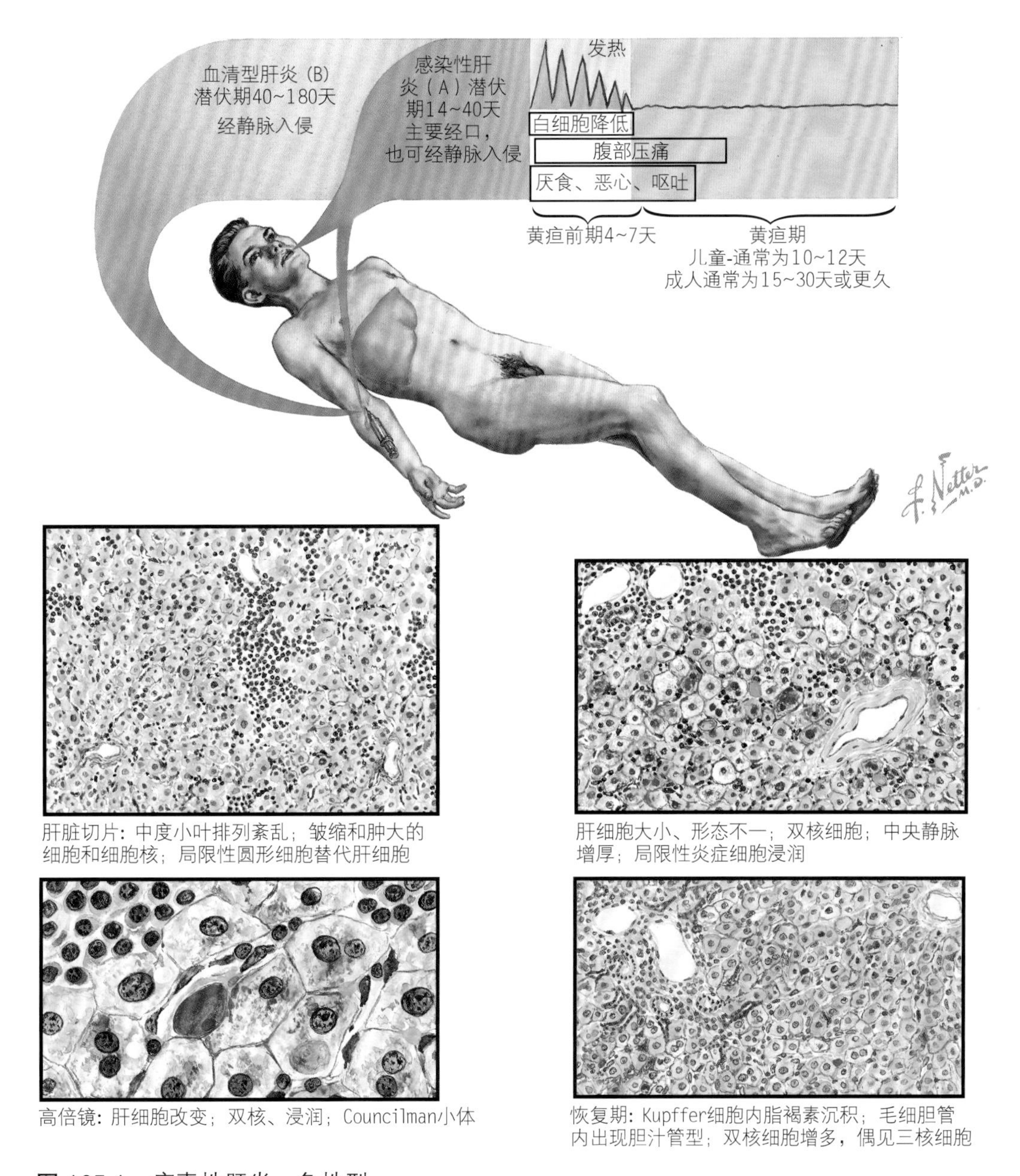

图 165.1　病毒性肝炎：急性型

肝炎患者发生重叠感染。在西方国家，HDV 感染主要见于静脉吸毒者和那些有多次输血史的患者。HDV 急性共感染有增加急性重型肝炎的风险。而在慢性 HBV 感染患者发生的 HDV 重叠感染，可能会加速 HBV 感染的疾病进程。

目前已发现 HDV 有三种常见的基因型（1~3 型）。干扰素治疗对慢性 HDV 感染患者疗效有限。新的试验性治疗 HDV 感染的研究，包括口服异戊二烯抑制剂和口服进入抑制剂，目前正在进行中。

戊型肝炎

戊型肝炎病毒（Hepatitis E virus，HEV）是一种非包膜 RNA 病毒，通过粪 - 口途径传播。HEV 曾在东南亚、中亚、中东、非洲和墨西哥有过大规模的流行。墨西哥 HEV 的暴发流行曾波及美国。

戊型肝炎可能在发达国家比以前估计的更常见，HEV 可以通过动物进行传播，尤其是猪。HEV 在其流行地区最常见的传播方式是经由被污染的水或自来水，而垂直传播（在有 HEV RNA 存在情况下）与新生儿的急性、重症肝炎有关。HEV 的潜伏期可能短

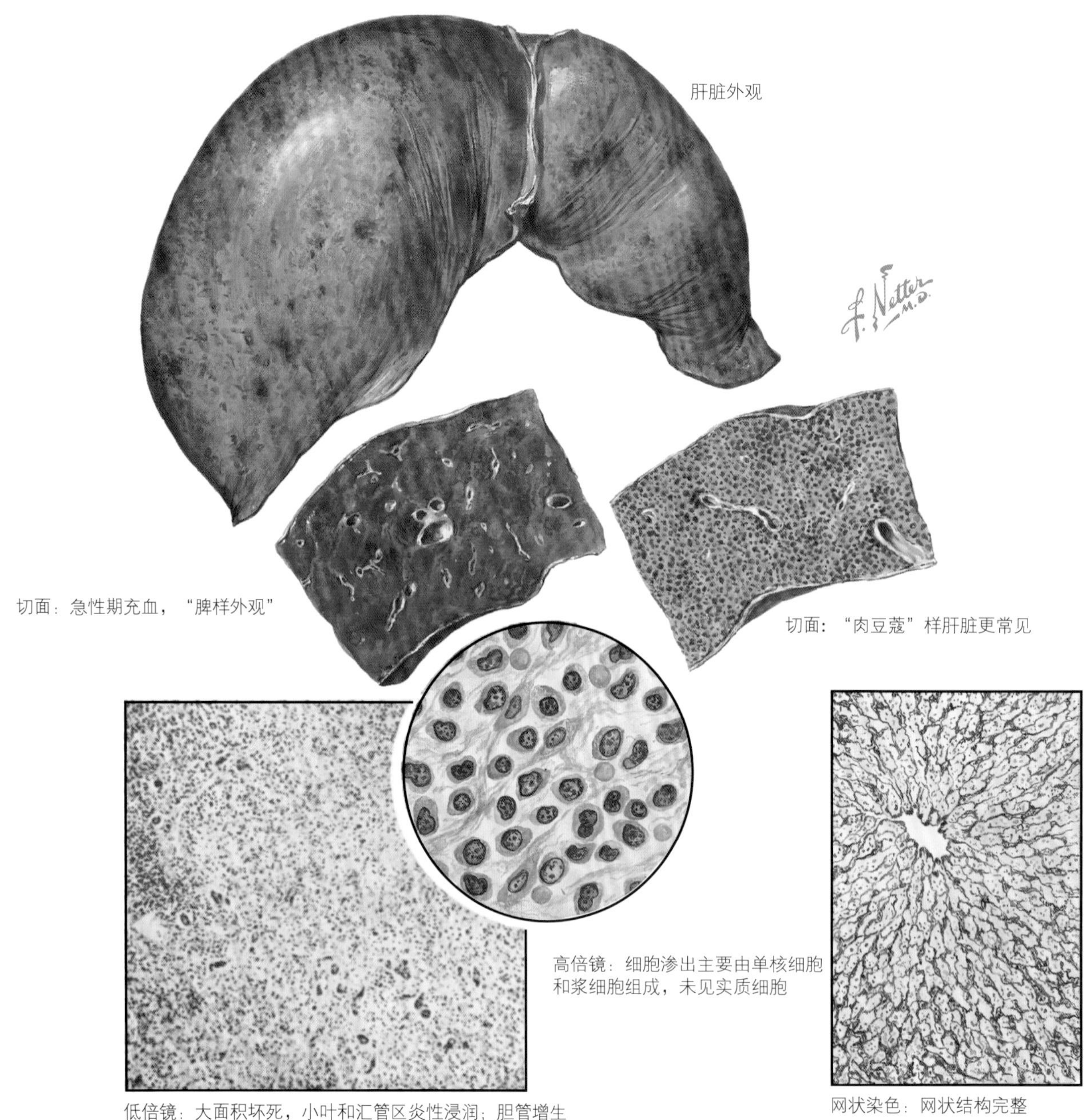

图 165.2 病毒性肝炎：急性大片状坏死

至 2 周，但平均为 6 周。在临床症状出现前 1 周就有病毒排出，并持续 2~3 周。

临床表现

戊型肝炎的临床特征较为突出，据报道，腹泻等胃肠道症状比其他病毒性肝炎更为常见。青壮年出现临床症状的风险最高。HEV 感染在孕妇中的病死率特别高，尤其是妊娠晚期，病死率高达 25%。和 HAV 感染一样，HEV 不会造成慢性感染。恢复后的 HEV 感染患者不会发生慢性肝脏疾病。

诊断和治疗

通过检测血清中的抗 HEV 抗体可以确诊 HEV 感染。与 HAV 一样，抗 HEV-IgM 抗体最先出现，4~5 个月后消失，随后被 IgG 抗体取代。检测血清中的 HEV RNA 对感染早期和免疫抑制人群的诊断特别有帮助。目前没有 HEV 疫苗，因此，最好的预防措施就是尽可能避免饮用被污染的水源。

（Joseph K. Lim，Kris V. Kowdley 著
徐亚兰 译 何晋德 审校）

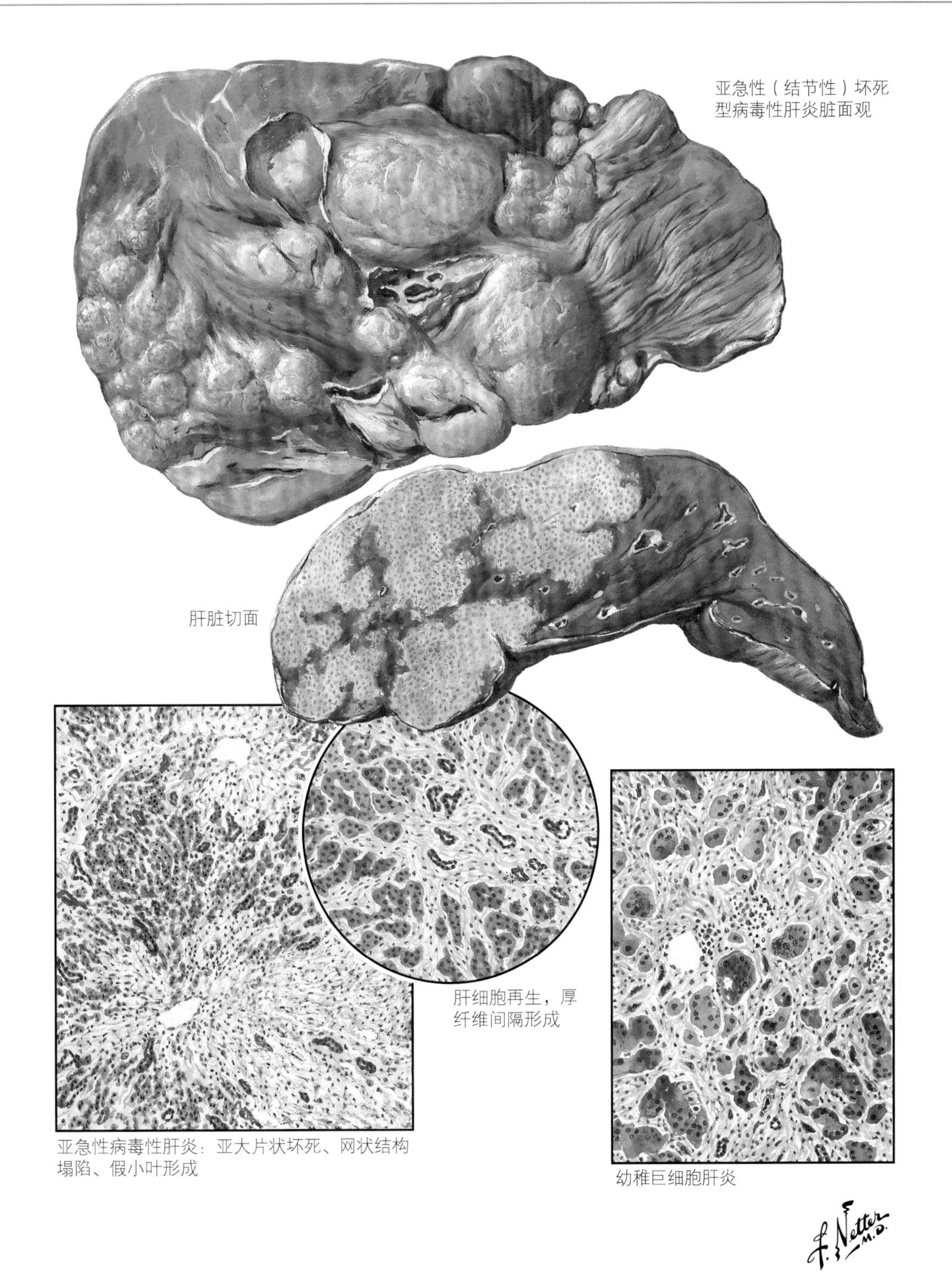

图 165.3 病毒性肝炎：亚急性坏死型

其他资源

Alves VAF: Acute viral hepatitis: beyond A, B, and C, *Surg Pathol Clin* 11:251–266, 2018.

Cullen JM, Lemon SM: Comparative pathology of hepatitis A virus and hepatitis E virus infection, *Cold Spring Harb Perspect Med* 2018. [Epub ahead of print].

Elazar M, Koh C, Glenn JS: Hepatitis delta infection—current and new treatment options, *Best Pract Res Clin Gastroenterol* 31:321–327, 2017.

Horvatits T, Ozga AK, Westholter D, et al: Hepatitis E seroprevalence in the Americas: a systematic review and meta-analysis, *Liver Int* 2018. [Epub ahead of print].

Kamar N, Dalton HR, Abravanel F, Izopet J: Hepatitis E virus infection, *Clin Microbiol Rev* 27:116–138, 2014.

Mohsen W, Lew MT: Hepatitis A to E: what's new?, *Intern Med J* 47:380–389, 2017.

Ponde RAA: The serological markers of acute infection with hepatitis A, B, C, D, E, and G viruses revisited, *Arch Virol* 162:3587–3602, 2017.

Von Wulffen M, Westholter D, Lutgehetmann M, Pischke S: Hepatitis E: still waters run deep, *J Clin Transl Hepatol* 6:40–47, 2018.

第166章

乙型肝炎

乙型肝炎病毒（Hepatitis B virus，HBV）是一种有包膜的双链DNA病毒（在嗜肝DNA病毒家族中），可以引起急、慢性肝炎。在东南亚人、阿拉斯加原住民和撒哈拉以南的非洲人群中，HBV呈高度地方流行性，这些区域慢性乙型肝炎的患病率高达20%。在这些人群中，病毒主要通过母-婴途径传播，感染通常发生在婴幼儿时期。大多数感染者暴露于母-胎生产过程而获得慢性感染。在HBV低流行区域，如美国、加拿大和西欧，HBV主要通过早期成年人的性接触传播，在这些人群中，急性HBV感染后机体可以产生免疫应答并清除乙肝表面抗原（HBsAg），只有不到5%的患者会发展成慢性乙型肝炎。然而，急性乙型肝炎的一小部分患者会发生急性重型肝炎，必须进行紧急肝移植治疗。截至2016年，全球慢性HBV感染者估计有2.92亿人。

临床表现

急性乙型肝炎的临床表现各异。感染的初期可能无症状，随后可能进入黄疸期，出现明显的黄疸和巩膜黄染。新生儿期获得感染的患者可能长期处于免疫耐受阶段，在前几十年，尽管体内存在高水平的HBV病毒血症，但肝脏酶学水平正常，且肝组织活检无明显病理改变。但随着时间的迁移，这些患者可能过渡到免疫反应阶段，也称为免疫清除期，其标志是高载量的HBV-DNA，肝转氨酶显著升高，肝脏活检有活动性坏死性炎症改变，并出现相应临床症状。随后这些患者通常进入到非活动期（静止期），HBV-DNA载量降低或检测不到，肝脏酶学正常，肝脏活检只有少许炎症。大多数患者将长期处于这种非活动期状态，而小部分患者体内的病毒感染将自发或被免疫抑制药物重新激活。病毒重新激活的标志以肝功能检查指标和HBV-DNA水平升高为标志，可能导致急性重型肝炎。

慢性HBV感染的远期后果是肝硬化和肝细胞癌（HCC）。与其他病因引起的慢性肝病不同的是，HBV感染相关HCC可能在没有明显肝纤维化或肝硬化以及感染的任何阶段发生；HBV与肝癌相关，全球流行病学数据证实，HBV是仅次于烟草的第二大致癌物。幼年感染的患者发生HCC的风险最大，因为病毒持续进行复制，尤其是有肝硬化基础的患者。目前指南建议对慢性HBV感染风险较高的患者常规监测HCC，包括≥20岁的非洲患者、≥40岁的亚洲男性、≥50岁的亚洲女性、肝硬化以及有HCC家族史的患者。

肝外表现

据报道，慢性乙型肝炎有肝外表现，如血管炎（特别是结节性多动脉炎）、肾小球肾炎和特发性混合性冷球蛋白血症。此外，慢性HBV感染与几种非肝源性恶性肿瘤有关，尤其是B细胞淋巴瘤。

诊断

慢性乙型肝炎的诊断建立在乙型肝炎病毒表面抗原（HBsAg）阳性的基础之上，HBsAg是首选的筛查检测项目。乙肝病毒核心抗体（HBcAb）和乙肝病毒表面抗体（HBsAb）阳性则分别代表既往曾经感染过HBV和对HBV具有免疫力。由于HBsAg发生突变，慢性HBV感染的一种罕见亚型表现是HBsAg阴性、HBcAb阳性以及HBV DNA阳性，因此被称为慢性隐匿性乙型肝炎病毒感染。被确诊有慢性HBV感染的患者需要定期进行实验室检测，包括HBV病毒载量（定量HBV DNA）、肝酶、乙型肝炎病毒e抗原（HBeAg）和乙型肝炎病毒e抗体（HBeAb），以及检测HBV的基因型。慢性HBV感染患者还应检测

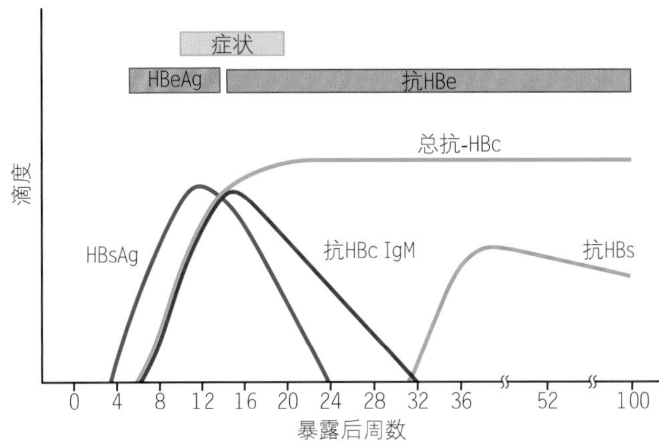

注意：HBV 感染的血清学指标改变因感染类型（急性还是慢性）而定。

急性感染后出现的第一个血清学标志是 HBsAg，最早在 HBV 暴露后第 1~2 周、最迟第 11~12 周（一般为 30~60 天）可于血清中检测到。在康复患者中，平均约 3 个月后血清中检测不到 HBsAg。HBeAg 一般在急性感染患者中能检测到，血清中 HBeAg 的存在意味着 HBV 高滴度且感染性更强。血清中检测到抗 HBc IgM 抗体可以诊断急性 HBV 感染；抗 HBc IgM 通常在出现临床症状时能检测到，在 6 个月内下降到检测不到的水平。抗 HBc IgG 可持续存在，作为既往感染的标志。在未进展为慢性感染而 HBsAg 转阴的康复期患者中，可检测到抗 HBs。急性感染后抗 HBs 的出现表示已经恢复并对再感染有免疫力。

图 166.1　急性乙型肝炎恢复期的典型血清学过程。HBc，乙肝病毒核心；HBe 乙肝病衣壳；HBeAg，乙肝病毒衣壳抗原；HBs，乙肝病毒表壳；HBsAg 乙肝病毒表面抗原

甲型肝炎病毒（HAV）总抗体（Ab）以确保患者对 HAV 有免疫力，并考虑检测丙型肝炎病毒（HCV）抗体、人类免疫缺陷病毒（HIV）抗体和丁型肝炎病毒（HDV）抗体，以便除外重叠感染。但 HBsAg、HBcAb 和 HBsAb 这三项是诊断慢性 HBV 感染的首选检测项目（图 166.1）。

慢性乙型肝炎是指乙型肝炎病毒慢性感染（即 HBsAg 阳性≥ 6 个月）。慢性乙型肝炎若血清中持续存在 HBV DNA，则被称为复制型（慢性活动性肝炎），而 HBV DNA 持续呈阴性（PCR 检测血清中 HBV DNA 呈低水平）则被称为非复制型（肝炎携带者）。患者血清 HBV DNA 水平大于 2000 IU / ml 则为复制型，尽管这一截点值仍有争议。HBeAg 的作用是区分处于复制期的 HBV 是野生型（HBeAg 阳性）还是前核心区（前 C 区）突变型。大多数血液中 HBV DNA 含量高而 HBeAg 检测呈阴性的患者被认为有 HBV 前 C 区突变（与基因组前 C 区的终止密码子有关），因此病毒无法转录和翻译 e 蛋白。还有一种可能，HBeAg 阴性的慢性乙型肝炎患者可能存在基础核心启动子突变，从而下调了 e 抗原的产生。

慢性乙型肝炎的肝脏组织学表现与其他类型的慢性肝炎相似，其病理改变有肝脏坏死性炎症、肝界板炎以及不同程度的肝纤维化。毛玻璃样肝细胞可能是 HBV 独有的病理改变，提示有 HBsAg 存在。用于对慢性乙型肝炎进行分级和分期的组织学评分系统有 Knodell 组织学活动指数、Batts-Ludwig、Ishak 以及病毒性肝炎组织学数据 Meta 分析系统（METAVIR）。无创肝脏纤维化评估工具已被广泛用于替代肝脏活检，评估肝纤维化并指导治疗，包括血清学指数（如 APRI、FIB-4）、血清检测（如 FibroTest / FibroSure，Hepascore）和弹性成像技术（如振动控制瞬态弹性成像、剪切波弹性成像、磁共振弹性成像）。

治疗和管理

慢性乙型肝炎患者的主要治疗目标是抑制病毒复制，使血清 HBeAg 阳性转变成 HBeAb 阳性，肝脏酶学恢复正常，改善或稳定组织学改变（图 166.2）。目前获得美国食品和药品管理局（FDA）批准并已用于治疗慢性乙型肝炎的药物有 8 种，包括干扰素 -α（IFN-α）、聚乙二醇化干扰素 -α -2a（PEG-IFN）、拉米夫定、阿德福韦、恩替卡韦、替比夫定、替诺福韦二吡呋酯富马酸酯（TDF）和替诺福韦阿拉芬酰胺富马酸酯（TAF）。

IFN-α 皮下注射，每天 500 万单位或每周 3 次每次注射 1 千万单位。PEG-IFN 每周 1 次皮下注射 180 mg，疗程 48 周。干扰素疗法的优点有疗程较短，不产生耐药性，HBsAg 丢失的可能性小。但 IFN 也有许多副作用，如流感样症状、抑郁、贫血、皮疹以及自身免疫现象。此外，在 IFN 治疗期间，患者常常会经历肝炎“复燃”，而使肝硬化患者难以耐受，因此肝硬化患者应避免使用 IFN。

在美国肝病研究协会（AASLD）、欧洲肝脏研究协会（EASL）、美国治疗协会和亚裔美国人治疗建议这些指南中，有三种一线治疗方案可供选择，它们是 PEG-IFN、恩替卡韦和替诺福韦。替诺福韦和恩替卡韦是有效的口服制剂，耐药性低，长期治疗

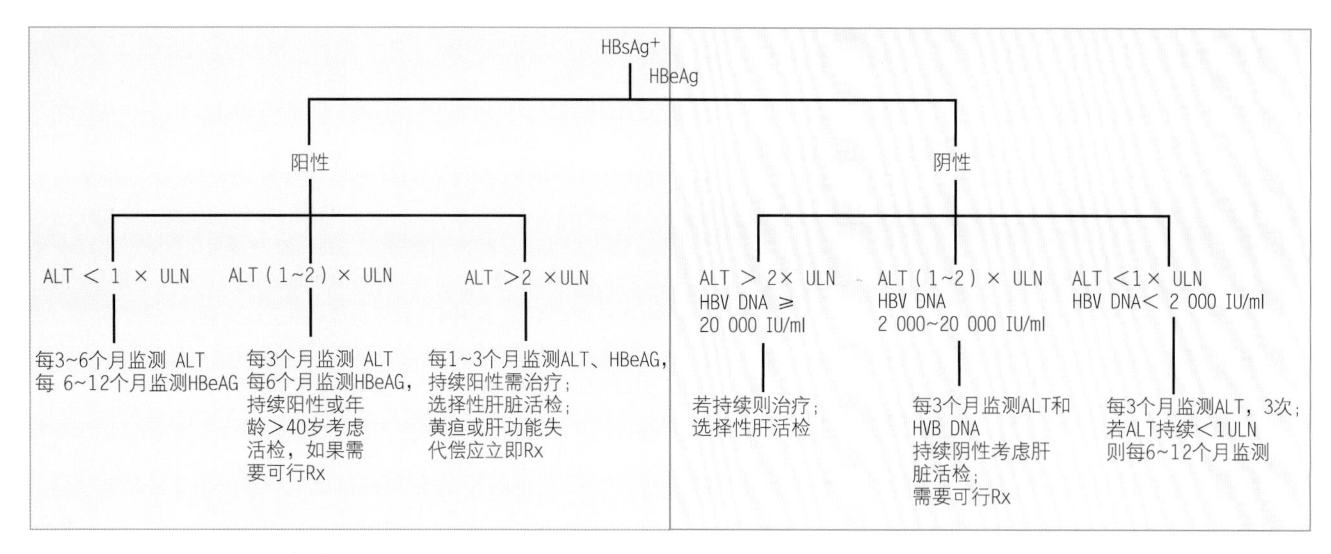

图 166.2 慢性乙型肝炎病毒的管理。ALT，丙氨酸转氨酶；HBeAg，乙型肝炎病毒包膜抗原；HBsAg，乙肝表面抗原；HBV，乙肝病毒；ULN，正常值上限

安全有效。恩替卡韦是口服的核苷类似物，疗效好；经过 1 年的恩替卡韦治疗，约 67% 的 HBeAg 阳性患者获得的病毒抑制可以达到 HBV DNA 检测不出的水平，而且 6 年耐药率低至 1.7%。替诺福韦也是一种疗效很好的口服核苷酸类似物，约 76% 的 HBeAg 阳性患者在 1 年内获得的病毒抑制能达到 HBV DNA 检测不出的水平，6 年治疗的耐药率为 0。TDF 的原始核苷类似物对少部分患者有肾毒性和引起骨密度降低，因此应谨慎选择患者并进行监测。而最近获批的核苷类似物前体药物 TAF，对肾脏 / 骨骼的影响则较低。恩替卡韦和替诺福韦对 HBV DNA 的长期抑制率超过 90%，观察队列研究表明它们的生化指标、组织学和临床后果得以改善，其临床后果指标包括进展为肝硬化、肝衰竭和肝细胞癌的风险。目前，其他曾经使用过的抗 HBV 病毒药物已很少使用，包括拉米夫定、阿德福韦和替比夫定，因它们的耐药率较高和（或）副作用较大。尤其要强调的是，没有一种口服抗病毒药能有针对性地根除病毒，常常需要长期治疗，疗程时间不定；目前正在开发的新型试验性药物（如 RNA 干扰、核心 / 衣壳抑制剂、核心蛋白变构修饰剂、免疫调节剂等）主要聚焦于 HBsAg 转阴和向 HBsAb 转化的功能治疗。

乙型肝炎导致的终末期肝病需要进行肝移植治疗。早期报道显示患者术后肝炎复发率高、移植物衰竭和生存率下降。大剂量静脉使用乙型肝炎免疫球蛋白，以及最近联合抗病毒药物治疗，已明显降低了肝炎复发的风险，提高了移植物和患者的存活率。

（Joseph K. Lim，Kris V. Kowdley 著
徐亚兰 译 何晋德 审校）

其他资源

Feld J, Janssen HL, Abbas Z, et al: World gastroenterology organisation global guideline hepatitis B, *J Clin Gastroenterol* 50:691–703, 2016.

Lampertico P, Agarwal K, Berg T, et al: EASL 2017 clinical practice guidelines on the management of hepatitis B virus infection, *J Hepatol* 67:370–398, 2017.

Martin P, Lau DT, Nguyen MH, et al: A treatment algorithm for the management of chronic hepatitis B virus infection in the United States; 2015 update, *Clin Gastroenterol Hepatol* 13:2071–2087, 2015.

Sundaram V, Kowdley K: Management of chronic hepatitis B infection, *BMJ* 351:h4263, 2015.

Tang LSY, Covert E, Wilson E, Kottilil S: Chronic hepatitis B infection: a review, *JAMA* 319:1802–1813, 2018.

Terrault NA, Lok ASF, McMahon BJ, et al: Update on prevention, diagnosis, and treatment of chronic hepatitis B: AASLD 2018 hepatitis B guidance, *Hepatology* 67:1560–1599, 2018.

丙型肝炎

慢性丙型肝炎病毒（Chronic hepatitis C virus，HCV）感染是常见的血液传播性疾病，在美国有300万~500万人感染，全世界感染人数超过7100万人。1970年代，HCV首次被认为是输血相关性肝炎病毒，并被称为非甲非乙型肝炎（non-A，non-B hepatitis，NANBH），直至1989年才被分离确定，并因此而在1992年开发出可以用于HCV诊断的抗体测定。

HCV最常见的传播途径是血液传播，包括静脉注射或鼻内吸毒、文身、针刺伤或输血，少部分也经性传播，特别是男性与男性间的性行为（MSM）。急性丙型肝炎感染通常无症状，急性重型肝炎/肝衰竭的发生率极低，约为0.1%。少部分患者可免疫清除HCV而自愈，但绝大多数患者（60%~85%）将转成慢性感染。慢性HCV感染有较高的发病率和死亡率，可能与其长期进展为肝硬化、肝衰竭和肝癌的风险有关，它们通常在感染几十年后发病，其他协同因素如脂肪肝、HIV以及酒精等可能会加快这一进程。

临床表现

慢性HCV感染通常为隐匿性感染，而不出现临床症状；还有一部分患者在肝脏出现炎症和纤维化时，肝脏酶学可能仍维持在正常水平。因此，确诊HCV感染需要对有危险因素的患者保持高度的警惕性。患者应进行HCV基因型检查，同时评估有无乙肝病毒和/或HIV重叠感染，以及评估对HAV和HBV的免疫状态。在对慢性HCV感染患者进行诊治过程中，肝脏纤维化的评估是不可缺少的。虽然肝脏活检仍是“金标准”，但无创生物学指标如血清学指标（如APRI、FIB-4）、血清测定（如FibroTest、Hepascore）以及弹性成像技术如振动控制瞬态弹性成像（VCTE）、声辐射力脉冲成像（ARFI）、磁共振弹性成像（MRE）等技术已经成为大多数患者进行肝脏组织学检查的重要工具。大约20%~25%的患者在HCV感染20年内会进展为肝硬化；还有一小部分患者不发病，经历40~60年的感染也不会进展为肝硬化。HCV感染20年后肝细胞癌（HCC）的患病风险每年为1%~5%，肝硬化患者HCC患病风险每年为1%~4%（图167.1）。

诊断

任何有危险因素（如1992年前输过血、注射毒品、文身或皮肤打孔、血液透析、有多名性伴侣者）或肝酶（ALT、AST）升高的患者均应考虑慢性HCV感染。研究表明，超过3/4的美国HCV患者都出生于1945年至1965年期间（也称为“婴儿潮”），美国疾病控制和预防中心（CDC）和美国预防服务工作队（USPSTF）建议这些人应常规进行HCV筛查。

最广泛应用的丙型肝炎检测方法是第二代或第三代酶联免疫吸附试验（enzyme-linked immunosorbent assay，ELISA），其敏感性高达92%~95%，阳性预测值为25%~60%。ELISA可能出现假阳性结果，但其在新一代检测方法中已不常见；假阴性结果不常见，但其可以见于HIV/AIDS患者，这些患者需要进行HCV RNA检测以便在有多因素感染风险的患者中除外HCV感染。重组免疫印迹分析曾被用于确认ELISA结果，但最近已经停止使用，因此，慢性HCV感染需要通过HCV RNA阳性进行确认。诊断性检测的时间可能会影响对HCV感染结果的判断。HCV RNA是首选的确认血清中存在HCV的检查方法，通常在1~3周内可以检测到；而HCV抗体可能在感染后1~3个月后才出现，血清ALT升高可能出现在感染后第2个月或第3个月。

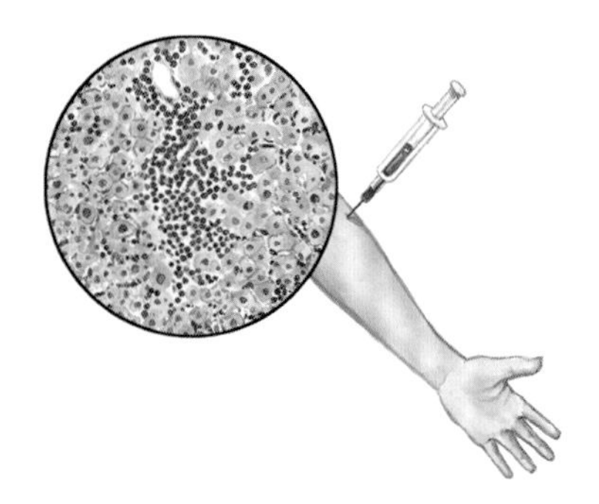

大部分HCV患者有肝脏酶学（ALT，AST）异常

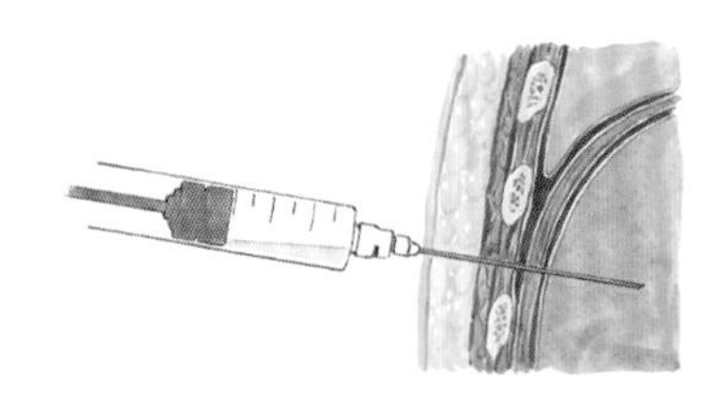

肝脏活检在诊断和预后中起重要作用

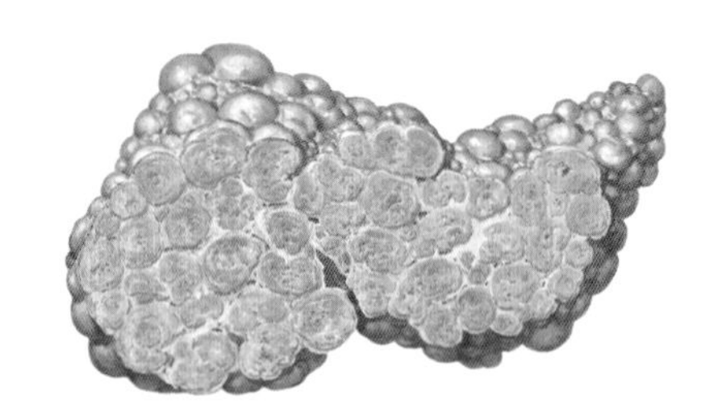

20%的患者在20年内发展为肝硬化

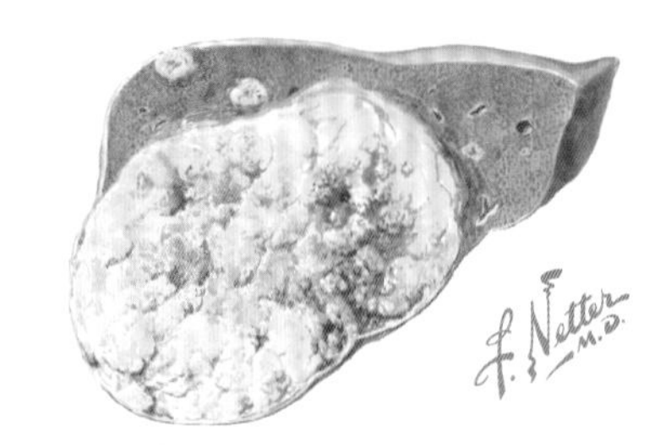

20年后肝细胞性肝癌风险每年约1%~5%；肝硬化患者的HCC患病率每年约1%~4%

图 167.1 丙型肝炎感染的临床特征

治疗与管理

在 2013 年直接抗病毒口服药物（direct-acting antivirals，DAAs）的问世使慢性丙型肝炎的治疗发生了转变，DAAs 这一新的标准治疗方案已经取代了以往基于干扰素的治疗方案，因为干扰素方案毒性高、疗效低。口服 DAA 方案由二种或三种不同类别的抗病毒药组合而成，包括 NS3 / 4A 蛋白酶抑制剂、NS5A 抑制剂和 NS5B 核苷或非核苷聚合酶抑制剂。一线口服 DAA 方案包括 sofosbuvir / ledipasvir、grazoprevir / elbasvir、glecaprevir / pibrentasvir 和 sofosbuvir / velpatasvir，后两种是泛基因型方案并对所有六种基因型的 HCV 都有活性。这些用药方案的病毒清除率很高，可超过 90%；病毒清除被定义为在治疗结束后 12 周仍存在持续病毒学应答反应（sustained virologic response，SVR）且检测不到 HCV RNA。对于 sofosbuvir / ledipasvir、grazoprevir / elbasvir 和 sofosbuvir / velpatasvir 等口服 DAA 治疗方案失败的患者的补救治疗，根据美国肝脏疾病研究协会（AASLD）/ 美国传染病学会（IDSA）的指南，可以用 sofosbuvir / velpatasvir / voxilaprevir 三联联合疗法进行治疗。

SVR 能带来明显的临床收益，能降低进展为肝硬化、肝功能失代偿和 HCC 的风险，以及能降低与肝脏有关的和与全因有关的死亡率。最近数据表明许多肝外表现如冷球蛋白血管炎、膜增生性肾小球肾炎（membranoproliferative glomerulonephritis，MPGN）和迟发型皮肤卟啉病（porphyria cutanea tarda，PCT）在某些患者中可能会得到改善。但是，仍有一部分 SVR 患者面临长期进展为肝硬化和肝癌的风险，需要持续进行 HCC 影像学监测，特别是在那些存在持续性肝损伤危险因素的患者，如酗酒或脂肪肝患者。

（Joseph K. Lim，Kris V. Kowdley 著
徐亚兰 译 何晋德 审校）

其他资源

Chung RT, Davis GL, Jensen DM, et al: Hepatitis C guidance: AASLD-IDSA recommendations for testing, managing, and treating adults infected with hepatitis C virus, *Hepatology* 62:932–954, 2015.

Falade-Nwulia O, Suarez-Cuervo C, Nelson DR, et al: Oral direct-acting agent therapy for hepatitis C virus infection: a systematic review, *Ann Intern Med* 166:637–648, 2017.

Omata M, Kanda T, Wei L, et al: APASL consensus statements and recommendations for hepatitis C prevention, epidemiology, and laboratory testing, *Hepatol Int* 10:681–701, 2016.

Pawlotsky JM, Negro F, Aghemo A, et al: EASL recommendations on treatment of hepatitis C 2018, *J Hepatol* 2018. [Epub ahead of print].

Webster DP, Klenerman P, Dusheiko GM: Hepatitis C, *Lancet* 385:1124–1135, 2015.

其他病毒引起的肝炎

传染性单核细胞增多症

EB 病毒（Epstein-Barr virus，EBV）是传染性单核细胞增多症的病原体，还与许多涉及 B 细胞的疾病相关，如 Burkitt 淋巴瘤、鼻咽癌和移植后淋巴细胞增殖性疾病等。

传染性单核细胞增多症的急性临床表现包括发热、淋巴结肿大、严重的咽炎和异型淋巴细胞增多（图 168.1）。血清嗜异性凝集试验常为阳性。肝脏受累情况与其他非致死性病因引起的急性病毒性肝炎类似，有大约 20% 的患者表现出特征性的肝脾肿大。严重的并发症有脾破裂、脑膜炎和心包炎。而急性黄疸、急性重型肝炎（暴发性肝炎）和肝衰竭少见。

肝脏组织学改变常与其他类型的急性肝炎相似。病理特征包括门静脉区和肝小叶炎症、肝细胞坏死和嗜酸性小体形成，肝窦还可见单核细胞、异型淋巴细胞浸润。

EB 病毒感染的诊断建立在血清学检测的基础上，包括嗜异性抗体、凝集绵羊红细胞、抗 -EBV 抗体 IgM 和 IgG 检测。然而，由于 EB 病毒广泛存在，而且抗体的出现可能提示既往感染而非急性感染，加之感染早期嗜异性抗体可能呈阴性，所以诊断 EB 病毒急性感染还面临重大挑战。有免疫抑制并考虑预防性抗病毒治疗的患者，可直接检测 EB 病毒 DNA。

移植后淋巴细胞增殖性疾病是一种严重的并发症，通常需要减少免疫抑制剂剂量并直接进行化疗。EB 病毒感染也和淋巴细胞的恶性转化相关，进而导致病毒相关性淋巴瘤。

黄热病

黄热病是一种少见疾病，在美国旅行者中可以见到，这些旅行者曾到过有该病流行的热带和亚热带的非洲或南美洲。黄热病毒是通过感染了病毒的蚊子叮咬而进行传播的，发病前 3 天，患者血液中就可出现病毒。城市型黄热病可通过雌性埃及伊蚊进行人传人传播（在丛林环境中，白猴也可作为中间宿主）。蚊子在吸食感染的血液大约 12 天后就具有传染性。人感染后，经 3~6 天的潜伏期之后，可发展成一种自限性疾病，最典型的表现有头痛、背痛、畏光和胃肠道症状。但一部分患者可能有严重的中毒表现，如急性黄疸、高热、心动过速和神志改变，甚至进展到少尿和多器官衰竭。中毒期的患者死亡率高。肝脏受损后变黄、肿大，肝脏活检可见特征性的肝细胞变性，表现为脂肪变性、中间带坏死和嗜酸性小体。近年来，消灭埃及伊蚊和接种减毒活疫苗的公共卫生措施已促进了黄热病发病率的降低。

巨细胞病毒感染

巨细胞病毒（CMV）属疱疹病毒科，根据患者的年龄、感染方式和免疫状态的不同，CMV 可引发一系列疾病。巨细胞病毒在自然界中普遍存在，人群血清抗体阳性率高，并随年龄增长而增加。

尽管大多数感染者无症状，但巨细胞病毒肝炎在新生儿期发病率高，可引起明显的临床症状，表现为黄疸、肝脾肿大、中枢神经系统受累和溶血性贫血。而在成人，巨细胞病毒引起非特异的急性肝炎表现，很难与其他病因引起的肝炎区分。在移植患者中，巨细胞病毒血症及其相关疾病是重要的临床问题。巨细胞病毒可经移植物传播，因此，接受 CMV 阳性器官的 CMV 阴性患者，发生 CMV 疾病的风险很高，需要进行常规监测和预防性治疗。

巨细胞病毒感染的组织学表现具有特征性，可见到含有包涵体的巨细胞。巨细胞病毒感染的诊断需要结合血清学检测和基于 PCR 技术的血清病毒水平检测。一些抗病毒药物可用于治疗巨细胞病毒感

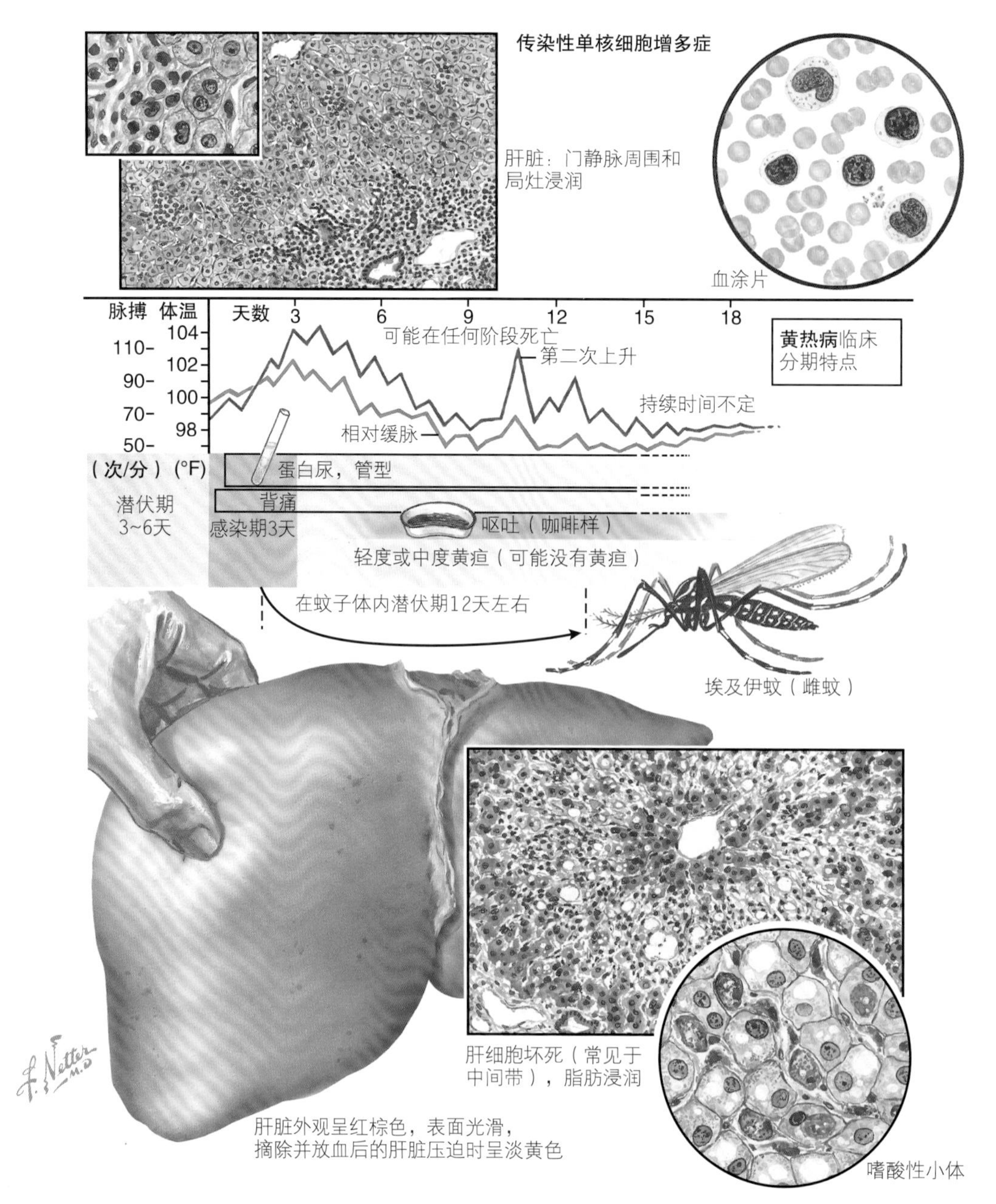

图 168.1 其他病毒引起的肝炎：传染性单核细胞增多症和黄热病

染，其中最常用的是更昔洛韦。

疱疹病毒和腺病毒

急性非嗜肝性病毒性肝炎还有其他几种病原体，包括疱疹病毒和腺病毒。这两种病毒很少引起重症肝炎。但对于免疫功能低下的人群，急性肝炎就很可能致命。在孕妇中，就曾有单纯疱疹病毒性肝炎的报道。

（Joseph K. Lim，Kris V. Kowdley 著
吴春华 译 何晋德 审校）

其他资源

Alves VAF: Acute viral hepatitis: beyond A, B, and C, *Surg Pathol Clin* 11:251–266, 2018.

Gupta P, Suryadevara M, Das A: Cytomegalovirus-induced hepatitis in an immunocompetent patient, *Am J Case Rep* 15:447–449, 2014.

Nam H, Nilles KM, Levitsky J, Ison MG: Donor derived viral infections in liver transplantation, *Transplantation* 2018 Jul 3 [Epub ahead of print].

Salva I, Silva IV, Cunha F: Epstein-Barr virus-associated cholestatic hepatitis, *BMJ Case Rep* 2013 Dec 16; pii:bcr2013202213.

Shaukat A, Tsai HT, Rutherford R, Anania FA: Epstein-Barr virus induced hepatitis: an important cause of cholestasis, *Hepatol Res* 33:24–26, 2005.

Yadav SK, Saigal S, Choudhary NS, et al: Cytomegalovirus infection in liver transplant recipients: current approach to diagnosis and management, *J Clin Exp Hepatol* 7:144–151, 2017.

第169章

药物性肝毒性

药物诱导的肝损伤（drug-induced liver injury，DILI）也称为药物性肝毒性，是常见的急、慢性肝脏疾病的重要病因。许多药物都具有肝毒性（图169.1）。此外，越来越多的OTC药物、补品和草药也与肝损伤相关。药物性肝毒性分为急性和慢性肝损伤；偶尔药物性肝毒性可导致急性重症肝炎或急性重型肝炎/肝衰竭，而需要紧急肝移植治疗。在另外一些病例，药物性肝毒性可导致慢性肝病和肝硬化。

分类

DILI分为异质型和固有型。异质型药物反应不可预测，不同药物剂量都可诱发，临床表现多种多样。年龄、性别和遗传以及饮食（如蛋白、饮酒）等因素可能会影响药物的代谢和免疫应答。固有型药物性肝毒性通常是由于药物本身固有的肝毒性或其代谢产生的毒性代谢产物引起的肝脏损伤。

固有型肝毒性

固有型肝毒素可能通过产生自由基或有毒代谢产物而引起肝损伤。这种类型的药物性肝毒性的特点是呈剂量依赖，在用药患者中较为常见，但受许多可变因素的影响。药物可能直接损伤肝细胞膜，导致肝细胞坏死，有的患者可能会伴有肝细胞脂肪变性或胆汁淤积。有些药物，其毒性成分是在代谢后产生的。固有型药物性肝毒性的经典案例是四氯化碳（CCl_4），它在肝脏转化为能导致脂质过氧化的毒性代谢产物，从而引起肝细胞膜损伤（图169.2）。

异质型肝毒性

异质型肝毒素导致的药物性肝毒性通过产生不可预测的毒性代谢产物引起，或者通过诱导自身免疫反应而引起继发性肝损伤。与固有型药物性肝毒性相比，异质型肝毒性只在少部分用药患者中发生。

临床特征与诊断

药物性肝毒性的临床表现多种多样，从无症状的血清肝脏酶学指标升高到暴发性肝衰竭都有可能。很多药物可以引起急性可逆性肝损伤，还有一部分药物可导致慢性肝病。血清不同的肝脏生化指标升高常常能反映肝脏损伤的类型。有些药物主要引起肝细胞损伤（肝细胞损伤型），表现为丙氨酸转氨酶（ALT）和天门冬氨酸转氨酶（AST）水平升高；还有一些药物引起胆汁淤积型肝损伤（胆汁淤积型），主要以血清碱性磷酸酶（ALP）和γ-谷氨酰转移酶（GGT）升高为特征，并伴有血清AST和ALT轻度升高。

有些药物反应也可引起特有的肝脏酶学升高，如对乙酰氨基酚引起的肝毒性，主要见于慢性酒精中毒患者，摄入低至6 g的剂量即可产生肝毒性。这一类型的肝毒性可能与对乙酰氨基酚代谢后产生的毒性中间产物增加有关；慢性酗酒上调肝脏细胞色素P450，以及谷胱甘肽耗竭引起的清除减少，从而引起对乙酰氨基酚的有毒中间产物增加。血清AST常常显著升高（5000~10 000 IU/L），其特点是AST数倍于ALT升高。

其他药物引起的肝毒性其临床、生化和血清学表现与慢性特发性自身免疫性肝炎引起的类似，包括抗核抗体阳性，血浆球蛋白水平升高，最典型的例子是甲基多巴。这种药物致肝毒性临床上可以表现为皮肤瘙痒（其更多地见于与胆汁淤积型肝损伤有关的药物）、病程长（数周至数月）、治疗困难。有些药物或毒素可能与门静脉高压的产生有关，包括窦性（酒精）、窦前性（结节性再生性增生）和窦

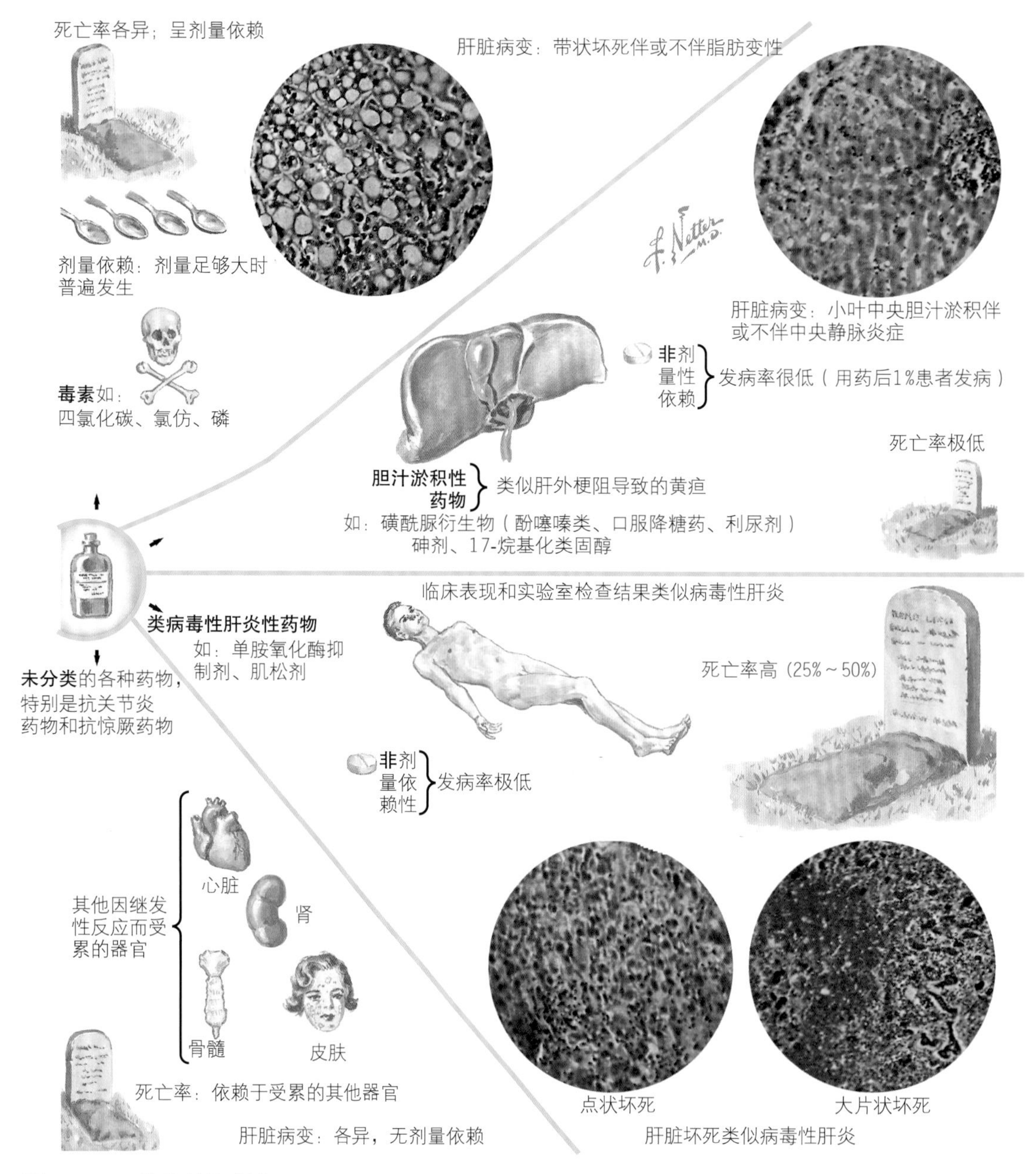

图 169.1 药物性肝损伤

后性（肝静脉阻塞性疾病，由造血干细胞移植预处理中的烷化剂或吡咯烷生物碱引起）门静脉高压。

组织学特征

药物性和毒素性肝损伤均可引起几种类型的肝脏组织学损伤。急性、重度肝损伤可以在1区（汇管区周围）或3区（肝小叶中央）引起弥漫性大面积的肝细胞坏死，也可以出现过敏反应的特征，如嗜酸性粒细胞增多，以及弥漫性大泡性或小泡性脂肪变性。引起小泡性脂肪变性的典型药物包括四环素和丙戊酸。有些药物在肝脏引起的脂肪肝和炎症类型与非酒精性或酒精性脂肪性肝炎类似，胺碘酮就是其典型的例证。

慢性药物性肝病患者可能表现为慢性肝炎的特征，有门静脉炎症浸润、界板性肝炎（碎屑状坏死）。肝脏血管性病变可能表现为肝窦扩张、静脉血栓或肝紫癜。胆汁淤积性肝病可以是急性的，也可以是慢性的，可能表现为肝细胞损伤（如含有磺胺的化合物所致）或胆汁淤积性损伤而不伴有坏死性炎症改变（如合成类固醇所致）。

工业和家庭来源的肝毒素

很多工业和家用产品中使用的化学制剂都是能引起肝损伤的溶剂。偶尔有这些制剂引起肝毒性突

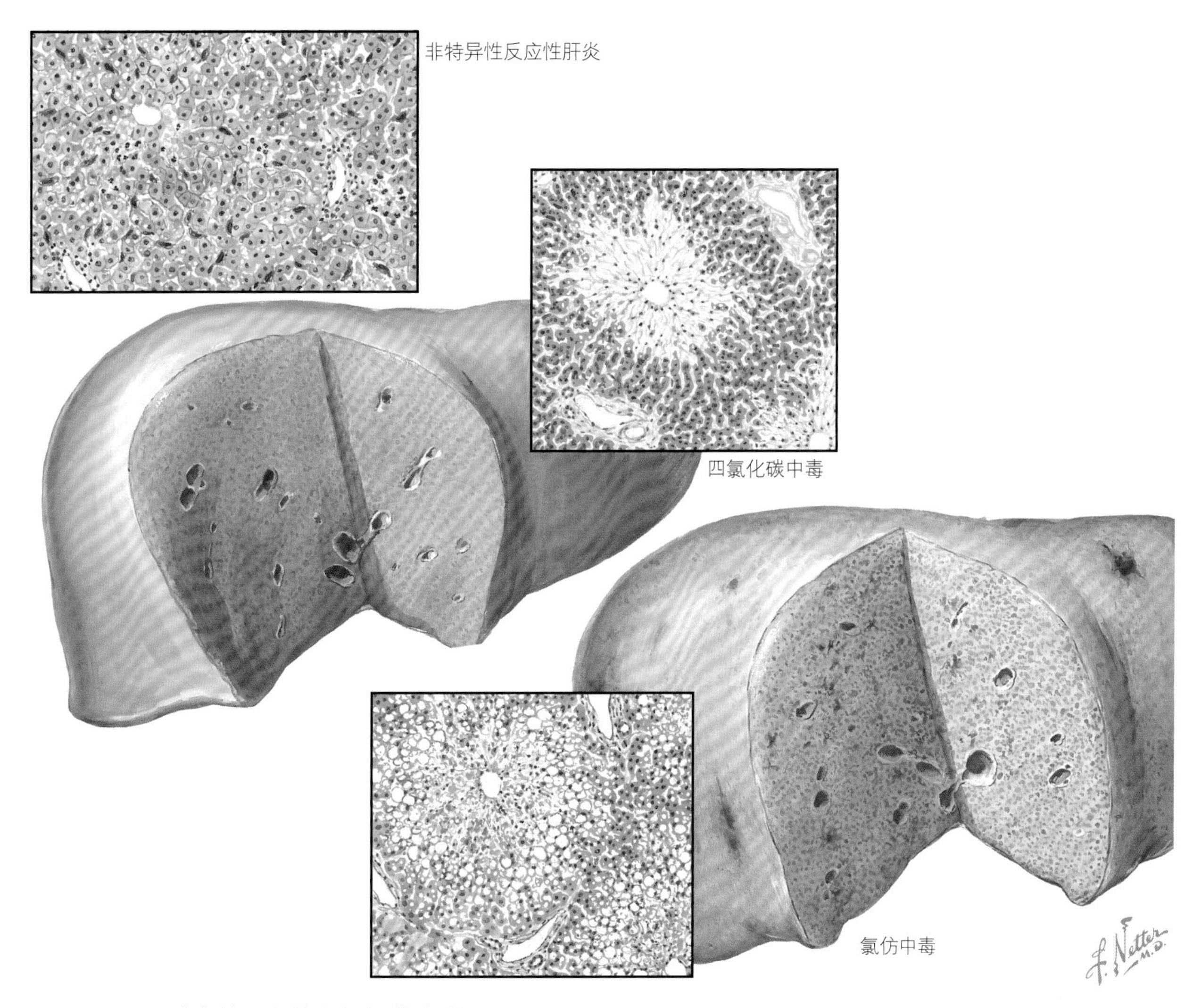

图 169.2　肝脏毒性：大体和组织学表现

然增加的报道，报道最多的是烃类和二甲基甲酰胺（dimethylformamide，DMF），但这样的报道越来越少。

良性和恶性肿瘤

有些药物的长期暴露与肝脏肿瘤的发生有关。长期使用口服避孕药会慢性刺激肝脏的雌激素受体，导致肝脏局灶性结节性增生和结节性再生性增生。与肝脏恶性肿瘤如肝细胞癌有关的药物和毒物也越来越引人关注，如二氧化钍（Thorotrast）、氯乙烯和黄曲霉毒素。

（Joseph K. Lim，Kris V. Kowdley 著
徐亚兰 译　何晋德 审校）

其他资源

Chalasani NP, Hayashi PH, Bonkovsky HL, et al: ACG Clinical Guideline: the diagnosis and management of idiosyncratic drug-induced liver injury, *Am J Gastroenterol* 109:950–966, 2014.

Davern TJ: Drug-induced liver disease, *Clin Liver Dis* 16:231–245, 2012.

Lewis JH: The art and science of diagnosing and managing drug-induced liver injury in 2015 and beyond, *Clin Gastroenterol Hepatol* 13:2173–2189, 2015.

Navarro VJ, Khan I, Bjornsson E, et al: Liver injury from herbal and dietary supplements, *Hepatology* 65:363–373, 2017.

Yamashita YI, Imai K, Mima K, et al: Idiosyncratic drug-induced liver injury: a short review, *Hepatol Commun* 1:494–500, 2017.

第170章

胆红素运输障碍

胆红素运输障碍是较少见但临床上重要的疾病，典型者见于新生儿和儿童。胆红素是血红素的分解产物，后者来源于红细胞。血红素最初被血红素加氧酶切割成胆绿素，随后被转化为胆红素。在循环中，胆红素与白蛋白结合。胆红素随后被肝脏吸收，并通过葡萄糖醛酸化作用偶联成胆红素单葡萄糖醛酸或胆红素双葡萄糖醛酸，这是由一组称为尿苷二磷酸葡萄糖醛酸转移酶（UGT）的酶介导的，其中UGT1A1是负责胆红素葡萄糖醛酸化作用的关键同工酶。该步骤使非极性胆红素转化为可在胆汁中排泄的水溶性形式（图170.1）。

非结合型高胆红素血症在新生儿早期很常见，通常是良性的。最初未结合的血清胆红素水平可能上升至6 mg / dl，在少数患者中可能上升3倍或4倍，这在新生儿期可能是有毒的。核黄疸这个术语用于描述新生儿期高水平未结合的胆红素造成的高胆红素血症相关的脑病。与胆红素引起神经毒性的风险增加相关因素包括使用与胆红素竞争白蛋白结合位点的药物，从而增加了游离胆红素在脑组织中的暴露。核黄疸的临床特征包括缺乏肌肉张力、异常反射，甚至可能发展为肌无力以致死亡。从急性胆红素中毒中恢复的患者可能会遭受长期后遗症的影响，包括耳蜗损害引起的听力障碍、小脑异常以及不同程度的精神障碍。胆红素神经毒性的机制可能包括导致DNA和RNA合成受损以及干扰蛋白质和碳水化合物代谢。

胆红素紊乱通常被分类为胆红素生成增加、肝摄取胆红素减少，胆红素结合减少或胆汁排泄减少所引起的疾病。在下文中将简要讨论这些内容。

胆红素生成的增加通常是由于红细胞的破坏增加，如溶血。在使用抗Rh免疫球蛋白治疗患病的母亲之前，ABO血型不相容是新生儿溶血的常见原因。其他常见的溶血情况包括遗传性球形红细胞增多症和镰状细胞贫血，这可能导致血清胆红素水平升高，尤其是在新生儿时期。肝功能正常的人很少见血清胆红素水平升高到3~5 mg / dl，但是当肝脏运输结合胆红素的能力不堪重负时，会发生非结合性高胆红素血症。

肝结合胆红素减少最常见的原因是胆红素-UGT1A1酶突变引起的遗传性胆红素结合失调的结果，导致酶不同程度的活性缺乏。1型Crigler-Najjar综合征的定义是，该酶的活性极低甚至无活性，其特征是严重、间接的高胆红素血症，且易发生核黄疸。该综合征是一种罕见的常染色体隐性遗传病，最常见于近亲家庭。光疗、血浆置换术和原位肝移植已用于治疗这种危及生命的疾病。2型Crigler-Najjar综合征是肝胆红素-UGT缺乏症的一种较轻类型，其特征是血清胆红素水平升高，但临床上很少有后遗症。第三种形式是Gilbert综合征，这是一种常见病，该病会导致酶活性轻度降低，并与血清胆红素水平轻度升高（≤ 3 mg / dl）有关，尽管少部分处于禁食或压力下的患者会增加至大于3 mg / dl。在编码UGT1A1的基因的启动子区域发现了导致该病的突变，可造成胆红素-UGT的产生减少。在西方人群中，该启动子纯合突变的发生率约为9%。

相反，Rotor综合征和Dubin-Johnson综合征是以结合性高胆红素血症为主的遗传性疾病。尽管存在黄疸，但由于不影响胆汁酸的运输，因此这些患者中没有明显的瘙痒症状。Dubin-Johnson综合征的特征是肝脏逐渐变为黑色、色素沉着，而Rotor综合征的肝脏形态正常。可以使用经口胆囊造影来区分这两种情况，Rotor综合征造影可看到胆囊，而在Dubin-Johnson综合征中则不能。此外，尿卟啉排泄模式也可以帮助区分这两种疾病，因为在Rotor综合征中卟啉排泄增加（为正常值的2.5~5倍），且粪卟啉为主要排泄形式；相反，在Dubin-Johnson综合征中，粪卟啉虽然也是主要的排泄形式，但尿卟

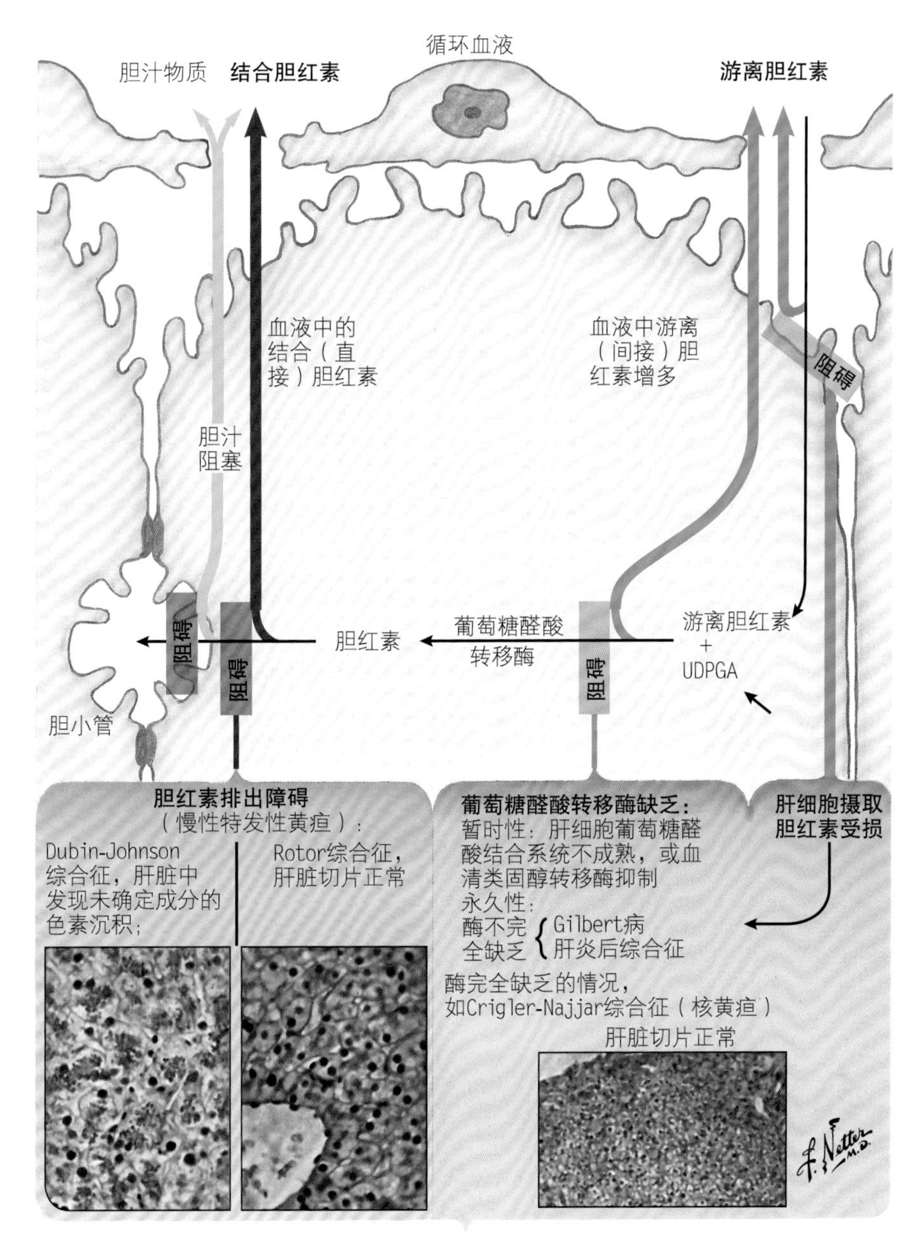

图 170.1 先天性和家族性高胆红素血症

啉的排泄是正常的。两种疾病的临床过程都相对温和，不伴有危及生命的并发症。这些疾病的分子基础最近已被探究。结合胆红素通过多药耐药相关蛋白（MRP2，也被称为微管多特异性有机阴离子转运蛋白，cMOAT）从肝细胞分泌到胆小管中。该基因的突变似乎是造成 Dubin-Johnson 综合征的原因，而 Rotor 综合征的分子机制目前仍未知，尽管怀疑其可能表现为常染色体隐性遗传形式。

（Joseph K. Lim，Kris V. Kowdley 著
王昊翔 译 贺慧颖 审校）

其他资源

Cvorovic J, Passamonti S: Membrane transporters for bilirubin and its conjugates: a systematic review, *Front Pharmacol* 8:887, 2017.

Erlinger S, Arias IM, Dhumeaux D: Inherited disorders of bilirubin transport and conjugation: new insights into molecular mechanisms and consequences, *Gastroenterology* 146:1625–1638, 2014.

Fujiwara R, Haag M, Schaeffeler E, et al: Systemic regulation of bilirubin homeostasis: potential benefits or hyperbilirubinemia, *Hepatology* 67:1609–1619, 2018.

Keppler D: The roles of MRP2, MRP3, OATP1B1, and OATP1B3 in conjugated hyperbilirubinemia, *Drug Metab Dispos* 42:561–565, 2014.

Memon N, Weinberger BI, Hegyi T, Aleksunes LM: Inherited disorders of bilirubin clearance, *Pediatr Res* 79:378–386, 2016.

Sticova E, Jirsa M: New insights in bilirubin metabolism and their clinical implications, *World J Gastroenterol* 19:6398–6407, 2013.

Strassburg CP: Hyperbilirubinemia syndromes (Gilbert-Meulengracht, Crigler-Najjar, Dubin-Johnson, and Rotor syndrome), *Best Pract Res Clin Gastroenterol* 24:555–571, 2010.

第171章

α_1-抗胰蛋白酶缺乏症

α_1-抗胰蛋白酶（α_1-AT）缺乏症是一种罕见的遗传性肝病，与慢性肝病和肺气肿型慢性阻塞性肺疾病（COPD）相关，是最常见的婴幼儿遗传性肝病，并可能导致成年人肝硬化和终末期肝病。α_1-AT是一种丝氨酸蛋白酶抑制剂，在肝细胞中高表达并分泌到血液中，它可以抑制胰蛋白酶、中性粒细胞弹性蛋白酶、胶原酶和糜蛋白酶活性。中性粒细胞弹性蛋白酶活性受抑制会阻止结缔组织的降解并造成蛋白质错误折叠（ZZ）、出胞缺陷，导致肝细胞内质网中不溶性聚集体的形成，最终导致肝细胞死亡，肝脏炎症、再生和肝纤维化。约2%的美国人口存在此缺陷，美国和北欧每1600~2800名活产婴儿中就有1名婴儿患有此病。

α_1-AT缺乏症是一种常染色体显性遗传疾病，也是A1AT基因（SERPINA1）纯合子变异的患者中最常见的形式，导致基因产物（PIZZ）中的Glu342Lys替换。约2%的美国人口是Z等位基因杂合子，约0.5%的美国人口是纯合子。α_1-AT缺陷的总体患病率约为1：2000，影响1：(1600~2800）的美国和北欧活婴。疾病临床表现呈典型的双峰样（童年和老年），而肺疾病形式的α_1-AT缺乏症通常在中年出现。

临床特征

新生儿α_1-AT缺乏症最常见的临床症状是持续性黄疸。然而，由α_1-AT引起的肝病直到青春期或成年早期才可能被诊断出，可能表现为腹痛、肝大或静脉曲张破裂出血等症状。在成年人中，α_1-AT缺乏症可能表现为肺气肿、慢性肝炎、隐匿性肝硬化、肝细胞癌或门静脉高压并发症。成人α_1-AT引起的肝病进展缓慢且在肝硬化的存在下与肝细胞癌的高风险相关。

诊断

根据美国胃肠病学学会和Alpha-1 Foundation指南，应该对出现血清AST或ALT持续升高，或出现无法解释的慢性肝病患者进行α_1-AT表型检测以筛查α_1-AT缺乏症。大多数慢性肝病患者基因型为PiZZ的纯合子或SZ（PiSZ）的杂合子。PiZZ患者血清α_1-AT水平通常为正常水平的10%~15%，但在感染或其他情况下由于急性期反应物（如α_1-AT）的升高可能表现为暂时正常。肝活检可见特征性高碘酸-席夫染色（PAS)+肝细胞内出现耐酶颗粒，表明肝细胞内异常蛋白质沉积。一些研究表明PiMZ杂合子患者在存在其他肝病，例如病毒性肝炎或自身免疫性肝炎的情况下可能很少发展为肝脏疾病。

治疗和预后

应对α_1-AT缺乏症患者的兄弟姐妹进行相关高风险疾病筛查。肝活检并非常规筛查方法，但可能需要在排除其他病因并评估肝纤维化阶段时进行。目前尚无针对α_1-AT肝病的治疗方法，因为增强疗法尚未被证明有效。α_1-AT缺乏相关性肝病患者发展至肝硬化阶段后，唯一经证实有效的治疗方法仍为肝移植，长期生存率为65%。患者应于呼吸科门诊常规行肺功能监测，并建议戒烟。目前研究中的未来治疗重点可能集中于如通过刺激肝脏细胞的自噬从而减少细胞内多聚α_1-AT的沉积。

（Joseph K. Lim，Kris V. Kowdley 著
徐亚兰 译　何晋德 审校）

其他资源

Clark VC: Liver transplantation in alpha-1 antitrypsin deficiency, *Clin Liver Dis* 21:355–365, 2017.

Mitchell EL, Khan Z: Liver disease in alpha-1 antitrypsin deficiency: current approaches and future directions, *Curr Pathobiol Rep* 5:243–252, 2017.

Sandhaus RA, Turino G, Brantly ML, et al: The diagnosis and management of alpha-1 antitrypsin deficiency in the adult, *Chronic Obstr Pulm Dis* 3:668–682, 2016.

Schonfeld EA, Brown RS Jr: Genetic testing in liver disease: what to order, in whom, and when, *Clin Liver Dis* 21:673–686, 2017.

Silverman EK, Sandhaus RA: Clinical practice: alpha-1 antitrypsin deficiency, *N Engl J Med* 360:2749–2757, 2009.

Townsend SA, Edgar RG, Eillis PR, et al: Systematic review: the natural history of alpha-1 antitrypsin deficiency, and associated liver disease, *Aliment Pharmacol Ther* 47:877–885, 2018.

第172章

遗传性血色素沉积症

遗传性血色素沉积症（hereditary hemochromatosis，HH）包括几种原发性铁过载疾病，例如无铜蓝蛋白血症、低铁蛋白血症、H-铁蛋白相关的铁过载和非洲铁过载综合征，应与继发性铁过载疾病相鉴别，后者包括饮食性或肠胃外原因导致的铁过载、慢性肝病和合并铁过载的贫血（例如轻型地中海贫血、再生障碍性贫血），以及其他情况，如无效的红细胞生成和迟发性皮肤卟啉症。

遗传性血色素沉积症是指从正常饮食中吸收过多的铁而导致多个器官实质发生铁沉积的一组遗传性疾病（图172.1）。铁沉积可发生在多个器官，包括肝脏、心脏、胰腺、皮肤、关节和垂体前叶。远期并发症包括肝硬化和肝细胞癌、糖尿病、心肌病、以皮肤色素沉着和糖耐量异常为表现的"青铜糖尿病"、累及掌指关节（metacarp-phalangeal，MCP）的关节病和促性腺激素功能低下型性腺功能减退症。

"遗传性血色素沉积症"这个术语通常用于表示与HFE（human factors engineering）基因相关的遗传性血色素沉着症，主要发生在白种人群。1865年Trousseau最早对该病进行了描述，20世纪70年代中期Simon发现该病与人类白细胞抗原（human leukocyte antigen，HLA）-A单倍型相关，1996年确定了血色病基因——HFE。最初发现HH有两个常见的突变，即第282位半胱氨酸置换为酪氨酸的C282Y突变和第63位组氨酸置换为天冬氨酸的H63D突变。1型HFE相关的HH可分为1a型（C282T纯合型）、1b型（C282T/H63D复合杂合型）和1c型（其他HFE基因型，例如S65C）。其他类型HH较少见，包括2型HH（血幼素或铁调素基因突变的青少年型HH）、3型HH（TfR2突变相关的HH）和4型HH（铁转运蛋白相关的HH）。表172.1列出了HFE基因的常见突变及其临床意义。

表172.1 遗传性血色素沉积症的HFE基因检测

基因检测结果	临床意义
C282Y纯合突变	铁过载的风险明显升高
C282Y杂合突变	通常不伴有铁过载，血清转铁蛋白饱和度可升高
C282Y/H63D复合杂合突变	铁过载风险中度升高
H63D纯合突变	血清铁浓度升高，但不增加铁过载风险
H63D杂合突变	与铁过载无关

遗传性血色素沉积症是北欧裔人群最常见的遗传性肝病，发病率约为1/200至1/500，其中C282Y等位基因的突变频率最高（6.4%~9.5%）。约有10%的美国人口携带单个HFE基因突变，0.5%为纯合型HFE基因突变（1/200）。但是，该病的外显率却很低，只有1%的C282Y纯合子最终出现了器官损伤。重要的是，临床上铁过载的发生受到遗传和环境因素的共同影响，包括酒精、糖尿病、外源性铁的摄入、失血、乳糜泻和维生素C的摄入等。

人体内的铁储备通过胃肠道吸收来调节。这个过程由小肠隐窝细胞通过生理信号调节多种转铁蛋白的表达量来实现。当铁缺乏时，近端小肠的铁吸收能力上调，表现为黏膜铁转运蛋白1（mucosal iron transporter，DMT1）、铁转运蛋白（ferroportin，FPN1）、基底外侧铁转运蛋白和转铁蛋白受体的表达上调或活性增加，以及黏膜铁蛋白的含量降低。一些HH患者也出现了类似的调节机制，表明这些患者的隐窝细胞认为其机体处于铁缺乏的状态。最近研究新发现肝脏产生的一种抗菌肽——铁调素，似乎对铁的吸收具有抑制作用。与健康受试者相比，HFE相关HH患者的铁调素水平降低，这表明HFE的突变导致肝脏铁含量的信号无法有效传递至小肠的隐

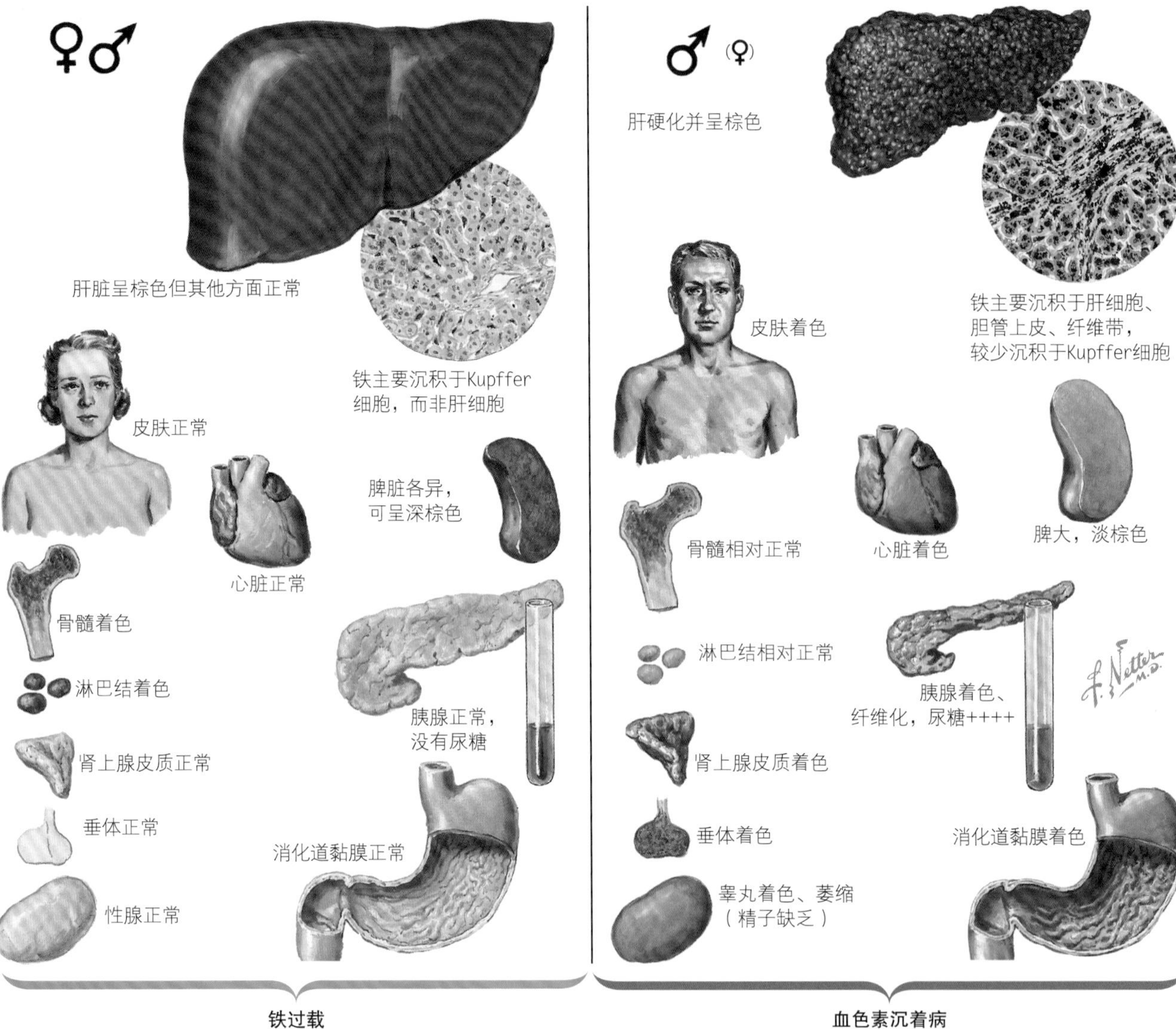

图 172.1 继发性铁过载和遗传性血色素沉积症

窝细胞或吸收细胞，从而导致铁的吸收增加。

临床表现

大多数 HH 患者在疾病早期并无症状，因此 HH 主要是通过家庭筛查或肝酶和铁的检测结果异常而发现的。其他非特异性的症状包括乏力、全身虚弱、嗜睡、冷漠和体重下降。随着铁过载的加重，器官特异性的症状将逐渐表现出来，包括腹痛（肝大）、关节痛（关节炎）、糖尿病（胰腺）、充血性心力衰竭和心律不齐（心脏）以及闭经 / 阳痿（肝硬化）。通常直到患者中老年时期、铁沉积到一定程度后才出现这些典型的晚期表现。体格检查可无明显阳性体征，但也可能有肝大、脾大、软骨钙化病、充血性心力衰竭、色素沉着和睾丸萎缩等表现。

诊断

2011 年美国肝病研究协会（American Association for the Study of Liver Disease，AASLD）和 2017 年美国胃肠病学学会（American College of Gastroenterology，ACG）指南建议，没有急性肝炎或肝病证据的情况下，对所有肝功异常的患者应进行包括血清铁、转铁蛋白饱和度和铁蛋白血清学的检测以明确是否为 HH。对于血清铁升高、转铁蛋白饱和度大于 45% 的患者，应考虑进行 HFE 基因型检测。C282Y 纯合子或 C282Y / H63D 杂合子的个体出现铁蛋白大于 1000 μg/L 或肝酶升高时，需进行肝活检以进行组织病理学和肝铁浓度（hepatic iron concentration，HIC）检测，而铁蛋白低于 1000 μg/L 且肝酶正常的个体可直接进行放血治疗。

HFE 基因检测

65%~100%具有典型表型的 HH 患者为 C282Y 纯合子。尽管铁过载程度较低，但大约 5%有临床表现的 HH 患者为 C282Y / H63D 复合杂合突变型。C282Y 突变杂合型的患者，如不合并其他肝脏疾病（例如慢性丙型肝炎或酒精性肝病），通常不会出现铁过载。因此，HH 仅包括 C282Y 纯合型和 C282Y / H63D 复合杂合突变型。大多数情况下，不需要肝活检来诊断 HH，但可能需通过肝活检以定量检测铁沉积量、评估是否存在肝硬化以指导临床治疗。

HH 的组织学特征包括肝细胞和胆管细胞中铁含量增加、库普弗细胞中铁缺乏以及门静脉周围肝细胞的铁含量高于中心静脉周围的肝细胞。检测 HIC 可有助于指导静脉放血治疗和 / 或螯合铁治疗。

治疗和管理

放血治疗仍然是 HH 的第一线措施，安全廉价，尤其适用于有铁过载证据和终末器官受累的患者。尽管理想状况下应在症状进展之前进行放血治疗，但放血治疗在无终末器官受累的患者中的作用尚不确定。通常每周放 500 ml 全血的耐受性良好，并且应持续进行直至血清铁蛋白低于 50 ng/ml 提示出现铁耗竭并有轻度贫血迹象为止。研究表明，扩张型心肌病发生之前开始放血治疗可改善患者心功能，但放血治疗并不能缓解 HH 相关性关节炎患者的关节症状。HH 患者应避免饮食中铁和维生素 C 的摄入。铁螯合治疗通常适合有促红细胞生成素异常或慢性溶血性贫血的患者。原位肝移植仍是进展期肝病或肝细胞肝癌患者的治疗选择，但其移植后转归比其他适应证更差，因其移植后出现感染和心脏并发症的风险更高。在移植前后进行减铁治疗可以改善预后。未来的治疗方法更侧重于靶向治疗，例如采用小干扰 RNA（siRNA）和反义寡核苷酸调节铁调素的表达，将为更多直接的治疗方法带来希望。

（Joseph K. Lim，Kris V. Kowdley 著
张凤 译　刘玉兰 审校）

其他资源

Bacon BR, Adams PC, Kowdley KV, et al: Diagnosis and management of hemochromatosis: 2011 practice guideline by the American Association for the study of liver diseases, *Hepatology* 54:328–343, 2011.

Mohamed M, Phillips J: Hereditary haemochromatosis, *BMJ* 353:i3128, 2016.

Pietrangelo A, Deugnier Y, Dooley J, et al: EASL clinical practice guideline for HFE hemochromatosis, *J Hepatol* 53:3–22, 2010.

Powell LW, Seckington RC, Deugnier Y: Haemochromatosis, *Lancet* 388:706–716, 2016.

Richardson KJ, McNamee AP, Simmonds MJ: Haemochromatosis: pathophysiology and the red blood cell, *Clin Hemorheol Microcirc* 69:295–304, 2018.

Salgia RJ, Brown K: Diagnosis and management of hereditary hemochromatosis, *Clin Liver Dis* 19:187–198, 2015.

第173章

妊娠期肝病

妊娠期肝病是一类特殊的疾病，需要临床医师仔细且及时的评估处理。除了慢性肝病（例如乙肝）可能在孕期及分娩时出现独特的病理过程变化之外，妊娠期肝病还包括妊娠期所特有的一系列肝病，包括妊娠剧吐、妊娠期肝内胆汁淤积（intrahepatic cholestasis of pregnancy，ICP）、HELLP综合征和妊娠期急性脂肪肝（acute fatty liver of pregnancy，AFLP）。

妊娠剧吐表现为妊娠早期的严重恶心和呕吐。孕妇的妊娠剧吐发病率为0.35%~0.8%，孕20周后很少见，偶尔可伴有病因不明的甲状腺功能亢进症。其中严重病例需要住院进行静脉补液和止吐治疗，并且50%的患者合并肝酶异常，但很少超过1000 IU/L。诊断妊娠剧吐前应先排除其他病因，例如病毒性肝炎、幽门梗阻和胃肠炎等。治疗局限于支持治疗，包括补液和止吐治疗（异丙嗪、昂丹司琼和氟哌利多等）。

妊娠期肝内胆汁淤积

妊娠期肝内胆汁淤积（ICP）是一种主要发生于孕中期的少见的病因不明的疾病，并与早产和胎儿死亡相关。其报道发病率从0.7%（美国）到6.5%（智利）不等，发病机制尚不清楚，但研究表明与遗传和激素因素相关，ICP患者对雌激素导致的胆汁淤积更为敏感。主要的临床症状为严重的瘙痒和黄疸。瘙痒多累及手掌和脚掌，也可累及躯干和四肢。20%~60%的患者在瘙痒发作后1~4周内出现黄疸。血清肝酶多出现升高，呈肝细胞损伤性、胆汁淤积性或混合型的肝损害。血清胆汁酸升高是ICP更为特异性的表现。肝活检表现为3区（中央静脉区域）胆栓形成导致的胆汁淤积而汇管区不受累，但是通常不需要肝活检来确诊ICP。

ICP的治疗以临床症状为指导。重症病例（如果胎肺已成熟）应在孕36周后尽早分娩，轻症病例应在孕38周后尽早分娩。药物治疗可应用考来烯胺（及补充维生素K），但可能加剧脂肪吸收不良，熊去氧胆酸（ursodeoxycholic acid，UDCA）为另一种治疗选择。ICP患者的临床表现和生化异常通常会在分娩后数周内消失，但再次怀孕或口服避孕药的患者有复发的风险。

HELLP综合征

HELLP是溶血（hemolysis）、肝酶升高（elevated liver tests）和血小板低（low platelet levels）的首字母缩写，是一种发生于妊娠后期的特殊疾病。活产的孕产妇发病率为0.17%~0.85%。患者的平均年龄为25岁（范围14~40岁），通常出现在妊娠32~34周（范围22~40周）。HELLP综合征与先兆子痫有关，后者是一种以高血压、蛋白尿和水肿为主要表现的常见综合征（占妊娠的5%~10%）。

HELLP患者可无任何症状，最常见的主诉是腹痛，部分病例在分娩后才能确诊。严重病例可伴有肾衰竭或癫痫发作（子痫）（图173.1）。HELLP综合征通常伴有肝酶异常：血清天冬氨酸转氨酶（AST）可能高达6000 U/L（平均250 U/L）。而凝血酶原时间（PT）通常是正常的，除非合并严重溶血和（或）弥散性血管内凝血（DIC）。患者的外周血涂片可见以裂红细胞和棘形细胞为特征的溶血表现。如果外周血涂片无明显溶血迹象，则应检测血清结合珠蛋白水平。全血细胞计数（CBC）通常表现为血小板计数低于100 000 /μl的血小板减少症，但这并非HELLP的特异性表现，因为即使在无合并症的孕妇中，妊娠期血小板减少症的发病率也高达8%。但值得注意的是，患有妊娠期血小板减少症的孕妇发生HELLP综合征的风险高出7倍。HELLP的诊断不需要常规进

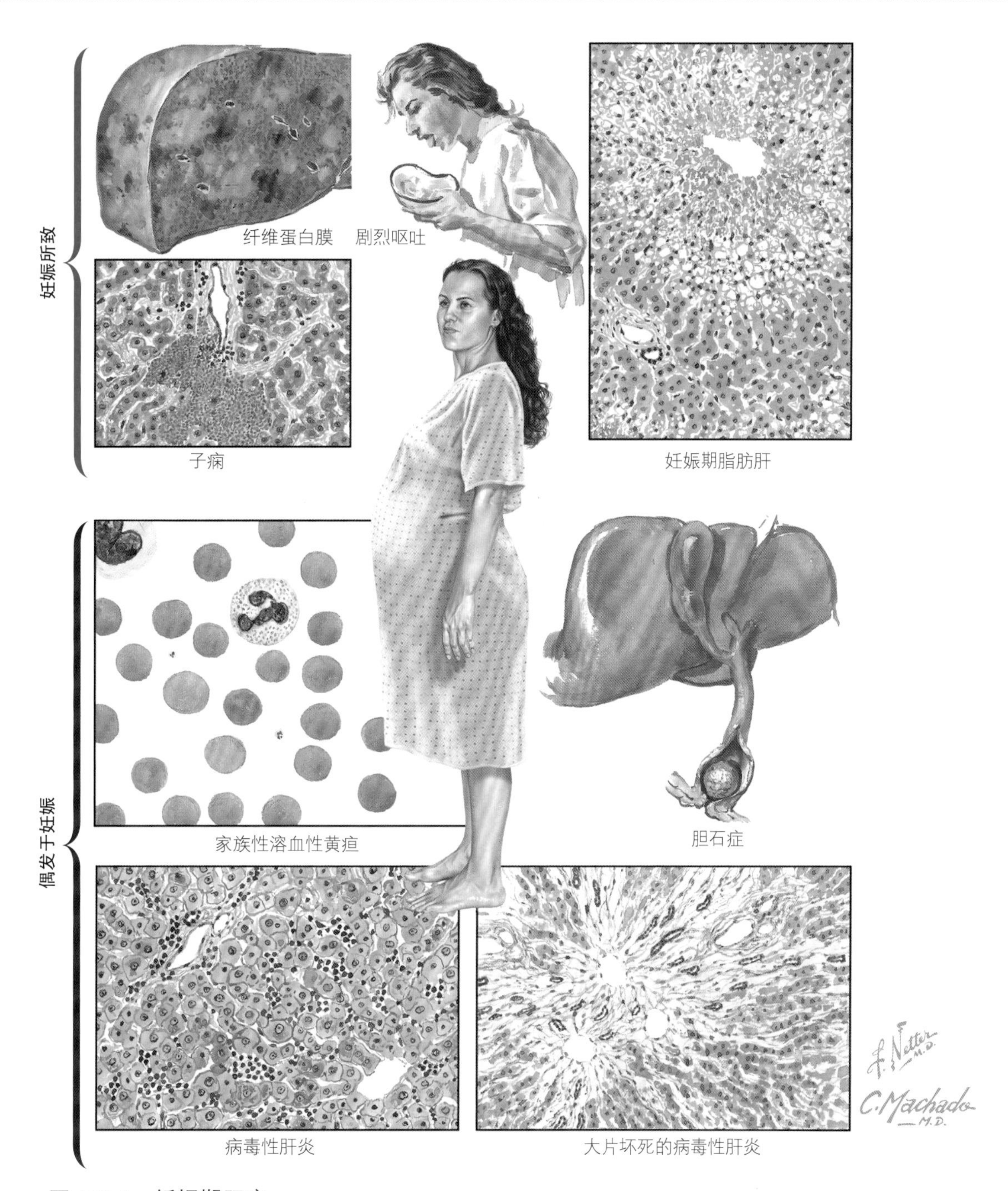

图 173.1 妊娠期肝病

行肝活检，但其病理学特征为汇管区周围的纤维蛋白沉积和出血。鉴别诊断包括病毒性肝炎、溶血尿毒综合征、血小板减少性紫癜和 AFLP 等。

HELLP 综合征可出现一些严重的并发症，包括 DIC、胎盘早剥、肾衰竭、腹水、肺 / 脑水肿、急性呼吸窘迫综合征（ARDS）和肝脏破裂。HELLP 综合征最严重的并发症是肝脏梗死，其特征是腹痛、发热和转氨酶显著升高（> 5000 U/L），出现危及孕妇和胎儿生命的肝被膜下血肿或腹腔内出血时则需要立即进行手术干预。HELLP 综合征患者再次怀孕有复发的风险。总体上，HELLP 综合征的孕产妇死亡率约 8%、胎儿死亡率高达 35%~37%，伴有肝血肿破裂时，胎儿和孕产妇死亡率大于 50%。

由高危产科学专家进行仔细的胎儿监测和及时迅速分娩是 HELLP 综合征的治疗措施。多数 HELLP 综合征患者可在分娩后数天内缓解，而分娩后血小板仍进行性减少的患者则需要接受血浆置换治疗，肝酶一般在分娩 3~5 天后恢复正常。幸运的是，HELLP 综合征中存活的婴儿与其他相同胎龄的婴儿转归类似。

妊娠期急性脂肪肝

妊娠期急性脂肪肝（AFLP）是一种罕见的疾病，占分娩孕妇的1/13 000~1/6000，并伴有严重的肝功能不全，包括肝酶升高、PT延长、血氨升高和低血糖。患者通常在妊娠后期现出AFLP，严重时表现为暴发性肝衰竭。

严重AFLP的患者可能出现一些非特异的症状，例如不适、乏力、厌食、头痛、恶心和呕吐，患者最初可能没有症状，或通过肝功能检测偶然发现。有些患者可能出现右上腹疼痛（类似急性胆囊炎或反流性食管炎）、多饮、瘙痒和黄疸等症状和体征。该病可在数天内迅速恶化，出现急性肝衰竭的表现，如肝性脑病、腹水、水肿和肾功能不全等。超过50%的患者伴发先兆子痫（表现为高血压或蛋白尿）。

实验室检验表现为肝转氨酶升高，通常多低于1000 IU / ml，较少出现更高水平。可出现明显的黄疸和高胆红素血症，血清胆红素水平可高达40 mg/dl。肝外并发症主要包括上消化道出血、肾功能不全、DIC、严重低血糖和胰腺炎。

尽管临床中不常规进行，肝活检仍是诊断AFLP的“金标准”。该病的病理特征为肝细胞空泡化、中央带区域苍白以及特征性的微泡性脂肪变性。需与急性病毒性肝炎、急性中毒或药物性肝炎、HELLP综合征、药物性脂肪肝和胆道疾病等相鉴别。

由于可能出现暴发性肝衰竭、紧急情况下需要肝移植，因此应将AFLP视为内科和产科急症之一。一经诊断，应及时将患者转入肝移植中心的肝衰竭病房以进行更好的监测。该病及时分娩至关重要，早期诊断和处理可降低疾病的严重程度、减少需要肝移植的概率。

非妊娠特异性急性肝病：病毒性肝炎

病毒性肝炎是妊娠期最常见的肝脏疾病，孕妇可发生甲型、乙型和戊型肝炎。妊娠期戊型肝炎死亡率高达20%，尤其感染发生在妊娠后期时，故而戊型肝炎是妊娠期特别值得注意的病毒性肝病。印度次大陆、北部非洲和墨西哥的急性戊型肝炎患者通常以胃肠道症状为主，例如腹泻等。因此应警告孕妇谨慎前往流行地区，尤其是在妊娠中后期。

妊娠期急性甲型肝炎感染的临床特征与普通患者相似，虽然妊娠后期甲型肝炎感染可导致早产，但是并未发现甲型肝炎病毒（HAV）的垂直传播。

妊娠期乙型肝炎病毒（HBV）感染的主要问题是垂直传播，没有预防措施的情况下胎儿感染率超90%。分娩后立即给予免疫球蛋白和三剂疫苗注射中的第一剂可将感染风险降低至5%~10%以下。此外，多达20%的慢性乙型肝炎感染的母亲在围产期可能会出现HBV病毒血症，因此需要密切进行病毒学监测。妊娠中期末HBV DNA载量仍很高（> 200 000 IU / ml）的孕妇可考虑在妊娠晚期进行抗病毒治疗以控制疾病并降低分娩时垂直传播的风险。

（Joseph K. Lim，Kris V. Kowdley 著
张凤 译　刘玉兰 审校）

其他资源

Bacq Y: Liver diseases unique to pregnancy: a 2010 update, *Clin Res Hepatol Gastroenterol* 35:182–193, 2011.

Geenes V, Williamson C: Liver disease in pregnancy, *Best Pract Res Clin Obstet Gynaecol* 29:612–624, 2015.

Joshi D, James A, Quaglia A, et al: Liver disease in pregnancy, *Lancet* 375: 594–605, 2010.

Su GL: Pregnancy and liver disease, *Curr Gastroenterol Rep* 10:15–21, 2008.

Than NN, Neuberger J: Liver abnormalities in pregnancy, *Best Pract Res Clin Gastroenterol* 27:565–575, 2013.

Tran TT, Ahn J, Reau NS: ACG clinical guideline: liver disease and pregnancy, *Am J Gastroenterol* 111:176–194, 2016.

Westbrook RH, Dusheiko G, Williamson C: Pregnancy and liver disease, *J Hepatol* 64:933–945, 2016.

第 174 章

肝脏良性肿瘤

肝脏肿瘤通常是在对患者进行诊断性或筛查性的腹部影像学检查时被发现，需要通过仔细判断以区分肿瘤的良恶性。虽然我们在其他章节详细描述过肝细胞癌等肝脏恶性肿瘤（见第 177 章），但肝脏良性肿瘤依然是消化疾病专家诊治的主要病种之一。有几种良性疾病可以导致肝脏的结节性病变（图 174.1），包括肝硬化时肝脏损伤反应导致的肝脏再生结节，还包括常见的良性结节性病变比如局灶性结节增生（focal nodular hyperplasia，FNH）、结节状再生性增生（nodular regenerative hyperplasia，NRH）。

局灶性结节增生（FNH）

FNH 是一种良性肝脏疾病，也被称为肝错构瘤、局灶性肝硬化和肝脏假瘤。最常见于 30~50 岁的女性，常有口服避孕药史。通常在腹部影像学检查或肝酶异常评价背景下偶然发现，大多数患者无临床症状。肝损伤的模式具有多样性，少数患者可以出现血清碱性磷酸酶（ALP）和 γ- 谷氨酰转移酶（GGT）升高。患者可能出现腹痛症状，体格检查可发现肝脏肿大或右上腹触及包块。大多数 FNH 为孤立病变，直径常在 3~5 cm，无包膜。多数病变位于肝脏被膜下，但也可以发生在肝内的任何部位。.

肝活检有助于确诊 FNH。FNH 的典型病理学特征为正常肝细胞被纤维化的中心区（“中央瘢痕”）包围，肝实质结节围绕该中心瘢痕，通常伴有异常血管。超声一般无法确诊 FNH，需要断层影像进一步确诊。增强 CT 表现为富血供病变、动脉期强化、门静脉期出现特征性的中央瘢痕。增强 MRI 表现为富血供病变和中央瘢痕，对 FNH 的诊断非常特异。硫胶体闪烁显像既往常用于鉴别 FNH 与腺瘤和其他富血供病变，FNH 中的 Kupffer 细胞摄取硫胶体，而腺瘤一般不能摄取从而在闪烁显像中表现为“冷结节”；但腺瘤的表现多样，一些肝腺瘤也可含有 Kupffer 细胞，所以该试验不能单独用于确诊 FNH。增强 MRI 现在是确诊 FNH 的最常用检查，通常不需要肝活检病理证实。

结节再生性增生（NRH）

NRH 一般指无肝硬化的患者出现的肝脏再生结节。这些再生结节周围的肝纤维化结构与肝硬化患者不同。与 FNH 不同，NRH 通常发生在老年人中，与各种风湿病有关。NRH 通常无症状，但大的再生结节可能导致门静脉受压，最终导致门静脉高压及其并发症，包括静脉曲张出血。对于出现门静脉高压症同时合并风湿病或自身免疫病的患者，特别是肝脏合成功能良好、无肝硬化的患者，应考虑到 NRH 诊断。Felty 综合征是一种与类风湿关节炎相关的疾病，就是以 NRH、脾功能亢进和白细胞减少为主要特征。NRH 的确诊需要肝组织病理学活检。NRH 在影像学上无特异性表现，因此需要术中行楔形活检以确诊。出现门静脉高压症出血的患者可以从内镜套扎治疗中获益，对于反复静脉曲张出血且肝脏合成功能正常的患者可考虑行脾肾分流术。

肝腺瘤

肝腺瘤常见于年轻女性，通常有口服避孕药史。约一半患者出现腹部包块或腹痛等症状。肝活检有助于确诊，典型的组织学特征包括外观正常的肝细胞团伴随胆管细胞缺乏或正常肝小叶形态缺失，通常具有包膜。

肝腺瘤的并发症包括出血和恶变为肝细胞癌。出血的风险随着病变直径的增大而增加，因此建议对较大或有症状的活检证实的肝腺瘤进行手术切除。

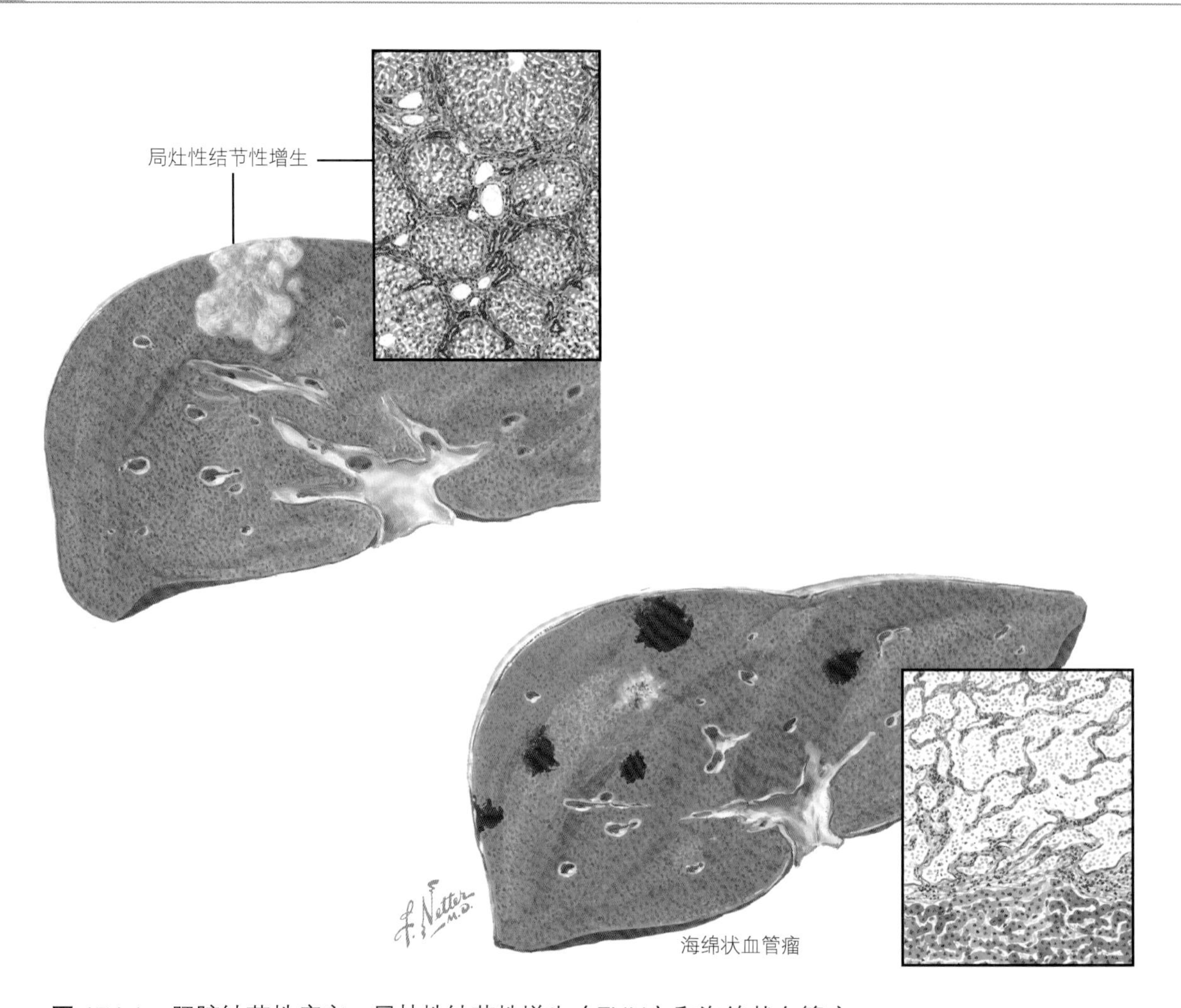

图 174.1 肝脏结节性病变：局灶性结节性增生（FNH）和海绵状血管瘤

肝闪烁显像可用于鉴别腺瘤与 FNH，肝腺瘤一般不含 Kupffer 细胞，因此表现为“冷”结节。

海绵状血管瘤

海绵状血管瘤是最常见的肝脏良性肿瘤。患病率约 5%~20%，在女性中更常见，可能与口服避孕药有关，因为有研究表明部分海绵状血管瘤对雌激素敏感。肝血管瘤多为腹部影像学偶然发现，通常无症状，较大血管瘤可能出现腹痛症状，血管瘤破裂出血是罕见但非常严重的并发症。偶有大的海绵状血管瘤合并弥散性血管内凝血，称为 Kasabach-Merritt 综合征。

海绵状血管瘤可以通过影像学检查确诊。CT 和 MRI 表现为肿瘤内对比剂的渐进性填充、T_2 加权像高信号等特征性表现。海绵状血管瘤的治疗通常是保守观察，恶变风险极小。有症状或有出血的患者可考虑手术切除或血管造影栓塞。海绵状血管瘤的女性患者应停止口服避孕药。极少数合并消耗性凝血障碍的高危海绵状血管瘤患者可考虑肝移植。

（Joseph K. Lim，Kris V. Kowdley 著
张利 译 付卫 审校）

其他资源

Belghiti J, Cauchy F, Paradis V, Vilgrain V: Diagnosis and management of solid benign liver lesions, *Nat Rev Gastroenterol Heaptol* 11:737–749, 2014.

Bonder A, Afdhal N: Evaluation of liver lesions, *Clin Liver Dis* 16:271–283, 2012.

Buell JF, Tranchart H, Cannon R, Dagher I: Management of benign hepatic tumors, *Surg Clin North Am* 90:719–735, 2010.

Chiche L, Adam JP: Diagnosis and management of benign liver tumors, *Semin Liver Dis* 33:236–247, 2013.

Margonis GA, Ejaz A, Spolverato G, et al: Benign solid tumors of the liver: management in the modern era, *J Gastrointest Surg* 19:1157–1168, 2015.

Marrero JA, Ahn J, Reddy KR: ACG clinical guideline: the diagnosis and management of focal liver lesions, *Am J Gastroenterol* 109:1328–1347, 2014.

Paradis V: Benign liver tumors: an update, *Clin Liver Dis* 14:719–729, 2010.

第 175 章

肉芽肿性肝病

肉芽肿性肝病可能由微生物感染、全身炎性疾病或自身免疫性疾病引起。隐源性肉芽肿性肝炎可出现不明原因发热。肝脏的肉芽肿是由抗原刺激后转化为上皮样细胞的巨噬细胞和多核巨细胞组成的。肉芽肿可进一步分为干酪型和非干酪型肉芽肿，这可以帮助我们鉴别病因，例如结核病的肉芽肿为干酪型，而自身免疫或炎性过程相关的肉芽肿为非干酪型。

感染性疾病

与肉芽肿相关的感染性因素中，最常见的是细菌感染，例如结核分枝杆菌（*Mycobacterium tuberculosis*，MTB）、鸟分枝杆菌胞内分枝杆菌（*Mycobacterium avium-intracellulare*，MAI）、布鲁氏菌、李斯特菌和土拉菌等。其他感染因素包括血吸虫病、利什曼病和内脏幼虫移行症等。立克次体、病毒（如巨细胞病毒）和少见的原虫感染也可能与肉芽肿形成相关。

肝脏结核

原发性肝脏结核极为罕见，通常继发于粟粒型结核（图 175.1）。多数病变是小的粟粒性肉芽肿（结核结节），它可能散布于活动性结核病患者的整个肝脏中。肉芽肿的形成始于 Kupffer 细胞的局部增生，逐渐形成遍布于整个肝实质的小的组织细胞结节。随之，被组织细胞包围的肝细胞出现坏死，在某些情况下，或大或小的肝细胞坏死灶会出现少量间质反应。结节中的一些细胞变大并分化为成上皮样细胞，其细胞核分裂而胞质不分裂，最终形成大型巨细胞（朗格汉斯细胞，Langerhans）。肉芽肿的周围可见淋巴细胞浸润。随着结核结节的增大，中央出现干酪样坏死。随后组织细胞可分化为成纤维细胞并形成包囊包裹结节。最终，整个病变变成一个充满胶原结缔组织的结节。

由于抗酸杆菌（Acid-fast bacilli，AFB）一般无法生存于瘢痕组织中，故而肝活检标本中很难培养出结核杆菌。另外，结核结节的形态学也是非特异性的，因为其他肉芽肿性疾病也可能在中央静脉壁上形成类似病变。结核性肉芽肿遍布于肝小叶，通常靠近汇管区并在此处融合。

粟粒性结核的结节在肝内分布密集，呈白色、针尖大小，肉眼即可发现。多位于肝左叶下面。肝粟粒性结核可能发生在肺部受累之前，或者不伴肺部病灶，故而临床表现为长期发热，但胸部 X 线检查阴性，通常需要肝活检才能确诊。

Q 热

Q 热是由贝纳柯克斯体感染引起的，这是一种经口或胃肠外途径感染牛和其他畜牧动物的立克次体。该病典型的临床特征包括发烧、肺部浸润和流感样症状。

系统性自身免疫性疾病或隐源性疾病

在多种局限于肝脏的肝病或者系统性疾病累及肝脏（包括自身免疫性疾病或者隐源性疾病）时都可以发现肉芽肿。与肝肉芽肿相关的最常见的系统性疾病是结节病（图 175.2）。结节病的病因未明，但研究提示自身免疫功能异常是其发病机制之一。结节病的肝脏受累通常表现为胆汁淤积型的肝酶异常，以血清碱性磷酸酶（ALP）升高为主。多数患者没有症状，少数有症状的患者多表现为瘙痒和乏力。血清血管紧张素转换酶（angiotensin-converting enzyme，ACE）水平升高，尤其存在纵隔淋巴结病或其他支持性证据时，可以协助确诊该病。

特发性肉芽肿性肝炎是一种罕见的疾病，其特

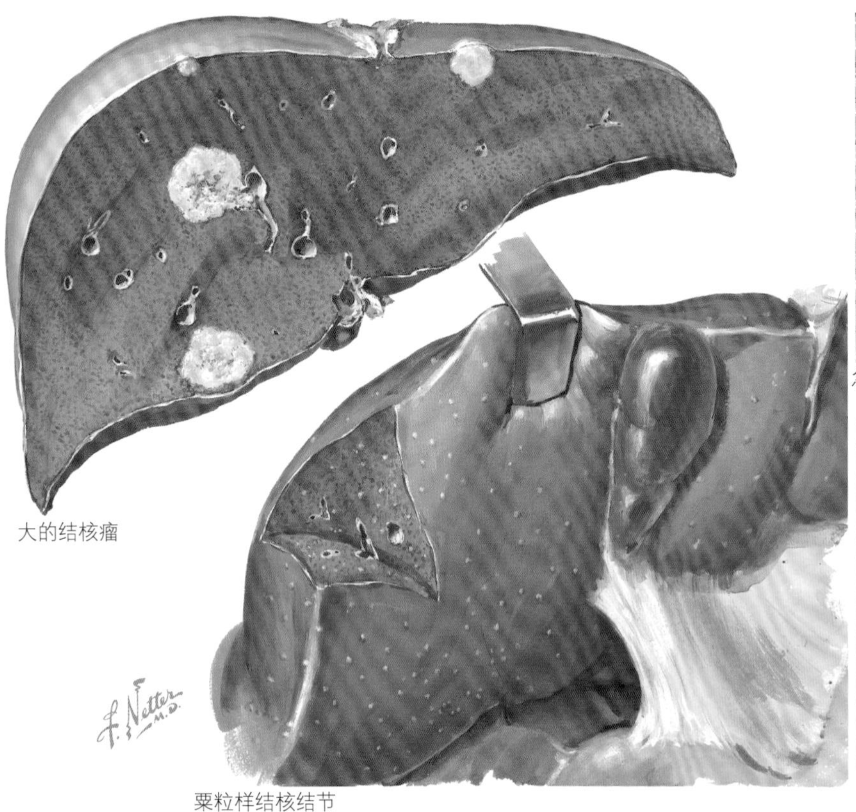

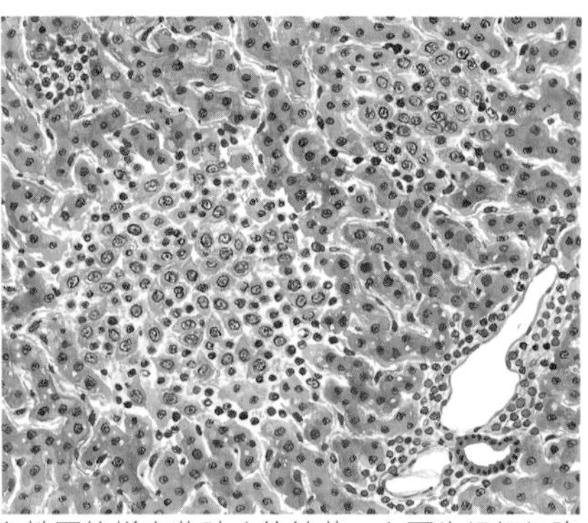
急性粟粒样肉芽肿（软结节—主要为组织细胞）

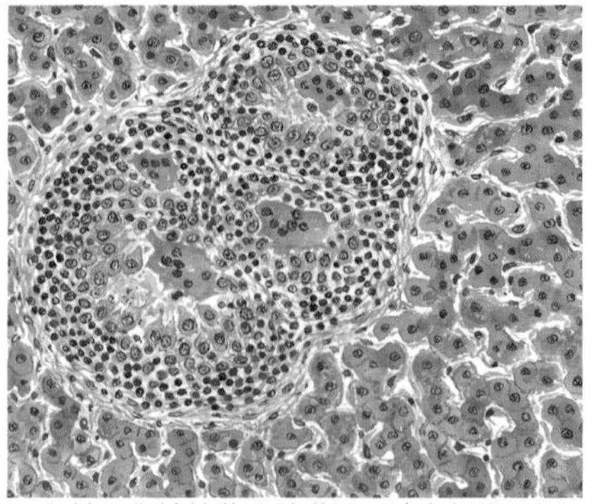
亚急性聚集性结节（被淋巴细胞和纤维组织包裹的巨细胞、干酪样变、组织细胞）

图 175.1 肉芽肿性肝病：大体表现和病理学表现

征是高热和肝内大量的肉芽肿性浸润。对于 ALP 水平升高的不明原因发热的患者通常需要肝活检以排除其他病因。

伴有肉芽肿的其他疾病

与结核和类肉瘤病类似的肝肉芽肿也可见于其他多种疾病。在布鲁氏菌病中，肉芽肿不规则地分布于整个肝脏中，大小和发育程度各异，并伴有小叶坏死和门静脉炎症（见图 175.2）。在组织胞浆菌病中，肝内也出现类似结核结节样的肉芽肿，伴有 Kupffer 细胞的扩散增殖，其胞质中可能充满了荚膜组织胞浆菌。其他真菌性疾病，例如芽生菌病或球孢子菌病，其非特异性的反应性肝损害比肝脏肉芽肿更常见。兔热病、麻风病和铍中毒等则较少出现肝肉芽肿。

原发性胆汁性胆管炎（primary biliary cholangitis，PBC）通常以多发的小的非干酪性肉芽肿为特征（见第 162 章），主要分布于汇管区周围，而药物诱发或感染相关的肉芽肿则分布于整个肝小叶中。

诊断

对肝肉芽肿的患者进行仔细评估包括详细地问诊和体格检查十分重要，因为仅通过详尽地询问病史就能够确定许多感染性因素，尤其要注意旅行史、用药史、职业史、个人社会史（例如滥用药物）、性生活情况以及其他系统性疾病、免疫抑制状态或自身免疫病的存在。

治疗和管理

肉芽肿性肝病的治疗重点在于对病因的治疗。例如停用别嘌呤醇或苯丁氮酮等可疑的药物，对于感染相关性肉芽肿需应用抗生素治疗，对于特发性肉芽肿性肝炎需应用糖皮质激素治疗。

（Joseph K. Lim，Kris V. Kowdley 著
张凤 译 刘玉兰 审校）

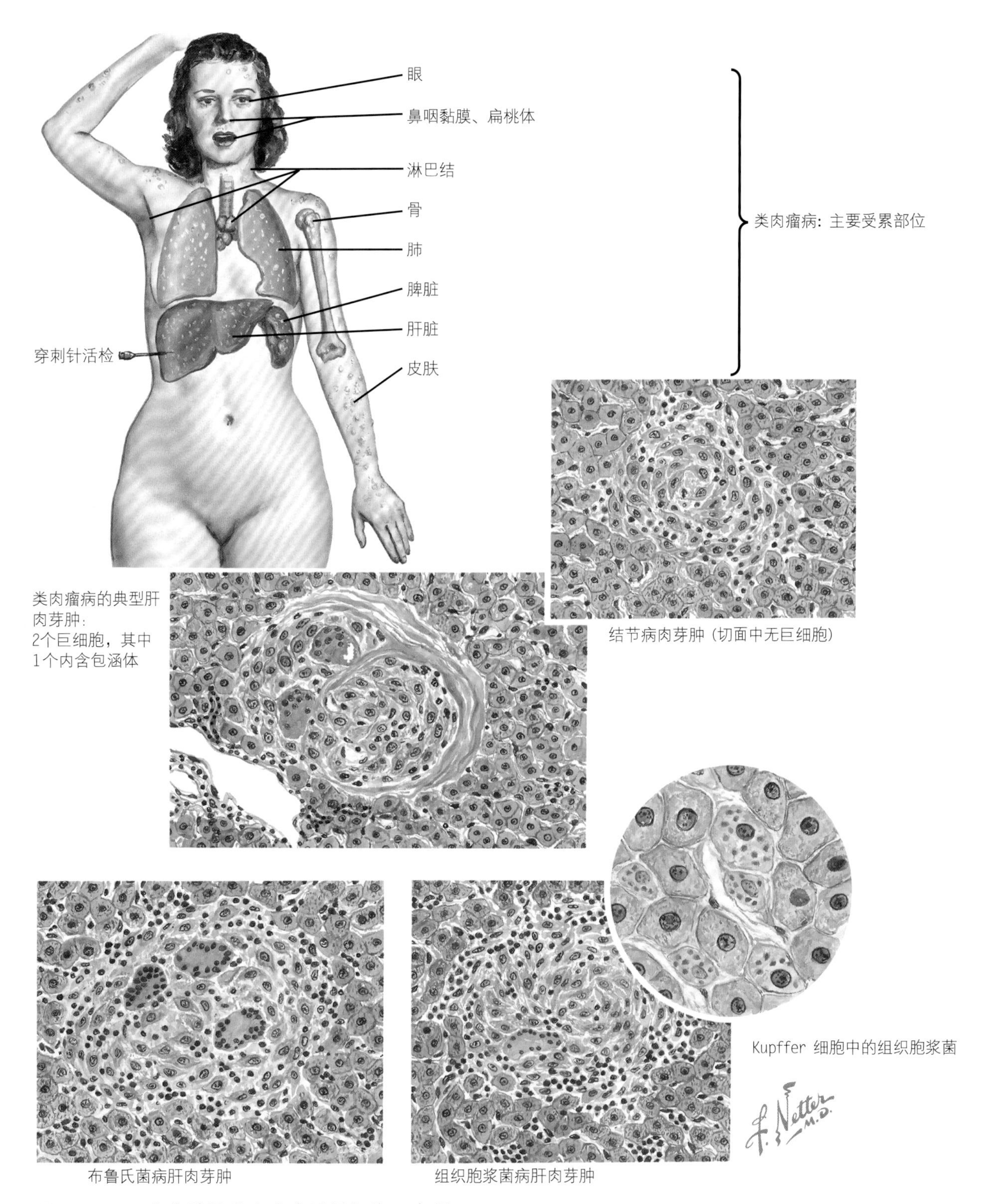

图 175.2　肝肉芽肿的类肉瘤病受累部位及病理

其他资源

Bhardwaj SS, Saxena R, Kwo PY: Granulomatous liver disease, *Curr Gastroenterol Rep* 11:42–49, 2009.

Coash M, Forouhar F, Wu CH, Wu GY: Granulomatous liver diseases: a review, *J Formos Med Assoc* 111:3–13, 2012.

Flamm SL: Granulomatous liver disease, *Clin Liver Dis* 16:387–396, 2012.

Lagana SM, Moreira RK, Lefkowitch JH: Hepatic granulomas: pathogenesis and differential diagnosis, *Clin Liver Dis* 14:605–617, 2010.

Lamps LW: Hepatic granulomas: a review with emphasis on infectious causes, *Arch Pathol Lab Med* 139:867–875, 2015.

Tadros M, Forouhar F, Wu GY: Hepatic sarcoidosis, *J Clin Transl Hepatol* 1:87–93, 2013.

第176章

Wilson 病

Wilson 病（Wilson disease，WD）是一种罕见的原发性铜过载性疾病，早在1912年神经病学家Samuel Kinnier Wilson 就首次报道了一种伴发肝硬化的“进行性豆状核变性”，但是直到1948年人们才认识到WD是一种铜代谢紊乱性疾病，是由过量的铜沉积在肝脏、中枢神经系统和其他器官中导致。

Wilson 病是一种常染色体隐性遗传疾病，在大多数人群中的发病率约为1/30 000。其基因频率约为0.3%~0.7%，因而估计杂合子携带率为1/90。男女同样易患，所有种族均可发病，患者主要在20~30岁之间被确诊（多数年龄为5~35岁）。

ATP7B基因突变（*WND*）与Wilson病相关，位于13号染色体（13q 14.3）。该基因主要在肝脏、肾脏和胎盘中表达，其他器官中也有表达。该基因的产物是P型腺苷三磷酸酶（P-type ATPase），可将铜转运到胆汁中，并与铜蓝蛋白结合。已发现的*WND*位点突变多达60个，但真正具有临床意义的突变不到一半。欧洲裔的WD患者多为His 1069Gln突变所致，但所有WD患者中该突变仅占15%~25%。由于遗传异质性，尽管基因检测对于先证者的诊断并无帮助，但是基因检测可用于筛查出其他受累的家庭成员。

铜的胆汁排泄障碍是Wilson病重要的致病机制。人体内的铜储存水平主要通过胆汁排泄来调节，*WND*基因产物ATP7B负责将铜从肝细胞转运到胆道系统。虽然Wilson病患者此转运过程有异常，但尚不明确ATP7B缺陷是如何影响此过程的。

临床表现

Wilson 病的临床表现各异，但神经精神症状或肝病症状是最常见的起病表现或现证症状（图176.1）。尽管出生时就存在遗传缺陷，但5岁之前患者少有临床表现。起病年龄可能与受累的器官系统相关。肝脏症状出现的平均年龄为10~14岁，而神经系统症状出现的平均年龄较晚，通常为19~22岁，但40岁以后才发病的患者罕见。

神经精神症状主要出现在青少年或年轻患者中，并且是已发病患者的主要症状。常见的精神症状包括抑郁、情绪障碍和性格改变，常见神经症状是震颤、流涎、肌张力高、舞蹈症和类帕金森样表现（例如小写症）。肝外器官铜沉积的表现并不常见，主要包括骨质减少、远端肾小管酸中毒、心律不齐、充血性心力衰竭、糖耐量异常和闭经等。

诊断

2017年美国胃肠病学学会（ACG）指南建议所有AST或ALT持续升高的患者，均应检测血清铜蓝蛋白以筛查Wilson病，尤其是年龄小于55岁的患者。如果血清铜蓝蛋白降低，则应继续进行24小时尿铜和裂隙灯眼科检查以协诊。2008年美国肝病研究协会（AASLD）指南建议，所有3~55岁的不明原因肝损害、临床怀疑Wilson病的患者，均应进行血清铜蓝蛋白、24小时尿铜检测以及裂隙灯眼科检查。如果所有三项检查均异常，则无需肝活检即可诊断为Wilson病。如果仅满足这些标准中的一项或两项，则应进行肝活检以协诊：肝铜含量大于250 μg/g干重可确诊为Wilson病，肝铜50~250 μg/g干重的患者应接受ATP7B突变的基因检测，肝铜小于50 μg/g干重可排除Wilson病。大约仅有50%的患者存在Kayser-Fleischer环，而单纯血清铜蓝蛋白正常并不能除外Wilson病，尤其当患者存在其他临床特征时。

Wilson 病相关基因突变的检测在不久的将来是可行的。

治疗和管理

Wilson 病患者的饮食中应避免含铜丰富的食物，

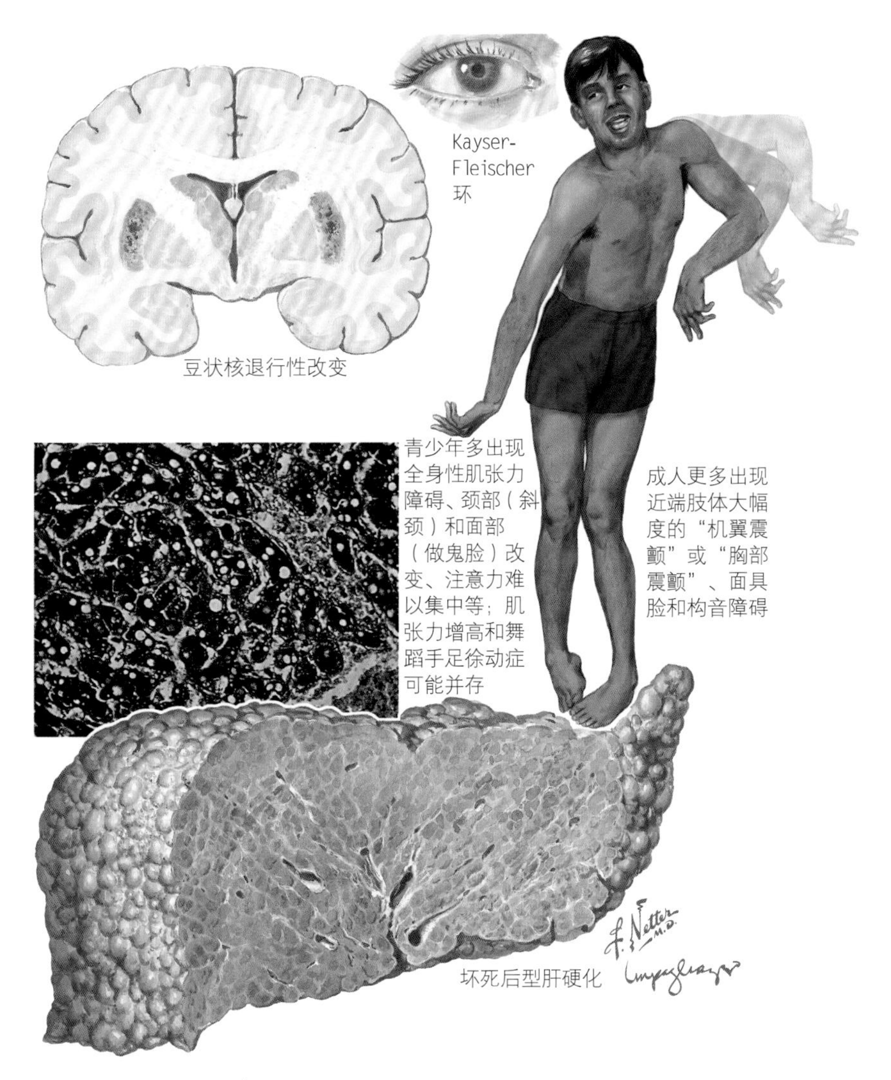

图 176.1 Wilson 病

包括贝类、内脏肉类、坚果、干果、巧克力和豆类。建议对患者的一级亲属进行 Wilson 病筛查。有神经系统症状的 Wilson 病患者，应在治疗前进行神经学评估和脑磁共振成像 MRI 检查。难以通过临床确诊的患者应进行基因检测。Wilson 病治疗的最终目标是去除机体内多余的铜并防止再蓄积。铜螯合剂，例如 d- 青霉胺和曲恩汀是一线治疗方案。由于 d- 青霉胺的不良反应，曲恩汀的应用越来越广泛。醋酸锌（Galzin）可以诱导金属硫蛋白的生成，后者可阻止小肠对铜的吸收，故而已成为一种常用的维持治疗药物。四硫代钼酸铵口服后能够与血浆铜结合并抑制肠道对铜的吸收，已被用作神经性 Wilson 病的替代治疗选择。

对表现为急性或急性重型肝炎的 Wilson 病患者或螯合疗法欠佳的进展期慢性 Wilson 病患者而言，肝移植是十分有效的挽救生命的治疗措施，并且移植后预后良好。由于 Wilson 病的铜代谢缺陷在于肝脏，因此肝移植可被认为是 Wilson 病的治愈性措施。

（Joseph K. Lim，Kris V. Kowdley 著
张凤 译　刘玉兰 审校）

其他资源

Ferenci P, Czlonkowska A, Stremmel W, et al: EASL clinical practice guidelines: Wilson's disease, *J Hepatol* 56:671–685, 2012.
Joshi D, Gupta N, Samyn M, et al: The management of childhood liver diseases in adulthood, *J Hepatol* 66:6313–6644, 2017.
Kathawala M, Hirschfield GM: Insights into the management of Wilson's disease, *Therap Adv Gastroenterol* 10:889–905, 2017.
Liu J, Luan J, Zhou X, et al: Epidemiology, diagnosis, and treatment of Wilson's disease, *Intractable Rare Dis Res* 6:249–255, 2017.
Ranucci G, Polishchuck R, Iorio R: Wilson's disease: prospective developments towards new therapies, *World J Gastroenterol* 23:5451–5456, 2017.
Roberts EA, Schilsky ML: Diagnosis and treatment of Wilson disease: an update, *Hepatology* 47:2089–2111, 2008.
Schilsky ML: Wilson disease: diagnosis, treatment, and follow-up, *Clin Liver Dis* 21:755–767, 2017.
Schonfeld EA, Brown RS Jr: Genetic testing in liver disease: what to order, in whom, and when, *Clin Liver Dis* 21:673–686, 2017.

第 177 章

肝细胞癌

肝细胞癌（hepatocellular carcinoma，HCC）是慢性肝病最严重和最致命的并发症之一。尽管在 HCC 的流行病学、诊断和治疗方面取得了显著进展，但 HCC 患者的 5 年生存率仍较低。美国 HCC 的流行病学显示 HCC 的发病率和死亡率在持续升高。全球范围内，慢性乙型肝炎病毒（HBV）感染是 HCC 最常见的危险因素，HBV 被认为是仅次于烟草的致癌物，HCC 的其他主要危险因素包括慢性丙型肝炎（3 期或 4 期）和其他原因导致的肝硬化。

与其他恶性实体瘤不同，HCC 通过影像学检查即可确诊，并不需要肝活检。HCC 的病理学特征与其他恶性肿瘤相似，表现为细胞核 / 细胞质比率增加和核分裂象增多（图 177.1）。HCC 根据分化程度可以从“极高分化”到“低分化”进行分级。有些类型的 HCC 伴有广泛的瘢痕形成，称为“硬性癌”。另外一些类型可形成类腺体样结构（“假腺体型”）。HCC 的分期对于预测预后和指导治疗具有重要意义，多种分期方式被普遍认可，在美国最常用的是巴塞罗那临床肝癌（BCLC）分期方式。

临床表现

大多数 HCC 病例无症状，需要影像学检查才能发现。对于慢性肝病患者，出现急性或亚急性失代偿或右上腹痛加重症状时均应考虑 HCC 的可能。体格检查可发现固定的硬如石块的肿物，由于肿瘤富血供，听诊可听到血管杂音。临床医生还应评估相关的副肿瘤综合征表现。

诊断

与其他恶性实体瘤不同，HCC 通过特征性的影像学表现即可确诊，并不需要组织病理活检。对于血清甲胎蛋白（AFP）水平升高、超声或 CT 发现肝占位病变的患者应考虑 HCC 可能。血清 AFP 已广泛用于高危人群 HCC 的筛查，AFP 水平 >300 ng/ml 的肝硬化患者 HCC 的可能性极大。但 AFP 可能仅在慢性肝病背景下升高，30% 的肝癌不会产生 AFP，因此，AFP 升高诊断 HCC 的敏感性和特异性不高。因此，美国肝病研究协会（AASLD）和欧洲肝脏研究协会（EASL）指南不建议单独使用血清 AFP 进行 HCC 筛查，但可将其作为与其他诊断标准综合考虑的可选项目。

超声是肝硬化患者的有效筛查方式，并被 AASLD 指南正式推荐为 HCC 监测的首选检查。但超声发现的肝脏结节性病变多数可能是再生结节而不是 HCC。三期 CT/MRI 可以在注射对比剂的不同阶段（平扫、肝动脉期、门静脉期）快速采集肝脏图像，能显著提高对 HCC 的诊断能力，并能够有效区分 HCC 结节和再生结节。CT 筛查的主要缺点是辐射的累积风险和对比剂的肾毒性。动脉期增强伴静脉期消退的特征性表现，尤其是同时伴随假包膜时便足以确诊 HCC。

治疗和处理

在过去几年中，HCC 的治疗进展迅速。手术切除曾被认为是获得长期生存的唯一治疗选择，但现在有多种治疗手段均被认为可达到治愈目的，包括手术切除、射频消融和肝移植，后者适用于所有的 HCC 伴肝硬化患者。符合米兰标准的患者（单个 HCC 病灶 2~5 cm 或最多 3 个病灶、每个病灶 <3 cm）有资格进入移植等待列表，并可能享有 UNOS（United Network for Organ Sharing）政策的优先权。对于无法手术或者等待肝移植的患者，经动脉化疗栓塞（单纯栓塞或化疗微球）、放射性栓塞、化疗等均是常用治疗选择。索拉非尼（一种口服多激

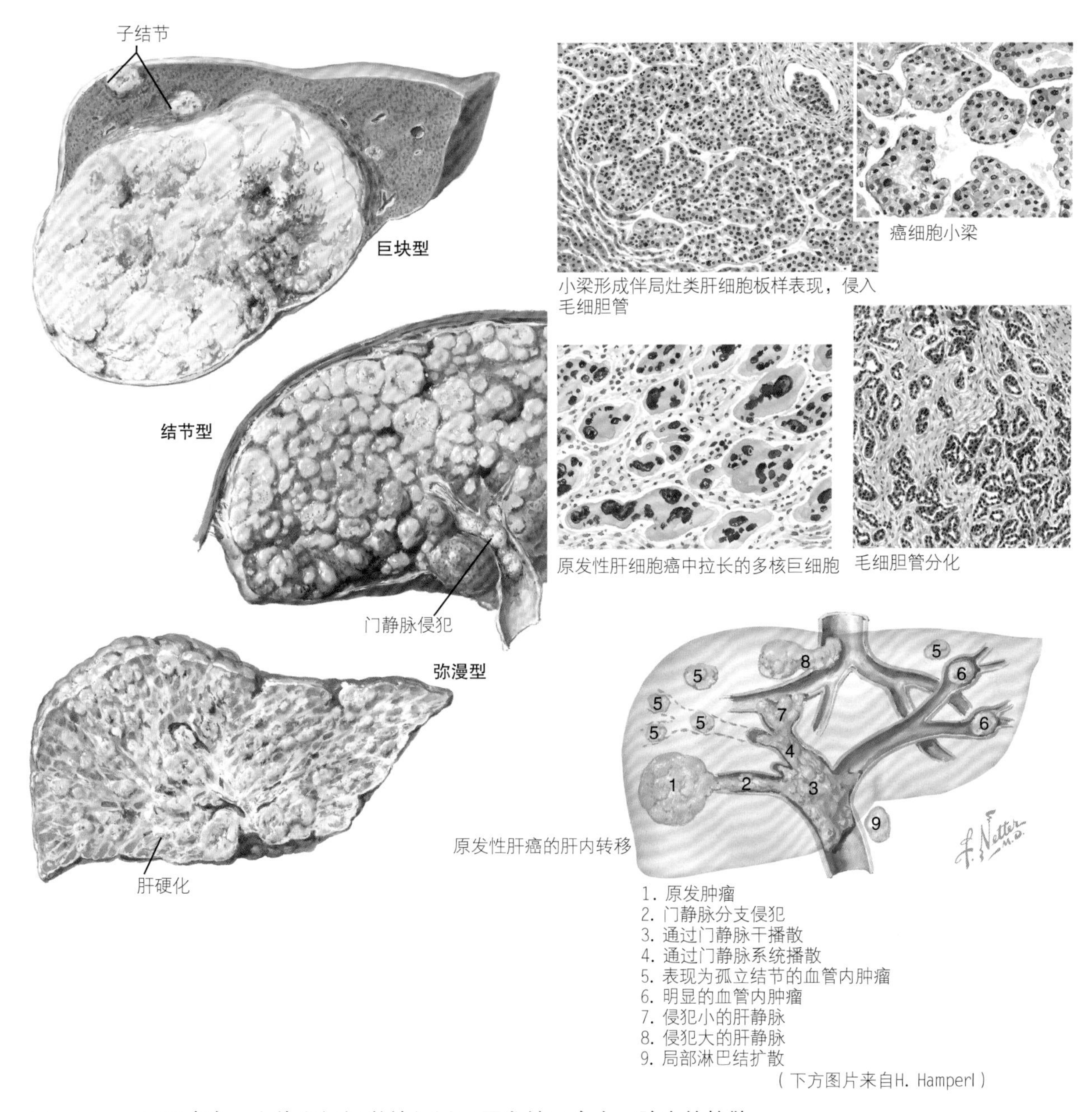

图 177.1　肝细胞癌：大体和组织学特征以及原发性肝癌在肝脏内的扩散

酶抑制剂）是超出米兰标准的晚期 HCC 一线标准治疗方案，能够小幅改善生存率。最近，两类新药已获批用于晚期 HCC 的二线化疗，包括多激酶抑制剂瑞戈非尼和乐伐替尼，以及 PD-1 抑制剂纳武单抗（nivolumab）。

（Joseph K. Lim，Kris V. Kowdley 著
张利 译　付卫 审校）

其他资源

Bruix J, Han KH, Gores G, et al: Liver cancer: approaching a personalized care, *J Hepatol* 62(1 Suppl 1):S144–S156, 2015.

Daher S, Massarwa M, Benson AA, Khoury T: Current and future treatment of hepatocellular carcinoma: an updated comprehensive review, *J Clin Transl Hepatol* 6:69–78, 2018.

Galle PR, Forner A, Llovet JM, et al: EASL clinical practice guidelines: management of hepatocellular carcinoma, *J Hepatol* 69:182–236, 2018.

Heimbach JK, Kulik LM, Finn RS, et al: AASLD guidelines for the treatment of hepatocellular carcinoma, *Hepatology* 67:358–380, 2018.

Llovet JM, Zucman-Rossi J, Pikarsky E, et al: Hepatocellular carcinoma, *Nat Rev Dis Primers* 2:16018, 2016.

Njei B, Rotman Y, Ditah I, Lim JK: Emerging trends in hepatocellular carcinoma incidence and mortality, *Hepatology* 61:191–199, 2015.

Padhya KT, Marrero JA, Singal AG: Recent advances in the treatment of hepatocellular carcinoma, *Curr Opin Gastroenterol* 29:285–292, 2013.

第 178 章

肝移植

肝移植是肝硬化和肝衰竭患者最重要的挽救手段，从 20 世纪 70 年代的实验性手术发展到目前已成为广泛接受的高效治疗手段。肝移植的成功开展导致了供体器官的严重短缺，从而促使了供体优先分配系统的建立和活体供肝肝移植的发展，活体供肝肝移植是将来自亲属或志愿捐赠者供体的一部分肝脏取出移植到受体体内。

肝移植的主要适应证仍然是急性 / 暴发性肝衰竭、肝细胞癌和终末期肝病（end-stage liver disease，ESLD）（图 178.1 和图 178.2），少数代谢性疾病、巨大的良性肿瘤和胆汁淤积性肝病引起的严重难治性瘙痒等也可根据患者情况选择肝移植。慢性丙型肝炎病毒感染和酒精性肝病是需要肝移植的最常见肝病病因，但非酒精性脂肪性肝病（NAFLD）/ 非酒精性脂肪性肝炎（NASH）近年来增长迅速，将成为肝移植的首要病因，事实上目前在年龄小于 50 岁的成年受体中已经成为主要病因。

肝移植器官优先权的选择和分配过程由器官共享联合网络（United Network for Organ Sharing，UNOS）管理，UNOS 是一个国家级非营利组织，在美国政府的资助下通过器官获取和移植网络（Organ Procurement and Transplantation Network，OPTN）管理供体的获取和分配。

慢性 ESLD 患者出现明显肝功能失代偿的严重并发症时应及时转诊至肝移植中心，包括腹水、静脉曲张出血、自发性细菌性腹膜炎（spontaneous bacterial peritonitis，SBP）或可疑肝肾综合征。符合米兰标准的确诊或可疑的肝细胞癌是肝移植的另一常见适应证，但一些中心也在采用其他分期标准（如 UCSF 标准）对于较大肿瘤通过局部治疗（射频消融或动脉化疗栓塞）缩小肿瘤体积后进行肝移植。

由于尸体供肝难以满足大量受体要求，美国已有数个分配系统对受体进行优先级排序。以往曾基于 Child-Pugh-Turcotte 评分模型（包括血清白蛋白、胆红素、凝血酶原时间、有无脑病和腹水）进行排序，最近研究确定 MELD（Model for End-stage Liver Disease）评分模型能够更好地预测等待肝移植患者的短期死亡率。除了总胆红素、国际标准化比值和肌酐等 MELD 变量外，血清钠水平似乎也可以提高短期死亡率的预测准确性，进而出现了 MELD-Na 评分系统，目前在美国已成为首选的分配系统。MELD 评分的动态范围为 6~40 分，15 分及以上被认为可以进入肝移植等待名单。目前移植时 MELD 评分存在显著的地区性差异，这也促使对目前的国家器官分配系统进一步讨论和修订。此外，由于发现移植器官被分配于 MELD 评分较低的肝癌患者的比例升高，最近的政策削减了此类患者的优先级，需随诊一段时间以验证肝癌的肿瘤生物学行为以及对切除或局部治疗的反应之后才能考虑分配供体。

以上评分系统并不适用于急性暴发性肝衰竭患者，如急性病毒性或药物性肝炎或重度急性肝豆状核变性。此类患者被定为移植的最高优先级（1A）并有资格接受来自当地和 UNOS 地区以及国家网络的供体器官而不需考虑 MELD 评分。

移植前需进行全面的评估以确定是否存在肝移植的禁忌证，包括详细的心理社会评估，重点是充分的社会支持、咨询或康复的需要、酒精成瘾的持续戒断计划（对于酒精成瘾的患者）、疫苗接种、详细的血液及影像学评估。人类白细胞抗原（HLA）单体分型和详细的免疫学评估并不常规要求。

移植后免疫抑制方案包括他克莫司或环孢素、硫唑嘌呤或骁悉，用或者不用皮质类固醇。此外，许多移植方案也考虑使用白细胞介素 2 拮抗剂作为诱导治疗以预防早期排斥反应。慢性肝病接受肝移植的预后极佳，围手术期生存率超过 95%，多数中心 1 年生存率超过 80%。与移植后生存率较低相关的因素包括暴发性肝衰竭、年龄超过 60 岁以及需联合肾移植的肾衰竭。

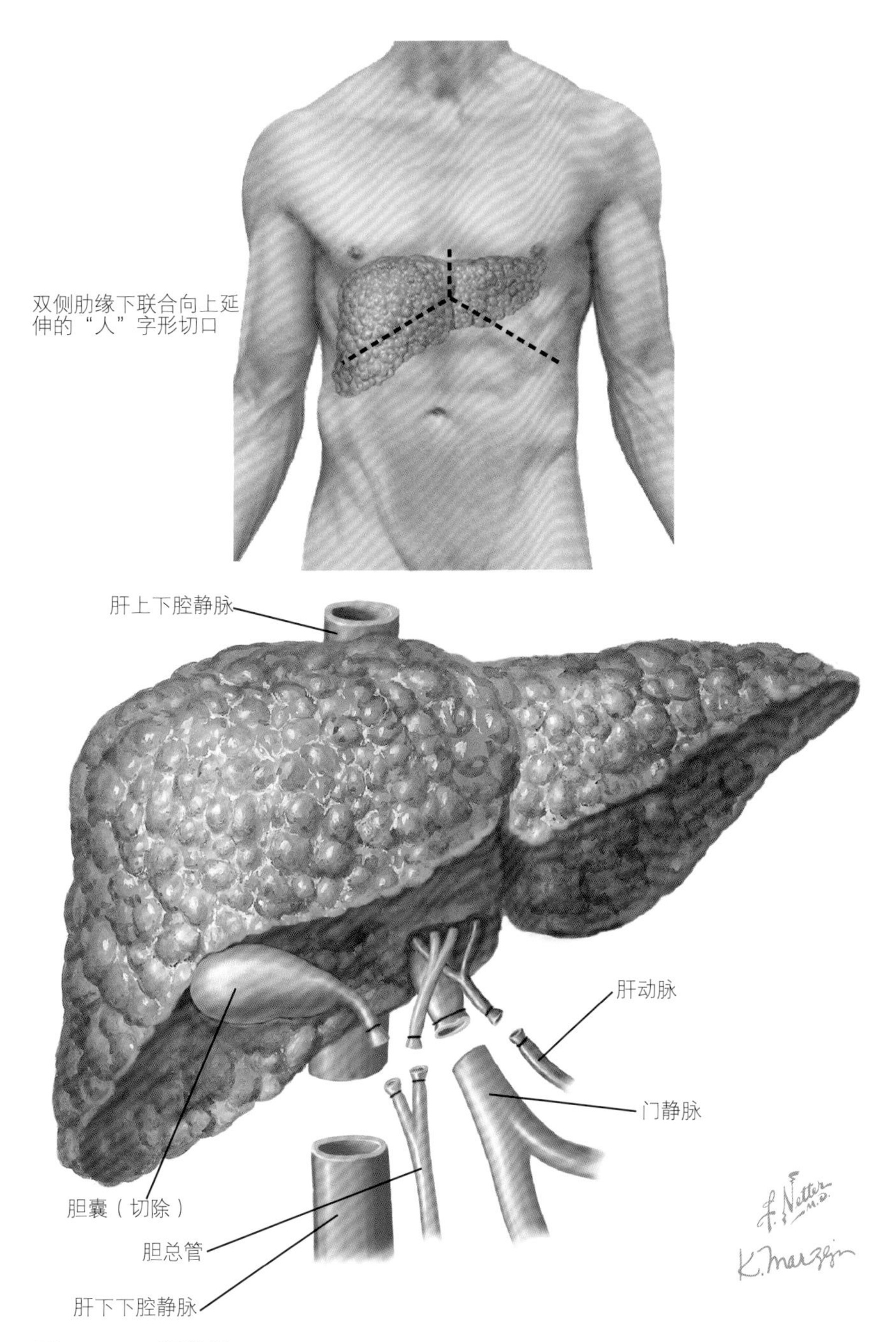

图 178.1 肝移植

肝移植的长期预后受到基础疾病影响明显，血色病、乙型肝炎和肝细胞癌等疾病的长期存活率较低，慢性丙型肝炎和酒精性肝病存活率中等，自身免疫性肝病（如自身免疫性肝炎、原发性胆汁性胆管炎和原发性硬化性胆管炎）长期存活率最高（约85%）。改进的肝癌患者选择方案和慢性丙型肝炎的新的抗病毒药物的出现使此类患者的预后得到改善。

对于供体器官利用最大化的探索一直在进行，包括使用劈离式肝移植（将一个肝脏的不同部分分别移植给一个以上受体）和活体肝移植（将活体供体的一部分肝脏移植给受体）。这些手术已经迅速成为肝脏替代治疗的备选方案，并已经成功挽救了许多患者（尤其是肝细胞癌和终末期肝病的患者）。但是，活体肝移植伴随着重要的伦理学和社会心理学争议，需要谨慎考虑。

肝移植受体的长期护理需要多学科参与。除监测排斥反应外，患者还需要监测恶性肿瘤、感染、骨质疏松、糖尿病、高血压、动脉粥样硬化、病毒复发（如乙型肝炎病毒）和肾功能不全等长期风险因素。

（Joseph K. Lim，Kris V. Kowdley 著
张利 译 付卫 审校）

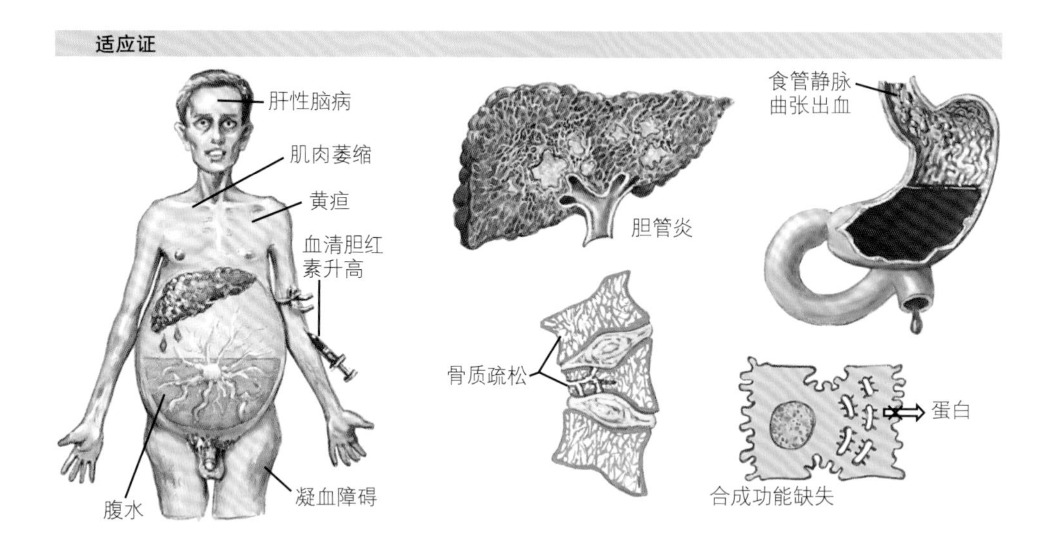

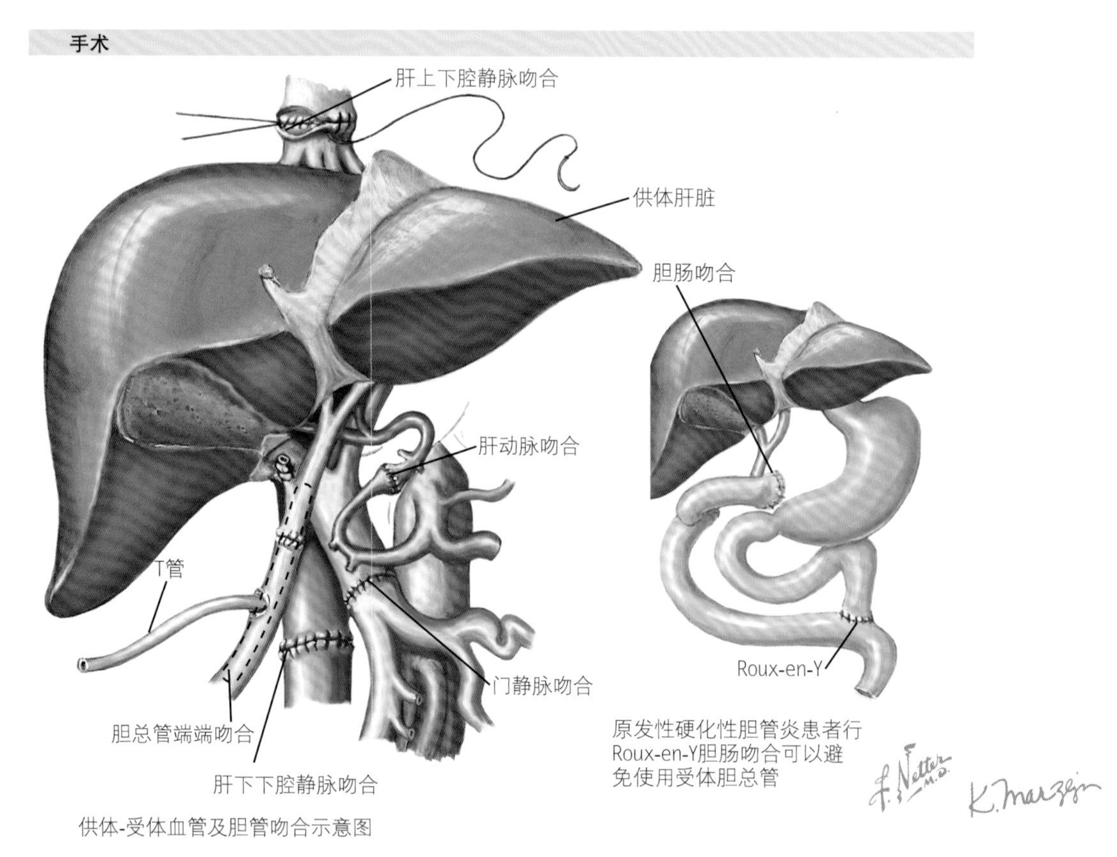

图 178.2 肝移植（续）

其他资源

Bhat M, Al-Busafi S, Deschenes M, Ghali P: Care of the liver transplant patient, *Can J Gastroenterol Hepatol* 28:213–219, 2014.

Chascsa DM, Vargas HE: The gastroenterologist's guide to the management of the post-liver transplant patient, *Am J Gastroenterol* 2018. [Epub ahead of print].

European Association for the Study of the Liver: EASL clinical practice guidelines: liver transplantation, *J Hepatol* 64:433–485, 2016.

Koffron A, Stein JA: Liver transplantation: indications, pretransplant evaluation, surgery, and posttransplant complications, *Med Clin North Am* 92:861–868, 2008.

Lucey MR, Terrault N, Ojo L, et al: Long-term management of the successful adult liver transplant: 2012 practice guideline by the American association for the study of liver diseases and the American society of transplantation, *Liver Transpl* 19:3–26, 2013.

Martin P, DiMartini A, Feng S, et al: Evaluation for liver transplantation in adults: 2013 practice guideline by the American association for the study of liver diseases and the American society of transplantation, *Hepatology* 59:1144–1165, 2014.

其他感染性肝病：阿米巴病、螺旋体病、放线体病、棘球绦虫病、血吸虫病

系统性感染

阿米巴病可以发展为复杂的阿米巴肝脓肿（图 179.1）。溶组织阿米巴（也称为 *E. histolytica*）是在阿米巴肝脓肿中最常见的寄生虫，也是导致以系统性症状（包括发热、恶心和腹泻）为表现的侵袭性阿米巴病的致病共生生物。阿米巴肝脓肿的症状包括右上腹疼痛、发热、干咳、厌食、恶心、呕吐和腹泻。溶组织阿米巴通过被粪便污染的水传播，经由门静脉进入肝脏，20~40 岁的年轻人最易感。

阿米巴肝脓肿的病变表现各异，但多为肝右叶的孤立性脓肿。最初主要由超声或 CT 检查发现，需要结合间接血凝法和酶联免疫吸附试验检测抗阿米巴抗体进行确诊。该病感染初期抗体检测结果可能为阴性，但感染数月后仍会保持阳性。

阿米巴肝脓肿最严重的并发症包括脓肿破裂扩散、形成至胸腔的瘘管，导致肺脓肿或肝肺脓肿、肝支气管瘘或血行性播散至脑或其他器官。腹部超声检查足以发现低回声的阿米巴肝脓肿。如果有脓肿破裂或扩散至邻近器官的风险，应考虑进行经皮穿刺抽吸引流。粪便检测 *E. histolytica* 可能为阴性，因为阿米巴性肝脓肿的患者并非全部以肠道阿米巴病起病。尽管替硝唑、奥硝唑和硝唑尼特也有效，临床上仍建议将甲硝唑或去氢依米丁作为治疗首先。肝脓肿治愈后，即使粪便 *E. histolytica* 阴性，也建议继续进行腔内的抗感染治疗。

螺旋体感染

螺旋体的潜在感染率较高，诊断需要基于一定程度的疑诊。Weil 综合征，曾被称为传染性黄疸或螺旋体性黄疸，是由出血性钩端螺旋体引起的一种严重的钩端螺旋体病（图 179.2）。该疾病全球均有发生，最常见的携带者是大鼠、狗，其次为小鼠。这些动物尿液中的钩端螺旋体排到污水中后可以继续生存数月，主要通过破损的皮肤或经口途径感染人类。

Weil 综合征的严重程度不尽相同。6~12 天的潜伏期后，患者会出现高热、头痛、腹痛、虚脱、肌肉痛和结膜炎等症状，并可以在血液或脑脊液中检测到钩端螺旋体。大约 10 天后进入中毒阶段，此时发热消退，而肾损害（有时会发展为肾衰竭）、脑膜炎、心肌损伤、皮肤和结膜淤斑、鼻出血以及皮疹等症状突出。约 50% 的患者会出现肝脏受累。在此阶段，尿液中比血液中更容易检测到钩端螺旋体，患者可反复发热。第 3 周后，进入缓慢恢复阶段，并且血清抗体转阳。

尽管螺旋体性黄疸患者常出现肝脏受累，但肝脏组织病理学仅为一些非特异性的改变，例如小叶中心坏死、汇管区炎性浸润和 Kupffer 细胞肿胀。黄疸程度与肝功能障碍程度不匹配，其中一部分原因是合并了溶血。早期治疗主要是支持治疗，包括出血和肾衰竭的对症治疗。肝衰竭导致的死亡病例少见，抗生素只有在 Weil 综合征的早期应用才有效。

由于早期诊断及有效治疗，目前由梅毒螺旋体引起的肝病少见，而且许多梅毒患者的肝病是由乙型或丙型病毒性肝炎引起的。继发性梅毒引起的特异性的肝脏病理是广泛的特异性凝固样坏死（梅毒瘤）后形成的瘢痕，导致局灶性肝组织的缺失，最终肝脏变得不规则而呈现奇怪的形状，故被称为分叶肝。肝脏触诊时会发现左叶增大而右叶缩小这种特异性的体征。极少情况下，瘢痕深处能够发现新鲜的黄色梅毒瘤样区域。以前严重黄疸的新生儿中经常出现“硫磺肝”——这种先天性梅毒的特征性表现以及梅毒感染的其他表现，而现在硫磺肝几乎已绝迹。显微镜下的特征是小的粟粒样坏死（梅毒瘤）、弥漫性间质性肝炎、肝细胞板的变形分离，小

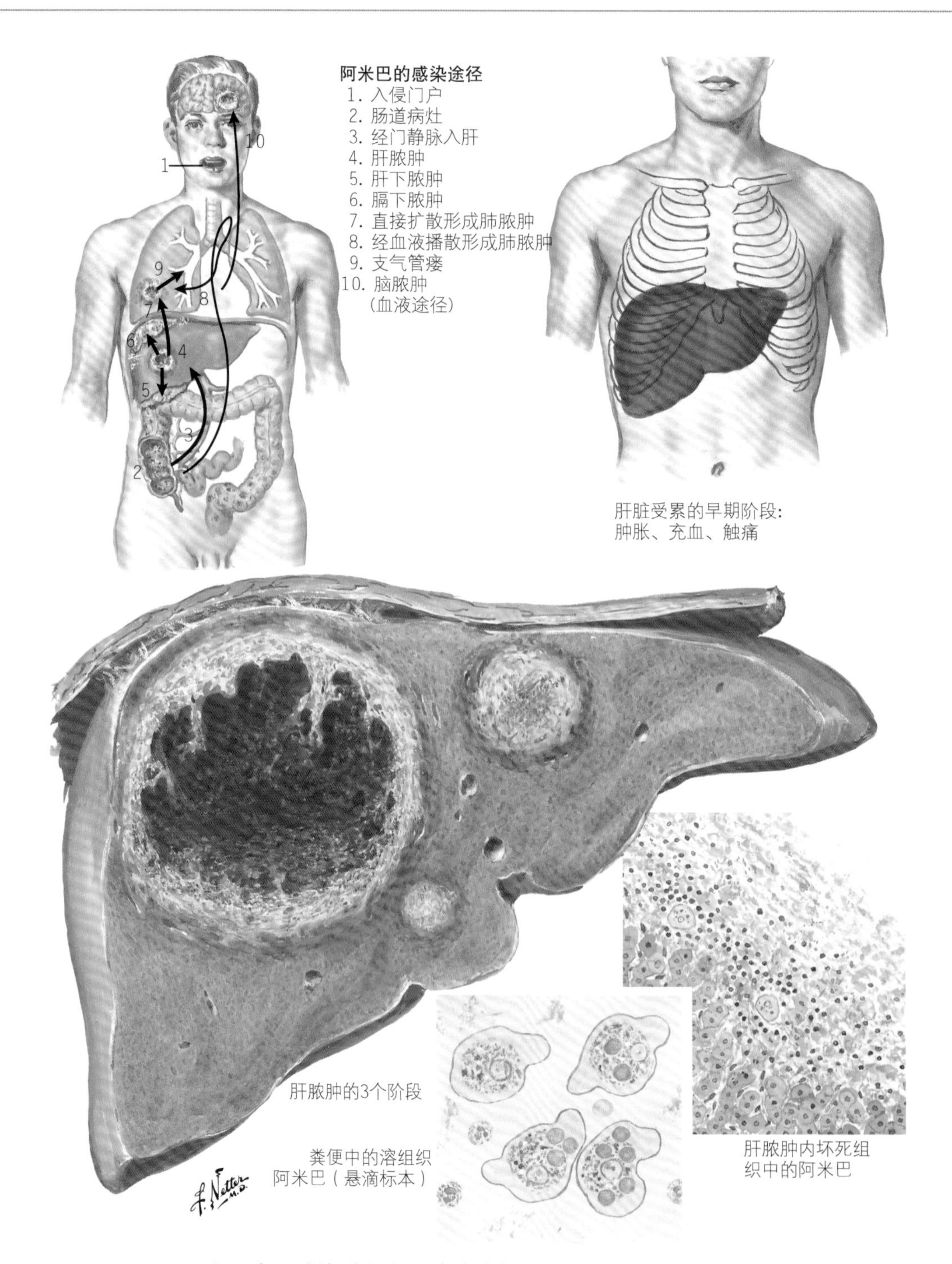

图 179.1 肝阿米巴病：感染过程和肝脓肿阶段

叶间结缔组织增多并伴有严重炎症，以及银染可发现大量螺旋体。

莱姆病是由伯氏疏螺旋体（*Borrelia burgdorferi*）引起的蜱传播性疾病，除了表现为肌炎、发热和脾脏受累外，还可能出现肝转氨酶升高。

放线菌病

放线菌病是一种由厌氧型真菌——牛放线菌引起的感染性疾病。许多植物上可以发现牛放线菌，是口腔中一种有害的腐生物，多位于牙周组织和扁桃体中。在极少数情况下，放线菌会通过破损的黏膜或皮肤进入更深的组织并引起化脓。脓肿的典型发病部位是下颌、肺、盲肠和阑尾。化脓可能从原发部位向周围组织扩散。

放线菌脓肿的特点是不受器官的天然边界的限制，它们可以向各个方向形成瘘管，可以从任何脓肿的原始部位延伸到体表。因为形成多条瘘管，皮

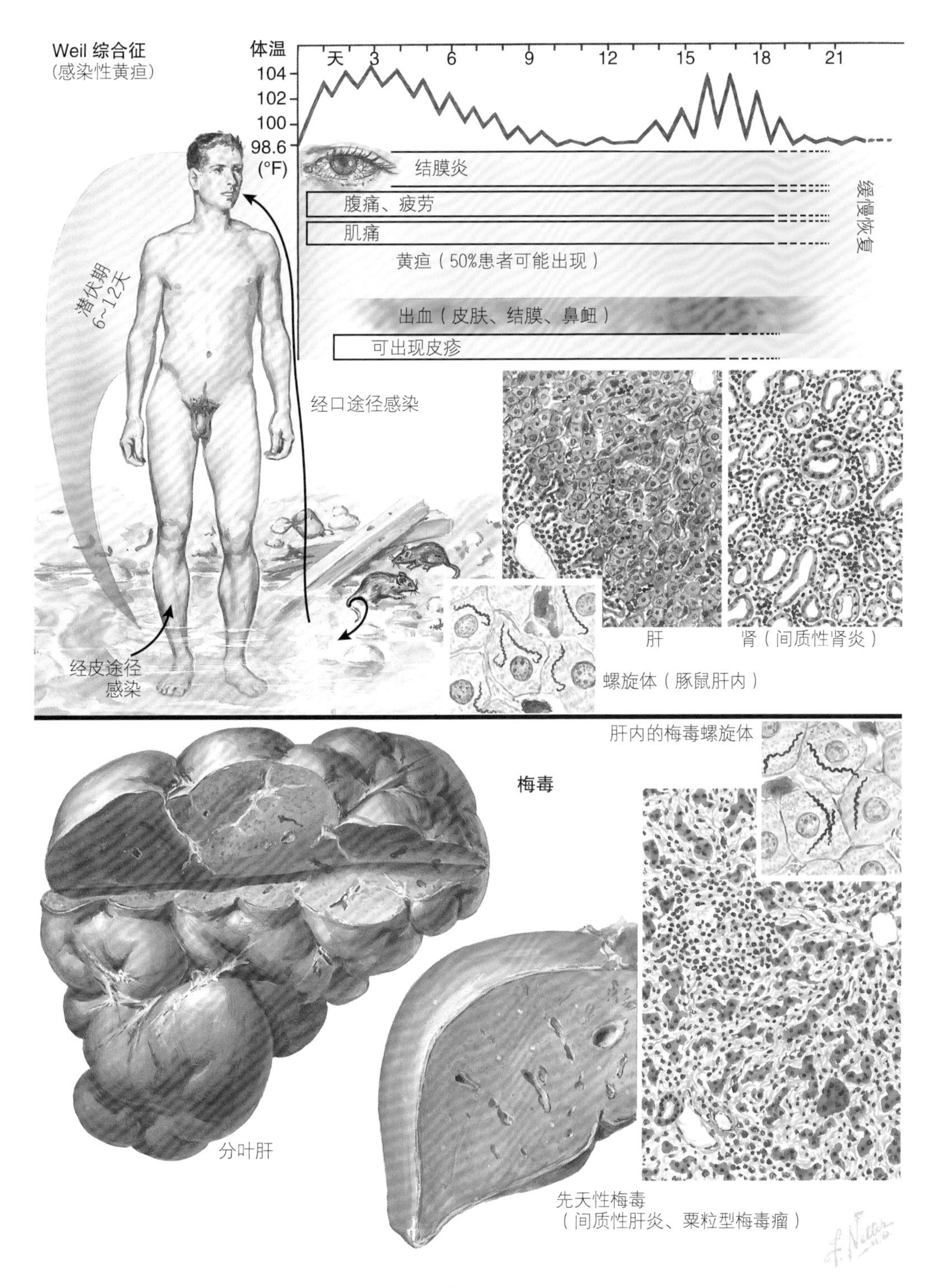

图 179.2　螺旋体感染：Weil 综合征和梅毒

肤和受累器官的表面呈现蜂窝状。罕见情况下放线菌通过血液途径传播，导致形成转移性脓肿和心内膜炎。

放线菌脓肿较少出现在肝脏中，因为大部分原发病灶位于近端结肠或阑尾。肝脏受累主要通过直接扩散或经由门静脉途径。肝脓肿也可能是肺放线菌病的并发症，表现为肺 - 胸膜 - 肝脓肿（图 179.3）。放线菌病和阿米巴病是肝支气管瘘的主要病因。如前述，肝脏受累多与血源性途径不相关，故而孤立的肝放线菌病很难确定原发的感染部位。

放线菌病较小的肝脓肿表现为黄色小点，形状各异，中心部分为多个大小不同的部分连通的空腔，提示是由更小的脓肿融合而来。脓液中是黄色的小颗粒（硫磺颗粒），由呈同心形排列的中等程度嗜碱性的分支细丝及嗜酸性的棍状末端组成。这些规则排列的细丝在组织切片中很容易被观察到，因而得

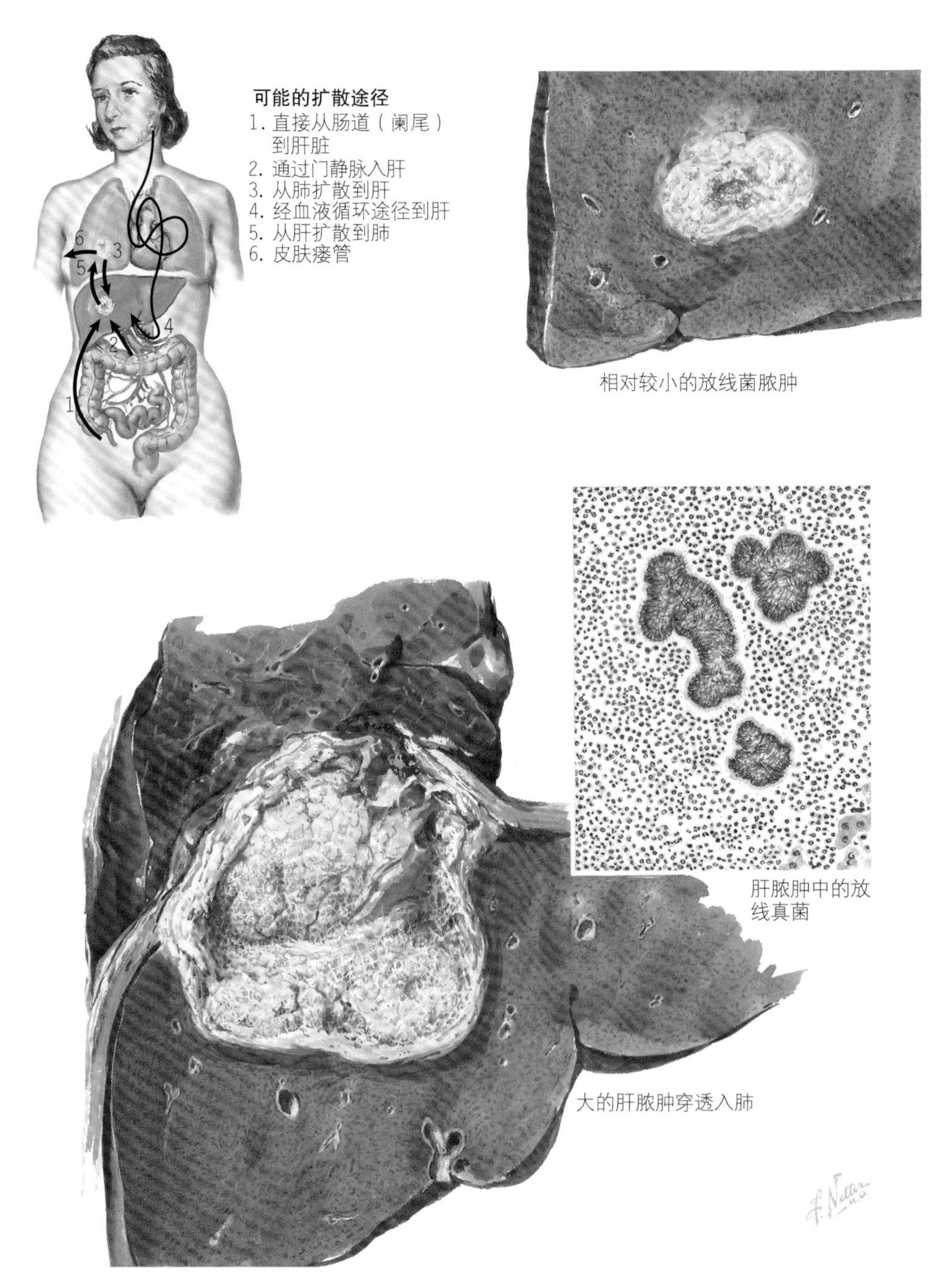

图 179.3 放线菌病

名放线菌。在培养基中，放线菌呈短的单支状、类似于白喉杆菌样的生长或分支细丝状生长。在肝内，放线菌被白细胞包围，继而又被富含脂肪的泡沫细胞形成的肉芽组织吞没，脂肪的积累导致病变呈现亮黄色。

放线菌肝脓肿可直接扩张生长，直至累及肝被膜，导致膈下、肝下或肾周脓肿或肝周肝炎。最终，发生穿孔破入周围内脏或皮肤，但弥漫性腹膜炎罕见。非常毛糙的脓腔壁是小脓腔扩大形成大脓肿腔的证据。继发化脓性细菌感染是非常危险的一种并发症。

临床上，肝放线菌病呈现出中毒性的消耗状态，表现为发热、贫血和白细胞增多，肝脏肿大质软，并出现腹痛，腹水和黄疸很少见，周围器官受累和多处皮肤瘘管是其特征性的临床表现。肝功能检查除了提示占位性病变外，没有其他特征性改变。由于化脓和扩散到其他器官的风险高，该病的预后较差，通常需要手术干预和抗生素联合治疗。

棘球蚴病（包虫病）

包虫病在流行国家尤其是牧羊地区仍然是常见且重要的感染性疾病。细粒棘球绦虫是一种成虫只有5 mm长的绦虫。它寄生在狗和其他犬齿动物的小肠内，主要由于进食被头节污染的动物内脏，尤其是羊的内脏而被传染（图179.4）。在犬类动物小肠中，头节逐渐发育为成虫：其头部为梨形，带有4个吸盘和许多小钩子，颈部很短，接着为几个节片，最末端的节片可以释放虫卵。

虫卵被幼虫或中间宿主（如羊、牛和猪）摄入，也会被人类，主要是儿童摄入。在宿主的肠道中，虫卵孵化为幼虫，移行至肝脏，或少数情况下移行至肺、脑和其他器官，幼虫在肝脏或其他器官内发育成具有外分层和内胚层的包囊，并有胶原组织围绕包囊形成荚膜。由内胚层的细胞直接或内陷（育卵囊）形成胚胎的头节，并最终发育为内源性的子囊。

随着子囊的不断复制和世代相传，最初的单房主囊充满了数百个大小不一的子囊。主囊可持续生长数年，患者起初无症状，直到直径达到20 cm（8英寸）或更大。子囊常从囊壁上掉下来，漂浮在含有包虫液的内腔中。包虫液中还含有包虫沙（hydatid sand），显微镜下可以发现头节。包囊可外露于主囊壁上或周围肝组织中，偶尔也在植入肠系膜内的腹膜上被发现。当包囊中头节的无性繁殖停止时，荚膜将侵入包囊，之前颗粒状的内表面会变得光滑，此时行影像学检查可以发现囊壁纤维化或钙化。包囊周围几乎无炎症反应。

棘球蚴病在牧羊国家的发病率最高。已经鉴定了出三种相关的棘球绦虫，包括细粒棘球绦虫、多房棘球绦虫和沃氏棘球绦虫。包虫病多由细粒棘球绦虫导致，全世界都有发病。多房棘球绦虫常见于北半球，并与肺泡包虫病有关。

多数包虫感染是无症状的，包囊多在肝脏影像学检查时被偶然发现。临床症状是由并发症引起的，通常是由于包囊破裂。包虫液进入循环系统会导致过敏反应，甚至出现过敏性休克；子囊可破裂至胆管或压迫胆管导致梗阻性黄疸。包囊继发细菌感染时会出现发热和寒战。患者的血清间接血凝试验一般为阳性。

阿苯达唑（苯并咪唑类药物）仍是包虫病的一线治疗措施。但是，目前已开展开放式或腹腔镜下手术切除包囊，超声引导下经皮穿刺引流联合抗菌治疗也越来越常见。操作时需注意避免包囊内容物溢出而导致全身过敏反应。

血吸虫病

在世界各地，特别是南美洲的流行地区，血吸虫病仍然是一种罕见但重要的寄生虫感染。血吸虫是吸虫的一种，其中曼氏血吸虫、日本血吸虫和埃及血吸虫是人类的主要致病血吸虫。曼氏血吸虫主要存在于非洲、南美洲部分地区和波多黎各，随着移民的增加，美国的患者也越来越多。日本血吸虫主要在远东地区。埃及血吸虫主要在非洲，特别是埃及，以及南欧和亚洲的小部分地区。这三种血吸虫的生命周期相似，但埃及血吸虫主要累及膀胱血管，虫卵随尿排出体外，而曼氏血吸虫和日本血吸虫的虫卵随携带者的粪便排出体外。

曼氏血吸虫虫卵约140 mm长、具有特征性的侧棘（图179.5）掉入淡水后虫卵会孵化。幼虫或毛蚴除非能附着并穿透进入钉螺体内，否则只能存活数小时。幼虫在钉螺的消化腺内会经历数个阶段（包蚴）而发育成尾蚴，尾蚴离开钉螺后能靠叉状尾移行。在暴露于阳光的浅水中尾蚴最活跃，可附着于涉水或游泳的人身上，进入完整的皮肤或黏膜，并最终到达门静脉的肝外及肝内分支。尾蚴在肝内生长直至性成熟，并排出受精卵，一些卵挤过血管壁进入肠腔，随粪便排出体外，完成一个完整的生命周期。其他卵进入肝内最小的门静脉分支，导致患者出现肝血吸虫病的临床表现。

血吸虫感染人体后不久以及在体内迁徙时，患者会出现局部皮肤或全身性的反应，表现为瘙痒（游泳者瘙痒）和发热、肝大、外周血中粒细胞和嗜酸性粒细胞增多。在大约6周内，症状可完全消退，但一部分患者可能出现急性中毒阶段。此阶段的特征性表现是持续或间歇性发热，胃肠道症状从轻度不适至剧烈腹痛、恶心、呕吐，偶尔可有持续性咳嗽以及肝大、脾大等。

经历不同的时间间隔后，患者还可能出现慢性结肠炎、肠系膜淋巴结炎和肺纤维化。但最危险的临床表现出现在门静脉系统，因为血吸虫和虫卵会阻塞门静脉血流而导致门静脉高压。内皮不断生长将附着其上的虫卵包裹起来，首先出现炎症反应，最终形成包含成纤维细胞、上皮样细胞甚至巨细胞的肉芽肿。虽然虫卵会坏死、钙化，甚至可能完全

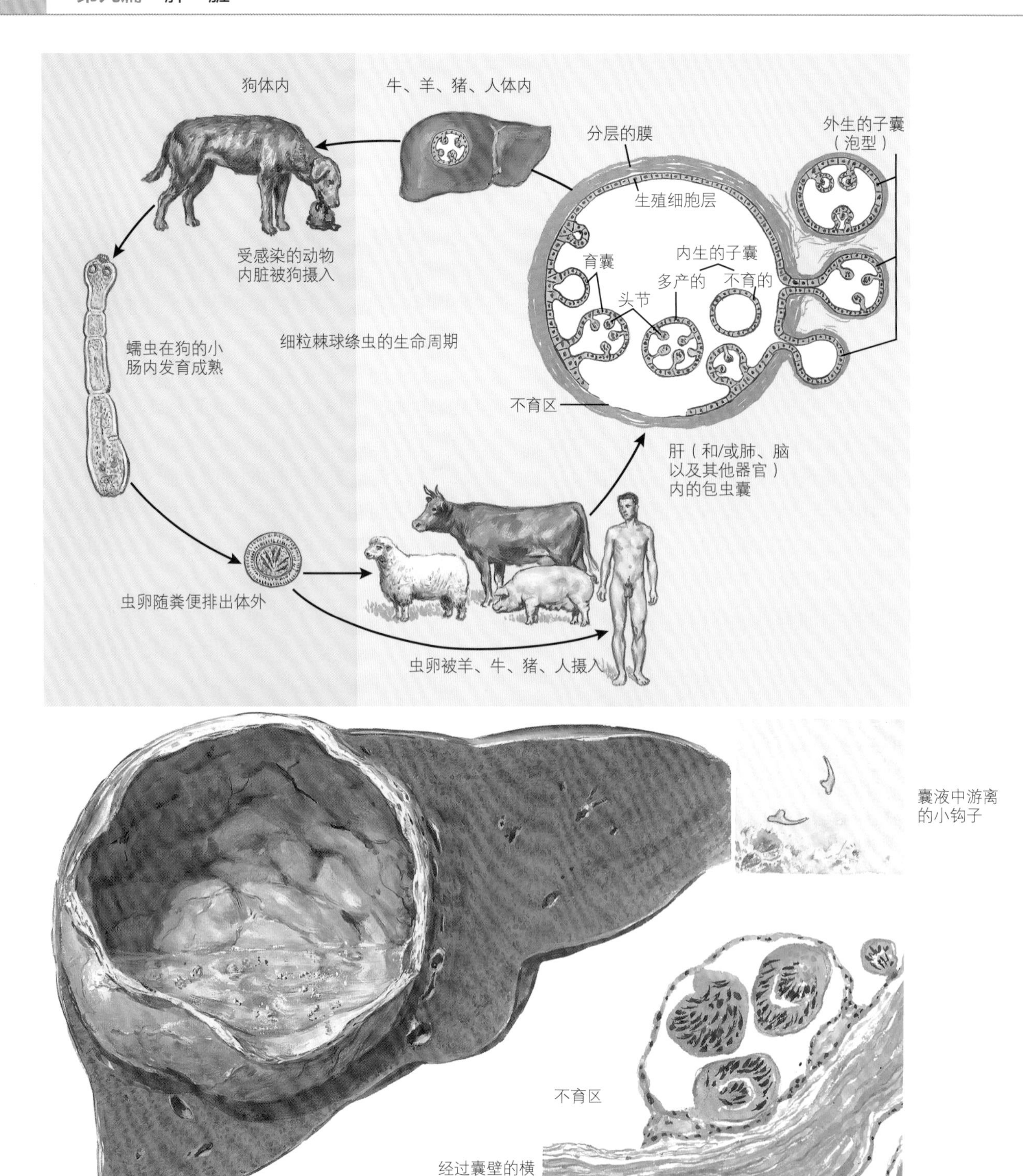

图 179.4 棘球蚴病（包虫病）

消失，但已形成的纤维化假结节则持续存在。

肝活检虽非必需，但有明显的病理学意义。病理切片中很容易发现肉芽肿，而找到卵子或血吸虫残片则可确定病因。如果肝实质病变严重，则可能出现管道型肝硬化。更多情况是血吸虫肝硬化与其他病因的肝硬化相似，因为患者可能同时合并了丙型肝炎或酒精性肝病。

（Joseph K. Lim，Kris V. Kowdley 著
张凤 译 刘玉兰 审校）

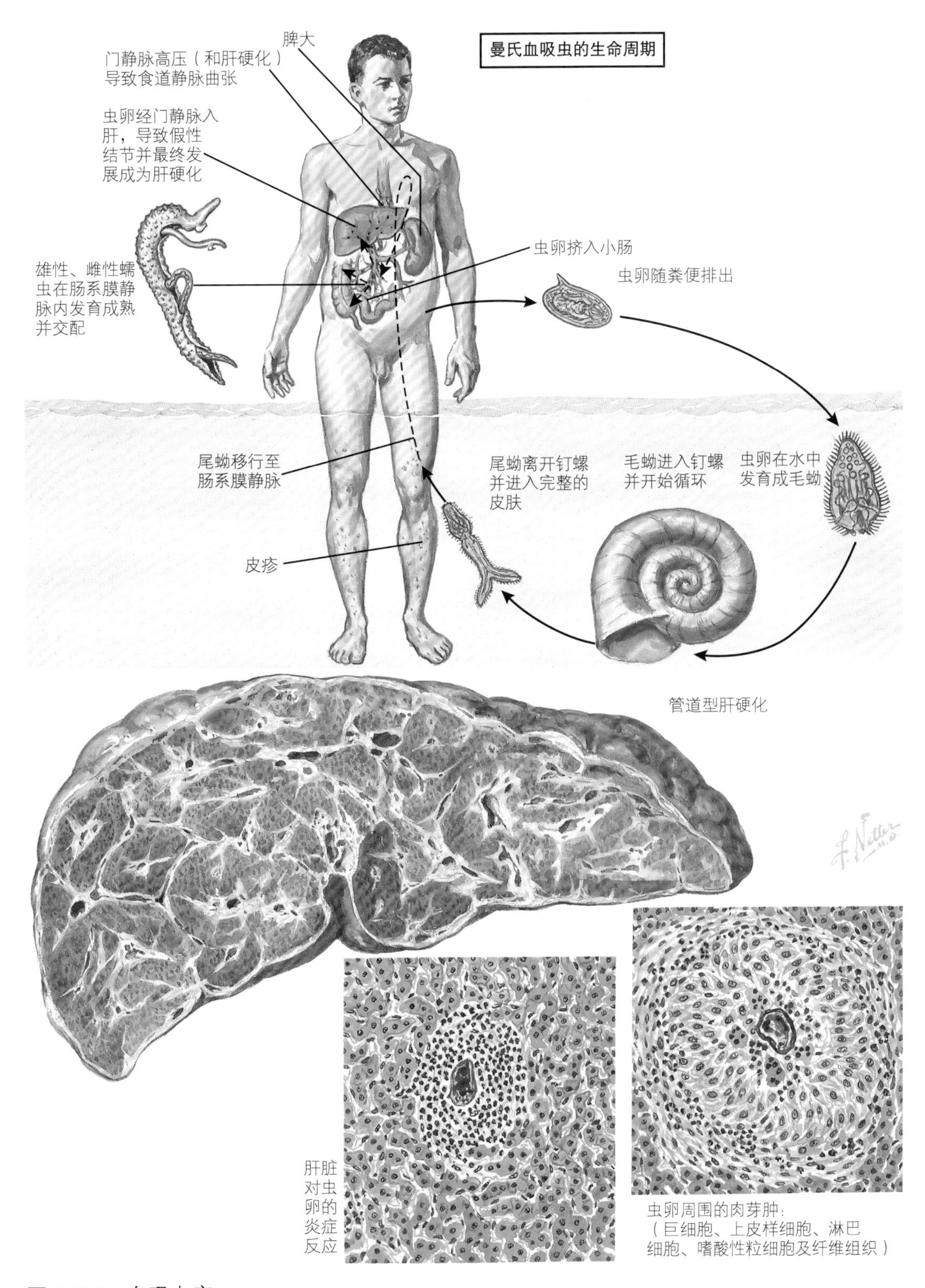

图 179.5　血吸虫病

其他资源

Avila F, Santos V, Massinha P, et al: Hepatic actinomycosis, *GE Port J Gastroenterol* 22:19–23, 2015.

Bica I, Hamer DH, Stadecker MJ: Hepatic schistosomiasis, *Infect Dis Clin North Am* 14:583–604, 2000.

Gomez I, Gavara C, Lopez-Andujar R, et al: Review of the treatment of liver hyatid cysts, *World J Gastroenterol* 21:124–131, 2015.

Gryseels B: Schistosomiasis, *Infect Dis Clin North Am* 26:383–397, 2012.

Mohidin B, Green SF, Duggineni S: Amoebic liver abscess, *QJM* 2018. [Epub ahead of print].

Sahay S, McKelvy BJ: Actinomycosis preentinh as recurrent hepatic abscesses, *Am J Med* 130:e21–e22, 2017.

第180章

肝脏血管性疾病

继发于血管病变的肝病主要包括心力衰竭时肝脏受累、门静脉阻塞和Budd-Chiari综合征，是提示疾病程度严重及生活质量下降的一组重要疾病。

心力衰竭时的肝脏

心力衰竭（心衰）是导致肝脏淤血的常见病因之一，提示出现严重后遗症的可能，但肝脏淤血的程度与肝脏受累的程度并非直接相关。

在急性肝淤血时，肝脏明显肿大、被膜紧张、前缘变钝、切面上的小叶斑纹变得更清楚（图180.1）。仔细观察可见中心静脉周围带呈现深红色和凹陷，与中间外围带形成鲜明的对比，后者多因脂肪变性而呈现黄色。肝静脉极度扩张，中央区的肝细胞消失，肝血窦、组织间隙以及扩张的肝静脉分支血管内都充满了红细胞。中央坏死在尸检标本比活检标本上更突出。

因此，心力衰竭患者出现中央坏死则提示疾病终末期或严重心力衰竭。严重的急性心力衰竭，如腱索破裂时，可仅剩肝小叶周围的一小层实质得以保留。此时临床表现为肝脏非常大且柔软，尤其是胆囊区。

在慢性淤血性肝病中，肝脏比急性期的小甚至比正常时更小。肝脏表面为不规则的细颗粒状，而被膜多出现增厚并覆盖机化的纤维组织。整个肝脏呈现弥漫性纤维化，并出现再生结节。肝静脉比急性期更宽，多围绕中央静脉形成纤维化，出现“颠倒型小叶”的表现。

在淤血性肝病的进展过程中，中央静脉和汇管区域之间会出现桥接纤维化，从而导致肝硬化。真正的心源性肝硬化是严重并且长期淤血的结果，如严重的三尖瓣功能不全或缩窄性心包炎，触诊可发现肝脏较小，并且可合并黄疸和腹水。

急性严重左心衰竭的患者还会出现急性缺血性肝炎，与休克性肝类似，表现为血清转氨酶水平显著升高，这与患者的低血压或低氧血症相关，另外也可出现黄疸和肝大。有些患者表现出肝脏合成功能障碍以及肝性脑病。肝活检病理学表现为小叶中央坏死，严重时出现中央区肝细胞坏死，以及肝血窦充血和中性粒细胞炎性浸润。

门静脉阻塞

大多数门静脉血栓的形成与原发性肝硬化、恶性肿瘤或胰腺炎有关。全身血压的骤降也可能导致门静脉阻塞（图180.2）。没有明确病因的门静脉血栓形成多伴有高凝状态，例如真性红细胞增多症。在极少数情况下，门静脉及其分支突然被完全阻塞会出现严重的临床表现，主要为呕血、黑便伴腹泻、迅速出现的腹水、腹痛、腹膜炎、肠梗阻以及迅速昏迷和死亡，并且多伴有肠系膜上静脉血栓形成，但黄疸比较少见。其诱因包括脾切除术或其他涉及门静脉系统的手术。另外，肝硬化进展过程中以及肝细胞癌向肝外扩散时，也会出现门静脉血栓形成。

急性门静脉血栓形成时，小肠肠壁出现水肿、出血，脾大，无肝硬化病史患者的肝脏变化并不明显。其血栓可能来源于门静脉本身，或由脾静脉、肠系膜静脉、门静脉肝内远端分支的血栓延伸过来。

侧支循环的形成可导致患者对门静脉血流减少的耐受性良好。血栓形成可导致门静脉条索状收缩或血栓自身再通导致门静脉海绵样变性。孤立的门静脉血栓形成时肝脏几乎没有变化，也不常出现黄疸，主要并发症是静脉曲张破裂出血，但其发生率远比肝硬化患者要小，另外可能合并腹水。

肝外门静脉阻塞在发展中国家尤其是印度很常见，并且是非肝硬化性门静脉高压的常见原因。患

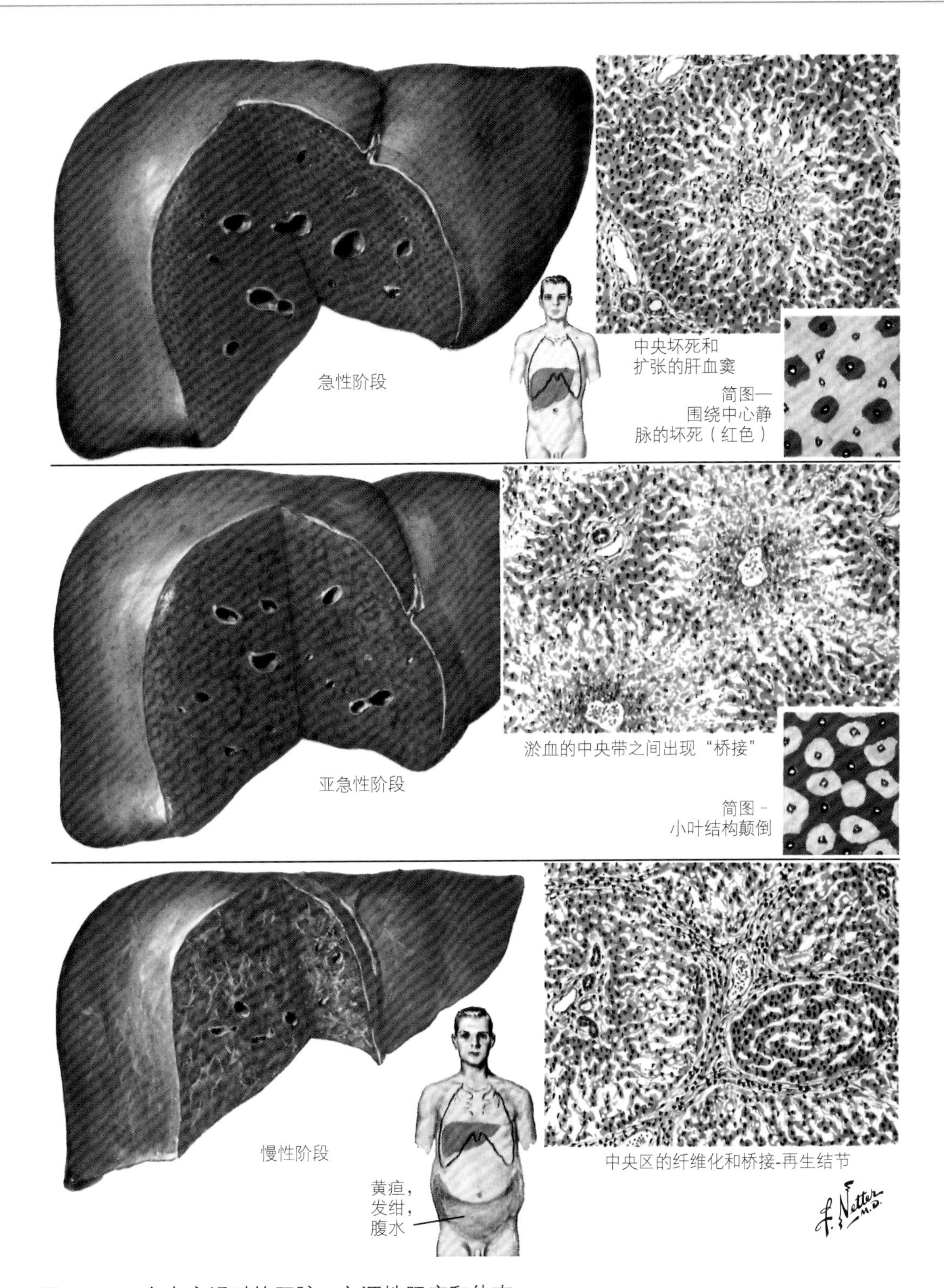

图 180.1　心力衰竭时的肝脏：心源性肝病和休克

者的门静脉周围会出现广泛的侧支循环，因而胆管周围和胰腺周围会出现异位静脉曲张。静脉曲张破裂出血是最常见的并发症。

门静脉阻塞的治疗重点在于门静脉高压并发症的管理。对无肝硬化的患者需警惕其是否存在高凝状态，对曲张静脉破裂出血患者可以进行内镜治疗，对肝脏合成功能尚可的患者可以进行门静脉减压术。经颈静脉肝内门体分流术（TIPS）已应用于一些门静脉阻塞的患者，尤其适用于与 Budd-Chiari 综合征相关的急性门静脉血栓形成。

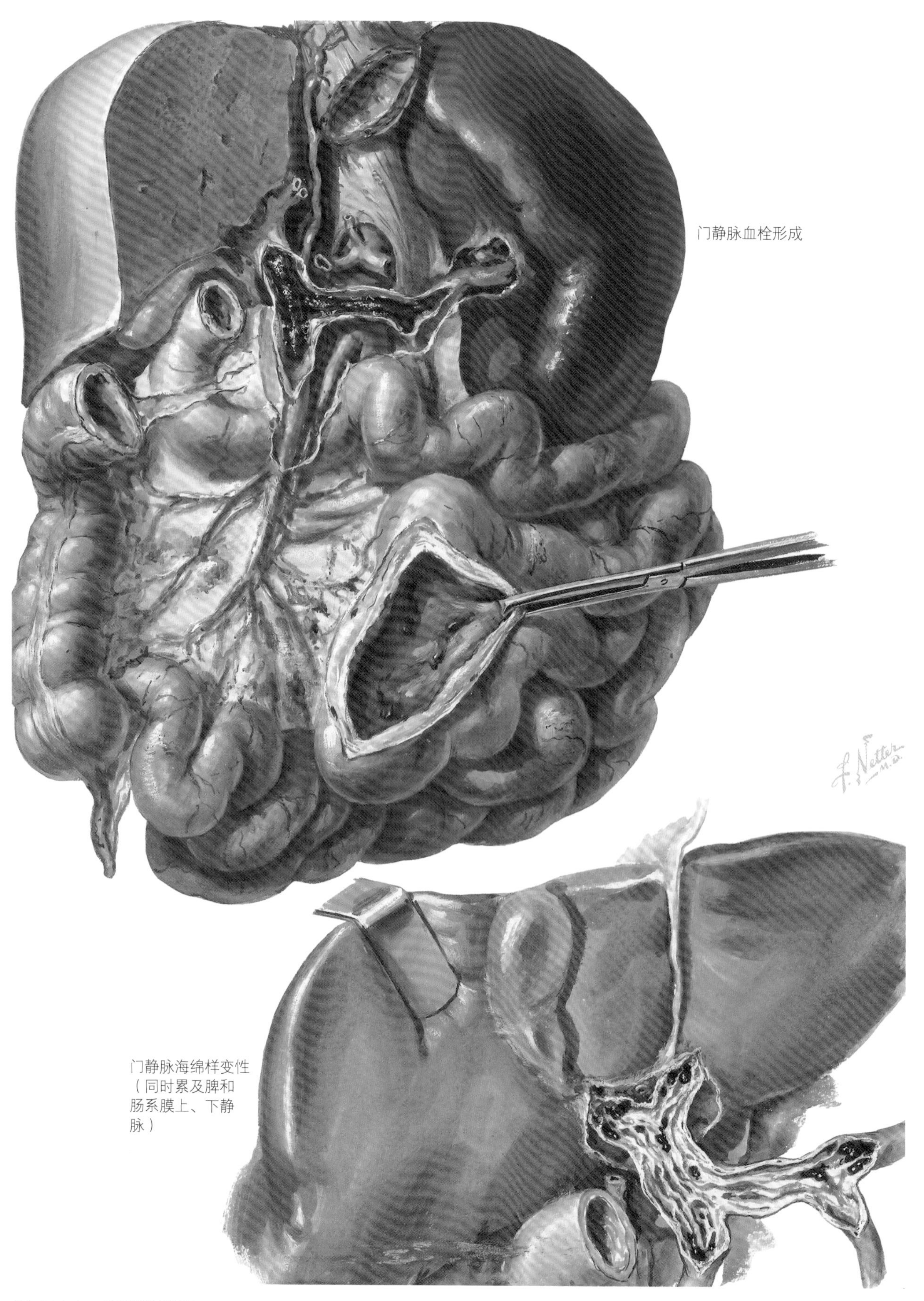

图 180.2 门静脉阻塞

Budd-Chiari 综合征

Budd-Chiari综合征是一组与肝静脉流出道阻塞相关的临床综合征。尽管该术语通常指与急性或慢性血栓形成相关的肝静脉阻塞，但肝脏的流出道阻塞可能发生在从肝的腔静脉到右心房的任何位置。

临床表现

大多数Budd-Chiari综合征出现在高凝状态的患者中。发生在肝静脉水平的急性或慢性的流出道阻塞会导致门静脉高压，并可能由于门静脉流入肝血窦的血流灌注减少而导致肝坏死。合并门静脉血栓形成时会进一步加剧该缺血过程。

Budd-Chiari综合征患者也可能因血栓形成而导致急性肝静脉阻塞。肝静脉突然形成急性血栓，没有足够的时间形成侧支循环以减轻门静脉压力。一旦发生则会出现肝功能迅速恶化衰竭，是急危重症。Budd-Chiari综合征的临床表现因血栓形成以及门体侧支循环形成的速度不同而各异，主要包括肝大、腹水、黄疸和凝血功能障碍，肝性脑病和肝衰竭是重症的表现。

诊断

腹部超声和肝静脉超声双重检查敏感性很高，可以诊断多数患者。经颈静脉直接静脉造影术可用于确诊Budd-Chiari综合征，同时经颈静脉肝活检也有助于明确是否存在肝硬化。典型的Budd-Chiari综合征病例中CT可见明显的尾状叶，由于尾状叶特异性地直接引流至腔静脉，故而没有发生萎缩。但有些患者突出的尾状叶可能被误诊为肿块。

Budd-Chiari综合征应与其他引起肝脏流出道阻塞的疾病相鉴别，例如心力衰竭、严重的三尖瓣关闭不全、缩窄性心包炎等。体格检查和超声心动图检查通常可鉴别这些病因。肝小静脉闭塞症与Budd-Chiari综合征的肝活检病理表现相似，但在后者的标本中肝静脉更多见而且通畅。晚期Budd-Chiari综合征的组织病理学特征是小叶出血、充血和血栓的机化。导致Budd-Chiari综合征高凝状态的最常见病因是真性红细胞增多症，其他病因包括蛋白C、蛋白S和抗凝血酶Ⅲ缺乏症，以及其他罕见病因例如阵发性夜间血红蛋白尿（paroxysmal nocturnal hemoglobinuria，PNH）。

治疗和管理

急性病例和无肝硬化的Budd-Chiari综合征患者的治疗重点是降低门静脉高压。外科手术减压和TIPS已成功用于部分患者。对于急性血栓形成的患者可进行溶栓治疗。对于肝硬化、急性肝衰竭以及前述治疗无效的患者可以考虑肝移植。尽管肝移植后可能再发血栓，但部分研究显示其长期预后良好。但是，肝移植后的长期抗凝治疗可能会增加出血性并发症的风险。

（Joseph K. Lim，Kris V. Kowdley 著
张凤 译 刘玉兰 审校）

其他资源

Basit SA, STone CD, Gish R: Portal vein thrombosis, *Clin Liver Dis* 19:199–221, 2015.

DeLeve LD, Valla DC, Garcia-Tsao G: Vascular disorders of the liver, *Hepatology* 49:1729–1764, 2009.

Harding DJ, Perera MT, Chen F, et al: Portal vein thrombosis in cirrhosis: controversies and latest developments, *World J Gastroenterol* 21:6769–6784, 2015.

Loudin M, Ahn J: Portal vein thrombosis in cirrhosis, *J Clin Gastroenterol* 51:579–585, 2017.

Martens P, Nevens F: Budd-chiari syndrome, *United European Gastroenterol J* 3:489–500, 2015.

Plessier A, Rautou PE, Valla DC: Management of hepatic vascular diseases, *J Hepatol* 56(Suppl 1):S24–S38, 2012.

Valla DC: Budd-chiari syndrome/hepatic venous outflow tract obstruction, *Hepatol Int* 12(Suppl 1):168–180, 2018.

Valla DC, Cazals-Hatem D: Vascular liver diseases on the clinical side: definitions and diagnosis, new concepts, *Virchows Arch* 2018. [Epub ahead of print].

第181章

胆管癌

胆管癌又称胆管细胞癌（cholangiocarcinoma，CCA），是发生于胆管上皮细胞的恶性肿瘤。CCA的发病率很低，大约为8人/100万人。胆管癌的主要危险因素包括原发性硬化性胆管炎（primary sclerosing cholangitis，PSC）、华支睾吸虫感染、泰国肝吸虫感染、高龄、暴露于二氧化钍（Thorotrast）、先天性胆管异常（如Caroli病）和既往的胆肠引流手术。在PSC患者中，CCA的年发病率估计为2%，10年累积发病率为6%~11%，30年累积发病率为20%；PSC合并CCA的病例高达30%在PSC诊断的第一年被确诊。

CCA一般分为肝门、肝内和远端型。肝门型CCA最常见，占50%~60%（图181.1和图181.2）。尽管存在不同的组织学表现并且肿瘤周围纤维增生反应明显，但是大多数CCA是腺癌，这便于通过内镜下逆行性胰胆管造影（ERCP）或经皮胆管造影进行活检诊断。

CCA的诊断很难在病程早期确定，主要是因为有临床表现时肿瘤已经发生了局部或远处的扩散，最常见的是黄疸或胆道扩张/狭窄，其他临床表现包括胆管炎引起的发热、体重减轻和腹痛。黄疸在远端CCA患者中更为常见，而腹痛在肝门型或肝内型CCA患者中更为常见。

ERCP是诊断CCA的理想方法，因为它可以发现胆管癌的影像学征象，并可选择进行胆道活检确诊。一些血清学标志物，如癌抗原（CA）19-9、癌胚抗原（CEA）和CA 125可能升高，但是它们是非特异性的，在恶性肿瘤中既可以升高也可以保持正常水平。然而，PSC患者非常高的血清CA 19-9水平（>100 U/ml）对CCA有很好的预测价值，特别是对没有并发胆管炎的患者。

由于发现时大多处于晚期，CCA患者的预后通常很差，平均5年生存率约为10%。手术根治性切除仍然是长期生存的关键，但只有少数患者在诊断时适合手术。对于不能切除的肿瘤，使用塑料或金属支架对恶性狭窄进行姑息性减压可以降低细菌性胆管炎的风险并缓解瘙痒症状。

因为有较高的复发风险和较差的长期生存，肝移植不是肝门胆管癌患者的常规治疗方法。然而，从个体化的角度，可以谨慎选择合并PSC的早期患者，因为联合辅助治疗或新辅助治疗这些患者可能长期生存。吉西他滨化疗已被批准用于CCA的治疗，通常与其他药物联合使用，如顺铂或奥沙利铂。其他用于CCA的药物包括5-氟尿嘧啶（5-FU）、卡培他滨和紫杉醇，但效果有限，目前仍需研究针对肝门区CCA的新的治疗手段。

（Joseph K. Lim，Kris V. Kowdley 著
张铃福 译　付卫 审校）

其他资源

Blechacz B, Komuta M, Roskams T, Gores GJ: Clinical diagnosis and staging of cholangiocarcinoma, *Nat Rev Gastroenterol Hepatol* 8:512–522, 2011.

Bridgewater J, Galle PR, Khan SA, et al: Guidelines for the diagnosis and management of intrahepatic cholangiocarcinoma, *J Hepatol* 60:1268–1289, 2014.

Esnaola NF, Meyer JE, Karachristos A, et al: Evaluation and management of intrahepatic and extrahepatic cholangiocarcinoma, *Cancer* 122:1349–1369, 2016.

Razumilava N, Gores GJ: Cholangiocarcinoma, *Lancet* 383:2168–2179, 2014.

Rizvi S, Gores GJ: Pathogenesis, diagnosis, and management of cholangiocarcinoma, *Gastroenterology* 145:1215–1229, 2013.

Zhu AX: Future directions in the treatment of cholangiocarcinoma, *Best Pract Res Clin Gastroenterol* 29:355–361, 2015.

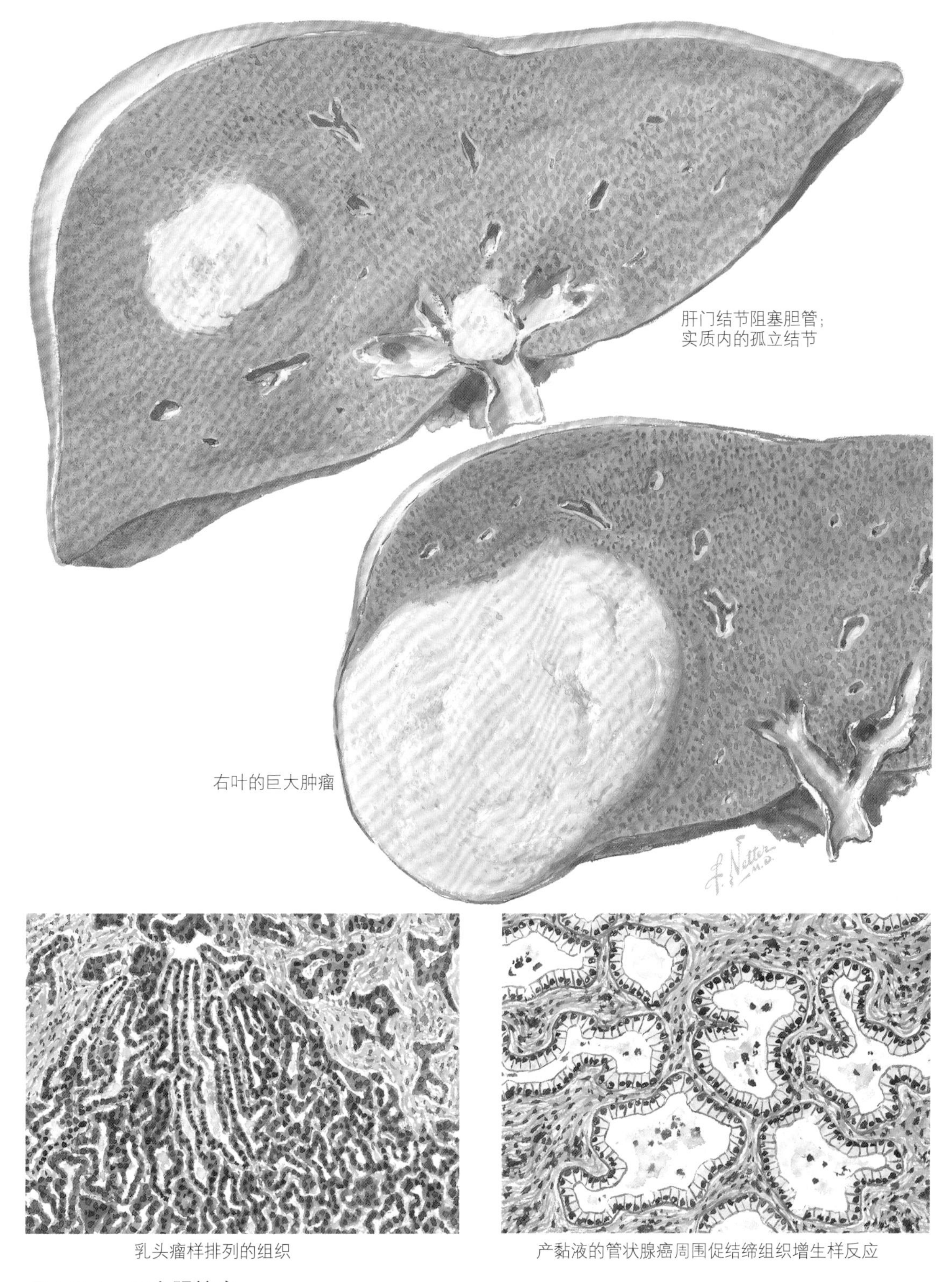
肝门结节阻塞胆管；
实质内的孤立结节
右叶的巨大肿瘤
乳头瘤样排列的组织
产黏液的管状腺癌周围促结缔组织增生样反应

图 181.1 肝内胆管癌

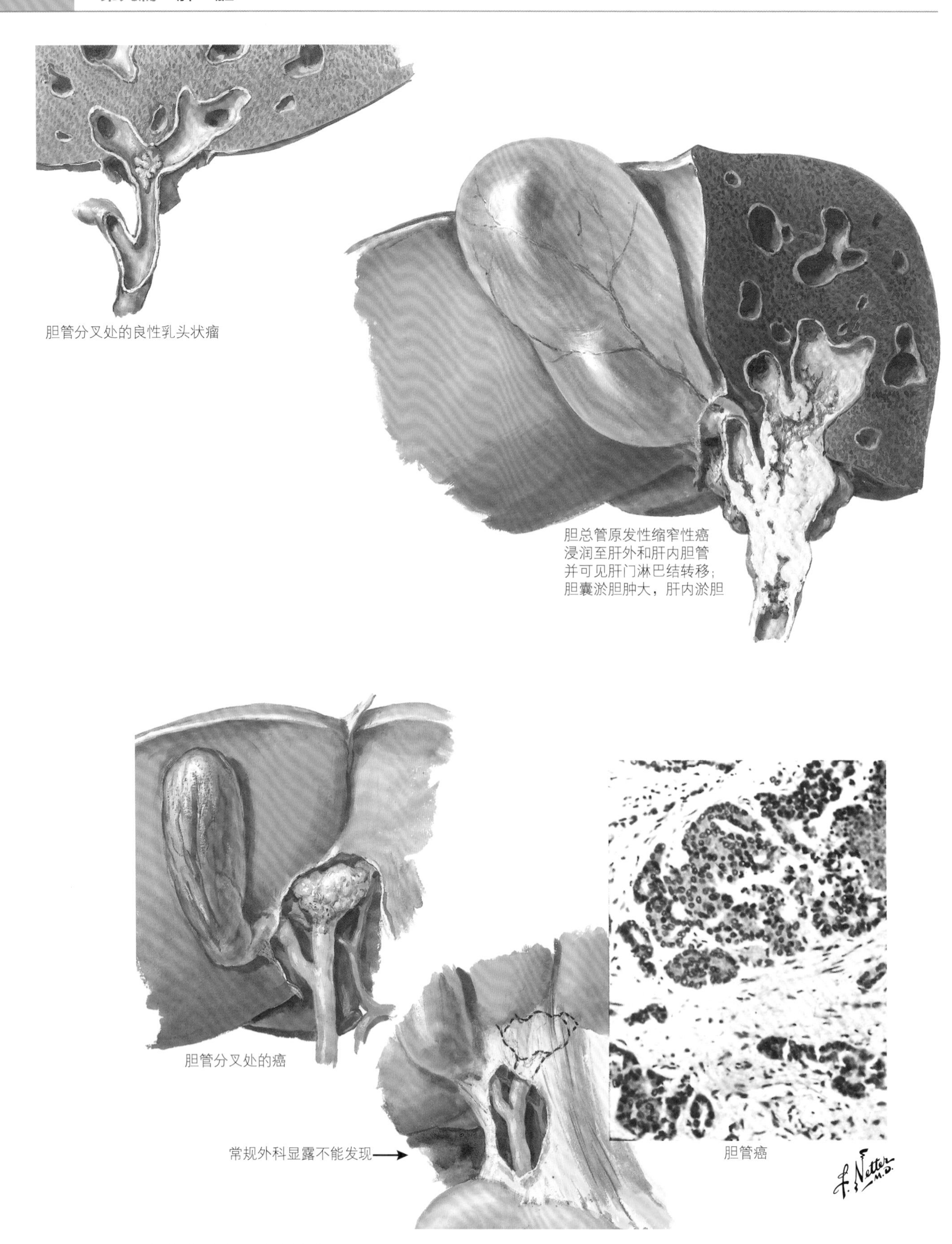

图 181.2 良性乳头状瘤和恶性肿瘤

第 182 章

肝转移癌

尽管肝脏肿瘤的研究重点集中在原发性肿瘤（肝细胞癌和胆管细胞癌），但在美国肝转移癌的发生率远远超过原发性肝癌。转移至肝脏的恶性肿瘤最常见原发部位是胃肠道，尤其是结肠癌，其次是胃、食管、胰腺和胆囊的恶性肿瘤。其他非消化道癌症如恶性黑色素瘤（尤其是眼部黑色素瘤）和原发性肺癌也可能转移至肝脏。肝转移癌通常是在肿瘤的分期评价或者随访中通过 CT、MRI 或其他断层影像发现的（图 182.1）。

结肠癌是发生肝转移的最常见消化道肿瘤。孤立性肝转移可出现在结肠癌治疗后数年内，因此建议长期 CT 检查监测肝脏受累情况。结肠癌肝转移的局部治疗包括对可切除转移癌病灶行手术切除，同时进行新辅助或术后辅助化疗。一线化疗方案包括 FOLFOX（奥沙利铂 + 氟尿嘧啶和亚叶酸钙）、FOLFIRI（伊立替康 + 氟尿嘧啶和亚叶酸钙）和 XELOX（奥沙利铂 + 卡培他滨）。增加靶向药物如贝伐珠单抗已被证实能提高肿瘤缓解率并改善预后。转移性结直肠癌二线治疗可考虑西妥昔单抗或帕尼单抗（限于无 RAS 或 BRAF V600E 突变患者）或免疫检查点抑制剂如 nivolumab 或 pembrolizumab（限于错配修复基因突变患者）。报道显示结直肠癌孤立性肝转移行转移灶切除联合或不联合化疗可以达到长期缓解和治愈。

神经内分泌肿瘤也经常转移到肝脏并可能具有功能活性，产生多种具有临床和生化作用的激素。胰岛细胞瘤、胰高血糖素瘤、胰岛素瘤和产生血管活性肠肽（VIP）的类癌可能导致相应激素特异性的临床症状。神经内分泌肿瘤的治疗推荐手术切除和抑制激素药物如奥曲肽治疗。其他可转移至肝脏的肿瘤包括间叶细胞肿瘤（如胃肠道间质瘤）和原发部位不明的腺癌等。

（Joseph K. Lim，Kris V. Kowdley 著
张利 译　付卫 审校）

其他资源

Akgul O, Cetinkaya E, Ersoz S, Tez M: Role of surgery in colorectal cancer liver metastases, *World J Gastroenterol* 20:6113–6122, 2014.

Machairas N, Prodromidou A, Molmenti E, et al: Management of liver metastases from gastrointestinal stromal tumors: where do we stand?, *J Gastrointest Oncol* 8:1100–1108, 2017.

Schwarz C, Kaczirek K, Bodingbauer M: Liver resection for noncolorectal metastases, *Eur Surg* 50:113–116, 2018.

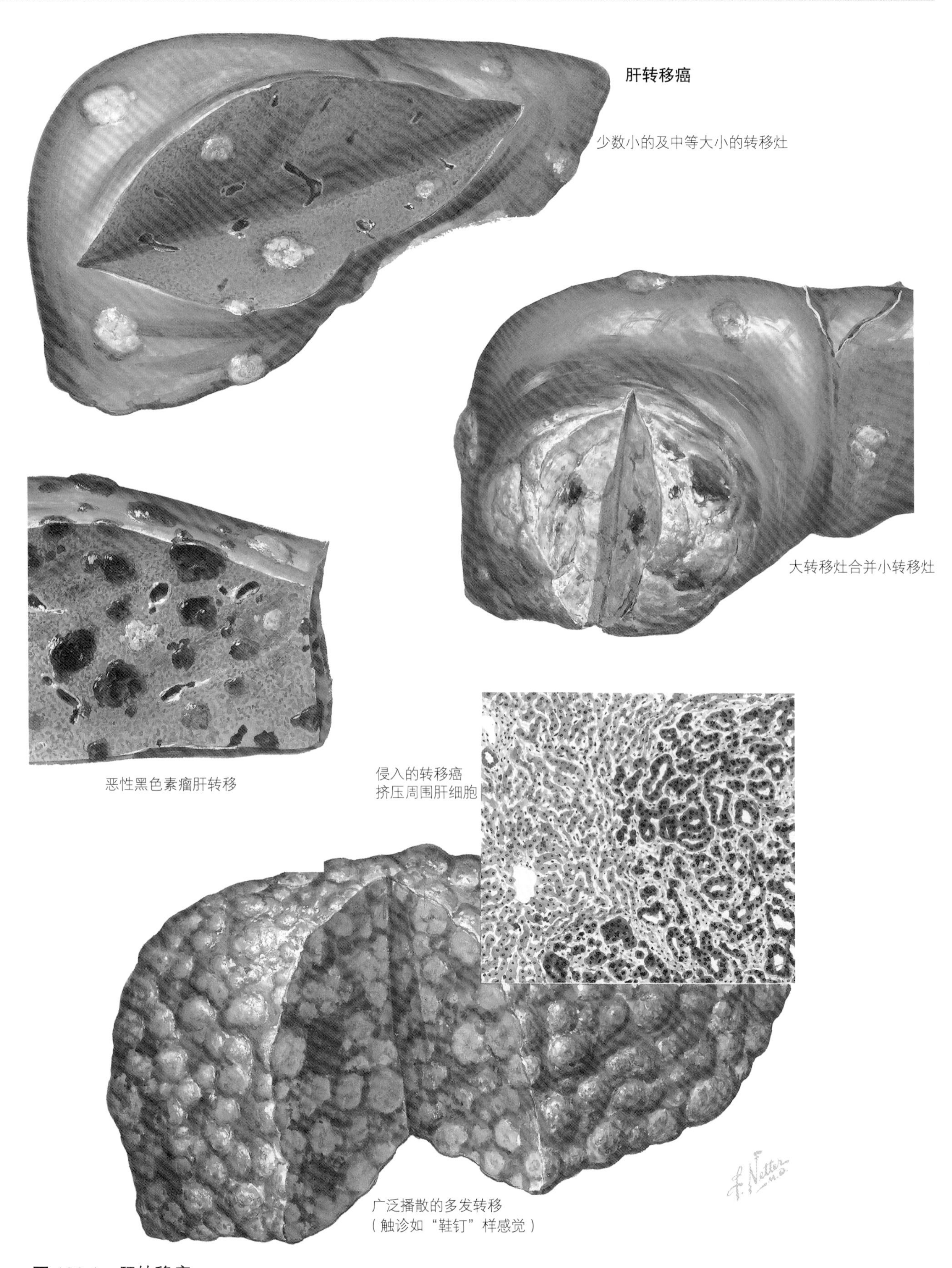
肝转移癌
少数小的及中等大小的转移灶
大转移灶合并小转移灶
恶性黑色素瘤肝转移
侵入的转移癌
挤压周围肝细胞
广泛播散的多发转移
（触诊如“鞋钉”样感觉）
F. Netter M.D.

图 182.1 肝转移癌

肝外伤

由于肝脏体积大、位置表浅且在腹腔内相对固定，所以肝脏常在穿透性或闭合性腹部外伤中受到损伤，是仅次于脑的常见钝性伤损伤器官。

子弹和刺伤损伤不同深度，产生肝内损伤道，损伤道壁参差不齐，其内充满血液。超过 1/4 的胸腹联合穿透伤可引起肝脏损伤，导致大小和数量不等的肝脏破裂或撕裂伤（图 183.1）。肝脏钝性损伤通常由交通事故或跌倒引起，肝脏可能会被骨折的肋骨刺伤或在胸廓与脊柱间的挤压中破裂。钝性损伤过程中，对抗变形的内应力可能导致肝脏被膜下和中央撕裂，如果外伤较轻可能仅导致被膜下血肿。

当肝脏出现脓肿、囊肿、感染（如疟疾）、病毒性肝炎或脂肪浸润时，肝脏会变得更加脆弱或被膜张力增加，钝性损伤更容易引起肝被膜的破裂。与脾脏不同，轻微肝损伤引起的真正意义上的自发性肝破裂非常罕见，只在餐后肝脏充血、妊娠和肝脏淀粉样变性情况下有个案报道。

包膜下血肿、小撕裂伤和肝破裂通常可自行愈合，除留下白色或色素沉着的包膜下瘢痕外，不会造成其他临床后果。但是腹腔内的失血可能会出现腹膜刺激，罕见情况下血肿可能继发感染导致复杂的肝内、膈下或肝下脓肿以及肝囊肿和 / 或胆漏。罕见的并发症包括门静脉血栓和动脉瘤形成。

严重的肝挫裂伤或肝破裂发病率和死亡率较高，特别是损伤原因是战伤时。早期死亡原因多为肝脏严重出血，可能与肝静脉壁薄、肝脏血供丰富以及胆汁具有抗凝血作用等特殊因素有关。晚期死亡率可能与胆汁性腹膜炎和多器官功能衰竭有关，包括伴有肝肾综合征的急性肾损伤。脱落的肝组织块在腹腔内能被很好地耐受，并且可以附着种植于结肠旁沟（图 183.1）。

肝外伤患者的实验室检查一般非常正常，除非伴有缺血性肝炎，肝酶很少升高。黄疸和相关的高胆红素血症很罕见，主要发生在合并胆囊和 / 或胆管破裂时或由肝脓肿或创伤性胆管炎引起，如在一些病例中异物（如子弹）会阻塞胆管。

（Joseph K. Lim，Kris V. Kowdley 著
张利 译　付卫 审校）

其他资源

Boese CK, Hackl M, Muller LP, et al: Nonoperative management of blunt hepatic trauma: a systematic review, *J Trauma Acute Care Surg* 79:654–660, 2015.

Cirocchi R, Trastulli S, Pressi E, et al: Non-operative management versus operative management in high-grade blunt hepatic injury, *Cochrane Database Syst Rev* (8):CD010989, 2015.

Mebert RV, Schnuriger B, Candinas D, Haltmeier T: Follow-up imaging in patients with blunt splenic or hepatic injury managed nonperatively, *Am Surg* 84:208–214, 2018.

Melloul E, Denys A, Demartines N: Management of severe blunt hepatic injury in the era of computed tomography and transarterial embolization: a systematic review and critical appraisal of the literature, *J Trauma Acute Care Surg* 79:468–474, 2015.

Li M, Yu WK, Wang XB, et al: Non-operative management of isolated liver trauma, *Hepatobiliary Pancreat Dis Int* 13:545–550, 2014.

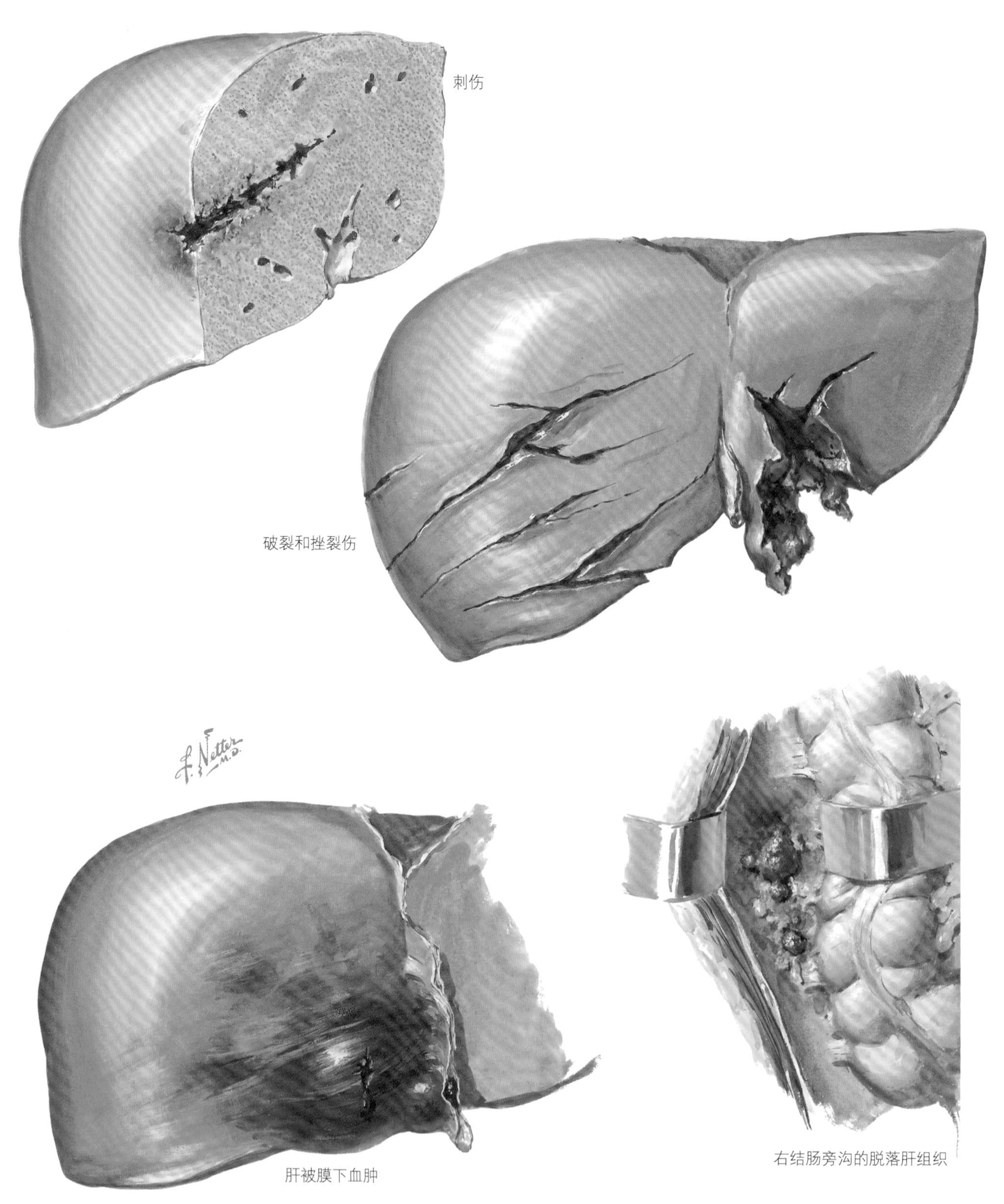

图 183.1 肝外伤的分类

第十篇

营养与胃肠疾病

第 184 章

饮食和营养评估

患者的临床病史资料仍是评估其营养状态的标准，包括饮食史、实验室检测值和人体测量值。单一的实验室检测或临床信息无法明确诊断“营养不良”。例如，单纯的低白蛋白血症并不一定说明患者营养不良。了解患者的基础疾病过程是理解和诊断营养不良的基础。

营养评估首先需要筛查和识别有营养不良风险的人群。对于住院患者，医疗机构认证联合委员会要求在住院 24 小时之内进行营养筛查，并通常由注册营养师完成。饮食危险因素很容易识别，并提示患者可能营养不良。具体包括食物摄入的量和质不足、慢性病、酗酒史、腹泻造成的营养丢失增加、因感染和烧伤造成的营养需求增加以及各种心理社会因素。24 小时膳食回顾法是一种确定患者饮食摄入量的方法。回忆的准确性很大程度上取决于患者的记忆，而家属也经常需要被问及。收集食物摄入信息的方法还有饮食日记和计算卡路里。

营养评估也应该包括人体测量，特别是体重、身高、皮褶厚度和上臂肌肉周径（midarm muscle circumference，MAMC）。体重是监测患者营养最有用的一个参数。绝大多数患者在 6 个月内体重减少超过 20%，通常和蛋白质 - 能量营养不良（protein-energy malnutrition，PEM）和功能障碍有关。体重指数（body mass index，BMI）用于描述 PEM 或肥胖的患者。计算方法为：BMI= 体重（kg）/ 身高的平方（m^2）。虽然专家可能无法就 BMI 范围达成一致标准，但通常认为 BMI 正常范围是 18~25 kg/m^2（表 184.1）。

测量皮褶厚度是评估机体脂肪储量最简单的方法之一。测量需要用到皮褶厚度计。肱三头肌皮肤褶折（triceps skinfold，TSF）厚度反映了机体总体的脂肪储存。皮肤褶折由双层皮下组织形成，包括少量相对恒定的皮肤和质量可变的脂肪组织。上臂测量的关键因素是要取上臂的中点位置，并采用同一位置进行反复测量。皮褶厚度小于 3 mm 提示脂肪重度消耗，超过 8 mm 通常表示脂肪储备充足。

表 184.1 体重指数

分级	体重指数（kg/m^2）
肥胖	
Ⅲ	>40
Ⅱ	30~40
Ⅰ	25~29.9
正常	18.5~25
蛋白质 - 能量营养不良	
Ⅰ	17.0~18.4
Ⅱ	16.0~16.9
Ⅲ	<16

MAMC 是评估机体肌肉储量的一种方法。测定部位与上述肱三头肌皮肤褶折厚度相同，以软尺先测定臂围。可通过以下公式计算：

MAMC（cm）= 上臂围（cm）−［0.314 × TSF 厚度（mm）］

MAMC 小于 15 cm（6 英寸）提示肌肉储备严重消耗，大于 21 cm 表明肌肉储备充足。

一些实验室检查能提供关于患者营养状态的信息，但对判断营养不良都没有特异性。评估氮平衡可能是反映食物摄入和总消耗平衡最好的监测方法。但准确收集氮非常麻烦，需要有经验的实验室。该测验另一个潜在的临床局限是很难获得 24 小时完整的尿液和粪便。尽管血清低白蛋白水平可能是发病率和死亡率增加的一个标志，但血清白蛋白水平也会因细胞外液体潴留和急性应激反应而改变。因此，血清白蛋白通常不作为 PEM 的标志。其他可用于评估营养不良以及潜在病因的实验室检测包括粪便脂肪测试（收集 72 小时）、肌酐 - 身高指数、总淋巴细

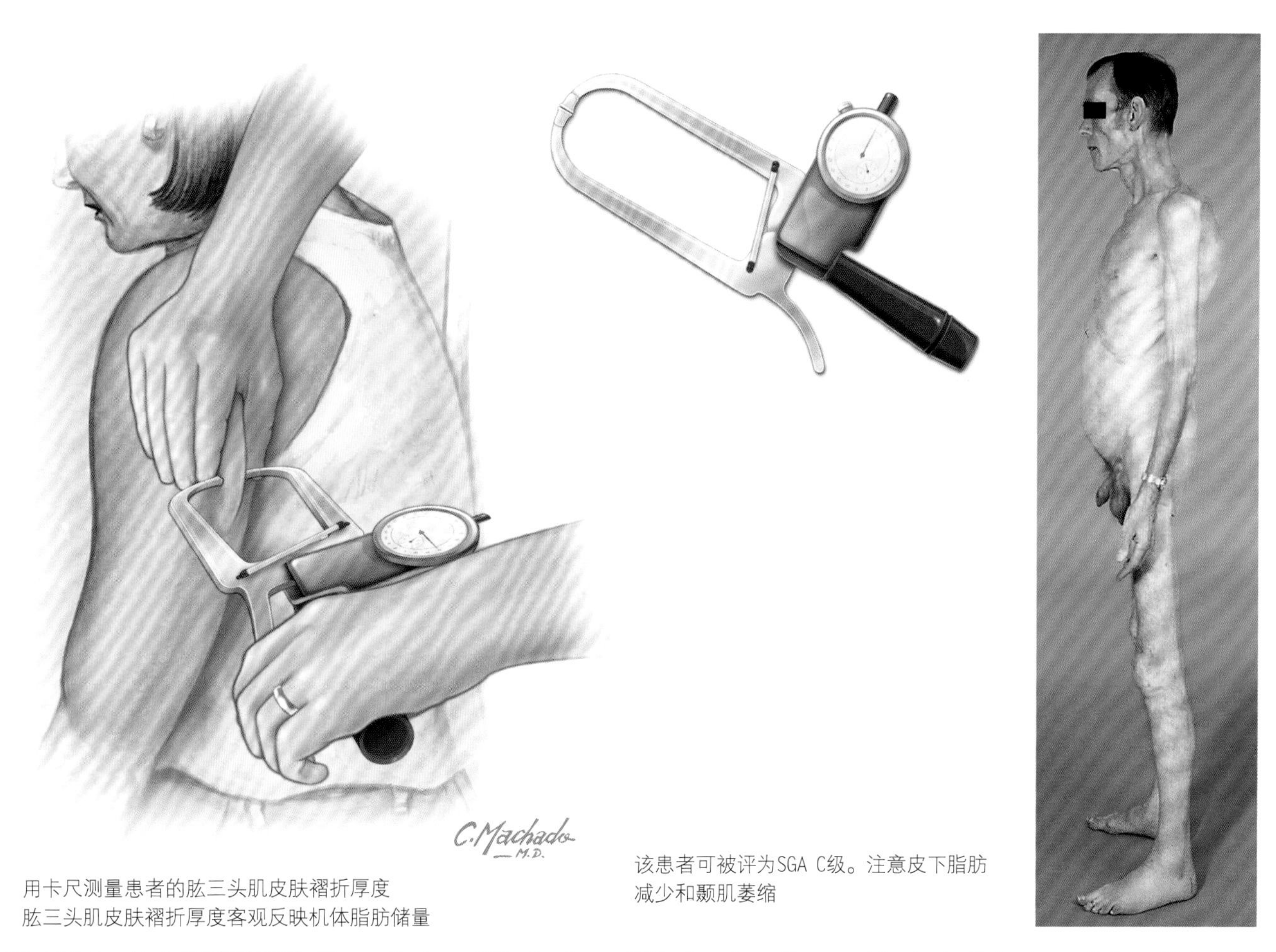

图 184.1 饮食和营养评估 (From Forbes CD, Jackson WF: A color atlas and text of clinical medicine, St Louis, 1993, Mosby.)

胞计数、总铁结合力以及游离维生素、矿物质和微量元素测定。

主观全面评定法（subjective global assessment, SGA）已成为一种公认的评估营养不良程度的方法（http://nutritioncareincanada.ca/sites/default/uploads/files/SGA%20Tool%20EN%20BKWT_2017.pdf [Accessed May 2018]）。SGA结合了患者的病史和体格检查结果，没有使用实验室检测数据。研究表明，SGA评分与相对复杂的实验室检测之间存在良好的相关性。病史中具体问题包括在过去6个月的体重减少量、食物摄入量的变化、可以解释摄入量减少或吸收不良的胃肠道症状、患者的功能状态（长期卧床或超负荷）以及患者基础疾病的应激反应。体格检查结果评分可分为正常（0）、轻度（1+）或重度（3+），包括皮下脂肪和肌肉损耗的程度。根据病史和体格检查，将患者分为三级：A，营养良好；B，中度营养不良；C，严重营养不良。C级患者表现出明显营养不良体征，体重下降至少达到正常体重的10%（图184.1）。

（James S. Scolapio 著 吴春华 译 刘玉兰 审校）

其他资源

Detsky AS, McLaughlin JR, Baker JP, et al: What is subjective global assessment of nutritional status?, *JPEN J Parenter Enteral Nutr* 11:8–13, 1987.

Morgan SL, Weinsier RL: *Fundamentals of clinical nutrition*, ed 2, St Louis, 1998, Mosby–Year Book.

第185章

常量营养元素和能量

能量需求可以在床旁通过间接量热法测量，也可以使用Harris-Benedict方程估算。静息能量消耗（resting energy expenditure，REE）的估计值可以根据各种人口研究得出的标准回归公式计算。最常用的公式是Harris-Benedict方程，如下所示：

女性（kcal/d）= 655.10+［9.46 × 体重（kg）］+［1.86 × 身高（cm）］-［4.68 × 年龄（岁）］

男性（kcal/d）= 66.47+［13.75 × 体重（kg）］+［5 × 身高（cm）］-［6.76 × 年龄（岁）］

该回归方程源自对健康受试者静息状态的研究，并非旨在解决许多疾病状态下的应激和分解代谢过高的问题。现已为某些临床状况开发了应激因素（stress factor）指标。择期手术后患者的应激因素是静息REE的1.2倍和烧伤患者REE的1.5倍。

通过间接量热法测得的REE与根据Harris-Benedict方程预测的REE之间似乎存在合理的相关性。对于大多数住院患者，热量需求约为REE ×（1.2~1.5）。间接量热法基于能量消耗与氧气（O_2）消耗量和二氧化碳（CO_2）产生量成比例的原理。呼吸商（respiratory quotient，RQ）是产生的CO_2与消耗的O_2之比，用来衡量底物使用的情况。三种主要底物RQ值分别为：糖类1.0，蛋白质0.8，脂肪0.7。RQ小于0.7表示患者正在使用脂肪作为主要燃料，而RQ大于1.0则表明患者摄入了过多的糖类。

营养底物或常量元素包括蛋白质、糖类和脂肪。底物的适当混合比例取决于临床状态和所需目标。通常，理想的组合是每天1.0~1.5 g / kg的蛋白质，总热量的30%由脂质（脂肪）提供，剩余的底物为糖类。在某些情况下，底物混合比例可能需要做适当调整。例如，在患有肺部疾病和CO_2潴留的患者中，糖类给呼吸系统带来的负荷更大，应尽量减少糖类的摄入。创伤和烧伤患者通常需要更多的蛋白质。

（James S. Scolapio 著　王昊翔 译　贺慧颖 审校）

其他资源

Morgan SL, Weinsier RL: *Fundamentals of clinical nutrition*, ed 2, St Louis, 1998, Mosby–Year Book.

第186章

微量元素和维生素缺乏症

胃肠疾病患者可能缺乏多种维生素和微量元素，他们可在临床上表现出异常的体格检查和实验室检查结果（表186.1）。确定维生素和矿物质是否足量摄入的最佳指南是美国的建议每日摄入量（recommended daily allowance，RDA）。

脂溶性维生素（例如维生素A、D、E、K）缺乏会导致严重的脂肪吸收不良，如短肠综合征、乳糜泻和慢性胰腺炎（图186.1）。水溶性维生素（例如烟酸、硫胺素）缺乏症在吸收不良状态中较不常见，在饮食习惯较差的患者中（如长期酗酒）更容易发生。全胃切除术后患者，若伴有回肠末端疾病，或回肠末端切除范围大于100 cm，可能出现维生素B_{12}缺乏症（图186.2）。

无机微量元素对健康至关重要，包括铁、铬、锰、铜、锌和硒。任何这些微量元素的缺乏都可能导致异常的临床和实验室表现（图186.2）。

（James S. Scolapio 著　王昊翔 译　贺慧颖 审校）

表186.1　维生素和微量元素：饮食来源和不足

维生素/矿物质	饮食来源	缺乏
硫胺素（维生素B_1）	谷物，猪肉，豆类，小麦籽粒，坚果	Wernicke-Korsakoff脑病，高输出充血性心力衰竭，乳酸性酸中毒，周围神经病，眼球震颤
烟酸	红肉，动物肝脏，牛奶，鸡蛋，玉米	糙皮病，皮炎，腹泻，痴呆，口腔炎，Hartnup病
钴胺素（维生素B_{12}）	肉，蛋，乳制品	巨幼细胞贫血，脊髓亚急性复合退变，恶性贫血，进行性神经病
叶酸	酵母，动物肝脏，蔬菜，水果，坚果	全血细胞减少症，巨幼细胞性贫血，舌炎，口腔炎
抗坏血酸	柑橘类水果，西红柿，绿色蔬菜，辣椒	毛细血管角化过度（坏血病），出血
生物素	奶制品，鸡蛋，动物肝脏	鳞状皮炎，脱发，嗜睡，肌张力低下，乳酸性酸中毒
维生素A	鱼油，肝脏，蛋黄，强化乳制品，类胡萝卜素，绿叶蔬菜	夜盲症，干燥症，Bitot斑点，皮肤角化过度
维生素D	强化牛奶，面包，多脂鱼	骨软化症，佝偻病，低钙血症
维生素E	全麦，植物油	溶血性贫血，脊髓小脑变性，神经病，眼肌麻痹
维生素K	绿叶蔬菜，乳制品，谷物	出血，凝血酶原时间增加
铁	红肉，鱼类，牡蛎，干豆，强化的面包和谷物	低色素性小细胞性贫血，唇干裂，虚弱
锌	贝类，肉类，蛋类	肠炎性皮炎，腹泻，冷漠，生长发育迟缓，脱发，皮疹，消化不良，伤口愈合减缓
铜	动物肝脏，豆类，贝壳类，坚果，种子，全谷物	低色素性小细胞性贫血，白细胞减少症，中性粒细胞减少症，骨质疏松症，Menkes综合征
铬	啤酒酵母，植物油，动物肝脏，谷物	葡萄糖不耐受，周围神经病，代谢性脑病
硒	肉，家禽，鱼类，谷物，海鲜	扩张型心肌病，肌炎，肌无力，白指甲，克山病

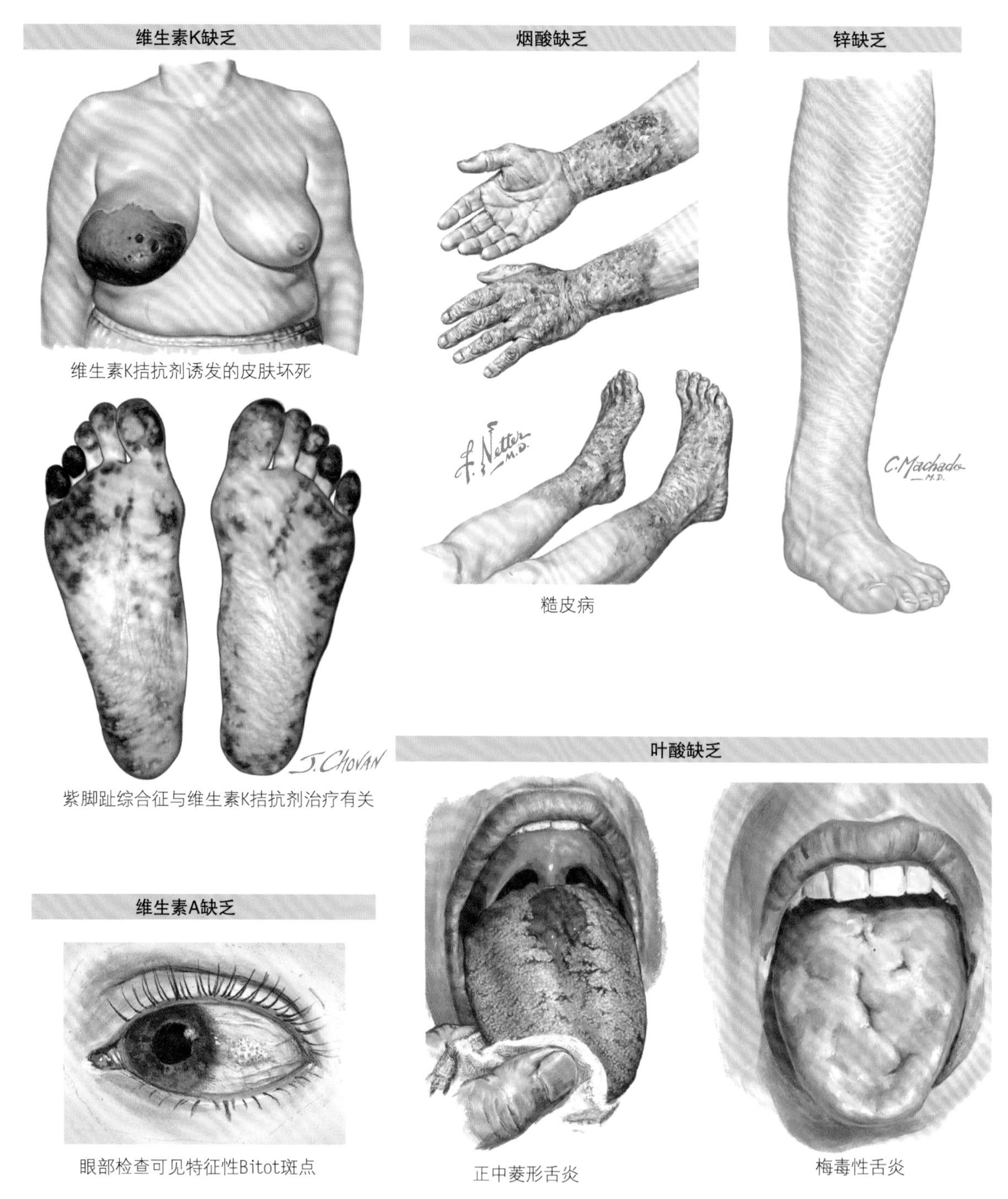

图 186.1 微量元素和维生素缺乏症：维生素 K、烟酸、锌、维生素 A 和叶酸

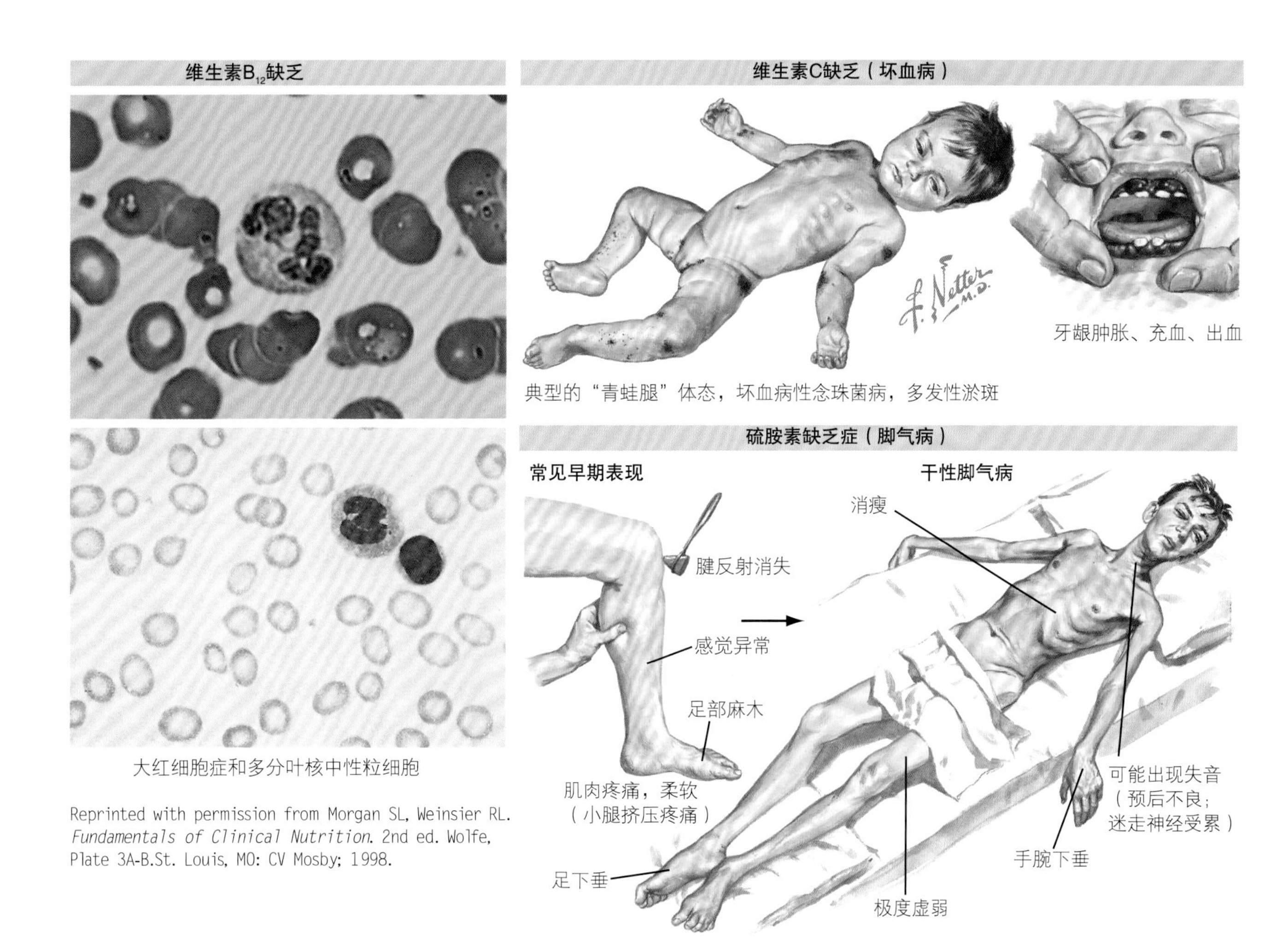

图 186.2　微量元素和维生素缺乏症：维生素 B_{12}、维生素 C 和硫胺素

第187章

肠内营养

美国肠外肠内营养协会已经发布了包括肠内营养在内的临床营养支持指南。

对于经口饮食不能摄入足够热量超过10~14天的患者，全肠内营养（total enteral nutrition，TEN）或管饲是提供营养支持的首选途径。与全肠外营养（total parenteral nutrition，TPN）相比，肠内喂养出现感染并发症的概率更小，且价格更便宜。TEN可经鼻或经皮放置胃管或小肠管。对于需要TEN少于4周的患者推荐使用鼻胃管。使用鼻胃管超过4周可能导致明显的鼻刺激，引起患者不适。

鼻胃管或鼻空肠管通常可以在床旁放置。放置鼻空肠管时可能需要内镜或介入放射学X线透视的协助。通常使用的管都比较柔软，直径10~12 F（French）。管径小于10 F可能会容易阻塞，大于12 F会对大多数患者造成不适。尽管现有的研究有限，但文献表明，与胃管相比，放置鼻空肠管或经皮空肠造口管可减少误吸的风险。因此，任何有误吸风险的患者应该经幽门后喂养，最好将管放置在十二指肠悬韧带部位以上。同样的，有胃动力障碍或胃反流风险增加的患者应该选择经皮空肠造口管，而不是经皮胃造口管。

床旁置管时，如果没有内镜或X线透视的协助，导管位置需要经腹部平片确定。而关于是否需要使用促胃肠动力剂来加强饲管放置，目前的研究数据尚无定论。

胃管喂养时，肠内营养制剂可靠重力滴注喂养，也可经泵持续喂养。两种方法引发误吸的风险大小在现有的数据中还不确定，但提示泵饲可以降低误吸风险。当经肠管喂养时推荐使用喂养泵。重力喂养到小肠可引起腹胀、腹泻。

起始时应以20~25 ml/h的速率喂养，每12小时增加20 ml，直到达到目标速率。经胃管喂养的患者应检查胃残余量。最后一次喂养2小时后残余量大于200~400 ml提示胃排空延迟，误吸风险增高。应对患者仔细评估和检查以判断是否适合继续喂养。在肠内营养制剂中添加蓝色染料或亚甲蓝曾有过引起败血症而导致患者死亡的报道，不应再用于监测误吸。管饲的并发症除了误吸外，还有腹泻、鼻溃疡和高血糖症。TEN的代谢性并发症比TPN更少见。

各种肠内营养配方可供临床使用，医院通常有固定的配方。大多数肠内营养配方含有1.0 kcal/ml。包括要素制剂、半要素制剂、改善疾病和增强免疫制剂在内的配方都是针对疾病状态。与标准的大分子聚合物肠内营养配方相比，有关其临床疗效的数据还很有限。例如，与传统配方相比，还没有证据表明免疫增强型肠内营养配方可以改善死亡率。

长期肠内喂养通常是在家中使用经皮内镜下胃造口管。最常见的适应证包括脑血管意外（卒中）、神经等系统疾病以及头颈部癌症放疗后。医疗保险和大多数保险公司要求肠内喂养至少3个月，且患者无法经口饮食摄取足够的热量。

（James S. Scolapio 著　吴春华 译　刘玉兰 审校）

其他资源

A.S.P.E.N Board of Directors, Clinical Guideline Task Force: Guidelines for the use of parenteral and enteral nutrition in adult and pediatric patients, *JPEN J Parenter Enteral Nutr* 26(1 Suppl):1SA–138SA, 2002.

Bankhead R, Boullata J, Brantley S, et al: Enteral nutrition practice recommendations, *JPEN J Parenter Enteral Nutr* 33:122–167, 2009.

第188章

膳食纤维

膳食纤维是植物性食物中的非淀粉多糖，其不能被人体胃肠消化酶分解。20世纪下半叶，医生和科学家开始认识到膳食纤维对维持健康的重要性，膳食纤维缺乏可引起疾病发生。Cleave首先注意到，摄糖量增加是由于膳食纤维摄入量减少。Burkett、Trowell、Painter、Walker、Heaten和Eastwood等流行病学家和胃肠病学家开始强调膳食纤维在维持正常胃肠道功能和预防疾病中的重要性。

化学性质

食品化学家首先分析了植物性食物的粗纤维含量，然后开始将纤维成分与植物的不同部位联系起来。由于膳食纤维是一种极其复杂的化合物，食品科学家仅依靠简单的方法来鉴别其在各种食物中的成分非常困难。然而，了解胃肠道中膳食纤维的特性有助于鉴别可溶性和不溶性纤维。在Englyst的经典方法中，通过食物提取，可以分解为可溶性、不溶性纤维和纤维素，三者共同构成了非淀粉多糖。物质的分解过程也会产生一些抗性淀粉。

植物细胞壁成分包括纤维素、非纤维素多糖（可溶和不溶）、木质素、蜡、蛋白和矿物质。非纤维素多糖的主要种类有鼠李糖半乳糖醛酸、阿拉伯半乳聚糖、β-葡聚糖、木聚糖、甘露聚糖和木葡聚糖。树胶和黏胶是具有分支的杂聚糖，严格意义上不是植物细胞壁的成分。细菌发酵实验显示细菌酶几乎能完全酵解可溶性纤维，但对不溶性纤维和纤维素发酵作用弱。

物理性质

膳食纤维及其成分的重要物理特性是其颗粒大小和多糖成分。根据食物烹饪和加工的不同，颗粒体积可能会很大或严重缩小。在某些情况下，颗粒体积缩小会完全破坏植物细胞壁。因此，颗粒大小对决定某些性质有重要意义。

多糖可以是亲水的，也可以具备良好的保水能力。这与食物种类有关，当然，也取决于多糖种类，因为纤维素受到了溶胀特性的限制。一些多糖可以形成凝胶，有些变得非常黏稠。尽管凝胶能完全被细菌酵解并释放出被困住的物质，但会影响营养离子的吸收。

不溶性纤维的保水特性在粪便形成中非常重要，可以使粪便体积更大，并软化。不溶性纤维不能被细菌酵解。因此，这种保水特性有助于在结肠中形成体积大的粪便。

离子结合

膳食纤维中含糖醛酸的多糖和木质素成分有能与离子结合的官能团。钙、铁和锌离子能与其结合，但很容易释放。同样的，胆盐也可以被结合。这种结合似乎是一个动态过程，不太可能会干扰吸收，但事实上，它将一种特殊物质带到肠道中最容易吸收的地方，可能会增强吸收。

纤维摄入

膳食纤维的摄入量在国家之间和国家内部都有很大差异。研究表明来自亚洲和非洲的不发达国家的人群因以谷物为主食，每天摄入膳食纤维60~80 g。在西方国家，人均每天大概摄入5~10 g。这种差异的形成主要是由于食物选择和饮食习惯不同。而随着对膳食纤维益处的认知，全世界范围内的饮食正变得越来越均衡。

对胃肠道的影响

膳食纤维对胃肠道有独特的影响。值得注意的是，可溶性纤维和不溶性纤维产生的作用不同，但绝大多数食物中两者都是混合含有的。由于膳食纤维进入了管腔中动态的微生态环境，其对胃肠道的作用受液体、pH 和管腔中其他物质的影响。总的膳食纤维可减缓胃排空，抑制胰酶活性，并可能减缓小肠对某些特定食物和营养成分的吸收。

各种纤维减缓食物肠道传输时间的能力不同。该过程非常复杂，瓜尔胶可以延迟氢呼气时间，而麸皮和黄蓍胶的影响较小。果胶和纤维素似乎不影响氢呼气时间，但治疗便秘时，食物运输时间延长，粪便体积也增大。果胶已被证实可以减少胆固醇的吸收。

结肠部位发酵

回肠末端和结肠的菌群可以不同速率酵解各种纤维。结肠基质中存在大量的需氧菌和厌氧菌，酵解可溶性纤维的速率比不溶性纤维高 10 倍。结肠内也可产生短链脂肪酸，这对于结肠的健康以及通过肝肠循环控制胆固醇的代谢至关重要。其中，丁酸是结肠细胞的主要能源；乙酸是胆固醇的组成部分；而丙酸可能对胆固醇的形成有一定控制作用。这些短链脂肪酸在结肠产生，若没有直接被结肠细胞用作能源，就会在肝肠循环中被吸收。

根据膳食纤维摄入量的不同，大便体积会有很大差异。一般情况下，8~10 g 膳食纤维会产生大约 100 ml 粪便，而 25~30 g 的摄入量会产生 300 ml 粪便。短链脂肪酸的产量也会有所不同。此外，如果摄入的膳食纤维中可溶性纤维含量很高（如水果、蔬菜或车前子），菌群数量会增加，并且菌群比摄入以纤维素和不溶性纤维为主的膳食纤维更大（如麸皮）。在后一种情况下，粪便体积可能也会变大，但这是由于不溶性纤维的保水特性，而不是细菌数量增加的作用。

对疾病的影响

膳食纤维能改善便秘和腹泻的作用已被广泛接受（第 111 章和第 136 章）。另外，结肠憩室在高膳食纤维饮食的人群中少见，提示憩室的形成可能在易感人群中得到预防。憩室病可能发生在十几年低纤维饮食的人群。而憩室病患者也被建议高膳食纤维饮食。

急性憩室炎发作时，医生通常会限制患者的纤维饮食量，直到症状缓解。

使用和治疗

结肠息肉、结肠癌、冠状动脉疾病和卒中的治疗和预防一直都有争议。一项荟萃分析显示结论不一。但一些大型的全国性研究显示高膳食纤维饮食的受试者更少罹患结肠息肉和冠状动脉疾病。随后，很多临床医生推荐高膳食纤维饮食来预防结肠憩室病、息肉形成和动脉粥样硬化性疾病。这个观点尚有争议，而文献中也证实了两方面的观点。

最近的研究也表明高膳食纤维饮食的受试者很少有病态肥胖症。当然，这些受试者很少摄入脂肪和糖，因此，高纤维饮食减少了他们营养能量的摄入。

膳食纤维的治疗推荐量是每天 20~35 g，具体取决于进餐量和热量摄入。有些推荐每 1000 cal 大约 10~12 g 膳食纤维。该建议也指出应该摄入各种类型的膳食纤维，并同时包括可溶性和不溶性纤维。

表 188.1 列出了常见食物的膳食纤维成分。每天吃一份高纤维的谷物和 3~5 份（取决于具体大小）水果或蔬菜通常就能满足身体对可溶性和不溶性纤维的需求。营养学家和临床医生通常推荐 5 份水果、蔬菜或谷物，平均每份 4~5 g，这样就能满足每天 20~35 g 的必需量。

（James S. Scolapio 著 吴春华 译 王雪梅 审校）

其他资源

Bazzano LA, He J, Ogden LG, et al: Fruit and vegetable intake and risk of cardiovascular disease in U.S. adults: the first national health and nutrition examination survey epidemiologic follow-up study, *Am J Clin Nutr* 76:13–19, 2002.

Cleave TL: *The saccharine disease*, New Canaan, Conn, 1975, Keats Publishing.

Holscher HD: Dietary fiber and prebiotics and the gastrointestinal microbiota, *Gut Microbes* 8:1–42, 2017.

Slattery ML, Curtin KP, Edwards SL, Schaffer DM: Plant foods, fiber, and rectal cancer, *Am J Clin Nutr* 79:274–281, 2004.

Trowell H, Burkett D, Heaton K: *Dietary fibre, fibre-depleted foods and disease*, London, 1985, Academic Press.

表 188.1 膳食纤维食物来源

	食用量	每份可溶性纤维含量（g）	每份不溶性纤维含量（g）	每份总纤维含量（g）
蔬菜（熟食，除非另有说明）				
芦笋	3/4 杯	0.8	2.3	3.1
豆芽（生食）	1/2 杯	0.3	1.3	1.6
豆类				
绿豆	1/2 杯	0.5	1.6	2.1
菜豆	1/2 杯	2.5	3.3	5.8
棉豆	1/2 杯	1.1	3.2	4.4
斑豆	1/2 杯	2.3	3.3	5.3
白豆	1/2 杯	1.4	3.6	5.0
西兰花	1/2 杯	0.9	1.1	2.0
抱子甘蓝	1/2 杯	1.6	2.3	3.9
卷心菜	1/2 杯	0.9	1.1	2.0
胡萝卜	7 英寸	1.1	1.2	2.3
花椰菜	1/2 杯	0.4	0.6	1.0
芹菜（生食）	1/2 杯	0.4	0.9	1.3
玉米，谷粒	1/2 杯	1.7	2.2	3.9
茄子	1/2 杯	0.8	1.2	2.0
羽衣甘蓝	1/2 杯	1.4	1.4	2.8
生菜（生食）	1/2 杯	0.1	0.2	0.3
秋葵	1/2 杯	1.0	3.1	4.1
洋葱（生食）	1/2 杯	0.8	1.8	2.6
豌豆	1/2 杯	0.4	2.8	3.2
薯类				
红薯（烘烤）	1/2，大	0.7	1.0	1.7
土豆（烘烤）	1/2，中等	1.0	1.0	1.9
小萝卜（生食）	5，中等	0.1	0.5	0.6
南瓜				
橡子南瓜	1/2 杯	0.5	3.8	4.3
西葫芦	1/2 杯	1.3	1.4	2.7
西红柿（生食）	1，中等	0.2	0.6	0.8
芜青	1/2 杯	0.8	0.9	1.7
绿皮西葫芦	1/2 杯	0.5	0.7	1.2
水果（生食）				
苹果，有皮	1	0.8	2.0	2.8
杏子	2	0.7	0.8	1.5
鳄梨	1/8，新鲜	0.5	0.7	1.2
香蕉	1/2，中等	0.3	0.7	1.0
黑莓	1/2 杯	0.7	3.9	4.6

续表

	食用量	每份可溶性纤维含量（g）	每份不溶性纤维含量（g）	每份总纤维含量（g）
樱桃	10	0.3	0.9	1.2
无花果	1+1/2	1.1	1.2	2.3
葡萄柚	1/2，中等	0.6	1.1	1.7
葡萄	12	0.1	0.4	0.5
甜瓜，哈密瓜	1 杯	0.3	0.8	1.1
柑橘	1，小	0.3	0.9	1.2
桃子	1，中等	0.6	1.0	1.6
梨	1/2，中等	0.5	2.0	2.5
菠萝	1/2 杯	0.3	0.9	1.2
李子	3，小	0.7	1.1	1.8
树莓	3/4 杯	0.4	6.4	6.8
草莓	3/4 杯	0.7	1.3	2.0
谷物制品				
面包				
百吉饼（原味）	1/2	0.3	0.4	0.7
法式面包	1 片	0.3	0.7	1.0
粗麦面包	1 片	0.3	0.6	0.9
高油面包	1 片	0.3	0.3	0.5
全麦吐司	1 片	0.3	1.2	1.4
谷物				
全麦条（100%）	1/3 杯	1.7	7.0	8.6
玉米片	1 杯	0.2	0.3	0.4
小麦片	1 饼干	0.4	2.4	2.8
纤维素棒	1/2 杯	0.8	11.1	11.9
提子麦维	3/4 杯	0.9	4.4	5.3
燕麦片（燕麦）	1/3 杯	1.4	1.3	2.7
饼干				
全麦饼干	2 块	0.5	2.3	2.8
苏打饼干	6 块	0.3	0.4	0.7
米				
糙米	1/2 杯	0.2	2.2	2.4
精白米	1/2 杯	0.01	0.09	0.1
意大利面	1/2 杯	0.3	0.5	0.8
坚果				
杏仁	1 汤匙	0.1	1.0	1.1
花生（烤制）	10	0.2	0.4	0.6

第 189 章

肠外营养

肠外营养或全肠外营养（total parenteral nutrition，TPN）适用于经口进食不能满足能量需要超过 10~14 天且不能进行全肠内营养的患者（如肠梗阻、严重吸收不良）。TPN 的禁忌证包括胃肠功能正常、短期肠外营养 <3 天和即将死于基础疾病。与鼻胃管相比，虽然患者通常更愿意行 TPN，但 TPN 引发导管性脓毒症和其他代谢性并发症的风险较高。

葡萄糖浓度如果少于 5%，可以经外周静脉给予肠外营养；如果大于 5%，可以经中心静脉给予。若通过外周静脉注射浓度大于 5% 的葡萄糖可能引发血栓性静脉炎。经中心静脉实施肠外营养时，传统的方法是直接在锁骨下静脉置管。然而，通过肱静脉向上腔静脉置管可以减少锁骨下静脉置管引发气胸的风险，因此这种方法更好。在输注制剂之前，应通过 X 线透视确定导管尖端是否正确插入上腔静脉。

TPN 制剂通常包括碳水化合物、蛋白质和脂质。静脉注射脂肪通常能补充每天热卡的 20%~40%。能量和蛋白质的需要量以第 185 章描述的标准计算。有充血性心力衰竭、明显肾脏疾病以及体内液体潴留的患者，应该减少 TPN 的量。TPN 制剂也包含电解质、复合维生素和微量元素。

输注速率应该以 24 小时为一个周期。第一个 24 小时应该以半速开始输注（40 ml/h）；如果患者能够耐受，可以增加到全速（80 ml/h）。患者在院内接受 TPN 时，一周应至少两次检测血电解质水平，同时也应该密切监测血糖水平。由于高血糖症很容易继发感染，当血糖超过 200 mg/dl 时，需在 TPN 制剂中添加普通胰岛素，使血糖水平低于 200 mg/dl。普通胰岛素按经典的 Sliding Scale 换算方法给药也能降低血糖，此时不需要再向 TPN 制剂中添加胰岛素。血甘油三酯水平每周应至少检测一次，防止浓度超过 500 mg/dl。

TPN 最常见的并发症是导管性脓毒症。护理人员必须严格遵守无菌导管技术。为了防止被细菌污染，TPN 制剂在室温下保存不能超过 24 h，并且要一直使用管路过滤器。同时，为了防止出现低血糖症状，应在 TPN 停止之前减少 50% 的速率输注 30~60 min。

当患者在家中实施 TPN 时，则称为家庭肠外营养。适应证包括短肠综合征、重度放射性肠炎、远端肠瘘、机械性肠梗阻且不能立即手术者。胃肠道功能正常或 TPN 少于 3 个月的患者不能报销。出院前必须完成医疗需要证明书，证明至少需要 3 个月的 TPN，医院的病历管理人员应直接参与到患者的出院安排中，确保保险报销项目符合所有标准。

家庭肠外营养引发的并发症必须予以识别和适当的处理，包括导管相关性感染、肝脏疾病和代谢性骨病。锰、铜、铬、硒和锌等多种微量元素应至少每 6 个月检测一次。胆汁淤积性肝病可以增加锰和铜中毒的风险，因为这两种元素主要通过肝胆系统排泄。

（James S. Scolapio 著　吴春华 译　陈宁 审校）

其他资源

A.S.P.E.N Board of Directors, Clinical Guideline Task Force: Guidelines for the use of parenteral and enteral nutrition in adult and pediatric patients, *JPEN J Parenter Enteral Nutr* 26(1 Suppl):1SA–138SA, 2002.

A.S.P.E.N Clinical Guidelines: Parenteral nutrition ordering, Order review, Compounding, Labeling, and Dispensing, *JPEN J Parenter Enteral Nutr* 38: 334–377, 2014.

Scolapio JS, Fleming CR, Kelly DG, et al: Survival of home parenteral nutrition–treated patients: 20 years of experience at the Mayo Clinic, *Mayo Clin Proc* 74:217–222, 1999.

第190章

营养不良

营养不良可分为原发性和继发性营养不良。原发性营养不良由食物摄入不足引起，常见于发展中国家，而在美国少见。继发性营养不良是由慢性疾病引起的，如神经性厌食症（图 190.1）。

有胃肠道疾病的患者由于进食减少、肠梗阻、营养吸收和消化功能改变等原因，最容易产生继发性营养不良。住院患者可能发生营养不良，可定义为 3 个月内体重减少达正常体重的 10% 以上。营养不良可引起患者感染增加、伤口愈合延迟、术后并发症增加、住院时间延长以及死亡率升高。尽管饮食中主要表现为能量或蛋白质缺乏，但两者常同时存在。

水肿型营养不良（Kwashiorkor）主要由严重的蛋白质缺乏引起，而消瘦型营养不良主要由严重的能量或热量缺乏引起（图 190.2）。混合型营养不良则是指能量缺乏和蛋白质缺乏同时存在。蛋白质 - 能量营养不良（protein-energy malnutrition，PEM）和蛋白质 - 热量营养不良在临床中最常见。BMI<16 kg/m^2 为重度 PEM。世界范围内，社会经济和环境因素是引起 PEM 的主要原因。

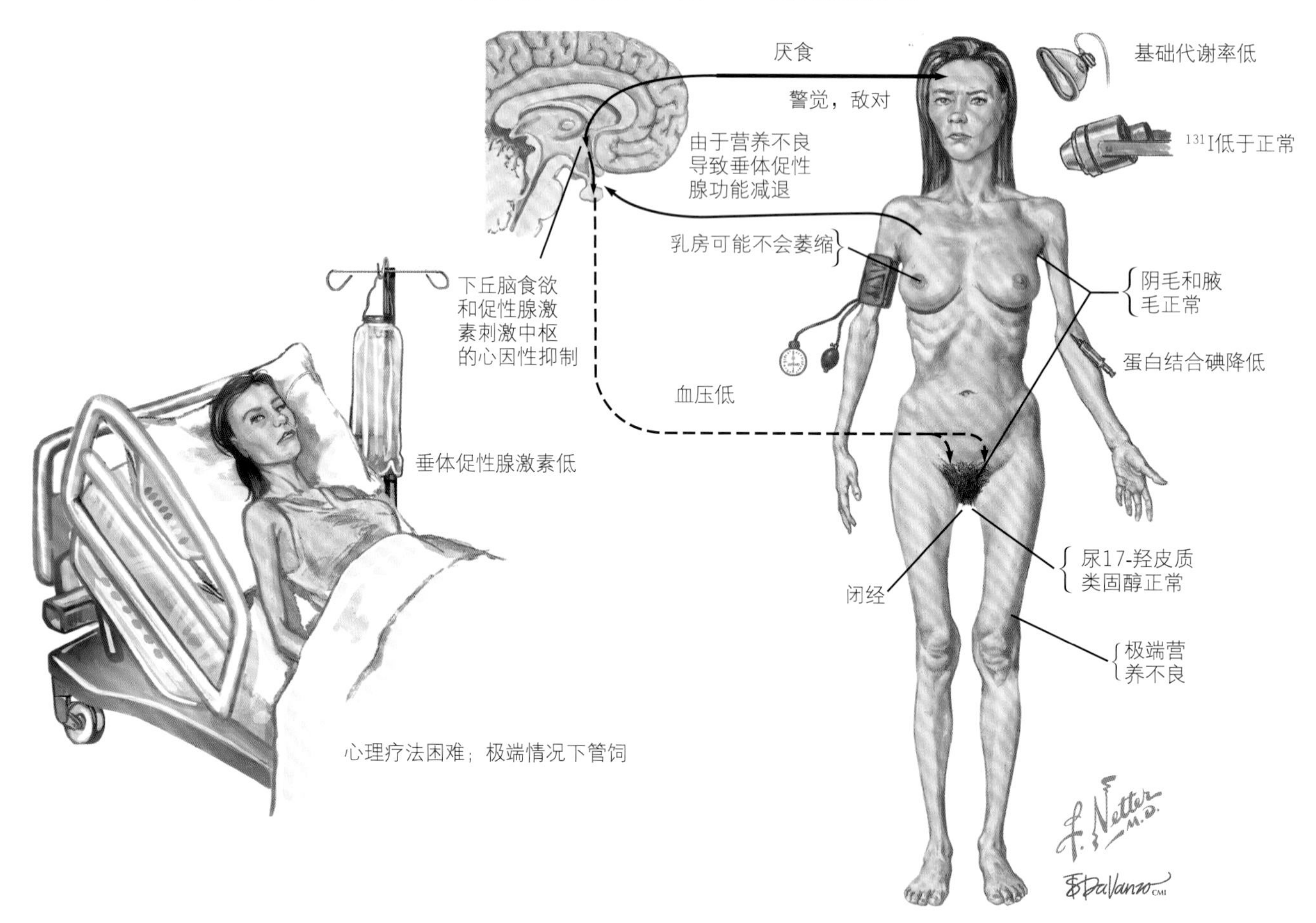

图 190.1　饮食障碍：神经性厌食症和暴食症

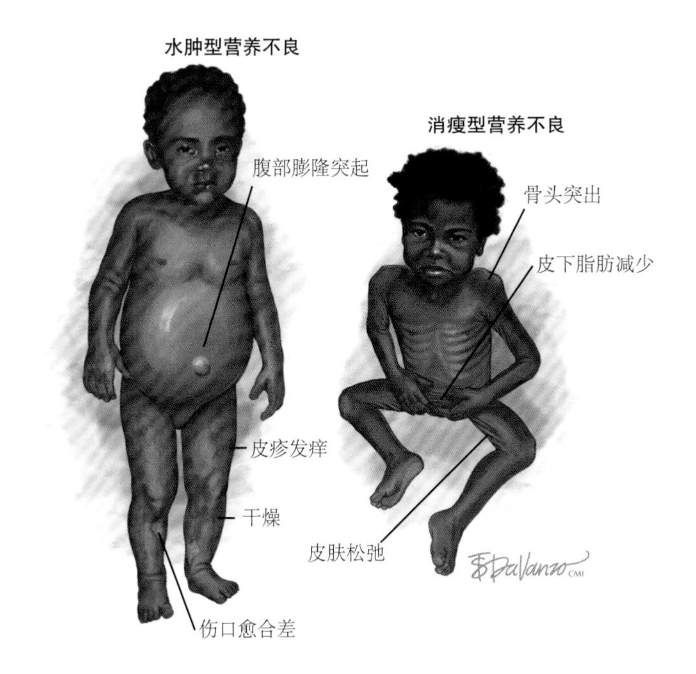

图 190.2　水肿型（Kwashiorkor）和消瘦型

消瘦型营养不良可根据患者热量摄入不足的饮食史、慢性病史以及体格检查发现肌肉和皮下脂肪重度消耗来诊断。消瘦型患者通常只能达到预期体重的 60%，儿童的纵向生长受到严重损害。同时可见头发稀少脱落、皮肤干燥剥脱、皮褶厚度减少、上臂肌肉周径减小以及颞肌萎缩都表明患者存在脂肪和骨骼肌损耗。而患者的血清白蛋白水平常在正常范围。

水肿型营养不良的诊断特征有足和腿部的可凹陷性水肿、皮肤溃疡和表皮脱落。与消瘦型相反，水肿型营养不良在美国主要见于急性、高代谢性疾病患者，如创伤和烧伤患者。虽然通过仔细检查可发现患者存在肌肉损耗，但皮下脂肪和肌肉通常都被保留。伤口愈合延迟、皮肤破裂和感染也很常见。同时，由于胃肠道水肿，可见腹部膨隆突起。生化检查最常见血清白蛋白水平降低、淋巴细胞减少和贫血。

治疗 PEM 需要补液、宏量营养素和微量营养素。重度 PEM 患者再次喂养时应注意避免速度过快。再喂养时应减缓速率，以防止出现再喂养综合征。快速经口、肠内或肠外营养途径喂养可导致血清磷、钾和镁的浓度急剧下降，从而导致心律失常和死亡。急性维生素 B_1 缺乏也是重度 PEM 患者再喂养时的一个潜在问题。

（James S. Scolapio 著　吴春华 译　陈宁 审校）

其他资源

Shils ME: *Modern nutrition in health and disease*, ed 9, Baltimore, 1999, Williams & Wilkins.

第191章

肥胖的外科治疗

人口分布

肥胖症已经成为美国的流行性疾病。从2000年到2016年，肥胖人数增加了34%。接近40%的成年人和18%的儿童是肥胖的。在西班牙裔和黑人人群中，成年人肥胖症的发病率接近50%。世界范围内，超重的人数已经增加至约占38%，其中5亿人肥胖。

体重指数（BMI）在25~29.9 kg/m^{2}之间的患者被视为超重，BMI大于30 kg/m^{2}者被视为肥胖。其他因素如脂肪分布和体重增加会改变每个BMI组别的风险。导致肥胖的病因之一是摄入的热量超过消耗的热量，多余的热量以脂肪的形式储存起来。然而，遗传和环境因素也会导致肥胖。在过去20年中，肥胖症的显著增加不能单独归因于遗传因素，更可能的原因是环境变化。

肥胖至少会导致30种其他疾病。在20%的2型糖尿病（T2DM）患者中，其发病与严重肥胖相关。高血压病、高脂血症、阻塞性睡眠呼吸暂停、通气不足、哮喘、胃食管反流病、冠状动脉疾病、慢性心力衰竭、脑血管意外（脑卒中）、非酒精性脂肪性肝炎、腰背痛、退行性关节病、假性脑瘤、压力性尿失禁和多囊卵巢综合征都与肥胖相关。此外，根据疾病控制办公室公布的数据，大约40%的癌症与肥胖有关，其中55%发生在肥胖女性中。与肥胖患者相关的最常见的癌症类型是发生在食管、子宫、乳腺、前列腺、肝和肾的癌症。肥胖患者也容易出现腹疝和切口疝。严重肥胖的人有患精神障碍的风险，包括抑郁和焦虑，以及进食障碍。

脂肪在体内的分布也与肥胖相关疾病的发病率相关。事实上，腹部脂肪增加的人相比于那些臀部和大腿脂肪增加的人来说，罹患糖尿病、高血压、高脂血症和缺血性心脏病（代谢综合征）的风险更高（图191.1）。

作为结果，BMI的增加导致生存期的缩短。严重肥胖女性的死亡风险是正常体重女性的2倍。世界范围内肥胖症发病率的升高及其对相关疾病和死亡率的影响越来越大，促使内科和外科都着力对抗这一日益增长的流行性疾病。

治疗肥胖症的潜在的和流行的方法包括饮食调整、行为调整和体育锻炼。饮食调整应鼓励患者每日三餐，避免餐间零食，避免高能量和高脂肪食物，并增加水果和蔬菜的摄入。体育锻炼对心血管健康也很重要，但在不减少热量摄入的前提下，体育锻炼不能获得有意义的减重。

下一个层面的治疗包括药物治疗，因为它可以帮助特定的患者实现并保持体重减轻。因肥胖症而接受药物治疗的患者也应该努力改变自己的生活方式，包括养成健康饮食和充足锻炼的习惯。对比安慰剂，药物治疗能让患者体重减轻3~5 kg，但是一旦停药，体重往往会恢复。

对于极度肥胖的患者（BMI ≥ 40 kg/m^2）来说，手术是最有效的减重方法。手术适应证包括BMI>40 kg/m^{2}或BMI 35~40 kg/m^{2}合并严重的肥胖相关疾病，如糖尿病和阻塞性睡眠呼吸暂停。严重的精神疾病是手术的绝对禁忌证。在各种类型的肥胖症手术中，胃旁路手术（又称Roux-en-Y）和胃袖状切除术是最常采用的。

适应证

尽管现有证据表明BMI<35 kg/m^{2}的肥胖者也可以从手术中获益，尤其是合并2型糖尿病者，但是手术治疗的重点是BMI ≥ 35 kg/m^{2}的人群。

体重指数（BMI）是测量个人体型最实用且应用

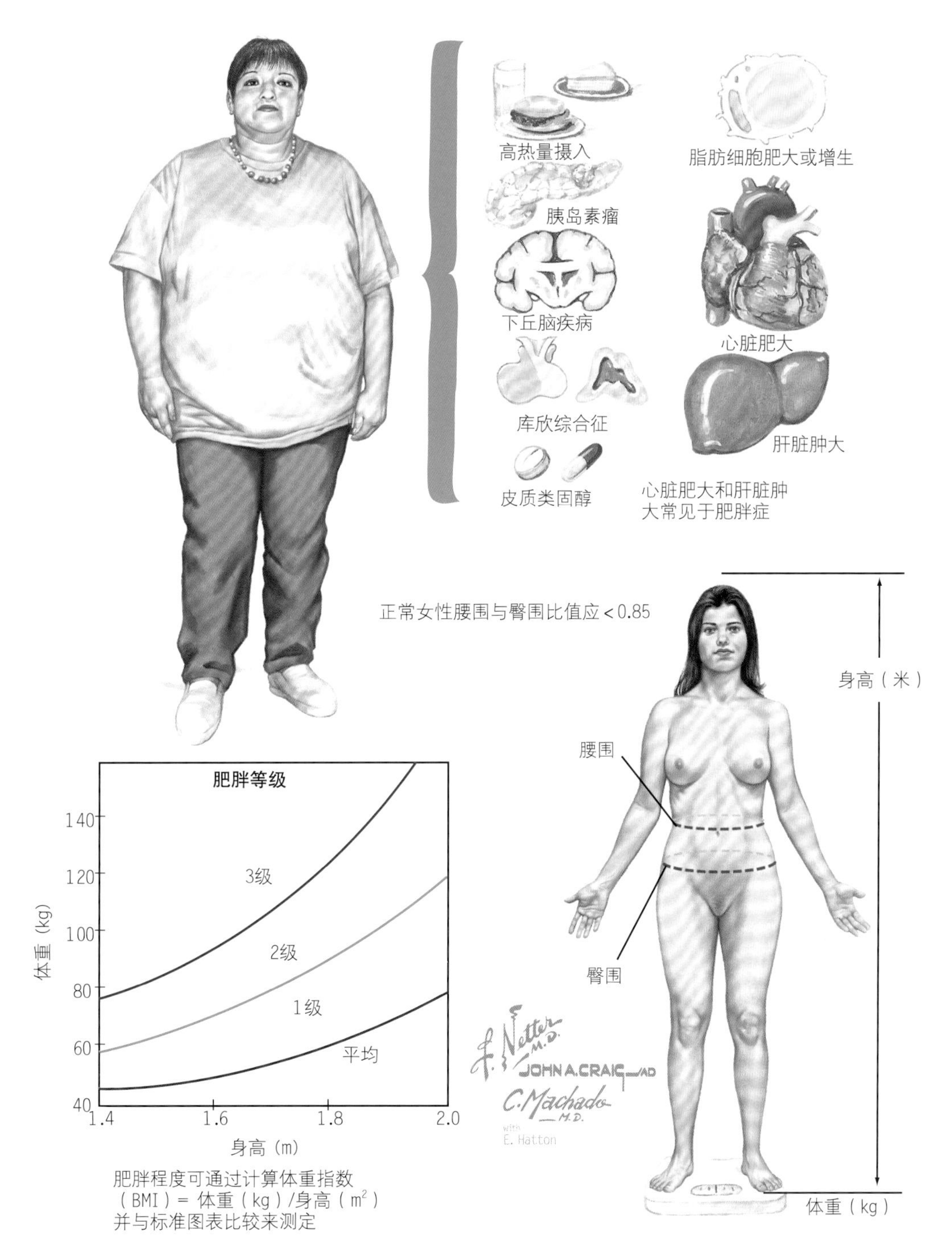

图 191.1　肥胖

最广泛的指标。它的计算方法是用患者的体重（单位是 kg）除以身高（单位是 m）的平方（kg/m^2）。成人 BMI 分为以下几组：

- 体重不足：<18.5 kg/m^2
- 正常体重：18.5~24.9 kg/m^2
- 超重：25~29.9 kg/m^2
- Ⅰ级肥胖：30~34.9 kg/m^2
- Ⅱ级肥胖：35~39.9 kg/m^2
- Ⅲ级肥胖：40~49.9 kg/m^2（严重、极度或病态肥胖）
- Ⅳ级肥胖：≥ 50 kg/m^2（“超级肥胖”）

对那些内科治疗（如节食、锻炼和药物治疗）失败的患者，应该考虑减重手术。根据美国国立卫生研究院（National Institutes of Health）的标准，接受手术治疗的患者应该是 BMI>40 kg/m^2 或 BMI >35 kg/m^2 并伴有严重并发症，如 2 型糖尿病、阻塞性睡眠呼吸暂停、肥胖相关心肌病或退行性关节病。目前，BMI>30 kg/m^2（或在亚洲人群中BMI>27.5 kg/m^2）且高血糖控制不佳的患者也应考虑接受减重手术。2017年，美国糖尿病学会也颁布了类似的指南。患者必须已经尝试过内科方法减重，必须有积极的意愿，并且必须被告知手术步骤和潜在后果。他们也必须能接受手术的风险。

不考虑手术的患者包括合并不稳定冠心病、严重肺部疾病、门静脉高压或药物滥用，以及无法进行必需的术后生活方式改变的患者。禁忌证还包括未经治疗的严重抑郁症或精神病、暴饮暴食或严重的凝血疾患。减重手术已被证明对于65岁以上或18岁以下的患者是有效的、安全的和有益的。由于已经报道了在这两个人群中的长期有效的数据，过去被视为禁忌证的年龄限制现在正在放宽。

准备

手术前，患者必须参加一个宣教会，并与以前的手术患者进行沟通。他们会接受关于手术过程的指导，由精神治疗师进行评估，并与营养学家会谈。如果患者BMI高或有严重的症状，需要排除睡眠呼吸暂停。需要进行心脏和肺评价以评估麻醉风险。接受胃旁路术和胃袖状切除术的患者要进行上消化道内镜评估，因为在胃囊形成和胃被分开后，进入旷置的胃是非常困难的。此外，Barrett食管的存在被认为是胃袖状切除术的相对禁忌证。术前内镜评估可以发现其他重要的、急性和慢性的病变，例如裂孔疝、肿块和溃疡。患者还需接受针对甲状腺疾病、肝脏疾病和2型糖尿病的血液检测。术后，鼓励患者进行营养随访和心理随访。

减重手术的类型

过去，减重手术是根据其吸收不良或限制性的机制进行分类的。限制性手术通过制造一个小的胃囊来限制热量的摄入，包括可调节胃束带手术中的虚拟胃和胃袖状切除手术中的狭长的管状胃。体重减轻取决于热量摄入量的减少，因此其是渐进的。

吸收不良性手术的主要机制是为食物和消化性物质创造快速的排空和转流途径，使它们在小肠腔的远端混合，因此起吸收作用的小肠长度缩短。此外，未消化的食物迅速排空至远端小肠将刺激参与糖尿病缓解的肠激肽的分泌。胆胰转流术（BPD）和十二指肠转位术是吸收不良性手术的代表。Roux-en-Y胃旁路术（RYGB）通过制造一个小胃囊和一段25%~30%的功能性小肠旁路而兼具限制性和吸收不良性手术的特点。然而，更现代的分类会考虑到减重手术的其他潜在作用机制，如肠激素的改变、复杂的脑-肠-胰-内脏脂肪轴的改变、胆盐的改变以及肠道菌群的改变。

微创化是当前减重手术的趋势；研究表明，与开放手术相比，微创手术具有更好的成本效益和安全性（图191.2）。

限制性手术

胃袖状切除术（sleeve gastrectomy，SG）在历史上是胆胰转流术（biliopancreatic diversion，BPD）的第一部分，近些年来该手术被分为两个阶段，以降低BMI较高患者接受胆胰转流术（BPD）后的死亡率。从那时起，胃袖状切除术作为一种单纯的限制性手术而允许被独立施行，目前在美国所有的减重手术中占到接近70%的比例。胃袖状切除术需要构建一个从贲门到胃窦的管状胃，沿着胃大弯切除胃底和胃体。胃窦完好无损。体重减轻源于更小的胃对摄入的限制和产生胃饥饿素（ghrelin）的细胞被切除后导致的食欲缺乏。患者在1年内会实现大约30%~60%的多余体重减少（excess weight loss，EWL）。体重达到平台期或再次增加的患者可选择转为腹腔镜下Roux-en-Y胃旁路术（RYGB）。

胃内球囊是一种内镜下放置的用于肥胖患者减重的临时性方法。将柔软的球囊放入胃里，然后注满生理盐水。膨胀的球囊充满了胃，引起饱腹感进而限制摄入。胃内球囊置入具有恶心、呕吐、腹痛、溃疡、球囊移位等缺点，且效果是暂时的，6个月后必须移除或更换。

腹腔镜可调节胃束带（laparoscopic adjustable gastric banding，LAGB）是一种单纯的限制性手术，它将一个小的胃囊与胃的剩余部分分开。这种束带的构成部分有：①一个环绕胃部的硅胶带，内有气囊管；②一个埋置于皮肤和腹直肌之间的注入端口；③连接两者的导管。术后4~6周，将针头和注射器插入端口并向束带内注入或抽出液体。通过这种方法，使气囊的直径增加，两个胃腔之间的开口变小，进而加大患者对摄入的限制。

LAGB因放置方便、恢复快、当天或术后1天

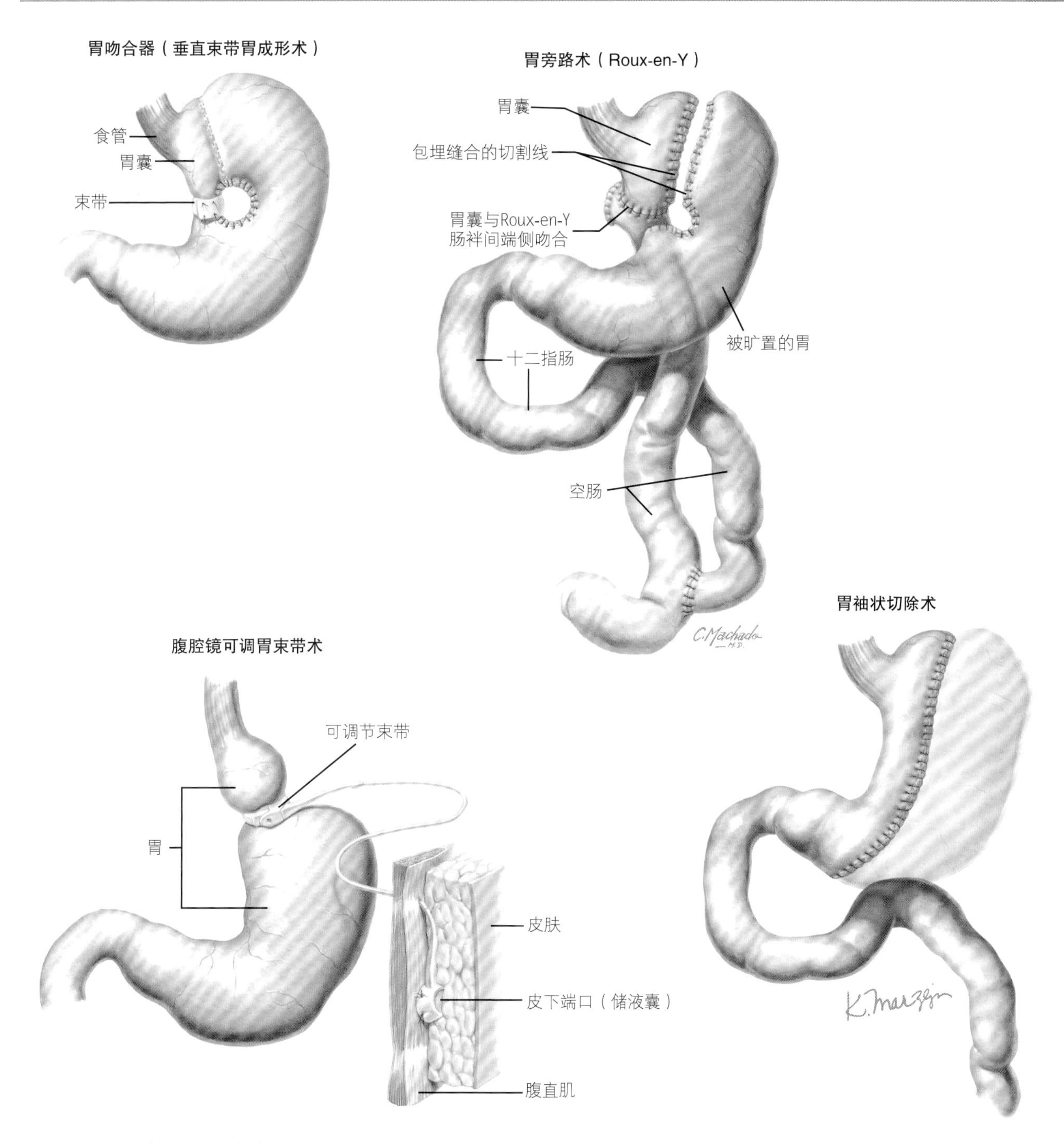

图 191.2　病态肥胖的治疗

出院以及并发症低而被广泛应用。LAGB 的优点包括不做肠管的切割闭合、0~0.5% 的死亡率范围以及最低限度的营养并发症。束带是潜在可逆的，因为它可以被完全去除；然而，即使束带被去除后，食管胃交界处的慢性改变仍然会持久存在。最初用来替代另一种单纯的限制性手术——垂直束带胃成形术（vertical banded gastroplasty，VBG）的可调节束带，现在几乎完全被摒弃，取而代之的是胃袖状切除术。这主要是由于可调节束带长期减重效果差而需转换为其他减重手术，以及其严重的并发症，如束带腐蚀或脱垂。

垂直束带胃成形术是一种单纯的限制性手术，通过垂直的闭合线将胃贲门的上部与胃的其余部分分开。然后用网或束带把出口围绕。出口孔径是不可调的。如果胃囊没有排空，继续进食可能会导致呕吐。体重减轻是因为减少了固体食物的热量摄入。多余体重减少在 2 年时可达 66%，9 年时可达 55%。消化高热量的液体食物和甜食的能力以及因过度进食导致胃囊容积逐渐增加是主要的缺点。因为兼具并发症发生率较高和束带无法调整的缺点，垂直束带胃成形术（VBG）已经过时了。再次手术的概率在20%~56%，主要是由于闭合线断裂、出口狭窄、束带腐蚀、束带断裂、胃囊扩张、呕吐和胃食管反流所致。

吸收不良性手术

胆胰转流术（BPD）是由于空肠 - 回肠旁路术效果不佳而发展起来的；许多患者出现肾脏问题和肝衰竭。BPD包括胃部分切除并与回肠远端吻合。这样就可以产生一段长的Roux肠袢，使食物和胆胰液混合进而吸收的共同通道缩短。这个过程导致严重的吸收不良，并使多余体重减少（EWL）在术后18年达到72%。这个手术现在可在腹腔镜下完成，效果相似。BPD的缺点包括死亡率达1%，以及蛋白质营养不良、贫血、腹泻和吻合口溃疡的发病率较高。

胆胰转流并十二指肠转位术（BPD/DS）是一种BPD，与传统BPD不同之处在于创建了一个保留幽门的部分袖状胃。同样还需创建一个具有短共同通道的Roux肠袢。BPD/DS已被推荐用于超级病态肥胖（BMI>50 kg/m^2）的患者。遗憾的是，死亡率高导致该术式发展成为分期手术，先做胃袖状切除术，如果还需要减掉更多的体重，再做BPD。与BPD相比，BPD/DS导致的吻合口溃疡和腹泻更少，并且可以在腹腔镜下进行。由于并发症率和死亡率高，该术式不被常规施行。

混合手术

Roux-en-Y胃旁路术曾经是美国最常见的减重手术。该术式于1967年由Mason和Ito创建，包括部分胃切除术和袢状胃空肠吻合术。最初是在观察到溃疡手术后的患者会出现体重减轻后才开始施行的。1977年Griffin对手术进行了改进，加入了Roux-en-Y吻合。1994年Wittgrove实施了第一例腹腔镜胃旁路手术。腹腔镜手术相比于开腹手术具有更低的切口疝和伤口感染的发生率，恢复更快，能更迅速地重返工作。它可以由训练有素、经验丰富的外科医生安全地施行。

胃旁路术后体重减轻主要归因于摄入限制，但也与吸收不良有关。它的平均减肥效果优于单纯限制性手术。旁路由一个容量为30 ml的胃囊组成，该胃囊与剩余胃分开，限制食物的摄入和排空。胃囊通过吻合口与小肠相连，并形成一个Roux-en-Y部分。残余的胃和十二指肠通过一段30~50 cm的胆胰肠袢排空胃酸、胰酶和胆汁，并与“食物袢”或Roux-en-Y袢远端75~150 cm处相连。在这个位置，有效的消化才开始。虽然超过200 cm的长肠袢可能会导致维生素和营养物质的吸收减少和营养不良的并发症，但是短的Roux肠袢不能更好地减少吸收。

胃空肠吻合术可能导致“倾倒综合征”，使浓缩的胃内容物迅速排空至小肠，并出现头晕、恶心、出汗、腹痛和腹泻等症状。当有些患者通过吃浓缩食物来预防这种反应时，反而会产生相反的结果。胃饥饿素是由胃和十二指肠分泌的一种肽类激素，能刺激人们进食。通过胃旁路术和胃袖状切除术可以对这种刺激作用产生抑制。近期的证据表明，肽 -yy的过度反应也可能导致食欲下降。

早期的体重减轻很快，但在18个月后达到一个平台期，在此之后如果患者不进行行为改正，体重往往会反弹。长期研究包括开放手术并建立更大的胃囊，以及截至术后16年多余体重减少（EWL）50%~60%。对于腹腔镜手术和30 ml胃囊来说，近期多数的EWL是在70%~80%。胃旁路术后总体肥胖并发症减少了96%。肥胖患者2型糖尿病的缓解或改善率为83%~98%，高血压为52%~92%，胃食管反流病为88%~98%，阻塞性睡眠呼吸暂停为86%~93%，血脂异常为70%~96%，骨关节炎为93%。

病程与预后

手术是试图逆转合并症影响、提高生活质量和延长预期寿命的最有效的选择。有证据表明，减重手术对改善和解决医疗问题是有效的。额外的获益包括医疗费用的减少和损失工作日的减少。然而，减重手术也会产生严重的围手术期并发症和死亡。

目前普遍的同行回顾性文献认为减重手术是治疗2型糖尿病（T2DM）的最佳方法。在20世纪后期，先前命名的美国减重外科学会（American Society for Bariatic Surgery）更名为美国代谢与减重外科学会（American Society of Democratic and Batric Surgery，ASMBS），以此说明代谢外科的新兴领域，包括糖尿病、高血压病和高脂血症的治疗。有证据表明，T2DM的改善和治愈可能发生在与EWL数值直接相关的限制性手术中。最近发表的一项比较减重手术和强化药物治疗的随机对照试验显示，胃袖状切除术（SG）和胃旁路术在改善糖化血红蛋白和避免胰岛素使用方面都优于药物治疗。吸收不良性手术可能包含另一种机制，可以改变人体对胃肠激素的反应，如肠促胰岛素、胰高血糖素样肽和葡萄糖依赖性胰岛素营养多肽。

两个荟萃分析结果显示，EWL的平均总体百分比为61%~64%，数值随手术的不同而有差异。单纯限制性手术30天死亡率为0.1%，胃旁路术为0.5%，BPD或DS为1.1%。86%的患者糖尿病得到缓解或改善，其中77%的患者糖尿病完全缓解。超过70%的患者高脂血症得到改善。79%的患者高血压病得到缓解或改善，其中62%的患者高血压病缓解。86%的患者阻塞性睡眠呼吸暂停得到缓解，其中84%的患者得到缓解或改善。与胃成形术相比，胃旁路术的体重减轻更多。腹腔镜手术伤口并发症少于开放手术。

两项研究报告了减重手术后死亡率降低了29%，由各种原因导致的死亡率降低了40%。糖尿病导致的死亡下降了92%，冠心病导致的死亡下降了56%，癌症导致的死亡下降了60%。然而，意外死亡和自杀的发生率上升。一项人群研究报告称，因肥胖接受手术治疗的患者的总死亡率为0.7%，低于非手术组患者的6.2%。

ASMBS对当前认证计划的指导方针包括将术前/术后营养护理、行为和医疗项目相结合，并承诺向ASMBS质量改进项目报告数据。

通过全球的努力来改变饮食行为和倡导锻炼必将扭转肥胖症的流行趋势。在此之前，外科手术仍然是治疗病态肥胖症和相关合并症的最可行的选择。

并发症处理

减重手术是高危肥胖人群的一种选择性手术。尽管外科技术和术后护理有了很大的改进，但减重手术的并发症率仍约为30%。这些患者的炎症反应增强，使他们在出现并发症时容易发生严重休克。由于生命体征的微小变化可能是并发症的早期征象，所以在术后第一天对患者进行监测是必不可少的。通常，当患者出现明显的脓毒症征象时，并发症已经发生。

另外一个在术后患者身上必须进行监测的明显征象是持续性心动过速。即使减重手术患者在其他方面看起来很稳定，当心率大于120次/分时应该引起关注。心动过速是肺栓塞（PE）、出血或吻合口漏最敏感的征象。它不是特异性的，但可以出现在高达72%的并发症患者中，而且通常是第一个出现的征象。所有出现术后心动过速的患者都应进行监护，直到病因明确并得到解决。

腹腔镜胃袖状切除术（LSG）是在美国最常采用的减重手术，而Roux-en-Y胃旁路术因其复杂性而具有最高的并发症发生率。

本章讨论减肥手术的并发症，包括RYGB和LSG特有的并发症。腹腔镜可调节胃束带也将被包括在内。早期并发症包括出血、吻合口漏、深静脉血栓形成（DVT）和PE。晚期并发症包括吻合口狭窄、边缘溃疡、胃-胃瘘、肠梗阻、代谢紊乱（图191.3）。

早期并发症

出血

出血是任何外科手术固有的并发症；由于严格的DVT预防方案，在减重人群中，出血的发生率可能略有升高。根据我们的经验，术后出血发生于4%的患者，其中60%的出血是管腔内出血，40%是腹腔内出血。术后出血可通过以下临床征象做出诊断，包括心动过速、低血压、引流量增加、血红蛋白水平降低以及CT发现腹腔积液。管腔内出血最常见的部位是吻合口。75%的出血患者可以通过输血而保守治疗成功；25%的出血患者需要再次手术探查。

吻合口漏

吻合口漏是胃旁路术（减重术）后死亡的第二位原因（第一位是肺栓塞）。无论采用何种吻合技术，2%的患者会发生漏，大多数漏发生在第3天。与出血一样，漏最常见的发生部位是吻合口，胃空肠吻合口发生率较高，其次是空肠-空肠吻合口、胃囊，最后是残胃。

吻合口漏的早期发现是成功治疗的关键。漏的最敏感的征象是持续性心动过速（72%的患者）；左肩痛、腹痛和发热并不那么敏感。胃肠道造影检查和CT扫描分别只能在30%和56%的病例中发现漏。由于临床表现和影像学检查缺乏特异性，手术探查应该成为诊断方法的一部分。大约60%的患者需要手术干预。通过原来放置的引流管实现充分引流且无脓毒症征象的患者，可采用严格的禁食水（零口

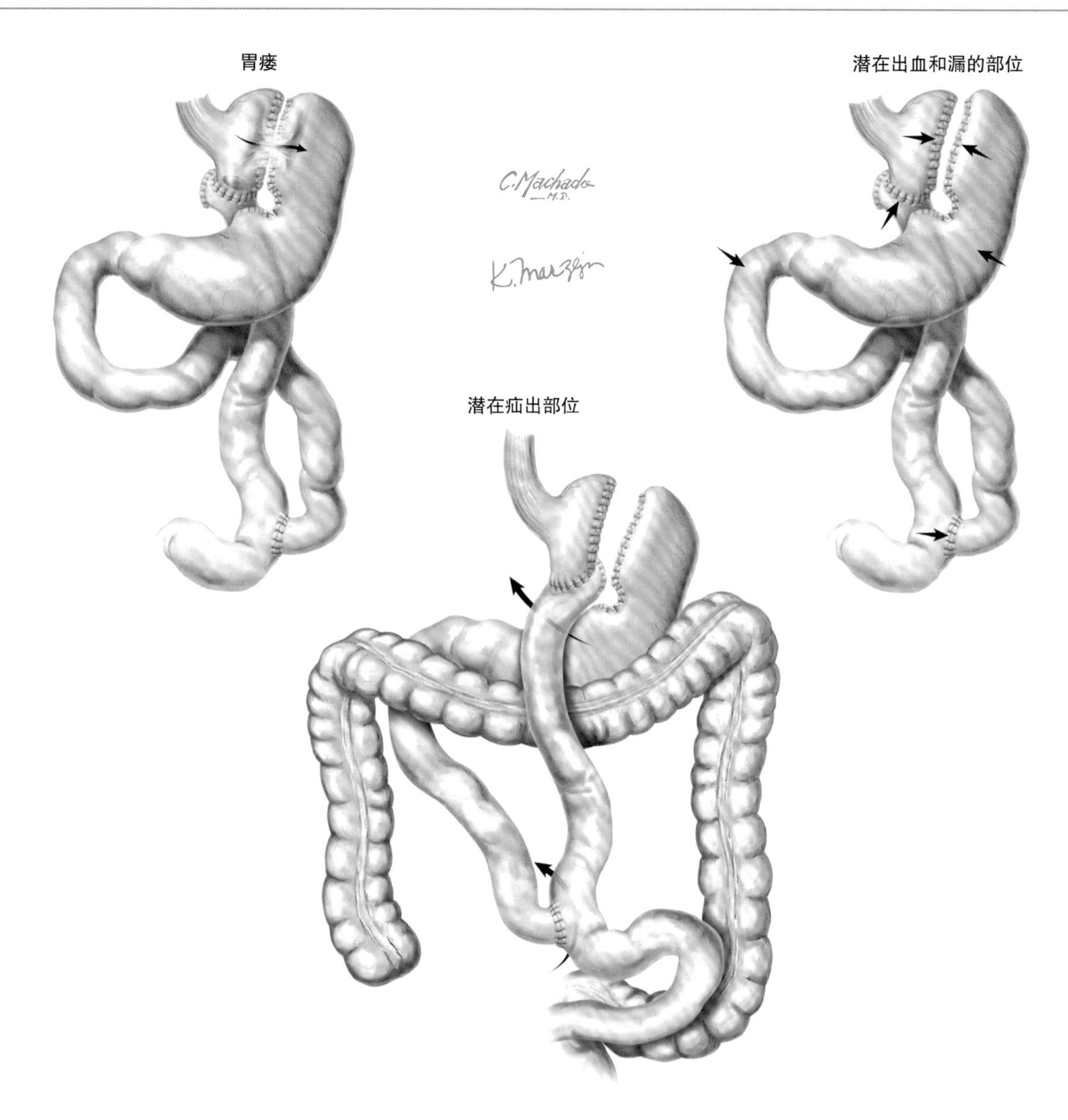

图 191.3 减肥手术并发症

服，NPO）、全肠外营养和静脉注射抗生素进行保守治疗。有脓毒症征象的患者应进行诊断性腹腔镜探查、腹腔冲洗和摆放引流。任何重建吻合口的尝试都是强烈不建议的，因为在有炎症的情况下，吻合口破裂的风险会增加。

漏也是 LSG 术后的潜在并发症，见于 0.8% 的病例中。大多数漏发生于切割线的最近端，靠近胃食管交界处。根据手术后时间的长短分类如下。

	手术后时间
急性	<7 天
早期	7 天到 6 周
晚期	6 周到 12 周
慢性	>12 周

急性和早期漏可以通过内镜或手术冲洗和广泛引流来治疗。晚期和慢性漏最好采用胃切除术和食管空肠吻合术，或在漏的部位行 Roux 肠袢空肠吻合术。

肺栓塞与深静脉血栓形成

肺栓塞（PE）是减重手术后死亡的第一位原因。RYGB 术后 PE 的发生率为 0.41%。PE 和 DVT 发生的危险因素包括年龄大于 50 岁、术后吻合口漏、吸烟和既往 DVT/PE 史。所有接受 RYGB 手术的患者应在手术前后接受皮下肝素注射，并应使用弹力袜和早期活动。由于会增加出血的发生率，低分子肝素应避免在术后 48 小时内使用。有 PE/DVT 病史、肺动脉高压、淋巴水肿或严重步行障碍的患者应考虑预防性放置下腔静脉滤器。

晚期并发症

狭窄

狭窄的发生率和严重程度因手术类型而异。

对于胃旁路术来说，吻合口狭窄（主要是胃空肠吻合口）是相对常见的并发症，见于 1.6%~20% 的减重手术患者。症状通常在术后 3 周出现。患者表现为恶心、呕吐和无法过渡为进食固体食物。诊断性检查应包括上消化道造影和上消化道内镜检查。

狭窄的处理包括连续的内镜球囊扩张术（通常需要 3 次），每两次间隔 2 周。由于存在穿孔风险（2.2%），初始扩张不应超过 8 mm；后续的扩张可增加至 18 mm。穿孔的患者会有腹痛和腹胀的主诉，腹部平片显示膈下有游离气体。如果患者没有症状，这类穿孔可以采用包括静脉注射抗生素和禁食水（NPO）的保守治疗。另外，如果患者有脓毒症的征象，或者在放射学检查中发现大量对比剂外溢，则诊断性腹腔镜检查和引流管放置是必需的。在长期随访的患者中，没有发现扩张后减重失败的情况。

LSG 术后狭窄发生率较低（0.7%），但仍是潜在的并发症。患者会出现过度恶心、呕吐和脱水。上消化道造影检查有助于诊断。大多数狭窄可以通过内镜下球囊扩张予以解决，但对于不适合扩张的长段狭窄，可能需要手术干预，如部分切除和改为 RYGB。

边缘溃疡

胃旁路术后有 1%~16% 的患者诊断为边缘溃疡。易感因素为主动吸烟和术前幽门螺杆菌感染。患者通常表现为中上腹部疼痛和/或上消化道出血。上消化道内镜有助于诊断。大多数情况下，溃疡见于胃空肠吻合处的空肠侧黏膜和胃囊黏膜红斑处。内镜治疗对大多数出血性溃疡有效。患者应服用 2 个月的质子泵抑制剂（PPIs）和硫糖铝。戒烟是强制性的。

胃 - 胃瘘

胃 - 胃瘘（gastrogastric fistula，GGF）是一种具有挑战性的晚期并发症，发病率约为 1%。绝大多数 GGFs 在诊断时是有症状的。症状包括中度至重度上腹部疼痛、恶心和呕吐，少数病例会有胃肠道出血。CT 可显示残胃内有口服对比剂，但由于对比剂可能从胆胰肠袢反流，因此该发现的特异性较低。最敏感的检查是吞钡检查并做体位的变换（直立、仰卧、左侧和右侧卧位）；食管胃十二指肠镜（esophagogastroduodenoscopy，EGD）在某些情况下可能有诊断意义。

GGF 可能在药物治疗后消失，因此 GGF 的存在并不意味着需要立即手术。药物治疗失败后有症状的 GGF 的外科治疗包括腹腔镜下残胃部分切除术，伴或不伴胃囊、瘘管或两者兼有的修整，同时保留胃空肠吻合口的完整性。由于残胃切除术可能有较高的并发症发生率，因此外科手术应该只对有顽固性致残症状、有吻合口漏证据或腹膜炎的患者施行。

小肠梗阻

腹腔镜下 RYGB 术后严重肠梗阻（severe bowel obstruction，SBO）有多种原因，通常是由吻合口狭窄、肠系膜缺损闭合过紧、肠系膜或壁内血肿、吻合口漏、腹壁嵌顿疝、腹内疝和粘连导致的医源性病因。患者可能会在术后立即出现症状，也可能术后数年出现症状。SBO 的发生率为 0.4%~7.45%。随着腹腔镜技术的采用，继发于粘连和切口疝的术后 SBO 已经减少。然而，与开放手术相比，如果选择结肠后胃后入路上提食物袢，则腹腔镜手术后由内疝引起的 SBO 的发生率更高。内疝可以发生在空肠 - 空肠吻合处、Petersen 间隙或结肠后入路的横结肠系膜缺损处。

如果怀疑有内疝，必须尽快对患者进行手术治疗，将疝复位并防止肠坏死。大多数 SBO 病例可以采用腹腔镜手术，但由于肠扩张而导致腹内空间减小，因此中转开腹率较高。手术包括粘连松解、肠系膜缺损关闭和重建空肠 - 空肠吻合。

代谢并发症

如果患者的饮食习惯没有显著改变或没有并发症，营养缺乏在单纯的限制性手术（例如 LAGB 或 LSG）中是很少见的。高达 5% 的胃旁路手术患者存在大量营养素缺乏或蛋白质 - 热量营养不良，其患病率与食物袢的长度成正比。这些患者大多可以通过营养咨询和指导进行管理。微量营养素缺乏包括维生素、矿物质、微量金属和电解质，所有这些都在小肠的特定部位被吸收。这些部位的旷置和小肠吸收能力的降低会导致缺乏。与 RYGB 相关的最常见的微量营养素缺乏是铁、维生素 B_{12}、钙和维生素 D。这些缺乏的并发症从贫血到不可逆性脑病严重程度不等。所有接受胃旁路术的患者都应该接受营养指导，终身服用营养补充剂。必须每年进行维生素水平检测。

当营养咨询和维生素补充不能纠正患者的营养缺乏时，应开始肠外营养，并考虑翻修或废弃旁路手术。

（Rishabh Shah，Garrett Wegerif，James S. Scolapio，Samuel Szomstein，Emanuele Lo Menzo，Raul J. Rosenthal 著 李智飞 译 孙涛 审校）

其他资源

Adams TD, Gress RE, Smith SC, et al: Long-term mortality after gastric bypass surgery, *N Engl J Med* 357:753, 2007.

Angrisani L, et al: Bariatric surgery and endoluminal procedures: IFSO worldwide survey 2014, *Obes Surg* 27(9):2279–2289, 2017.

Ballesta C, Berindoague R, Cabrera M, et al: Management of anastomotic leaks after laparoscopic Roux-en-Y gastric bypass, *Obes Surg* 18(6):623–630, 2008.

Belachew M, Legrand M, Vincenti VV, et al: Laparoscopic placement of adjustable silicone gastric band in the treatment of morbid obesity: how to do it, *Obes Surg* 5:66, 1995.

Buchwald H, Avidor Y, Braunwald E, et al: Bariatric surgery: a systematic review and meta-analysis, *JAMA* 292:2004, 1724.

Carrodeguas L, Szomstein S, Soto F, et al: Management of gastrogastric fistulas after divided Roux-en-Y gastric bypass surgery for morbid obesity: analysis of 1,292 consecutive patients and review of literature, *Surg Obes Relat Dis* 1(5):467–474, 2005.

Chevallier JM, Zinzindohoué F, Douard R, et al: Complications after laparoscopic adjustable gastric banding for morbid obesity: experience with 1,000 patients over 7 years, *Obes Surg* 14(3):407–414, 2004.

Cho M, Kaidar-Person O, Szomstein S, Rosenthal RJ: Laparoscopic remnant gastrectomy: a novel approach to gastrogastric fistula after Roux-en-Y gastric bypass for morbid obesity, *J Am Coll Surg* 204(4):617–624, 2007.

Christou NV, Sampalis JS, Liberman M, et al: Surgery decreases long-term mortality, morbidity, and health care use in morbidly obese patients, *Ann Surg* 240:416, 2004.

Cummings DE, Weigle DS, Frayo RS, et al: Plasma ghrelin levels after diet-induced weight loss or gastric bypass surgery, *N Engl J Med* 346:1623–1630, 2002.

DeMaria EJ: Bariatric surgery for morbid obesity, *N Engl J Med* 356:2176–2183, 2007.

Dixon JB, O'Brien PE, Playfair J, et al: Adjustable gastric banding and conventional therapy for type 2 diabetes, *JAMA* 299:316, 2008.

Filho AJ, Kondo W, Nassif LS, et al: Gastrogastric fistula: a possible complication of Roux-en-Y gastric bypass, *J Soc Laparoendosc Surg* 10(3):326–333, 2006.

Frezza EE, Reddy S, Gee LL, Wachtel MS: Complications after sleeve gastrectomy for morbid obesity, *Obes Surg* 19(6):684–687, 2009.

Glenny AM, O'Meara S, Melville A, Wilson C: The treatment and prevention of obesity: a systemic review of the literature, *Int J Obes Relat Metab Disord* 21:715–737, 1997.

Gonzalez R, Haines K, Nelson LG, et al: Predictive factors of thromboembolic events in patients undergoing Roux-en-Y gastric bypass, *Surg Obes Relat Dis* 2(1):30–35, 2006.

Gonzalez R, Sarr MG, Smith CD, et al: Diagnosis and contemporary management of anastomotic leaks after gastric bypass for obesity, *J Am Coll Surg* 204(1):47–55, 2007.

Gumbs AA, Duffy AJ, Bell RL: Incidence and management of marginal ulceration after laparoscopic Roux-Y gastric bypass, *Surg Obes Relat Dis* 2(4):460–463, 2006.

Hales CM, et al: Prevalence of obesity among adults and youths: United States 2015-2016, *NCHS Data Brief* No. 288, October 2017.

Hess DS, Hess DW: Biliopancreatic diversion with a duodenal switch, *Obes Surg* 8:267, 1998.

Jones SB, Jones DB: *Obesity surgery: patient safety and best practices*, Woodbury, Conn, 2009, Cine-Med, pp 33–34.

Kothari SN, Lambert PJ, Mathiason MA: A comparison of thromboembolic and bleeding events following laparoscopic gastric bypass in patients treated with prophylactic regimens of unfractionated heparin or enoxaparin, *Am J Surg* 194(6):709–711, 2007.

Lalor PF, Tucker ON, Szomstein S, Rosenthal RJ: Complications after laparoscopic sleeve gastrectomy, *Surg Obes Relat Dis* 4(1):33–38, 2008.

Lo Menzo E, Szomstein S, Rosenthal R: Reoperative bariatric surgery, *ASMBS Textbook of Bariatric Surgery*, Springer, 2014.

Ma C, et al: Effects of weight loss interventions for adults who are obese on mortality, cardiovascular disease, and cancer: systematic review and meta-analysis, *BMJ* 359:2017.

Martin K, Mani M, Mani A: New targets to treat obesity and the metabolic syndrome, *Eur J Pharmacol* 763:64–74, 2015.

Mehran A, Szomstein S, Zundel N, Rosenthal R: Management of acute bleeding after laparoscopic Roux-en-Y gastric bypass, *Obes Surg* 13(6):842–847, 2003.

National Institutes of Health: Gastrointestinal surgery for severe obesity: consensus development conference panel, *Ann Intern Med* 115:956, 1991.

Ogden CL, Yanovski SZ, Carroll MD, Flegal KM: The epidemiology of obesity, *Gastroenterology* 132:2087–2102, 2007.

Podnos YD, Jimenez JC, Wilson SE, et al: Complications after laparoscopic gastric bypass: a review of 3464 cases, *Arch Surg* 138(9):957–961, 2003.

Poitou Bernert C, Ciangura C, Coupaye M, et al: Nutritional deficiency after gastric bypass: diagnosis, prevention and treatment, *Diabetes Metab* 33(1):13–24, 2007.

Pories WJ, Swanson MS, MacDonald KG, et al: Who would have thought it? An operation proves to be the most effective therapy for adult-onset diabetes mellitus, *Ann Surg* 222:339, 1995.

Rasmussen JJ, Fuller W, Ali MR: Marginal ulceration after laparoscopic gastric bypass: an analysis of predisposing factors in 260 patients, *Surg Endosc* 21(7):1090–1094, 2007.

Regan JP, Inabnet WB, Gagner M, Pomp A: Early experience with two-stage laparoscopic Roux-en-Y gastric bypass as an alternative in the super-super obese patient, *Obes Surg* 13:861, 2003.

Rogula T, Yenumula PR, Schauer PR: A complication of Roux-en-Y gastric bypass: intestinal obstruction, *Surg Endosc* 21(11):1914–1918, 2007.

Roman S, Napoleon B, Mion F, et al: Intragastric balloon for "non-morbid" obesity: a retrospective evaluation of tolerance and efficacy, *Obes Surg* 14:539, 2004.

Rosenthal RJ, Szomstein S, Kennedy CI, et al: Laparoscopic surgery for morbid obesity: 1,001 consecutive bariatric operations performed at the bariatric institute, Cleveland clinic Florida, *Obes Surg* 16(2):119–124, 2006.

Sasson M, et al: Comparison between major and minor surgical procedures for the treatment of chronic staple line disruption after laparoscopic sleeve gastrectomy, *Surg Obes Relat Dis* 12(5):969–975, 2016.

Schauer PR, et al: Bariatric surgery versus intensive medical therapy for diabetes—5 year outcomes, *N Engl J Med* 376(7):641–651, 2017.

Schauer P, Ikramuddin S, Hamad G, Gourash W: The learning curve for laparoscopic Roux-en-Y gastric bypass is 100 cases, *Surg Endosc* 17:212, 2003.

Scopinaro N, Gianetta E, Adami GF, et al: Biliopancreatic diversion for obesity at eighteen years, *Surgery* 119:261, 1996.

Seidel JC, Halberstadt J: The global burden of obesity and the challenges of prevention, *Ann Nutr Metab* 66:7–12, 2015.

Sjostrom L, Narbro K, Sjostrom CD, et al: Effects of bariatric surgery on mortality in Swedish obese subjects, *N Engl J Med* 357:741, 2007.

Suter M, Jayet C, Jayet A: Vertical banded gastroplasty: long-term results comparing three different techniques, *Obes Surg* 10:41, 2000.

Telem DA, et al: Updated panel report: best practices for the surgical treatment of obesity, *Surgical Endoscopy* epub March 2018.

Tucker ON, Escalante-Tattersfield T, Szomstein S, Rosenthal RJ: The ABC system: a simplified classification system for small bowel obstruction after laparoscopic Roux-en-Y gastric bypass, *Obes Surg* 17(12):1549–1554, 2007.

Ukleja A, Afonso BB, Pimentel R, et al: Outcome of endoscopic balloon dilation of strictures after laparoscopic gastric bypass, *Surg Endosc* 22(8):1746–1750, 2008.

US Department of Health and Human Services: *Statistics related to overweight and obesity*, Bethesda, Md, 2008, Weight Control Information Network (WIN). http://www.win.niddk.nih.gov/publications/PDFs/stat904z.pdf.

第 192 章

营养相关性胃肠道疾病

胰腺炎

急性胰腺炎的疾病过程可能受营养方式的影响：全肠外营养（total parenteral nutrition，TPN）和全肠内营养（total enteral nutrition，TEN）。在一项 54 例急性轻症胰腺炎的前瞻性研究中，TPN 组的导管相关性脓毒症发生率比仅静脉输液的对照组高 10 倍。该研究还显示，只有 TPN 组发生了气胸，且 TPN 组的住院时间更长。这项研究提示轻症胰腺炎患者行 TPN 风险显著增加。

根据美国肠外肠内营养协会最近给出的建议，出院后在 7~10 天内恢复饮食的轻度胰腺炎患者，除非体重显著下降（6 个月内体重减少超过正常体重的 10%），否则不应该行 TEN 或 TPN。一项研究比较了 38 例急性重症胰腺炎患者行 TEN 或 TPN 治疗的并发症，结果显示，接受 TPN 治疗的患者出现感染、高血糖和胰腺周围坏死的发病率以及费用都更高。而两种治疗方式的死亡率相似。

另一项前瞻性研究比较了 34 例重症胰腺炎患者 TEN 和 TPN 治疗的预后，发现 TPN 组出现多器官衰竭、腹腔脓毒症和死亡的人数更多。此外，接受 TPN 治疗的患者 C 反应蛋白、急性生理和慢性健康（APACHE-Ⅱ）评分和抗内毒素 IgM 水平都更高。该研究虽然没有对细菌移位进行正式评估，但与 TPN 相比，TEN 可能减少了细菌移位，而这解释了为什么 TEN 的临床预后更好。另一项对 156 例胰腺炎患者的研究显示，TEN 低热量饮食引起的脓毒症和代谢性并发症比 TPN 少。TPN 组超过 50% 的患者有高血糖，而 TEN 组只有 15%。尽管 TEN 组的并发症很少，但两组的死亡率一样。目前的数据支持 TEN 在用于急性重症胰腺炎患者时优于 TPN。

在慢性胰腺炎患者中，营养不良的原因是多因素的，包括对餐后腹痛的恐惧（畏食）、脂肪痢、厌食症和酗酒。当脂肪酶和胰蛋白酶的分泌减少 90% 时，就会出现脂肪痢和氮溢（粪便蛋白质丢失）。营养管理首先要对患者的腹痛做适当处理。止痛药应在饭前至少 30 分钟服用，以防止饭后腹痛加剧。荟萃分析未能显示出外源性补充胰酶对于缓解腹痛有利。但胰腺外分泌不足的治疗重点仍在于补充足够的胰酶。脂肪酶的最小需要量为每餐 28 000 IU。胰酶应与食物一起服用，以确保胰酶能够和食物充分混合。治疗目标包括维持体重，缓解腹泻症状以及减少 72 小时粪便脂肪排泄量。不应限制饮食中脂肪的摄入量。必要时可补充脂溶性维生素和维生素 B_{12}。

炎症性肠病

TEN 和 TPN 治疗的预后也在炎症性肠病（inflammatory bowel disease，IBD）患者中得到评估。在急性 IBD 患者中，无论有无其他治疗方法，完全性肠道休息和 TPN 的联合疗法能否作为主要的治疗方法尚有争议。

文献表明，有克罗恩肠炎的患者采用肠道休息和 TPN 的联合治疗可以获得临床缓解。但间接证据表明，TPN 在治疗活跃期克罗恩病时的疗效不如类固醇激素疗法。结果表明，在急性克罗恩病中，不经口饮食联合 TPN 3~6 周可达到 64% 的临床有效率。然而，在这些大多数研究里，泼尼松和 TPN 是同时给予的，因此很难区分治疗效果来自肠道休息和 TPN 的联合治疗，还是来源于泼尼松和 TPN 的联合效应。数据还表明，给予短肽或聚合物要素制剂行 TEN 3~6 周后，临床缓解率约为 68%，这和报道的肠道休息和 TPN 联合治疗的缓解率相似。这种作用很有可能与肠内营养制剂的脂质组成有关。单不饱和脂肪酸（油酸）存在于大多数肠内制剂中，并不是炎症介质（花生四烯酸和二十碳饱和脂肪酸）的前体，这可能解释了肠内制剂的积极作用。

另外，目前文献表明，克罗恩肠炎和特发性溃疡性结肠炎对肠道休息和TPN联合治疗（有或无泼尼松）的反应并不比使用泼尼松联合经口饮食的患者好。在这些研究中，TPN导致的并发症比肠内营养多10%，主要包括中心静脉置管导致的气胸、导管相关性脓毒症和各种代谢性并发症。使用要素型肠内营养制剂对克罗恩肠炎和特发性溃疡性结肠炎的作用似乎有限。因此，对于行TPN或TEN的难治性结肠炎患者不应推迟手术。肠道休息和TPN联合疗法的适应证包括机械性肠梗阻、远端小肠瘘和中毒性巨结肠，这些患者无法进行手术，且已禁食10~14天。

肝病

肝硬化可能是蛋白质-热量营养不良的最佳例子。食物摄入不足和底物代谢改变是这类患者营养不良的主要原因。营养不良对预后有重大影响。

经口饮食疗法是主要的营养治疗方式。尽管鼻胃管可以安全地放置在多数患者身上，但由于其造成的鼻部不适、血小板减少以及凝血功能受损导致的出血风险，很难使用超过4周。由于腹水患者存在腹膜炎的风险，胃造口术的饲管不能安全放置。除了难治性肝性脑病外，大多数患者不应限制蛋白质的摄入，应保持每天能够提供总热量1.5 g/kg。植物蛋白由于产生的芳香族氨基酸（被认为是肝性脑病的主要介质）少，因此耐受性比动物蛋白好。

支链氨基酸有助于鉴别难治性患者。应监测脂溶性维生素的水平，并在减少时补充。维生素A在血清和肝脏内的浓度不一致，因此考虑到它对肝脏的毒性作用，应谨慎补充。

原位肝移植是肝硬化患者营养不良的主要治疗方法。在移植后的4个月内，肌肉质量增加和功能状态改善在临床上非常明显。

短肠综合征

短肠综合征是指广泛小肠切除后所引起的营养和代谢障碍表现出的一系列临床症状和体征。在成人中，因克罗恩病和肠梗阻切除小肠是引起短肠综合征的主要原因。

短肠综合征的特征包括腹泻、水和电解质丢失、体重减少。剩余小肠长度小于100~150 cm的患者通常需要TPN才能生存。若患者残留有足够的结肠和50 cm以上的小肠，通常可以通过经口饮食生存，而不需要TPN。在手术切除后，剩余的小肠会逐渐适应，通过结构和功能改变，使其对水和营养的吸收能力达到最大化。适应性改变包括小肠绒毛细胞增生和刷状缘酶活性增加。这些变化可在肠切除术后1年内发生。

短肠综合征的饮食管理取决于患者是否保留有部分结肠。保留结肠的患者受益于复合碳水化合物和低脂饮食。结肠可以将复合碳水化合物转化为短链脂肪酸（乙酸、丙酸、丁酸）。短链脂肪酸的产生可促进水钠吸收，并为肠道吸收提供能量。保留部分结肠的短肠综合征患者应限制草酸盐摄入，因为草酸盐主要在结肠吸收，容易引发草酸盐肾病。如果患者的回肠末端切除超过100 cm或病情严重，应补充维生素B_{12}。

患者若有大量腹泻（2 L/d），应服用抑制胃肠动力药以减少液体丢失。口服补液对一些短肠综合征患者也有效。尽管使用了抑制胃肠动力药和口服补液治疗，对于高排便量的患者应服用奥曲肽。外源性营养因素包括生长激素、谷氨酰胺和胰高血糖素样肽2（glucagon-like peptide-2，GLP-2），已被用于促进短肠综合征患者的营养吸收。替度鲁肽，是GLP-2的天然类似物，在2012年被美国FDA批准用于特定患者的治疗。对于仅靠进食不能生存的难治性患者，肠外营养仍然是首选的治疗方法。小肠移植适用于有复发性脓毒症、静脉通路缺乏以及有TPN导致的进展性肝病患者。

（James S. Scolapio 著 吴春华 译 王雪梅 审校）

其他资源

ASPEN Board of Directors: Clinical guideline task force: guidelines for the use of parenteral and enteral nutrition in adult and pediatric patients, *JPEN J Parenter Enteral Nutr* 26(Suppl 1):1SA–138SA, 2002.

Cagir B, Geibel J: Short-bowel syndrome treatment and management—medical therapy, *Medscape* 1–3, 2017.

Forbes A, Escher J, Hebuterne X: ESPEN guideline: clinical nutrition in inflammatory bowel disease, *Clin Nutr* 36:321–347, 2017.

Gianott L, Meier R, Lobo DN: ESPEN guidelines on parenteral nutrition: pancreas, *Clin Nutr* 28:428–435, 2009.

McClave SA, Chang WK, Dhaliwal R, Heyland DK: Nutrition support in acute pancreatitis: a systemic review of the literature, *JPEN J Parenter Enteral Nutr* 30:143–156, 2006.

Pironi L, Arends J, Bozzetti F: ESPEN guidelines on chronic intestinal failure in adults, *Clin Nutr* 35:247–307, 2016.

Scolapio JS, Raimondo M, Lankisch M: Nutritional support in pancreatitis, *Scand J Gastroenterol* 35:1010–1015, 2000.

Scolapio JS, Ukleja A: Short-bowel syndrome, *Curr Opin Clin Nutr Metab Care* 1:391–394, 1998.

Shuja A, Malespin M, Scolapio J: Nutritional considerations in liver disease, *Gastroenterol Clin North Am* 47:243–252, 2018.